Le guide Santé après 50 ans

Avertissement

L'information médicale est fréquemment actualisée en fonction de l'évolution des connaissances et des textes officiels qui émanent du ministère de la Santé. La mise à jour des informations sur les médicaments pour cette édition est arrêtée au 1er juillet 2005.
Compte tenu de la rapidité de l'évolution des progrès scientifiques en matière de thérapie, VIDAL ne saurait être tenu pour responsable des conséquences dommageables résultant d'une information erronée, obsolète ou non encore intégrée dans cette édition, ou d'une mauvaise compréhension de l'information par le lecteur. Il vous appartient de vérifier auprès de votre médecin ou de votre pharmacien, ou à la lecture du conditionnement, que votre état de santé permet la prise ou l'arrêt d'un médicament ou l'association de plusieurs médicaments.
Les informations concernant les maladies et leur prise en charge, qui sont mentionnées dans le présent ouvrage, sont des informations générales ; elles ne constituent en aucun cas des diagnostics ou des prescriptions personnelles. Seule une relation clinique préalable avec un médecin peut permettre d'établir un diagnostic individuel et une conduite à tenir. En conséquence, malgré le soin apporté à la rédaction de cet ouvrage, VIDAL ne saurait être tenu pour responsable des informations qui y sont ou n'y sont pas contenues, le lecteur restant seul responsable de son automédication.

ISBN 2-85091-131-3

Le guide Santé après 50 ans

VIDAL

21, rue Camille-Desmoulins
92789 Issy-les-Moulineaux Cedex 9
www.vidal.fr

Conseillers scientifiques

Docteur Philippe Cornet, médecin généraliste,
maître de conférence à la Faculté de médecine Pierre-et-Marie-Curie (Paris).

Docteur Anne-Marie Magnier, médecin généraliste,
professeur à la Faculté de médecine Pierre-et-Marie-Curie (Paris).

Rédaction

Olivier Rey

Stéphane Korsia-Meffre

Division scientifique VIDAL

Pauline Groleau, pharmacien

Sous la direction du docteur Jean-François Forget

Division grand public VIDAL

Édition : Françoise Richez

Communication : Laure-Élise Zakine

Édition numérique : Stéphane Courbois

Sous la direction de Stéphane Korsia-Meffre

Division des publications VIDAL

Suivi éditorial : Sophie Thievent

Mise en pages : Christiane Foulon

Fabrication : Laurence Germain, Annick Louis.

Sous la direction de Laurent Tremblay

Création de la maquette

Christian Le Gall

Couverture

Olivier Beslay

Illustrations

A. Clariana (p. 234)

Éric Dérian

Éléonore Lamoglia (p. 48)

Tous nos remerciements à Gabrielle Coënt et Françoise Marchand
pour leur relecture attentive.

Crédits photographiques

P. 11 : © Thinkstock / Getty Images. P. 27 : © James Cotier / Taxi / Getty Images.
P. 69 : © B2M © Machet. P. 127 : © The Image Bank / Getty Images. P. 247 : © Stockbyte.
P. 265 : © Stockbyte.
P. 443 : © Ingram. P. 451 : © Ingram.

Couverture et dos

Femme : © Voisin / Phanie. Légumes : © Alix / Phanie. Couple : © Burger / Phanie.
Couple en voyage : © Phil Boorman / Photodics / Graphic Obsession.
Couple à vélo : © BSIP / Theobald.

Avant-propos

Après 50 ans, nous sommes encore plein d'énergie et nous comptons bien le rester le plus longtemps possible. Comment empêcher que des problèmes de santé ne viennent contrarier ce projet ? L'objectif de ce guide pratique est de vous permettre de garder la forme le plus longtemps possible en appliquant quelques règles simples de prévention.

En matière de prévention comme dans d'autres domaines, les Français ne craignent pas les paradoxes. Une récente étude TNS-Sofres, menée auprès de 4 000 visiteurs d'une exposition itinérante consacrée à la prévention, a révélé des résultats parfois contradictoires. Si 80 % des personnes interrogées se sont déclarées satisfaites de leur hygiène de vie, 56 % ont néanmoins estimé ne pas faire assez de sport, 47 % souffraient de stress, 31 % manquaient de sommeil, 31 % grignotaient trop souvent, 24 % regardaient trop la télévision et 10 % fumaient trop ! De toute évidence, en matière d'hygiène de vie, les Français se satisfont de peu…

En revanche, si seulement 32 % des personnes consultées pensaient pouvoir jouer un rôle dans le maintien de leur bonne santé, 40 % ont néanmoins déclaré faire attention à leur alimentation, 30 % ont récemment décidé de pratiquer une activité physique et 18 % ont cessé de fumer. Des actions qui sont autant de signes de bonne volonté, malgré un certain fatalisme concernant la possibilité d'agir positivement sur sa santé.

Interrogés sur les acteurs qui, selon eux, doivent jouer un rôle en matière de prévention, les participants à cette étude ont plébiscité les médecins à 54 %, l'État à 39 %, l'école à 36 % et leur entourage à 33 % avant d'envisager leur propre responsabilité (32 %). En d'autres termes, ma santé, c'est l'affaire… des autres ! Dans ce contexte paradoxal, ce guide vise à vous donner envie de prendre votre santé en mains grâce à quelques mesures simples et réalistes. Il aborde les divers aspects de la santé tels que définis par l'Organisation mondiale pour la santé : physiques, psychiques et sociaux.

Pour rester en forme, les experts sont unanimes : il faut manger équilibré, pratiquer régulièrement une activité physique et arrêter de fumer. Dans ce guide, le chapitre intitulé « Rester en forme » vous propose des conseils pratiques et des astuces pour y parvenir sans mener une vie monastique…

Vous craignez de perdre la mémoire une fois soufflées les cinquante bougies ? Le chapitre « Bien dans sa peau » brise les idées fausses à propos des effets de l'âge sur les capacités intellectuelles et sur la mémoire. Apprenez à conserver votre vivacité d'esprit année après année, et à identifier les premiers signes de l'anxiété, de la dépression ou des troubles du sommeil. Dans cette partie, vous trouverez également des informations sur les moyens d'élargir vos horizons (activités de loisir, voyages, vie sociale, etc.) et des conseils sans tabous pour mieux vivre votre sexualité.

Le chapitre « Surveiller sa santé » vous aide à choisir un médecin traitant, à mieux préparer vos consultations et vous permet de décrypter vos analyses de sang. Ce chapitre contient également des conseils pour prévenir, dépister et retarder les complications des maladies liées à l'âge : du cholestérol à l'hypertension en passant par le diabète, les troubles de la ménopause et l'ostéoporose, les phlébites, l'adénome de la prostate, les cancers du sein ou de la peau, etc.

Enfin, un répertoire de 260 fiches présente les médicaments les plus couramment prescrits contre ces affections. Ces fiches détaillées vous expliquent comment bien utiliser vos médicaments : précautions d'emploi, modalités de prise, effets indésirables, contre-indications, etc.

La prévention des problèmes de santé liés à l'âge est souvent perçue comme une litanie de contraintes qui s'opposent aux joies de la vie. Pourtant, acquérir de meilleures habitudes ne se fait pas forcément aux dépens du plaisir et de la convivialité. Nous espérons que cet ouvrage, issu de l'expérience de professionnels, vous donnera envie de mettre en pratique les conseils qu'il propose et vous permettra de mieux comprendre ceux de votre médecin.

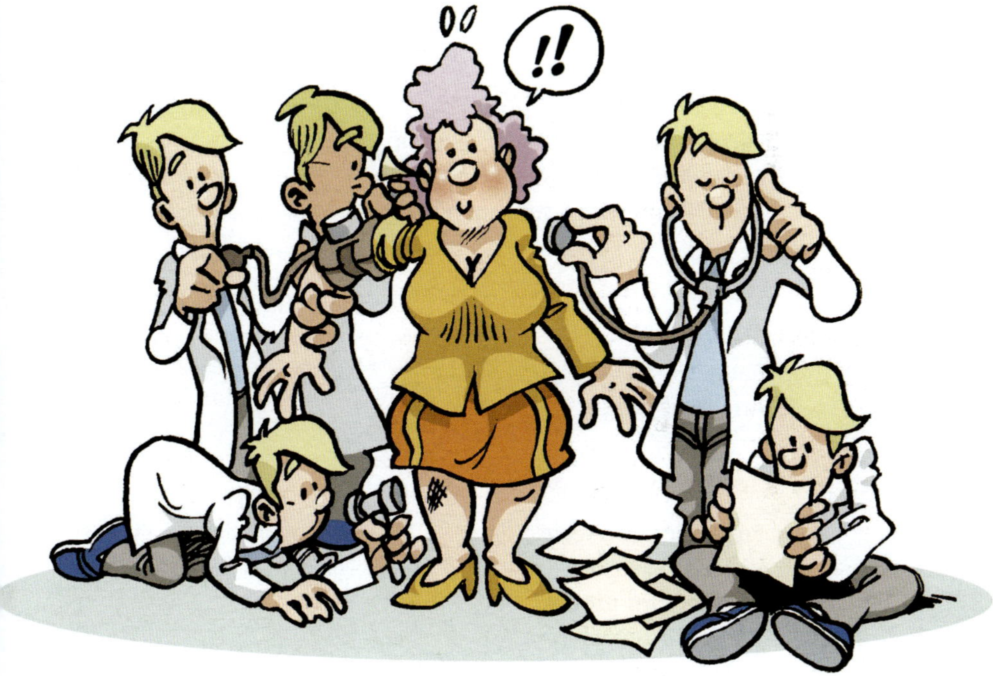

Sommaire

Une table des matières détaillée de l'ouvrage est présentée p. 491.

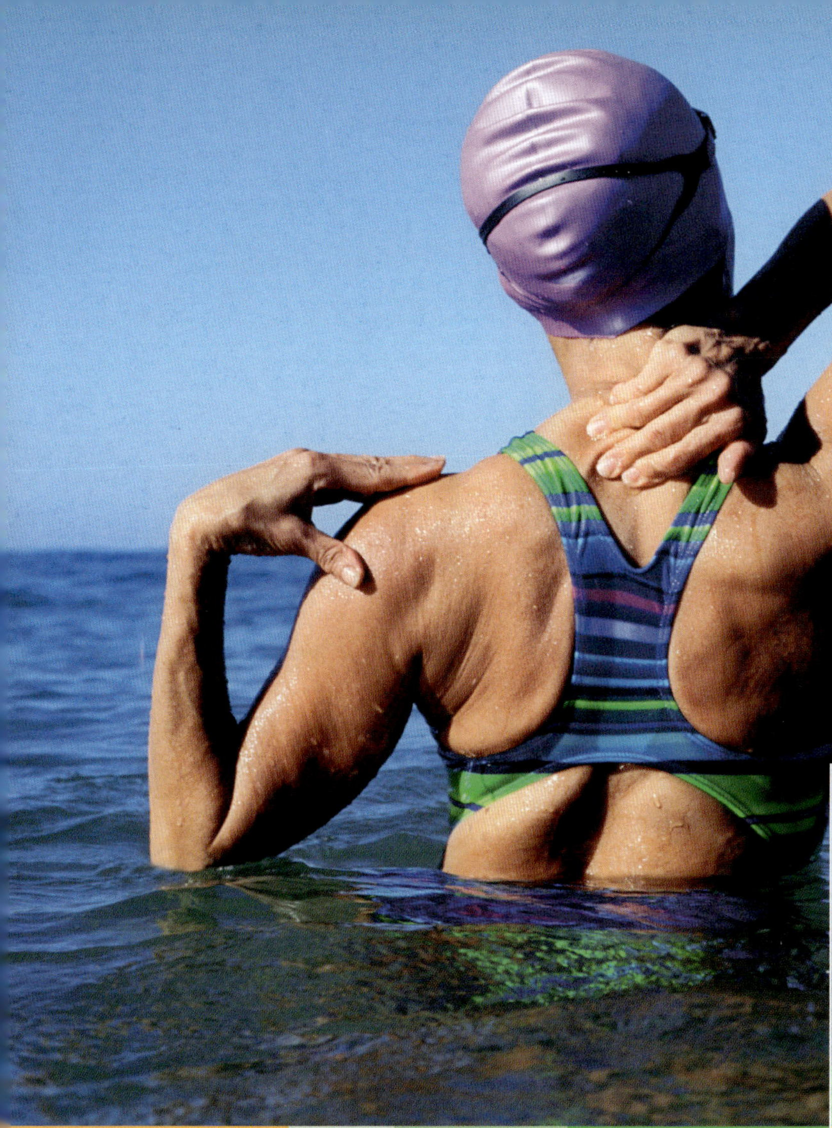

1

Le corps après 50 ans

Introduction

Comment accepter sereinement les effets du temps sur notre corps alors que nous sommes matraqués en permanence par des images de Lolitas diaphanes et d'Apollons musclés ? Comment faire comprendre aux plus jeunes qu'à l'intérieur de ce corps qui s'use, il y a un esprit qui, lui, n'a guère changé depuis ses 20 ans ?
La notion d'âge est complexe et relative. Au-delà des transformations physiques qui commencent à se faire sentir après la cinquantaine, le fait de se sentir « vieux », « mûr », « d'un certain âge » ou « encore jeune » intègre de très nombreux facteurs subjectifs : repères issus de l'enfance (par exemple le souvenir de ses grands-parents), attitude face à la nouveauté (comme les nouvelles technologies), capacité à faire des projets à long terme ou à remettre ses habitudes en question, tempérament optimiste ou pessimiste, etc. Nous connaissons tous des « vieux » de 40 ans et des « jeunes » de 75. Alors, qu'est-ce que l'âge et comment affecte-t-il nos aptitudes ?

Qu'est-ce que l'âge ?

Il y a quelques siècles, très rares étaient les individus à atteindre 70 ou 80 ans. Au début du XIXe siècle, l'espérance de vie (la durée de vie moyenne pour l'ensemble de la population) était d'environ 40 ans en Europe. Au début du XXe siècle, elle atteignait 50 ans. Grâce aux progrès de l'hygiène, de la médecine, de la nutrition, et à la qualité de la vie en général, l'espérance de vie a considérablement augmenté dans les pays occidentaux. Depuis cent ans, elle progresse régulièrement. En France, en 2004, elle atteint 76,7 ans pour les hommes et 83,8 ans pour les femmes. Elle gagne en moyenne trois mois chaque année.

Ces chiffres représentent la durée de vie moyenne estimée pour des enfants nés en 2004, calculée à partir de l'âge moyen des personnes décédées ces dernières années. Ils reflètent donc l'état des progrès médicaux actuels. En réalité, du fait des avancées futures de la médecine, il est probable que ces enfants vivront plus longtemps que ces calculs ne le prévoient.

Si l'espérance de vie augmente légèrement chaque année, la longévité maximale de l'espèce humaine semble en revanche limitée à 120 ans environ. Cette barrière ultime, probablement inscrite dans notre patrimoine génétique (nos gènes), est encore très rarement atteinte. Néanmoins, le nombre de personnes centenaires est en constante augmentation en Europe.

Cette augmentation de la durée moyenne de vie s'accompagne fort heureusement d'une augmentation du nombre d'années pendant lesquelles nous restons actifs et autonomes. Contrairement à une peur fréquemment exprimée, les années gagnées ne sont pas des années de grand âge et de dépendance. Il n'y a pas si longtemps, les dernières années de la vie étaient appelées « troisième âge ». La bonne forme des personnes âgées de 60 ans et plus, a conduit à créer un « quatrième âge » pour désigner la période de plus grande dépendance, celle qui est sous-entendue lorsqu'on parle de vieillesse et qui semble aujourd'hui débuter autour de 80 ans.

Ramenés à l'échelle d'une personne, que signifient ces chiffres ? S'ils donnent une image de l'ensemble de la population, ils ne sont guère utiles pour décrire la façon dont un individu considère son âge et l'impact du temps sur sa vie et ses

Âge et santé publique

Au-delà de la longévité, les objectifs des politiques de santé publique visent également à augmenter le nombre d'années de vie en bonne santé.

Les buts de ces mesures sont avant tout économiques : entretenir une personne dépendante revient beaucoup plus cher à la société. Avec l'arrivée massive des « baby-boomers » (les personnes nées entre 1945 et 1964) dans le monde des plus de 60 ans, la société doit chercher à prolonger la période où ces personnes, actives, se comporteront en consommateurs générateurs de richesses plutôt qu'en personnes dépendantes.

capacités. L'âge d'une personne ne se définit pas seulement en nombre d'années, mais également selon des critères physiques (biologiques), psychologiques et sociaux. L'ensemble de ces trois critères est à prendre en considération pour avoir une idée plus exacte de l'âge d'une personne.

À la poursuite de la jeunesse éternelle

De tout temps, l'homme a cherché à garder éternelle sa jeunesse. De la légende de Faust au mythe de Jouvence, jeune nymphe changée par Jupiter en fontaine dont l'eau faisait rajeunir, l'imaginaire de l'humanité est rempli de personnages transgressant les lois pour repousser les effets de l'âge. La liste des moyens pseudo-médicaux mis en œuvre au cours des âges est longue et édifiante : injections de sang ou d'hormones de jeunes animaux, greffes d'organes embryonnaires, usage de plantes ou d'extraits animaux rares, etc. Aujourd'hui encore, le marché des produits censés lutter contre le vieillissement est florissant et de nombreux charlatans vivent de la peur de vieillir.

L'âge biologique

L'âge biologique correspond à l'état des organes d'une personne, ainsi qu'à la façon dont son corps réagit aux sollicitations de l'environnement (stress, changement, maladies, etc.). Cette évolution des caractéristiques physiques est le résultat de l'interaction entre le patrimoine génétique (l'hérédité) d'une personne et son mode de vie. Ainsi, un individu issu d'une famille de centenaires ne pourra guère profiter de son hérédité s'il fume, mange une nourriture trop riche, passe des heures devant l'écran de sa télévision ou de son ordinateur et ne fait aucun exercice physique.

Par ailleurs, chez une même personne, l'âge biologique n'est pas forcément identique pour tous les organes : on peut avoir un cœur en parfait état et des articulations usées par des années de travail dans des conditions difficiles. Le suivi médical régulier qui est conseillé aux personnes de plus 50 ans vise à retarder, à repérer et à traiter les signes de vieillissement biologique afin de permettre à chacun de profiter au mieux de son capital génétique.

L'âge psychologique

L'âge psychologique correspond à la manière dont une personne interagit avec son environnement, à sa capacité à se projeter dans l'avenir, à son attitude face au temps qui passe, à son ouverture vers les autres. Cet âge est très difficile à évaluer. Néanmoins, il semble que le vieillissement psychologique se traduise par une moindre capacité d'adaptation face aux changements soudains et, en conséquence, une diminution de l'envie de modifier ses conditions de vie. On observe également une curiosité moins forte pour les choses nouvelles et une plus grande résistance à s'engager dans des projets, même à moyen terme.

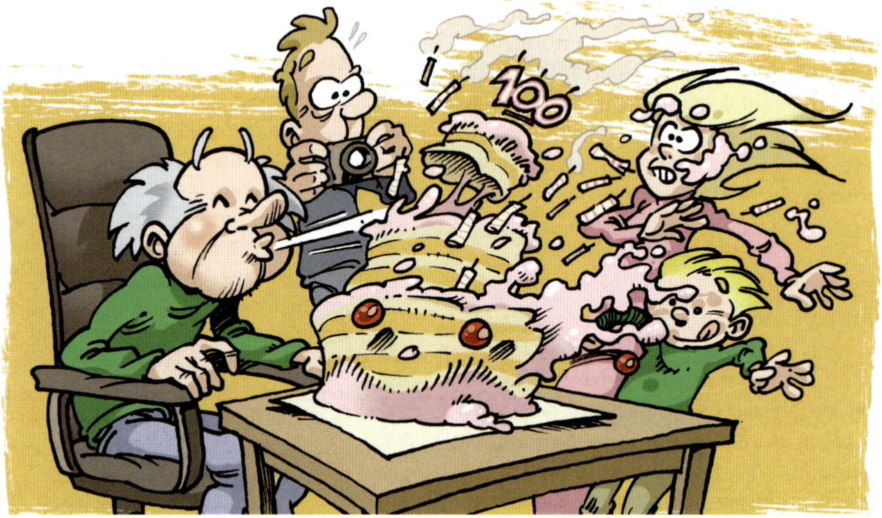

Parfois, une situation de crise ou un événement grave (départ d'un enfant, maladie, deuil, etc.) peut entraîner une période de faiblesse psychologique et de repli sur soi qui donne à l'entourage l'impression que la personne a soudain vieilli (« elle a pris un coup de vieux »). Ce phénomène n'est pas irréversible : après cette période difficile, la personne peut retrouver progressivement sa joie de vivre et son dynamisme.

Fort heureusement, les années apportent aussi de nouvelles qualités sur le plan psychologique : une plus grande expérience permettant de réagir de manière plus juste aux événements, de nouvelles motivations, une maturité émotionnelle ainsi qu'un plus grand recul.

L'âge psychologique est un élément essentiel de l'art de vieillir. Une personne psychologiquement jeune s'adapte aux limites que lui impose son âge biologique et trouve de nouvelles raisons de profiter de la vie. A l'inverse, une personne psychologiquement âgée a tendance à voir son univers se restreindre et a du mal à garder le goût de vivre, même si son corps est encore vaillant. L'amour de la vie, l'intérêt pour ses semblables, la générosité et la tolérance sont des qualités qui préviennent le repli sur soi et contribuent grandement au maintien de la jeunesse psychologique.

Des centenaires par milliers

On estime que 13 000 centenaires vivent actuellement en France. Ils étaient seulement 200 en 1950.
En 2050, ils devraient être environ 150 000 ! Les centenaires français se concentrent dans le Val de Loire, la banlieue parisienne, le Massif central, l'est des Pyrénées et les Hautes-Alpes.
Jeanne Calment, disparue en 1997 à l'âge de 122 ans et 165 jours, détient toujours le record officiel de longévité.

L'âge social

L'âge social est celui que nous renvoie la société. Il détermine l'image qu'une personne a d'elle-même à un âge donné. Les facteurs sociaux varient fortement d'une culture à l'autre et au cours des âges. Par exemple, dans une société qui valorise la sagesse de ses membres les plus âgés, les individus cherchent à paraître plus âgés que leur âge réel. À l'inverse, dans nos sociétés occidentales, la valeur extrême accordée à la jeunesse pousse les plus âgés à déployer des trésors d'inventivité pour paraître jeunes plus longtemps, parfois au péril de leur santé.

La façon dont nous imaginons une personne à un âge donné semble déterminée par des repères acquis lors de l'enfance, même si l'augmentation de l'espérance de vie rend ces repères caducs. Le souvenir de notre grand-père ou de notre grand-mère lorsqu'ils avaient 60 ans a de forte chance de correspondre à l'état de personnes ayant plus de 70 ans aujourd'hui. De même, nos petits-enfants auront une idée de leurs grands-parents complètement différente de la nôtre.

Déterminer l'âge réel d'une personne est une tâche complexe qui doit tenir compte de tous ces facteurs. La médecine s'est longtemps concentrée sur l'âge biologique, avec les succès que l'on sait en terme d'espérance de vie. Mais vieillir sereinement ne se limite pas à maintenir ses organes en état de fonctionner correctement. Une adaptation psychologique est nécessaire et de plus en plus de personnes font appel à un soutien psychologique pour les accompagner dans cette progression en âge. Enfin, on peut espérer que le poids grandissant des plus de 50 ans dans la société permettra de contrebalancer les effets parfois négatifs de l'importance accordée aujourd'hui à la jeunesse et remettra au goût du jour des vertus telles que l'expérience et la sagesse.

> « Récemment, je feuilletais un album de vieilles photos avec ma petite fille. En voyant une photo de ma grand-mère, elle s'est écriée : « Mais elle avait au moins 100 ans ! » En vérifiant la date de la photo, j'ai réalisé qu'au moment où celle-ci avait été prise, ma grand-mère avait... mon âge aujourd'hui ! Les temps ont bien changé. Je me demande à quoi ressemblera ma petite-fille quand elle aura mon âge... »
>
> *Maryse, 62 ans*

Les effets du temps sur le corps

Le corps vieillit, soit. Mais il reste capable, jusqu'à un âge avancé, de fonctionner efficacement et d'assurer une excellente qualité de vie. Les effets de l'âge se font surtout sentir lors d'une sollicitation inhabituelle ou soudaine : un petit sprint pour rattraper son chien, un escalier qui n'en finit pas, un repas trop copieux, le lendemain d'un jour de jardinage intense, etc. Pour le corps, comme pour l'esprit, l'âge se traduit d'abord par une moins grande capacité d'adaptation à un changement soudain et par un allongement du temps de récupération.

Un processus naturel

Le vieillissement est un processus naturel et inéluctable. On pourrait dire qu'il commence dès la naissance ou, en tout cas, dès qu'un individu atteint l'âge adulte. Pourtant, ses effets se font sentir réellement à partir de la quarantaine. Pendant des années, les effets de l'âge ne gênent pas la vie courante car le vieillissement ne se traduit que par une diminution progressive des performances de l'ensemble de l'organisme, sans que cette diminution soit synonyme de mauvaise santé. Nous nous essoufflons plus rapidement lors d'un effort, nos muscles sont plus fatigables, notre mémoire nécessite plus de répétitions pour enregistrer de nouvelles informations, etc. Nos capacités à accomplir un effort inhabituel, et à récupérer après celui-ci, diminuent.

Les mécanismes du vieillissement sont encore relativement mystérieux même si la connaissance dans ce domaine a progressé. Plusieurs théories coexistent sans s'exclure mutuellement. L'une d'entre elles met en avant la dégradation que les années font subir à notre ADN (nos gènes) : sous l'effet de substances oxydantes produites lors du fonctionnement des cellules, il deviendrait moins efficace. Les expériences de clonage animal (où l'ADN d'un animal adulte est placé dans une cellule embryonnaire) semblent confirmer cette hypothèse : les clones, qui ont commencé leur vie avec un ADN déjà âgé, montrent des signes de vieillissement plus précoces que leur parent et ont une durée de vie réduite. Beaucoup de travail reste à accomplir pour comprendre les facteurs qui influencent le vieillissement. De nombreuses équipes s'y consacrent, attirées par les perspectives économiques que représenterait un traitement retardant les effets du temps sur l'organisme.

Le système cardiovasculaire

Le cœur et les vaisseaux sanguins sont des organes qui travaillent constamment ; il est logique qu'ils présentent des signes de vieillissement. Avec le temps, les parois des vaisseaux sanguins ont tendance à s'épaissir et à perdre leur élasticité, ce qui les fragilise. Des dépôts de cholestérol et de calcium se forment le long des artères : c'est l'athérosclérose, particulièrement marquée chez les personnes qui souffrent d'un taux élevé de cholestérol dans le sang (voir p. 148). De plus, les tout petits vaisseaux qui irriguent les organes en profondeur (les capillaires) deviennent moins nombreux. L'oxygénation et l'alimentation des organes demandent un surcroît de travail au cœur. Sous l'effet de l'usure, les parois du muscle cardiaque perdent leur élasticité et leur travail de pompe est rendu plus difficile.

Sauf en cas de maladie déclarée, ces changements n'affectent pas la vie de tous les jours. Ils handicapent surtout ceux qui pratiquent une activité sportive intense. Les sportifs s'essoufflent plus vite et se fatiguent plus rapidement car leurs organes sont moins bien approvisionnés en oxygène et en énergie par le système cardiovasculaire. À partir de 50 ans, les sports qui demandent des efforts courts et intenses ou des accélérations soudaines (athlétisme, sports de ballon, par exemple) sont déconseillés. Mais la pratique régulière et raisonnable du sport est recommandée pour préserver son cœur et ses vaisseaux (voir p. 53).

Le système respiratoire

Les mouvements de la cage thoracique perdent en amplitude avec le temps, et les poumons deviennent moins élastiques, ce qui diminue le volume d'air brassé à chaque respiration. De plus, les alvéoles pulmonaires (les petits sacs où se font les échanges d'oxygène et de dioxyde de carbone) fusionnent, ce qui réduit la surface totale d'échange entre l'air et le sang. Pour compenser cette diminution des échanges, la fréquence de la respiration augmente et l'essoufflement survient plus rapidement. Ce phénomène est aggravé par la consommation de tabac.

Pour toutes ces raisons, le système respiratoire perd en efficacité. Cependant, comme pour le système cardiovasculaire, ces changements ne sont pas handicapants pour la vie de tous les jours ; ils affectent principalement les sportifs ou les personnes qui doivent fournir un effort inhabituel.

Les organes des sens

Si l'esprit garde sa verdeur malgré la perte des cellules nerveuses (voir p. 100), il n'en va pas de même pour les sens : vision, sens du goût et de l'odorat, audition et sens de l'équilibre se modifient.

La vision change avec le temps. Si la myopie, l'hypermétropie et l'astigmatisme sont des troubles de la vision qui se manifestent à tous les âges, la presbytie survient autour de 40 ans et se traduit par une difficulté à voir de près. Elle est due à une perte de souplesse du cristallin (une lentille naturelle qui se situe derrière la cornée). Le port de lunettes ou de lentilles progressives devient indispensable pour lire. Les myopes qui deviennent presbytes peuvent parfois se passer de lunettes pour lire, la presbytie compensant la myopie. Après 60 ans, d'autres problèmes de vue peuvent survenir (voir p. 206) , en particulier la cataracte, due à l'opacification du cristallin. Certaines maladies comme le diabète ou l'hypertension artérielle, ont des conséquences néfastes sur la rétine et contribuent également à une diminution des capacités visuelles.

Les sens du goût et de l'odorat diminuent essentiellement après 75 ans : à cet âge, nous possédons 36 % des papilles gustatives de notre jeune âge. La perception du salé diminue ce qui explique la tendance à saler excessivement les aliments pour lutter contre la fadeur (au risque d'augmenter la pression artérielle). La perception du sucré est préservée, d'où un goût prononcé de certaines personnes pour les sucreries, après 50 ans.

Attention au bruit !

La plupart des organes vieillissent plus rapidement lorsqu'ils sont soumis à un usage intense. Les organes de l'audition ne font pas exception. L'exposition continue à des sources de bruit intense (dans le cadre du travail ou par abus de baladeur réglé sur un volume trop élevé, par exemple) accélère la perte de l'audition. Chez les personnes issues de familles où la surdité est une conséquence fréquente de l'âge (donc plus vulnérables), il est important de veiller à épargner son audition : ne pas écouter de la musique à trop fort volume et porter des bouchons d'oreille dans les lieux bruyants.

L'audition diminue progressivement avec l'âge, sur une période de 20 à 40 ans. Ce phénomène est appelé presbyacousie. Chez la plupart des personnes, on observe d'abord une perte de la capacité à entendre les hautes fréquences (qui forment une partie importante du langage parlé et, en particulier, les consonnes s, t, k, p et f).

Le sens de l'équilibre et les capacités à sentir la position de son corps et de ses membres dans l'espace sont également modifiés avec l'âge. La pratique d'une activité physique régulière est importante pour préserver ces sensations.

Les muscles et le squelette

Au fil du temps, l'appareil locomoteur (muscles, squelette, articulations) subit des modifications qui diminuent peu à peu ses performances.

Les muscles tendent à fondre et leur force diminue. À 50 ans, la force musculaire a baissé de 10 à 20 % (par rapport à sa valeur chez un jeune adulte) et elle continue à décroître à un rythme accéléré. Un homme passe en moyenne de 36 kilos de muscles lorsqu'il est jeune à 23 kilos vers 70 ans. Les personnes qui pratiquent une activité physique ou sportive régulière parviennent à maintenir une masse musculaire plus importante.

Les os perdent progressivement leurs sels minéraux : 2 à 3 %

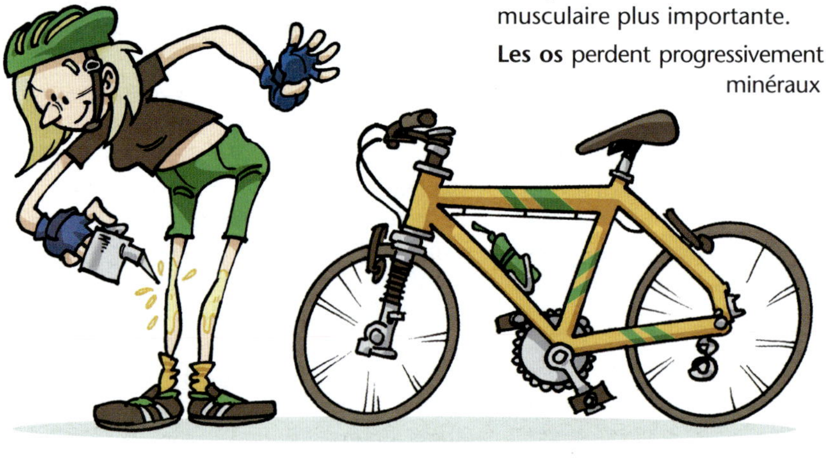

par an chez la femme à partir de la ménopause, 0,4 % par an chez l'homme. Les os deviennent plus fragiles et présentent des signes d'ostéoporose (voir p. 219). La pratique d'une activité physique où les os sont soumis à des petits à-coups réguliers (comme la randonnée, par exemple) contribue à maintenir la solidité des os.

Les tendons deviennent plus fragiles et plus sujets à des inflammations (tendinites) voire à des ruptures (par exemple au niveau des biceps).

Les articulations souffrent également d'une usure progressive. Leur cartilage perd une partie de sa capacité à retenir l'eau et absorbe les chocs moins efficacement. Les articulations sont moins bien lubrifiées et leurs ligaments deviennent plus fibreux. Des douleurs légères se font parfois sentir (qui ne nécessitent pas pour autant un recours aux médicaments). La souplesse générale diminue progressivement entre 20 et 60 ans. Dans la colonne vertébrale, les disques souples situés entre les vertèbres perdent leur élasticité et tendent à s'affaisser : entre 40 et 80 ans, certaines personnes peuvent perdre jusqu'à 5 cm de taille. L'ostéoporose peut accentuer ce phénomène. Les vertèbres se tassent sous l'effet de petites fractures, ce qui contribue à une diminution de la taille et provoque parfois une attitude voûtée.

Attention à l'alcool et aux médicaments

A partir d'un certain âge, le foie fonctionne moins bien et l'alcool ingéré reste plus longtemps dans le sang. L'élimination des médicaments peut être également ralentie et nécessiter des ajustements de posologie. Chez les personnes âgées, la capacité de filtration des reins se réduit. L'élimination des médicaments n'est plus a ussi efficace. La posologie de certains d'entre eux doit être diminuée afin d'éviter des surdosages (voir également p. 251).

Le système digestif

Le système digestif ne se modifie pas de manière importante avec l'âge. Néanmoins, un ensemble de petits changements peuvent modifier la capacité à digérer les aliments. La diminution de la sécrétion de salive, associée à d'éventuels problèmes de dents, nuit à la bonne mastication des aliments et à leur préparation en vue du processus de digestion. Dans l'estomac, les sécrétions acides deviennent moins importantes, rendant moins efficace cette étape de la digestion. Enfin, les fibres musculaires de l'estomac et de l'intestin perdent leur tonus. La digestion d'un repas prend plus de temps et le risque de constipation augmente. L'absorption des nutriments par les intestins devient également moins efficace mais sans conséquence importante.

Les hormones

On observe une baisse de la concentration d'hormones sexuelles dans le sang à partir de 50 ans, en particulier chez les femmes. Cette chute des taux d'estrogènes se traduit par un arrêt des règles et par des symptômes parfois gênants caractéristiques de la ménopause (voir p. 214). Elle s'accompagne parfois de troubles de la glande thyroïde qui sont à l'origine de symptômes faussement attribués à la ménopause (fatigue, prise de poids. Chez les hommes de plus de 50 ans, les taux de testostérone diminuent progressivement et peuvent, à la longue, entraîner fatigue, fonte des muscles et problèmes d'érection (voir p. 84).

D'autres problèmes hormonaux peuvent avoir un impact important sur la santé. C'est le cas de l'insuline. Cette hormone régule le taux de sucre (glucose) dans le sang en favorisant son absorption par les cellules. Avec l'âge, nous sécrétons moins d'insuline. De plus, certaines personnes, et en particulier les personnes sédentaires en surpoids, développent une sensibilité moindre (une résistance) à l'insuline. Les cellules absorbent alors moins de sucre et celui-ci s'accumule dans le sang : c'est le diabète de type 2 (voir p. 142). Cette forme de diabète s'accompagne, si elle n'est pas traitée, de complications graves (au niveau des vaisseaux sanguins, notamment).

L'augmentation de poids observée avec l'âge est plus souvent due aux mauvaises habitudes alimentaires et au manque d'activité physique qu'aux effets de l'âge proprement dits. Une prise de poids est souvent observée jusqu'à 50-60 ans, âge où celui-ci tend à se stabiliser. Chez les personnes de plus de 70 ans, on observe parfois une perte de poids, en particulier chez les hommes, les femmes ayant tendance à maigrir plus tardivement.

> « Depuis des années, ma femme insistait pour que je me fasse vacciner contre la grippe au début de l'hiver, comme elle. Je n'en voyais guère l'intérêt. J'avais déjà eu la grippe et elle ne m'avait pas tant affecté que ça. En décembre dernier, on l'a attrapée tous les deux. Elle a été légèrement fiévreuse et fatiguée deux ou trois jours. J'ai dû être hospitalisé au bout d'une semaine parce que ma grippe s'était compliquée en pneumonie. Ça m'a fait un choc, j'ai réalisé que je n'étais plus aussi résistant. »
>
> *Alain, 66 ans*

Les défenses immunitaires

Pourquoi conseille-t-on de se faire vacciner contre la grippe tous les ans, le vaccin étant gratuit à partir de 65 ans ? Nos défenses immunitaires deviennent moins efficaces avec l'âge. La production d'anticorps, ces substances qui reconnaissent les germes et les signalent aux cellules qui nous défendent, diminue. De plus, les barrières naturelles que sont les muqueuses (qui tapissent la bouche, le nez, la gorge, les bronches, l'intérieur des paupières, etc.) retiennent moins bien les agents extérieurs. Plus nous avançons en âge, plus nous sommes vulnérables à la contagion et plus les complications lors d'infections sont fréquentes. Dans le cas de la grippe, la vaccination est essentiellement destinée à prévenir les complications.

Cette baisse de l'immunité naturelle expliquerait également l'augmentation du risque de cancer. Tout au long de notre vie, lors du renouvellement de nos cellules, des erreurs de copie de l'ADN se produisent et des cellules potentiellement cancéreuses apparaissent. Elles sont reconnues comme anormales par le système immunitaire et éliminées. Avec l'âge, la fréquence des erreurs de copie augmente et le système immunitaire devient moins efficace pour toutes les éliminer. Le risque de développer un cancer à partir de ces cellules anormales augmente.

La peau et les cheveux

C'est sur la peau et les cheveux que les effets de l'âge sont les plus visibles à nos yeux et aux yeux des autres. Ils sont le plus souvent traités par la dermatologie, la chirurgie esthétique ou la cosmétique.

La peau devient moins élastique et plus fine, ce qui provoque l'apparition des rides. Des habitudes d'exposition prolongée au soleil accentuent fortement les dommages du temps sur la peau. Les forcenés du bain de soleil ont une peau plus ridée et plus marquée que ceux qui ont préféré rester à l'ombre. Les ultraviolets favorisent aussi l'apparition des taches de vieillesse, ces taches brunes qui se forment sur le visage ou le dos des mains et qui sont liées à une perturbation de l'organisation du pigment contenu dans la peau (la mélanine). D'autre part, la production de sébum (la pellicule grasse qui protège la peau) diminue, provoquant peau sèche et démangeaisons.

Les cheveux et les poils poussent moins vite et blanchissent au fur et à mesure que les cellules qui fabriquent le pigment responsable de leur couleur disparaissent. Les cheveux qui tombent naturellement ne sont plus systématiquement renouvelés (le nombre de fois où un cheveu repousse après être tombé est déterminé par nos gènes) et la chevelure devient souvent plus clairsemée (alopécie).

Chez les hommes, la pilosité du corps s'étend : un jeune adulte presque glabre à 25 ans peut se retrouver velu à 50. Certains hommes voient des poils leur pousser dans le dos, sur les épaules, dans le nez et les oreilles. Leurs sourcils peuvent également devenir épais et broussailleux. Chez les femmes, la chute des taux d'estrogènes laisse libre cours à l'action de la testostérone produite par les surrénales (des glandes situées au-dessus des reins) et des poils peuvent apparaître au niveau du menton ou de la lèvre supérieure. Après 70 ans, la pilosité diminue chez les hommes comme chez les femmes.

Les effets du temps sur le psychisme

L'esprit, comme le corps, voit diminuer sa capacité d'adaptation aux variations soudaines de l'environnement. Néanmoins, ces changements sont tout à fait compatibles avec une vie quotidienne confortable et les craintes de « perdre la tête » sont souvent le reflet d'une certaine anxiété.

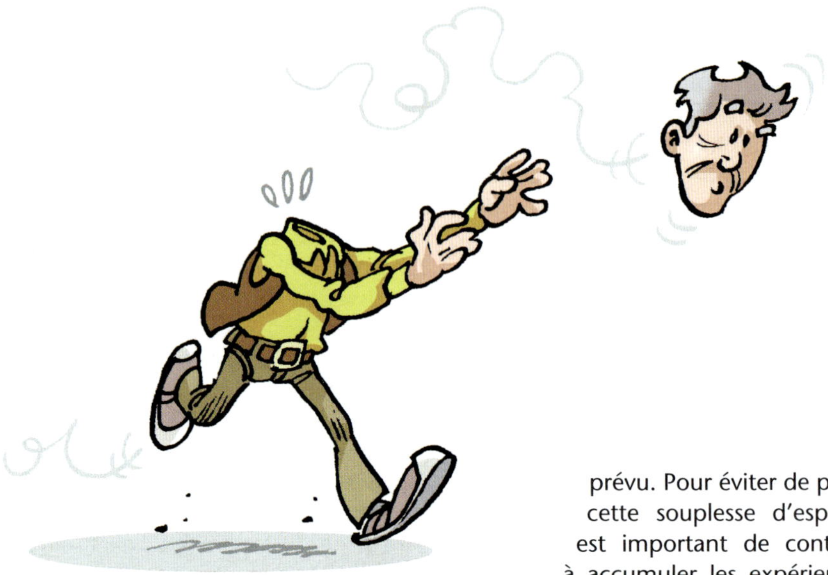

S'adapter aux nouvelles situations

À 20 ans, on est souvent amené à s'adapter à une nouvelle situation en un clin d'œil : déménager dans une nouvelle ville, changer de travail, faire plusieurs tâches en même temps, etc. Avec l'âge, l'esprit, comme le corps, demande un peu plus de temps pour s'adapter aux modifications soudaines de l'environnement. Comme évoqué au début de ce chapitre, une personne reste jeune psychologiquement lorsqu'elle continue à faire face aux changements avec souplesse, rapidité et facilité.

Cette diminution de la capacité à s'adapter ne doit toutefois pas être prise comme une dégradation inéluctable de l'état psychique. Comme d'autres aspects du processus de vieillissement, l'adaptabilité s'entretient… et s'améliore avec une préparation minutieuse du changement prévu. Pour éviter de perdre cette souplesse d'esprit, il est important de continuer à accumuler les expériences : voyages, nouvelles activités de loisir, rencontres, etc. Lorsque le changement est prévisible, une préparation bien organisée permet de s'adapter en douceur, sans avoir le sentiment d'être dépassé par les événements.

Les capacités intellectuelles

La crainte de voir diminuer ses capacités intellectuelles, et en particulier sa mémoire, est très répandue. Pourtant, malgré la diminution du nombre de neurones dans le cerveau, l'âge n'affecte que très faiblement nos facultés à réfléchir, à apprendre, à raisonner ou même à nous souvenir (voir p. 103). En l'absence de maladie, nos capacités intellectuelles continuent à être remarquables. De nombreux artistes continuent à être créatifs au-delà de 80 ans.

Notre capacité à mémoriser est préservée avec l'âge mais elle nécessite plus de temps et de répétitions pour enregistrer de nouvelles informations. L'exemple de comédiens âgés parfaitement capables de mémoriser des pages de dialogue en est la preuve.

Il est important de garder à l'esprit que la mémoire et les facultés intellectuelles se comportent comme nos muscles : le maintien d'une activité régulière est le meilleur moyen de préserver nos capacités. Comme pour les muscles, la résistance à un travail de longue durée peut être diminuée (avec une capacité de concentration plus brève), mais l'efficacité du travail intellectuel peut être préservée très longtemps.

« L'arrivée de la retraite m'a donné un coup sur la tête. J'étais persuadée qu'une lente dégénérescence de mes capacités intellectuelles m'attendait. J'étais assez abattue et, plus le temps passait, plus je constatais des trous de mémoire et une lenteur de mes pensées. Sur le conseil d'une amie, j'ai consulté un médecin qui a diagnostiqué… une dépression. J'avais du mal à y croire, mais après quelques semaines de traitement, j'ai retrouvé une certaine vivacité. Des séances avec un psy m'ont permis d'accepter ma nouvelle vie et, aujourd'hui, j'ai récupéré toutes mes facultés. »

Jeanne, 63 ans

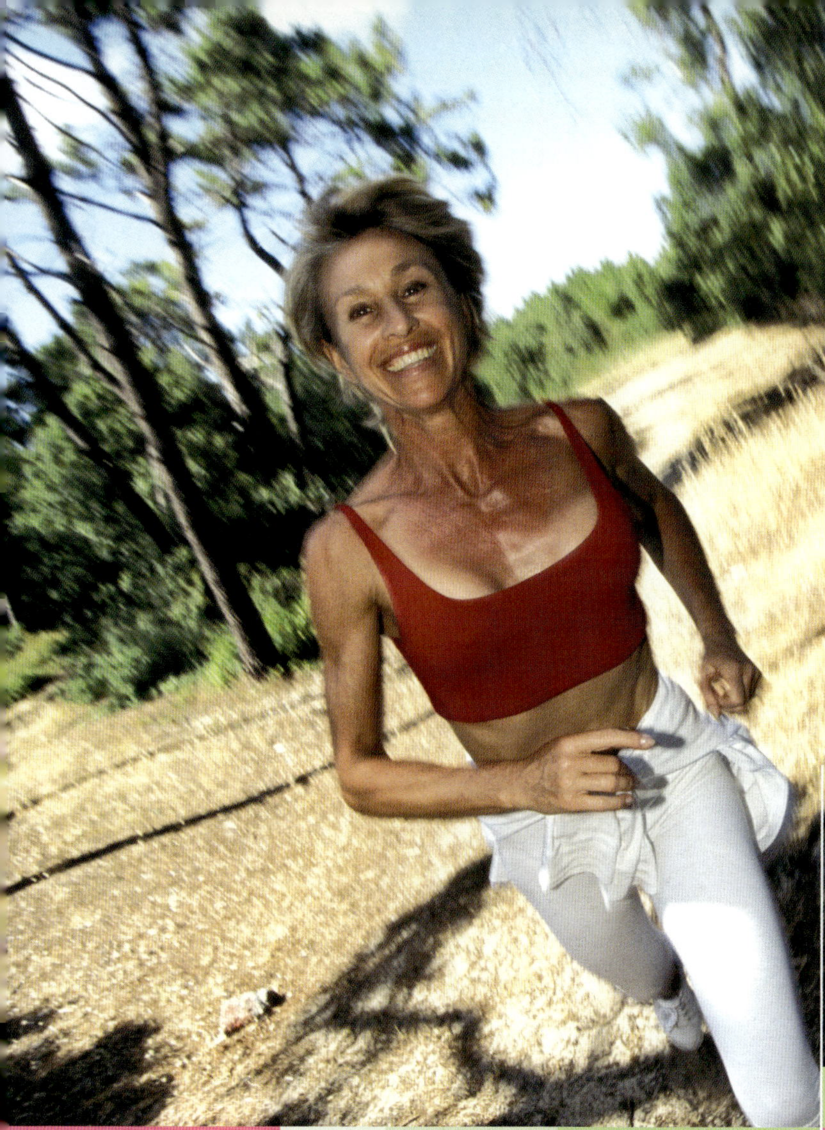

2

Rester en forme

Introduction

Rester en forme, c'est continuer à se sentir énergique et en possession de tous ses moyens. Si la médecine fait des progrès considérables pour prévenir et soulager les maux liés à l'âge, elle perd beaucoup de son efficacité lorsque les bases de l'hygiène de vie ne sont pas respectées. Manger équilibré, bouger, arrêter de fumer, autant d'actions à mettre en œuvre soi-même, autant d'habitudes permettant de se passer plus longtemps des bienfaits de la médecine moderne.

Avoir une bonne hygiène de vie ne signifie pas se priver de plaisirs. Une bonne compréhension des recommandations en termes de nutrition et d'activité physique permet d'adapter ses habitudes de vie tout en préservant les joies de la table et de la convivialité. Après une longue randonnée dans la campagne avec ses amis, un repas de poisson grillé et de légumes frais, arrosé d'un verre d'excellent vin, peut être plus agréable qu'un banquet de charcuteries et de plats en sauce qui dure tout un après-midi dans une salle enfumée.

Prendre soin de sa santé commence chez soi, dans le cadre de la vie de tous les jours.

Bien manger

Dans les pays occidentaux, le régime alimentaire moyen a considérablement évolué au cours du XXe siècle. Nous connaissons une ère d'abondance alimentaire à laquelle nos gènes ne sont guère préparés. En effet, par le passé, la sélection naturelle a plutôt favorisé les individus capables de survivre avec peu de nourriture et notre organisme garde la trace de cette contrainte. Nos corps ne sont pas adaptés à une profusion d'aliments riches en calories et en graisses, et les maladies liées à l'alimentation sont en constante augmentation : obésité, diabète, maladies cardiovasculaires, etc. En conséquence, l'importance d'une bonne hygiène alimentaire est de plus en plus mise en avant par les autorités de santé publique. Bien manger, c'est manger mieux pour rester en bonne santé.

Les changements liés à l'âge

Les goûts et les habitudes alimentaires évoluent tout au long de la vie. Ils sont le résultat complexe d'habitudes familiales et d'expériences culinaires acquises au cours de la vie. Les enfants apprécient souvent les aliments sucrés, les pâtes, les pizzas, parfois moins les légumes. Plus tard, ils s'ouvrent à d'autres expériences gustatives, se mettent soudain à apprécier des aliments qu'ils refusaient de goûter ou de manger. Ce phénomène se poursuit tout au long de la vie : les goûts deviennent plus individuels, mais aussi plus difficiles à modifier. À partir de 50 ans, certaines modifications physiologiques s'installent ; mieux vaut les connaître pour maintenir une alimentation équilibrée.

Les modifications de l'appétit

Chez les personnes jeunes qui n'ont pas de troubles du comportement alimentaire, la quantité d'aliments prise au cours d'un repas est proportionnelle à la richesse du repas précédent et aux activités effectuées depuis. Un enfant qui a bien déjeuné et qui passe l'après-midi devant la télévision n'aura pas très faim le soir.

La faim et la satiété contrôlent notre envie d'ingérer la nourriture. De plus, le corps s'adapte à la quantité d'aliments ingérée en modifiant la façon dont il utilise et stocke l'énergie. Ces systèmes de régulation deviennent moins efficaces avec l'âge. Grignoter avant un repas diminue l'appétit d'un enfant, mais pas forcément celui d'une personne de plus de 50 ans. La prise de nourriture peut alors dépasser les besoins et entraîner un gain de poids, d'autant que la faim n'est pas la seule raison de manger : l'ennui, les habitudes horaires, l'envie de partager un moment avec ses proches, sont autant de facteurs qui donnent envie de manger.

Chez les personnes plus âgées, la sensation de satiété dure plus longtemps, ce qui peut conduire à une dénutrition insidieuse par manque de faim. Ce phénomène est aggravé par une diminution des sens du goût et de l'odorat qui réduit le plaisir de manger.

Les modifications du goût

Le goût et l'odorat sont les piliers du plaisir de la table. Il suffit d'avoir un rhume pour réaliser à quel point la nourriture perd de son intérêt lorsque l'odorat a disparu. Avec l'âge, notre capacité à goûter et à sentir s'émousse : le nombre de papilles diminue et celles qui demeurent s'appauvrissent en bourgeons gustatifs (les cellules qui analysent nos aliments). Pratiquement, les aliments tendent à perdre leur goût.

Cette évolution liée à l'âge n'est vraiment perceptible qu'à partir de 70 ans. Les personnes âgées sont moins sensibles aux sensations de base (sucré, salé, acide et amer). Elles parviennent plus difficilement à les ressentir (notamment pour le salé), mais également à les différencier. Elles ont de ce fait tendance à augmenter la quantité de sel dans leurs aliments (avec les risques que cela représente pour la pression sanguine, voir p. 154) et à manger plus d'aliments sucrés (le goût du sucré est mieux préservé).

Les modifications de l'odorat

Les odeurs jouent un rôle prépondérant dans la stimulation de l'appétit car l'odorat intervient beaucoup dans la perception du goût lui-même. Les hommes commencent à perdre leurs facultés olfactives dès l'âge de 20 ans. Les femmes (qui distinguent globalement mieux les odeurs) gardent le nez fin plus longtemps ; chez elles, la baisse de l'odorat ne survient qu'autour de la ménopause. Cette diminution de la perception des odeurs est très progressive mais constante. Elle concerne la sensibilité à l'intensité des odeurs mais aussi la capacité à les identifier. Les sommeliers, par exemple, connaissent bien ce processus et apprennent à compenser la perte de finesse de leurs sensations.

Les modifications de la vue

Bien voir sa nourriture, et notamment ses couleurs, participe à l'envie de manger. En effet, le plaisir de manger est très lié à la coloration des mets. Le rouge, notamment, est connu pour accentuer l'attrait d'un aliment. Une altération de la vue peut donc jouer un petit rôle dans la diminution de l'appétit. Une correction adaptée et un éclairage renforcé peuvent contribuer à redonner le plaisir de manger aux personnes les plus âgées.

Les modifications de la dentition

Des douleurs lors de la mastication ou des difficultés à manger certains

> « Avec l'âge, j'ai commencé à avoir des problèmes de digestion : je me sentais lourd après les repas, j'avais l'impression d'avoir l'estomac toujours rempli. Mon médecin a prescrit des examens qui n'ont rien montré d'anormal. Il m'a alors conseillé d'aller voir un dentiste. Il a constaté que j'avais des problèmes dentaires qui me gênaient pour mastiquer correctement. En fait, je n'avais jamais trop fait attention à la santé de mes dents. J'ai dépensé une petite fortune en soins dentaires mais, depuis, je digère sans problème. »
>
> *Bernard, 64 ans*

produits peuvent réduire la diversité du régime alimentaire. Préserver ses dents et les soigner correctement (voir p. 178) est indispensable pour une alimentation équilibrée.

Boire suffisamment

Bien manger signifie également boire suffisamment pour assurer le bon fonctionnement des organes et l'élimination des toxines. Avec l'âge, une plus grande attention doit être portée à la prévention de la déshydratation.

Les effets de l'âge sur l'hydratation

À 20 ans, le corps humain est composé de 60 à 65 % d'eau dont la grande majorité se trouve dans les muscles. Cette valeur diminue avec les années. La fonte des muscles est une des causes principales de ce phénomène.
Lorsqu'on avance en âge, la quantité d'eau disponible dans le corps pour compenser une déshydratation temporaire diminue et expose davantage au risque de déshydratation grave. Ce risque est augmenté par d'autres facteurs liés à l'âge.

Une diminution de la sensation de soif
Les sportifs savent qu'il est déjà trop tard lorsqu'ils ont soif. La soif est un système de sécurité qui se déclenche lorsque la déshydratation est déjà installée. Avec l'âge, ce système est encore plus tardif : lorsque la soif survient, le niveau de déshydratation est plus important que

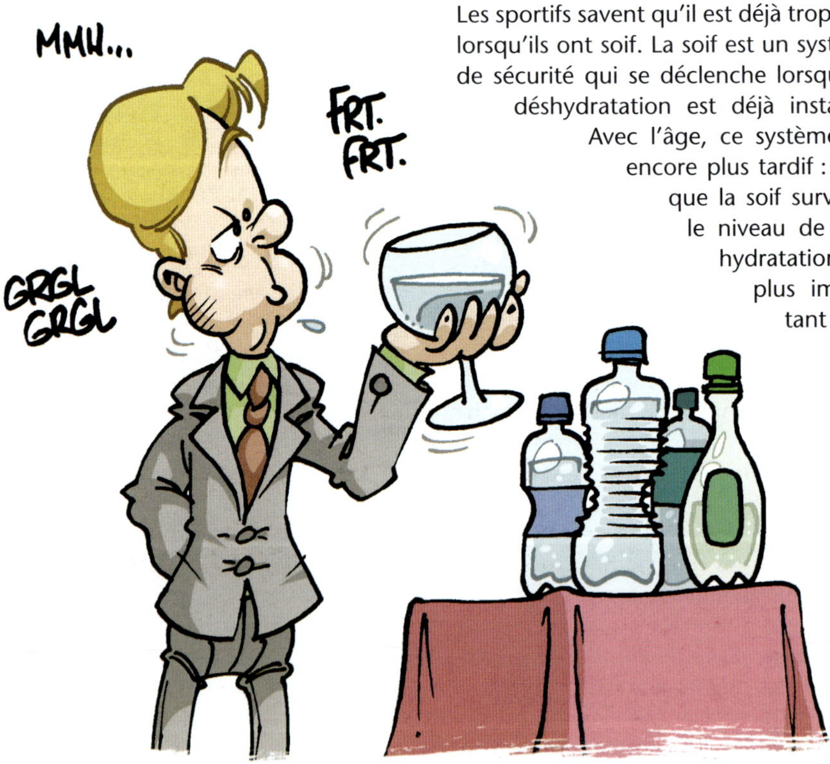

chez les personnes jeunes. Il convient donc de boire régulièrement, bien avant d'avoir soif.
Certaines maladies, comme le diabète, augmentent le désir de boire (et la quantité d'urines produite). S'il vous semble que vous avez soif trop souvent, parlez-en à votre médecin.

Une diminution des capacités rénales

Vers 20 ans, les reins filtrent environ 140 ml de sang par minute. À 70 ans, ils ne peuvent plus traiter que 80 ml de sang par minute et ont plus de mal à gérer la surcharge en sels minéraux et en toxines qu'entraîne la déshydratation. Cette baisse d'efficacité des reins expose à un risque plus important de déséquilibre minéral dans le sang. Elle explique également certaines modifications observées dans la manière dont les médicaments sont éliminés (voir p. 251).

Des systèmes régulateurs moins efficaces

Le sang a normalement une concentration équilibrée en sels minéraux et en déchets du métabolisme (urée, acide urique, etc.). Lorsque certains éléments s'y trouvent en trop grande quantité, des systèmes régulateurs hormonaux se déclenchent pour que les reins compensent ces excès en maintenant le plus d'eau possible dans le sang (afin de diluer ces substances). Avec l'âge, les reins sont moins sensibles à ces hormones régulatrices et retiennent moins d'eau.

Quelle quantité d'eau faut-il boire ?

Pour connaître ses besoins quotidiens en eau, il existe un calcul simple (voir encadré). Le chiffre obtenu est presque toujours supérieur à deux litres par jour. Mais n'oublions pas que nos aliments nous apportent quotidiennement environ un litre d'eau par jour. La quantité à boire reste néanmoins importante et il s'agit d'un minimum. Elle compense la quantité d'eau que nous éliminons chaque jour sous forme de sueur, d'urine et par la respiration. Les activités physiques entraînent une transpiration abondante et donc une augmentation des besoins en eau. S'il fait très chaud ou en cas de fièvre, il faut boire au moins un demi-litre d'eau supplémentaire par jour. D'une manière générale, mieux vaut trop boire que pas assez.
N'hésitez pas à consommer toutes sortes de boissons, sans alcool bien sûr. Leur variété stimulera votre envie de boire. L'eau plate reste cependant le liquide le plus approprié pour votre corps et, sauf cas exceptionnel, le robinet demeure sa source privilégiée, tant du point de vue de la qualité que du prix. Les eaux de source et les eaux minérales sont 10 à

Calculer ses besoins en eau

Pour savoir quelle quantité d'eau (exprimée en ml) boire chaque jour, un petit calcul est nécessaire.

- Soustraire 20 kg à son poids.
- Multiplier le nombre obtenu par 15.
- Y ajouter 1 500.

Par exemple, pour une femme de 65 kg : 65 – 20 = 45 x 15 = 675 + 1 500 = 2 175 ml par jour ; cette femme devrait absorber au moins 2,175 litres d'eau dont un litre environ est apporté par les aliments.

Eaux de source, eaux minérales et eaux... municipales !

Le marché des eaux en bouteille a explosé depuis une vingtaine d'années. Rappelons que les eaux dites « de source » proviennent d'une ou plusieurs sources dont la qualité sanitaire (l'absence de microbes et de pesticides) est régulièrement contrôlée. Les eaux minérales proviennent de sources reconnues par l'État pour leurs vertus thérapeutiques ou pour leur richesse en sels minéraux (calcium, magnésium, par exemple). Ces eaux en bouteilles sont chères et lourdes à transporter. L'eau du robinet est tout à fait appropriée à l'hydratation du corps. Les traces de chlore, désagréables au goût, peuvent être éliminées à l'aide de carafes filtrantes ou, simplement, en laissant l'eau reposer une nuit à l'air libre.

100 fois plus chères. Elles ont parfois des concentrations en minéraux incompatibles avec certains régimes alimentaires. Si vous avez un problème de santé, quel qu'il soit, demandez à votre médecin si la composition des eaux minérales que vous consommez vous convient. Dans tous les cas, il est toujours préférable d'alterner des eaux provenant de différentes sources.

Méfiez-vous des boissons sucrées (sodas notamment). Elles n'étanchent pas forcément la soif, sont très caloriques et peuvent contenir des ingrédients mal supportés comme la caféine. Un moyen simple de surveiller son hydratation est de s'assurer que ses urines sont claires. L'émission d'urines foncées doit vous faire penser qu'il faut boire plus et plus souvent.

Faire le plein d'énergie

Rester jeune plus longtemps, c'est rester plein d'énergie ! Mais pour avoir la forme, il faut nourrir son corps en lui apportant les aliments qui lui permettent de fonctionner et de réagir aux événements. L'alimentation apporte cette énergie sous la forme de deux familles d'aliments riches en calories : les glucides (sucres) et les lipides (graisses).

La dépense énergétique de repos

Lorsqu'on reste assis à ne rien faire, on dépense malgré tout des calories. C'est la dépense énergétique de repos. Respirer, digérer, faire circuler le sang et le filtrer : toutes ces activités de base sont indispensables à notre survie et demandent de l'énergie.

La dépense énergétique de repos diminue de 2 % tous les 10 ans jusqu'à 40 ans chez les hommes et 50 ans chez les femmes. Après cet âge, cette diminution s'accélère. Elle est en grande partie due à la fonte des muscles qui survient lorsqu'on vieillit. Les muscles sont de gros consommateurs d'énergie, même chez les personnes qui ne font pas de sport.

Chez les personnes de plus de 70 ans, la baisse de la dépense énergétique de repos est particulièrement marquée chez les femmes qui, à poids égal, ont une dépense énergétique de repos inférieure à celle des hommes. Cette baisse de dépense énergétique de repos signi-

fie que les besoins quotidiens en calories diminuent avec l'âge et qu'il faut réduire ses apports en énergie pour éviter de prendre du poids.
Logiquement, les personnes qui maintiennent leur masse musculaire par une activité physique et sportive régulière ont une dépense énergétique de repos plus élevée. Ce phénomène est à garder à l'esprit lorsqu'on veut éviter de prendre du poids avec l'âge. Non seulement l'activité physique consomme de l'énergie pendant l'effort mais elle le permet également au repos !

La dépense énergétique liée à l'activité physique

C'est la quantité d'énergie utilisée pour les activités qui viennent s'ajouter à la dépense de base : par exemple les déplacements, le bricolage, le sport, le jardinage, etc. Ce besoin énergétique supplémentaire décline aussi avec l'âge car, généralement, on devient moins actif.
Des études ont montré que les activités de la vie quotidienne ou de faible intensité demandent autant d'énergie à un adulte qu'à une personne âgée. En revanche, des occupations plus intenses, comme le sport ou même la marche menée à un bon rythme, demandent, à effort égal, plus d'énergie aux sujets âgés. Les sportifs d'un certain âge, habitués à manger une certaine quantité d'aliments, ignorent souvent qu'ils devraient se nourrir davantage car, pour un même exercice, ils dépensent plus d'énergie qu'autrefois.

Les besoins en glucides

Sous le terme général de glucides, sont regroupées toutes les substances qui, une fois digérées, vont fournir du glucose, le carburant de base des cellules. Depuis le sucre en poudre jusqu'aux amidons des céréales et des pommes de terre, les glucides doivent constituer la principale source d'énergie dans notre alimentation.

Les effets de l'âge sur l'insuline

Pour le bon fonctionnement de l'organisme, il est important que le taux de sucre dans le sang (la glycémie) soit constant et modéré (entre 0,6 et

Sucres rapides et sucres lents

De nombreux ouvrages et articles destinés aux personnes qui souhaitent perdre du poids font la distinction entre sucres rapides et sucres lents selon la vitesse à laquelle l'organisme les assimile. Des idées fausses circulent selon lesquelles les sucres lents (essentiellement les féculents comme le riz, les pâtes, le pain, etc.) feraient moins grossir que les sucres rapides (les produits sucrés comme le sucre, les confiseries, les sodas, etc.). En réalité, ils apportent le même nombre de calories par gramme. Leur vitesse d'absorption par l'intestin varie selon la composition du repas, et en particulier sa richesse en graisses. Les féculents, lorsqu'ils sont complets, contiennent des fibres et devraient donc être préférés aux produits sucrés qui contiennent souvent des graisses (comme dans les biscuits ou les viennoiseries, par exemple).

1 gramme par litre). Deux hormones, l'insuline et le glucagon, se chargent de cette mission et permettent de réguler la glycémie. L'un des rôles de l'insuline est de stimuler l'absorption du glucose par les cellules, ce qui diminue la glycémie. Après un repas, le pancréas sécrète suffisamment d'insuline pour que l'arrivée massive de sucre dans le sang (provenant de la digestion des glucides) ne se traduise pas par une glycémie trop élevée. Si elle est indispensable au contrôle de la glycémie, l'insuline a néanmoins un aspect négatif : elle favorise le stockage de l'énergie sous forme de graisses.

Avec l'âge, deux phénomènes perturbent cette régulation : les cellules répondent moins bien à l'action de l'insuline et, plus tard, le pancréas sécrète de moindres quantités de cette hormone. Dès 30 ans, le taux de sucre dans le sang tend à augmenter de 0,05 à 0,1 gramme par litre tous les 10 ans. De plus, les modifications du goût liées à l'âge (voir p. 19) accentuent cette tendance car elles favorisent la prise d'aliments sucrés. La résistance accrue des cellules à l'insu-

Quelle quantité de glucides dans 100 g de...	
Aliments	**Quantité de glucides (g)**
• Riz blanc cuit à l'eau	26
• Semoule cuite	24
• Pâtes aux œufs cuites	23
• Pommes de terre au four	23
• Pommes de terre à l'eau	18
• Purée	14
• Petits pois	9
• Haricots secs cuits	17
• Pois chiches cuits	19
• Lentilles cuites	13
• Pain blanc	56
• Pain de campagne	54
• Biscuits allégés	75
• Céréales sucrées	87
• Sucre blanc	100
• Miel	76
• Confiture	68
• Pâtes de fruit	53
• Abricots secs	40
• Banane fraîche	21
• Banane sèche	81
• Dattes	70
• Figues sèches	69
• Pruneaux secs	40
• Raisins secs	66
• Noix	11

(Source : *Répertoire général des aliments*, Ciqual)

line a des conséquences parfois graves : elle est à l'origine du diabète de type 2 (voir p. 142). Avec cette maladie, l'augmentation de la glycémie pendant plusieurs années peut provoquer des dommages irréversibles à certains organes. La mise en place de mesures associant la diététique, l'activité physique, l'arrêt du tabac et éventuellement des médicaments, est nécessaire pour éviter des complications.

Les besoins en glucides

Ils ne changent pas fondamentalement avec l'âge : les glucides doivent représenter environ la moitié des calories apportées par l'alimentation (soit environ 250 g par jour, ou l'équivalent de 50 morceaux de sucre). De très nombreux aliments contiennent des glucides (voir tableau). A titre d'exemple, pour ingérer 30 g de glucides, il faut manger 40 g de confiture (trois cuillerées à soupe bien pleines), ou 60 g de pain (soit un tiers de baguette), ou 150 g de riz ou de pâtes (un bol ou une assiette moyenne).
Les réserves de sucre dans le corps sont limitées et se situent entre 300 et 400 g. Elles se trouvent principalement dans les muscles (pour deux tiers) et le foie. Nous disposons ainsi d'un peu plus d'une journée d'autonomie en sucres.

Les besoins en lipides

Les lipides sont les graisses apportées par notre alimentation. Le corps peut accumuler des réserves considérables de lipides sous la peau et autour des organes abdominaux. Une accumulation excessive de graisse nuit à la santé car elle provoque des maladies graves du cœur et des vaisseaux (voir p. 148). Les lipides constituent une réserve importante d'énergie et s'accumulent facilement. La prise de poids est essentiellement la conséquence d'une consommation excessive de lipides (et d'alcool, voir p. 52). Un kilo de graisse corporelle représente un peu plus de 8 000 calories de réserve, soit l'équivalent de quatre à cinq jours d'apports alimentaires.

Les sources de lipides

Les acides gras, qui constituent les unités de base des lipides, sont classés en trois familles.

Les graisses hydrogénées

La fabrication industrielle des aliments a amené les ingénieurs agroalimentaires à créer de nouvelles graisses, plus stables et plus faciles à utiliser. Ces graisses hydrogénées, ou acides gras « trans », sont dangereuses pour le cœur et les vaisseaux sanguins. Elles devraient représenter moins de 10 % des graisses ingérées. On les trouve essentiellement dans les soupes en boîte, les pâtisseries et biscuits industriels, certaines pâtes à tarte et margarines, les biscuits d'apéritif, les pâtes à tartiner, les barres de céréales, etc.

Rechercher la présence de graisses hydrogénées dans les ingrédients des produits que l'on achète permet de les éviter. Ces ingrédients sont classés par ordre décroissant de quantité : si la mention huiles hydrogénées se trouve en début ou milieu de liste, il est préférable de chercher un produit similaire où elles n'apparaissent qu'en fin de liste des ingrédients ou pas du tout.

– **Les acides gras saturés** ont tendance à favoriser les dépôts de cholestérol dans les artères et donc à augmenter les risques de maladies cardiovasculaires (voir p. 148). Ils se trouvent surtout dans les graisses d'origine animale (beurre, crème fraîche, fromages) sauf celles issues des poissons, dans certaines huiles tropicales (huile de palme par exemple) et dans les produits fabriqués à partir de ces sources de gras (pâtisseries industrielles, charcuteries, produits laitiers gras, etc.).

– **Les acides gras mono-insaturés et polyinsaturés** ont plutôt tendance à protéger des maladies cardiovasculaires. Ils sont essentiellement présents dans les produits végétaux ou les poissons gras (sardine, hareng, thon, saumon, etc.). Ces acides gras devraient constituer l'essentiel de l'apport quotidien en lipides. Certains d'entre eux sont qualifiés d'**acides gras essentiels** car ils sont indispensables à notre métabolisme. Ils entrent dans la constitution de nos cellules et dans la fabrication de certaines hormones. Notre corps est incapable de les fabriquer et ils proviennent obligatoirement de notre alimentation. L'acide linoléique (oméga-6) et l'acide linolénique (oméga-3) sont les principaux acides gras essentiels. Ils se trouvent dans

Quelle quantité de lipides dans 100 g de...

Aliments	Lipides totaux (g)	Acides gras saturés (g)	Acides gras mono-insaturés (g)	Acides gras poly-insaturés (g)
• Poulet rôti	6	1,8	2,9	1,2
• Steak de bœuf grillé	4	1,7	1,9	0,16
• Gigot d'agneau rôti	14	6,4	5,7	0,85
• Saumon à la vapeur	11	2	3,8	3,7
• Sardines à l'huile	14	2,8	4,7	4,9
• Hareng fumé	14	2,8	4,1	4,4
• Cabillaud à la vapeur	1	0,2	0,14	0,4
• Saucisson sec	35	12,9	15,5	4,2
• Rillettes	42	16	18,1	4,9
• Lait entier	3,5	2,1	1,1	0,12
• Lait demi-écrémé	1,6	0,95	0,48	0,05
• Emmental	29	17,3	8,9	1
• Camembert 45 % MG	22	13,8	6,4	0,64
• Mayonnaise	78	11,6	22,3	40,6
(huile de soja)	39	5,1	7,5	21,9
• Mayonnaise «allégée»	36	11,5	11,5	11,5
• Chips	30	17,8	9,6	0,9
• Chocolat à croquer	64	5,2	11,6	44,2
• Noix				

(Source : *Répertoire général des aliments*, Ciqual)

les poissons gras et les huiles végétales (tournesol et maïs pour le premier ; colza, noix, pépins de raisin et soja pour le second).

La meilleure façon de garantir un apport suffisant des différents acides gras est de maintenir une alimentation variée. À titre d'exemple, un œuf contient 5 g de lipides, un steak de 150 g représente 6 g de lipides, une côtelette d'agneau 15 g, une tranche de saumon à la vapeur 11 g et une cuillerée à soupe d'huile 10 g (quelle que soit l'huile).

Quels sont les besoins en lipides ?

Les lipides doivent représenter au maximum un tiers des calories ingérées chaque jour. Les acides gras saturés, mono- et polyinsaturés devraient être apportés en quantités égales. L'alimentation des pays industrialisés apporte souvent trop de lipides. Leur utilisation par le corps est légèrement modifiée avec l'âge : certains acides gras polyinsaturés ne sont plus fabriqués par le corps et doivent être obligatoirement apportés par l'alimentation.

En Europe de l'Ouest, nous consommons trop d'acide linoléique (oméga-6) et pas assez d'acide linolénique (oméga-3). Le déséquilibre entre ces deux acides gras peut entraîner des problèmes et les nutritionnistes conseillent aujourd'hui de rééquilibrer notre régime en faveur des acides gras oméga-3 (voir tableaux).

Les industriels proposent de plus en plus d'aliments conçus pour les personnes qui veulent prendre soin de leur système cardiovasculaire. Ces aliments (lait, yaourts, boissons lactées, beurres et margarines) peuvent être classés en deux familles.

– Les aliments allégés en acides gras saturés et enrichis en acides gras oméga-3 ; ils s'adressent aux personnes qui ont un taux de cholestérol normal mais souhaitent protéger leurs artères en ingérant moins de cholestérol. Ces produits sont assez chers et n'ont pas plus d'avantages qu'une alimentation équilibrée.

La composition des huiles végétales (en %)

Huiles	Acides gras saturés	Acides gras mono-insaturés	Acides gras polyinsaturés	
			oméga-6	oméga-3
• Arachide	18,8	58	23	0,2
• Colza	8,5	61,5	20	10
• Germe de maïs	14,2	30	55	0,8
• Noix	7	17	60	16
• Olive	14	75	10	1
• Palme	50	40	10	0
• Pépins de raisin	10	17	72	1
• Soja	15	24	54	7
• Tournesol	12,5	22	65	0,5

(Source : *Répertoire général des aliments*, Ciqual)

– Les aliments contenant des phytostérols, des substances végétales qui diminuent l'absorption du cholestérol par l'intestin, et qui sont destinés à ceux qui souffrent d'un excès de cholestérol (voir p. 148). Ces produits, associés à des mesures diététiques, contribuent à diminuer le taux de cholestérol dans le sang.

Les protéines

Les protéines servent d'éléments de base à toutes les cellules du corps. Elles sont particulièrement abondantes dans les muscles. Les protéines représentent 20 % du poids du corps, mais 75 % du poids des muscles. Les enzymes et certaines hormones nécessaires au fonctionnement du corps font également partie de la famille des protéines. Ces longues molécules sont formées à partir d'une vingtaine d'éléments plus petits, les acides aminés. Notre organisme est capable, si nécessaire, de fabriquer une douzaine de ces acides aminés à partir des aliments. Les huit autres acides aminés, dit indispensables ou essentiels, doivent impérativement être apportés par l'alimentation.
Vieillir s'accompagne d'une diminution de la masse musculaire. Pourtant, les besoins en protéines ne diminuent pas avec l'âge. Les acides aminés sont moins bien utilisés et ce phénomène doit être compensé par un apport supplémentaire.

Les besoins en protéines

Les protéines doivent représenter environ 15 % des calories ingérées chaque jour. Les besoins d'une personne sédentaire sont d'environ 0,8 g de protéines par kg de poids et par jour (soit 60 g par jour pour un homme de 75 kilos, ce qui représente par exemple 150 g de viande, un œuf, deux yaourts et 30 g de fromage répartis sur la journée). Compte tenu des changements liés à l'âge, l'apport conseillé pour une personne de plus de 60 ans est d'environ un gramme de protéines par kilo de poids et par jour (soit 75 g par jour pour un homme de 75 kilos, ce qui représente par exemple 190 g de viande, un œuf et demi, trois yaourts et 40 g de fromage répartis sur la journée).
En général, dans la population française, la quantité moyenne de protéines consommée par les personnes de plus de 50 ans est supérieure à ces recommandations. Pourtant, on estime que 20 % de la population de plus de 75 ans ne mange pas assez de protéines : les protéines ingérées sont mal utilisées et ne suffisent pas pour assurer tous les besoins en acides aminés.

Les sources de protéines

Les protéines se trouvent dans les viandes, les poissons, les produits laitiers, le blanc d'œuf, le soja et les légumes secs (lentilles, pois, pois chiches, haricots secs, etc.). Cependant, toutes les protéines ne sont pas équivalentes. En effet, leur composition en acides aminés varie. Les protéines composées d'une grande variété d'acides aminés proche des besoins humains sont dites de haute valeur biologique ou d'indice chimique élevé. Cette valeur est calculée par rapport au blanc d'œuf qui, considéré comme la référence, a la valeur

Quelle quantité de protéines dans 100 g de...	
Aliments	**Quantité de protéines (g)**
• Steak grillé	28
• Côtelette d'agneau	23
• Côte de porc	28
• Cuisse de poulet	26
• Jambon cuit	18
• Jambon cru	26
• Foie	24
• Cabillaud	18
• Poisson pané	15
• Crevettes	21
• Huîtres	9
• Omelette nature	15
• Blanc d'œuf	11
• Gruyère	30
• Camembert	21
• Comté	29
• Chèvre sec	28
• Chèvre frais	5
• Yaourt entier	4
• Fromage blanc	8
• Lait écrémé en poudre	35

(Source : *Répertoire général des aliments*, Ciqual)

100. Les protéines d'origine animale ont des valeurs biologiques plus élevées que celles d'origine végétale. Pour cette raison, les végétariens doivent veiller à consommer des œufs et des produits laitiers. À titre d'exemple, un steak de 150 g contient 42 g de protéines, un œuf 5 g, un filet de merlan 21 g, un petit pot de fromage blanc demi-écrémé 8 g et deux doigts de gruyère 14 g.

Au-delà de leur valeur biologique, les protéines ont aussi... un prix. Les aliments riches en protéines font partie des aliments chers : viande, poisson, fromages, etc. Les sources protéiques de haute valeur biologique les moins chères sont le blanc d'œuf, le poulet et le lait écrémé en poudre.

Les sels minéraux

L'âge entraîne parfois une augmentation des besoins en sels minéraux. Les modifications de l'appétit, du goût, ainsi que les difficultés pour mâcher peuvent entraîner des carences (insuffisances d'apport). Les changements dans le processus de la digestion provoquent une moins bonne absorption des sels minéraux, et les reins en laissent fuir une quantité plus importante. De plus, certains médicaments interfèrent parfois avec l'absorption des sels minéraux.

Le sel

La responsabilité d'une alimentation riche en sel (chlorure de sodium) dans l'apparition d'une hypertension artérielle (voir p. 154) est encore mal élucidée. Toutefois, la diminution de l'apport en sel diminue la pression artérielle.

L'apport conseillé en sel est de 4 g par jour avec un minimum de 2 g et un maximum de 6 g. La population occidentale a tendance à utiliser beaucoup trop de sel pour la préparation et l'assaisonnement de ses plats. Pour restreindre significativement sa consommation de sel, une astuce consiste à ne saler les plats qu'au moment de servir et pas du tout lors de leur préparation. L'effet gustatif est plus important et l'apport s'en trouve diminué. Le problème ne passe pas seulement par l'utilisation de la salière. La réduction des apports en sel ne peut se faire sans la coopération des industriels de l'alimentation et de la restauration collective, épinglés par les autorités sanitaires de santé (Afssa) pour leur propension à trop saler leurs produits. Les industriels se sont engagés à réduire les concentrations en sel de leurs produits sur les cinq années à venir.

1 200 mg de calcium, c'est…

Pour ingérer l'équivalent de 1 200 mg de calcium, il faut manger au moins quatre des éléments de la liste suivante :

- 300 g de fromage blanc à 20 % MG
- 5 petits suisses de 60 g à 20 % MG
- 1/4 de litre de lait demi-écrémé
- 2 yaourts
- 80 g de camembert
- 40 g de fromage à pâte ferme
- 30 g de gruyère
- 4 sardines avec leurs arêtes.

Le potassium

Trop (plus de 8 g par jour) ou trop peu (moins de 2 g par jour) de potassium nuit à la santé. Un apport suffisant de potassium, associé à un apport modéré de sel, semble avoir un effet bénéfique sur la pression artérielle. Les personnes âgées sont parfois carencées en potassium. Deux raisons à cela : la perte de la masse musculaire, où est entreposée la majeure partie du potassium, et la malnutrition. Le potassium se trouve en grande quantité dans les fruits secs, la viande, le lait, le chocolat, les avocats, etc.

Le calcium

Le calcium est indispensable au maintien de la masse osseuse et à la prévention de l'ostéoporose. Avec l'âge, il est de moins en moins bien absorbé par l'intestin. De plus, chez les femmes ménopausées, la chute des taux sanguins d'estrogènes (voir p. 219) aggrave les risques de fragilisation osseuse et exige une surveillance plus attentive des apports alimentaires en calcium.

L'apport quotidien en calcium est souvent nettement inférieur à ce qu'il devrait être, c'est-à-dire environ 1 000 à 1 200 mg par jour. Au classement européen, la France se situe dans le bas du tableau avec 700 à 800 mg par jour en moyenne.

L'apport conseillé en calcium pour les personnes de plus de 50 ans est de 1 200 mg par jour. L'absorption de ce calcium alimentaire est favorisée par la vitamine D. Cette vitamine, peu pré-

sente dans les aliments, est surtout synthétisée par la peau sous l'effet des rayons du soleil. Son rôle est capital, car elle favorise l'absorption du calcium par le tube digestif. Une heure de soleil par jour en été, tête et bras nus, permet à l'organisme de stocker suffisamment de vitamine D pour toute l'année. Une activité extérieure normale pendant la belle saison - sans exposition prolongée pour éviter les effets nocifs du soleil - suffit à prévenir les carences en vitamine D. Si cette exposition minimale n'est pas possible ou insuffisante, le médecin peut prescrire quelques gouttes de vitamine D chaque jour en hiver.
Les produits laitiers, les fromages et les sardines avec leurs arêtes sont les meilleures sources de calcium (voir encadré). Les produits laitiers écrémés ou demi-écrémés en apportent autant que ceux fabriqués à partir de lait entier, sans les inconvénients des graisses d'origine animale.

Les eaux minérales riches en calcium

Il est bon pour la santé de boire au moins un litre et demi d'eau par jour. En choisissant une eau riche en calcium, on peut compléter les apports trouvés dans l'alimentation. Comparez la teneur en calcium (en mg/litre) des eaux minérales qui en sont riches. Cependant, évitez ces eaux si vous souffrez de calculs urinaires phosphocalciques (voir p. 188).

Talians	596
Hépar	555
Courmayeur	517
Contrex	386
Salvetat	253
Quézac	241
San Pellegrino	210
Vittel	202
Badoit	190
Vichy-Célestins	103
Saint-Yorre	90
Valvert	68
Alet	63
Volvic	10
Mont Roucous	1

Le magnésium

Le magnésium est indispensable au bon fonctionnement des muscles et du système nerveux. Les aliments riches en magnésium sont les céréales complètes, les légumes et les fruits secs, les noix, le chocolat, les fruits de mer et les crustacés.

Le fer

Avec l'âge, les stocks de fer augmentent dans le corps. Les carences s'avèrent très rares, sauf en cas de grandes difficultés financières. En effet, le fer apporté par la viande et les produits d'origine animale, aliments chers, est mieux absorbé par l'intestin que celui apporté par les aliments d'origine végétale, comme les lentilles et les haricots rouges. Pour cette raison, les personnes strictement végétariennes devraient prendre conseil auprès de leur médecin.

Le zinc

Ce métal joue un rôle important dans l'immunité. Avec l'âge, sa quantité dans le corps peut diminuer, en partie à cause de sa moindre absorption par les

Les anti-oxydants

Lors du fonctionnement des cellules, des substances dites « radicaux libres » se forment. Ces substances peuvent endommager les cellules et participer à leur vieillissement. Certains sels minéraux (par exemple le sélénium et le zinc) et certaines vitamines (C, E et bêtacarotènes) sont connus pour neutraliser les radicaux libres et contribuer à protéger les cellules. Ils participeraient également au renforcement des défenses immunitaires et à la lutte contre les processus de vieillissement. Ils sont apportés en quantité suffisante par une alimentation équilibrée et riche en fruits, légumes, poissons, huiles de colza ou d'olive, par exemple.

intestins. Il est contenu dans la viande, les poissons, les fruits de mer et les céréales. Des apports supplémentaires en zinc sont parfois prescrits aux personnes âgées pour améliorer leur état immunitaire.

Les vitamines

Ces éléments participent à de nombreuses réactions de notre corps. Notre organisme est incapable de fabriquer la plupart des vitamines qui doivent donc être apportées par une alimentation adaptée afin de couvrir nos besoins (voir tableau).

Si l'alimentation est variée et équilibrée, prendre des suppléments vitaminiques n'a pas d'effet positif additionnel. La prise de suppléments vitaminiques en trop grande quantité peut même avoir des effets négatifs, en particulier avec les vitamines A, D, E et K, voire la vitamine C. Les études sur les effets de ces vitamines dans le cadre de la prévention des maladies liées au vieillissement sont contradictoires. Si une étude récente a montré qu'une supplémentation en vitamines réduit le risque de développer un cancer, en particulier chez les hommes, une autre étude portant sur les anti-oxydants (voir encadré), et en particulier la vitamine E, a montré une augmentation de la mortalité chez les personnes recevant une supplémentation anti-oxydante. Dans le doute, une alimentation équilibrée et diversifiée reste le moyen le plus naturel d'ingérer suffisamment de vitamines.

La papaye fermentée

Récemment, un produit à base de papaye fermentée destiné à lutter contre les effets de l'âge a été abondamment promu et mis en avant dans les pharmacies. L'Agence française de sécurité sanitaire des aliments (Afssa) a été saisie du dossier et a rendu, en 2004, un avis condamnant comme non fondées les allégations de ce produit revendiquant une action contre le vieillissement.

Où trouver les principales vitamines ?

Vitamines	Aliments	Apports conseillés	Rôles
Vitamine A	Carottes, légumes et fruits jaunes ou oranges, végétaux à feuilles vertes, tomates, produits laitiers entiers, œufs, foie, huiles de foies de poisson, abricots et pêches (frais ou secs), etc.	800 à 1 000 µg par jour. Mais au-delà de 75 ans, 700 µg par jour maximum chez l'homme et 600 chez la femme. *µg = microgramme*	Importante pour les muqueuses, la peau et les yeux, la vitamine A est généralement en quantité suffisante dans le corps : l'absorption intestinale augmente avec l'âge et l'élimination par le rein diminue. Attention, à forte dose, cette vitamine a un effet toxique notamment en cas d'insuffisance rénale.
Vitamines B	Germe de blé, levure de bière, foie, viandes rouges, poissons, fruits de mer, céréales complètes, jaune d'œuf, noix, noisettes, cacahuètes, légumes secs, légumes verts, etc.	B1 : 1,3 mg par jour chez l'homme ; 1,1 chez la femme. B2 : 1,6 mg par jour chez l'homme ; 1,5 chez la femme. B3 : 14 mg par jour chez l'homme ; 11 chez la femme. B5 : 5 mg par jour. B6 : 2,2 mg par jour. B8 : 60 µg par jour. B9 : 400 µg par jour. B12 : 3 µg par jour.	Elles interviennent dans l'utilisation des protéines, des lipides et des glucides, dans la production d'énergie au niveau des cellules, dans la production des globules rouges, l'activité des cellules nerveuses, etc.
Vitamine C	Légumes et fruits (surtout agrumes et cassis).	100 à 120 mg par jour.	Elle joue, entres autres, un rôle anti-oxydant (voir encadré). Elle stimulerait le système immunitaire.
Vitamine D	Foie, huiles de foies de poisson, conserves de poisson à l'huile, jaune d'œuf.	10 à 15 µg par jour ; l'idéal est de conserver des activités qui permettent un ensoleillement régulier.	Elle est indispensable pour absorber le calcium et le fixer sur les os. Elle intervient également dans le mécanisme de la contraction des muscles. Avec l'âge, les apports en vitamine D sont parfois moindres et l'exposition au soleil est souvent insuffisante.
Vitamine E	Huiles végétales, jaune d'œuf, céréales complètes, végétaux à feuilles vertes, noix, noisettes, amandes, légumes secs, etc.	20 à 50 mg par jour.	Elle a un rôle anti-oxydant prouvé. Elle participerait aussi à la protection contre certains cancers, contre les maladies cardiovasculaires et les troubles de la mémoire. Elle est néanmoins rapidement toxique en cas d'apport excessif.
Vitamine K	Choux et autres légumes verts, algues, foie, œufs, etc.	70 µg par jour.	Impliquée dans la solidité osseuse et la coagulation, il semblerait que les apports jusqu'alors conseillés de cette vitamine aient été insuffisants.

(Tableau adapté des *Apports nutritionnels conseillés pour la population française, Afssa*)

Les fibres

Les fibres sont des éléments végétaux (comme les celluloses, les gommes, les pectines, par exemple) qui ne sont pas digérés par les enzymes digestives. Elles ont longtemps été considérées comme n'ayant aucune incidence sur la digestion, voire comme étant inutiles. En réalité, mêlées au reste de l'alimentation, les fibres jouent un rôle important. Leur principale action physique est de réguler le transit intestinal et de diminuer la sensation de faim. Elles constituent un élément essentiel des régimes contre le surpoids. De plus, elles semblent assurer un rôle protecteur vis-à-vis des maladies cardiovasculaires et des cancers du côlon.

Les fibres sont également indispensables pour lutter contre un problème fréquent chez les personnes de plus de 50 ans : la constipation (voir p. 183). Ce problème se rencontre chez 25 % des hommes et 35 % des femmes. La consommation de fibres, associée à des boissons suffisantes et à une activité physique, permet de combattre ce problème.

Nous ne mangeons pas assez de fibres. Les autorités de santé conseillent de manger au moins cinq fruits ou légumes chaque jour pour un apport suffisant en fibres, sels minéraux et vitamines. Après 50 ans, de nombreuses personnes tolèrent moins bien les fruits et les légumes crus ; elles se plaignent de ballonnements ou de douleurs intestinales. La cuisson rend les fibres plus faciles à digérer et permet de continuer à en consommer suffisamment.

Manger trop de fibres peut modifier l'absorption de certains médicaments,

Quelle quantité de fibres dans 100 grammes de…

Aliments	Quantité de fibres (en g) pour 100 g d'aliment
• Son de blé	40 – 45
• Son d'avoine	17 – 25
• Figues sèches	10
• Graines oléagineuses (cacahuètes, tournesol, etc.)	5 – 13
• Dattes	8,7
• Flocons d'avoine	8,3
• Pain complet	7,5
• Haricots blancs cuits	6,3
• Pruneaux	6 -7
• Artichauts	5,2
• Pain bis	5
• Pois chiches cuits	4
• Petits pois cuits	4,4
• Lentilles cuites	4 – 5
• Pain blanc	2 – 3
• Riz complet cuit	1,8
• Légumes	1 – 4
• Fruits frais	1 – 2,5

(Tableau adapté des *Apports nutritionnels conseillés pour la population française*, Afssa)

notamment les anticoagulants, les médicaments des troubles cardiaques et ceux du diabète. Si vous prenez ce type de médicament, votre médecin vous conseillera sur la bonne quantité de fibres à ingérer en fonction de votre traitement.

Manger équilibré en pratique

Au quotidien, pour couvrir ses besoins nutritionnels, toute personne doit consommer des aliments apportant eau, glucides, lipides, protéines, vitamines et minéraux en quantité suffisante et selon les besoins liés à son mode de vie. La quantité de calories nécessaire à une personne dépend de nombreux facteurs : le sexe, l'âge, la taille, le poids et le niveau d'activité physique moyen.

Dans une alimentation équilibrée, glucides, lipides et protéines doivent provenir de sources variées (voir page suivante). Idéalement, les aliments pris sur une journée devraient se composer de :

– 55 % de glucides (composés à part égale de féculents ou de légumes secs, de fruits et de produits sucrés) ;

– 30 % de protéines (composés à part égale de viande, poisson ou œuf et de produits laitiers) ;

– 15 % de lipides, dont au moins la moitié d'origine végétale.

Quelques conseils simples peuvent vous aider à parvenir à un bon équilibre alimentaire.

■ Se faire plaisir !

Prendre de bonnes habitudes alimentaires, c'est être capable d'améliorer durablement la manière dont on se nourrit. Pour y parvenir, il faut prendre en compte que manger est synonyme de plaisir pour la plupart d'entre nous : plaisir des papilles, plaisir de partager, plaisir... de se faire plaisir ! Les nouvelles habitudes alimentaires doivent intégrer cette notion.

– **Restez gourmand !** Identifiez les aliments qui sont à la fois bon pour votre santé et source de plaisir, apprenez à les cuisiner de façon saine et légère.

– **Découvrez de nouvelles saveurs** en essayant de nouveaux légumes, de nouvelles épices ou de nouvelles façons de cuisiner. Créez de nouveaux plats et des combinaisons originales.

– **Équilibrez votre alimentation sur la semaine** plutôt que sur la journée. Cela permet plus de souplesse et autorise un ou deux écarts par semaine, par exemple à l'occasion d'un repas entre amis ou d'une fête de famille. Le lendemain, compensez en faisant plus attention qu'à l'accoutumée.

– **Prenez le temps de manger.** L'estomac met du temps à signifier au cerveau qu'il est plein. Pour éviter de manger plus que nécessaire, résistez à la tentation de manger vite, même si vous avez très faim. Mâchez plus longtemps, faites une pause entre les plats : un repas devrait durer de 20 à 30 minutes.

■ Diversifier ses aliments

Une alimentation diversifiée contient des aliments appartenant à chacun des différents groupes suivants : céréales, légumes, fruits, produits laitiers, groupe viande - poisson - œuf. Attention, avoir une alimentation diversifiée veut dire beaucoup plus que varier ses aliments ! Manger du saucisson, du jambon, des

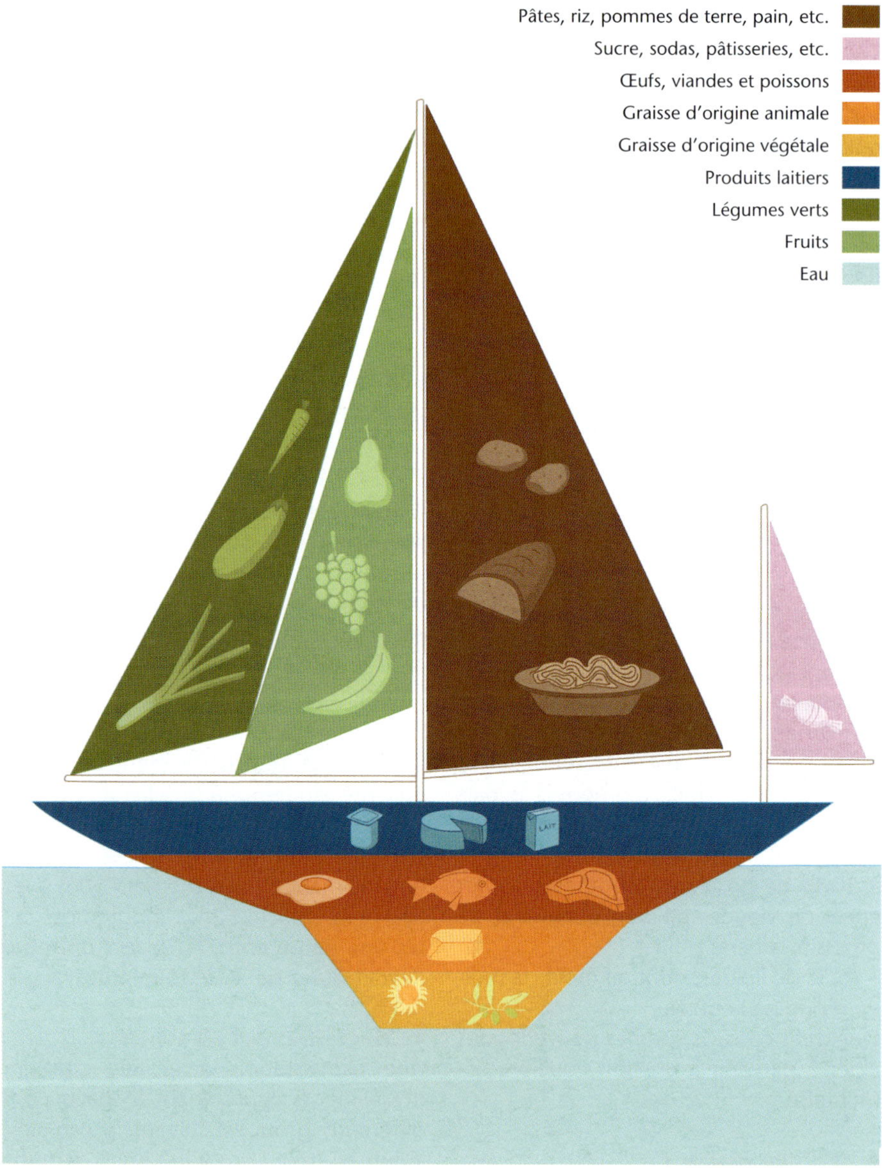

Le bateau alimentaire

Ce bateau représente les proportions des différents types d'aliments qui doivent être consommés chaque jour pour maintenir une alimentation équilibrée et variée. (Source : Apports nutritionnels conseillés pour la population française, Afssa).

saucisses, des manchons de poulets, des œufs durs et du fromage au cours d'un pique-nique peut donner l'impression (fausse) d'avoir une alimentation diversifiée. En fait, tous ces produits fournissent la même chose : des protéines et des lipides d'origine animale.

La diversité n'est pas toujours facile à respecter car, même si la nature nous offre une grande variété d'aliments, les tendances culturelles favorisent certains groupes de produits, en particulier ceux à fort apport énergétique (aliments gras et sucrés). La diversité permet l'apport de tous les micronutriments nécessaires à notre santé, tout en limitant la prise d'éléments nuisibles (une trop grande quantité de graisses saturées, de sel, etc.).

Privilégier la densité nutritionnelle

La densité nutritionnelle exprime, pour un aliment, la quantité de nutriments par calorie apportée. Un œuf, par exemple, représente un aliment à haute densité nutritionnelle : le blanc contient tous les acides aminés nécessaires dans un volume restreint. Quant au jaune, il apporte des vitamines et des lipides complexes extrêmement utiles au fonctionnement du cerveau.

La densité énergétique exprime la quantité de calories apportée par l'aliment par rapport à son poids ou son volume. Un demi-avocat, par exemple, apporte beaucoup de graisse dans un petit volume (l'équivalent de deux cuillères à soupe d'huile).

Les femmes semblent spontanément privilégier la densité nutritionnelle. En revanche, les hommes et les personnes obèses semblent plus attirés par les aliments à haute densité énergétique.

Consommer à la bonne fréquence

Manger trop ou trop peu de certains aliments peut créer des déséquilibres alimentaires néfastes pour la santé. Apprenez à consommer les différents groupes d'aliments à la bonne fréquence.

Fréquence conseillée de consommation de certains aliments	
• Produits laitiers (en variant laitages et fromages)	Aux 3 principaux repas
• Viande, poisson ou fruits de mer (ou de temps en temps œuf, charcuterie, abats)	Une fois par jour
• Légumes cuits (frais, surgelés ou en conserve) ou • Pommes de terre, riz, pâtes, légumes secs, maïs, pois chiches, etc. accompagnés de salade verte ou crudités ou potage de légumes	2 fois par jour
• Fruits de saison	Au moins 2 fois par jour
• Dessert sucré ou viennoiserie	Au plus une fois par jour
• Pain (varier les pains, les préférer aux céréales)	A tous les repas
• Matières grasses variées, crues de préférence (huiles de toutes sortes, beurre, crème fraîche, margarine, etc.)	Un peu tous les jours
• Eau (varier les origines des eaux minérales ou de source)	A volonté

(Tableau adapté des *Apports nutritionnels conseillés pour la population française*, Afssa)

Lire les étiquettes

Pour ceux qui utilisent beaucoup de produits préparés, les étiquettes donnent toutes les indications nécessaires sur l'apport énergétique (calories) et les différents éléments présents dans les aliments. Apprenez à les comparer afin de contrôler votre consommation de matières grasses, de cholestérol, de sodium (sel) et de calories.

Valeur énergétique

C'est la quantité d'énergie (calories) dans 100 g.

GOÛTER AU CHOCOLAT
Valeur nutritionnelle moyenne pour 100 g

Valeur énergétique	435 Kcal / 1816 j	
Protéines	6 g	
Glucides, dont	48 g	
sucres	32 g	
amidon	16 g	
Lipides, dont	23 g	
acides gras saturés	9 g	
Fibres alimentaires	4 g	
Sodium	0,16 g	
Vitamine E	25 mg	25% AJR*
Vitamine B9	0,28 mg	20% AJR*

*AJR : Apports Journaliers Recommandés

A consommer de préférence avant fin : 11 2010

Glucides

Nombre de grammes de glucides (sucres) dans 100 g de produit.

Fibres alimentaires

Quantité de fibres alimentaires dans 100 g. Choisissez de préférence des aliments avec au moins 2 g de fibres alimentaires par portion.

Sodium

Quantité de sodium (sel) dans 100 g. Choisissez des aliments à faible teneur en sodium.

Lipides

Nombre de grammes de matières grasses dans 100 g. Préférez les aliments à faible teneur en matières grasses. Les acides gras saturés favorisent l'excès de cholestérol, choisissez des aliments qui en contiennent le moins possible.

Vitamines

Quantité de vitamines dans 100 g, exprimée en pourcentage des Apports Journaliers Recommandés (AJR) pour chaque type de vitamine.

Les produits allégés

De nombreux produits se prétendent « allégés », c'est-à-dire à teneur plus faible en graisses ou en sucre. Ces produits sont souvent vendus plus chers. Si vous choisissez d'en consommer, lisez bien les étiquettes. Un produit allégé en graisses peut être très riche en sucres et vice-versa.

Le remplacement du sucre par des édulcorants de synthèse (saccharine, aspartame, acésulfame K, etc.) réduit l'apport calorique. On a longtemps suspecté ces produits de perturber la régulation du taux de sucre dans le sang. Des études ont montré que le corps s'adapte et apprend à faire la différence entre les produits riches en sucre et ceux qui n'en contiennent pas malgré leur goût sucré.

Choisir de bons produits et les respecter

Face à une production massive d'aliments moins chers mais de moindre qualité gustative, les consommateurs se tournent vers des modes de production à taille plus humaine, censés donner des produits plus goûteux et plus riches en nutriments. Pour cette raison, les aliments bio ont trouvé leur place dans les rayons des supermarchés. Malheureusement, les produits bio sont beaucoup plus chers que les autres produits. La différence de qualité ne justifie pas toujours ces prix. Par ailleurs, certains professionnels de l'industrie alimentaire sont experts à donner un aspect « terroir » à des produits industriels pour pouvoir en augmenter le prix. Restez vigilants, lisez les étiquettes (voir ci-contre) et comparez les prix.

Une fois que vous aurez trouvé de beaux et bons produits à un prix raisonnable, respectez-les. Les cuire trop longtemps, à température trop élevée ou dans l'eau peut diminuer leur concentration en vitamines et en sels minéraux. S'ils doivent être cuits, préférez la cuisson à la vapeur

Mieux manger en six conseils simples

- Diversifiez votre alimentation et soyez attentif à préserver votre plaisir. Prenez le temps de manger, explorez de nouvelles saveurs et devenez un gourmand éclairé.
- Privilégiez les pâtes, le riz, les pommes de terre (vapeur ou au four), les légumes secs (haricots, lentilles, pois) et le pain complet plutôt que les pâtisseries, les biscuits, les sodas ou les confiseries.
- Mangez plus de poisson et moins de viande, de fromage, de beurre, etc. Les poissons blancs comme le cabillaud sont moins chers, en particulier lorsqu'ils sont surgelés.
- Mangez beaucoup de légumes et de fruits, crus ou cuits si vous les digérez mieux ainsi.
- Consommez régulièrement des produits laitiers écrémés ou demi-écrémés.
- Buvez au moins un litre et demi d'eau par jour et limitez votre consommation d'alcool.

ou faites-les sauter brièvement dans un peu d'huile végétale ou dans une poêle non adhésive. Pour les mêmes raisons, si vous ne prévoyez pas de les cuisiner rapidement, congelez-les pour protéger leur valeur nutritionnelle.

Manger ses propres produits

Si vous avez la chance d'avoir un balcon, une terrasse ou un jardin, profitez-en pour cultiver vos produits : tomates cerise, radis, fraises, herbes aromatiques, etc. Ce loisir facile vous permettra d'apprécier le passage des saisons, de retrouver le goût des fruits et légumes mûrs à point, et de faire un peu d'exercice.

Méfaits et bienfaits de l'alcool

Il est fréquent de lire qu'un peu d'alcool est bénéfique pour la santé. Certaines études ont montré qu'une consommation faible de vin rouge (moins de deux verres par jour) semblait réduire le risque de maladies cardiovasculaires, sans que l'on sache vraiment si ce bénéfice est dû à l'alcool ou à des substances contenues dans le vin (polyphénols). Néanmoins, ces études ont été considérablement montées en épingle (voire financées) par les représentants des producteurs de vin et il convient de rappeler les méfaits de la consommation excessive d'alcool.

Le premier aspect négatif de l'alcool est sa valeur énergétique. Un gramme d'alcool apporte sept calories. Ainsi un verre de vin représente 70 calories, une canette de bière apporte 140 calories et un verre de whisky environ 100 calories. Lorsqu'on est attentif à son poids, il convient de s'en souvenir.

Le deuxième aspect négatif de l'alcool est, bien sûr, son caractère addictif. Le risque d'alcoolo-dépendance varie d'un individu à l'autre ; certaines personnes, plus vulnérables, peuvent rapidement sombrer dans l'alcoolisme. Actuellement, il existe en France cinq millions de personnes qui boivent trop d'alcool dont deux millions sont réellement dépendantes.

Au-delà des problèmes sociaux qu'il engendre, l'alcoolisme favorise de nombreuses maladies : hypertension artérielle ; troubles du rythme cardiaque ; cirrhose du foie (le foie cesse progressivement d'assurer ses fonctions) ; baisse des performances intellectuelles ; cancers de la bouche, de la gorge, de l'œsophage, de l'estomac ou du foie, etc. Ces problèmes s'observent surtout chez les hommes entre 55 et 74 ans. L'alcoolisme joue également un rôle dans l'apparition d'autres maladies : hypertension artérielle, diabète, accidents vasculaires cérébraux (« attaques »), cancers d'autres organes, troubles de la mémoire, insomnie, anxiété, etc.

Les femmes sont beaucoup plus sensibles à l'alcool et à ses effets toxiques. Chez elles, le risque de cirrhose débute avec une consommation quotidienne de moins de 20 g d'alcool (l'équivalent de deux verres de vin) contre 20 à 40 g chez les hommes, celui d'accident vasculaire cérébral à partir de 15 g par jour, et celui de maladie cardiovasculaire et de mortalité globale à partir de 30 g par jour (contre 40 g chez les hommes). De plus, une consommation excessive d'alcool favorise l'apparition d'ostéoporose. L'alcool peut être moins bien toléré avec l'âge. Certaines personnes se rendent compte que prendre un verre d'alcool perturbe leur sommeil ou que le vin rouge leur donne des aigreurs d'estomac. Chez les personnes plus âgées, les désagréments semblent moindres avec les bières légères et le vin blanc.

Bouger

Vous n'avez jamais fait de sport et vous vous demandez s'il serait utile de commencer à votre âge ? Vous pensez qu'après 50 ans le sport peut être dangereux pour la santé ? Ces idées fausses communément répandues masquent une vérité importante : l'activité physique, éventuellement sous forme de pratique sportive, est un élément essentiel de la prévention de nombreuses maladies liées à l'âge.

L'activité physique ne doit pas être confondue avec l'activité sportive. Aller faire ses courses à pied, faire du vélo le dimanche après-midi, sortir avec ses petits-enfants ou nager quelques longueurs : sans pouvoir être qualifiées de sport, ces activités sont toutefois louables car elles luttent contre la sédentarité.

Les bénéfices de l'activité physique

Débuter ou maintenir une activité physique ou sportive après 50 ans présente de réels bénéfices pour l'organisme, à tous les niveaux (voir encadré). De

Les bénéfices de l'activité physique

Sur le système cardiorespiratoire

– Amélioration de la ventilation pulmonaire.

– Amélioration de l'irrigation et de l'efficacité cardiaque.

– Prévention des maladies coronariennes.

– Lutte contre l'hypertension artérielle.

Sur l'appareil locomoteur

– Préservation du tonus et de la masse musculaire.

– Préservation de la souplesse tendineuse et articulaire.

– Préservation de la coordination motrice et des réflexes.

– Maintien de l'équilibre et de la sensation du corps dans l'espace.

– Préservation de la masse et de la densité osseuses.

Sur le système nerveux

– Entretien de la vigilance.

Sur la sexualité

– Prévention des troubles de l'érection (impuissance).

Sur le bien-être psychique

– Régulation du sommeil.

– Lutte contre la dépression et l'anxiété, meilleure confiance en ses capacités.

– Lutte contre l'isolement.

Testez votre état physique

Quelques exercices simples permettent de mesurer son état physique.

– Montez un escalier à allure modérée sur trois étages : un essoufflement dénote un manque d'endurance.

– Allongé par terre, le dos bien à plat sur le sol, un petit oreiller sous la tête, amenez lentement vos jambes tendues à 45 centimètres au-dessus du sol et maintenez-les 10 secondes dans cette position. Si vous n'y parvenez pas, vous manquez de force au niveau des abdominaux.

– Essayez de faire quelques pompes pour vérifier l'état de vos bras.

– Assis sur une table, les pieds dans le vide, posez vos mains de chaque côté de vos fesses et soulevez votre corps. Cet exercice exige une bonne musculature dorsolombaire.

– Levez-vous d'une chaise sans vous servir de vos mains pour avoir une idée de l'état musculaire de vos jambes et de vos abdominaux.

– Debout les jambes tendues, penchez-vous en avant et touchez le sol avec vos doigts pour évaluer la souplesse de votre colonne vertébrale.

– Restez quelques secondes en appui sur un pied, l'autre étant replié contre le genou, puis changez de pied, pour évaluer votre sens de l'équilibre.

nombreuses études ont montré que l'activité physique faisait reculer l'apparition des signes de l'âge, à la fois par son effet sur les muscles et sur les os, mais aussi en participant à la prévention de maladies comme l'hypertension artérielle, le diabète de type 2 ou les maladies cardiovasculaires.

Activité physique ou activité sportive ?

Il n'est pas nécessaire de pratiquer un sport pour être en bonne santé. Une activité physique pratiquée plusieurs fois par semaine, voire tous les jours, peut suffire : marche à un rythme soutenu, balades à bicyclette, escaliers, etc.
Le jardinage et le bricolage peuvent s'apparenter à un sport par l'effort physique qu'ils demandent. Néanmoins, il s'agit souvent d'occupations ayant une fréquence et une intensité aléatoires et saisonnières. Il vaut donc mieux les considérer comme des activités de compléments par rapport à une autre activité physique pratiquée à un rythme régulier. Attention aux efforts dangereux et cachés : jardiner et bricoler conduisent parfois à soulever de gros poids ce qui n'est pas recommandé, notamment en cas de maladies cardiaques, d'hypertension ou de problèmes de dos. En cas de tâche difficile à effectuer, fragmentez-la en plusieurs étapes ou faites-vous aider.
Les activités sportives englobent les disciplines pratiquées en club ou en association et qui impliquent des entraînements réguliers menés à un rythme soutenu, avec éventuellement l'objectif de réaliser des performances. Une activité menée individuellement hors d'un cadre organisé peut également être considérée comme un sport à partir du moment où elle est pratiquée dans

les mêmes conditions de régularité et d'intensité.
La pratique sportive demande un investissement supérieur en temps et en motivation. Avant de choisir un sport, il est important de se demander si cet investissement est possible afin de s'éviter déception et découragement. L'entraînement optimal pour garder la forme consiste à pratiquer, trois fois par semaine, un sport d'endurance pendant environ 45 minutes. L'intensité de l'exercice doit vous permettre de pouvoir parler pendant l'effort. Un essoufflement exagéré, des palpitations ou une douleur inhabituelle (en particulier dans la poitrine) doivent impérativement entraîner l'arrêt de l'exercice et justifient une consultation médicale.

Comment se (re)mettre au sport ?

Avant de se lancer dans un sport, il est souvent utile de passer par une période de remise en forme pour réveiller un corps qui n'a pas travaillé depuis longtemps. Quelques mois en salle de sport, en alternant exercices de type cardio (vélo stationnaire, rameur, tapis de course, etc.) et musculation, permettent de se préparer progressivement à son rythme.

Les précautions à prendre

Après 50 ans, celui ou celle qui veut se mettre à faire du sport doit prendre en compte plusieurs éléments pour choisir sa discipline. À cet âge, il est possible de tenir un effort plus longtemps mais avec moins d'intensité qu'à 20 ans. Il faut donc choisir un sport qui va mettre en jeu l'endurance plus que la force (par exemple la randonnée sportive plutôt que le sprint).
Il peut être judicieux de s'inscrire dans un club (y compris pour les sports individuels comme la randonnée ou la natation) pour bénéficier d'un encadrement technique et de conseils pour pratiquer dans les meilleures conditions possibles. L'activité sportive doit également être adaptée pour ménager le corps : par exemple, jouer au tennis à quatre plutôt qu'à deux. Les activités sportives qui demandent une bonne forme physique mais ne demandent pas d'efforts intenses sont particulièrement recommandées : randonnée sous toutes ses formes, vélo, natation, danse, etc. (voir p. 59).
Pour les personnes qui commencent un sport après 60 ans, il est nécessaire de mettre en place un entraînement progressif sur une année. Par exemple, un coureur débutant commencera par deux séances de 10 à 20 minutes par semaine pendant lesquelles il fera des séries d'une minute de trottinement à un rythme moyen suivie par trois minutes de marche. Après un an, il pourra courir trois quarts d'heure à chacune de ses sorties, à un rythme moyen. Les seniors sportifs ont intérêt à pratiquer un échauffement complet, suffisamment long, et à veiller à bien s'hydrater. La sensation de soif s'émousse avec l'âge et il est important de boire régulièrement avant, pendant et après l'exercice.

L'examen préalable au sport

À partir de 50 ans, un sportif a besoin d'être conseillé sur la manière de pratiquer un sport et sur l'intensité qu'il peut supporter. Ces conseils peuvent être obtenus auprès d'un médecin généraliste (si la personne n'a pas de souci médical particulier) ou d'un médecin du sport. Celui-ci connaît bien les contraintes liées à chaque discipline. À ce titre, il donnera des indications précieuses. Le bilan général de santé est identique à celui de tout sportif mais avec une attention particulière portée sur certains points : électrocardiogramme au repos et à l'effort, éventuellement radiographie pour évaluer l'état des os. Il est souhaitable de subir un autre examen après trois à six mois de pratique sportive pour faire le point sur votre état de santé. Une visite annuelle est ensuite à prévoir.

Lors de cet examen, le médecin vérifie plusieurs points avec le patient.

– Quels sont ses antécédents médicaux et chirurgicaux ? Existe-t-il des maladies familiales ?
– Quel est son passé sportif (circonstances, problèmes médicaux, etc.) ?
– Quels sont les critères qui le poussent à choisir cette discipline ?
– Combien de temps passe-t-il ou compte-t-il passer à faire du sport ?
– Ses vaccinations sont-elles à jour ?
– A-t-il récemment subi des examens : analyses de sang (notamment pour dépister des risques de maladies cardiovasculaires, le diabète ou des anomalies de la coagulation), radiographies, etc. ?
– Ressent-il des symptômes à l'effort comme un essoufflement ou une douleur dans la poitrine en montant un escalier ?
– Quels médicaments prend-il régulièrement ?

Une fois le patient dévêtu, le médecin mesure sa taille et son poids, puis note la présence éventuelle d'embonpoint. Il effectue d'autres examens en fonction du sport envisagé et des antécédents médicaux du patient.

L'examen du cœur et des vaisseaux

La mesure de la pression artérielle permet au médecin de dépister une pression trop élevée (hypertension) ou trop faible (hypotension). Un patient hypotendu aura du mal à pratiquer un sport où il faut rester debout pendant de longues périodes. Un hypertendu devra éviter de pratiquer des sports intensifs et privilégier les sports d'endurance.

L'auscultation du cœur permet de mesurer la régularité de son rythme et de dépister la présence d'un souffle. Certains exercices simples (par exemple, 30 flexions des genoux en 45 secondes) permettent de voir si le cœur réagit bien à l'effort. Le pouls est pris à la fin de l'exercice puis après une minute de repos (il ne doit pas s'emballer et doit revenir rapidement à la normale).

L'électrocardiogramme (ECG) est systématique. Il dépiste une éventuelle souffrance du cœur qui serait restée silencieuse. Il peut être complété par une échocardiographie (un examen du cœur à l'aide d'ultrasons).

L'épreuve d'effort est également indispensable en cas de reprise du sport après 50 ans (voir encadré). Elle permet de dépister précocement une maladie cardiaque débutante. L'épreuve d'effort consiste à pédaler sur un vélo stationnaire tout en enregistrant un ECG et en mesurant la pression artérielle. La résistance opposée par le pédalier augmente progressivement et le patient doit forcer de plus en plus. Cette épreuve permet de voir si l'exercice risque d'entraîner des troubles du rythme cardiaque, une souffrance du muscle cardiaque insuffisamment irrigué lors de l'effort ou une hypertension artérielle. Si tel est le cas, des examens complémentaires, par exemple pour vérifier l'état des artères coronaires, sont nécessaires.

La présence de varices fait déconseiller les sports qui impliquent de rester debout pendant de longues périodes, ceux qui peuvent être à l'origine de coups sur les jambes et ceux où il faut sauter (volley-ball, basket-ball, etc.).

L'examen de l'appareil respiratoire

L'auscultation permet de déceler des bruits respiratoires caractéristiques de bronchite chronique ou d'asthme. L'évaluation de la capacité vitale (la quantité maximale d'air qu'on peut expirer après une inspiration forcée) peut être faite en mesurant le périmètre thoracique (le tour de poitrine) en inspirant et expirant au maximum. La différence de périmètre doit atteindre au moins 6 à 10 centimètres. Une mesure plus précise du volume pulmonaire mobilisable peut se faire, lorsqu'elle est nécessaire, avec un appareil (spiromètre) qui mesure les quantités d'air inspirée et expirée.

L'examen de l'appareil locomoteur

Au cours du bilan général, le médecin recherche des anomalies des jambes ou des pieds (pieds plats, jambes arquées ou genoux « en dedans », etc.) congénitales, dues à l'âge ou à des traumatismes. Il s'assure de la stabilité des articulations (leur résistance aux mouvements autres que ceux qu'elles doivent effectuer), en particulier des articulations qui supportent le poids comme les hanches, les genoux et les chevilles. Ces articulations peuvent présenter des séquelles de traumatisme ou un début d'arthrose visible sur une radiographie. Dans ce cas, des sports assis comme le vélo, le kayak, l'aviron, l'équitation, ou « portés » comme la natation, sont conseillés.

Le médecin évalue l'état des muscles par des exercices permettant de mesurer leur tonus et par un examen visuel à

Se préparer à l'épreuve d'effort

Si vous devez subir une épreuve d'effort, il est recommandé de :

– ne pas faire d'exercice intensif la veille de l'examen ;

– prendre un petit déjeuner normal ou un déjeuner digeste et d'éviter tout excitant (café, thé, chocolat, colas, alcool, tabac, etc.) ;

– apporter avec soi une tenue de sport (short, chaussettes et chaussures, T-shirt) et un nécessaire de toilette (gel douche, serviette, etc.) ;

– apporter sa carte Vitale et son attestation, sa carte de mutuelle et les résultats d'éventuels examens complémentaires.

Si vous avez eu récemment une maladie infectieuse sévère (comme la grippe), il est préférable de reporter l'épreuve d'effort.

la recherche de bosses ou de creux pouvant indiquer un accident ancien.

Il palpe les tendons principaux pour dépister d'éventuels épaississements ou des douleurs dus à une tendinite. Il examine particulièrement le tendon d'Achille et évalue sa taille (un tendon un peu court est plus vulnérable aux traumatismes).

Le médecin recherche des malformations des os (bosses, asymétrie, séquelles de fractures, etc.). Il examine la totalité de la colonne vertébrale depuis les cervicales (cou) jusqu'aux lombaires (bas du dos). Est-elle souple, mobile, déformée ? Sa palpation entraîne-t-elle des douleurs qui révèleraient le pincement d'un nerf ?

L'examen des yeux

L'acuité visuelle est-elle bonne ? Un myope aura du mal à jouer sur un vaste terrain de sport si sa myopie est trop forte pour être corrigée par des lentilles. L'existence d'un début de cataracte (voir p. 206) peut aussi empêcher de pratiquer certains sports.

L'examen des oreilles

Un problème d'audition pourra amener le médecin à faire pratiquer un audiogramme (un examen complet et détaillé de l'audition) par un spécialiste ORL.

L'examen des oreilles est indispensable pour les sports aquatiques (natation, plongée, etc.) et les sports d'altitude. Les conduits auditifs externes doivent être propres. L'état des tympans doit être vérifié pour éviter les accidents lors de changements brutaux de pression atmosphérique. De plus, dans les sports aquatiques, la morphologie du conduit auditif peut favoriser les otites en empêchant l'eau de s'évacuer. Il est alors recommandé de porter des bouchons d'oreilles.

L'examen gynécologique

Chez les femmes de plus de 50 ans, un examen gynécologique permet de dépister un manque de tonus des muscles du périnée qui pourrait se traduire par des problèmes d'incontinence urinaire pendant le sport. Des exercices adaptés permettent de leur rendre leur tonicité.

Les contre-indications

Le médecin peut déclarer un patient inapte à la pratique d'un sport de manière temporaire, partielle ou définitive. Les contre-indications temporaires concernent généralement des maladies aiguës comme les infections. Les contre-indications partielles sont destinées à éviter à un sportif de pratiquer une discipline qui pourrait aggraver un problème préexistant, par exemple des genoux atteints d'arthrose.

Les contre-indications définitives sont rares. Elles concernent les cas où la pratique sportive aggraverait considérablement l'état de santé du patient ou le mettrait en danger.

Quel sport si vous débutez ?

On peut débuter n'importe quel sport à condition de prendre les précautions nécessaires ou de bénéficier de l'encadrement d'un moniteur. Après 65 ans, et sauf cas particulier, seuls sont contre-indiqués les sports de combat, les sports exposant à un risque important de chute (ski alpin), ceux qui exigent l'acquisition de gestes techniques complexes (sauf si ce sport est pratiqué depuis des années) et les sports collectifs qui imposent un piétinement sur de longues périodes (risque de troubles veineux). Les sports nautiques comme la planche à voile ou la plongée sous-marine ne sont pas recommandés. Certains sports peuvent être pratiqués avec précaution : les sports de raquette par exemple.

Lorsque les méfaits de l'âge, et en particulier l'arthrose, empêchent de continuer à pratiquer son sport préféré, il faut essayer de trouver une nouvelle activité qui apporte autant de plaisir. Des sports comme le golf, la randonnée, le vélo ou le ski de fond conviendront à ceux qui ne peuvent plus courir. Les adeptes de la danse ou des activités de fitness pourront choisir des activités en salle moins intenses : danse de salon, tai-chi-chuan, yoga, etc.

Des associations proposent des activités sportives adaptées aux seniors : la Fédération française d'éducation physique et de gymnastique volontaire, la Fédération française de la retraite sportive, etc. (voir Adresses utiles).

La promenade, la marche et la randonnée

La marche freine ou prévient l'ostéoporose. Elle est donc particulièrement intéressante après la ménopause. Les effets positifs sur le système cardiorespiratoire se font sentir avec une pratique plus sportive se rapprochant de la randonnée. Néanmoins, tout kilomètre parcouru est bon à prendre. Aller à pied faire ses courses, au cinéma ou chez un ami vaut toujours mieux que prendre sa voiture. Après 70 ans, la marche permet de préserver son niveau de forme même lorsque les capacités du cœur et des poumons diminuent.

« A l'approche de la retraite, j'ai eu envie de me remettre au sport. J'avais pratiqué le tennis à un haut niveau quand j'étais jeune et regarder les tournois à la télé me donnait envie de reprendre la raquette. Mais j'ai eu peur de ne plus avoir les capacités physiques pour pratiquer ce sport avec plaisir. Je risquais même d'être terriblement frustrée de ne pas pouvoir retrouver mes sensations d'autrefois. J'ai alors pris le temps de réfléchir à l'activité qui pourrait me convenir en fonction de mon caractère et de mes goûts. J'ai finalement opté pour... la danse de salon. C'est extraordinaire. Je m'amuse, je rencontre plein de gens et je participe souvent à des concours. »

Michelle, 56 ans

Les seniors en montagne

La randonnée en montagne, vers 1 500 mètres d'altitude, stimule davantage le système cardiorespiratoire car la quantité d'oxygène disponible est plus faible. Pour les personnes de plus de 70 ans qui souhaitent randonner à une altitude supérieure à 1 500 mètres, il est essentiel de s'assurer auprès d'un médecin que cette activité est compatible avec leur état de santé.

La course à pied (jogging)

Elle est très bénéfique, car elle sollicite presque tous les muscles, le système cardiovasculaire et les articulations. Cette pratique est cependant déconseillée aux personnes en surpoids, à celles qui ont des troubles cardiovasculaires graves, qui souffrent d'arthrose de la hanche ou du genou, ou qui ont des problèmes de dos sévères.

Le ski de fond et les raquettes

Le ski de fond (à un rythme de promenade) est un sport particulièrement recommandé car il sollicite tout l'organisme et limite les chocs et les sollicitations articulaires. La randonnée en raquettes est une forme de randonnée sportive qui expose moins aux chutes que le ski de fond.

Le vélo

Cette activité, recommandée pour le système cardiovasculaire, fait moins travailler les muscles et l'appareil locomoteur que la course à pied. Moins exigeant pour les hanches, les genoux et les chevilles, il est adapté à ceux qui souffrent d'arthrose au niveau de ces articulations (sauf en cas d'arthrose sévère du genou)

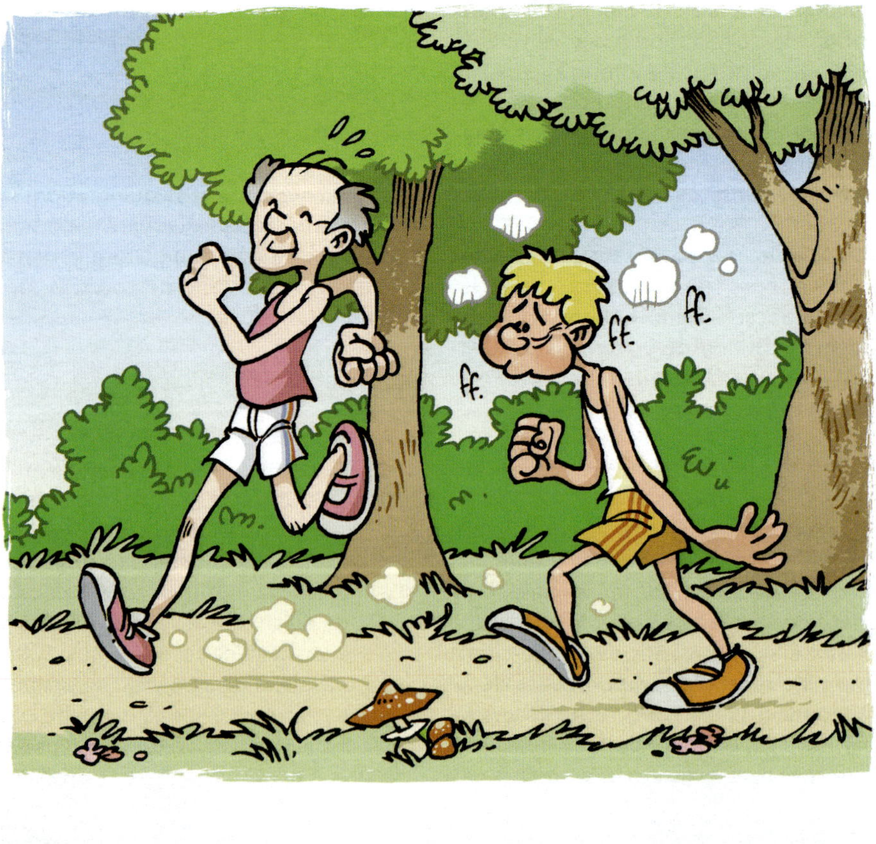

ou qui ont une surcharge pondérale. En revanche, il ne permet guère de prévenir l'ostéoporose. Attention à la compétition cachée entre amis ! Ces défis qui démarrent souvent sur le ton de la plaisanterie peuvent amener à dépasser ses limites sans s'en rendre compte et provoquer un accident cardiaque.

L'aviron, le canoë, le kayak de mer

L'aviron est une excellente activité sportive : elle fait travailler tous les muscles et sollicite le système cardiovasculaire. Il faut cependant acquérir une bonne technique et éviter les gestes extrêmes du torse ou des bras. Pratiqués en position assise, ces sports permettent aux articulations de ne pas supporter le poids du corps et peuvent donc convenir à des sujets obèses ou souffrant d'arthrose.

La natation

Elle est fortement recommandée, en particulier aux personnes souffrant d'arthrose. Elle favorise la circulation sanguine, tonifie les muscles et maintient la coordination motrice ainsi que l'endurance. Pour être bénéfiques au cœur et aux vaisseaux, les mouvements doivent s'effectuer avec suffisamment de force et de vitesse mais sans provoquer d'essoufflement. Le corps est porté par l'eau, ce qui soulage les articulations des personnes en surpoids. Les personnes souffrant d'angine de poitrine (angor) doivent éviter de nager dans une eau trop froide et pénétrer dans l'eau progressivement pour ne pas déclencher de crise d'angor.

Les sports collectifs et les sports de raquette

Ils sont plutôt réservés à ceux qui les ont déjà pratiqués et qui ont déjà acquis les gestes techniques afin de diminuer le risque de se blesser.

La gymnastique volontaire, le tai-chi-chuan, le yoga, l'aquagym

Lors de ces activités, l'effort est modéré pour le système cardiovasculaire mais suffisamment intense pour entretenir les muscles et les articulations. Ces activités sont tout à fait complémentaires des activités d'endurance comme la marche, le vélo ou la natation. Le tai-chi-chuan permet en outre de maintenir un bon sens de l'équilibre.

Le tir à l'arc

Ce sport fait travailler les muscles en les étirant ; il demande concentration et précision.

La danse

La danse favorise la circulation sanguine et permet de travailler la coordination motrice ainsi que le sens de l'équilibre. Elle favorise les rencontres et enrichit la vie sociale. Les personnes qui pratiquent la danse doivent veiller à ne pas trop en faire et à respecter leur rythme. Attention à la déshydratation ! L'achat de chaussures adaptées à la morphologie de ses pieds est indispensable pour éviter ampoules, cors et entorses.

Le cas des anciens sportifs

Les anciens sportifs qui veulent reprendre leur discipline abandonnée depuis des années commettent souvent la même erreur : adopter le même rythme d'entraînement qu'autrefois. Entre-temps, leur corps a évolué et leurs capacités ont diminué. L'organisme ne supporte plus la charge d'entraînement : le risque d'accident cardiaque ou locomoteur est important.
Un sportif qui reprend ainsi une discipline doit passer par un nouvel apprentissage et refaire des exercices éducatifs. Pour éviter les problèmes, une bonne solution consiste à se fixer des objectifs progressifs avec un médecin du sport. Tous les trois mois, un point est fait ensemble sur les progrès accomplis et les capacités retrouvées.
Il est souvent préférable de commencer un sport qu'on ne pratiquait pas autrefois. La période d'apprentissage et d'exercices éducatifs est alors beaucoup mieux tolérée. L'ancien sportif accepte davantage un entraînement adapté à son âge et n'a plus la tentation de retrouver le niveau de performance qui était le sien, 20 ans auparavant.

Arrêter de fumer

Parmi les mesures d'hygiène de vie que l'on peut prendre pour garder la forme, l'arrêt du tabac est probablement celle qui procure le plus de bénéfices. La nicotine étant une substance puissamment addictive, cesser de fumer nécessite souvent une motivation importante et plusieurs tentatives.

Pourquoi fumer nuit à la santé

Chaque bouffée de cigarette contient environ 4 700 particules chimiques dont des poisons tels que l'arsenic, le formol et l'ammoniaque. Fumer augmente la pression artérielle, contribue au rétrécissement des artères, réduit l'approvisionnement du cœur en oxygène et provoque de nombreux autres dommages (voir tableau, p. 64).

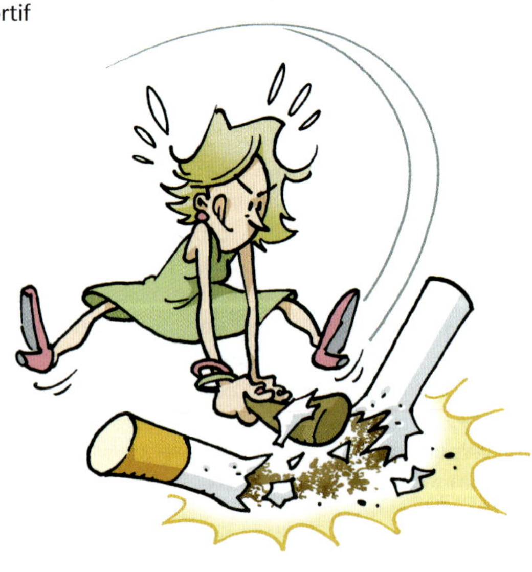

Au-delà des bénéfices pour la prévention des maladies liées à l'âge, arrêter de fumer présente d'autres avantages : meilleur souffle lors d'activité physique, amélioration de l'odorat et du goût, meilleure haleine et considérables économies !

N'est-il pas trop tard pour s'arrêter ?

Arrêter de fumer procure des avantages à n'importe quel âge. Après seulement deux années d'arrêt, le risque d'infarctus retourne à la valeur observée dans la population générale et celui de cancer du poumon est réduit d'un tiers. Après dix ans d'arrêt, ce risque est revenu à la normale. Les risques d'accidents vasculaires cérébraux sont les mêmes que ceux d'un non-fumeur au bout de cinq ans sans fumer. L'emphysème s'arrête d'évoluer dès que des malades fumeurs abandonnent le tabac. Ainsi, même après 65 ans, écraser son dernier mégot est bénéfique pour la santé.

Comment s'arrêter ?

Il ne faut pas se leurrer, arrêter de fumer demande de gros efforts car la nicotine est un produit qui entraîne une très forte dépendance. Le meilleur allié dans la lutte pour arrêter le tabac est… le médecin généraliste. Les études ont montré qu'une tentative d'arrêt a deux fois plus de chances de réussir si elle est accompagnée par un professionnel de la santé. Pourtant 85 % des fumeurs qui essaient d'arrêter le font sans aucune aide extérieure. Ils se privent ainsi d'un soutien efficace.

Essayer plusieurs fois d'arrêter ne constitue pas un signe de faiblesse de caractère. Cela démontre au contraire une vraie envie qui aboutira un jour. En moyenne, on compte trois tentatives avant l'arrêt définitif ce qui montre bien qu'il ne faut pas se décourager en cas d'échec, mais au contraire prendre le temps de se motiver à nouveau.

Les produits de substitution

Les médicaments disponibles pour accompagner le sevrage tabagique sont de deux types : les substituts de la nicotine et le bupropion.

Les substituts nicotiniques		
Voie orale (gommes à mâcher, comprimés ou pastilles à sucer ou comprimés à laisser fondre sous la langue)	**Voie transdermique** (patchs ou dispositifs transdermiques)	**Voie respiratoire** (inhalateur)
• Nicogum Sans Sucre • Nicopass Sans sucre • Nicorette Microtab • Nicorette Sans Sucre • Nicotinell Sans Sucre • Niquitin Sans Sucre	• Nicopatch • Nicorette • Nicotinell TTS • Niquitin • NiquitinClear	• Nicorette Inhaleur

Les maladies causées ou aggravées par le tabac	
Maladies	**Effets du tabac**
Cancers (voir p. 229)	Les substances contenues dans le tabac favorisent le développement de nombreux cancers : cancer du poumon, des lèvres, de la langue, de la gorge, de l'œsophage, de la vessie, etc.
Excès de cholestérol (voir p. 148)	Fumer semble favoriser la production de «mauvais» cholestérol (LDL).
Maladies du cœur et des vaisseaux (voir p. 148)	Fumer favorise le dépôt de plaques graisseuses dans les artères, provoquant ainsi leur obstruction et leur fragilisation. Ce phénomène est à l'origine d'infarctus du myocarde et d'accidents vasculaires cérébraux (risque augmenté de 1,5 à 3 fois).
Troubles du rythme cardiaque (voir p. 165)	La nicotine agit sur le rythme cardiaque et pourrait aggraver ces troubles.
Troubles du sommeil (voir p. 111)	Même si certaines personnes disent avoir besoin d'une cigarette pour se calmer, la nicotine est un excitant. Les personnes sujettes aux insomnies doivent éviter de fumer le soir ou la nuit lorsqu'elles se réveillent.
Bronchite chronique et emphysème (voir p. 174)	Ces maladies sont des conséquences du tabagisme.
Bouche sèche	Fumer réduit l'humidité de la bouche.
Problèmes de dents (voir p. 178)	Les personnes qui fument au-delà de 60 ans ont deux fois plus de risques de perdre leurs dents. Fumer multiplie par cinq le risque de gingivites. Le tabac jaunit les dents et favorise le dépôt de la plaque dentaire, cause de caries et de problèmes de gencives.
Reflux gastro-œsophagien (voir p. 182)	En relâchant le sphincter de l'œsophage, le tabac peut s'avérer une cause importante de reflux gastrique.
Hémorroïdes (voir p. 172)	Fumer en aggraverait les symptômes.
Ostéoporose (voir p. 219)	Fumer accentue la diminution de la masse osseuse.
Artérite des jambes (voir p. 149)	Cette affection liée à une mauvaise circulation dans les artères des jambes, serait deux fois plus fréquente chez les fumeurs. L'arrêt du tabac se traduit par un bénéfice immédiat.
Douleurs des membres (voir p. 197)	En réduisant l'irrigation sanguine des membres, le tabac est susceptible de provoquer ou d'accentuer les douleurs au niveau des bras, des mains, des jambes et des pieds, en particulier le matin.
Diabète de type 2 (voir p. 142)	Le tabagisme aggrave considérablement le risque de complications chez les patients diabétiques. Arrêter de fumer est essentiel pour eux.

Les maladies causées ou aggravées par le tabac	
Maladies	**Effets du tabac**
Vieillissement de la peau (voir p. 199)	En bouchant les petits vaisseaux sanguins qui irriguent le derme, le tabac amoindrit son oxygénation. Les fibres élastiques du derme profond sont également touchées, accélérant le vieillissement. La peau devient plus épaisse, plus sèche, avec des rides plus profondes et une coloration terne.
Troubles de l'érection (voir p. 223)	Le tabac endommage les artères et réduit le flux sanguin, y compris celui qui parvient au pénis. Imparfaitement irrigués, les corps caverneux ne se remplissent plus suffisamment et ne provoquent plus d'érection.
Dégénérescence maculaire (voir p. 209)	Le risque de perdre la vue est trois fois plus élevé chez les fumeurs atteints de cette maladie.

Les substituts de la nicotine sont destinés à compenser l'absence de nicotine provenant du tabac et à prévenir les symptômes du sevrage (nervosité, fringales, insomnies, etc.). La quantité de nicotine administrée chaque jour est progressivement diminuée pour éviter l'apparition de symptômes de sevrage. Ces produits sont désormais en vente libre (sans ordonnance) sous différentes formes. Soyez vigilant et ne laissez pas traîner ces produits à portée de mains des enfants. Une ingestion accidentelle pourrait être grave pour eux.

Le bupropion était initialement utilisé aux États-Unis comme antidépresseur. Les personnes traitées avec cette substance ayant remarqué une diminution, voire une disparition, de leur envie de fumer, son action a été étudiée dans ce cadre. Aujourd'hui, elle est commercialisée en France sous le nom de Zyban LP comme aide au sevrage tabagique en complément d'un soutien de la motivation à l'arrêt du tabac. Pendant la mise en place progressive du traitement, le fumeur continue de fumer. Il décide d'une date d'arrêt, en général au cours de la deuxième semaine de traitement, qui se poursuit pendant quelques semaines. Si le patient continue de fumer après sept semaines de traitement, celui-ci est considéré comme inefficace et doit être arrêté.

L'absorption d'alcool est déconseillée pendant le traitement. La conduite d'un véhicule ou l'utilisation de machines potentiellement dangereuses nécessite une grande prudence. Il faut être vigilant sur les risques d'interactions entre le bupropion et d'autres médicaments (psychostimulants, antidépresseurs, neuroleptiques, médicaments contre le paludisme, etc.). Cette substance possède des contre-indications qui imposent un avis médical approprié. La prise de bupropion doit être signalée au pharmacien et à tout médecin autre que celui qui l'a prescrit. Le bupropion ne doit pas être utilisé par les personnes

“J'ai fumé comme un pompier toute ma vie. J'avais beau connaître les dégâts causés par le tabac, impossible de m'arrêter. Je n'en avais ni la volonté ni l'envie. Puis ma petite-fille, Laure, a grandi. J'ai une relation très proche avec elle. Un jour, elle m'a dit : « Tu sais, Mamie, tu me fais souvent des cadeaux qui me font toujours plaisir, mais celui qui me plairait le plus au monde, c'est que tu arrêtes de fumer ». Elle avait peur pour moi, peur de me voir mourir à cause du tabac. J'étais bouleversée. Il existe de multiples raisons qui peuvent pousser à arrêter de fumer. Je tenais enfin la mienne. Cela fait cinq ans que je n'ai pas touché une cigarette.”

Sarah, 59 ans

ayant des antécédents de convulsions ou souffrant de certains troubles psychiques (troubles bipolaires, boulimie, anorexie mentale) qui pourraient en être aggravés.

Les conseils pratiques

Voici quelques conseils pour vous aider à gagner la bataille contre le tabac.

– **Réduisez progressivement le nombre de cigarettes.** Ce moyen semble particulièrement efficace chez les personnes d'un certain âge. Pour vous aider, emportez dans votre paquet le nombre de cigarettes que vous avez décidé de fumer dans la journée. Essayez de ne les fumer qu'à moitié avant de les écraser.

– **Décidez d'une date** à laquelle vous désirez arrêter. Annoncez-la à votre entourage et le jour venu, éteignez votre dernière cigarette.

– **Attendez-vous à être irritable** et nerveux pendant 48 heures, le temps que la dépendance physique s'atténue. La dépendance psychologique prendra beaucoup plus de temps à disparaître, parfois des mois ou des années. Chez certains, toutefois, elle se dissipe dans un délai relativement court, en particulier lorsqu'on a pris soin de se préparer à l'arrêt.

– **Confinez la cigarette :** chez vous, réduisez progressivement le nombre de pièces où vous vous autorisez à fumer. Quand il n'en reste qu'une, restreignez peu à peu la surface où vous pouvez allumer une cigarette. Quand il ne vous reste plus qu'un espace d'un mètre carré, allumez votre dernière cigarette.

– **Enrôlez un ami non fumeur** pour vous encourager et vous soutenir dans votre démarche. Ceux qui ont recours à cette méthode auraient deux fois plus de chance de ne pas se remettre à fumer dans l'année qui suit.

– **Mettez de côté l'argent économisé** et offrez-vous un cadeau.

– **Faites du sport.** Le sport éloignera le tabac de vos pensées et diminuera la tendance à la prise de poids qui suit souvent l'arrêt de la cigarette. En effet, le tabac augmente la consommation de calories, diminue l'appétit et la formation de graisses tout en augmentant l'utilisation de tissu graisseux. Arrêter de fumer peut entraîner des faims irrésistibles, un besoin de sensations sucrées et une alimentation déséquilibrée. Il faut y veiller et se souvenir qu'un tiers des anciens fumeurs n'ont pas pris de poids après l'arrêt de la cigarette.

– **Planifiez votre journée** pour éviter les moments où vous serez le plus tenté d'en « griller une ». Si prendre le café après un repas s'accompagne forcément d'une cigarette, **faites autre chose à la place ou allez boire votre café dans un endroit non fumeur.**

– **Occupez vos doigts,** surtout pendant les premiers jours d'arrêt. Jouez avec des stylos, des figurines anti-stress, cuisinez… Mais évitez d'employer vos mains à grignoter !

– **Essayez la visualisation.** Pour certains, s'imaginer en non-fumeur est d'une grande aide. Il faut, pour cela, se voir dans des situations d'environnement pur et profitant de tous les bénéfices procurés par l'arrêt du tabac (goût, odorat, souffle, etc.).

– **Croquez une pomme** quand vous avez un petit creux. Quand le taux de glucose diminue dans le sang, certains fumeurs se ruent sur leurs cigarettes pour avoir une bouffée d'énergie. Manger une pomme une ou deux fois par jour vous apportera une petite dose d'énergie sans avoir recours au tabac.

– **Évitez de boire de l'alcool**. Celui-ci est le meilleur moyen de saper votre volonté.

Par ailleurs, n'hésitez pas à vous faire aider par des professionnels comme la ligne téléphonique « Tabac info service » par exemple (voir Adresses utiles).

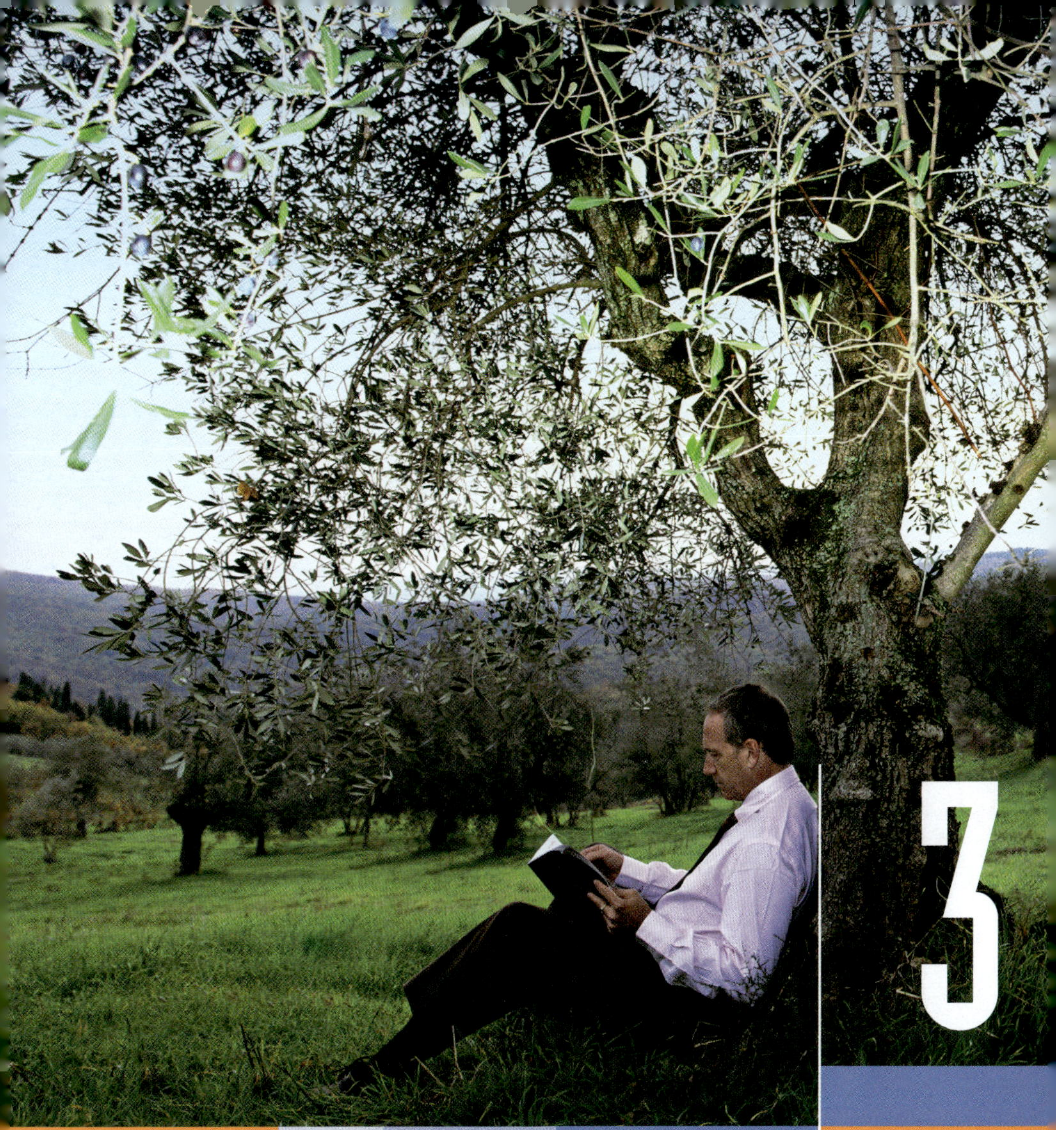

3

Bien dans sa peau

Introduction

Être en bonne santé signifie davantage que ne pas être malade. Au-delà du bien-être physique, il est essentiel d'avoir l'esprit serein et de se sentir intégré parmi ses semblables. Pour cette raison, la définition de la santé que donne l'Organisation mondiale de la santé inclut la santé physique, mais aussi la santé psychique et la santé sociale. Ces deux derniers aspects de la santé correspondent à ce que nous nommons habituellement « se sentir bien dans sa peau ».

Avec l'âge, l'image que nous avons de nous-mêmes et la place que nous occupons dans la société, changent : des adaptations deviennent nécessaires. Face à des changements parfois prévisibles (départ des enfants, retraite, santé déclinante des parents, deuils, etc.), il faut se préparer, réagir et construire de nouveaux équilibres.

Si la cinquantaine est un moment de plein épanouissement, la soixantaine permet de construire les années à venir. C'est le moment de mettre tous les atouts de son côté pour une vieillesse douce et paisible.

Préserver sa vie sociale

Avec les années, l'isolement et l'inactivité risquent de devenir de mauvaises habitudes prises insidieusement. Pour de nombreuses personnes, avancer en âge s'accompagne d'une lente réduction de la taille de l'univers dans lequel elles évoluent et ce, bien avant l'âge de la retraite. Que ce soit dans la vie professionnelle, dans l'entourage amical ou dans les loisirs, certains évitent les occasions de se confronter à la nouveauté et succombent à la tentation de vivre en vase clos. Il est important de reconnaître et de combattre cette tendance naturelle. Bien vieillir, c'est continuer à s'exposer au monde dans sa diversité et garder le désir de rester actif. Curiosité et engagement sont deux ingrédients essentiels pour continuer à rester en forme. Fréquenter des personnes plus jeunes, dans sa famille ou en dehors, permet de se confronter à des avis contraires et d'envisager de nouveaux points de vue.

Le monde du travail

Lorsqu'arrive la cinquantaine, de nouvelles craintes surgissent à propos de la vie professionnelle. La perspective du chômage devient plus inquiétante et la retraite se profile à l'horizon. Mise « au placard », licenciement, préretraite, nous connaissons tous des personnes qui ont dû faire face à des changements brutaux de leur rythme de travail. Ces cassures ont souvent des conséquences psychologiques. L'activité professionnelle compte pour beaucoup dans l'image que nous avons de nous-mêmes et constitue un puissant moyen d'intégration sociale.

Pourtant, l'avancée en âge ne signifie en rien une perte des capacités professionnelles. Dans de nombreux secteurs, la maturité est synonyme d'expérience et de savoir-faire. Malheureusement, dans le monde de l'entreprise, la réalité est toute autre. L'employé ou le cadre de plus de 50 ans n'a pas la cote : on le dit cher, pas assez dynamique. Soumis à la nécessité d'augmenter la rentabilité, certaines entreprises préfèrent sacrifier l'expérience au profit d'une main d'œuvre plus jeune, moins chère et considérée comme plus adaptable.

Il est important de se préparer si un changement professionnel brutal venait à se produire. Des solutions existent pour ceux qui se retrouvent poussés vers la porte après des années de bons et loyaux services. L'un des moyens de supporter cette épreuve, si elle survient, est de ne pas rester seul et de se rapprocher de ceux qui y sont également confrontés. Chaque situation est particulière, mais le partage d'expérience est toujours utile.

La crainte du chômage

En France, seulement 37 % des plus de 55 ans sont professionnellement actifs. Lorsqu'ils perdent leur emploi, les quinquagénaires mettent beaucoup plus de temps pour en trouver un nouveau. L'État lui-même le reconnaît puisque les demandeurs d'emploi qui ont atteint 57 ans n'ont plus les mêmes obligations que leurs cadets en termes de recherche d'emploi.

Se retrouver sans travail constitue souvent une expérience difficile, en particulier pour les plus de 50 ans qui sont issus d'une génération pour laquelle le plein-emploi était la norme. Dans cette population, être au chômage se traduit parfois par des difficultés psychiques (anxiété, dépression ou troubles du sommeil) voire physiques (hypertension, par exemple). L'Agence nationale pour l'emploi (ANPE) et les collectivités locales ont mis en place des structures destinées à aider les chômeurs de plus de 50 ans (groupes de parole, ateliers de recherche d'emploi ou de reconversion, etc.). Si vous êtes concerné, demandez à votre ANPE ou à votre Maison de l'emploi locale quelles sont les ressources particulières dont vous pouvez bénéficier.

La préretraite

Pour un salarié, la préretraite consiste à cesser son activité avant l'âge légal de la retraite, sans perdre ses droits ni son revenu. Le préretraité continue à toucher son salaire ou commence à toucher sa retraite, selon les modalités retenues. Cette mesure est entrée dans les mœurs et s'utilise fréquemment lors de plans de licenciement. Certains salariés, qui auraient préféré continuer à travailler, la vivent généralement assez mal. D'autres, au contraire, recherchent cette solution pour échapper à un environnement où ils ne se sentent plus à l'aise. Dans ce cas, ils se font connaître aux responsables des ressources humaines de leur entreprise.

Prévenir ou rebondir

Après 50 ans, mieux vaut se préparer à un éventuel accident de parcours afin de ne pas se trouver dépourvu si la situation venait à se produire. Ne négligez pas les signes avant-coureurs de changement au sein de l'entreprise. Prendre les devants peut vous permettre de sauver votre poste ou, du moins, d'amortir le choc d'une perte d'emploi.

Le monde du travail évolue, les méthodes et les techniques changent. En suivant ces évolutions, en faisant régulièrement des stages de formation professionnelle qui permettent d'aiguiser ses compétences, on peut garder une forte valeur sur le marché de l'emploi. Faire un bilan de compétences peut s'avérer utile pour permettre une réorientation en fonction de ses points forts et de ses aptitudes.

Face à une perte d'emploi, certains quinquagénaires font le choix de s'installer à leur compte pour continuer leur vie professionnelle dans des conditions plus conformes à leurs envies : travail de conseil, ouverture d'une boutique ou mise en avant de talents jusque-là inexploités. Néanmoins, ces nouveaux démarrages sont parfois difficiles et les nouveaux chefs d'entreprise ont souvent du mal à convaincre les banques de soutenir leur projet. Des aides publiques existent, en particulier pour les personnes au chômage qui souhaitent franchir le pas. Prenez conseil autour de vous et auprès de votre ANPE locale.

L'arrivée du papy-boom

Les choses risquent de changer pour les professionnels de plus de 50, voire 60 ans. La durée de cotisation aux caisses de retraite a été allongée (on travaille donc plus longtemps) et risque de l'être encore dans le futur. De plus, la France va connaître un problème que connaissent déjà un certain nombre de pays industrialisés : le papy-boom. Les très nombreuses personnes qui sont nées après la guerre vont arriver en masse à l'âge de la retraite. Ce phénomène devrait créer un vide dans les rangs des travailleurs que les jeunes générations, moins nombreuses, pourraient ne pas totalement combler.

Ainsi, il se pourrait que, dans un avenir assez proche, certains retraités soient appelés à reprendre du collier. Une aubaine pour ceux qui vivent mal le manque d'activité professionnelle !

La retraite

Si vous avez 50 ans aujourd'hui, l'idée de prendre votre retraite vous paraît encore assez floue. Pour peu que vous ayez commencé à travailler tard, vous avez encore de nombreuses années de vie professionnelle devant vous. Pourtant, même si vous vous sentez peu concerné par le sujet, vous avez tout intérêt à préparer votre retraite.

■ Anticiper

Ne pas se préparer à la retraite revient à vivre du jour au lendemain une révolution qui peut s'avérer extrêmement déstabilisante. En effet, ce passage entraîne des changements importants dans le mode de vie :

– le temps autrefois consacré au travail devient soudain disponible,

– le couple redevient le centre de la vie quotidienne,

– les revenus diminuent,

– le statut social change.

Se préparer à ces changements garantit un passage en douceur du statut d'actif à celui d'inactif, adjectif couramment utilisé pour les retraités et les femmes au foyer. Pourtant, les retraités constituent une population dynamique qui compte sur le plan économique et représente d'ailleurs une des cibles préférées des campagnes de publicité.

Se poser dès aujourd'hui les bonnes questions permet de mieux se préparer à cette nouvelle vie. Avez-vous absolument besoin de travailler pour ne pas sombrer dans la déprime ? L'image que vous renvoie la société est-elle importante pour votre bien-être ? Profiter de moments de calme et de contemplation suffit-il à votre bonheur ? Avez-vous eu envie de pratiquer certaines activités sans en avoir eu le temps ? Imaginez dès aujourd'hui votre vie de retraité et travaillez à mettre en place les conditions indispensables pour y parvenir.

■ Se faire aider

Même bien préparée, une phase d'adaptation est forcément nécessaire lorsqu'on part à la retraite. Cette transition s'accompagne très souvent d'un sentiment de perte : perte de ses repères horaires et hebdomadaires, des relations amicales avec ses collègues, d'une certaine image de soi, etc. Comme toujours lorsque nous sommes confrontés à un tel sentiment, de nombreuses émotions peuvent se manifester : tristesse, colère, refus d'accepter la nouvelle situation, etc.

Si vous en ressentez le besoin, parlez-en avec vos proches qui ont connu la même expérience ou faites-vous aider par un professionnel du soutien psychologique. Prendre sa retraite constitue un des changements majeurs de la vie et il est normal que certaines personnes ne se sentent pas capables d'y faire face toutes seules. Lorsque le sentiment de tristesse empêche de vivre au quotidien, quelques séances avec un psychothérapeute permettent d'exprimer ses craintes et aident à franchir le pas. Elles peuvent même prévenir des conséquences négatives sur la santé (des troubles du sommeil ou un état dépressif, par exemple) et éviter le recours aux médicaments .

Pour ne pas vivre la retraite comme une perte, il faut essayer de la construire comme un passage et en profiter pour mener à bien d'autres projets : prendre le temps de vivre, de rencontrer ses amis, de voyager, de choisir de nouvelles activités, etc.

Protéger ses revenus

Les besoins des retraités sont souvent moindres que ceux de personnes plus jeunes : les enfants sont le plus souvent autonomes financièrement, les prêts sont remboursés, l'équipement de la maison ne nécessite plus que des remplacements de temps à autre. Toutefois, les revenus versés par les caisses de retraite sont généralement moins élevés que les salaires perçus auparavant. De plus, l'inflation, même si elle reste actuellement peu élevée, augmente invariablement plus vite que les pensions. Les retraités voient donc souvent leur pouvoir d'achat rogné au fur et à mesure des années.

Avoir économisé pour disposer d'un revenu supplémentaire peut alors s'avérer vital. De nombreuses campagnes publicitaires, encouragées par les pouvoirs publics, poussent les personnes à ne plus compter seulement sur l'État pour assurer leurs revenus de retraités. La cotisation à une caisse de retraite complémentaire est devenue un réflexe pour les générations nouvelles.

Quel que soit votre âge, il est intéressant de faire dès aujourd'hui un bilan de vos années de cotisation avec votre caisse de retraite (une reconstitution de carrière). Si vous avez eu une carrière en dents de scie, un professionnel vous aidera à faire le point et vous conseillera. Dans certaines conditions, il est possible d'acheter des points de retraite supplémentaires pour compenser des «trous» dans sa carrière et s'assurer d'un revenu minimum. Un entretien avec votre assureur ou votre banquier peut vous aider à prévoir un revenu supplémentaire sous la forme d'un plan épargne retraite, d'une assurance-vie ou d'un placement immobilier, par exemple.

Occuper son temps libre

Plus de contraintes horaires ou d'emploi du temps réglé sur les congés, moins de stress… L'heure de la retraite sonne l'opportunité de jouir de son temps comme on l'entend. Pour certains, ce nouveau virage est le commencement d'une nouvelle vie, riche en expériences et en émotions.

Lorsqu'il parvient à la retraite, un individu a, en moyenne, 18 ans devant lui pour mener à bien ses projets ou profiter de son temps. Pour un nombre croissant de personnes, cette période atteint même 20 ou 30 ans. Il est donc tout à fait raisonnable de faire des projets à moyen ou long terme.

Reprendre le travail

Vous n'envisagez pas de passer vos journées sans travailler ? Vous retiriez une grande satisfaction de votre vie professionnelle ? Pour vous, continuer à travailler après la retraite représente une option intéressante ? Sachez que cela est possible bien plus souvent qu'on ne le pense. Il existe des dispositions légales pour vous permettre de travailler officiellement après l'âge prévu pour la retraite, notamment à temps partiel ou pour les professions libérales (voir encadré). Profitez-en, si travailler vous est indispensable.

Attention toutefois de ne pas vous orienter vers cette possibilité si elle ne représente qu'une façon comme une autre d'occuper votre temps. Vous pourriez vous retrouver face à des situations de stress néfastes pour votre santé.

Une bonne manière de continuer à utiliser ses compétences consiste à les mettre au service des autres. De nombreuses associations recherchent des bénévoles ayant des connaissances précises dans divers secteurs. Si vos capacités professionnelles ne peuvent pas s'exprimer dans ce contexte, pourquoi ne pas chercher à en acquérir d'autres, utiles à ces associations ? Par exemple, se former aux règles de la comptabilité des structures à but non lucratif ou acquérir des connaissances dans le secteur sanitaire et social pour orienter des personnes en difficulté.

Travailler pendant sa retraite

Depuis le 1er janvier 2004, il est possible, sous certaines conditions, de cumuler sa pension de retraite avec le revenu d'une activité professionnelle. Par exemple, si vous étiez salarié, une reprise d'activité est désormais autorisée au sein de l'entreprise qui vous embauchait au moment de votre départ à la retraite, sous réserve qu'elle intervienne au plus tôt six mois après le départ à la retraite. Par contre, ce délai n'a pas à être respecté si vous avez repris le travail chez un nouvel employeur. Le revenu résultant du cumul de votre pension et de votre salaire ne doit pas excéder le montant de votre dernier salaire d'activité. Des cotisations à l'assurance vieillesse sont prélevées sur le salaire, mais elles ne permettent pas pour autant d'augmenter le montant de la pension de retraite.

De plus, les personnes exerçant des activités artistiques, littéraires ou scientifiques peuvent percevoir leur pension de retraite tout en travaillant, sans devoir changer d'employeur et sans être soumises à un plafond de ressources.

Organiser ses loisirs

Que faire de tout ce temps soudainement libéré ? Faites une liste de toutes vos envies, même les plus folles. Vous pourrez ensuite faire une sélection en fonction de vos disponibilités et de celles de vos proches, de vos moyens, des opportunités, etc. Ne rejetez pas d'emblée les idées qui vous semblent farfelues comme… faire un tour du monde en bateau. Un projet à long terme bien mené permet de garder un esprit actif. D'une manière générale, choisissez ce qui vous place dans l'action plutôt que dans l'inactivité. Santé et activité sont étroitement liées.

Voici quelques pistes à suivre pour occuper votre temps libre.

– **Faites de nouvelles expériences.** Un nouveau hobby peut devenir une passion ainsi qu'une opportunité de rencontres, d'épanouissement ou d'activité mentale et physique. Si, faute de temps, vous aviez dû abandonner un passe-temps, la retraite est le bon moment pour vous y plonger à nouveau.

– **Partagez vos passions.** Quelles que soient vos occupations favorites, il existe nécessairement des clubs ou des associations spécialisés. S'ils n'existent pas, créez-les, vous n'en aurez que plus de plaisir.

– **Reprenez des études.** Cela ouvre des horizons, entretient les facultés intellectuelles et permet de nouvelles rencontres. Choisissez un domaine qui vous plaît vraiment pour ne pas vous décourager au milieu de jeunes étudiants qui vous regarderont comme un extra-terrestre !

N'oubliez pas que vous n'avez pas utilisé votre capacité d'apprentissage depuis longtemps. Heureusement, elle revient assez vite pour peu que l'on se souvienne de ses méthodes de travail préférées. Ne vous lancez pas dans des sujets totalement inconnus ou qui demandent trop de mémorisation. Considérez cette activité comme une façon de vous enrichir personnellement et les examens comme un moyen d'exercer vos capacités, sans la crainte habituelle que connaissent les étudiants.

– **Devenez bénévole.** Ce type d'activité peut vous offrir de nombreux avantages :

– utiliser les compétences professionnelles qui vous avez acquises ;
– vous sentir utile et rencontrer des personnes qui partagent vos convictions ;
– stimuler votre esprit ;
– élargir votre horizon et vous aider à relativiser vos soucis.

Les secteurs d'activités des associations sont très variés : l'aide aux malades, les actions humanitaires, l'éducation des enfants en difficulté scolaire, la politique, mais également les associations de loisirs qui ont besoin, pour leur fonctionnement, de toutes les bonnes volontés. Il existe des associations d'écoute et d'entraide par téléphone. Contactez-les et proposez-leur d'assurer des permanences téléphoniques depuis chez vous.

– **Voyagez.** Aujourd'hui, l'état de santé général et les possibilités financières des jeunes retraités font du voyage une de leurs activités préférées (voir p. 90).

Choisir son lieu de vie

Pour certaines personnes, et en particulier les citadins, partir à la retraite signifie déménager, le plus souvent dans un lieu plus tranquille. Si c'est votre cas, et si vous pensez que ce nouveau logis sera celui de vos vieux jours, quelques aménagements peuvent être utiles dès aujourd'hui en fonction de votre santé et de celle que vous pouvez prévoir dans les années à venir.

Par exemple, les personnes qui emménagent dans une maison à étages doivent penser à la possibilité de vivre au rez-de-chaussée, du fait d'une plus grande difficulté à monter et descendre les escaliers.

> « Je ne m'ennuie jamais. Les premières années de ma retraite, je n'ai pas cessé de sortir, de voyager, de lire, de jardiner, de faire du sport... J'avais un agenda de ministre, mes enfants se plaignaient de ne jamais me voir ! Pourtant, j'ai fini par ressentir un vide dans cette vie de loisirs infinis. J'avais le sentiment d'être égoïste et inutile. Sur les conseils de mon fils, je suis devenue bénévole au sein d'une association de soutien scolaire à domicile. Trois soirs par semaine, j'aide deux enfants à faire leurs devoirs et cela a redonné un sens à ma vie. Mais mon agenda est toujours aussi plein ! »
>
> *Sandra, 66 ans*

De la même manière, posséder un grand jardin demande beaucoup de travail. Sera-t-il possible de s'offrir les services d'un jardinier lorsque les gros travaux de jardin seront devenus trop pénibles ?

Si vous possédez un grand appartement ou une grande maison, en louer une partie peut s'avérer une bonne idée. Cela offre un peu de compagnie et couvre une partie des frais d'entretien de votre logement. Attention toutefois ! Âgé, on s'accommode moins facilement de l'empiètement d'autrui sur son territoire, surtout lorsque les habitudes des autres ne correspondent pas aux siennes.

Dans tous les cas, examiner tous les cinq ans les avantages et désavantages de son logement est un excellent exercice. Si un déménagement s'avère judicieux, il est plus facile de l'envisager lorsqu'on est encore vaillant.

Les relations sociales

La solitude a un effet important sur la santé. Comparées aux personnes qui conservent un vaste réseau de relations sociales, celles qui sont isolées auraient un risque supérieur de mort prématurée ! Parler, toucher et échanger avec les autres est essentiel à notre bien-être. Il ne faut jamais laisser diminuer notre besoin des autres.

On estime qu'un adulte, sans tenir compte de l'âge, a un tissu de relations proches constitué d'environ une dizaine de personnes en moyenne : famille, bien sûr, mais aussi amis, collègues de travail, voisins, personnes rencontrées lors d'activités de loisirs, etc. Certaines de ces relations disparaissent à la suite de décès, de déménagements et de départs à la retraite. Mais elles sont remplacées par d'autres et, globalement, le nombre de proches reste identique. Veillez à ne pas tomber dans le piège de l'isolement et à conserver un cercle suffisant de proches.

Comment conserver son cercle social ?

Au fil du temps, certains d'entre nous se replient et, se sentant rejetés, rejettent à leur tour leurs proches. Cette attitude ne menace pas seulement nos relations avec les générations nouvelles mais aussi celles qui nous lient à nos amis. Contrairement à une idée répandue, cette tendance n'est pas l'apanage des personnes très âgées. Voici quelques erreurs à éviter pour ne pas devenir un « vieux grincheux » :

– **Pas de « C'était mieux avant » !** Il est

normal d'être attaché aux périodes de sa vie où l'on s'est construit. Nous avons tous un âge d'or qui nous rend nostalgique. Souvenez-vous-en avec affection mais restez ouvert au monde et à ses évolutions. Aujourd'hui sera la belle époque de demain !

– **Votre opinion n'est pas la seule intéressante !** Écoutez l'avis de vos amis, intéressez-vous à leurs états d'âme, soyez curieux de leur vie. Vous vous apercevrez vite que cela est plus captivant que de raconter vos propres histoires.

– **Répéter, c'est lasser !** Ne rabâchez pas sans cesse les mêmes anecdotes. Elles ont beau être intéressantes, il y a fort à parier que tout votre entourage les connaisse déjà. Attendez l'invitation de quelqu'un pour évoquer tel ou tel épisode. Puisez d'autres histoires à raconter dans la littérature, les informations, les journaux, vos relations, etc.

Comment élargir son cercle social ?

L'isolement n'est jamais bon. Même s'il est garant d'une certaine tranquillité, il nuit à nos capacités d'adaptation et nous fait vieillir prématurément. Si vous avez spontanément tendance à vous isoler, faites un effort sur vous-même et recherchez de la compagnie. Voici quelques conseils pour lutter contre cette mauvaise tendance :

– **Devenez bénévole**. Les associations sont un excellent moyen de rencontrer du monde. Participer à leurs activités est un moyen de se faire du bien et de faire du bien aux autres.

– **Cherchez un travail à temps partiel** si vous êtes à la retraite. Vous n'avez peut-être pas besoin de revenus supplémentaires, mais le contact avec des collègues de travail vous aidera à élargir votre univers.

– **Sortez.** Fréquentez les lieux où vous pourrez rencontrer des gens qui ont les mêmes passions que vous : les expositions, les brocantes, les bouquinistes, les fêtes de village, les animations musicales, etc.

– **Acceptez les invitations.** Les événements sociaux sont toujours une bonne occasion de rencontrer du monde : fêtes, mariages, anniversaires, piquenqiues, etc.

– **Engagez la conversation.** Lors d'une réunion sociale ou familiale, faites de réels efforts pour parler à de nouvelles personnes. Après vous être présenté, tâchez de vous focaliser sur les intérêts de celui avec qui vous parlez.

– **Téléphonez.** Si vous avez des difficultés à vous déplacer, le téléphone est une excellente alternative. Prenez un abonnement qui vous permette d'appeler sans compter sur le territoire national et appelez vos amis aussi longtemps que vous le souhaitez.

– **Surfez.** Internet permet de se faire des connaissances dans le monde entier et d'entretenir des relations épistolaires d'un nouveau genre. Lorsqu'on aime se coucher très tard ou se lever très tôt, des correspondants vivant sous d'autres fuseaux horaires peuvent vous tenir compagnie.

– **Rencontrez des personnes plus jeunes...** Rien de plus stimulant que de se retrouver confronté aux idées nouvelles, aux désirs, aux points de vue des plus jeunes. Ils vous exposent aux idées de leur génération et vous leur offrez la richesse de votre expérience.

– ... **mais n'oubliez pas les gens de votre âge !** Les personnes de votre génération partagent votre histoire. Elles ont connu les mêmes évolutions de société, les mêmes événements politiques. Conservez des témoins des périodes qui ont construit l'individu que vous êtes devenu. C'est essentiel pour vous sentir relié au monde tel qu'il est aujourd'hui.

Les relations familiales

En un siècle, l'être humain a gagné trente ans de longévité, plus d'une génération ! Les familles où quatre générations se côtoient sont de plus en plus nombreuses. Cette situation nouvelle fait des 50-60 ans une génération pivot : ils continuent souvent à aider matériellement leurs enfants qui s'installent dans la vie, ils commencent à connaître les joies d'être grands-parents et ils soutiennent leurs parents qui entrent dans une période de plus grande dépendance.

Cette position particulière dans la famille peut être source de satisfaction mais aussi de stress. Sollicités de tous côtés, les quinquagénaires doivent apprendre à se protéger face aux demandes auxquelles ils sont soumis.

■ S'occuper de ses enfants

En France, comme dans l'ensemble des pays de culture latine, les enfants restent de plus en plus souvent chez leurs parents après la fin de leurs études et jusqu'à leur installation en couple. Cette situation crée des conflits entre d'un côté les parents qui continuent à les considérer comme des enfants, et de l'autre ces jeunes adultes demandent à être traités comme tels. Pour votre bien-être, comme pour leur apprentissage de la vie adulte, il est essentiel qu'ils prennent part au fonctionnement de la maison (en participant aux tâches ou en contribuant financièrement) et qu'ils respectent les règles que vous aurez établies ensemble (par exemple en ce qui concerne leur vie amoureuse). Lorsque les enfants quittent enfin le nid, les rapports changent une fois de

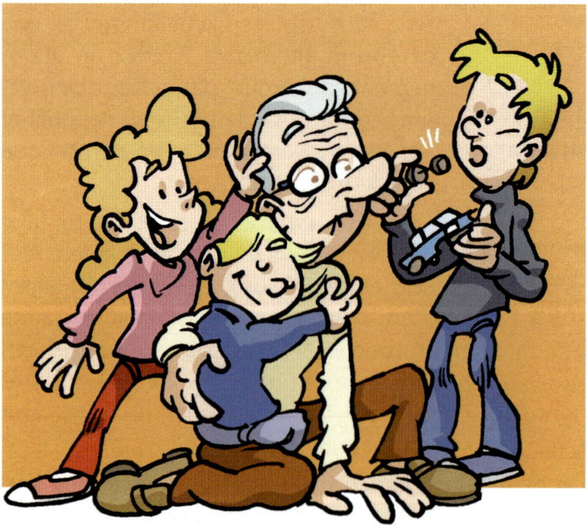

plus. Face à des conditions économiques moins favorables que dans les années 70 et 80, les parents quinquagénaires sont de plus en plus sollicités par leurs enfants pour une aide matérielle.

Les « dons manuels »

Le législateur limite les sommes que les parents peuvent donner à leurs enfants sans devoir payer de droits de succession et qu'on appelle les «dons manuels». Aujourd'hui, leur montant est limité à 46 000 euros par enfant, tous les 10 ans. Au-delà, des droits de succession doivent être réglés. Des mesures exceptionnelles visant à augmenter ce plafond (comme récemment la «franchise Sarkozy») sont parfois prises pour une durée limitée.

S'occuper de ses petits-enfants

Après 50 ans, la résistance physique n'est plus celle de ses jeunes années et les petits-enfants peuvent se révéler épuisants, surtout lorsque les grands-parents assument systématiquement la fonction de garde d'enfant pendant leurs jours de repos. Soyez conscient de vos limites et ne vous laissez pas envahir : il est important de trouver un équilibre entre ce que vous avez envie de faire pour vos enfants et ce que vous désirez faire pour vous-même. Évitez de vous retrouver pris dans un piège qui transforme le plaisir de voir vos petits-enfants en obligation incontournable.

Vos enfants n'éduquent sans doute pas leurs enfants comme vous les avez élevés. Est-ce mieux ? Est-ce moins bien ? Ils apprennent à être parents au jour le jour comme ce fut le cas pour vous. N'interférez pas avec les valeurs qu'ils croient bonnes pour leur progéniture. Lorsque vous êtes seuls avec vos petits-enfants, adoptez le comportement qui vous convient, tout en respectant certaines règles de base données par leurs parents. Vous vivrez plus sereinement votre garde momentanée et vos petits-enfants seront tout à fait capables de faire la différence entre les deux environnements.

S'occuper de ses parents

Avec l'augmentation de l'espérance de vie, il est courant d'atteindre l'âge de la retraite et d'avoir encore ses parents. Lorsqu'ils sont en bonne santé, les relations continuent en général sur le même mode, avec leurs côtés positifs et négatifs.

Les choses changent lorsque leur santé décline. Soutenir des parents très dépendants peut devenir source de problèmes de santé pour soi. Se sentir responsable d'une personne âgée malade peut se révéler lourd sur le plan physique comme sur le plan psychologique. On se trouve souvent tiraillé entre le sens du devoir, la culpabilité, le ressentiment ou l'agacement.

Si vos parents n'ont pris aucune disposition en cas de problème médical, n'hésitez pas à aborder le sujet avec eux, même si ce n'est pas agréable : prévoyez les moyens financiers nécessaires et possibles, discutez de leurs désirs, envisagez les différents types de prises en charge, etc. Légalement, les enfants sont responsables des frais de santé et d'hébergement de leurs parents si ceux-ci se retrouvent insolvables.

N'hésitez pas à vous faire aider dans vos démarches et dans la prise en charge elle-même. Les assistantes sociales de l'hôpital ou du Centre communal d'action sociale (CCAS) de votre ville sont là pour vous conseiller.

Les situations provoquées par la prise en charge de parents dépendants peuvent faire ressurgir des épisodes et des émotions difficiles à maîtriser. S'occuper d'une personne dépendante peut provoquer un état de fatigue émotionnelle chronique qui se complique fréquemment en dépression. Ne vous épuisez pas à faire ce que d'autres personnes (des aides à domicile, par exemple) peuvent prendre en charge. Concentrez vos efforts sur ce que seul un enfant peut apporter : l'affection, l'évocation des souvenirs, la coordination des aides, la gestion financière, etc.

« J'ai une fille de 26 ans et une petite-fille de deux ans que je gardais, souvent au dernier moment. Ma mère, qui a 85 ans, a de gros problèmes de mobilité et je passais une fois par jour voir si tout allait bien, cuisiner un peu et lui faire quelques courses. Je me disputais fréquemment avec elle parce qu'elle n'était jamais satisfaite. A ce rythme-là, j'ai fini par craquer et j'ai fait une dépression. Désormais, j'ai appris à dire non à ma fille quand je suis trop fatiguée pour garder ma petite-fille et une assistante sociale m'a aidé à obtenir une aide à domicile pour ma mère. Je ne la vois que pour lui tenir compagnie et nos relations s'en sont améliorées. »

Marie, 62 ans

Méfaits et bienfaits des écrans

Internet et la télévision offrent de fantastiques avantages : une ouverture sur le monde, un puits de connaissances toujours alimenté, une distraction extrêmement diversifiée et, dans le cas d'Internet, un moyen de communiquer facilement avec la Terre entière. Ils peuvent néanmoins avoir deux sérieux désavantages : ils favorisent le repli sur soi, la sédentarité et... la prise de poids !

La télévision

Si la télévision possède de grandes qualités de divertissement et de culture, il faut toutefois éviter le piège de la facilité. Il est plus facile d'allumer son poste que d'aller à la rencontre de ses voisins ou de ses amis. Regarder la télévision peut devenir une véritable drogue.

Quelques conseils peuvent vous aider à utiliser cet instrument d'une manière plus sélective :

– **Décidez d'une dose maximale** de télévision à ne pas dépasser chaque jour.

– **Choisissez à l'avance les programmes** qui vous font envie. Tenez-vous à ce choix et évitez de zapper.

– **Fixez-vous des heures « sans télé »** pendant lesquelles vous ne vous installerez pas devant votre écran quoi qu'il diffuse.

– **Limitez le nombre de postes chez vous.** La télé qui envahit la maison (le salon, la cuisine, la chambre, etc.) rend sa présence familière et lui accorde une place trop importante.

– **Préférez la radio ou la musique.** N'ayez plus le réflexe d'allumer votre télévision dès que vous rentrez chez vous. Si l'angoisse d'une maison vide vous pousse à la remplir de sons, allumez votre chaîne hi-fi ou votre radio. Elles permettent de rester actif pendant l'écoute.

– **Combinez votre télévision à un magnétoscope** qui vous permettra d'enregistrer le programme si vous recevez un coup de téléphone ou une visite à l'impromptu.

Internet

Ce fabuleux moyen de communication et de connaissance s'est imposé en quelques années. De nombreuses personnes de plus de 50, voire 60 ou 70 ans, se sont familiarisées avec Internet. Très souvent, la motivation première a été le désir de communiquer par e-mail avec des enfants vivant à l'étranger. Échanger instantanément avec des personnes situées à des centaines ou des milliers de kilomètres constitue une des formidables possibilités du réseau.

Internet peut faire croire que les relations humaines sont faciles. Rencontrer quelqu'un avec qui on se sent des affinités profondes est tout à fait possible sur Internet. De véritables amitiés se sont créées ainsi, voire des histoires d'amour, lorsque la rencontre virtuelle finit par aboutir à une rencontre réelle. Mais les rencontres par réseau interposé sont également source de nombreuses déceptions. Ne vous enfermez pas dans ce procédé unique de communication. Rappelez-vous que vous retirerez beaucoup plus de satisfaction de la fréquentation de personnes en chair et en os.

Vivre sa sexualité

De plus en plus souvent, le cinéma et la télévision mettent en scène des histoires d'amour entre personnages quinquagénaires ou sexagénaires. Cependant, leur sexualité est fréquemment laissée à l'imagination du spectateur, comme si une sorte de tabou empêchait la représentation de ce lien charnel. La sexualité de la maturité existe, même si les effets de l'âge exigent parfois des adaptations ou un soutien médicamenteux. Rester en bonne santé, c'est aussi continuer à célébrer les plaisirs de l'amour.

Les enfants de la libération sexuelle

Les personnes qui ont entre 50 et 70 ans aujourd'hui ont bénéficié des idéaux de libération sexuelle apparus à la fin des années 60. Si leurs aînés considéraient la sexualité comme une activité dont il valait mieux ne pas parler, eux ont su profiter des avancées médicales en terme de contraception pour exiger le droit à une sexualité épanouie.

Arrivés à l'âge mûr, les jeunes adultes des années 60 continuent à vouloir profiter des plaisirs de la chair. Avec

L'andropause

L'andropause est l'ensemble des phénomènes qui accompagnent la diminution de sécrétion de testostérone, principale hormone sexuelle chez l'homme. Cette diminution devient sensible à partir de la cinquantaine. Contrairement à la ménopause chez les femmes, il n'y a pas d'arrêt de la sécrétion hormonale. Les troubles sont d'apparition très progressive et concernent surtout la fonction sexuelle : diminution de la libido, de la qualité ou de la durée des érections. Ces troubles s'accompagnent d'une diminution de la fertilité.

Les conséquences de la diminution de testostérone ne sont pas uniquement sexuelles : elles favorisent l'apparition de l'ostéoporose. En revanche, un éventuel cancer de la prostate évolue beaucoup plus lentement chez un homme dont le taux de testostérone est faible.

le départ des enfants et l'arrivée de la retraite, de nombreux couples retrouvent une vie amoureuse plus intense, moins perturbée par le stress du travail ou les soucis familiaux. Les personnes seules de plus de 50 ans ne sont pas en reste : de nombreuses associations de veufs, divorcés ou célibataires de toutes orientations sexuelles voient le jour dans le but de favoriser les rencontres amoureuses autour d'activités de loisirs.

Jusqu'à quel âge peut-on faire l'amour ? Cette question est parfois posée au médecin. En fait, avec une bonne santé et du désir, il n'y a pas d'âge limite. Des personnes de plus de 90 ans vont consulter pour de petites défaillances sexuelles et s'étonnent d'avoir ce genre de souci.

Quel que soit l'âge, les mécanismes de l'excitation sexuelle restent les mêmes. Ce processus peut demander plus de temps après 50 ans. La plupart des quinquagénaires continue à suivre les schémas sexuels qu'ils avaient lorsqu'ils étaient plus jeunes. Ceux qui n'étaient pas très actifs sexuellement continuent à l'être, et ceux qui avaient une vie sexuelle plus active trouvent toujours un grand plaisir aux joies du sexe, même si la fréquence de leurs ébats tend à diminuer. Néanmoins, il arrive que des changements liés à l'âge aient des conséquences sur la sexualité : troubles de l'érection, sécheresse vaginale, perte du désir, etc. Si c'est votre cas, des solutions médicales efficaces existent.

Les troubles masculins liés à l'âge

Avec les années, les capacités sexuelles masculines subissent quelques modifications. Ces changements ne doivent pas se transformer en angoisse de la performance qui ne feraient qu'amplifier leurs effets, installant ainsi une spirale de l'échec.

Le plaisir est plus fragile.

Chez les hommes de plus de 50 ans, les réactions sexuelles sont généralement plus lentes et plus vulnérables aux perturbations extérieures. Le taux de testostérone (l'hormone mâle) dans le sang diminue et le désir est moins intense. Les pensées parasites (le stress dû au travail par exemple), les contrariétés ou les conflits conjugaux l'emportent sur le désir et des pannes peuvent se produire même sans problème physiologique particulier. Il est important de pouvoir en parler à votre partenaire. Cela permet de le rassurer, de mieux analyser les changements et d'apprendre à s'y adapter. L'autre est alors plus à même de comprendre qu'il doit parfois être patient.

Les réactions sont plus lentes.
Les hommes de plus de 50 ans mettent parfois plus longtemps qu'autrefois à parvenir à une érection. Plusieurs minutes de stimulation sont parfois nécessaires. L'érection est moins importante et sa rigidité diminuée. Le pénis en érection n'est plus aussi vertical. Ces effets dus à l'âge proviennent des transformations anatomiques du pénis et de ses vaisseaux sanguins. Certains hommes craignent que ce délai ou ces érections partielles soient un signe d'impuissance. Il n'en est rien.

Les éjaculations sont moins puissantes.
Après 50 ans, la pression du jet au moment de l'éjaculation diminue, ainsi que le volume de sperme émis. Ce phénomène n'est pas un signe d'impuissance, ni de fatigue. Chez certains hommes qui ont subi une intervention chirurgicale de la prostate (voir p. 228), le sperme s'écoule dans la vessie et il n'y a donc plus d'éjaculation visible ; l'éjaculation est dite rétrograde.

La récupération prend plus de temps.
À 20 ans, on peut enchaîner plusieurs rapports sexuels à la suite. À 50 ans, cela devient de plus en plus rare. Là aussi, pas d'inquiétude, cette augmentation du temps de récupération est normale. Profitez-en pour découvrir de nouveaux plaisirs…

À partir de quel moment doit-on suspecter des troubles de l'érection plutôt qu'un changement normal lié à l'âge ? La réponse est claire : si les érections sont systématiquement instables (ou absentes) pendant les rapports sexuels. En revanche, si vous connaissez de petites pannes occasionnelles (par exemple la veille d'un rendez-vous important) ou si vous vous étonnez de ne plus être en érection tous les matins, vous ne souffrez probablement pas de troubles de l'érection avérés. Quoi qu'il en soit, n'hésitez pas à en parler avec votre médecin. Les traitements sont plus efficaces sur des troubles d'apparition récente.

Pour les hommes qui souffrent de troubles de l'érection avérés, de nombreux traitements existent désormais (voir p. 223).

Les troubles féminins liés à l'âge

■ Les troubles liés à la ménopause

Chez les femmes, comme chez les hommes, il n'y a pas de limite d'âge pour s'adonner aux joies de l'amour physique. La ménopause ne marque pas la fin de la vie sexuelle, même si elle s'accompagne de changements physiologiques qui peuvent être source d'inconfort. Par exemple, ces changements entraînent

parfois des problèmes d'incontinence urinaire (voir p. 186) qui, s'ils ne sont pas pris en charge médicalement, font obstacle à une sexualité épanouie.
La chute des taux d'estrogènes dans le sang (qui accompagne la ménopause) provoque parfois une sécheresse vaginale et une moindre élasticité des parois du vagin qui deviennent plus minces. Le délai pour se sentir « prête » en terme de lubrification, augmente. Si vous souffrez de problèmes de lubrification vaginale, des solutions existent.

Ne pas stresser ! En effet, la crainte de ne pas parvenir à une bonne lubrification peut aggraver le phénomène. Il faut rester détendue, ne pas avoir peur de prendre son temps et en discuter à l'avance avec son partenaire.

Les produits à appliquer localement sont de deux types.
– Les lubrifiants (gels et liquides) : il en existe un très grand nombre, disponibles en pharmacies ou dans les grandes surfaces. Ils sont placés à l'entrée du vagin avant chaque rapport et jouent le même rôle que les sécrétions physiologiques. Préférez un lubrifiant à base d'eau plutôt qu'un lubrifiant gras.
– Les médicaments d'usage local contenant des estrogènes (voir tableau) : vendus sur ordonnance, ces produits corrigent les effets vaginaux de la ménopause. Ils sont généralement appliqués tous les jours.

Les traitements hormonaux de substitution (THS). Utilisés pour lutter contre les désagréments de la ménopause et pour retarder les conséquences de la baisse d'estrogènes sur les os, ces médicaments permettent également de garder une meilleure lubrification vaginale. Leur usage est aujourd'hui plus restreint qu'il y a quelques années (voir p. 216).

Les médicaments locaux à base d'estrogènes
• Colposeptine
• Colpotrophine
• Florgynal
• Gydrelle
• Physiogine
• Trophicrème
• Trophigil

Les suites d'une opération chirurgicale

Certaines femmes connaissent des difficultés sexuelles après une opération chirurgicale gynécologique : ablation d'un fibrome (voir encadré), ligature des trompes, hystérectomie, etc. Pourtant, les organes de la reproduction n'ont que peu de rapport avec le plaisir physique ou émotionnel des relations sexuelles (à l'exception des ovaires qui sécrètent les estrogènes). Les difficultés observées sont plus souvent d'ordre psychologique : sentiment de vieillir, réveil de souvenirs liés à une opération similaire chez sa mère, peur de complications médicales, etc. Pourtant, même après une ablation des ovaires, une femme peut retrouver une activité sexuelle normale avec l'aide d'un traitement hormonal adapté.
Des problèmes similaires apparaissent parfois après l'ablation d'un sein. Dans ce cas, l'impact de la chirurgie sur l'image de soi complique la situation. Des progrès considérables ont été accomplis en termes de reconstruction des seins, avec ou sans prothèse. Néan-

Les fibromes

Les cellules musculaires de la paroi de l'utérus peuvent parfois proliférer et former des nodules, appelés fibromes. Présents chez un quart de la population féminine de plus de 40 ans, les fibromes varient de la taille d'une groseille à celle d'un pamplemousse. Dans 80 % de cas, ils passent inaperçus et ne justifient pas de traitement. En fonction de leur taille et de leur localisation, certains fibromes peuvent provoquer des troubles : douleurs spontanées ou pendant les rapports sexuels, saignements en dehors des règles, envie d'uriner plus fréquente, etc. Les femmes qui ont eu leurs premières règles très jeunes, celles qui n'ont pas eu d'enfant, qui souffrent d'obésité ou qui ont des antécédents familiaux de fibrome, sont plus exposées. Le traitement peut être hormonal ou chirurgical. Le chirurgien peut procéder à l'ablation du fibrome ou à celle de l'utérus (hystérectomie).

moins, même après une reconstruction réussie, une aide psychologique peut, éventuellement, se révéler utile pour retrouver la confiance en ses capacités de séduction.

Comment garder une vie sexuelle épanouie ?

Après 50 ou 60 ans, et même si le corps fonctionne parfaitement, certaines personnes ont du mal à conserver une vie sexuelle satisfaisante, pour des raisons d'ordre psychologique ou relationnel. Les idées reçues sur l'âge et la sexualité ont la vie dure et peuvent empêcher certains de connaître la satisfaction sexuelle, et en particulier les femmes. En effet, si l'image de l'homme mûr sexuellement actif (avec éventuellement une partenaire beaucoup plus jeune que lui) est globalement admise, la femme mûre à la sexualité épanouie doit encore affronter de nombreux a priori négatifs.

Vivez vos désirs.
N'ayez pas honte de vivre selon vos aspirations. Les célibataires âgés ont parfois du mal à trouver des partenaires, surtout les femmes qui, du fait de leur plus grande longévité, sont plus nombreuses à vivre seules après 60 ans. Pourtant, les femmes de cet âge sont encore supposées ne pas faire le premier pas, sous peine de voir leur « réputation » remise en question. Leur propre éducation peut également les freiner dans la recherche d'un compagnon. Un éventuel travail sur soi permet de mieux se connaître et de vivre pleinement et sereinement sa sexualité.

Acceptez les changements liés à l'âge.
Apprenez à vivre avec les changements que l'âge fait subir à votre corps, à votre sexualité ainsi qu'à votre partenaire. Apprenez à contourner ces obstacles occasionnels et explorez de nouvelles formes de plaisir.

Pratiquez la sensualité.
Souvent, l'émotion ressentie durant l'activité sexuelle est un facteur plus important que la sensation physique elle-même. Prenez votre temps pour goûter à toutes les formes du plaisir charnel. Avec l'âge, les hommes ont parfois besoin de plus de préliminaires et parviennent plus tardivement à l'orgasme, ce qui s'avère être source de plaisir supplémentaire pour leur partenaire.

Préparez-vous aux changements.
Les couples dont les enfants sont partis se retrouvent soudain face à face. Ce virage n'est pas toujours facile à négocier. N'attendez pas que cette nouvelle situation se concrétise pour en parler. Prenez les devants et imaginez ensemble cette nouvelle vie en amoureux. C'est le moment de retrouver des activités communes et de cultiver la complicité afin d'éloigner la lassitude de la vie de couple.

Parlez.
Quelles que soient les difficultés que puisse connaître un couple, la meilleure attitude est d'en parler. Un ouvrage comme celui-ci peut vous aider à aborder le sujet. Nombre de personnes préfèrent éviter les sujets qui pourraient briser le consensus du non-dit. Se taire semble éloigner les conflits mais fait que ceux-ci restent larvés et peuvent, à terme, causer plus de dégâts. Parler permet de prendre conscience des sentiments de son partenaire. Vivre long-

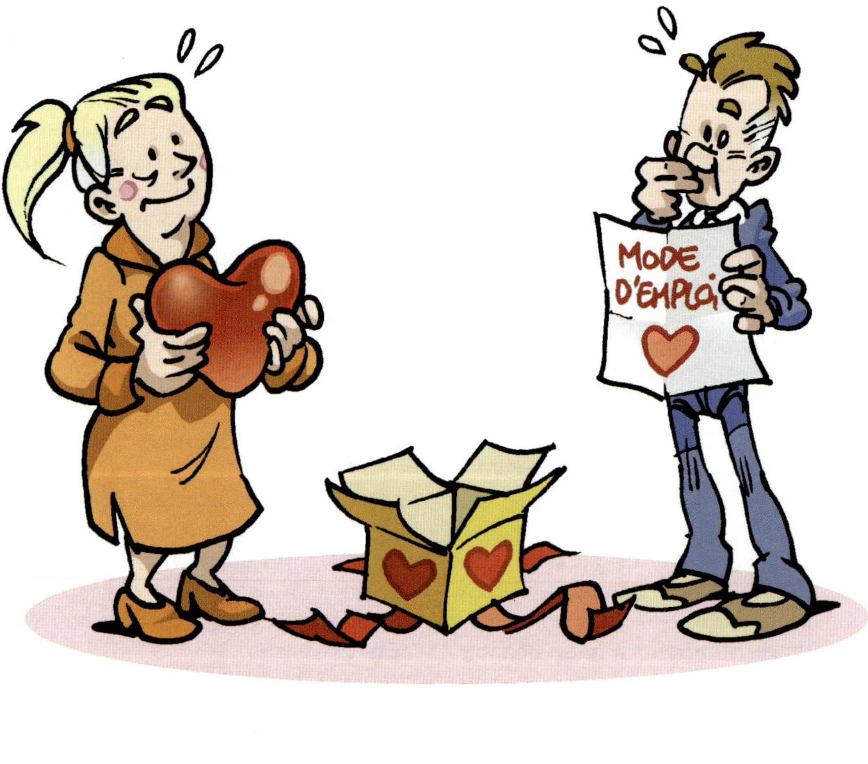

temps avec son compagnon ne signifie pas forcément tout connaître de lui. Les nouvelles situations imposées par la vie provoquent des réactions inconnues jusqu'à maintenant.

Faites-vous épauler.
L'aide d'un professionnel (psychologue, psychothérapeute ou conseiller conjugal) peut s'avérer d'un grand secours. Un tiers permet d'évoquer devant son partenaire des sujets parfois occultés. En cas de conflit avéré, un thérapeute permet également d'aborder plus calmement la situation. Enfin, si des soucis d'ordre sexuel se présentent, en parler à un intermédiaire peut apporter des solutions nouvelles ou un point de vue différent.

De plus en plus de divorces

Le nombre de couples de plus de 55 ans qui divorcent a augmenté de plus de 50 % en quelques années. Ces séparations représentent environ 10 % du nombre total de divorces chaque année en France. Dans 75 % des cas, la demande de divorce émane des épouses. Le plus souvent, c'est au moment de la retraite que ces couples se retrouvent face à face et ne parviennent plus à envisager un avenir en commun. Statistiquement, les hommes de plus de 55 ans divorcent plutôt pour une autre femme, alors que les femmes de cet âge le font parce que la vie avec leur partenaire ne leur est plus supportable.

Faites preuve d'imagination.
L'habitude et le quotidien signent parfois la mort du désir sexuel. Recherchez la diversité des situations, des positions, des lieux... Il est important de stimuler l'imaginaire de votre libido. Des gestes et des pratiques différentes peuvent être

Attention aux IST !

Être sexuellement actif après 50 ans signifie aussi rester vigilant vis-à-vis des infections sexuellement transmissibles (IST, anciennement dénommées MST pour maladies sexuellement transmissibles). Nul n'est à l'abri, en cas de relation avec un nouveau ou une nouvelle partenaire. Les gynécologues ont récemment tiré la sonnette d'alarme : ils soignent de plus en plus de jeunes retraitées veuves ou divorcées, victimes de leur première IST : herpès génital, blennorragie ou verrues vaginales, par exemple. En 2003, 18 % des personnes qui se sont découvertes atteintes du virus du sida avaient plus de 50 ans. Les préservatifs constituent la meilleure protection contre les IST ; ils devraient être systématiquement utilisés lors d'un rapport avec un nouveau partenaire, et ce pendant au moins six semaines. Ensuite, si les examens (VIH, syphilis, etc.) sont négatifs et si la liaison semble stable, les préservatifs peuvent être abandonnés. Pour les enfants de la libération sexuelle, aimer à l'heure du sida exige de nouvelles habitudes. Pour se motiver à utiliser les préservatifs, il est utile de se dire qu'un partenaire qui n'utilise pas de préservatifs est, a priori, un partenaire à risques.

intégrés dans les rituels du couple pour favoriser un maintien de l'excitation. Les fantasmes érotiques nourrissent la vie sexuelle. Que vous soyez célibataire ou en couple, n'hésitez pas à laisser votre esprit s'échapper.

Entretenez la « machine ».
L'activité physique ou le sport, en maintenant votre corps en bonne santé, joue aussi un rôle positif sur votre sexualité. En améliorant l'image que vous avez de votre corps et en vous permettant de ressentir des sensations physiques différentes, le sport augmente votre désir sexuel et lève certaines inhibitions.

Voyager sans risques

Avec l'amélioration des conditions de voyage, de nouveaux horizons s'ouvrent aux personnes de tous âges. Les personnes de plus de 50 ans, et en particulier les retraités, ont parfois des revenus et du temps qui leur permettent de voyager.

Si vous aimez les périples lointains, n'oubliez pas toutefois que vous n'avez plus 20 ans. Vous êtes plus sensible aux changements d'environnement qu'autrefois et des problèmes de santé peuvent survenir. Les incidents ou les accidents liés au voyage n'ont plus le même impact car votre corps ne récupère pas aussi facilement qu'autrefois. Soyez raisonnable dans vos buts et dans l'évaluation de vos possibilités. Préparez votre voyage en veillant à faire des étapes courtes, en choisissant la saison offrant le climat le plus agréable, et en évaluant la difficulté des excursions prévues.

Les petits soucis des voyageurs

Les personnes de plus de 50 ans ne sont pas à l'abri de petits soucis communs à tous les voyageurs : le mal des transports et le décalage horaire.

Le mal des transports

Nombreux sont ceux qui supportent mal le bateau, la voiture, l'autocar ou l'avion et réagissent aux mouvements irréguliers du moyen de transport par des nausées et des vomissements. Les personnes pratiquant des sports nautiques (voile, planche à voile, mais aussi plongée sous-marine) peuvent être victimes du mal de mer.

Le trouble commence par une sensation de malaise et un manque d'appétit. Puis surviennent des nausées, souvent accompagnées d'une transpiration abondante, de vertiges, et d'une sécrétion plus ou moins importante de salive ; des vomissements surviennent jusqu'à ce que l'estomac soit vide. Dans les cas plus graves, une fatigue intense s'installe avec apathie et hébétude.

Les causes de ce mal sont complexes. L'organe de l'équilibre dans l'oreille interne perçoit très rapidement les balancements, les roulis, les ralentissements ou les accélérations du véhicule, et transmet ces excitations au centre de l'équilibre du cerveau. De plus, les yeux et les récepteurs sensoriels des muscles et des articulations envoient leurs informations sur la position du corps dans l'espace, mais moins rapidement que l'oreille interne. Parfois, ces informations sont contradictoires : lorsqu'on lit en voiture, les yeux ne mentionnent pas de déplacement alors que l'oreille interne transmet les mouvements. Le centre de l'équilibre reçoit donc en peu de temps des messages divers qu'il ne peut traiter correctement. Le cerveau est pour ainsi dire «déconcerté» et réagit en conséquence : c'est le mal des transports.

Un peu avant le départ, il est possible de prendre un médicament antihistaminique pour prévenir le mal des transports. Attention, ces médicaments peuvent être à l'origine d'une somnolence et ne sont pas toujours compatibles avec certaines maladies ou d'autres traitements. Demandez systématiquement conseil à votre médecin, même si vous avez déjà pris ce type de médicament auparavant.

Pendant le voyage, quelques mesures peuvent vous aider à surmonter votre malaise :

– Maintenir la tête droite, sans faire de mouvements brusques pendant le voyage.

– Dans le train ou sur le bateau, s'asseoir dans le sens de la marche. Certaines personnes se sentent mal quand elles sont assises dans le sens contraire.

– Choisir une place près de la fenêtre et regarder par la fenêtre. Tant que les yeux perçoivent le déplacement, le mal se manifeste moins rapidement.

– Lorsque l'on circule en train ou en voiture, fixer du regard un point du paysage et le suivre aussi longtemps que possible. Le mal des transports survient plus facilement si on laisse le paysage défiler devant les yeux.

Le décalage horaire

Certains voyageurs supportent bien le décalage horaire. Mais, généralement, quelques jours d'adaptation sont nécessaires après avoir franchi plus de quatre fuseaux horaires. Votre organisme doit mettre son horloge biologique à l'heure de votre pays d'arrivée, en se calant sur des signes extérieurs comme la lumière du jour et l'heure des repas. Les troubles du sommeil sont fréquents et peuvent retentir sur l'humeur.

On estime en général qu'il faut une journée pour rattraper une heure de décalage horaire. Ce sera plus facile si vous voyagez vers l'ouest : votre journée s'allonge au-delà de 24 heures, et une petite sieste dans l'avion vous aidera à garder les yeux ouverts le soir. Les voyages vers l'est sont plus difficiles à supporter car vous serez en pleine forme à l'heure où tout le monde ira se coucher. Si votre séjour dure seulement quelques jours, essayez, dans la mesure du possible, de conserver vos horaires de départ.

Comment limiter les effets du décalage horaire ? Si possible, et surtout pour les voyages vers l'est, commencez à décaler vos horaires quelques jours avant le voyage : levez-vous et couchez-vous plus tôt.

Une fois dans l'avion, le mieux est d'adopter tout de suite l'heure d'arrivée : réglez votre montre et essayez de respecter les horaires des repas, de veille et de sommeil de votre destination. Pour vous y aider, utilisez un masque occultant la lumière et des boules de mousse dans les oreilles (attention, toutes les compagnies ne les fournissent pas). Évitez autant que possible d'avoir recours à l'alcool ou aux somnifères.

Si vous voyagez en Europe

Vous pouvez être dispensé totalement ou partiellement de l'avance des frais médicaux engagés sur place dans un établissement public : il suffit de demander la carte européenne d'assurance maladie. Elle remplace le formulaire E 111 et peut vous être fournie par votre caisse primaire d'Assurance maladie dans un délai de quinze jours avant votre départ (chaque membre de la famille doit demander sa carte). Elle est valable un an pour tous les types de séjour dans les pays de l'Union européenne mais aussi en Suisse, au Lichtenstein, en Norvège et en Islande. Interrogez également votre mutuelle sur les modalités de remboursement des dépenses complémentaires.

Préparer un voyage lointain

De nombreux problèmes de santé peuvent être évités en préparant soigneusement votre voyage. Aussi agréable qu'il soit, un voyage reste fatigant et nécessite certaines précautions.

Assurance et assistance

Prévoyez une assurance et une assistance sur place sans attendre. Consultez votre assurance santé complémentaire (votre mutuelle) avant de partir, pour connaître les conditions de remboursement des frais médicaux engagés sur place et savoir s'il est intéressant de souscrire une assurance spéciale en supplément.

En cas de problème sur place, une société d'assistance pourra vous renseigner par téléphone et organiser, si besoin, un rapatriement sanitaire. Les frais de santé que vous aurez payés à l'étranger pourront vous être partiellement remboursés à votre retour par l'Assurance maladie, si vous avez pris soin de rapporter un dossier avec ordonnances, factures d'honoraires et de frais médicaux. La somme qui restera à votre charge peut néanmoins être importante.

En payant vos billets de transport avec certaines cartes de crédit, vous bénéficiez automatiquement de contrats d'assurance et d'assistance. Relisez attentivement les libellés de ces contrats, en vérifiant que vous n'êtes concerné par aucune clause d'exclusion (distance, durée, état de santé avant le voyage, situations politiques, etc.). Sinon, adressez-vous à une compagnie d'assistance médicale. Vérifiez bien le plafond de garantie qui doit être important si vous vous rendez dans un pays où les frais médicaux sont élevés (Amérique du Nord, Brésil, Japon, par exemple).

Consulter avant de partir

Une consultation médicale est préférable avant le départ. Si vous suivez un traitement, vous devez prévoir vos médicaments pour la durée du séjour et un peu plus, surtout dans les pays en développement où les contrefaçons sont possibles. Emportez aussi les notices des médicaments, ainsi qu'une ordonnance de votre médecin, si possible rédigée en anglais, mentionnant votre traitement (nom des molécules, doses) et les raisons pour lesquelles il vous a été prescrit.

D'autres points sont à vérifier avec votre médecin.

Les problèmes ORL (rhume, otite, allergie respiratoire) peuvent vous gêner considérablement si vous prenez l'avion, voire vous l'interdire (en cas d'otite par exemple).

Les personnes allergiques se muniront de leurs médicaments pendant toute la durée du voyage (bronchodilatateurs en aérosol pour les asthmatiques, antihistaminiques en cas de rhinite allergique, par exemple).

Si vous devez vous prémunir contre le paludisme, signalez au médecin vos médicaments habituels pour éviter les interactions dangereuses.

Certains médicaments que vous prenez depuis des années ne font peut-être pas bon ménage avec le soleil et peuvent créer des accidents de photosensibilisation (voir p. 262). Vérifiez sur la notice de votre médicament qu'il ne présente pas ce type de risque.

Si vous avez des problèmes cardiaques ou respiratoires, ou si vous êtes fumeur, vous risquez de souffrir du mal des montagnes en arrivant en avion dans certaines villes haut perchées. Une prévention est possible, parlez-en avec votre médecin.

Si vous avez des antécédents de thrombophlébite (voir p. 169), assurez-vous auprès de votre médecin que le voyage est compatible avec votre état de santé, et appliquez les mesures de précaution qu'il vous conseillera (par exemple, le port de bas de contention).

Si vous prenez des médicaments et que votre voyage entraîne un décalage horaire, demandez conseil à votre médecin concernant les rythmes de prise à respecter.

En cas de vacances sportives

Si vous choisissez des vacances sportives (comme un trekking, par exemple), il est indispensable de mettre en place un entraînement physique quelques semaines, voire quelques mois, avant le départ. Demandez conseil à un médecin du sport qui vous donnera un programme de remise en forme compatible avec votre état de santé. Ce type de voyage est particulièrement difficile et ne peut s'improviser. Des certificats médicaux d'aptitude vous seront peut-être demandés pour pratiquer certaines activités comme la plongée.

Une visite chez le dentiste permettra de vérifier qu'aucune carie n'est susceptible de vous gâcher le voyage : la douleur en avion est pénible et mieux vaut éviter les soins sur place, pour des raisons sanitaires dans les pays en développement, et pour des raisons financières ailleurs.

Dans les jours précédant le départ

Quelques mesures simples vous faciliteront le voyage :

– **Dormez suffisamment.** Si vous voyagez vers l'est, essayez d'avancer votre heure de coucher quelques jours avant le départ, vous souffrirez moins du décalage horaire à l'arrivée.

– **Surveillez votre alimentation.** Le voyage favorise la constipation en raison de la sécheresse de l'air dans l'avion et de l'immobilité. Pour prévenir ce ralentissement du transit intestinal, mangez des fibres (fruits, légumes verts) et buvez suffisamment d'eau. Si vous prenez l'avion, évitez les aliments qui produisent des gaz intestinaux (légumes secs, chou, boissons gazeuses).

– **Débutez votre traitement contre le paludisme** la veille du départ (et même avant pour vous assurer que vous supportez bien le médicament qui vous a été prescrit, en particulier si vous prenez du Lariam). Imprégnez vos vêtements et vos moustiquaires de produits répulsifs contre les moustiques.
Si vous voyagez vers un pays où le climat est très différent de celui de départ, prévoyez d'emporter dans vos bagages de cabine des vêtements de rechange adaptés à votre destination.

Se protéger des maladies infectieuses

Les maladies les plus fréquentes ou les plus graves qui guettent le voyageur peuvent être prévenues, selon les cas, par la vaccination, par des traitements contre le paludisme, par la lutte contre les insectes ou par la consommation d'une eau saine. Pour une information actualisée, vous pouvez consulter les sites Internet du Ministère des Affaires étrangères et du Ministère de la Santé et des Affaires sociales (voir Adresses utiles).

N'oubliez pas le tétanos

Que vous voyagiez ou que vous restiez chez vous à jardiner ou bricoler, pensez à mettre à jour votre vaccination contre le tétanos. Cette maladie grave continue à faire des victimes chaque année. La vaccination doit être faite tous les 10 ans chez les adultes pour une protection efficace.

Les vaccinations

N'attendez pas le dernier moment pour vous poser la question des vaccinations, car les délais à respecter entre les injections ne sont pas toujours compressibles. Dans tous les cas, un voyage est l'occasion de remettre à jour vos vaccins (voir p. 243). Vous pouvez être confronté à la diphtérie, au tétanos, à la poliomyélite, etc. Selon votre destination et les conditions de votre séjour, vous pouvez avoir besoin de vaccinations supplémentaires, même si les pays d'accueil ne les exigent pas toujours. Aujourd'hui, les vaccinations sont généralement bien tolérées. Les seules vraies contre-indications sont un antécédent d'allergie au vaccin ou, pour les vaccins vivants atténués (comme la fièvre jaune) et le BCG, un déficit immunitaire.

Les hépatites

Il peut être opportun de vous vacciner contre l'hépatite A si vous n'êtes pas immunisé. C'est une maladie que les Européens ne rencontrent plus pendant l'enfance car les conditions d'hygiène se sont beaucoup améliorées. Si vous avez plus de 50 ans ou que vous avez vécu dans un pays en voie de développement, vous êtes peut-être immunisé : une simple prise de sang vous le dira. Sinon, une seule injection deux semaines avant le départ vous protègera pendant votre voyage. N'oubliez pas le rappel, six à douze mois plus tard, qui vous protègera pendant 10 ans. Il est

vivement conseillé aux personnes âgées ou porteuses d'une hépatite B ou C de se faire vacciner contre l'hépatite A qui, s'ils ne sont pas protégés, peut avoir de graves conséquences pour elles.
La vaccination contre l'hépatite B est recommandée en Europe aux enfants, aux professionnels de santé et aux personnes ayant des comportements à risque (toxicomanes, par exemple). Si vous séjournez longtemps ou souvent dans des pays où il est difficile d'avoir accès à une médecine de qualité, mieux vaut vous faire vacciner : deux injections à un mois d'intervalle, un rappel six mois plus tard. Un vaccin couplé hépatite A/hépatite B existe.

La diphtérie

Cette maladie a ressurgi dans certains pays, telle la Russie. En France, nous sommes en général correctement vaccinés contre cette maladie dont le vaccin est souvent couplé avec celui contre le tétanos.

La typhoïde

La vaccination contre la typhoïde est recommandée aux personnes effectuant un séjour prolongé ou dans des conditions difficiles, dans les pays où l'hygiène est précaire. Une seule injection 15 jours avant le départ protège pendant trois ans.

La fièvre jaune

La vaccination contre cette maladie est indispensable pour tout séjour dans une région intertropicale d'Afrique ou d'Amérique du Sud, même en l'absence d'obligation administrative. En raison de sa fragilité, le vaccin contre la fièvre jaune n'est pas délivré en pharmacie. L'injection unique doit être réalisée dans un centre agréé, au moins 10 jours avant le départ pour une première vaccination. Lors de rappel, la protection est quasiment immédiate. La vaccination protège pendant 10 ans.

L'encéphalite japonaise

Cette vaccination est recommandée en cas de séjour prolongé en zone rurale d'Asie de l'Est ou du Sud. Après prescription par un médecin, ce vaccin nécessite un délai de quelques semaines avant d'être disponible dans les centres de vaccinations internationales agréés. La vaccination doit débuter au minimum un mois avant le départ pour une protection dès l'arrivée : elle compte trois injections, la dernière devant être effectuée au moins 10 jours avant le départ. Un rappel sera pratiqué deux ans plus tard, si nécessaire.

Attention à l'eau de boisson

En voyage, de nombreux problèmes de santé peuvent être évités en étant attentif à ce que l'on boit. Buvez de l'eau, des sodas ou des jus de fruits vendus en bouteilles capsulées ou en canettes. Si vous devez boire de l'eau du robinet ou de source, faites-la bouillir pendant au moins cinq minutes. La microfiltration et la désinfection chimique ne sont pas actives contre tous les germes. Seule l'ébullition prolongée est efficace à 100 %.

L'encéphalite à tiques

La vaccination s'adresse aux amateurs de forêts s'ils se rendent en Europe du Nord, de l'Est ou centrale, de mai à octobre. Il faut vraiment s'y prendre à l'avance : prévoir les formalités administratives avant l'obtention du vaccin, deux injections à un mois d'intervalle et la troisième, neuf mois plus tard. Un rappel sera effectué tous les trois ans tant que le risque est important. La vaccination contre l'encéphalite à tiques ne dispense en aucun cas de la lutte contre ces insectes, capables de transmettre d'autres maladies infectieuses non prévenues par un vaccin.

La dengue

La dengue est une maladie virale transmise par un moustique qui pique plus volontiers le jour. De plus en plus de pays tropicaux sont touchés par cette maladie qui se traduit par un syndrome grippal, des éruptions cutanées et parfois des hémorragies. La prévention de cette infection repose sur l'usage de produits répulsifs vaporisés sur la peau et sur les vêtements.

Prévenir le paludisme

Les moustiques responsables de l'inoculation du paludisme sont les anophèles femelles qui piquent le soir et la nuit. Le paludisme reste le risque le plus important pour des voyageurs se rendant dans la plupart des pays tropicaux, en saison humide ou lors des semaines suivantes. Dans certaines zones, le risque est majeur toute l'année avec des souches dangereuses, parfois résistantes aux médicaments. Le paludisme est une maladie très grave, parfois mortelle, responsable d'environ un million de décès par an dans le monde entier.

La protection contre le paludisme suit trois règles d'or : une prévention médicamenteuse adaptée aux souches présentes dans le pays visité, une lutte sans merci contre les moustiques (à l'aide de produits répulsifs et de moustiquaires), et un traitement présomptif du paludisme pour toute fièvre suspecte. Le traitement préventif par des médicaments n'est pas toujours nécessaire si le séjour dure moins d'une semaine ou si vous visitez seulement des villes. Consultez votre médecin ou un centre de médecine tropicale. Si vous avez des problèmes de santé à votre retour, n'oubliez pas de signaler votre séjour en zone de paludisme.

La prise d'un traitement préventif du paludisme ne dispense pas de la protection contre les moustiques pour deux raisons :

– vous pouvez avoir la malchance de rencontrer une souche résistante et il suffit d'une seule piqûre pour être contaminé ;

– les moustiques peuvent transmettre d'autres maladies pour lesquelles aucun traitement préventif n'existe.

Voyager avec une maladie chronique

Être traité pour une maladie chronique (diabète ou troubles cardiaques, par exemple) n'empêche pas de voyager en prenant néanmoins certaines précautions. Comment bien suivre son traitement pendant le voyage ?

Les maladies cardiovasculaires

Une visite chez votre médecin est indispensable pour bien préparer votre voyage : parlez-lui de votre destination et vérifiez que les conditions climatiques ou l'altitude ne sont pas dangereuses pour vous. Il rédigera un certificat, en anglais si besoin, décrivant votre maladie et son traitement. Un contrat d'assurance-assistance est bien sûr indispensable (attention aux clauses d'exclusion). Emportez vos médicaments en double quantité, répartie dans deux bagages différents pour pallier la perte ou le vol : gardez avec vous une partie de votre traitement pendant les trajets.

Évitez les efforts inhabituels pendant le voyage ainsi que le stress et la fatigue. N'hésitez pas à utiliser un chariot ou à vous faire aider pour transporter vos bagages. Protégez-vous du soleil et de la chaleur. Si vous suivez un régime contre l'hypertension, continuez à le respecter scrupuleusement. Les traitements contre l'excès de cholestérol doivent également être poursuivis, mais un oubli passager au cours d'un voyage expose à un risque moindre que celui d'un traitement contre l'hypertension.

Certains médicaments nécessitent une attention particulière :

– si vous prenez des diurétiques, sachez qu'en cas de grosse chaleur, de fièvre ou de diarrhée, il faudra interrompre ou diminuer votre traitement pour éviter une déshydratation ;

– les personnes qui prennent des médicaments anticoagulants doivent veiller à adapter leur horaire de prise en fonction du décalage horaire, selon les conseils de leur médecin ;

– certains médicaments utilisés en cardiologie exposent au risque de photosensibilisation (réaction cutanée aux rayons du soleil, voir p. 262) ;

– certains médicaments contre les troubles cardiaques et l'hypertension peuvent se révéler dangereux en cas de diarrhée ou de vomissements : dans certains cas, une prévention de la diarrhée du voyageur peut être prescrite ;

– si vous souffrez d'angine de poitrine, vos médicaments ne doivent pas vous quitter.

Le diabète traité par l'insuline

Sauf en cas de diabète très grave et instable, le voyage n'est pas contre-indiqué, mais des précautions s'imposent. La mise à jour des vaccinations est bien sûr essentielle pour les diabétiques. Le mieux est de consulter son médecin avant le départ et de prévoir avec lui les adaptations du traitement. Il rédigera aussi un certificat, en anglais pour un voyage international, détaillant la maladie et son traitement (spécifiant éventuellement que la personne diabétique a besoin d'aiguilles et de seringues afin de passer les douanes sans encombres) ; il fournira les coordonnées d'un correspondant ou d'un centre de soins sur place.

Vérifiez que votre contrat d'assurance-assistance n'exclut pas les diabétiques, préparez soigneusement votre pharmacie de voyage et parez à une éventuelle perte de bagage en emportant le traitement complet pour le séjour, en double dans votre valise (médicaments, matériel d'injection et de contrôle de la glycémie) et dans votre bagage à main.

Il faut pouvoir faire face à un retard pendant le trajet, voire à l'absence d'un repas, et pouvoir prévenir un malaise hypoglycémique. Emportez des sucres, des fruits secs, des biscuits, etc. Certaines compagnies aériennes proposent des plateaux repas pour diabétiques, à condition d'avoir été prévenues suffisamment à l'avance. Si vous êtes traité par insuline, réduisez la dose le jour du départ pour éviter de vous retrouver en hypoglycémie si un repas était retardé ou impossible.

Pendant le trajet, faites des contrôles de glycémie plus fréquemment. Les antidiabétiques oraux (voir p. 146) seront pris comme d'habitude au moment des repas, en respectant l'intervalle entre les prises et en absorbant si besoin des glucides pour éviter les malaises hypoglycémiques. Pour les traitements par insuline, une adaptation des horaires est à prévoir avec le médecin si le décalage horaire est supérieur à deux ou trois heures. Si vous voyagez seul, prévenez le personnel de l'avion de votre diabète.

Une fois sur place, veillez à la conservation de vos produits à bonne température. Tenez compte des modifications de vos apports alimentaires en fonction de la cuisine locale : faites des contrôles de glycémie plus fréquents. Respectez les règles d'hygiène comme tout un chacun et, encore plus que d'habitude, prenez soin de votre peau et de vos pieds.

Si vous souffrez de diarrhée, soyez très vigilant : arrêtez votre traitement par voie orale tant que vous ne vous alimentez pas ; si vous êtes traité par insuline, continuez les injections en continuant à manger des produits sucrés.

Les problèmes de jambes

Que ce soit en avion, en voiture ou en train, vous risquez de voyager les jambes pliées pendant de longues heures. Quelques précautions s'imposent pour que votre circulation sanguine ne s'en ressente pas. Après un voyage un peu long, vos jambes peuvent être gonflées et lourdes. Le risque de thrombophlébite (voir p. 169) n'est pas négligeable dans les heures ou les jours qui suivent, surtout si vous avez des prédispositions : accidents identiques préalables, varices, jambe immobilisée par des douleurs d'une autre origine ou par un plâtre, traumatisme abdominal ou intervention chirurgicale récents, etc. Les premiers signes d'une thrombophlébite sont souvent discrets : légère douleur avec perte de la souplesse du mollet, voire un gonflement. Consultez au moindre doute plutôt que de passer à côté d'une thrombophlébite qui peut devenir dangereuse si elle n'est pas soignée.

Quelles précautions prendre ? Marchez pendant cinq minutes dans les couloirs quand cela est possible (train, avion), faites des pauses toutes les deux heures en voiture. En station assise, faites des mouvements circulaires et verticaux avec vos chevilles pour faire travailler les muscles des mollets. Certaines compagnies aériennes projettent un film pour inciter les voyageurs à faire ce type d'exercices. Portez des vêtements amples pour ne pas entraver la circulation sanguine et buvez suffisamment (en évitant l'alcool). La prévention la plus efficace consiste à porter des bas de contention enfilés avant le départ. Demandez à votre médecin ou à votre pharmacien de vous conseiller sur le degré de contention adapté à votre cas.

Les cures thermales et la thalassothérapie

Les cures thermales et la thalassothérapie permettent de mêler repos, détente et remise en forme.

Les cures thermales

Le thermalisme propose de traiter, à l'aide de différents soins, des maladies particulières en tirant profit des éléments contenus dans certaines eaux minérales. Ces traitements peuvent prendre différentes formes : prises d'eaux en quantités précises et selon un horaire établi, douches chaudes sur certaines parties du corps, bains avec massages pulsés, bains de boue, etc. Une cure dure en général 18 jours.

Le thermalisme a ses détracteurs. Pour certains, il n'a aucun effet avéré et il n'est qu'un soutien déguisé de l'État à une certaine forme de tourisme. Les curistes, eux, sont convaincus des bienfaits du thermalisme. Face à cette polémique, les centres de thermalisme ont décidé de se regrouper en association avec les maires des villes de cure. Ensemble, ils veulent susciter des études scientifiques pour prouver le bien-fondé de ces traitements et justifier leur prise en charge par la collectivité. Ces études sont d'autant plus nécessaires que des mesures d'économie s'imposent à tous.

Pour être remboursée par l'Assurance maladie, une cure doit être prescrite par un médecin sur une demande spéciale à envoyer à la Caisse primaire d'assurance maladie. Elle doit mentionner la station thermale choisie (qui doit être agréée) ainsi que l'orientation thérapeutique pour laquelle la cure est prescrite (voir encadré). Le patient doit par ailleurs remplir une déclaration de ressources qui lui permettra éventuellement de bénéficier du remboursement de ses frais de séjour et de déplacement ou de toucher des indemnités journalières.

Après examen du dossier, l'Assurance maladie renvoie au patient une attestation de prise en charge en deux volets (un pour les honoraires médicaux à remettre au médecin thermal, un autre pour le forfait des soins thermaux à donner à l'établissement lui-même) ou trois volets s'il y a prise en charge des frais de transport et d'hébergement (à renvoyer à la Caisse primaire d'assurance maladie au retour). Les honoraires sont remboursés à 65 % et le forfait à 70 %. Mieux vaut vérifier auprès de la mutuelle si la différence est remboursée.

Les affections prises en charge

Une cure thermale peut être prise en charge par l'Assurance maladie à condition qu'elle soit prescrite dans l'un des domaines médicaux suivants :
– affections des muqueuses de la bouche ou de la langue ;
– affections digestives ;
– affections psychosomatiques ;
– affections urinaires ;
– dermatologie ;
– gynécologie ;
– maladies cardiovasculaires ;
– neurologie ;
– maladies des veines ;
– rhumatologie ;
– maladies des voies respiratoires.

La thalassothérapie

La thalassothérapie, qui s'est beaucoup développée ces dernières années, offre peu ou prou les mêmes prestations que les cures thermales, mais fondées sur les éventuelles vertus thérapeutiques des éléments contenus dans l'eau de mer (sels minéraux, algues, acides aminés, etc.). Les indications sont toutefois limitées car elles ne concernent pas les maladies cardiovasculaires, urinaires ou digestives par exemple. Les thalassothérapies sont considérées plus globalement comme des cures de remise en forme, d'aide à l'arrêt du tabac, etc. Elles relèvent plus du plaisir que du soin médical et ne sont pas prises en charge par l'Assurance maladie.

Elles se pratiquent en cures de cinq à six jours qui associent des soins humides (bains chauds ou froids, douches, aquagym, enveloppements d'algues et de boues marines, etc.) et des soins secs (massages). Les enveloppements de boues se font dans un caisson chauffé et sont utilisés pour soulager les douleurs liées à l'arthrose. Attention à ne pas vouloir faire trop de soins dans une même journée ! La fatigue qui en résulterait nuirait aux bienfaits de la cure.

Garder l'esprit vif

Picasso, l'abbé Pierre, Jacques Cousteau, Simone Veil, autant de personnalités pour qui l'heure de la retraite n'a jamais sonné. Pourtant, la crainte de « perdre la tête » est la plus fréquente des inquiétudes qu'expriment les personnes qui avancent en âge. Ces peurs sont le fruit d'idées fausses sur la façon dont l'âge affecte notre cerveau. En fait, les facultés intellectuelles et la mémoire restent fraîches… pour peu qu'on les utilise.

Les facultés intellectuelles

Nombre d'entre nous sommes persuadés que vieillissement rime avec intelligence défaillante, incapacité à se concentrer et perte du bon sens. Des oublis ou de petites difficultés intellectuelles qui passaient autrefois inaperçus sont interprétés comme des preuves de défaillance cérébrale. La plupart de ces croyances n'ont pas de fondement réel et reposent sur des légendes populaires.

Idées reçues et faits réels

L'idée reçue la plus fréquente est que nous perdons, dès l'âge de 20 ans, des milliers de neurones (les cellules nerveuses) tous les jours. Évidemment, à 50, 60 ans ou plus, tant de cellules perdues à jamais doivent bien laisser des vides quelque part !… La réalité est tout autre : les capacités intellectuelles ne sont pas proportionnelles au nombre de cellules nerveuses, mais plutôt à la manière dont ces cellules communiquent entre elles.

Pour évaluer les facultés intellectuelles d'une personne, les chercheurs mesurent ses aptitudes cognitives, c'est-à-dire ses capacités à réagir de manière raisonnée à son environnement. Dans ce domaine-là, que disent les faits ? Le tableau ci-contre pourrait faire croire que les facultés intellectuelles diminuent avec l'âge. Ses résultats sont toutefois à nuancer. D'abord, les premières modifications n'apparaissent généralement qu'à partir de 55 ans, sauf pour les tâches complexes nouvelles (comme les jeux vidéo ou les sports très techniques, par exemple). Ensuite, les modifications observées jusqu'à 65 ans restent très limitées : les aptitudes visuo-spatiales (la capacité à lire une carte ou à s'orienter dans l'espace) diminuent, mais si on observe une moindre rapidité mentale, la différence reste minime. Après 65 ans, les changements mesurés lors des tests sont généralement compensés dans la vie courante par l'expérience et la méthode. Aujourd'hui, on considère que les capacités intellectuelles ne commencent à régresser de manière symptomatique qu'à partir de 80 ans.

Sur le plan intellectuel, le véritable danger qui guette les personnes de plus de 65 ans est ce qu'il est convenu d'appeler la paresse mentale. Elle s'installe progressivement chez des individus peu ouverts aux autres, à leur environnement, à la nouveauté et à l'effort. Peu à peu, leur intellect perd ses aptitudes à faire face à de nouvelles situations, à apprendre, à réfléchir. L'apathie intellectuelle qui en résulte n'est pas due aux changements biologiques liés à l'âge mais à l'absence de stimulation. Ce phénomène est parfaitement similaire à celui qui atteint le corps des personnes qui ne pratiquent aucune activité physique. L'esprit, comme le corps, perd ses capacités lorsqu'il n'est pas sollicité.

Ainsi, nous pouvons être acteur dans le maintien de nos facultés mentales tout comme nous le sommes dans celui de notre santé physique. De plus, la stimulation de l'esprit aide à lutter

L'évolution des capacités intellectuelles

Aptitudes	**Âge moyen auquel se manifestent les premiers signes de déclin (années)**			
	avant 55 ans	de 55 à 64 ans	de 65 à 74 ans	après 75 ans
• Domaine intellectuel				
Compréhension				●
Fluidité verbale			●	
Raisonnement arithmétique				●
Raisonnement abstrait			●	
Aptitudes visuo-spatiales		●		
• Attention				
Tâches simples			●	
Tâches complexes nouvelles	●			
Rapidité mentale		●		

(d'après J. Poitrenaud, *Psychologie quantitative*, Masson, 1995) contre l'anxiété et la dépression, deux affections qui surviennent fréquemment avec l'âge. N'attendez pas la retraite pour faire travailler vos neurones. Plus l'habitude d'exercer son esprit est prise tôt, plus elle sera facile à maintenir en vieillissant. Voici quelques conseils pour vous aider dans ce sens.

Stimulez vos neurones

À tout âge, le cerveau a besoin de stimulation constante pour rester aiguisé. Les activités qui le mettent à l'épreuve sont ses meilleurs amis. Plus votre cerveau s'active (lecture, écriture, voyages, apprentissage, etc.), plus il sera résistant aux effets de l'âge.

– **Lisez.** La lecture reste un des meilleurs stimulants intellectuels. Elle améliore les compétences en terme de langage oral et stimule la mémoire. La diversité est importante. Alternez magazines d'actualité, romans, biographies, essais, etc.

– **Calculez.** Utilisez votre cerveau plutôt que la calculatrice pour des opérations simples.

– **Écrivez.** L'écrit a un effet stimulant plus important que la parole. Écrire clarifie la pensée, améliore la logique et renforce la mémoire. Prenez le temps d'écrire une lettre ou un courrier électronique à un proche au moins une fois par semaine.

– **Faites des mots fléchés** et d'autres types de sport cérébral. Ces activités exercent les zones du cerveau impliquées dans la compréhension verbale, le vocabulaire et l'utilisation des mots.

– **Corsez un peu vos jeux préférés.** Un joueur de Scrabble peut sembler intelligent et doué parce qu'il réalise des scores impressionnants. En fait, il utilise des ficelles et des routines presque automatiques. Ce qui stimule l'esprit, c'est le changement. Pour le Scrabble, jouez par exemple en n'autorisant que les mots d'au moins cinq lettres. Si vous faites un puzzle, commencez-le par les parties les plus difficiles. Ou faites-le en le retournant de 90° (la tête en bas). Essayez de nouveaux jeux de carte.

> « Du temps où je travaillais, je ne bricolais jamais. Mais voilà, j'ai une petite retraite et j'avais envie de refaire le décor de notre salle de bains. J'ai pris mon courage à deux mains, acheté des livres et des outils et je m'y suis mis. Finalement, ce n'est pas si difficile. Maintenant, dès qu'il y a un problème à la maison, je l'étudie et j'essaie de le réparer moi-même. La plupart du temps, j'y parviens sans trop de difficulté. C'est assez amusant et je suis plutôt fier de moi. D'ailleurs, mes amis commencent à faire appel à mes services ! »
>
> *René, 67 ans*

Restez socialement actif

L'isolement est l'ennemi des capacités intellectuelles. Continuer à se confronter aux autres, à leurs points de vue, à leur culture est indispensable pour éviter de sombrer dans la paresse mentale. Veillez à maintenir un réseau de relations suffisamment dense autour de vous. Des conseils en ce sens vous sont donnés dans la première partie de ce chapitre (voir p. 78).

Ayez confiance en vos capacités

Croire en vos capacités et penser que vous pouvez réaliser les choses qui vous tiennent à cœur, est vital pour rester actif mentalement. Les personnes qui pensent « Je peux le faire. » ou « J'accepte ce défi. » sont plus susceptibles de continuer à exercer leurs facultés intellectuelles. Il existe de multiples moyens de restaurer la confiance en soi et de trouver la motivation pour garder son esprit alerte.

– **Prenez des cours.** Peu importe que ce soit de l'anglais, de la calligraphie ou de la danse. Apprendre permet de s'approprier de nouvelles compétences, d'augmenter sa confiance en soi et sa mémoire. C'est aussi un bon moyen de faire de nouvelles connaissances.

– **Soyez créatif.** De multiples activités artistiques et manuelles stimulent la créativité tout autant que la coordination des gestes : imaginer le dessin d'une tapisserie ou d'un parterre de fleurs, trouver un moyen de construire une cabane à oiseaux à partir de matériaux de récupération, dessiner ou peindre, écrire des histoires pour ses petits-enfants, les possibilités sont infinies.

– **Confrontez-vous aux plus jeunes.** Participez à des activités qui incluent des gens de tous âges : un club de randonnée, de jeu d'échecs, de collectionneurs, etc. Vous vous rendrez compte que vous avez des années d'expérience à partager, mais également que vous êtes capables de faire aussi bien, voire mieux, que des personnes plus jeunes que vous.

– **Innovez.** Faites au moins une chose nouvelle chaque semaine : visiter une exposition, assister à une conférence, manger dans un nouveau restaurant, se promener dans un quartier inconnu, etc. La monotonie détruit l'optimisme et mine la santé psychique.

La mémoire

Perd-on systématiquement la mémoire lorsqu'on vieillit ? Cette question taraude la plupart de personnes de plus de 50 ans et le moindre petit oubli prend des allures de premier signe d'une maladie d'Alzheimer… Pourtant, comme pour les facultés intellectuelles, les maladies avérées de la mémoire sont rares avant 75 ans. Les trous de mémoire que l'on observe plus fréquemment après 50 ans sont bénins et n'évoluent que rarement en maladie.

Les différents types de mémoire

On distingue deux types de mémoire : la mémoire à court terme (moins de trois minutes) qui permet de retenir temporairement une information (par exemple un numéro de téléphone avant de le noter) et la mémoire à long terme qui stocke des informations de manière plus prolongée. Il existe trois formes de mémoire à long terme.

– **La mémoire autobiographique** (ou épisodique) garde les événements de notre vie. Cette mémoire est plus efficace lorsque les faits se répètent, lorsqu'ils ont une forte charge émotionnelle ou affective et lorsqu'ils se produisent entre 20 et 30 ans.

– **La mémoire sémantique** enregistre ce que nous appelons communément les connaissances. Elle est particulièrement sollicitée pendant la scolarité.

– **La mémoire implicite** est responsable de l'acquisition de savoir-faire ou de compétences techniques, par exemple faire de la bicyclette, jouer du piano, etc.

La mémorisation à long terme exige de l'attention mais aussi une bonne utilisation du contexte. En effet, pour stocker des informations nouvelles, nous devons les associer à d'autres informations comme le lieu, la date, les choses vues, entendues ou ressenties à ce moment-là, les activités en cours, etc. Nous mémorisons par association et ce phénomène est facilité si le cerveau peut relier l'information nouvelle à d'autres informations déjà enregistrées.

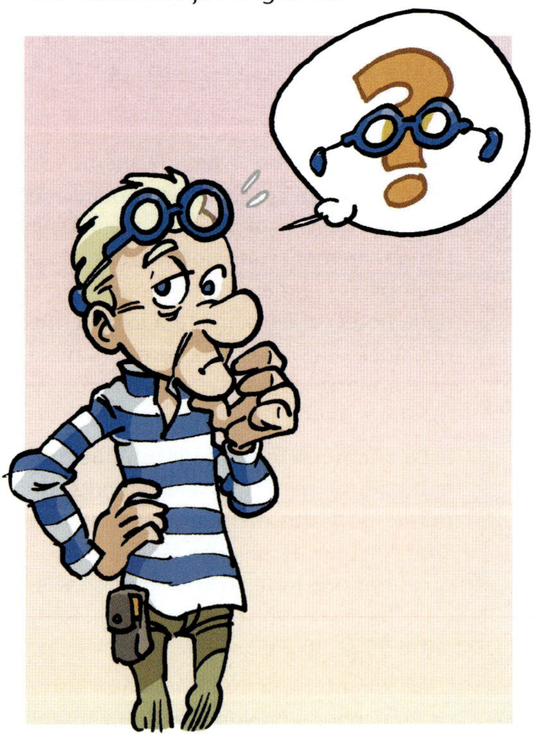

Par exemple, il est plus facile de se souvenir du nom d'un vin si on en possède déjà plusieurs en mémoire.

Les effets de l'âge sur la mémoire

L'âge affecte essentiellement la mémoire à court terme et la mémoire autobiographique. Il n'a quasiment aucun effet sur les mémoires sémantique et implicite.

L'effet de l'âge sur la mémoire à court terme se traduit par une plus grande difficulté à faire plusieurs choses en même temps. Du coup, l'esprit se concentre d'abord sur les actions jugées importantes. Rangez vos courses avec la radio allumée tout en conversant sur votre téléphone portable et, dans quelques minutes, vous ne saurez plus où est passé le jus d'orange. Votre dialogue au téléphone passait en priorité et la mémorisation n'a pas pu se faire.

L'effet de l'âge sur la mémoire autobiographique se traduit par une moins bonne acquisition des souvenirs personnels. Ceux-ci sont moins nombreux et moins précis que ceux accumulés avant 50 ans. Certains chercheurs font l'hypothèse que cet effet serait dû à une certaine saturation de la mémoire avec le temps. Nous aurions moins d'espace disponible pour enregistrer tous les détails de la situation où nous nous trouvons.

Les trous de mémoire bénins

On estime que 60 % des personnes de plus de 50 ans connaissent des trous de mémoire dits bénins (qui ne sont pas liés à une maladie de la mémoire comme la maladie d'Alzheimer). Ces oublis ne concernent pas les informations importantes et ne gênent pas vraiment la vie quotidienne. Cependant, ils inquiètent et peuvent diminuer la confiance en soi. Ils ne sont que rarement le signe annonciateur d'une maladie de la mémoire, en particulier avant 75 ans.

Ces trous de mémoire ont deux causes principales :

– une plus grande difficulté à retrouver une information stockée sans le secours d'indices aidant à se souvenir ;

– une moins bonne mémorisation due à la fois à une baisse de la concentration et à la diminution de la capacité à utiliser le contexte pour enregistrer de nouvelles informations ; ce phénomène est plus net pour des données concernant un thème peu familier car le cerveau doit créer un nouveau « dossier » sur ce thème plutôt qu'associer la nouvelle information à un dossier existant sur un thème déjà connu.

Les trous de mémoire bénins sont beaucoup plus fréquents chez les personnes anxieuses ou déprimées car leurs facultés de concentration sont diminuées par ces troubles. Pour la même raison, les personnes souffrant d'insomnies ont souvent des trous de mémoire bénins.

Comment prévenir les trous de mémoire bénins ?

Apprendre n'est pas une faculté innée. Elle se gagne avec le temps et l'expérience, tout au long de la scolarité. Une fois leurs études terminées, de nombreuses personnes n'utilisent plus leur mémoire. Comme tout talent non utilisé, celui d'apprendre se rouille.

Mais comment s'appelle-t-elle déjà ?

On vous présente une nouvelle personne. Aussitôt, vous oubliez son nom. Les noms propres font partie des informations les plus difficiles à enregistrer car il est souvent impossible de les rattacher logiquement à d'autres données mémorisées. Pour contourner cet obstacle, habituez-vous à répéter immédiatement dans votre tête les nouveaux noms propres.

Construisez cinq phrases contenant le nom de cette nouvelle connaissance. Ou créez des associations cocasses : par exemple, si on vous présente un certain Pierre, imaginez une pierre qui roule (et n'amasse pas mousse). Si vous oubliez son prénom, l'image, elle, restera avec vous.

Pour prévenir les trous de mémoire, il faut développer des stratégies destinées à compenser les effets de l'âge sur la mémoire. Pour cela, il est nécessaire de s'organiser (sans trop se compliquer la vie), d'apprendre à mieux mémoriser, de faire travailler sa mémoire et d'avoir une bonne hygiène de vie.

Organisez-vous

Quelques mesures simples peuvent être très utiles.

– **Faites une seule chose à la fois.**

– **Prenez votre temps**. Évitez de partir de chez vous en coup de vent car c'est le meilleur moyen d'oublier quelque chose.

Le stress est l'ennemi de la mémoire, quel que soit l'âge.

– **Tenez un agenda** plutôt que de noter les choses sur des morceaux de papier.

– Après un coup de téléphone, **vérifiez** systématiquement ce que vous faisiez avant.

– **Choisissez des lieux définis** pour ranger vos affaires et gardez-les.

– **Inventez des pense-bêtes originaux.** Placez, la veille au soir, un objet inhabituel au milieu de votre salon pour vous souvenir d'une tâche à accomplir le lendemain.

Apprenez à mieux mémoriser

Aidez votre cerveau à enregistrer plus facilement les nouvelles informations.

– **Répétez-vous** au moins cinq fois la donnée à retenir.

> « Depuis la retraite, je croyais perdre peu à peu la mémoire. Par exemple, lorsque j'appelais mon fils pour faire le point sur des affaires que nous avons en commun, j'oubliais toujours de mentionner la moitié de ce que voulais lui dire et j'étais obligé de le rappeler plusieurs fois de suite. Lorsque je lui ai fait part de mon inquiétude à ce sujet, il a ri et m'a dit qu'il m'avait toujours connu comme ça ! J'ai été rassuré mais depuis, avant de l'appeler, je récapitule les sujets que je dois aborder avec lui au lieu de me précipiter sur le téléphone comme je l'ai toujours fait. Je n'oublie plus rien ! »
>
> *Michel, 61 ans*

– **Utilisez le contexte.** Mémorisez, en même temps l'activité que vous êtes en train de faire, le lieu ou toute autre caractéristique de votre environnement immédiat.

– **Visualisez** ce que vous devrez faire. Par exemple, pour vous souvenir d'acheter du détergent, imaginez-vous dans le rayon correspondant en train de faire le geste de le mettre dans votre chariot.

– **Utilisez vos sens.** La mémorisation sera facilitée si vous associez à l'information à retenir des données sur ce que vous voyez, entendez, sentez à ce moment-là.

Faites travailler votre mémoire

– **N'abusez pas des listes.** L'usage de listes pour ne rien oublier est une très bonne technique tant qu'elle n'est pas trop utilisée. Devenir dépendant de listes diminue sa capacité à se concentrer et à se souvenir. Au moins une fois par semaine, forcez-vous à vous passer de liste pour vos courses, vos rendez-vous ou vos occupations de la journée.

– **Activez vos neurones.** Toutes les astuces fournies pour garder un esprit vif (voir p. 102) sont également valables en ce qui concerne votre mémoire. Plus vous stimulez votre cerveau, plus l'ensemble de ses capacités augmente.

– **Écrivez l'histoire de votre vie.** Cet exercice semble excellent pour raviver et préserver ses souvenirs.

– **Ne vous forcez pas.** Si vous faites des efforts de mémorisation dans des domaines qui ne vous plaisent pas, il y a peu de chance pour que vous vous souveniez de ce que vous avez appris.

– **Ne vous découragez pas.** Si un souvenir vous échappe, ne vous énervez pas et abandonnez. Il reviendra rapidement tout seul. N'essayez pas de comparer votre mémoire avec celle d'autres personnes de votre âge, c'est un exercice vain car la mémoire est complexe.

Il existe en France de nombreux ateliers qui proposent des activités pour exercer sa mémoire de manière ludique et en groupe. Proposés par des psychologues, des orthophonistes ou des services sociaux, ils sont organisés par les mairies, les associations locales, les hôpitaux, etc. Ces ateliers sont particulièrement utiles aux personnes isolées qui bénéficient ainsi d'une opportunité d'échanger avec d'autres.

De nombreux ouvrages offrent par ailleurs pléthore de tests, de jeux et d'exercices visant à améliorer et entretenir la mémoire. Ils sont très utiles et vous donneront de multiples clés pour vous rappeler… que vieillir ne signifie pas oublier !

Les médicaments qui nuisent à la mémoire

Certains médicaments sont susceptibles de troubler votre mémoire. Ce sont les traitements :

– des troubles du sommeil et de l'anxiété ;
– de la dépression et des troubles psychiques graves ;
– de l'incontinence urinaire ;
– de l'hypertension artérielle ;
– de l'épilepsie ;
– de la maladie de Parkinson ;
– de la famille de la cortisone.

Néanmoins, ces traitements ne doivent pas être interrompus et s'il se confirme – après avis de votre médecin – que leur responsabilité est en cause, celui-ci vous proposera une alternative thérapeutique.

Maintenez une bonne hygiène de vie

– **Faites du sport.** L'exercice physique régulier, comme la marche soutenue ou la natation, aide à éviter les trous de mémoire. L'activité physique a aussi une action apaisante et relaxante qui permet d'éliminer les facteurs de stress et de lutter contre l'anxiété et la dépression.

– **Dormez suffisamment.** Être fatigué signifie être moins capable d'attention et de concentration et donc avoir plus de difficultés à se souvenir. De plus, le sommeil permet certains processus de mémorisation.

– **Mangez équilibré.** Comme le reste du corps, le cerveau a besoin d'énergie et de vitamines. Mangez des fruits, des légumes, du poisson et variez votre alimentation.

– **Sortez.** Le maintien d'une vie sociale et les voyages aident à garder une bonne mémoire. De plus, certaines activités de loisir, comme le théâtre, le chant choral ou le bridge, font travailler les capacités de mémorisation.

Peut-on traiter les trous de mémoire ?

Les trous de mémoire bénins font partie du vieillissement normal et ne sont pas une maladie. Les substances vantées ici ou là pour leur capacité à renforcer la mémoire relèvent plus de la démarche commerciale que de la science médicale. Une bonne hygiène de vie et l'acquisition de nouvelles habitudes suffisent pour éviter que les trous de mémoire ne soient trop fréquents.

Les médicaments indiqués dans les troubles de mémoire du sujet très âgé ou des personnes atteintes de la maladie d'Alzheimer ne semblent avoir aucun effet sur les trous de mémoire bénins des personnes de moins de 75 ans. Ces médicaments sont destinés à des personnes chez qui les troubles de la mémoire sont associés à une perte générale des capacités intellectuelles.

L'anxiété et la dépression (voir p. 120) étant deux facteurs aggravants des trous de mémoire bénins, il est essentiel que ces causes soient éliminées chez les personnes qui souffrent de trous de mémoire fréquents. En cas de diagnostic positif, un traitement adapté aura pour effet de rétablir une bonne capacité de mémorisation.

Comment identifie-t-on une maladie avérée de la mémoire ?

Si vous craignez que vos trous de mémoire ne soient un signe avant-coureur d'une maladie plus grave, il peut être utile de consulter votre médecin. Celui-ci vous interrogera, vous examinera, vous fera passer des tests et, si nécessaire, vous adressera à un centre spécialisé pour des tests plus approfondis. Ces tests, qui durent une à deux heures, sont menés par des neurologues (hospitaliers ou exerçant en cabinet privé), des psychologues ou des orthophonistes dans des centres dédiés à ce type de problème (voir Adresses utiles). Ils permettent de dépister des troubles graves de la mémoire jusqu'à 10 ans avant que ceux-ci n'aient un impact réel sur la vie du patient. S'ils sont pratiqués à l'hôpital ou par un orthophoniste, ces tests sont remboursés par l'Assurance maladie. Administrés par un neurologue libéral, ils ne sont pas remboursés (sauf, éventuellement, par une assurance santé complémentaire) et coûtent entre 150 et 200 €.

Bien dormir

Le sommeil est fondamental pour notre équilibre : ne pas dormir suffisamment peut avoir des répercussions négatives sur la qualité de vie, mais aussi la santé physique et psychique. Les différents stades de sommeil jouent un rôle essentiel dans notre santé physique et psychologique, dans le processus de mémorisation et probablement dans le maintien d'un système immunitaire efficace.

Qu'est-ce que le sommeil ?

Nos nuits sont ponctuées de cycles dont la durée varie entre 30 et 90 minutes, durant lesquels se succèdent le sommeil lent profond et le sommeil paradoxal. Ces cycles se répètent quatre à six fois au cours d'une nuit.

Le sommeil léger, juste après l'endormissement, fait rapidement place, chez les bons dormeurs, au sommeil lent profond : la fréquence cardiaque et la pression artérielle diminuent ; la respiration, d'abord irrégulière, ralentit. Ces phases de sommeil lent profond, qui correspondent à environ la moitié d'une nuit complète, constituent le sommeil réparateur.

Pendant le sommeil paradoxal, au contraire, la fréquence cardiaque et la pression artérielle sont instables ; il n'y a plus de tonus musculaire, mais on peut observer des secousses des membres et des contractions des muscles des extrémités. C'est pendant ces phases de sommeil paradoxal que nous rêvons : l'activité cérébrale est alors très intense. La durée des phases de sommeil paradoxal augmente au cours de la nuit, alors que celle des phases de sommeil lent profond se réduit.

Qu'est-ce que « bien dormir » ?

La durée de sommeil nécessaire pour récupérer varie d'une personne à l'autre : elle est déterminée par les gènes, comme la couleur des yeux ou celle des cheveux. Un adulte dort en moyenne 7 à 10 heures par nuit. Chacun peut évaluer le nombre d'heures de sommeil dont il a besoin pour être en forme. Pour certains, cinq heures suffisent, alors que d'autres se sentent fatigués s'ils n'ont pas dormi 10 heures. Plus que la quantité, c'est la qualité du sommeil qui importe. Il existe des petits dormeurs satisfaits et de gros dormeurs insatisfaits.

Des études ont été faites sur le lien qui peut exister entre la durée du sommeil et la longévité. Il semblerait que trop ou trop peu de sommeil nuise à l'espérance de vie. En effet, les personnes qui dorment 6 à 8 heures par nuit auraient tendance à vivre plus longtemps que celles qui ne passent que quelques heures au lit ou, au contraire, dépassent les 10 heures de sommeil. Des études complémentaires sont néanmoins nécessaires pour confirmer et comprendre ces résultats.

Comment le sommeil évolue-t-il avec l'âge ?

La qualité du sommeil, ainsi que les horaires d'endormissement et de réveil, évoluent avec l'âge : plus une personne vieillit, plus elle a tendance à s'endormir et à se réveiller tôt, avec des réveils plus fréquents. Environ trois quarts des gens à la retraite se couchent avant 23 heures et un quart avant 22 heures. De la même manière, les trois-quarts d'entre eux se lèvent avant 7 heures. On estime que le nombre de réveils au cours de la nuit passe d'environ cinq par nuit à l'âge de cinq ans à une trentaine à 50 ans. Ce phénomène est dû au fait que la proportion de sommeil lent profond diminue : de 45 minutes par cycle environ à la fin de l'adolescence, il passe à seulement quelques minutes au-delà de 60 ans. Le dormeur devient plus souvent réceptif à son environnement et il se réveille plus facilement. Ces changements dans

Test d'évaluation des troubles du sommeil

Si vous souffrez de somnolence dans la journée, cela peut être dû à des troubles du sommeil dont vous n'avez pas forcément conscience. Mieux vaut alors consulter. Ce test vous permet d'évaluer votre tendance à vous assoupir dans des situations de la vie quotidienne. Pour répondre, choisissez le chiffre le plus approprié pour chaque situation de la liste :

0 = situation ne présentant aucun risque de somnoler ou de s'endormir

1 = faible risque

2 = risque moyen

3 = risque élevé.

Situation :

– Assis en train de lire.

– Assis en parlant avec quelqu'un.

– Assis au calme après un déjeuner sans alcool.

– Assis, inactif dans un lieu public (cinéma, théâtre, réunion).

– En regardant la télévision.

– Comme passager d'une voiture (ou de transport en commun) roulant sans arrêt depuis une heure.

– Dans une voiture immobilisée depuis quelques minutes.

– Allongé l'après-midi.

Si vous avez un résultat de 10 points ou plus, consultez un médecin, vous souffrez peut-être de troubles du sommeil.

la façon de dormir peuvent faire croire que l'on dort moins bien. S'ils n'ont pas d'impact négatif sur la vie quotidienne, ce ne sont toutefois pas de véritables troubles du sommeil.

Il ne faut pas hésiter à consulter en cas d'insomnie régulière (plus de trois fois par semaine et depuis plus de trois semaines), lorsque l'on se réveille fatigué tous les matins, ou lorsque l'on est somnolent dans la journée. En fait, si l'on constate un changement durable dans le rythme ou les habitudes de sommeil, il est souhaitable d'en parler à son médecin.

Dans les années précédant la ménopause, et pendant celle-ci, des troubles du sommeil sont parfois observés. Ces insomnies sont liées à des bouffées de chaleur nocturnes et à une tendance à l'anxiété liée aux changements hormonaux de cette période. L'effet des traitements hormonaux substitutifs (voir p. 216) sur ces troubles du sommeil reste encore à confirmer.

Est-il normal de mal dormir de temps en temps ?

Nous sommes tous sujets à des insomnies passagères, qui durent quelques jours. Un bon sommeil est souvent lié au respect d'un rituel. Si un événement inhabituel intervient (changement de lieu, bruit ambiant différent, voyage avec décalage horaire), notre sommeil est modifié. Des préoccupations transitoires (rendez-vous important, stress ou émotion positive) nous empêchent aussi de nous endormir tranquillement, ou provoquent des réveils en pleine nuit.

En général, après plusieurs mauvaises nuits, le besoin de dormir reprend le dessus et le rythme normal de sommeil se rétablit pour permettre à l'organisme de récupérer.

Une hygiène de vie et des conseils simples favorisent un bon sommeil, ou permettent de le retrouver.

– Ne pas prendre de boissons stimulantes après 16 heures (café, thé, sodas à base de caféine).

– Éviter l'alcool le soir : il désorganise le sommeil et provoque des réveils nocturnes.

– Manger léger au dîner (peu de matières grasses).

– Garder sa chambre à une bonne température (ni trop chaud ni trop froid : entre 18 et 20° C).

– Choisir un lit relativement ferme, adapté à la taille et au poids du dormeur (et de son conjoint).

– Pratiquer dans la journée une activité sportive qui facilitera l'endormissement. Attention, il est préférable d'éviter de pratiquer un sport après 20 heures, car cela risque de rendre plus difficile l'endormissement.

– Éviter le surmenage et le stress.

– Se préparer au sommeil (lecture, musique, bain, petits rituels du soir, etc.).

– Se coucher tous les soirs à peu près à la même heure.

– Ne pas lutter contre les signes que l'organisme nous envoie lorsqu'il est temps d'aller au lit (bâillements, paupières lourdes).

Quels sont les différents troubles du sommeil ?

Les différentes formes d'insomnie sont les troubles les plus fréquemment rencontrés, mais il existe aussi d'autres types de troubles du sommeil.

L'insomnie

C'est, bien sûr, le trouble du sommeil le plus connu et le plus répandu. Un

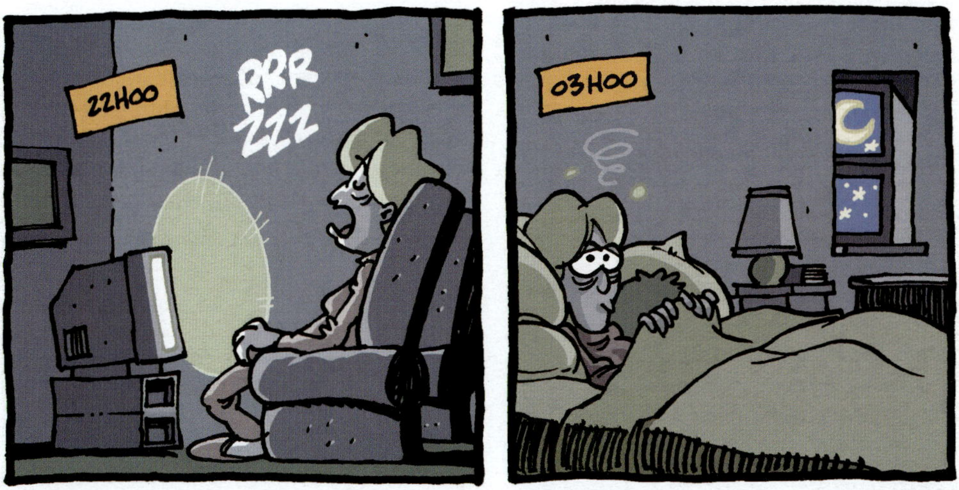

Français sur trois déclare souffrir d'insomnie. Mais seuls ceux qui ressentent les conséquences du manque de sommeil (fatigue, difficultés de concentration, irritabilité, troubles de la mémoire, etc.) en souffrent réellement. Celui qui est en pleine forme le lendemain de courtes nuits est probablement un petit dormeur qui s'ignore. L'insomnie chronique touche près de 20 % de la population française. Elle est sévère dans 6 à 9 % des cas.

Il convient de différencier plusieurs types d'insomnie :

L'insomnie d'endormissement : c'est la plus fréquente. La personne se couche à une heure habituelle et, trois heures plus tard, n'a toujours pas trouvé le sommeil.

L'insomnie de milieu de nuit : la personne se réveille dans la nuit, une ou plusieurs fois, et rencontre des difficultés pour se rendormir.

L'insomnie du petit matin : la personne s'endort sans problème, mais se réveille vers quatre ou cinq heures du matin, sans qu'il lui soit possible de se rendormir.

L'insomnie totale : ce type d'insomnie est beaucoup plus rare. La personne reste éveillée toute la nuit.

Comment soutenir une personne qui dort mal ?

La vie de couple peut être sérieusement perturbée si l'un des conjoints a des troubles du sommeil. En fait, bien avant d'en arriver à une situation insupportable où les troubles de l'un empêchent l'autre de dormir à son tour, le rôle du conjoint est tout à fait fondamental.

Il doit tout d'abord inciter son partenaire à consulter et à parler de ses difficultés. Il peut apporter une aide précieuse au diagnostic lors de la première consultation, car il est le seul à pouvoir repérer certains signes : jambes sans repos, ronflements, apnées. Il peut également mettre en relation l'apparition de l'insomnie avec d'autres changements qu'il a pu noter chez son conjoint (tristesse, nervosité, désintérêt) et ainsi orienter le médecin vers une suspicion de dépression.

Une personne qui dort mal est souvent anxieuse, ses insomnies ne faisant qu'amplifier ses angoisses. De plus, si ses troubles perturbent le sommeil de son conjoint, elle peut en ressentir de la culpabilité. Celui-ci doit essayer de rassurer son partenaire insomniaque. Le couple peut aussi choisir de faire chambre à part pendant un temps jusqu'à ce que les troubles du sommeil aient disparu.

L'hypersomnie

C'est le contraire de l'insomnie. Les personnes souffrant d'hypersomnie dorment bien la nuit, mais leur réveil est difficile. De plus, elles ont en permanence envie de dormir le jour ; elles font donc de longues siestes, qui ne les reposent pas pour autant.

La narcolepsie

Ce trouble chronique du sommeil se caractérise par des accès d'assoupissement survenant brutalement au cours de la journée, éventuellement accompagnés d'attaques de cataplexie (une perte brusque du tonus musculaire), ou d'une envie de dormir toute la journée. Cette maladie est traitée par un médicament particulier, le Modiodal, dont la prescription est réservée aux services hospitaliers spécialisés et aux centres du sommeil.

L'apnée du sommeil

L'apnée du sommeil est un problème physiologique qui perturbe le sommeil et peut être dangereux. Il touche 3 à 4 % de la population française et, en particulier, les personnes en surpoids ou obèses. Au cours de la nuit, à certains moments, le dormeur cesse de respirer. Ces arrêts répétés de la respiration ne durent en général que quelques secondes, mais ils entraînent une baisse d'oxygénation du cerveau. Le cœur travaille donc anormalement pour essayer de mobiliser toutes les réserves en oxygène. Le dormeur se réveille souvent fatigué le matin.

Le syndrome des jambes sans repos

Pendant le sommeil, les jambes du dormeur font des mouvements incontrôlés : le pied se redresse, la jambe se plie brutalement. Ces mouvements sont très gênants pour le conjoint. Le phénomène se reproduit par épisodes qui durent de 5 à 20 minutes, avec des mouvements toutes les 30 secondes environ. Le syndrome des jambes sans repos entraîne souvent des microréveils de quelques secondes. Le matin, le dormeur se sent donc fatigué et a l'impression que son sommeil n'était pas réparateur. Ce syndrome serait lié à un facteur génétique. Il bénéficie d'un traitement efficace.

Quelles sont les causes des troubles du sommeil ?

L'anxiété et le stress sont les premières causes d'un mauvais sommeil, ainsi que les facteurs liés à l'environnement (bruit, déménagement, etc.). Parfois, d'autres problèmes peuvent provoquer des troubles du sommeil : ronflement, apnées du sommeil, douleurs, mauvaise literie.
Si la grande majorité des insomnies sont liées à des problèmes psychologiques relativement bénins, les troubles du sommeil peuvent être liés à la ménopause (voir p. 214) ou être le signal d'une maladie physique : diabète, hyperthyroïdie, maladie infectieuse, problèmes cardiovasculaires, troubles neurologiques, arthrose, etc. Dans ce cas, l'insomnie est accompagnée d'autres symptômes qui orientent le diagnostic. Enfin, l'insomnie peut aussi être l'un des signes d'une autre maladie psychique : l'insomnie de milieu et de fin de nuit, ainsi que l'hypersomnie, sont ainsi caractéristiques des dépressions.

Quels sont les traitements des troubles du sommeil ?

Lorsque le trouble du sommeil est identifié et que l'hypothèse d'une maladie associée a été écartée, le premier traitement consiste à retrouver une bonne hygiène de vie et des conditions d'endormissement optimales. Agir sur la cause sera le premier traitement. Une aide psychothérapeutique peut parfois être bénéfique, en particulier contre les insomnies anciennes (qui durent depuis plusieurs mois ou plusieurs années).

Les médicaments du sommeil (les hypnotiques, appelés couramment somnifères) peuvent apporter une aide dans de multiples cas, mais il ne faut jamais les prendre sans avis médical. Différents types de produits facilitent le sommeil, et chaque trouble du sommeil est particulier : le traitement dépendra du type de trouble observé, de sa durée, de sa cause, du contexte. Seul un médecin peut prescrire le traitement qui convient, en tenant compte des symptômes, mais aussi de l'âge, de l'état de santé, du mode de vie, etc.

Comment soigner soi-même des troubles passagers du sommeil ?

Les recettes de grand-mère ont parfois du bon : une boisson chaude (tisane, lait) ou un bain tiède ont une action relaxante. Les tisanes de plantes aux vertus sédatives peuvent également aider à lutter contre l'insomnie passagère : tilleul, camomille, valériane, par exemple. L'aubépine est réputée réguler le rythme cardiaque, calmer les palpitations et favoriser l'endormissement des personnes nerveuses. La passiflore, qui agirait contre l'anxiété, pourrait permettre d'éviter les réveils trop matinaux. De nombreuses préparations à base de plantes, d'oligo-éléments ou homéopathiques sont également disponibles en pharmacie. Certains de ces produits ne sont pas anodins et peuvent présenter des risques d'interactions avec des traitements médicamenteux. Il est donc judicieux de demander conseil à votre pharmacien ou à votre médecin avant de les consommer.

Quels sont les différents types de médicaments ?

Les hypnotiques regroupent tous les médicaments qui facilitent le sommeil. Ils aident à entrer dans le sommeil, et peuvent également contribuer à son maintien, lorsque leur durée d'action dans l'organisme est suffisamment longue.

Les benzodiazépines et apparentés

Les somnifères les plus prescrits aujourd'hui font partie de la classe des benzodiazépines. On les divise en plusieurs familles, selon leur durée d'action. Les hypnotiques à durée d'action courte seront prescrits pour les insomnies de début de nuit, ceux qui ont une durée d'action longue seront réservés aux insomnies de milieu ou de fin de nuit.
Ces médicaments sont efficaces mais doivent être utilisés en respectant certaines règles strictes. En effet, pris sur de trop longues périodes, ils provoquent une accoutumance (besoin d'augmenter les doses pour maintenir leur effet), voire une dépendance. Un traitement par des benzodiazépines débute progressivement pour pouvoir identifier la dose efficace la plus faible. Les personnes âgées sont souvent sensibles à des doses plus faibles que les plus jeunes. Il est important de respecter la dose prescrite par le médecin : pas d'augmentation de dose sans en parler d'abord avec lui !
Les benzodiazépines doivent être prises juste avant de se coucher. Elles agissent environ 20 minutes après la prise, et il

est important d'être au lit à ce moment-là pour ne pas risquer de tomber ni de présenter des troubles du comportement (en particulier avec Stilnox, Imovane, Zolpidem et Zopiclone Génériques).

Les barbituriques

Un seul médicament de cette famille existe aujourd'hui dans le traitement des insomnies (Butobarbital Dipharma). Pourtant, les barbituriques ne devraient plus être prescrits dans les troubles du sommeil, car le risque d'accoutumance et les effets nocifs de ces médicaments sont importants. De plus, les interactions des barbituriques avec d'autres médicaments sont nombreuses : ils diminuent l'effet des anticoagulants et des anti-épileptiques, par exemple.

Les antihistaminiques

Ces médicaments, habituellement utilisés pour traiter les allergies, ont des propriétés sédatives. Ils sont parfois prescrits pour des troubles du sommeil. Ils n'entraînent pas d'accoutumance, mais peuvent avoir d'autres effets secondaires (somnolence dans la journée, prise de poids). Ils peuvent aussi parfois provoquer l'effet inverse de celui recherché, à savoir excitation et insomnie. Certains antihistaminiques sont contre-indiqués en cas de troubles de la prostate ou de glaucome (hypertension de l'œil).

La durée d'action des somnifères

On peut classer les hypnotiques selon leur durée d'action. Les hypnotiques à courte durée d'action sont prescrits pour les insomnies de début de nuit ou contre les insomnies occasionnelles (durant deux ou trois jours, par exemple en cas de décalage horaire). Ceux qui ont une durée d'action moyenne sont utiles en cas d'insomnies de milieu de nuit, ou en cas d'insomnies à court terme (d'une durée d'une à trois semaines, souvent en lien avec des problèmes familiaux ou professionnels). Enfin, les hypnotiques à durée d'action prolongée sont prescrits pour les insomnies de fin de nuit ou chroniques. Néanmoins, chaque personne possède une sensibilité particulière et la durée d'action d'un hypnotique peut varier d'un patient à l'autre. Il faut prendre en compte également la rapidité d'effet, qui correspond au temps mis par le médicament à passer dans le sang. Certains médicaments font ainsi effet plus vite que d'autres.

Les réactions paradoxales

Certaines personnes réagissent mal aux benzodiazépines. Au lieu de s'assoupir, elles deviennent énervées, agitées, agressives. D'autres ont des crises de larmes, une confusion. Ces signes disparaissent sans laisser de traces, mais les personnes concernées doivent informer leur médecin de cet effet paradoxal et cesser de prendre le médicament responsable de ces réactions.

Les somnifères ont-ils des effets indésirables ?

Les risques de dépendance existent avec les benzodiazépines, mais il ne faut pas pour autant avoir peur de prendre ce type de médicament si le médecin juge qu'ils sont nécessaires. La prescription

Ce qu'il faut faire quand on prend un somnifère

– Ne pas boire d'alcool : l'alcool peut amplifier la somnolence, ou au contraire provoquer une insomnie. De plus, si l'on est sous traitement somnifère, l'absorption, même modérée, d'alcool, peut entraîner une ivresse rapide et favoriser des troubles du comportement.

– Ne pas associer un médicament somnifère à un autre produit du même type ou à un tranquillisant : les risques de baisse de la vigilance et de dépendance se cumulent.

– Ne pas conduire, surtout en début de traitement : un médicament pris le soir continue à agir le lendemain, même si l'on ne s'en aperçoit pas ; cela peut entraîner une baisse des réflexes, dangereuse pour la conduite automobile, mais aussi pour l'utilisation de certains outils dangereux, en particulier avec les produits qui sont éliminés lentement.

– Ne pas modifier soi-même l'horaire de prise, le dosage ou la durée du traitement. Seule exception : ne prenez pas votre traitement le soir si vous devez faire quelque chose au milieu de la nuit.

– Ne pas se lever brusquement pendant la nuit pour éviter les chutes.

– Ne pas laisser ses médicaments à la portée des enfants.

sera réévaluée par celui-ci après deux ou trois semaines. Le manque de sommeil peut avoir des conséquences plus néfastes que la prise d'un somnifère, et la dépendance ne s'installe pas si le traitement est correctement suivi.

Des troubles de la mémoire peuvent apparaître, mais ils disparaissent généralement à l'arrêt du traitement. En revanche, les personnes âgées doivent être plus vigilantes, car la prise de somnifères peut provoquer des chutes de tension, des troubles de l'équilibre et des épisodes de désorientation. D'où l'importance de ne jamais céder à la tentation de l'automédication.

Peut-on devenir dépendant des somnifères ?

Une prise régulière sur une longue période induit des risques importants d'accoutumance : le produit perd alors de son efficacité et les doses doivent être augmentées pour obtenir le même effet. De plus, si la personne traitée n'a pas son médicament, elle aura beaucoup de difficultés à trouver le sommeil : elle est devenue dépendante. Pour cette raison, un traitement somnifère ne devrait pas être pris sur une période de plus d'un mois. En effet, au bout de 20 jours, le pourcentage de sommeil réparateur (celui qui repose vraiment) diminue, et le risque d'accoutumance augmente. Il vaut mieux commencer à prendre un traitement pendant quelques jours, puis revoir son médecin pour évaluer l'effet du traitement et adapter les doses.

Bien arrêter un traitement somnifère

Les motivations essentielles pour arrêter sont le retentissement des somnifères sur la santé psychique, leurs effets négatifs sur la mémoire et l'obligation de consulter le médecin régulièrement pour faire renouveler l'ordonnance.

Lorsque le traitement de l'insomnie a été court, ou lorsque l'insomnie était due à un événement précis (par exemple un deuil), l'arrêt du traitement se fait en général naturellement et sans précautions particulières. En revanche, si un traitement somnifère a été pris trop longtemps ou si vous avez eu des troubles persistants, l'arrêt risque d'être plus délicat. Il faut en parler à votre médecin qui vous proposera plusieurs stratégies.

En général, le traitement somnifère est arrêté progressivement. La diminution doit être graduelle pour éviter la réapparition des troubles du sommeil. Elle se fait en général par paliers. Par exemple : un comprimé par jour pendant une semaine, trois-quarts de comprimé par jour la semaine suivante, un demi-comprimé par jour la troisième semaine, et ainsi de suite. Certains patients préfèrent néanmoins un sevrage brutal et c'est en dialoguant avec votre médecin que vous identifierez les modalités qui vous conviendront le mieux.

Il est préférable d'attendre de se trouver dans de bonnes conditions pour arrêter son traitement : mieux vaut le faire lorsqu'on a moins de stress, d'anxiété, de pression dans le travail ou de souci dans sa vie personnelle.

Il est important de savoir que certains signes peuvent apparaître lorsqu'on diminue ou que l'on arrête son traitement somnifère : nervosité, difficultés à s'endormir, tremblements, problèmes de concentration, fatigue. Dans la mesure du possible, il faut persister, car ses signes disparaissent en quelques jours. Dans certains cas particulièrement difficiles, le médecin pourra prescrire, de façon transitoire, un traitement destiné à mieux passer ce cap.

Si votre insomnie dure depuis des années et si vous avez essayé diverses méthodes de sevrage sans succès, il ne faut pas vous décourager. Parlez-en à votre médecin qui vous orientera éventuellement vers un centre spécialisé dans les insomnies chroniques et résistantes aux traitements.

Garder le moral

Après 50 ans, le risque d'être touché par un événement grave augmente : maladie, deuil, accident, etc. Ces traumatismes psychologiques sont en général plus difficiles à surmonter qu'à 20 ou 30 ans car notre capacité d'adaptation diminue avec l'âge. Pourtant, avec un peu de préparation ainsi que le soutien de son entourage et de professionnels de la santé, on peut, comme à tout âge, surmonter ces épreuves. Cependant, ces événements graves entraînent parfois l'apparition de troubles psychiques qui peuvent s'installer insidieusement et nuire fortement à la qualité de vie. Il convient de savoir comment les dépister pour bénéficier d'une prise en charge médicale le plus rapidement possible.

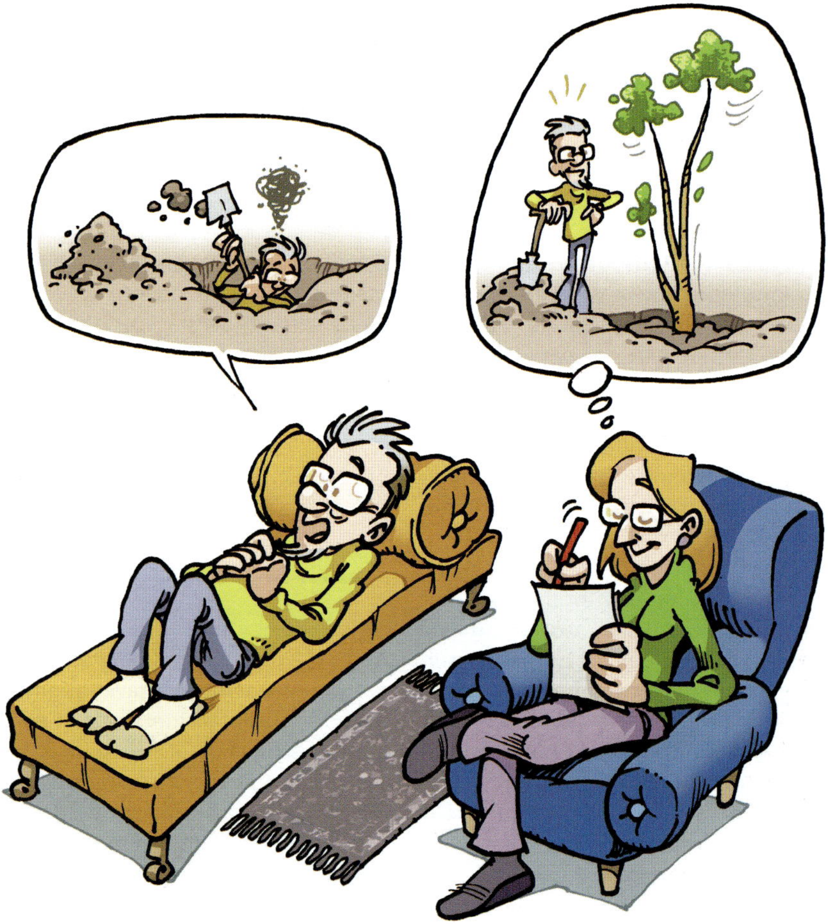

Anticiper les difficultés

Avec l'âge, l'imprévu désarçonne. Il est plus difficile de faire face à des événements survenant à l'improviste. On met plus de temps à analyser la situation et à trouver une solution pour s'y adapter. Même les changements programmés s'avèrent être source de plus grandes perturbations : ils génèrent davantage de stress, d'angoisse et de difficultés qu'autrefois. Si cette évolution est inévitable, elle n'en est pas pour autant une fatalité contre laquelle il est impossible d'agir.

Un seul mot résume la stratégie à adopter : la préparation. Anticiper les situations difficiles que vous pourriez vivre vous permettra d'y faire face sereinement :

– **Visualisez l'avenir.** Pensez aux situations que vous vivrez dans quelques mois ou quelques années. Envisagez tous les scénarios avec leurs bons et leurs mauvais côtés. Cela vous permettra de peindre un tableau des besoins que vous pourriez avoir à ce moment-là.

– **Préparez le terrain.** Selon les nécessités auxquelles vous aurez à faire face, prendre des mesures dès aujourd'hui vous évitera de devoir tout gérer en situation de crise. En ayant plus de temps, vous commettrez moins d'erreurs et vous trouverez de meilleures solutions. D'un point de vue économique, prévoir à l'avance des besoins ultérieurs peut vous empêcher de faire face à des difficultés financières importantes.

– **Faites vous aider.** Il existe toutes sortes de professionnels dont le métier consiste à aider les personnes en situation de crise : médecins, assistantes sociales, professionnels de la santé psychique, personnel des associations, etc. Familiarisez-vous avec les structures qui existent dans votre commune.

Comprendre le deuil

Plus on vieillit, plus on est confronté à la mort des proches et donc au deuil. Pourtant, le deuil ne concerne pas seulement la perte d'un être cher. Vieillir s'accompagne immanquablement de nombreuses pertes : perte de sa jeunesse, du sentiment de pouvoir changer sa vie, de son appartenance au monde du travail, de sa force physique, de sa beauté, etc. Tout sentiment de perte s'accompagne d'un sentiment de deuil qui fait partie de la façon dont notre esprit s'adapte au changement.

Sous le terme de travail de deuil, on regroupe les étapes psychologiques par lesquelles passe un individu pour se défaire peu à peu des attaches qui le liaient à un état ou à une personne. Il n'est pas toujours évident de se rendre compte que l'on fait le deuil de quelque chose. Connaître ces étapes permet de mettre un nom sur des changements de comportement ou d'humeur et d'éclairer ce qui se passe au plus profond de soi. Ces étapes sont présentes quelle que soit la perte, mais leur intensité varie : la perte d'un travail est bien sûr sans commune mesure avec la perte d'un conjoint, mais les mêmes étapes se succèdent néanmoins.

– **La sidération :** c'est le choc qui suit l'annonce. La personne ne ressent rien, elle est comme frappée de stupeur. Ainsi, lorsqu'on apprend le diagnostic d'une maladie grave, on n'entend plus ce que le médecin dit. Pour cette raison, il est souvent nécessaire de le revoir pour se faire expliquer les choses à nouveau.

– **La révolte :** la personne refuse d'accepter la réalité de l'événement, elle cherche à projeter sa colère sur des personnes ou des événements extérieurs, voire sur elle-même avec un fort sentiment de culpabilité.

– **La dépression :** le sentiment de tristesse s'abat sur la personne et neutralise toutes ses capacités. Elle reste prostrée, incapable de s'intéresser au monde autour d'elle, elle ressasse ses souvenirs et ses regrets.

– **La négociation :** la personne essaie d'échanger le retour de l'état perdu contre un sacrifice ou un engagement de sa part (par exemple, «Si je guéris de ce cancer, je ne m'énerverais plus pour un oui ou pour un non.») ou en recherchant un traitement coûteux qui pourrait la guérir. Cet état fait la fortune des charlatans.

– **Le détachement :** peu à peu, la personne commence à prendre de la distance avec ce qu'elle a perdu. Elle en parle avec plus d'objectivité et moins de passion.

– **L'acceptation :** le détachement est suffisant pour que la personne considère désormais cette perte comme un événement de sa vie, parmi d'autres. Cette étape libère ses capacités à se reconstruire.

Ces étapes ne se succèdent pas dans un ordre pré-établi et elles reviennent régulièrement pendant des semaines, des mois, voire des années. Leur intensité diminue progressivement avec le temps. Une personne qui semble avoir fini par accepter la perte d'un être cher peut connaître un retour des phases de dépression ou de colère, en particulier à l'occasion d'une autre perte, même minime. Par exemple, la perte d'un bijou peut réactiver le deuil de la personne qui vous l'avait offert.

Il ne faut pas hésiter à se faire aider pour vivre et absorber la douleur d'un deuil. Comprendre ses émotions face à un sentiment de perte ne dispense pas des étapes à franchir mais permet de les supporter avec plus de calme.

Dépister l'anxiété

À un degré raisonnable, l'inquiétude et l'anxiété sont des sentiments normaux et utiles. Ils constituent un système d'alerte face à une situation donnée, permettant de mobiliser les ressources de l'individu pour réagir promptement. L'anxiété devient pathologique lorsqu'elle persiste malgré la disparition de la situation qui l'a provoquée ou lorsque le système d'alerte se met constamment en marche sans raison apparente. Ses symptômes perturbent la vie quotidienne : on parle alors de troubles anxieux. Ces troubles s'expriment de très nombreuses manières selon l'histoire familiale et personnelle du patient, son hérédité, son imaginaire ou les causes de ses premiers épisodes d'anxiété. Les changements hormonaux de la ménopause et leurs symptômes peuvent être à l'origine de manifestations d'anxiété.

L'anxiété peut être diffuse, persistante, irrationnelle et concerner la plupart des situations de la vie quotidienne : on parle alors d'anxiété généralisée. Cette angoisse impossible à contrôler est source de souffrance et empêche tout plaisir.

L'anxiété peut également se fixer sur une ou plusieurs situations très précises dont la survenue va provoquer des symptômes intenses : ce sont les troubles phobiques. La phobie devient grave lorsqu'elle oblige la personne concernée à restreindre ses activités.

Parfois, l'anxiété se concentre de manière intense sur une période très courte, quelques minutes à peine. Sans signe annonciateur, elle surgit violemment et provoque des symptômes qui peuvent simuler une crise aiguë de maladie cardiaque, pulmonaire ou neurologique : c'est l'attaque de panique ou crise d'angoisse.

Quelle que soit leur nature, les manifestations de l'anxiété sont souvent similaires. Aux symptômes psychologiques (angoisse, peur, difficultés à se concentrer, irritabilité, distraction) s'ajoutent des symptômes physiques parfois éprouvants : palpitations cardiaques, tension musculaire, sensation d'étouffement, sueurs, bouffées de chaleur, frissons, sensation de boule dans la gorge ou dans l'estomac, insomnies, etc. Ces symptômes physiques n'évoquent pas toujours de manière très évidente l'anxiété, et les patients redoutent d'être atteints d'une autre maladie.

Dans certains cas, l'anxiété ne provoque pas ce type de symptômes mais entraîne la mise en place d'une action répétitive destinée à la soulager temporairement : ce sont les troubles obsessionnels compulsifs (TOC). Le rituel adopté se répète de plus en plus souvent et finit par gêner la vie sociale et professionnelle du patient qui vit son anxiété dans le secret et la honte.

Les personnes souffrant de troubles anxieux doivent consulter rapidement un médecin. Les médecins disposent aujourd'hui d'une grande variété de traitements adaptés aux différentes formes de troubles anxieux et à la sensibilité individuelle des patients. Ces traitements seront d'autant plus efficaces que la maladie est prise en charge tôt, dès les premiers symptômes.

La spasmophilie est-elle liée à l'anxiété ?

La spasmophilie est une trop grande sensibilité émotionnelle qui se manifeste par une crise subite, regroupant un ensemble de symptômes très variés : paupières et muscles du visage qui tressaillent, sensation de vertiges et évanouissements, fourmillements, perte de la sensibilité dans les mains, paralysie des doigts, sensation d'étouffer, palpitations, par exemple. Pour les psychiatres, la spasmophilie est une manifestation des troubles anxieux.

Contrairement aux idées reçues, les anomalies du métabolisme du calcium et du magnésium ne sont pas en cause. Ces crises seraient dues aux effets d'une respiration trop rapide lors d'épisodes anxieux. Il est possible de faire disparaître les symptômes en respirant lentement dans un sac en plastique placé autour de la bouche et du nez (sans jamais mettre la tête à l'intérieur du sac) afin d'enrichir l'air inspiré en dioxyde de carbone. Le meilleur moyen d'arrêter la crise reste cependant de se calmer, en essayant de se détendre. Lorsque l'anxiété diminue, la respiration ralentit et les symptômes disparaissent.

Dépister la dépression

Perte d'un être cher, problèmes professionnels, soucis financiers, déception amoureuse, conflits familiaux, etc. Tous ces événements font hélas partie, à un moment ou à un autre, de notre

Coup de cafard ou début de dépression ?

Dans le doute, mieux vaut consulter votre médecin. Un dialogue avec celui-ci permettra de mettre des mots sur ses difficultés, ce qui suffit parfois pour prendre du recul et se sentir mieux. D'autre part, seul un médecin est à même de faire la différence entre un coup de blues et une dépression. En effet, si cette maladie est complexe, ses symptômes sont relativement bien connus.

Mais attention : même si les symptômes observés ne correspondent pas aux symptômes les plus courants, il convient de rester vigilant. Si un cafard passager devient permanent et incompatible avec la vie quotidienne, cela peut être le signe d'une dépression qui s'installe. Il ne faut donc pas hésiter à revoir un médecin si l'état psychologique ne s'améliore pas, ou si des troubles physiques apparaissent (mal au ventre, au dos, migraines, etc.) : ils peuvent être les symptômes d'une dépression masquée.

quotidien. Notre psychisme, mais aussi notre corps, réagissent à ces situations. Nous nous sentons tristes, fatigués, sans énergie, ou alors énervés, tendus. Souvent, nous décrivons cet état comme un « coup de déprime ». Il peut aussi arriver de broyer du noir sans raison particulière, sans qu'aucun changement ne soit intervenu. C'est parfois le signe d'une insatisfaction vis-à-vis de notre mode de vie.

Ces manifestations, que même les plus optimistes connaissent, sont tout à fait normales. Elles sont caractérisées par les médecins comme des troubles d'adaptation, des états dépressifs mineurs non caractérisés, qui ne doivent pas être confondus avec la maladie dépressive et ne justifient pas un traitement antidépresseur.

Aussi curieux que cela puisse paraître, ces moments de déprime ont une fonction d'adaptation. Nous interagissons de façon permanente avec notre environnement. Confronté à une perturbation de cet environnement, l'organisme réagit, permettant à l'individu d'adapter

Les symptômes de la dépression		
Modification de l'humeur	Troubles de la pensée	Manifestations physiques
– Cafard. – Tristesse permanente pendant au moins deux semaines. – Envie incontrôlable et fréquente de pleurer. – Irritabilité. – Perte totale d'intérêt pour les activités ordinairement agréables.	– Difficultés de concentration. – Pertes de mémoire. – Baisse de l'estime de soi. – Sentiment de culpabilité. – Anxiété ou inquiétude excessive. – Incapacité à prendre des décisions. – Pensées morbides qui reviennent souvent.	– Agitation ou ralentissement des gestes du quotidien. – Perte d'énergie. – Fatigue. – Sommeil perturbé (insomnie ou envie de dormir excessive). – Perte ou augmentation de l'appétit. – Amaigrissement ou prise de poids.

son comportement et ses pensées aux contraintes du monde qui l'entoure. Dans d'autres cas, ces manifestations peuvent amener à s'interroger sur sa vie, à redéfinir ses priorités pour trouver du sens à son existence, et parfois à prendre des décisions, à provoquer un changement (déménagement, virage professionnel, séparation, etc.).

Les symptômes de la dépression

Contrairement à la déprime passagère, la dépression est un état de profonde détresse qui dure. Elle se caractérise par une modification importante de l'humeur (tristesse permanente), une perte de motivation, une souffrance parfois insupportable et un ralentissement des gestes de la vie courante. Toutes les activités

Êtes-vous dépressif ?

Ce test, appelé MINI (Mini International Neuropsychiatric Interview) permet d'évaluer si vous êtes dans une phase dépressive. Si c'est le cas, consultez un médecin sans attendre.

Au cours du dernier mois, avez-vous eu une période, d'une durée d'au moins deux semaines, pendant laquelle :
– Vous vous êtes senti triste, cafardeux, déprimé, la plupart du temps au cours de la journée, et ce, presque tous les jours ?
– Vous aviez presque tout le temps le sentiment de n'avoir goût à rien, d'avoir perdu l'intérêt ou le plaisir pour les choses qui vous plaisent habituellement ?

Si vous avez répondu «non» à ces deux questions, vous ne traversez sûrement pas une phase dépressive. En revanche, si vous avez répondu «oui» à une de ces deux questions, répondez aux questions suivantes par oui ou par non :
– Votre appétit a-t-il notablement changé, avez-vous pris ou perdu du poids sans en avoir l'intention ?
– Aviez-vous des troubles du sommeil (endormissement difficile, réveil au milieu de la nuit ou très tôt le matin, difficulté à se lever) presque toutes les nuits ?
– Parliez-vous ou vous déplaciez-vous plus lentement que l'habitude, ou, au contraire, vous sentiez-vous agité et aviez-vous du mal à rester en place ?
– Vous sentiez-vous presque tout le temps fatigué, sans énergie ?
– Manquiez-vous de confiance en vous-même, ou vous sentiez-vous sans valeur, voire inférieur aux autres ?
– Vous êtes-vous fait des reproches, ou vous êtes-vous senti coupable ?
– Aviez-vous du mal à vous concentrer, ou à prendre des décisions ?

– Avez-vous eu à plusieurs reprises des idées noires, comme penser qu'il vaudrait mieux que vous soyez mort, ou avez-vous pensé à vous faire du mal ?

• Si le nombre de "oui" (y compris les questions 1 et 2) est supérieur ou égal à trois, il est possible que vous traversiez une phase dépressive. Parlez-en à votre médecin.

• Si le nombre total de "oui" (y compris les questions 1 et 2) est inférieur à trois, il est peu probable que vous traversiez une phase dépressive actuellement.

Les femmes plus fragiles vis-à-vis de la dépression ?

Hommes et femmes ne sont pas égaux devant la dépression. La maladie touche en moyenne un homme sur dix et une femme sur cinq. La raison en est peut-être que les dépressions féminines sont mieux dépistées, car les femmes exprimeraient davantage leurs émotions et demanderaient de l'aide plus facilement que les hommes.

D'autres hypothèses sont avancées pour analyser cet écart. Les hormones sexuelles pourraient jouer un rôle, ce qui expliquerait la plus grande fréquence de la dépression féminine durant certaines périodes de fluctuations hormonales : accouchement et ménopause.

deviennent pesantes ; ce que l'on aimait faire auparavant ne présente plus aucun intérêt. La personne malade a un sentiment d'inutilité et d'impuissance, avec des idées morbides voire suicidaires.

La dépression perturbe le fonctionnement de l'organisme (sommeil, alimentation, concentration, sexualité). Elle a des répercussions sur la vie sociale, familiale et professionnelle. La dépression peut aussi prendre des formes masquées : les troubles psychiques sont alors très discrets, mais sont en quelque sorte remplacés par des symptômes physiques (migraines, douleurs du dos, du ventre, etc.).

Certains changements peuvent alerter l'entourage : la personne n'a plus envie de pratiquer des activités qui lui plaisaient avant, ne fait plus de projets, est d'humeur instable, peut faire preuve d'une agressivité inhabituelle, ou a des difficultés à se concentrer. Elle dort moins ou au contraire beaucoup plus, mange très peu ou grignote sans arrêt, est constamment fatiguée. Elle prononce des phrases négatives : « Je suis dans une impasse. », « Je n'y arriverai jamais. », « J'ai tout raté dans ma vie. », « Je porte la poisse. », « Je rends les autres malheureux. » Si ce discours revient sans cesse, il faut absolument inciter cette personne à consulter.

Qui peut être touché par la dépression ?

Personne n'est à l'abri de la dépression. On peut avoir apparemment tout pour être heureux et souffrir d'une dépression sévère. Le mode de vie a une influence : la solitude affective (veuvage, divorce, séparation) constitue un facteur de risque, surtout pour les hommes, de même qu'un environnement professionnel générateur de stress (licenciement, chômage, pression dans le travail, surmenage). D'autre part, certains moments de la vie, comme la survenue d'une maladie grave, fragilisent l'individu et le rendent plus vulnérable à la dépression.

La dépression chez les personnes de plus de 70 ans est souvent sous-estimée. Une idée répandue voudrait qu'avec l'âge il devienne normal d'être triste, fatigué, abattu. Pourtant, la dépression chez les personnes âgées est assez fréquente, pouvant s'exprimer par une agressivité, une irritabilité, des insomnies ou encore par des symptômes qui peuvent être confondus avec des signes de défaillance mentale : pertes de mémoire ou confusion. Si la dépression est diagnostiquée, ces manifestations disparaissent avec le traitement.

Le traitement de la dépression

La dépression se soigne en jouant sur deux registres complémentaires : les médicaments antidépresseurs et la psychothérapie.

Face à une dépression légère (ayant peu d'impact sur la vie quotidienne), le médecin recommande plutôt un soutien psychothérapeutique.

Si l'épisode dépressif est plus gênant (dépression modérée), il prescrit un antidépresseur, et éventuellement une psychothérapie si le patient connaît des difficultés dans sa vie sociale.

Une dépression sévère est traitée par des antidépresseurs, un soutien psychothérapeutique et éventuellement des médicaments neuroleptiques si la personne présente des troubles associés (hallucinations, idées délirantes).

Parfois, comme pour d'autres pathologies, le médecin traitant est amené à demander l'avis d'un spécialiste, en l'occurrence un psychiatre. Consulter un psychiatre ne signifie pas avoir sombré dans la folie. Cet avis lui permet de confirmer son diagnostic et de proposer à son patient le traitement le mieux adapté à sa situation.

Ne prenez pas de médicaments psychotropes (antidépresseurs, anxiolytiques ou somnifères) sans avis médical et ne partagez jamais la prescription d'un ami !

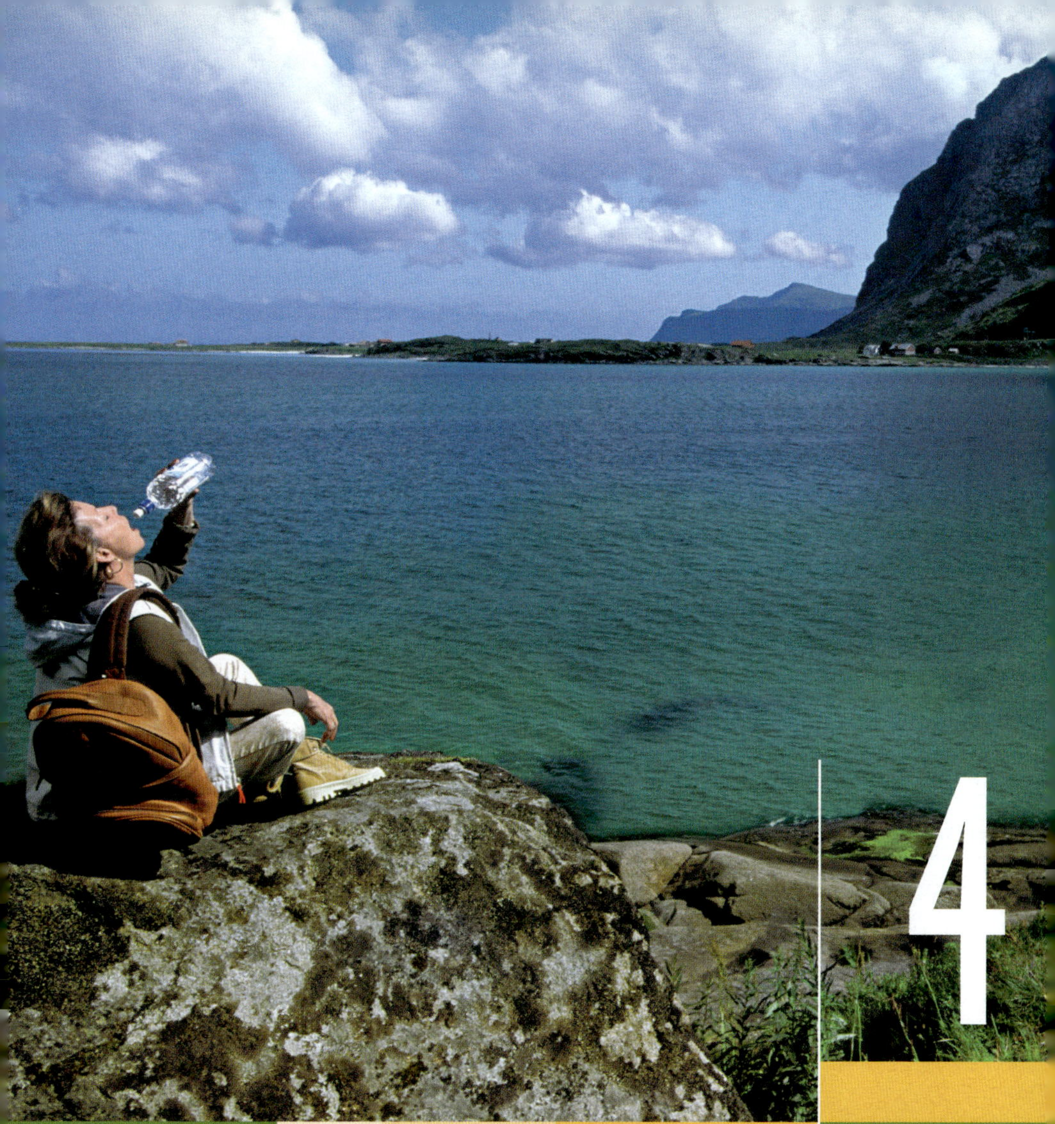

4

Surveiller sa santé

Introduction

L'approche de la cinquantaine ne signifie pas systématiquement l'apparition des problèmes de santé. Néanmoins, pour certains, les transformations du corps se font sentir et la fréquence de certaines maladies augmente.
Heureusement, il est possible d'agir pour prévenir certaines maladies liées à l'âge. Adopter une alimentation équilibrée, maintenir un niveau suffisant d'activité physique et ne pas fumer restent les piliers de la prévention. Se faire suivre régulièrement par son médecin et effectuer les dépistages recommandés permet également de rester en bonne santé plus longtemps.
La prévention est souvent ressentie comme une succession d'obligations. Pourtant, acquérir des habitudes de vie plus saines ne signifie pas forcément adopter un mode de vie monastique. Une alimentation moins salée, moins grasse et plus riche en fruits et légumes conserve toutes ses qualités gastronomiques. Maintenir une activité physique ne signifie pas forcément pratiquer un sport de haut niveau : une journée de jardinage, une marche, une balade en vélo ou une soirée dansante constituent autant d'occasions de faire travailler son corps.
Abordez le sujet de la prévention des maladies liées à l'âge avec votre médecin traitant. Il saura vous donner des conseils adaptés à votre état de santé et à vos objectifs, et vous donnera les outils pour prendre votre santé en mains… tout en profitant des plaisirs de la vie.

Comment surveiller sa santé ?

Avec quelle fréquence dois-je vérifier ma tension et mon cholestérol ? Quand dois-je faire une mammographie ? Dois-je me faire vacciner contre la grippe ? Autant de questions que vous pouvez vous poser si vous souhaitez rester en bonne santé.

Dans le domaine de la santé publique, la prévention des maladies repose sur deux types d'intervention :

– **la prévention primaire** qui concerne l'ensemble de la population et vise à modifier les comportements susceptibles de provoquer ces maladies (fumer,

Les conditions du dépistage généralisé

L'Organisation mondiale de la santé (OMS) a défini les critères préalables à la mise en œuvre d'une campagne de dépistage généralisé.

– La maladie doit représenter un problème de santé publique majeur : elle doit survenir fréquemment dans la population et provoquer de graves problèmes de santé.

– Le déroulement et l'évolution de la maladie doivent être bien identifiés. On peut alors déterminer à quel âge ou à quelle fréquence le test de dépistage devra être effectué pour espérer un maximum d'efficacité.

– Le diagnostic doit pouvoir être fait précocement, c'est-à-dire suffisamment tôt dans l'évolution de la maladie pour qu'un traitement efficace soit possible.

– L'existence d'un traitement efficace doit être avérée. Il n'y aurait en effet aucun bénéfice à dépister une maladie contre laquelle on ne connaît aucun traitement.

– Le test de dépistage doit être suffisamment sensible (pour ne pas passer à côté de la maladie), spécifique (pour éviter de pratiquer des examens complémentaires sur des personnes faussement diagnostiquées comme atteintes par la maladie) et doit prédire la maladie avec suffisamment de certitude.

– Les moyens adéquats pour le dépistage et le traitement doivent être faciles à mettre en place.

– La fréquence des tests doit pouvoir être déterminée de manière optimale. Si les tests sont trop fréquents, le dépistage sera inutilement coûteux. En revanche, s'ils sont trop éloignés, la maladie peut s'être déclarée entre-temps.

– Les risques du dépistage doivent être acceptables. Si un test provoque des problèmes physiques ou psychologiques, il risque d'entraîner plus de mal que de bien.

– Le coût économique du programme doit être compensé par les avantages attendus : le dépistage doit coûter moins cher à la collectivité que les traitements au long cours des personnes concernées par la maladie.

manger trop gras, boire de l'alcool, etc.) ;

– **le dépistage** qui vise à repérer les signes précoces d'une maladie chez certaines personnes (ou certains groupes de personnes) plus exposées. Le dépistage peut être mené à l'échelle d'un pays ou consister en un programme individuel et personnalisé. Il permet de prévenir les complications d'une maladie lorsque les conseils de prévention primaire n'ont pas suffi à empêcher sa survenue (ou lorsqu'il n'existe pas de mesures de prévention primaire).

Les différentes formes de dépistage

■ Le dépistage généralisé

Le dépistage généralisé (ou universel, ou « de masse ») consiste à rechercher systématiquement certaines maladies dans l'ensemble de la population. Il est mis en place par les pouvoirs publics lorsque les bénéfices que l'on peut en attendre apportent un réel avantage en matière de santé publique et sont nettement supérieurs aux inconvénients éventuels. Aujourd'hui, par exemple, le cancer du sein est systématiquement dépisté par mammographie (examen radiographique des seins) chez les femmes de plus de 50 ans.

■ Le dépistage individuel

Le dépistage individuel consiste en un programme d'interventions visant à suivre une personne d'une manière spécifique. Contrairement au précédent, ce plan de dépistage ne suit pas un protocole général déterminé à l'avance. Les examens prescrits et leur fréquence sont définis au cas par cas par le médecin en fonction des caractéristiques de son patient (sexe, âge, antécédents familiaux et personnels, facteurs de risque, etc.). C'est le cas, par exemple, des examens qui sont faits régulièrement pour dépister l'hypertension artérielle ou un excès de cholestérol.

Pour vous maintenir en bonne santé, votre médecin est partie prenante des campagnes de dépistage généralisé qu'il complète, si nécessaire, par des actions de dépistage individuel. Parce qu'il connaît bien votre histoire personnelle et familiale, il est le mieux placé pour adapter les recommandations officielles à votre cas. Dans le cadre du dépistage du cancer du côlon (voir p. 235) par exemple, il pourra, selon vos antécédents familiaux, recommander une coloscopie plutôt qu'une recherche de sang dans les selles. Pour cette raison et pour beaucoup d'autres, il est important de développer une bonne relation avec un médecin traitant, fondée sur une confiance mutuelle.

Choisir son médecin

Il est important d'avoir un médecin en qui vous avez confiance. Les nouvelles règles de l'Assurance maladie, en application depuis le 1er juillet 2005, encouragent la fidélisation à un médecin traitant unique. Ce médecin joue plusieurs rôles : il vous aide à prévenir les problèmes de santé, soigne ceux qui surviennent et vous guide dans le dédale du système de soins. Si l'intervention d'un médecin spécialiste est nécessaire, votre médecin traitant coordonne les examens, vous explique leurs résultats et vous conseille dans les choix thérapeutiques possibles. Le médecin traitant est le plus souvent et naturellement un médecin généraliste. Sa pratique de la médecine générale lui permet d'avoir une vision globale de la santé de ses patients.

Préparer sa consultation

Pour faciliter le travail de votre médecin et être sûr d'aborder les problèmes qui vous tracassent, mieux vaut préparer votre consultation. Cette préparation varie selon les cas : s'agit-il d'un nouveau problème de santé ou d'une visite de contrôle ?

Qui s'occupe de quoi ?

La proctologie, qu'est-ce que ça soigne ? Voici une liste des termes que vous pouvez trouver sur la plaque ou l'ordonnance d'un médecin spécialiste.

Spécialités	Soins
• Algologie	Douleur
• Andrologie	Maladies masculines
• Angiologie	Maladies des vaisseaux sanguins
• Cardiologie	Maladies du cœur
• Dermatologie	Maladies de la peau
• Endocrinologie	Maladies hormonales
• Gastro-entérologie	Maladies digestives
• Gériatrie	Maladies du grand âge
• Gynécologie	Santé féminine
• Hématologie	Maladies du sang
• Hépatologie	Maladies du foie
• Néphrologie	Maladies des reins
• Neurologie	Maladies du système nerveux
• Oncologie (ou Cancérologie)	Cancers
• Ophtalmologie	Maladies des yeux
• Orthopédie	Maladies du squelette
• Oto-rhino-laryngologie (ORL)	Maladies du nez, de la gorge et des oreilles
• Podologie	Maladies des pieds
• Pneumologie	Maladies des poumons
• Proctologie	Maladies de l'anus et du rectum
• Psychiatrie	Maladies du psychisme
• Rhumatologie	Maladies des articulations
• Urologie	Maladies des voies urinaires

Pour un nouveau problème de santé

– Avant votre rendez-vous, notez l'ensemble de vos symptômes, ainsi que les facteurs qui les aggravent ou ceux qui les soulagent. N'hésitez pas à sortir votre liste de votre sac ou de votre poche : les médecins ont l'habitude.
– Depuis combien de temps ressentez-vous ces symptômes ? Suspectez-vous une cause ? Avez-vous fait ou pris quelque chose d'inhabituel ?
– Quelqu'un dans votre famille a-t-il déjà eu le même type de symptômes ?
– Quels traitements prenez-vous en ce moment ? N'oubliez pas de noter les traitements habituels (traitement hormonal de la ménopause, traitement contre le cholestérol ou l'hypertension, etc.), les traitements occasionnels (contre la douleur, la constipation, etc.), ceux prescrits par un autre médecin (gynécologue, ophtalmologiste, par exemple), et même les traitements homéopathiques ou à base de plantes.
– Avez-vous tenté de prendre un traitement pour vous soulager ? Quel en a été le résultat ?

Pour une visite de contrôle

– Notez les questions que vous vouliez poser à votre médecin lors de la

Pendant la consultation

Il peut être utile de préparer une série de points à aborder systématiquement pendant la consultation.

• En cas d'examens complémentaires

– Quelles informations ces examens vont-ils apporter ?
– Comment se déroulent-ils ? Sont-ils désagréables ?
– Comment dois-je m'y préparer (jeûne, transport, etc.) ?
– Sont-ils remboursés ?

• En cas de prescription de médicaments

– Quelle est leur fonction ?
– Quand dois-je les prendre ?
– Quand puis-je m'attendre à une amélioration de mes symptômes ?
– Que faire si cette amélioration ne se fait pas sentir ? Quand dois-je vous le faire savoir ?
– À quels effets indésirables dois-je m'attendre ? Que faire s'ils surviennent ?
– Ces médicaments sont-ils disponibles sous forme de génériques ?
– Sont-ils remboursés ?
– Présentent-ils des interactions avec certains aliments ou d'autres médicaments ?

• En cas d'intervention chirurgicale

– Dois-je subir cette opération tout de suite ? Si oui, pourquoi ?
– Cette opération peut-elle être pratiquée dans la journée ou dois-je être hospitalisé ? Pour combien de temps ?
– Pratiquez-vous souvent cette intervention ?
– Quels sont les risques de cette opération ?
– Quelle est sa fréquence de réussite ?
– Est-elle remboursée ?

précédente consultation et qui ne vous sont venues à l'esprit qu'une fois sorti de son cabinet.
– Décrivez l'évolution de vos symptômes jour après jour et l'apparition éventuelle d'autres symptômes (qui pourraient être des effets indésirables de votre traitement).
– Notez vos questions au fur et à mesure qu'elles vous viennent à l'esprit.

Établir un plan de prévention et de dépistage

Lorsque vous avez choisi votre médecin traitant, vous pouvez préparer avec lui le suivi médical qui convient à votre cas particulier. Après 50 ans, si vous êtes en parfaite santé, une visite de routine tous les trois ans est largement suffisante. Pour les femmes, un examen gynécologique est recommandé tous les ans. Sinon, la fréquence sera adaptée à chacun. Par exemple, une presbytie (voir p. 206) vous amènera à consulter un ophtalmologiste tous les ans. Au-delà de 70 ans, la visite chez votre médecin doit devenir annuelle.
Lors de ces visites de contrôle, le médecin procède méthodiquement.

– **Il vous interroge** pour mieux connaître vos antécédents médicaux et familiaux, ainsi que vos habitudes de vie : tabac, alimentation, activité physique, problèmes dentaires, vaccinations, traitements en cours, etc.

– **Il vous examine :** mesure de la tension, du poids, de la taille, de l'acuité visuelle et de l'audition. Il examine vos seins, votre peau, vos articulations, ausculte votre cœur et vos poumons, etc.

– **Il prescrit des examens.** Le médecin peut compléter son examen clinique en prescrivant des examens complémentaires : prise de sang, analyse d'urines, frottis vaginal, mammographie, etc.
Lorsqu'il estime avoir une appréciation suffisante de votre état de santé et de vos facteurs de risque, le médecin peut vous établir un « carnet de prévention et de dépistage». Il s'agit d'une sorte de programme de santé personnalisé qui récapitule les mesures à prendre pour rester en bonne santé : conseils d'hygiène de vie, examens complémentaires à faire régulièrement, visites chez des médecins spécialistes, vaccinations, etc.

Comprendre une analyse de sang

Après 50 ans, votre médecin est susceptible de vous prescrire des analyses de sang dans le cadre d'un bilan de santé. Il n'est pas toujours aisé de savoir ce qu'elles dépistent ni ce qu'elles signifient. Attention, les valeurs moyennes « normales » données par les laboratoires d'analyse ne sont que des valeurs de référence en fonction de la technique de mesure utilisée. Si les valeurs indiquées sur vos analyses sont légèrement supérieures ou inférieures à ces valeurs indicatives, cela ne signifie pas forcément que vous souffriez d'un problème de santé. Seul votre médecin peut, à la lumière de ce qu'il a pu observer par ailleurs, décider si une valeur diffé-

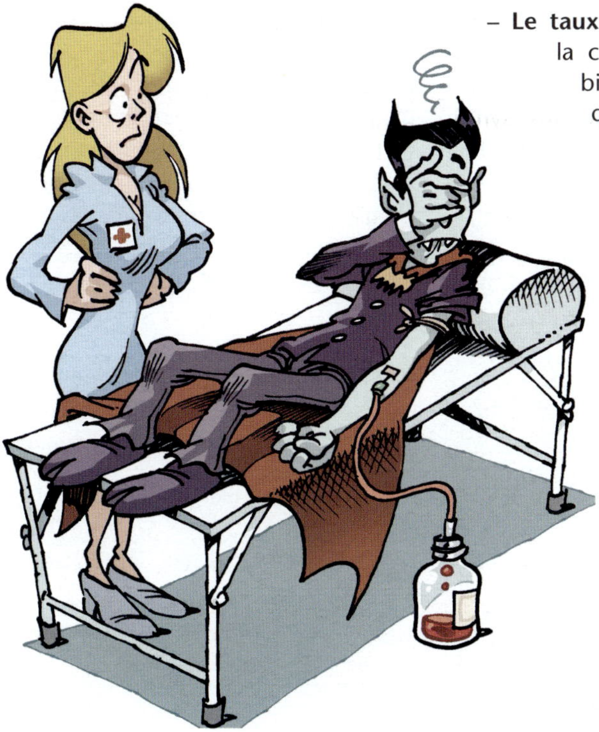

rente de la moyenne doit être prise en compte.

■ La numération

La numération, encore appelée formule sanguine ou NFS ou hémogramme, permet de dénombrer les différents éléments du sang : les globules rouges (hématies), les globules blancs (leucocytes), et les plaquettes. Des paramètres associés sont également mesurés.

Les hématies

Également appelées globules rouges, elles transportent l'oxygène dans le sang. Le nombre d'hématies est complété par d'autres données.

– **Le taux d'hémoglobine** mesure la concentration d'hémoglobine, le pigment rouge qui fixe l'oxygène, dans les hématies. L'anémie est une baisse du taux d'hémoglobine accompagnée d'une baisse du nombre d'hématies.

– **L'hématocrite** est le pourcentage du volume sanguin qui est occupé par les hématies. Il diminue lors d'anémie et augmente lors de déshydratation.

– **Le VGM** est le volume moyen d'une hématie. Il se modifie lors de certaines maladies, en particulier celles de la moelle osseuse, mais aussi lors de carence en vitamines ou lors d'une consommation excessive d'alcool.

– **La CCMH** est la concentration moyenne d'une hématie en hémoglobine.

– **La TCMH** est la quantité moyenne d'hémoglobine dans une hématie.

Les leucocytes

Également appelés globules blancs, ils font partie des cellules de l'immunité. En général, leur augmentation révèle une infection. L'augmentation massive d'un seul type de leucocytes est parfois le signe d'une mononucléose ou d'une leucémie.

Les plaquettes

Ces cellules sont indispensables à la coagulation et à la formation des caillots. On parle de thrombopénie en cas de diminution du nombre de plaquettes. Elle peut être provoquée par différentes affections, ainsi que par certains médicaments.

La numération sanguine chez les adultes		
Valeurs moyennes	**Femmes**	**Hommes**
Hématies (millions/mm³)	4,0 - 5,3	4,2 - 5,7
Hémoglobine (g/100 ml)	12,5 - 15,5	14,0 - 17,0
Hématocrite (%)	37 - 46	40 - 52
VGM (µ³)	80 - 95	80 - 95
TCMH (pg)	28 - 32	28 - 32
CCMH (%)	30 - 35	30 - 35
Leucocytes (/mm³ x 1000)	4 000 – 10 000	4 000 – 10 000
Plaquettes (/mm³ x 1000)	150 - 400	150 - 400

La formule leucocytaire

Un pourcentage de chaque type de globules blancs (leucocytes) est établi. On distingue :

– **les polynucléaires neutrophiles,** impliqués dans de nombreuses réactions immunitaires et lors d'infections par des bactéries ;

– **les polynucléaires éosinophiles,** dont le nombre augmente lors d'allergie ou d'infections par des parasites ;

– **les polynucléaires basophiles,** eux aussi impliqués dans les réactions allergiques ;

– **les lymphocytes**, responsables de la mémoire immunitaire de notre corps et de la production des anticorps, les protéines qui nous protègent des infections, en particulier par des virus ;

– **les monocytes** qui sont des formes circulantes de macrophages, les cellules immunitaires chargées de digérer les germes tués par le système immunitaire.

Les différents types de globules blancs (chez les adultes)		
Valeurs moyennes	**En % des globules blancs**	**En nombre par mm³ de sang x 1 000**
Polynucléaires neutrophiles	50 - 80	2 000 – 8 000
Polynucléaires éosinophiles	1 - 4	40 - 400
Polynucléaires basophiles	0 - 1	0 - 100
Lymphocytes	20 - 40	1 000 – 4 000
Monocytes	2 - 10	80 – 1 000

La vitesse de sédimentation

La vitesse de sédimentation (VS) correspond au temps nécessaire aux globules blancs, aux globules rouges et aux plaquettes pour sédimenter (se déposer au fond du tube quand on empêche le sang de coaguler). Elle est exprimée en hauteur (en millimètres) de cellules sédimentées au bout d'une heure. La vitesse de sédimentation ne donne pas de diagnostic précis mais des indications sur le nombre de globules rouges, leur volume, le taux de certaines protéines et la viscosité du sang. Elle augmente avec l'âge et lors d'infections, de maladies inflammatoires, de cirrhose, d'excès de cholestérol, etc.

Valeur normale chez les adultes : moins de 7 mm au bout d'une heure.

Le fer et la ferritine

Le fer est un élément de l'hémoglobine (pigment rouge du sang). Il participe à de nombreuses réactions chimiques de l'organisme. Une diminution de la concentration en fer peut entraîner une anémie. La ferritine est une protéine qui permet de stocker le fer dans les cellules. Son dosage évalue les réserves en fer de l'organisme.

Valeurs normales du fer chez les adultes :
– Hommes : de 10 à 30 µmol/l, soit de 60 à 170 µg/100 ml ;
– Femmes : de 9 à 28 µmol/l, soit de 50 à 160 µg/100 ml.

Valeurs normales de la ferritine chez les adultes :
– Hommes : de 20 à 250 µg/l ;
– Femmes : de 15 à 150 µg/l.

L'acide urique

Il provient de la destruction des noyaux des cellules contenues dans l'alimentation, et des déchets issus de la dégradation des protéines. Il est impliqué dans l'apparition de la goutte (voir p. 205) et de certains calculs urinaires (voir p. 188). Une augmentation de l'acide urique dans le sang peut aussi être la conséquence d'une prédisposition génétique ou d'une insuffisance rénale chronique. Une diminution peut révéler une insuffisance hépatique ou un cancer.

Valeurs normales chez les adultes :
– Hommes : de 210 à 420 µmol/l, soit de 35 à 70 mg/l ;
– Femmes : de 150 à 360 µmol/l, soit de 25 à 60 mg/l.

La créatinine

C'est un produit de dégradation de la créatine, une source d'énergie fabriquée par le foie et stockée dans les muscles. La créatinine est filtrée et éliminée par les reins. Son élévation dans le sang traduit une souffrance des muscles ou une insuffisance rénale. Son dosage permet de surveiller les effets de l'âge sur le fonctionnement des reins. Cette surveillance peut être affinée en comparant les concentrations de créatinine dans le sang et dans les urines (mesure de la clairance urinaire de la créatinine).

Valeurs sanguines de la créatinine chez les adultes :
– Hommes : de 65 à 120 µmol/l, soit de 7 à 13 mg/l ;
– Femmes : de 50 à 100 µmol/l, soit de 6 à 11 mg/l.

Le glucose

Il s'agit du principal aliment énergétique des cellules, en particulier de celles du cerveau. Plusieurs hormones se chargent de contrôler son taux dans le sang. Le dosage du glucose permet le dépistage et le suivi du diabète (voir p. 142). Chez les patients diabétiques, on mesure également le pourcentage d'hémoglobine glyquée (HbA_{1c}, une forme d'hémoglobine sur laquelle des molécules de sucre sont fixées) qui reflète le taux de sucre dans le sang pendant les six dernières semaines. Une personne qui ne souffre pas de diabète a un taux d'HbA_{1c} inférieur à 5,5 %. Chez un patient diabétique, le taux d'HbA_{1c} à maintenir est fixé par le médecin en fonction de l'âge, de l'ancienneté du diabète, des facteurs de risque associés, etc.

Valeurs normales à jeun chez les adultes : de 4,5 à 7 mmol/l, soit de 0,80 à 1,26 g/l.

Le bilan lipidique

Il permet de mesurer la concentration sanguine des diverses formes de cholestérol et des triglycérides (voir p. 150). Le taux sanguin de cholestérol LDL est le principal critère de décision pour un éventuel traitement de l'excès de cholestérol.

Les transaminases

Ce sont des enzymes présentes dans les cellules d'un grand nombre de tissus. Leur augmentation indique la présence de lésions notamment au niveau du foie, du cœur, des reins ou des muscles. Leur concentration s'élève par exemple lors d'une hépatite, que celle-ci soit virale, médicamenteuse ou toxique (alcool), lors de cirrhose ou après un infarctus du myocarde. On distingue deux types de transaminases :

- ASAT = Aspartate Amino Transférase = TGO
- ALAT = Alanine Amino Transférase = TGP

Valeurs normales chez les adultes :

- ASAT / TGO : de 10 à 40 UI/l ;
- ALAT / TGP : de 10 à 45 UI/l.

La gamma GT

La gamma GT (ou gamma glutamyl-transpeptidase) est une enzyme produite par de nombreuses cellules. Sa concentration dans le sang augmente chez les personnes qui consomment trop d'alcool, mais également dans de nombreuses autres circonstances.

Valeurs normales chez les adultes :

- Hommes : de 7 à 40 UI/l ;
- Femmes : de 7 à 28 UI/l.

L'albumine

L'albumine est une protéine qui transporte de nombreuses substances dans le sang et qui participe à sa viscosité. Son dosage permet de détecter une déshydratation ou une malnutrition.

Valeurs normales chez les adultes : de 35 à 50 g/l.

Le surpoids et le diabète

Surpoids et obésité

Définitions

On parle de surpoids ou d'embonpoint lorsqu'on observe un excès de poids dû à une augmentation de la proportion de tissu adipeux. L'obésité est une forme sévère de surpoids, considérée aujourd'hui comme un trouble médical grave, qui découle de facteurs multiples : génétiques, comportementaux et sociaux. L'excès de poids aggrave

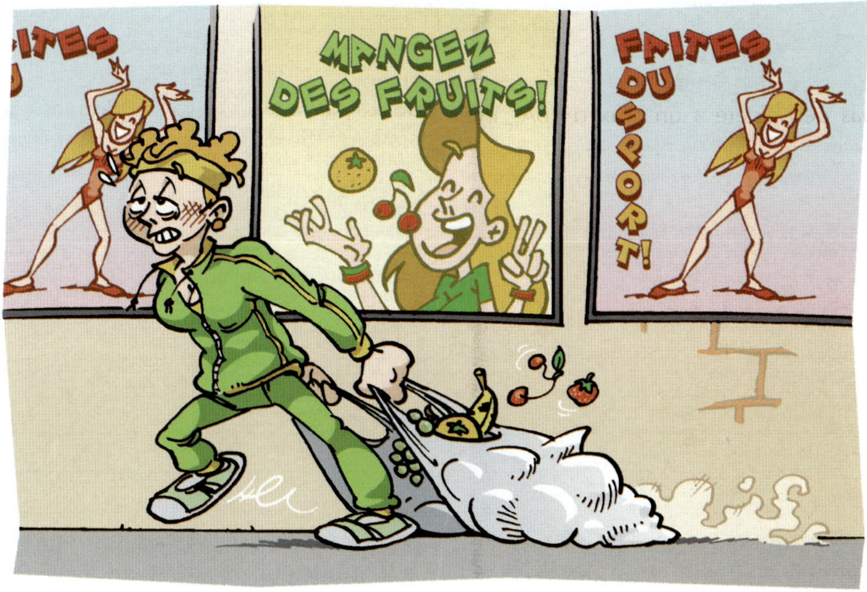

les effets de l'âge : les personnes en surpoids risquent de souffrir d'hypertension artérielle (voir p. 154), d'accidents vasculaires cérébraux (voir p. 160), de diabète de type 2 (voir p. 142), d'arthrose des genoux et des hanches (voir p. 190). En revanche, l'obésité protège de l'ostéoporose (voir p. 219).

Complications

Les personnes qui sont en surpoids pendant de nombreuses années présentent un risque augmenté de développer certaines maladies (voir tableau p. 140).

Causes

Le surpoids modéré est essentiellement dû à une alimentation déséquilibrée ou à un manque d'activité physique régulière.

Les causes de l'obésité sont plus complexes. Des travaux de recherche récents indiquent que certains gènes peuvent modifier l'appétit ainsi que le stockage et l'utilisation des graisses, conduisant ainsi à l'obésité. Pour les personnes génétiquement prédisposées à prendre du poids, qui sont inactives et ont de mauvaises habitudes alimentaires, les risques d'obésité sont élevés.

Cependant, même si la prédisposition génétique d'une personne peut contribuer à l'obésité, elle n'en est pas la cause principale. Divers facteurs comportementaux jouent un rôle plus important : la consommation excessive d'alcool, d'aliments riches en graisses et le manque d'activité physique provoquent à long terme une prise de poids. Divers facteurs psychologiques peuvent également contribuer à l'obésité : anxiété, dépression, stress psychologique ou traumatisme peuvent donner naissance à un mécanisme de compensation entraînant une suralimentation.

Les risques liés à l'excès de poids	
Organe touché	**Risques augmentés par l'excès de poids**
• Vaisseaux sanguins	• Hypertension artérielle • Athérosclérose • Maladies coronariennes • Accidents vasculaires cérébraux
• Cœur	• Infarctus • Insuffisance cardiaque
• Poumons	• Apnée du sommeil • Asthme et insuffisance respiratoire
• Estomac	• Reflux gastro-œsophagien
• Foie et vésicule biliaire	• Calculs biliaires
• Articulations	• Arthrose

Diagnostic

Comment savoir si vous êtes en surpoids ? Ce diagnostic se fait par le calcul de l'indice de masse corporelle (IMC, voir encadré). Ce calcul doit être nuancé par les caractéristiques de votre morphologie et de votre musculature. Consultez votre médecin généraliste ou un médecin nutritionniste si vous souffrez physiquement ou psychologiquement d'un excès de poids : les mesures de lutte contre cet excès sont plus efficaces lorsqu'elles sont mises en œuvre précocement.

Prévention

L'excès de poids peut survenir à tout âge de manière lente et insidieuse. Si vous appliquez les règles d'hygiène alimentaire (voir p. 30) et consacrez du temps à l'exercice physique, vous devriez éviter les problèmes de surpoids. De nombreuses astuces peuvent vous aider à retrouver un poids normal… ou vous éviter d'en prendre.

– **Ne vous lancez pas dans les régimes à la mode**. Un régime peut avoir des effets spectaculaires. Cependant, si vous ne changez pas durablement vos habitudes alimentaires, il y a de fortes chances pour que vous rechutiez à la fin de la période de régime, avec éventuellement une prise de poids supplémentaire (effet « yo-yo »).

– **Adoptez des changements progressifs.** Commencez par de petites modifications alimentaires que vous adopterez successivement au fil des semaines : prendre un dessert au lieu de deux à la cantine, remplacer un dessert sucré par un fruit, diminuer la consommation d'alcool, de beurre et de crème fraîche, etc.

– **Faites de l'exercice.** Alliée indispensable de la perte de poids, l'activité physique peut être pratiquée à tout âge. Même lorsqu'on est allergique au sport, on peut augmenter son activité physique : préférer les escaliers aux ascenseurs, se garer à distance de sa destination pour s'obliger à marcher, jardiner, faire des balades en fin de semaine, etc.

– **Réduisez le grignotage.** Évitez d'acheter des aliments à grignoter trop riches en graisses ou en sucre (barres au chocolat, viennoiseries, etc.). Entre les repas, préférez des aliments plus sains : fruits, petits légumes à croquer, crackers sans matières grasses, etc. En cas de fringale, buvez un grand verre d'eau ou mâchez un chewing-gum.

– **Allez faire vos courses le ventre plein** pour être moins tenté.

– **Prenez votre temps pour manger**. Un repas devrait durer entre 20 et 30 minutes. Votre estomac a besoin d'un certain temps pour signaler à votre cerveau qu'il est plein. Si vous mangez trop vite, vous mangerez plus que ce que votre corps réclame. Avec l'âge, ce temps de réaction augmente. Posez votre fourchette entre chaque bouchée, mâchez longuement et imposez-vous une durée minimale pour le repas.

– **Pré-remplissez votre estomac.** Une demi-heure avant de passer à table, croquez des légumes ou buvez deux grands verres d'eau. Vous ressentirez moins le besoin de remplir votre estomac en début de repas.

– **N'oubliez pas le plaisir de manger.** Avec l'aide de votre médecin ou d'une diététicienne, faites la liste de vos plaisirs gastronomiques et identifiez ceux qui apportent le moins de calories. Offrez-vous ces plaisirs-là plus souvent et partez à la recherche de nouveaux plats faibles en calories.

L'indice de masse corporelle (IMC)

L'indice de masse corporelle estime la quantité de masse grasse de l'organisme à partir de deux paramètres : le poids et la taille. Il permet de diagnostiquer s'il y a obésité, surpoids ou maigreur, et d'en déterminer le degré. Il s'utilise chez les adultes de 20 à 65 ans ; il ne s'applique pas aux nourrissons, aux enfants, aux femmes enceintes ou celles qui allaitent, aux personnes gravement malades, aux athlètes, ni aux adultes de plus de 65 ans. Il est insuffisant comme seule mesure de la corpulence puisqu'il ne tient pas compte de la masse musculaire, de l'ossature ni de la répartition des graisses. L'IMC se calcule en divisant le poids exprimé en kilogrammes par la taille au carré exprimée en mètres : IMC = poids (kg) / taille x taille (m^2). Par exemple, une personne pesant 55 kg pour 1,65 m a un IMC de 55 / (1,65 x 1,65) = 20,2. La maigreur se définit par un IMC inférieur à 19, le surpoids par un IMC supérieur à 25 et l'obésité par un IMC supérieur à 30.

– **Faites-vous aider.** Votre médecin, un médecin nutritionniste ou une diététicienne sont vos alliés. Si vos mauvaises habitudes alimentaires ont une origine psychologique, une thérapie de type comportementale et cognitive peut vous aider. Ce type de thérapie enseigne en particulier comment faire face aux rechutes et comment se comporter dans les rencontres sociales, par exemple les fêtes, qui sont prétextes à la consommation d'alcool et d'aliments riches en calories. Votre médecin peut vous aider à trouver un spécialiste de ce type de technique.

– **Fixez-vous des objectifs raisonnables.** Avec l'âge, perdre du poids se fait de plus en plus lentement et demande plus de détermination. Ne vous découragez pas si vous n'avez pas réussi à perdre le kilo que vous vous étiez fixé pour la semaine. Perdre du poids et maintenir ses résultats est un objectif à long terme qui demande de la patience. Avancez pas à pas en gardant à l'esprit que, même lentement, vous progressez vers votre objectif. N'oubliez pas qu'une perte de poids durable, même modeste, a un effet positif sur votre santé.

Pour certaines personnes souffrant d'obésité, un traitement médicamenteux peut faire partie du programme de réduction du poids. Des médicaments qui suppriment l'appétit ou qui réduisent l'absorption des graisses par l'intestin peuvent être utiles, mais ne constituent pas des remèdes magiques. Ils sont généralement associés à une alimentation et à un programme d'exercices appropriés. La majorité de ces médicaments ne sont autorisés que pour une utilisation temporaire, de quelques mois à un an. En général, ils sont réservés aux personnes dont l'obésité s'accompagne d'une maladie mettant leur vie en danger (diabète non contrôlé, problème cardiaque, etc.). Ils sont délivrés sur ordonnance et nécessitent une surveillance médicale régulière.

Le diabète non insulinodépendant (de type 2)

■ Définition

L'insuline est l'une des hormones qui permettent la régulation du taux de sucre (glucose) dans le sang. Lorsque ce taux augmente (par exemple après un repas), le pancréas sécrète de l'insuline qui favorise le stockage du sucre dans les muscles et le foie. Sans cette hormone, le taux de sucre dans le sang serait trop élevé. Si le sucre constitue l'aliment majeur de nos cellules, une élévation permanente de son taux sanguin provoque des dégâts, notamment sur les vaisseaux sanguins.

Les personnes atteintes de diabète non insulinodépendant (dit de type 2) sécrètent de l'insuline, mais cette hormone agit avec moins d'efficacité sur l'organisme. Cette maladie survient surtout lorsque l'on prend de l'âge et chez les personnes obèses. Le diabète de type 2 représente 90 % des cas de diabète après 60 ans (les autres 10 % étant des cas de diabète de type 1 où le pancréas ne sécrète plus d'insuline).

■ Symptômes

Les personnes qui souffrent du diabète de type 2 peuvent ne présenter aucun symptôme pendant des années. Cette maladie est d'ailleurs souvent diagnostiquée à la faveur d'un contrôle de routine ou à la suite de complications. Au fur et à mesure que la maladie progresse, les symptômes finissent par apparaître :

– augmentation de la soif et de la faim ;

– besoin fréquent d'uriner ;

– fatigue ;
– peau sèche sujette à des démangeaisons ;
– coupures et blessures qui cicatrisent lentement ;
– infections fréquentes de la vessie et du vagin ;
– insensibilité des mains et des pieds ;
– troubles de l'érection.

Causes

Il existe un terrain génétique favorisant l'apparition du diabète de type 2. Toutefois, personne ne connaît la cause exacte de cette maladie. Ce trouble est plus fréquent chez les personnes présentant les caractéristiques suivantes :
– âge supérieur à 45 ans ;
– surpoids prononcé ou obésité ;
– antécédents familiaux de diabète ;
– sédentarité.

Les femmes qui ont développé un diabète pendant une grossesse ou qui ont accouché d'un bébé de plus de 4,5 kg présentent plus de risques pour cette forme de diabète.

Complications

Lorsqu'elle persiste plusieurs années, une concentration élevée de sucre dans le sang provoque une atteinte des petits vaisseaux sanguins et des nerfs, ainsi qu'un rétrécissement des artères qui peut entraîner un infarctus, un accident vasculaire cérébral ou une mauvaise circulation dans les artères des jambes. Les lésions dues au diabète touchent aussi les yeux, plus particulièrement la rétine (voir p. 208) et le cristallin (voir p. 206) ; elles atteignent également les reins (ce qui peut entraîner une insuffisance rénale) et les nerfs des pieds et des jambes. La cicatrisation des plaies et blessures est ralentie et la peau se défend moins efficacement contre les infections. Les infections de la bouche (gingivites et parodontites, voir p. 178) sont plus fréquentes.

De plus, une concentration élevée de sucre dans le sang peut provoquer une intoxication au glucose, qui endommage le pancréas et réduit sa capacité à produire de l'insuline. Ce phénomène aggrave le diabète et amorce un cercle vicieux.

Si la concentration de sucre dans le sang devient très élevée, et plus particulièrement en présence d'autres facteurs tels qu'une infection, les patients atteints de diabète de type 2 peuvent présenter des épisodes de confusion et d'étourdissements, voire un coma.

Diagnostic et dépistage

Pour diagnostiquer un diabète, le médecin prescrit des analyses de sang. La maladie est avérée lorsque deux mesures du taux sanguin de sucre dépassent 1,26 g/l (7 mmol/l). Lorsqu'un diabète est diagnostiqué, le médecin adresse son patient à un ophtalmologiste pour un dépistage d'éventuelles atteintes des vaisseaux sanguins de la rétine (voir p. 208), d'un glaucome (voir p. 212) ou d'un début de cataracte (voir p. 206), plus fréquents chez les personnes diabétiques.

Le dépistage généralisé du diabète ne se pratique pas, même si des associations de diabétiques ont tenté quelquefois de proposer des campagnes de diagnostic dans les pharmacies. En cas d'antécédents de diabète dans votre famille, votre médecin vous proposera de faire contrôler votre taux de sucre dans le sang. Un dépistage précoce permet de réduire considérablement les risques de complication.

Prévention

La prévention du diabète de type 2 repose essentiellement sur l'activité physique et sur la lutte contre l'excès de poids. Si vous souffrez de cette maladie, vous pouvez agir pour réduire les risques de complication.

– **Informez-vous.** Le patient diabétique est le premier acteur de sa santé. Mieux il connaît sa maladie, mieux il saura adopter les gestes qui en minimisent les conséquences. De très nombreux documents d'information sur cette maladie sont disponibles auprès des médecins, des associations de patients, des laboratoires pharmaceutiques ou en librairie. Des programmes d'éducation sur le diabète destinés aux patients sont proposés par certains hôpitaux (dans le cadre des hospitalisations de jour) et par des réseaux locaux de professionnels de santé (médecins, infirmières, diététiciennes, pédicures-podologues, etc.). Renseignez-vous auprès de votre médecin ou auprès des associations de diabétiques.

– **Bougez.** Le sport est possible pour les personnes diabétiques de type 2. Elles doivent toutefois le faire sous stricte surveillance médicale et après avoir effectué un bilan cardiovasculaire. En effet, chez les personnes souffrant de maladies du cœur et des vaisseaux, le sport pourrait provoquer des crises d'angine de poitrine ou un infarctus. D'autres complications liées au diabète (hypertension, hémorragie de la rétine, présence de protéines dans les urines, insensibilité des extrémités, etc.) doivent également être dépistées sous peine d'être aggravées par une pratique sportive inadaptée.
Associée à un régime alimentaire, l'activité physique a un effet bénéfique sur le diabète car elle contribue à la perte de poids, à la diminution de la masse graisseuse et à une meilleure sensibilité à l'insuline. On propose généralement aux personnes atteintes par cette maladie une activité physique d'intensité moyenne (20 à 30 minutes, au moins trois à cinq fois par semaine). Les pratiques physiques et sportives d'intensité moyenne et de longue durée (marche, cyclisme, ski de fond, randonnée, etc.) sont particulièrement indiquées.

– **Consultez une diététicienne.** Elle vous aidera à trouver le régime alimentaire qui vous convient le mieux. Il n'existe pas de menus-type pour le diabète. Chaque individu doit mettre au point peu à peu celui qui lui sera le plus bénéfique. Le médecin vous conseillera peut-être de prendre plus de deux repas principaux par jour afin de répartir vos prises alimentaires et de réguler ainsi plus facilement votre taux de sucre dans le sang. Il vous conseillera sans doute de manger plus de fibres, car celles-ci ralentissent l'absorption des sucres dans le système digestif et facilitent le contrôle du taux de sucre dans le sang.

– **Prenez soin de vos pieds.** Si vous n'avez pas de complications au niveau des pieds, il vous suffit d'avoir une bonne hygiène. En revanche, si vous souffrez de complications sévères, inspectez vos pieds tous les jours à la recherche de lésions que vous n'auriez pas senties. Si vous souffrez d'embonpoint, ou de raideur des articulations, utilisez un miroir pour inspecter le dessous de vos pieds. Évitez de marcher pieds nus et prenez garde aux coupures. Lavez vos pieds tous les jours et prenez soin de contrôler la température de l'eau avec la main avant de le faire. Séchez-les correctement, en particulier entre les orteils. Attendez qu'ils soient bien secs pour mettre des chaussettes propres et des chaussures confortables qui ne vous blessent pas. Utilisez éventuellement une crème hydratante formulée pour les pieds.

– **Prenez soin de votre peau.** Lavez-vous à l'eau tiède avec un savon doux et protégez votre peau à l'aide d'un écran solaire. Prenez soin des coupures et des égratignures, nettoyez-les et recouvrez-les d'un pansement. Consultez votre médecin lorsque des coupures cicatrisent trop lentement ou qu'une infection apparaît. Assurez-vous que votre vaccination contre le tétanos est à jour (voir p. 245).

– **Prenez soin de vos yeux**. Les troubles oculaires provoqués par le diabète peuvent mener à la cécité (voir p. 208). Il importe donc de consulter un ophtalmologiste au moins une fois par an.

– **Prévenez les maladies du cœur et des reins.** Faites surveiller votre tension, consultez votre médecin en cas d'essoufflement anormal, de fatigue durable ou de douleurs dans la poitrine à l'effort. Assurez-vous de bénéficier d'un bilan lipidique (voir p. 150) et d'un électrocardiogramme au moins une fois par an, ainsi que d'une recherche de protéines dans les urines (microalbuminurie ou albuminurie) pour contrôler l'état de vos reins. Tous ces examens sont prescrits par votre médecin qui établira un bilan annuel avec vous.

▪ Traitement

L'objectif principal du traitement du diabète de type 2 est de maintenir un taux sanguin de sucre dans les valeurs normales et un pourcentage d'hémoglobine glyquée (HbA_{1c}, voir p. 137) dans les limites fixées par votre médecin. Le maintien d'un poids raisonnable, une alimentation équilibrée et la pratique d'une activité physique régulière sont des composantes essentielles du traitement.

Le premier traitement du diabète de type 2 consiste souvent à modifier les habitudes alimentaires. Bien que certaines personnes présentant ce type de diabète soient minces, la majorité des patients souffre d'obésité ou, au moins, d'un excès de poids. Le fait de perdre du poids (même 4 ou 5 kg) peut contribuer à abaisser les concentrations sanguines de sucre. Pour la majorité des patients, le simple fait de maintenir une alimentation équilibrée et de faire de l'exercice suffit à contrôler les concentrations de sucre dans le sang.

Pour d'autres, l'alimentation et l'exercice ne sont pas suffisants ; des médicaments sont nécessaires afin d'équilibrer les concentrations de sucre. Les médicaments prescrits contre le diabète de type 2 sont généralement administrés par voie orale, et doivent être pris au moment des repas. Si le traitement par voie orale est insuffisant, le médecin peut prescrire des injections d'insuline.

Si le diabète est équilibré dans les limites fixées par le médecin, celui-ci prescrit au patient un bilan sanguin plusieurs fois par an (par exemple tous les trimestres). Le médecin peut être amené à proposer des contrôles plus fréquents aux patients dont le diabète n'est pas équilibré. Dans tous les cas, les personnes diabétiques peuvent être conduites à surveiller elles-mêmes leur taux de sucre une ou plusieurs fois par semaine, en particulier si elles sont traitées par des sulfamides hypoglycémiants (voir ci-contre), voire une à plusieurs fois par jour si elles reçoivent un traitement par insuline. Cette autosurveillance est effectuée en prélevant une goutte de sang à l'aide d'un autopiqueur (une sorte de stylo pour se piquer le bout du doigt). Cette goutte est ensuite analysée dans un appareil de lecture du taux de sucre. Autopiqueur et appareil de lecture sont remboursés par l'Assurance maladie. L'autosurveillance permet d'identifier les hypoglycémies (taux de sucre trop faible). Elle est particulièrement utile lorsqu'elle s'accompagne d'une adaptation du traitement au taux de sucre mesuré dans le sang (par exemple une adaptation de la dose d'insuline injectée).

Il existe plusieurs types de médicaments oraux contre le diabète de type 2 (également appelés antidiabétiques oraux, voir tableau) qui permettent d'abaisser la concentration sanguine de glucose.

Les médicaments qui améliorent la sensibilité à l'insuline

Ces familles de médicaments agissent en améliorant l'efficacité de l'insuline présente dans le sang.

– **Les biguanides** : ces médicaments améliorent l'efficacité de l'insuline, en particulier au niveau des muscles et du foie (qui constituent les réserves de sucre). Ils sont très utilisés comme premier traitement chez les diabétiques de type 2, lorsque les modifications des habitudes alimentaires ne sont pas parvenues à contrôler le taux sanguin de sucre. Ils peuvent être utilisés en association avec des médicaments stimulant la production d'insuline (voir ci-contre) et avec l'insuline. Un contrôle régulier du fonctionnement des reins est nécessaire chez les personnes qui prennent ce type de traitement. Celui-ci doit être interrompu quelques jours avant une radiographie utilisant de l'iode ou avant une anesthésie générale (sauf en urgence), et repris quelques jours après.

– **Les thiazolidinediones (ou glitazones)** : ces médicaments permettent d'accroître la sensibilité à l'insuline au niveau des muscles et des tissus adipeux (graisse). Ils sont utilisés de préférence en association avec des médicaments de la famille des biguanides ou des sulfamides. Ils ont l'inconvénient d'entraîner parfois une prise de poids et une rétention d'eau et de sel. Ils sont contre-indiqués en cas d'insuffisance cardiaque et ne doivent pas être associés à l'insuline.

Les médicaments qui stimulent la production d'insuline

Ces médicaments stimulent la libération d'une plus grande quantité de l'insuline stockée dans le pancréas.

– **Les sulfamides hypoglycémiants** : ces substances sont proposées le plus souvent en association avec des médicaments améliorant la sensibilité à l'insuline (biguanides, voir ci-dessus) lorsque le diabète n'est pas suffisamment équilibré avec un seul médicament. Elles sont plus volontiers prescrites chez les patients qui ne présentent pas d'excès de poids.

– **Les glinides** : comme les sulfamides hypoglycémiants, ces médicaments stimulent la libération d'insuline. Leur durée d'action étant plus courte que celles des sulfamides hypoglycémiants, ils doivent être pris immédiatement avant le repas.

L'effet indésirable le plus sérieux de ces deux familles de médicaments est l'hypoglycémie, une baisse excessive de la glycémie provoquée le plus souvent par un apport alimentaire en sucres insuffisant ou par une activité physique inhabituelle.

Elle se traduit parfois par une perte de connaissance, qui peut se révéler dangereuse dans certaines circonstances comme la conduite ou la baignade. Il est nécessaire de connaître parfaitement les réactions de son corps au traitement et à une éventuelle hypoglycémie avant de pratiquer certaines activités. Il est également important de ne pas sauter de repas et de prendre des précautions lorsqu'on voyage (voir p. 97).

Si vous prenez ce type de traitement, apprenez à reconnaître les signes d'une hypoglycémie : tremblements, transpiration, faiblesse, faim, vertige, nervosité et irritabilité, palpitations, nausées,

Les traitements antidiabétiques oraux						
Sulfamides hypoglycémiants	**Glinides**	**Biguanides**	**Thiazolidinediones**	**Inhibiteurs des alpha glucosidases**	**Médicaments associant deux familles**	
					Biguanide + Sulfamide	**Biguanide + Thiazolidinedione**
• Amarel • Daonil • Daonil faible • Diamicron • Euglucan • Glibenese • Glicazide Génériques • Glipizide Merck • Glucidoral • Glutril • Hemi-Daonil • Minidiab • Ozidia LP	• Novonorm	• Diabamyl • Glucophage • Glymax • Metformine Génériques • Stagid	• Actos • Avandia	• Diastabol • Glucor	• Glucovance	• Avandamet

peau froide et moite. Ayez toujours des sucres ou des bonbons avec vous, ainsi qu'une carte signalant que vous êtes diabétique et que vous prenez ce type de traitement.

Les médicaments qui réduisent l'absorption des sucres

Ces médicaments, de la famille des inhibiteurs des alpha-glucosidases, ralentissent l'absorption des sucres après les repas. Ils doivent être pris avant ou pendant les repas et peuvent provoquer des effets indésirables de type digestif comme des gaz, des douleurs abdominales, etc.

Les injections d'insuline

Lorsque les traitements oraux ne sont pas suffisamment efficaces pour contrôler le taux de sucre dans le sang, le médecin peut prescrire des injections d'insuline. Il peut commencer par associer des traitements oraux à une injection quotidienne d'insuline avant le coucher. Si cela ne suffit pas, plusieurs injections d'insuline par jour peuvent être prescrites. Le recours à l'insuline est souvent mal vécu par les patients (peur de l'injection ou de l'hypoglycémie, gain de poids, etc.). Pourtant, l'insuline est parfois indispensable pour éviter les graves conséquences d'un diabète non contrôlé.

Les maladies du cœur et des vaisseaux

L'excès de cholestérol et l'athérosclérose

Définition

Le cholestérol est un corps gras fabriqué par notre organisme et qui se trouve également dans l'alimentation. C'est un élément indispensable à la synthèse de nombreuses hormones, mais aussi à la structure de la membrane qui entoure les cellules. L'excès de cholestérol n'est pas une maladie en soi mais un facteur de risque pour d'autres maladies du cœur et des vaisseaux. Ces problèmes de santé apparaissent lorsqu'une fraction du cholestérol circulant dans le sang se retrouve en trop grande quantité. Il s'agit du cholestérol LDL, appelé aussi « mauvais

Et les triglycérides ?

Les triglycérides constituent la majeure partie des graisses que nous mangeons et qui circulent dans notre sang. Ils sont une source d'énergie essentielle pour notre corps. Il semblerait qu'un taux trop élevé de triglycérides dans le sang favorise le développement des maladies cardiovasculaires, mais les avis divergent sur ce sujet. Le taux de triglycérides dans le sang est habituellement inférieur à 2 g/l. Un taux anormalement élevé est souvent lié à un excès d'alcool, à un diabète non contrôlé, à un surpoids, à une surcharge du foie en graisses ou à la prise de certains médicaments.

cholestérol », qui favorise la formation de dépôts sur la paroi des artères. L'autre fraction, le cholestérol HDL ou « bon cholestérol », piège le cholestérol qui se trouve en trop grande quantité dans le sang et stimule son élimination par le foie. Il a donc plutôt pour effet de réduire le taux de maladies cardiovasculaires.

Le taux de cholestérol dans le sang tend à augmenter avec l'âge. Après plusieurs années de taux trop élevé, le cholestérol forme des dépôts sur la paroi interne des artères. Ces dépôts, appelés plaques d'athérome, peuvent contenir d'autres substances, comme le calcium. Ils provoquent peu à peu une perte d'élasticité des artères et réduisent leur diamètre. On parle alors d'athérosclérose (ou artériosclérose). Cette maladie ne provoque aucun symptôme pendant des années. Pourtant, l'apport en oxygène et en nutriments des organes touchés diminue parfois considérablement, provoquant à la longue des symptômes graves et parfois soudains.

On estime que 12 millions de Français souffrent d'un excès de cholestérol.

Symptômes et complications

Les signes de l'athérosclérose sont différents selon les organes atteints. Ils se manifestent lorsque le débit sanguin est tellement diminué qu'il empêche le bon fonctionnement des organes. Si les artères du cœur sont touchées, le patient peut développer des crises d'angine de poitrine, voire un infarctus du muscle cardiaque (voir p. 162). Si les artères des jambes sont atteintes, on observe des crampes dans les membres inférieurs et des difficultés pour marcher : c'est l'artérite des jambes (voir encadré). Des plaques dans les artères situées dans l'abdomen peuvent entraîner des troubles de l'érection. Enfin, si les artères du cerveau sont bouchées par les plaques d'athérome, des paralysies, des vertiges, des troubles du langage, etc. sont possibles. Parfois, des morceaux de plaques se détachent, migrent et vont obstruer un petit vaisseau en aval. C'est l'une des causes d'accident vasculaire cérébral (ou attaques, voir p. 160).

L'artérite des jambes

L'artérite est un rétrécissement progressif des artères dû le plus souvent à un dépôt de plaques d'athérome. Les artérites surviennent plus fréquemment dans les jambes. L'artérite des jambes provoque des crampes intermittentes du mollet pendant la marche. La maladie est d'autant plus importante que les crampes et les douleurs surviennent après une très courte distance parcourue ou qu'elles apparaissent au repos. Une artérite sévère des jambes peut être à l'origine d'une gangrène (la mort des zones qui ne sont plus irriguées) nécessitant une amputation. L'échographie permet d'apprécier la diminution du débit sanguin dans l'artère et de diagnostiquer l'artérite.

Le traitement des artérites associe des médicaments contre le cholestérol, des médicaments destinés à diminuer la pression artérielle et des anticoagulants. La marche, l'arrêt du tabac et l'ensemble des mesures destinées à lutter contre l'athérosclérose permettent également de soigner l'artérite des jambes. Parfois, la dilatation de l'artère rétrécie avec une sonde à ballonnet et la pose d'un stent, ou encore la dérivation de la circulation du sang (pontage) sont nécessaires.

Les facteurs de risque cardiovasculaire

Les experts ont identifié une série de facteurs qui favorisent le développement d'une maladie du cœur ou des vaisseaux. Ces facteurs sont pris en compte pour déterminer le taux souhaitable de cholestérol LDL.

– **L'âge :** plus de 45 ans pour un homme ou plus de 55 ans pour une femme.

– **Les antécédents familiaux de maladie cardiaque (infarctus) :** le risque existe lorsque le père du patient a eu un accident cardiaque avant 55 ans (ou la mère avant 65 ans).

– **L'usage du tabac** ou son arrêt depuis moins de trois ans.

– **Une hypertension artérielle**, même traitée.

– **Un diabète de type 2.**

Causes

Un grand nombre de facteurs peuvent contribuer à augmenter la concentration de cholestérol LDL dans le sang :
– l'hérédité ;
– une alimentation trop riche en graisses saturées et en cholestérol (voir p. 38) ;
– le surpoids et l'obésité ;
– une activité physique insuffisante ;
– le sexe (les hommes ont un taux de cholestérol LDL plus élevé).

D'autres troubles, par exemple le diabète, l'hypothyroïdie, les maladies du foie et du rein, peuvent augmenter les taux sanguins de cholestérol LDL.

Dépistage

Le dépistage de l'excès de cholestérol se fait par un dosage sanguin qui évalue les taux de cholestérols LDL, HDL et de cholestérol total, ainsi que celui de triglycérides. Si ces valeurs se situe dans la moyenne, et si aucun nouveau problème de santé n'est signalé, cet examen est renouvelé tous les cinq ans.

Lorsque la concentration sanguine de cholestérol total dépasse 3 g/l, cela signifie toujours que la fraction de cholestérol LDL est trop élevée. Le taux maximal souhaitable de cholestérol LDL varie selon le nombre de facteurs de risque cardiovasculaire présents chez le patient (voir encadré).

– En l'absence de facteurs de risque, le taux de cholestérol LDL devrait être inférieur à 2,2 g/l.

– En présence d'un seul facteur de risque, le taux de cholestérol LDL devrait être inférieur à 1,9 g/l.

– En présence de deux facteurs de risque, il devrait être inférieur à 1,6 g/l.

– En présence de plus de deux facteurs de risque, le taux de cholestérol LDL devrait être inférieur à 1,3 g/l.

– Chez les patients qui ont des antécédents de maladie cardiaque, ou chez ceux qui souffrent de diabète de type 2 (voir p. 142) avec d'autres facteurs de risque, le taux de cholestérol LDL devrait idéalement être inférieur à 1 g/l.

Dans tous les cas, le taux de cholestérol HDL (le bon cholestérol) doit se situer au-dessus de 0,40 g/l. Lorsqu'il est supérieur à 0,60 g/l, il est un facteur protecteur qui annule un facteur de risque dans l'évaluation globale de ceux-ci.

À partir de 50 ans, un dosage systématique du cholestérol est effectué tous

Les résultats d'analyse

A partir d'une prise de sang, le laboratoire d'analyse mesure les paramètres qui constituent le profil lipidique du patient.

Le cholestérol total

Sous le terme de cholestérol total, on inclut les taux de cholestérol HDL et LDL, ainsi qu'un cinquième du taux de triglycérides.

Le cholestérol LDL

Également appelé mauvais cholestérol. Dans le sang, la grande majorité du cholestérol total est composée de cholestérol LDL. Le taux de cholestérol LDL souhaitable est déterminé par le médecin en fonction de la présence de facteurs de risque cardiovasculaire (voir encadré).

Le cholestérol HDL

Également appelé bon cholestérol, son rôle est de capter le cholestérol en excès dans le sang et de le conduire au foie pour qu'il soit éliminé avec la bile. Un taux élevé de cholestérol HDL (plus de 0,60 g/l) protège des maladies cardiovasculaires.

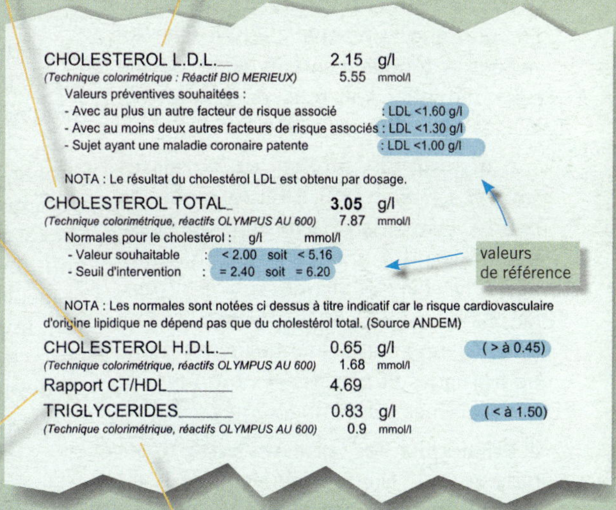
CHOLESTEROL L.D.L.__ 2.15 g/l
(Technique colorimétrique : Réactif BIO MERIEUX) 5.55 mmol/l
Valeurs préventives souhaitées :
- Avec au plus un autre facteur de risque associé : LDL <1.60 g/l
- Avec au moins deux autres facteurs de risque associés : LDL <1.30 g/l
- Sujet ayant une maladie coronaire patente : LDL <1.00 g/l

NOTA : Le résultat du cholestérol LDL est obtenu par dosage.

CHOLESTEROL TOTAL_ **3.05** g/l
(Technique colorimétrique, réactifs OLYMPUS AU 600) 7.87 mmol/l
Normales pour le cholestérol : g/l mmol/l
- Valeur souhaitable : < 2.00 soit < 5.16
- Seuil d'intervention : = 2.40 soit = 6.20

NOTA : Les normales sont notées ci dessus à titre indicatif car le risque cardiovasculaire d'origine lipidique ne dépend pas que du cholestérol total. (Source ANDEM)

CHOLESTEROL H.D.L.__ 0.65 g/l (> à 0.45)
(Technique colorimétrique, réactifs OLYMPUS AU 600) 1.68 mmol/l
Rapport CT/HDL_______ 4.69
TRIGLYCERIDES______ 0.83 g/l (< à 1.50)
(Technique colorimétrique, réactifs OLYMPUS AU 600) 0.9 mmol/l

Le rapport CT/HDL

En divisant le taux de cholestérol total (CT) par le taux de cholestérol HDL, on obtient le rapport CT/HDL qui permet d'évaluer le risque de maladie cardiovasculaire. Ce rapport est moins utilisé aujourd'hui.

Les triglycérides

Les triglycérides constituent l'essentiel des graisses du sang qui ne se trouvent pas sous forme de cholestérol. Le taux de triglycérides augmente après un repas riche et bien arrosé, lors d'une maladie du foie ou après la prise de certains médicaments. Le lien entre un taux élevé de triglycérides (plus de 2 g/l) et le risque de maladie cardiovasculaire n'a pas été clairement établi.

les cinq ans chez les femmes et tous les trois ans chez les hommes. Ce dosage peut être plus fréquent chez les patients présentant plusieurs facteurs de risque cardiovasculaire.

L'athérosclérose peut être détectée au cours d'un examen médical, en auscultant notamment le cou, l'aine ou de l'abdomen. Le médecin recherche un bruit de souffle traduisant le rétrécissement des artères. La prise du pouls permet aussi d'évaluer l'importance de la diminution du débit sanguin.

Prévention de l'athérosclérose

En pratique, prévenir l'athérosclérose revient à modifier son hygiène de vie pour diminuer son taux de cholestérol LDL et sa tension artérielle.

– **Consommez moins de graisses saturées** (voir p. 38). Utilisez moins de beurre. Évitez dans la mesure du possible les viandes grasses et les charcuteries. Privilégiez les viandes maigres (poulet, dinde, steak) et le poisson, même gras. Mangez une quantité raisonnable de fromages et préférez les produits laitiers écrémés ou demi-écrémés.

– **Privilégiez les graisses insaturées** (voir p. 38). Elles se trouvent dans les poissons gras (saumon, sardine, maquereau, hareng, etc.) et les huiles végétales (olive, tournesol, maïs, colza, noix, pépins de raisin, soja, etc.).

– **Mangez plus de fibres.** Les fibres réduiraient l'absorption du cholestérol alimentaire par l'intestin. On les trouve dans les fruits, les légumes et les céréales complètes.

– **Perdez du poids.** Réduisez nettement votre consommation de graisses et mangez davantage de fruits et de légumes. N'abusez pas de l'alcool, riche en calories, ni des produits sucrés (biscuits, confiseries, soda, etc.).

– **Diminuez votre consommation d'alcool.** Lorsqu'elles sont consommées en excès, les boissons alcoolisées augmentent le taux de cholestérol LDL. Limitez votre consommation à deux verres par jour si vous êtes un homme, et un verre par jour si vous êtes une femme.

– **Bougez.** L'activité physique soutenue contribue à réduire le taux sanguin de cholestérol LDL. L'entraînement optimal pour garder la forme consiste à pratiquer trois fois par semaine une activité d'endurance pendant environ 45 minutes (marche rapide, vélo, natation, etc.). L'intensité de l'exercice doit légèrement vous essouffler, mais permettre néanmoins de parler pendant l'effort. Un essoufflement exagéré, des palpitations ou une douleur inhabituelle (en particulier au niveau de la poitrine) doivent impérativement entraîner l'arrêt de l'exercice et justifient une consultation médicale.

– **Cessez de fumer.**

Traitements médicamenteux

Il existe plusieurs familles de médicaments destinés à lutter contre l'excès de cholestérol LDL ; on les appelle hypolipidémiants. Ils sont employés lorsque des mesures diététiques appropriées n'ont pas suffi à ramener les taux de cholestérol LDL à une valeur normale.

Les statines

Ce sont les médicaments hypolipidémiants les plus récents. Particulièrement efficaces, ils agissent en bloquant une enzyme qui participe à la synthèse du cholestérol dans l'organisme. Dans de récentes études, certaines statines ont également montré leur aptitude à diminuer le risque d'infarctus du myocarde et sa récidive. Les personnes qui prennent des statines doivent faire l'objet d'une surveillance médicale régulière. Un premier bilan sanguin est établi après quatre à six semaines de traitement et celui-ci est éventuellement adapté par le médecin. Ensuite, un bilan sanguin est pratiqué tous les trois à six mois pour vérifier l'efficacité du traitement. Les effets indésirables sont le plus souvent rares et bénins : troubles digestifs (constipation, nausées, flatulences, diarrhées, douleurs abdominales), maux de tête, fatigue, vertiges ou crampes.

Les fibrates

Les médicaments de la famille des fibrates diminuent le taux de cholestérol LDL, mais aussi en partie les taux sanguins de triglycérides et d'acide urique (voir p. 205). Les personnes qui prennent des fibrates doivent faire l'objet d'une surveillance médicale régulière. Le médecin prescrit un premier bilan après deux à trois mois de traitement et le modifie éventuellement à la lecture des résultats. Il peut décider de faire pratiquer un bilan sanguin tous les deux à trois mois pendant un an pour vérifier l'efficacité du traitement.

Les effets indésirables observés peuvent varier selon les substances : digestion difficile, nausées ou diarrhée, démangeaisons, urticaire, photosensibilité, vertiges ou fatigue. Des cas de calculs biliaires ont également été rapportés.

Douleurs musculaires : attention !

Si vous prenez un médicament de la famille des statines ou des fibrates et que vous ressentez des crampes, des douleurs musculaires, une sensibilité ou une faiblesse musculaire inexpliquées (en particulier au niveau des bras ou des cuisses), signalez-le immédiatement à votre médecin. Exceptionnellement, ces problèmes peuvent être graves.

La colestyramine

La colestyramine est une résine qui piège les acides de la bile et diminue l'absorption du cholestérol par l'intestin. Ses principaux effets indésirables sont des troubles digestifs (douleurs, constipation, flatulence) et un risque de carence en vitamines A, D, E et K. Elle peut être associée avec les statines et les fibrates.

L'ézétimibe

L'ézétimibe inhibe l'absorption intestinale du cholestérol. Elle est réservée aux cas où les statines seules ne constituent pas un traitement efficace ou suffisamment bien toléré. Dans le premier cas, elle peut leur être associée ; dans le second, elle peut remplacer la statine mal tolérée. Ses effets indésirables sont essentiellement des troubles digestifs.

Les acides gras polyinsaturés oméga-3

En plus du régime qui représente l'essentiel du traitement, le médecin prescrit parfois chez les patients qui ont un taux sanguin de triglycérides élevé, des

Les traitements de l'excès de cholestérol					
Statines	**Fibrates**	**Colesty-ramine**	**Ézétimibe**	**Acides gras oméga-3**	**Autres traitements**
• Crestor • Elisor • Fractal • Lescol • Lodalès • Tahor • Vasten • Zocor	• Béfizal • Ciprofibrate Génériques • Fegenor • Fénofibrate Génériques • Lipanor • Lipanthyl 160 mg • Lipanthyl micronisé • Lipirex • Lipur • Sécalip	• Questran	• Ezetrol	• Maxepa • Omacor • Triglistab	• Fonlipol

acides gras polyinsaturés de la famille des oméga-3 (voir aussi p. 38). Ces acides gras inhiberaient la formation du cholestérol LDL. Leur principal effet indésirable est une augmentation du temps de coagulation sanguine. D'autres traitements sont parfois prescrits lorsque les triglycérides sont élevés (Citrate de bétaïne, Mediator, Tocopan).

L'hypertension artérielle

■ Définition

Les artères acheminent le sang, du cœur vers les organes. La pression artérielle (ou tension artérielle) mesure la pression exercée par le sang sur la paroi des artères. Un niveau minimal de pression est nécessaire pour que le sang circule dans tout l'organisme ; c'est lorsque cette pression est en permanence trop élevée, que l'on parle d'hypertension artérielle.

La pression artérielle se mesure par deux valeurs. La première correspond à la pression au moment de la contraction du cœur : c'est la **pression systolique** ou pression maximale. La deuxième correspond au relâchement du cœur : c'est la **pression diastolique** ou minimale. En pratique, ces pressions sont mesurées avec un tensiomètre placé autour du bras. Les deux valeurs de la pression artérielle sont habituellement comprises entre 10 et 14 pour la première, et 6 et 8 pour la seconde. Par exemple, une tension de 12/8 est considérée comme normale. La pression artérielle augmente naturellement avec l'âge. En moyenne, tous les 10 ans, la pression systolique s'élève de 0,5 et la pression diastolique de 0,2. Chez plus de la moitié des personnes ayant passé 60 ans, même en bonne santé, on observe une élévation de la pression systolique (le premier chiffre) au-dessus de 14.

L'hypertension artérielle est l'un des

principaux facteurs de risque des maladies cardiaques, des accidents vasculaires cérébraux et de l'insuffisance rénale. On estime que 25 % des hommes et 18 % des femmes sont hypertendus, soit 14,5 millions de personnes en France. Beaucoup n'en ont pas conscience car l'hypertension artérielle provoque peu de symptômes. Chez les femmes, les effets protecteurs des estrogènes (hormones sexuelles) sur le cœur et les vaisseaux cessent avec la ménopause.

Symptômes

Très souvent, l'hypertension ne donne lieu à aucun symptôme ; elle est découverte par hasard, lors d'une consultation pour un autre motif. Elle se manifeste quelquefois par des maux de tête, des vertiges, des bourdonnements d'oreille, des troubles de la vision ou des saignements de nez.

Causes

Dans plus de 95 % des cas, l'origine de l'hypertension n'est pas identifiée. Le traitement consiste alors à faire baisser la tension sans s'attaquer aux causes. Dans les autres cas, elle est secondaire à une maladie : un mauvais fonctionnement des reins, des glandes surrénales ou de la thyroïde, par exemple.

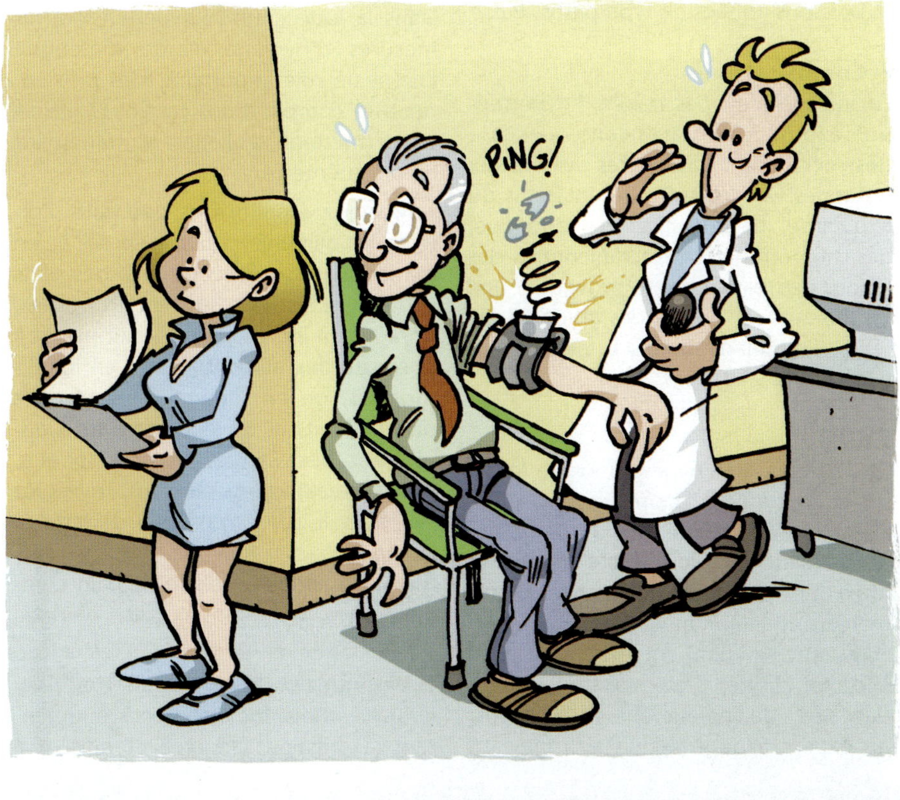

En revanche, les facteurs qui aggravent l'hypertension sont connus :
– une trop grande consommation de sel ;
– le stress ;
– le tabac ;
– l'obésité ;
– l'inactivité physique.

De plus, certains médicaments ou substances peuvent favoriser ou aggraver une hypertension artérielle ou encore déséquilibrer une hypertension traitée : estrogènes (voir p. 216), vasoconstricteurs nasaux (pulvérisateurs pour déboucher le nez), anti-inflammatoires non stéroïdiens (AINS, voir p. 192), glucocorticoïdes (voir p. 194), alcool, réglisse et boissons anisées de type pastis, etc.

Complications

Lorsqu'elle n'est pas traitée, l'hypertension expose à de graves conséquences : des accidents vasculaires cérébraux (attaques, voir p. 160), des infarctus du myocarde, de l'insuffisance cardiaque, des hémorragies intracrâniennes, des lésions des reins pouvant provoquer une insuffisance rénale, ou des lésions de la rétine entraînant parfois la perte de la vue (voir p. 208).

Dépistage

Le dépistage de l'hypertension se fonde sur la mesure de la pression artérielle. Elle se mesure à l'aide d'un tensiomètre : un brassard gonflable relié à un cadran (ou à une colonne de verre contenant du mercure) qui indique la tension. Celle-ci augmente notamment au cours d'un effort physique. C'est pourquoi la tension doit idéalement être mesurée sur un patient allongé depuis au moins 15 minutes. L'hypertension est confirmée si la pression artérielle dépasse 14 pour la pression systolique ou 9 pour la pression diastolique sur plusieurs mesures (pour être certain qu'il ne s'agit pas d'une élévation temporaire due au stress, par exemple). Parce que l'hypertension est souvent silencieuse, cet examen est fait régulièrement lors des visites chez le médecin. En cas d'hypertension artérielle, il recherche aussi d'autres facteurs de risque de maladie cardiaque comme, par exemple, des antécédents familiaux, un diabète, l'obésité, le tabagisme ou un taux de cholestérol élevé.

Les bonnes habitudes à adopter

Dans la lutte contre l'hypertension, les mesures d'hygiène et de diététique jouent un rôle important. Elles préviennent les complications cardiovasculaires et permettent d'alléger le traitement médicamenteux.

– **Mangez équilibré et peu salé.** Préférez les aliments pauvres en sel et en matières grasses. Méfiez-vous des plats cuisinés industriels, souvent trop salés. Apprenez à lire les étiquettes et partez à la chasse aux aliments riches en lipides (graisses) ou en sodium (sel). Mangez plus de fruits et de légumes frais. Consommez des viandes maigres (poulet, dinde, steak) et du poisson. Privilégiez les pâtes, le riz, les pommes de terre (à la vapeur ou au four), les légumes secs (haricots, lentilles, pois) et le pain complet. Buvez au moins un litre et demi d'eau chaque jour.

– **Diminuez votre consommation d'alcool.** Les boissons alcoolisées augmentent la pression sanguine et nuisent à l'efficacité de votre traitement. De plus, l'alcool est riche en calories (voir p. 52). Consommez au maximum deux verres par jour (20 g d'alcool) si vous êtes un homme, et un verre par jour (10 g d'alcool) si vous êtes une femme.

– **Bougez.** L'activité physique soutenue contribue à réduire la pression sanguine et aide à contrôler le stress. L'entraînement optimal pour garder la forme consiste à pratiquer trois fois par semaine une activité d'endurance pendant environ 45 minutes (marche rapide, vélo, natation, etc.). L'intensité de l'exercice doit légèrement vous essouffler, mais permettre néanmoins de parler pendant l'effort. Un essoufflement exagéré, des palpitations ou une douleur inhabituelle (en particulier au niveau de la poitrine) doivent impérativement entraîner l'arrêt de l'exercice et justifient une consultation médicale.

– **Arrêtez de fumer.** Le tabac augmente la pression artérielle et endommage les vaisseaux sanguins. Votre meilleur allié pour arrêter de fumer est votre médecin (voir p. 62).

– **Réduisez votre niveau de stress.** Dormez suffisamment, pratiquez un hobby, un sport ou une activité de relaxation (yoga, tai-chi, méditation, sophrologie, etc.). Prenez le temps de vous détendre et de profiter de la vie.

Traitement

Si les mesures d'hygiène et de diététiques détaillées ci-dessus sont insuffisantes pour faire baisser la tension artérielle, un traitement est mis en place. Il peut faire appel à plusieurs familles de médicaments (voir tableau, p. 159). Lorsque la pression artérielle est maîtrisée efficacement à l'aide de ces traitements, le risque d'accident vasculaire cérébral et celui de maladie cardiaque diminuent. Dans la plupart des cas, le traitement vise à abaisser la pression systolique en dessous de 15 et la pression diastolique en dessous de 9. Le médecin choisit le traitement en fonction des contre-indications de chaque patient et des facteurs éventuellement associés à l'hypertension (insuffisance cardiaque, angine de poitrine, troubles du rythme cardiaque, etc.). Il est difficile de prévoir si un traitement sera efficace pour un patient en particulier : un médicament très efficace pour l'un peut se révéler insuffisant pour l'autre.

Les diurétiques

Ce sont les médicaments les plus anciens et les mieux évalués. Ils ont fait la preuve de leur efficacité à long terme. Ces médicaments favorisent l'élimination d'eau et de sel par les reins et diminuent le volume de liquide qui circule dans les artères, abaissant ainsi la pression qui s'exerce sur leur paroi. Ils peuvent être le seul traitement à prendre pour les patients qui ne présentent pas d'autre

Parler, oui, chanter, non !

Lorsqu'on pratique une activité physique d'endurance, il existe une petite astuce pour identifier le niveau d'intensité idéal : vous devez pouvoir continuer à parler (ralentissez si vous êtes trop essoufflé pour cela), mais vous ne devez pas pouvoir chanter (accélérez si vous y parvenez).

Surveiller soi-même sa tension

Environ un quart des personnes traitées ont choisi de s'équiper d'un appareil pour surveiller elles-mêmes leur tension. Ces tensiomètres sont homologués mais ne fonctionnent pas exactement sur le même principe que les appareils utilisés par les médecins. Si vous possédez un tensiomètre, pensez à le prendre lors de votre prochaine consultation. Vous pourrez ainsi comparer ses valeurs à celles observées par votre médecin.

problème que l'hypertension. Ils ont en général peu d'effets indésirables. Ils augmentent le volume des urines, surtout en début de traitement. Certains d'entre eux sont responsables d'une baisse du taux de potassium dans le sang qui doit être surveillé.

Les bêta-bloquants

Ces médicaments agissent sur le cœur et les vaisseaux. Ce sont des traitements bien évalués, qui ont fait la preuve de leur efficacité à long terme. Ils entraînent une baisse de la tension artérielle, un ralentissement de la fréquence cardiaque et une diminution de la force de contraction du cœur. Parce qu'ils sont également efficaces pour prévenir des troubles cardiaques (voir p. 165), les bêta-bloquants sont généralement prescrits aux patients hypertendus ayant déjà subi un infarctus du myocarde, souffrant d'angine de poitrine (voir p. 162) ou dont la fréquence cardiaque de repos est rapide. Les effets gênants le plus fréquemment rencontrés sont des troubles digestifs, un sentiment de fatigue, une sensation de pieds et de mains froids, un ralentissement du rythme cardiaque, des troubles du sommeil et des troubles de l'érection.

Les inhibiteurs de l'enzyme de conversion (IEC)

Ces antihypertenseurs bloquent la production de l'angiotensine II, une hormone produite par le rein à partir d'une protéine présente dans le sang. L'angiotensine II a un rôle important dans la régulation de la pression artérielle ; elle l'augmente et fatigue le cœur. Les IEC sont utilisés chez des patients hypertendus qui présentent également des troubles cardiaques. Lorsqu'une toux sèche est observée lors du traitement, elle doit être signalée au médecin.

Les antagonistes de l'angiotensine II

Ces médicaments bloquent l'action de l'angiotensine II. Son inhibition entraîne une baisse de la tension. Comme les IEC, ces substances sont plus récentes que les diurétiques et les bêta-bloquants et leur efficacité à long terme est moins caractérisée. Ils ont peu d'effets indésirables mais doivent être utilisés avec précaution chez les personnes souffrant d'insuffisance rénale.

Les inhibiteurs calciques

Ces médicaments freinent l'entrée du calcium dans les muscles responsables de la contraction des artères. Ils entraînent la baisse de la tension artérielle par relâchement des artères. Ils sont également utilisés pour traiter l'angine de poitrine (voir p. 162).

Les traitements de l'hypertension artérielle

Diurétiques	Bêta-bloquants	IEC	Inhibiteurs calciques	Antagonistes de l'angiotensine II	Autres traitements
• Aldactazine • Aldactone • Altizide Spironolactone RPG • Amiloride Hydro-chlorothiazide Teva • Burinex • Chlorhydrate d'amiloride Hydro-chlorothiazide RPG • Esidrex • Eurelix • Fludex • Flumach • Furosémide Génériques • Indapamide Génériques • Isobar • Lasilix • Lumitens • Modamide • Modurétic • Practazin • Practon • Prestole • Soludactone • Spirocton • Spironolactone Altizide Génériques • Spironolactone Génériques • Spironone • Tenstaten	• Acébutolol Génériques • Artex • Aténolol Génériques • Avlocardyl • Betatop • Bisoprolol Génériques • Célectol • Céliprolol Génériques • Corgard • Detensiel • Hémipralon • Kerlone • Lopressor • Métoprolol Génériques • Mikelan • Nebilox • Propranolol Génériques • Sectral • Seloken • Soprol • Temerit • Ténormine • Timacor • Trandate • Trasicor • Trasicor Retard • Visken • Visken-Quinze	• Acuitel • Briem • Captolane • Captopril Génériques • Cibacène • Coversyl • Énalapril Génériques • Fozitec • Justor • Korec • Lisinopril Génériques • Lopril • Moex • Odrik • Prinivil • Renitec • Tanatril • Triatec • Triatec Faible • Triateckit • Zestril • Zofenil	• Adalate 200 mg LP • Amlor • Baypress • Caldine • Chronadalate LP • Deltazen LP • Diacor LP • Dilrene LP • Diltiazem 300 mg Génériques • Flodil LP • Icaz LP • Iperten • Isoptine • Lercan • Loxen • Mono-Tildiem • Nidrel • Nipédipine Génériques • Nitrendipine Génériques • Vérapamil Génériques • Zanidip	• Alteis • Aprovel • Atacand • Cozaar • Kenzen • Micardis • Nisis • Olmetec • Pritor • Tareg • Teveten	• Aldomet • Alpress • Catapressan • Estulic • Eupressyl • Hyperium • Lonoten • Médiatensyl • Minipress • Physiotens • Rilménidine Génériques

Associations de deux familles de traitement	
• Acuilix • Bêta-adalate • Bipreterax • Briazide • Captea • Captopril Hydro-chlorothiazide Génériques • Cibadrex • Coaprovel • Cokenzen • Co-Renitec • Cotareg • Ecazide • Énalapril Hydro-chlorothiazide Génériques • Fortzaar • Foziretic	• Hytacand • Hyzaar • Koretic • Lodoz • Logimax • Logroton • Miscardisplus • Moducren • Nisisco • Preterax • Prinzide • Pritorplus • Tarka • Tenordate • Tenoretic • Tensionorme • Trasitensine • Viskaldix • Wytens • Zestoretic

D'autres types de traitement existent comme les antihypertenseurs centraux. Les personnes qui prennent un traitement contre l'hypertension artérielle doivent être attentives à bien suivre leur traitement, même en l'absence de symptômes : l'hypertension est une maladie silencieuse qui peut avoir de graves conséquences. Si vous supportez mal le traitement qui vous a été prescrit, n'hésitez pas à en avertir votre médecin ; il pourra décider de vous en prescrire un autre, mieux adapté à votre sensibilité.

Les accidents vasculaires cérébraux

Définition

L'accident vasculaire cérébral (AVC ou, plus communément, attaque cérébrale ou apoplexie) se caractérise par une lésion d'une partie du cerveau à la suite de l'obstruction d'un vaisseau (accident ischémique ou infarctus cérébral) ou par la rupture d'un vaisseau sanguin et l'accumulation d'une poche de sang (accident hémorragique ou hémorragie cérébrale). L'accident ischémique transitoire (AIT) est une forme légère d'AVC causée par l'interruption temporaire du débit sanguin dans une partie du cerveau.

L'interruption du flux sanguin, ou l'accumulation de sang lors d'accidents hémorragiques, provoque la destruction par asphyxie des cellules nerveuses (ou neurones) dans la région concernée. Les conséquences de l'AVC varient selon la zone du cerveau touchée et l'ampleur des lésions. Environ 85 % des AVC sont d'origine ischémique et 15 % d'origine hémorragique. Cette maladie touche davantage les hommes que les femmes et 75 % des personnes atteintes ont plus de 65 ans.

Symptômes

Les symptômes de l'AVC se manifestent subitement et ne précèdent l'accident que de quelques minutes ou de quelques heures. Il est important de connaître les principaux signes d'un AVC pour bénéficier rapidement d'un traitement :
- apparition soudaine d'une difficulté à s'exprimer ou à comprendre les autres ;
- paralysie ou engourdissement soudain d'un côté du visage, d'un bras ou d'une jambe ;
- perte soudaine de la vue (souvent dans un seul œil) ou vision dédoublée ;
- vertiges, perte de l'équilibre ou de la coordination des mouvements ;
- mal de tête soudain et violent, sans cause apparente.

Les symptômes de l'AIT sont identiques à ceux de l'AVC, mais ils disparaissent en quelques minutes ou quelques heures (moins de 24 heures). Attention, les AIT justifient également une consultation médicale d'urgence car ce sont souvent les signes précurseurs d'un AVC. Des examens d'exploration suivis d'un traitement préventif seront prescrits par le médecin.

Causes

L'accident ischémique est le résultat du blocage du flux sanguin par un caillot ou un fragment de plaque d'athérome (voir p. 149) formé localement ou provenant d'une autre partie du corps et emporté dans la circulation sanguine.

L'accident hémorragique est causé par un saignement dans le cerveau ou sous les méninges (enveloppes du cerveau) qui se produit après la rupture d'un vaisseau sanguin. Les hémorragies cérébrales peuvent être provoquées par une hypertension artérielle non contrôlée ou, dans certains cas, être liées à des anomalies de structure des vaisseaux sanguins appelées anévrismes. Ce sont des déformations d'une artère formant une petite poche dont les parois fragiles finissent par céder et provoquer une « rupture d'anévrisme ».

Certains facteurs favorisent, à un degré divers, la survenue d'AVC.

- **L'âge**. Le risque d'AVC augmente avec l'âge.
- **L'hérédité**. Le risque d'AVC est plus élevé si un parent a eu un AVC avant l'âge de 65 ans.
- **Les antécédents d'AVC ou d'AIT**. On estime que 30 % des personnes ayant eu un AVC ou un AIT connaîtront un autre AVC dans les cinq ans.
- **L'hypertension artérielle non contrôlée** par les traitements.
- **Certaines maladies cardiaques**, comme la fibrillation auriculaire (voir p. 166), favorisent la formation de caillots.
- **Le tabac.**
- **Le diabète non contrôlé** par des traitements (voir p. 142).
- **L'excès de cholestérol** (voir p. 148).
- **L'inactivité physique.**
- **La consommation élevée d'alcool.**
- **La prise de certains médicaments**, par exemple la prise à long terme de traitements hormonaux de la ménopause (voir p. 216).

Les conséquences des AVC

Les accidents vasculaires cérébraux sont la troisième cause de mortalité en Europe. Environ 60 % des personnes qui ont eu un AVC conservent une certaine forme d'invalidité : paralysie, perte sensorielle, troubles de la mémoire, de l'élocution ou de la vue, dépression ou autres types de troubles psychiques, etc. Les conséquences peuvent être lourdes pour le patient comme pour son entourage.

Diagnostic

En plus de l'examen de son patient, des examens complémentaires (scanner, IRM) peuvent aider le médecin à poser un diagnostic et à distinguer un accident ischémique d'un accident hémorragique. Lors d'accident ischémique, d'autres examens (angiographie, échographie) sont utilisés pour déterminer l'origine du caillot ou de la plaque d'athérome responsable de l'obstruction du vaisseau.

Prévention

La prévention des AVC et de leur rechute consiste à appliquer les règles qui visent à prévenir l'hypertension (voir p. 156) et l'athérosclérose (voir p. 152) : alimentation équilibrée, maintien d'une activité physique, arrêt du tabac et réduction de la consommation d'alcool.
Les personnes souffrant d'hypertension, d'excès de cholestérol, de diabète ou de troubles cardiaques doivent veiller à prendre leurs traitements au rythme et à la dose prescrits par leur médecin.

Traitement

L'AVC doit être très rapidement pris en charge médicalement pour éviter des lésions irréversibles et faciliter la récupération. Dans certains cas, un traitement chirurgical est nécessaire, par exemple pour vider une poche de sang qui compresse une partie du cerveau.

Le traitement de l'AVC par des médicaments se divise en traitements de la phase aiguë (médicaments injectés peu après l'accident) et en traitements à long terme destinés à prévenir les rechutes.

Les traitements de la phase aiguë

– **Les médicaments thrombolytiques** sont des substances capables de dissoudre les caillots. Ces médicaments doivent être administrés dans les trois heures qui suivent l'apparition des premiers symptômes. Ils ont un certain nombre de contre-indications qui doivent être impérativement respectées.

– **Les médicaments anticoagulants** ne permettent pas de dissoudre les caillots déjà constitués, mais peuvent les empêcher de grossir et de causer d'autres complications. Ils préviennent également la formation de nouveaux caillots.

Les traitements à long terme

Ils sont destinés à prévenir l'apparition de nouveaux caillots chez des patients qui ont subi un accident ischémique. Ce sont essentiellement des antiagrégants plaquettaires et des médicaments anticoagulants (voir p. 169).

L'angor et l'infarctus du myocarde

Définition

Lorsque les artères qui alimentent le cœur (les artères coronaires) sont atteintes d'athérosclérose (voir p. 148), leur diamètre diminue peu à peu, réduisant l'apport en oxygène. Les efforts, qui augmentent les besoins en oxygène du cœur, provoquent alors des douleurs dans la poitrine car le muscle cardiaque peine à effectuer son travail. Ce sont les crises d'angine de poitrine (ou angor). Lorsque la privation d'oxygène est suffisamment grave pour entraîner la mort par asphyxie d'un grand nombre de cellules du cœur, on parle d'infarctus du myocarde (la crise cardiaque). Ce phénomène s'observe par exemple lorsqu'un fragment de plaque d'athérome (voir p. 149) se détache et va boucher une artère coronaire.

Symptômes

Le plus souvent, une oxygénation insuffisante du cœur se traduit par une douleur située à l'arrière du sternum, au centre de la poitrine. La douleur peut irradier le long du bras gauche, mais aussi dans le dos, sur les côtés, en haut du ventre, dans le bras droit, la nuque, la mâchoire ou même les dents. Elle est sourde et évoque une lourdeur ou une sensation d'oppression. Une douleur qui survient et disparaît en moins de quelques secondes est rarement causée par l'angine de poitrine. La douleur est généralement plus intense lorsque l'effort physique qui la provoque est associé à d'autres facteurs : prise d'un repas, exposition au froid ou au vent, ou stress

psychologique. Lorsque l'effort cesse, la douleur s'atténue en quelques minutes.
Dans la moitié des cas environ, l'infarctus du myocarde est précédé de crises d'angine de poitrine. Les douleurs provoquées par un infarctus sont plus intenses que celles de l'angor et durent plus longtemps (plus de 20 minutes). Bien que la douleur à la poitrine soit habituellement le premier symptôme, près de 20 % des personnes concernées font un infarctus sans éprouver de douleur, en particulier les personnes diabétiques. D'autres symptômes peuvent se manifester : anxiété, troubles temporaires de la vision, essoufflement, vertiges, nausées et vomissements, transpiration, etc.

■ Causes

L'angor et l'infarctus du myocarde sont des conséquences graves de l'athérosclérose (voir p. 148) et ont les mêmes causes. Cependant, toutes les crises d'angor ne sont pas nécessairement dues à une maladie coronarienne. Certaines sont attribuables à des spasmes des artères coronaires qui entraînent une constriction suffisante pour diminuer le débit sanguin dans ces vaisseaux. C'est l'angor de Prinzmetal dont l'origine est inconnue.

■ Diagnostic

Dans un premier temps, le médecin interroge le patient pour évaluer la gravité des symptômes et déterminer les facteurs qui les déclenchent (effort, repas, stress, etc.). Il peut également procéder à certains examens.
L'électrocardiogramme d'effort (voir p. 56) est l'examen le plus couramment pratiqué pour diagnostiquer une angine de poitrine. Une échographie du cœur peut le compléter ou une coronarographie : il s'agit d'examiner les artères coronaires aux rayons X, à l'aide d'un produit spécial (dit de contraste) injecté dans le sang. Cette technique permet de visualiser un rétrécissement dû à une plaque d'athérome.

■ Prévention

La prévention de l'angor et des infarctus repose sur les mêmes principes que celle de l'athérosclérose. Elle inclut un programme d'exercices physiques supervisé par un médecin, l'abandon de la cigarette et la mise en place d'une alimentation équilibrée.
L'activité physique est un élément important du traitement de l'angor. Elle favorise la formation de nouveaux vaisseaux sanguins qui permettent de compenser les obstructions existantes. Chez les personnes qui ont eu un infarctus, une activité d'endurance modérée, dans le cadre d'un suivi médical, permet de se rétablir plus rapidement et de muscler les autres parties du cœur afin de compenser en partie la perte d'efficacité due à l'infarctus.

■ Les traitements médicamenteux

Il existe plusieurs classes de médicaments qui traitent l'angine de poitrine (voir tableau p. 164). Le médecin peut également prescrire un médicament pour abaisser le taux de cholestérol (par exemple une statine, voir p. 152) ou contre l'hypertension artérielle (par exemple un IEC, voir p. 158). Le traitement de l'infarctus du myocarde dans sa phase aiguë est instauré à l'hôpital.

Ensuite, un traitement est mis en place pour prévenir les récidives.

Les dérivés nitrés

La trinitrine et ses dérivés possèdent de nombreuses propriétés qui facilitent le travail du cœur : dilatation des veines, dilatation des artères à forte dose et prévention des spasmes des artères coronaires.

– **Les dérivés nitrés dits à action rapide**, en comprimés ou en vaporisateur, sont administrés sous la langue pour soulager rapidement la douleur pendant une crise. Ils peuvent aussi être pris en traitement préventif, quelques minutes avant une circonstance susceptible de déclencher une crise.

Les traitements de l'angine de poitrine

Bêta-bloquants	Inhibiteurs calciques	Dérivés nitrés			Autres traitements
		D'action rapide	D'action retard		
			Voie orale	Patchs	
• Acébutolol Génériques • Aténolol Génériques • Avlocardyl • Betatop • Bisoprolol Génériques • Celectol • Céliprolol Génériques • Corgard • Detensil • Hemipralon • Kerlone • Lopressor • Métoprolol Génériques • Propranolol Génériques • Sectral • Sectral LP • Seloken • Seloken LP • Soprol • Ténormine • Timacor • Trasicor Retard • Visken • Visken Quinze	• Adalate • Amlor • Bi-Tildiem • Chronodalate LP • Diacor • Dilrène • Diltiazem Génériques • Flodil • Isoptine • Mono-Tildiem • Nifédipine G GAM • Tildiem • Unicordium • Vérapamil Génériques	• Isocard • Natispray • Trinitrine simple Laleuf	• Dinitrate d'isosorbide Merck • Isosorbide Teva • Langoran LP • Monicor LP • Nitrodex chronules • Risordan	• Cordipatch • Diafusor • Discotrine • Epinitril • Nitriderm TTS • Trinipatch • Trinitrine Merck	• Adancor • Amiodarone Génériques • Centrophene • Corbionax • Cordarone • Corvasal • Ikorel • Molsidomine Génériques • Trimétazidine Génériques Vastarel

– **Les dérivés nitrés dits à action retard** sont destinés à prévenir les crises d'angine de poitrine. Ils se présentent sous forme de comprimés pris quotidiennement ou de dispositifs transdermiques (patchs).

Les bêta-bloquants
Ces médicaments réduisent les besoins du cœur en oxygène en ralentissant sa fréquence et en diminuant la pression artérielle. Ils diminuent le risque de récidive de l'infarctus du myocarde.

Les inhibiteurs calciques
Ces médicaments dilatent les artères coronaires. Ils assurent ainsi une augmentation des apports en oxygène au cœur. Certains de ces médicaments ralentissent également la fréquence cardiaque.

Les antiagrégants plaquettaires
Ces médicaments (voir tableau p. 168) sont prescrits pour prévenir les récidives de maladie coronaire. Ils empêchent la formation de caillots sanguins responsables de l'obstruction des artères coronaires.

■ Les autres traitements

Si le rétrécissement des artères coronaires est important, une angioplastie peut être envisagée : il s'agit d'un traitement non chirurgical qui est souvent fait en même temps qu'une coronarographie. Une sonde très fine munie d'un ballonnet gonflable est insérée dans une artère (par exemple au niveau de l'aine) et glissée jusqu'à la coronaire à traiter. Le ballonnet est gonflé au niveau du rétrécissement. Les plaques d'athérome sont écrasées et la pression du ballonnet redonne à l'artère un diamètre suffisant pour assurer une irrigation correcte. La sonde et le ballonnet sont ensuite retirés. On peut en plus placer dans l'artère un petit ressort (un stent) qui va la maintenir dilatée en permanence.
Un traitement chirurgical est proposé dans le cas où les lésions sont trop importantes : le pontage coronarien. La partie bouchée de l'artère coronaire est court-circuitée par la pose d'un fragment de vaisseau sanguin. Il peut s'agir d'un morceau de veine prélevée dans la cuisse ou de la déviation d'une artère de l'intérieur de la poitrine.
Cependant, l'angioplastie et le pontage coronarien ne permettent pas de prévenir la formation de plaques d'athérome. Si les facteurs de risque à l'origine des plaques ne sont pas éliminés, les artères réparées risquent de s'obstruer à nouveau.

Les troubles du rythme cardiaque

■ Définitions

Les battements du cœur sont réglés par des impulsions électriques provenant d'une région du cœur appelée nœud sinusal. Les troubles du rythme, ou arythmies, surviennent lorsque la fréquence des battements du cœur n'est plus régulière : les battements peuvent devenir plus rapides (tachycardie) ou plus lents (bradycardie), ou irréguliers. La plupart du temps, ces arythmies se produisent sans qu'il y ait une maladie du cœur ; cependant, les maladies cardiaques prédisposent aux troubles du rythme. L'arythmie met rarement la vie en danger, mais elle peut favoriser certaines complications, par exemple un accident vasculaire cérébral.

Les arythmies les plus fréquentes sont les suivantes.

– **Les extrasystoles** : c'est la forme la plus courante d'arythmie et elle est le plus souvent bénigne. De temps en temps, les impulsions électriques sont déclenchées trop tôt. Le cœur bat deux fois plus rapidement, fait une pause et reprend ses battements normaux. Le patient ressent comme un soubresaut dans la poitrine quand le cœur repart après la pause.

– **La fibrillation auriculaire** : des impulsions désordonnées des oreillettes sont déclenchées en succession rapide, ce qui provoque des contractions anarchiques du cœur. La fibrillation auriculaire est la forme la plus courante d'arythmie après les extrasystoles. Elle est potentiellement dangereuse parce que le sang risque de s'accumuler dans le cœur et de former un caillot. Si un de ces caillots atteint le cerveau, il peut provoquer un accident vasculaire cérébral, mais cela reste rare. La fibrillation auriculaire est plus fréquente chez les personnes âgées.

– **La fibrillation ventriculaire** : c'est la forme la plus dangereuse d'arythmie. Le cœur se contracte mais cesse de pomper du sang. Si cette forme d'arythmie persiste, son issue est toujours fatale.

■ Symptômes

La tachycardie peut passer inaperçue ou se traduire par des palpitations, des douleurs dans la poitrine, un essoufflement ou des vertiges. La bradycardie peut se traduire par de la fatigue, une sensation de tête légère, des vertiges ou un évanouissement, parce qu'elle s'accompagne souvent d'une pression artérielle anormalement basse.

Si vous avez des palpitations en même temps qu'une douleur dans la poitrine, si vous vous sentez essoufflé ou si vous avez des vertiges, il est nécessaire de consulter votre médecin.

■ Causes

Les personnes atteintes d'une maladie cardiaque sont particulièrement sujettes aux arythmies. L'hypertension artérielle et l'hyperthyroïdie augmentent également le risque de trouble du rythme. Enfin, il existe des formes héréditaires d'arythmie. En général, les extrasystoles apparaissent à la faveur d'excitations déclenchées par des éléments extérieurs : par exemple, une émotion ou la prise de substances excitantes (alcool, caféine, drogues, tabac, etc.).

■ Diagnostic

Le médecin repère les arythmies en écoutant les bruits cardiaques avec son stéthoscope. Il peut confirmer son diagnostic avec un électrocardiogramme (ECG). Cet examen indolore traduit l'activité électrique du cœur sous forme d'un tracé. Il est obtenu à l'aide de petites électrodes placées sur la poitrine et reliées à l'électrocardiographe. Les caractéristiques du tracé de l'ECG permettent de déterminer la forme d'arythmie. Certaines arythmies pouvant être déclenchées par l'effort, le médecin les décèle en demandant parfois une épreuve d'effort (voir p. 56). Il existe des appareils d'ECG portables destinés à enregistrer l'activité du cœur pendant 24 heures. Pendant cette journée, le patient note ses sensations et ses activités qui seront ensuite utilisées pour interpréter les tracés.

■ Prévention

Les personnes qui souffrent de troubles du rythme sans gravité peuvent apprendre à éviter les facteurs déclenchants ou à contrôler leur rythme cardiaque.

– **Surveillez vos boissons**. Certaines personnes ont des palpitations après avoir absorbé de l'alcool et ou de la caféine (café, chocolat, thé, colas). Réduisez votre consommation si vous êtes sujet à des palpitations.

– **Arrêtez de fumer**. Le tabac peut aggraver des troubles du rythme.

Lors de troubles du rythme :

– **Toussez.** Lors de palpitations, la toux provoque une excitation cardiaque qui peut replacer le cœur dans son rythme normal.

– **Reposez-vous un moment.** Lorsque le cœur s'emballe, prenez quelques minutes pour vous asseoir et, si possible, surélevez vos pieds.

– **Aspergez-vous le visage.** L'eau froide stimule une partie du système nerveux qui régularise le rythme cardiaque.

– **Ralentissez votre respiration**. Les troubles du rythme sont souvent provoqués par le stress et l'anxiété. Respirez

Les traitements des troubles du rythme cardiaque

Bêta-bloquants	Digitaliques	Inhibiteurs calciques	Autres traitements
• Acébutolol Génériques • Aténolol Génériques • Avlocardyl • Betatop • Corgard • Hémipralon • Lopressor • Métoprolol Génériques • Propranolol Génériques • Sectral • Seloken • Sotalex • Sotalol Génériques • Ténormine • Trasicor Retard • Visken	• Digoxine Nativelle • Hémigoxine Nativelle	• Isoptine • Vérapamil Génériques	• Amiodarone Génériques • Cipralan • Corbionax • Cordarone • Exacor • Fiboran • Flécaïne • Flécaïnide RPG • Isorythm • Mexitil • Rythmodan • Rythmol • Sérécor

calmement et profondément pendant quelques minutes pour vous aider à relâcher la tension et faire revenir votre cœur à des battements réguliers.

– **Débouchez-vous les oreilles**. Pincez vos narines et soufflez très doucement en maintenant la bouche fermée jusqu'à ce que vous sentiez vos oreilles se déboucher. Pour rétablir une pression normale, avalez votre salive. En faisant cette manœuvre, dite de Valsalva, vous provoquez une surpression au niveau du nez et de la gorge qui peut aider le cœur à revenir à un rythme normal.
Lors de formes particulières d'arythmie, le médecin enseigne à son patient des manœuvres spécifiques destinées à la réduire (compression des globes oculaires ou massage d'une zone précise des artères carotides au niveau du cou).

■ Traitement

Il existe plusieurs familles de médicaments capables de régulariser la fréquence cardiaque (voir tableau p. 167). Les bêtabloquants et les inhibiteurs calciques sont très utiles et sont souvent prescrits pour plusieurs indications (par exemple, pour régulariser le rythme et pour abaisser la pression artérielle ou encore après un infarctus). Une autre famille de médicaments, les digitaliques, est également très utilisée pour réguler et renforcer l'activité du cœur. Les patients qui souffrent de fibrillation auriculaire reçoivent souvent un médicament anticoagulant ou un antiagrégant plaquettaire pour empêcher la formation de caillots (voir tableau ci-contre) afin de prévenir les accidents vasculaires cérébraux.
Un régulateur cardiaque artificiel (pacemaker) peut être mis en place pour produire des impulsions électriques régulières. Auparavant, ces régulateurs cardiaques servaient uniquement à traiter le rythme cardiaque trop lent, mais les appareils les plus récents corrigent également les battements trop rapides. Certains de ces appareils sont conçus pour économiser l'énergie et passent automatiquement en mode hors tension lorsque le battement cardiaque est normal.

Les traitements qui préviennent la formation de caillots

Anticoagulants	Antiagrégants plaquettaires
• Coumadine • Mini-sintrom • Préviscan • Sintrom	• Asasantine • Aspirine Protect • Aspirine UPSA • Cardiosolupsan • Catalgine • Cebutid • Cleridium • Kardégic • Persantine • Plavix • Ticlid • Ticlopidine Génériques

Vivre avec un régulateur cardiaque

La pose d'un régulateur (pacemaker) sous la peau se fait sous anesthésie locale et nécessite une hospitalisation de quelques jours. Des visites semestrielles permettront ensuite de vérifier son réglage et la charge des batteries. Celles-ci sont changées au bout de quelques années au cours d'une petite intervention chirurgicale.

Le porteur d'un pacemaker ne doit pas faire d'effort violent. Il lui faut prendre des précautions afin que les ondes électromagnétiques (portiques d'aéroports, téléphones portables, radios avec un émetteur puissant, radars, certains examens médicaux, etc.) ne viennent pas perturber le fonctionnement de l'appareil. Il est important d'avoir sur soi une carte indiquant que l'on est porteur d'un régulateur cardiaque.

Les problèmes veineux

■ La thrombophlébite

Définition

La thrombophlébite est une inflammation d'une veine, associée à la présence d'un caillot sanguin. Cette inflammation peut être superficielle (sous la peau) ou profonde (à l'intérieur de la jambe, de la cuisse, plus rarement du bras ou d'une autre partie du corps). La thrombophlébite profonde est souvent désignée sous le terme de thrombose veineuse profonde. Sa forme la plus fréquente est la thrombophlébite de la jambe.

Symptômes et complications

La thrombophlébite superficielle de la jambe est douloureuse mais n'entraîne pas de complications sérieuses. Il est rare que les caillots sanguins qui se forment dans les veines superficielles se détachent et circulent dans le sang.

La thrombophlébite profonde de la jambe ne s'accompagne pas toujours de symptômes. La personne atteinte ressent parfois une sensation locale de chaleur avec rougeur et gonflement, une dilatation des veines de la jambe, ainsi qu'une douleur sourde et lancinante, surtout pendant la marche.

La thrombophlébite profonde peut entraîner de graves complications. En effet, lorsque des caillots sanguins se forment dans des veines profondes, il arrive que ceux-ci se détachent et soient emportés par la circulation. Lorsqu'un fragment de caillot se loge dans les poumons, on parle d'**embolie pulmonaire**. C'est une complication grave de la thrombophlébite profonde ; elle survient seulement lorsque les veines des jambes, de l'abdomen ou du bassin sont touchées. Parce que la présence d'un caillot sanguin dans une veine profonde est silencieuse, la première manifestation apparente d'une thrombophlébite est parfois l'embolie pulmonaire. Elle se manifeste par un essoufflement, une douleur thoracique, une toux et des crachats sanglants. Des soins médicaux d'urgence sont alors nécessaires.

Causes
L'inflammation d'une veine superficielle est souvent provoquée par un coup ou une blessure. La thrombophlébite profonde des veines des jambes est souvent attribuable à l'inactivité ou à un alitement prolongé qui favorise la formation de caillots sanguins. L'immobilité en position assise, lorsqu'elle dure plusieurs heures (comme dans les transports aériens), peut également provoquer l'apparition d'un caillot surtout en cas de prédisposition (varices des jambes).

Diagnostic
Si le médecin suspecte une thrombophlébite profonde, il peut demander une échographie (ou écho-doppler) des veines concernées pour confirmer le diagnostic. L'échographie permet de détecter facilement la présence de caillots sanguins dans les veines profondes.

Prévention
La prévention des thrombophlébites repose sur les mêmes mesures que celles prises pour éviter les varices (voir ci-contre). Évitez les longues périodes d'immobilité pendant un voyage en automobile ou en avion. Essayez de vous lever et de marcher pendant au moins cinq minutes toutes les heures. N'oubliez pas de boire beaucoup d'eau. Élevez les jambes au-dessus du niveau du cœur, si possible. Si vous avez des antécédents de thrombophlébite ou un mauvais état veineux, portez des bas de contention et interrogez votre médecin sur l'opportunité de recevoir une injection d'anticoagulant avant votre voyage.

Traitement
Le traitement des thrombophlébites superficielles consiste à appliquer des pansements tièdes humides pendant 15 à 20 minutes, plusieurs fois par jour. Marcher aide à la guérison. Si les symptômes persistent pendant plus d'un jour ou deux, ou s'ils s'aggravent, il est nécessaire de consulter un médecin.

Dans les cas de thrombophlébite profonde, le médecin prescrit des anticoagulants qui préviennent la formation de nouveaux caillots. Le traitement est souvent commencé dès la suspicion du diagnostic, avant même confirmation par les examens complémentaires. Le traitement par les anticoagulants dure habituellement trois mois. Le port de bas de contention toute la journée est indispensable et la marche est bénéfique. Les personnes qui sont soignées avec des anticoagulants doivent éviter de prendre certains médicaments (certains antibiotiques, l'aspirine, les AINS, voir p. 192) et doivent consommer modérément les aliments riches en vitamine K (choux, épinards, tomates, etc.).

Elles doivent également informer de leur traitement les différents professionnels de santé qu'elles consultent (et en particulier les dentistes) et porter sur elles une carte stipulant qu'elles reçoivent un traitement anticoagulant et donnant les coordonnées d'un proche ou de leur médecin traitant.

Les jambes lourdes et les varices

Définition

La sensation de jambes lourdes est une plainte souvent formulée, notamment chez les femmes. C'est le fait de l'insuffisance veineuse. L'âge en est un facteur aggravant. Cette sensation s'accompagne parfois de varices, c'est-à-dire de veines formant un relief et apparaissant sous la peau. Les varices peuvent ressembler à un réseau en toile d'araignée ou être constituées de grosses veines uniques. Elles apparaissent le plus souvent sur les mollets et les cuisses. Les varices touchent 50 % des femmes et 10 % des hommes.

Symptômes et complications

L'insuffisance veineuse se traduit par une sensation de jambes lourdes, des chevilles gonflées et parfois l'apparition de crampes durant la nuit. Ces symptômes peuvent s'aggraver avant les règles ou dans certaines situations qui exigent de rester debout ou assis de façon prolongée.

Les varices sont souvent inesthétiques, parce qu'elles apparaissent en relief sous la peau. Parfois, des ulcères de la peau se forment à proximité des varices. Des lésions d'eczéma autour des varices sont aussi observées dans certains cas.

Causes

Les veines des jambes contiennent de petits clapets, les valvules, qui empêchent le sang de redescendre par gravité. Pour des raisons inconnues, chez les personnes qui souffrent de varices, les valvules cessent de fonctionner, entraînant l'accumulation du sang dans les veines et leur dilatation. La prédisposition aux varices pourrait être héréditaire. D'autres facteurs peuvent également favoriser l'apparition de varices : par exemple, une grossesse, le fait de travailler debout ou l'obésité.

Prévention

L'activité physique constitue le meilleur moyen d'éviter les problèmes de varices. En tonifiant les muscles qui font pression sur les veines, elle favorise le retour du sang. Si vous avez tendance à avoir des varices, voici quelques conseils :

– **Portez des bas de contention.** Disponibles en pharmacies, ils compressent la jambe et aident le retour du sang. Les bas de contention sont plus ou moins serrés et leur degré de contention s'exprime en deniers, comme les bas classiques. Le port d'un bas de contention léger peut éliminer complètement les douleurs provoquées par les petites veines légèrement variqueuses. Les patients qui présentent des varices avancées peuvent porter un bas de contention plus épais, jusqu'au genou ou jusqu'à la cuisse. Demandez conseil à votre médecin ou votre pharmacien pour choisir des bas de contention adaptés à votre cas.

– **Surélevez vos jambes** au-dessus du niveau de votre cœur trois ou quatre fois par jour pendant 10 à 15 minutes. Allongez-vous avec des oreillers sous les pieds ou, mieux encore, des cales sous les pieds de votre lit. La gravité aidera le retour du sang des pieds vers le haut des jambes et le cœur.

– **Ne restez pas assis dans la même position** trop longtemps car cela favorise l'accumulation de sang. Bougez vos

jambes et, si vous le pouvez, levez-vous toutes les heures pour marcher quelques minutes.
– **Perdez du poids.** L'obésité crée des pressions au niveau des jambes et de l'aine qui affaiblissent les veines.
– **Douchez-vous le soir.** L'eau chaude favorise l'apparition des varices. Si vous vous douchez le matin, vous faites suivre l'application de chaleur par une longue période de station debout. En prenant votre douche le soir, vous êtes en contact avec l'eau chaude juste avant de vous coucher, au moment où vous serez dans la meilleure position pour aider votre circulation veineuse. Terminez votre douche en massant vos jambes à l'eau tiède, de bas en haut.
– **Évitez les sources de chaleur prolongée** au niveau des pieds et des mollets : les bains trop chauds, les jacuzzis, les saunas et hammams, les jambes étendues au soleil ou devant la cheminée, le chauffage par le sol, l'épilation à la cire chaude, etc.
– **Portez des talons de hauteur raisonnable.** Les talons hauts portés régulièrement provoquent une contraction continue des mollets ce qui gêne le retour du sang.
– **Dormez avec les pieds surélevés.** Si vous n'avez pas de problèmes cardiaques ou respiratoires, des cales posées sous les pieds de votre lit positionneront vos pieds au-dessus du niveau des hanches et faciliteront la circulation veineuse.

Traitement

Le traitement des varices consiste à coaguler les vaisseaux variqueux pour les faire disparaître : c'est la sclérothérapie. Un produit est injecté dans les veines variqueuses. Il va provoquer la rétraction et l'affaissement de la veine. Cette intervention est réalisée chez un médecin (généralement un généraliste formé à cette technique ou un spécialiste des veines) et n'entraîne qu'un léger inconfort. Il est souvent possible de traiter simultanément plusieurs veines. Plusieurs séances d'injection sont généralement nécessaires pour refermer efficacement les veines et on doit compter quelques semaines après chaque injection pour permettre la cicatrisation.
Si les veines variqueuses sont très visibles, ou si le patient souffre de douleurs importantes, la chirurgie est nécessaire pour les enlever.

▪ Les hémorroïdes

Définition

Les hémorroïdes font partie de l'anatomie normale du canal anal et de l'anus. Ce sont des coussinets riches en vaisseaux sanguins dilatés qui jouent un rôle dans le contrôle de l'élimination des selles et des gaz, et agissent avec les muscles de l'anus pour assurer la continence (c'est-à-dire le fait de retenir les selles). Lors de l'élimination des selles (lorsqu'on «pousse»), les hémorroïdes gonflent légèrement pour amortir le passage de celles-ci. Lorsqu'on force trop et de manière répétée (lors de constipation ou de diarrhée), les hémorroïdes gonflent davantage et peuvent rester dilatées en permanence. C'est le début de la crise d'hémorroïdes. Il existe deux types d'hémorroïdes.

Les hémorroïdes internes sont situées en haut du canal anal et sont sensibles à la pression des gaz et des selles. Elles ne produisent pas de douleur, même dilatées. Une crise d'hémorroïdes internes est donc rarement douloureuse.

Les hémorroïdes externes sont situées sous la peau de l'anus qui est très sensible à la douleur. Une crise d'hémorroïdes externes est donc souvent douloureuse.

Symptômes

La crise d'hémorroïdes internes se traduit par des saignements pendant ou après les selles, discrets et visibles seulement sur le papier toilette. La douleur est rare mais certaines personnes ressentent une certaine irritation ou des démangeaisons. Lorsque les hémorroïdes internes sont très dilatées, elles peuvent apparaître à l'extérieur de l'anus, en particulier pendant la poussée des selles. Elles sont de couleur rouge vif ou bordeaux et peuvent saigner. Attention, même si vous souffrez régulièrement d'hémorroïdes, la présence de sang dans les selles ou sur le papier justifie une consultation médicale.

La crise d'hémorroïdes externes se traduit par l'apparition d'une petite boule molle au bord de l'anus, de la même couleur que la peau. Le sang accumulé dans cette hémorroïde dilatée peut coaguler et former un caillot dur qui donne une couleur bleutée à la boule. L'apparition de ce caillot s'accompagne souvent de douleur vive. Parfois, une crise d'hémorroïdes externes laisse une petite excroissance de chair sur le bord de l'anus appelée marisque. Elle est sans gravité.

Causes

– **La constipation** est la cause principale des crises d'hémorroïdes, ainsi que la diarrhée qui entraîne des efforts de poussée répétés.
– **Ne pas boire assez d'eau** dans la journée entraîne un durcissement des selles et peut contribuer à l'apparition d'une crise.
– **Certains aliments** semblent favoriser les crises (les viandes, l'alcool, les plats épicés, le café, le thé, les colas, le vin rouge) mais aussi une alimentation pauvre en fibres (qui ne contient pas suffisamment de fruits, de légumes, de céréales complètes, etc.).
– **L'hérédité** joue un rôle. Certaines familles semblent plus exposées à ce problème.
– **Le manque d'exercice** et la position assise prolongée, mais aussi les efforts physiques violents (chez les déménageurs, par exemple), peuvent favoriser les crises.
– **Certaines maladies** de l'appareil digestif et du foie sont également à l'origine de crises d'hémorroïdes.

Diagnostic

Le diagnostic des hémorroïdes fait appel au toucher rectal (voir p. 227). Le médecin peut ainsi déterminer si les hémorroïdes sont externes ou internes. Un instrument appelé anoscope, ou proctoscope, permet au médecin d'examiner les hémorroïdes internes. Le médecin interroge également le patient sur les habitudes de vie afin de déceler des facteurs de risque et de proposer des changements.

Prévention

– **Luttez contre la constipation**. Si vous êtes sujet aux crises d'hémorroïdes, adoptez un régime alimentaire qui ne provoque pas de selles dures et difficiles à évacuer. Buvez beaucoup d'eau et mangez des fibres (céréales complètes, fruits et légumes, noix et graines, voir p. 46). Elles facilitent votre transit et minimisent le risque de constipation. Si vous n'avez pas l'habitude de manger des fibres, commencez par de petites quantités pour éviter les gaz et augmentez peu à peu.

– **Faites du sport.** L'exercice est un excellent moyen de lutter contre la constipation. Il n'est pas nécessaire de se lancer dans un sport de haut niveau : la marche à pied, la natation, le vélo sont des activités suffisantes pour ressentir les effets positifs du sport sur le transit intestinal. Des séances d'abdominaux peuvent également être bénéfiques. Attention ! L'activité sportive, même modérée, tend à déshydrater. N'oubliez pas de boire pendant et après l'exercice. Ne buvez pas trop sucré : l'eau pure est souvent la meilleure boisson de l'effort. Évitez les sports qui nécessitent des efforts violents : ils peuvent favoriser le déclenchement d'une crise d'hémorroïdes.

– **Prenez de bonnes habitudes aux toilettes.** Chacun est différent. Ne vous obligez pas à aller à la selle tous les jours si ce n'est pas votre rythme. Ne forcez pas lorsque vous y allez et ne remettez pas à plus tard un besoin pressant.

– **Utilisez un papier neutre**. Le papier toilette parfumé ou coloré peut contenir des substances irritantes qu'il vaut mieux éviter. Pour des hémorroïdes externes difficiles à nettoyer, mouillez le papier pour minimiser l'irritation ou utilisez un linge humide et séchez doucement.

– **Évitez les aliments** qui favorisent les crises (voir p. 173).

– **Vérifiez vos médicaments**. Certains médicaments peuvent entraîner une constipation et favoriser une crise d'hémorroïdes. Lorsque votre médecin vous prescrit un nouveau médicament, vérifiez avec lui que ce n'est pas le cas.

Traitement

Le traitement des crises d'hémorroïdes repose d'abord sur une régulation du transit intestinal destinée à supprimer la cause principale de la crise (constipation ou diarrhée). Ensuite, selon la sévérité de la crise et le type d'hémorroïdes touché, votre médecin pourra vous prescrire des médicaments contre l'inflammation et la douleur, mettre en œuvre des traitements locaux à son cabinet (par exemple, pour enlever un caillot dans une hémorroïde externe) ou vous conseiller de subir une intervention chirurgicale.

Les maladies respiratoires

La broncho-pneumopathie chronique obstructive (BPCO)

■ Définition

Les bronchites sont des inflammations des bronches et des bronchioles, les canaux qui acheminent l'air aux poumons. Elles peuvent être dues à des germes ou à des agents irritants comme la fumée du tabac ou la pollution. La broncho-pneumopathie chronique obstructive (BPCO) est une forme grave de bronchite qui affecte le souffle et provoque des dommages irréversibles des poumons. C'est une maladie à progression lente qui évolue sur plusieurs années.

La BPCO est une affection courante, plus particulièrement chez les fumeurs. Environ 9 % des hommes et 4 % des femmes de plus de 65 ans souffrent de BPCO ou d'emphysème. Sa fréquence dans la population féminine est en constante augmentation du fait du nombre croissant de fumeuses. De plus, pour une même consommation de tabac, les femmes développent des formes plus précoces et plus graves de BPCO que les hommes.

Symptômes

Les premiers symptômes de la BPCO sont ceux de la bronchite chronique : toux et crachats, en particulier le matin. Progressivement, les symptômes s'aggravent et la personne ressent un essoufflement à l'effort. En effet, les bronches et les bronchioles sont enflammées ce qui provoque leur rétrécissement, aggravé par la présence de sécrétions épaisses et en excès. Au repos, l'air arrive en quantité suffisante dans les poumons mais, à l'effort, le rétrécissement des bronches gêne la ventilation et provoque l'essoufflement. Lorsque la maladie progresse, la difficulté à respirer se fait sentir également au repos.

Progressivement, le poumon a du mal à se vider du fait du rétrécissement des bronchioles. Les alvéoles, les petits sacs où se font

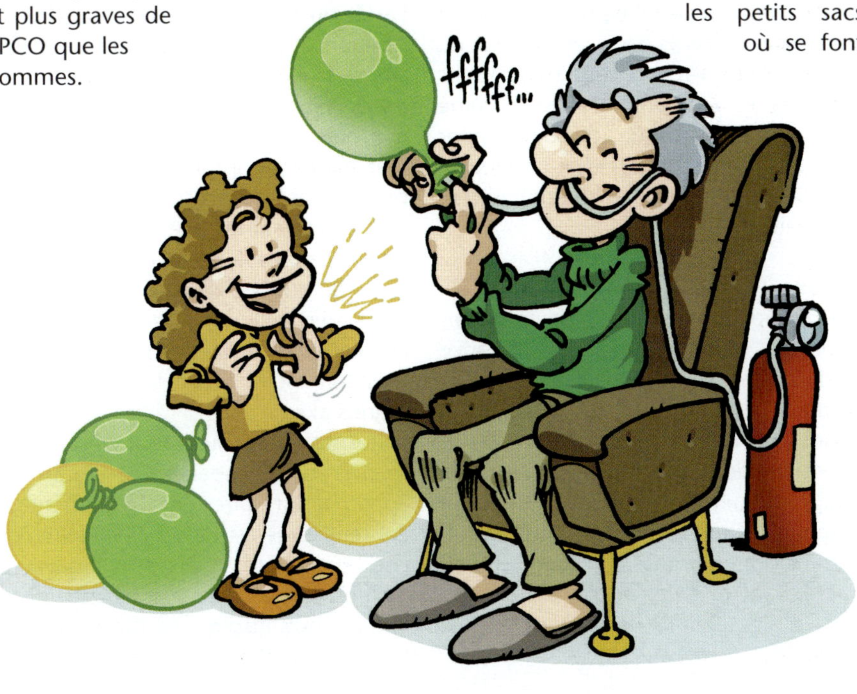

les échanges de gaz avec le sang, se distendent. Fragilisées, elles se rompent et fusionnent entre elles. L'emphysème s'installe avec ses symptômes (voir ci-contre).

■ Causes

Le tabagisme est la cause de 90 % des BPCO. Le tabac entraîne la production d'une quantité excessive du mucus dans les bronchioles, ce qui favorise les infections bronchiques. Ces infections augmentent à leur tour la production de mucus et maintiennent l'inflammation des bronches et des bronchioles. Tous les fumeurs ne sont pas égaux face à la BPCO : à tabagisme égal, seuls 20 à 30 % des fumeurs développeront cette maladie.

La BPCO est une maladie professionnelle dans 10 % des cas : l'exposition répétée à certains solvants, aux poussières de ciment et de silice, à certains produits agricoles et aux produits de la mine augmentent le risque de développer cette maladie. Enfin, il existe une forme héréditaire de BPCO et d'emphysème, mais elle reste rare.

■ Complications

Les complications les plus fréquentes sont l'emphysème et l'insuffisance respiratoire chronique, c'est-à-dire le manque chronique d'oxygène qui impose un traitement particulier, l'oxygénothérapie, pour maintenir un taux sanguin d'oxygène suffisant. Ce phénomène fatigue le cœur et peut entraîner, à la longue, une défaillance cardiaque. Les lèvres et les ongles deviennent parfois bleus car ils ne sont plus assez oxygénés.

■ Dépistage

Face à une bronchite chronique qui entraîne un essoufflement à l'effort, le médecin prescrit une série de tests spécifiques, l'exploration fonctionnelle respiratoire (EFR). Ces tests mesurent les volumes de gaz échangés pendant la respiration et le degré d'obstruction des bronches. Ils peuvent être complétés par une mesure des gaz dans le sang et une épreuve de marche (la distance parcourue en six minutes) pour évaluer l'impact de la maladie sur la vie quotidienne. Une radiographie des poumons permet d'observer la présence de lésions des poumons.

■ Prévention des troubles respiratoires

La prévention de la BPCO repose sur l'arrêt du tabac et la réduction de l'exposition à la fumée des autres. Il n'est jamais trop tard, même si le diagnostic est déjà fait. Cela évite d'aggraver l'état des poumons. Quelques mesures simples peuvent contribuer à maintenir de bonnes habitudes respiratoires.

– **Respirez sainement.** Évitez les zones enfumées et polluées. Consultez les bulletins de qualités de l'air et, les jours où celui-ci est pollué, faites moins d'effort. Si vous faites de la course à pied, courez le matin tôt et évitez la proximité des grands axes.

– **Respirez efficacement**. Pour augmenter vos capacités respiratoires, apprenez à respirer par l'abdomen. Cet apprentissage est plus facile à faire couché. Placez vos mains de chaque côté du nombril, relaxez vos muscles abdominaux puis inspirez profondément par le nez en gonflant le ventre. Vous devez sentir vos mains monter. Expirez par la bouche en maintenant les lèvres presque fermées.

– **Soufflez des bougies**. Imaginez-vous devant une bougie allumée. Inspirez profondément, fermez presque complètement vos lèvres et entraînez-vous à expirer autant d'air que possible.

– **Faites de l'exercice**. L'activité physique ne soigne pas les causes de la maladie mais elle améliore l'endurance et permet donc d'être plus actif en se sentant moins fatigué. Faites de la marche tous les jours à votre rythme.

– **Habillez-vous confortablement**. Évitez les ceintures qui compriment le ventre et les vêtements trop serrés qui empêchent de respirer profondément.

– **Surveillez la météo**. Un air trop chaud ou trop froid renforce la difficulté à respirer. Si vous le pouvez, restez au frais par temps chaud ou sortez dans des lieux climatisés. Lorsqu'il fait froid, demeurez à l'intérieur. Si vous devez sortir, enveloppez votre nez et votre bouche avec une écharpe pour réchauffer l'air que vous respirez.

Traitement

Le premier traitement contre la BPCO consiste, bien entendu, à cesser de fumer. Chez les personnes en insuffisance respiratoire chronique, on utilise l'oxygénothérapie, où le patient inspire un air enrichi en oxygène plusieurs heures par jour. Les médicaments destinés à dilater les bronches (comme ceux prescrits aux personnes souffrant d'asthme) sont parfois utilisés afin d'apporter plus d'air aux alvéoles. Des séances de kinésithérapie respiratoire peuvent également faciliter la respiration en facilitant l'élimination des sécrétions bronchiques et en apprenant à bien expectorer.

L'emphysème

Définition

Lorsque l'air pénètre dans les poumons, il passe par les bronches puis atteint les alvéoles pulmonaires. Ces petits sacs extensibles, entourés de capillaires sanguins, sont le lieu d'échange de l'oxygène et du dioxyde de carbone (gaz carbonique). Leur surface totale représente environ 100 m^2.

L'emphysème est un trouble pulmonaire chronique dans lequel les alvéoles fusionnent. Les tissus qui les entourent perdent leur élasticité et les empêchent de se gonfler. Ce phénomène réduit la quantité d'oxygène qui passe dans la circulation sanguine et rend la respiration plus difficile. Dans la plupart des cas, l'emphysème est une complication de la BPCO (voir p. 174), mais le vieillissement entraîne naturellement une perte d'élasticité des alvéoles, même chez les non-fumeurs. Celle-ci peut être suffisamment grave pour être considérée comme de l'emphysème. Les hommes sont deux fois plus touchés par l'emphysème que les femmes mais cette différence se réduit avec l'augmentation du nombre de fumeuses.

Symptômes

Au fur et à mesure que les alvéoles sont touchées, on se sent de plus en plus essoufflé, même au repos. De plus, les alvéoles perdent progressivement leur élasticité et de l'air reste emprisonné dans les poumons. Ces poches d'air maintiennent les poumons gonflés en permanence et le thorax prend une forme particulière dite « en tonneau ». Il arrive que ces poches d'air éclatent dans la cavité qui sépare les poumons de la cage thoracique. L'air qui s'accumule dans cette cavité gêne l'inspiration et aggrave l'essoufflement.

■ Causes

Comme pour la BPCO, le tabagisme est la principale cause de l'emphysème. Les infections des voies respiratoires peuvent également favoriser ou aggraver l'emphysème. Un cercle vicieux s'enclenche alors, car l'emphysème lui-même accroît les risques d'infection.

■ Prévention

La meilleure façon de prévenir l'emphysème est, bien sûr, de ne pas fumer et de ne pas s'exposer à la fumée des autres.

■ Traitement

Le traitement des conséquences de l'emphysème est identique au traitement des conséquences de la BPCO (voir p. 177).

Les problèmes de bouche et de dents

Les caries et les maladies des gencives

■ Définitions

Les deux problèmes bucco-dentaires principalement rencontrés chez l'adulte sont la carie (la destruction des parties dures de la dent) et la gingivite (l'inflammation des gencives). Après 50 ans, les problèmes de gencives sont les plus fréquents. Lorsqu'une gingivite récidive et qu'elle n'est pas traitée, elle peut se compliquer en parodontite (inflammation du parodonte, le tissu qui relie la dent à la gencive). La parodontite peut provoquer le déchaussement et la perte des dents.

■ Symptômes

Le premier signe d'une carie est souvent l'hypersensibilité de la dent : le contact avec des aliments froids ou chauds déclenche une douleur passagère. Lorsque la carie atteint la racine, la dent peut s'infecter et être à l'origine de douleurs intenses qui réveillent la nuit. La dent devient sensible à la pression.
La gingivite et la parodontite se traduisent par des gencives rouges, gonflées et très sensibles. Elles saignent facilement au brossage ou en mâchant des aliments. Dans certains cas, il peut y avoir localement du pus et une mauvaise haleine.

■ Causes

La plaque dentaire est une pellicule formée par les bactéries présentes dans la bouche. Non contrôlée, elle recouvre les dents et s'infiltre progressivement entre celles-ci et les gencives. Les sels minéraux contenus dans la salive se fixent sur la plaque pour former le tartre, un dépôt rugueux où les bactéries sont à l'abri de la brosse à dents. La carie et la gingivite sont le plus souvent la conséquence d'une l'hygiène bucco-dentaire insuffisante qui favorise la formation de la plaque dentaire et du tartre. Mais les changements hormonaux lors de la ménopause, le tabagisme, le stress, certaines maladies, certains traitements médicamenteux responsables d'une diminution de la production de salive, ou encore un appareil dentaire mal adapté, modifient parfois de façon considérable l'équilibre de la flore bactérienne de la bouche. Ce sont autant de facteurs qui contribuent au développement de caries ou de gingivites. Il est donc nécessaire, en présence de ces facteurs, d'être particulièrement vigilant, de veiller à éliminer la plaque dentaire de manière encore plus drastique et d'augmenter la fréquence des visites chez le dentiste.

Complications

Les caries et les gingivites récidivantes non traitées risquent de conduire à la chute des dents. Si une carie n'est pas soignée, la dent est vouée à la destruction et risque de devoir être extraite. En l'absence de traitement, un abcès peut également se former, provoquant des douleurs vives, de la fièvre et un gonflement.

L'inflammation des gencives (gingivite chronique et parodontite) est susceptible de provoquer un déchaussement des dents. Les dents deviennent alors mobiles et risquent de tomber.

Pour garder des dents saines

Il n'est jamais trop tard pour adopter une bonne hygiène dentaire et préserver ainsi ses dents.

– **Utilisez une brosse douce** et effectuez des mouvements rotatifs sur chaque face des dents.

Consultez rapidement un dentiste si :

– des maux de dents durent ou récidivent ;

– vous sentez vos dents bouger ;

– vos gencives sont rouges, enflées, sensibles ;

– vos gencives se rétractent autour de vos dents ;

– vos gencives saignent lorsque vous vous brossez les dents ou passez un fil dentaire ou même sans raison apparente ;

– vous avez constamment mauvaise haleine ;

– vous voyez apparaître du pus entre vos dents et vos gencives ;

– vous avez des plaies dans la bouche qui ne disparaissent pas ;

– une prothèse mobile ne tient pas bien en place ou est douloureuse.

– **Remplacez votre brosse à dents au moins tous les deux mois.**

– **Brossez-vous les dents après chaque repas** pendant deux à trois minutes en vous aidant d'un minuteur si nécessaire. Ne négligez pas le brossage des dents après le déjeuner.

– **Brossez également votre langue et vos gencives.**

– **Utilisez un dentifrice contenant du fluor** pour renforcer l'émail de vos dents.

– **Utilisez du fil dentaire ou un jet d'eau nettoyant** une fois par jour. La brosse n'élimine pas toujours les particules alimentaires coincées entre les dents. Le fil dentaire demande un peu d'habitude, mais il est très efficace dans la prévention des parodontites. Il existe aussi des cure-dents spéciaux et des brossettes qui permettent de nettoyer les interstices entre les dents.

– **Mâchez du chewing-gum.** De nombreuses pâtes à mâcher sans sucre existent maintenant sur le marché. En mâcher plusieurs fois par jour pendant une dizaine de minutes augmente la salivation et prévient la formation de la plaque dentaire.

– **Si vous avez de l'arthrose des mains** ou des difficultés à bouger les bras, pensez aux brosses électriques. En cas d'arthrose, vous pouvez également enrober le manche de votre brosse avec un gros ruban adhésif en tissu pour en augmenter le diamètre. Vous aurez ainsi une meilleure prise et votre brossage sera plus efficace.

– **Si vous portez un appareil dentaire amovible**, suivez les conseils de votre dentiste en matière de nettoyage et de désinfection. Après la pose d'un nouvel appareil, des problèmes d'allergie ou de mauvaise adaptation peuvent favoriser une infection. N'hésitez pas à consulter le dentiste qui vous l'a posé.

– **Évitez les sucreries.** Les bactéries utilisent le sucre pour se multiplier et le transforment en acide qui attaque l'émail.

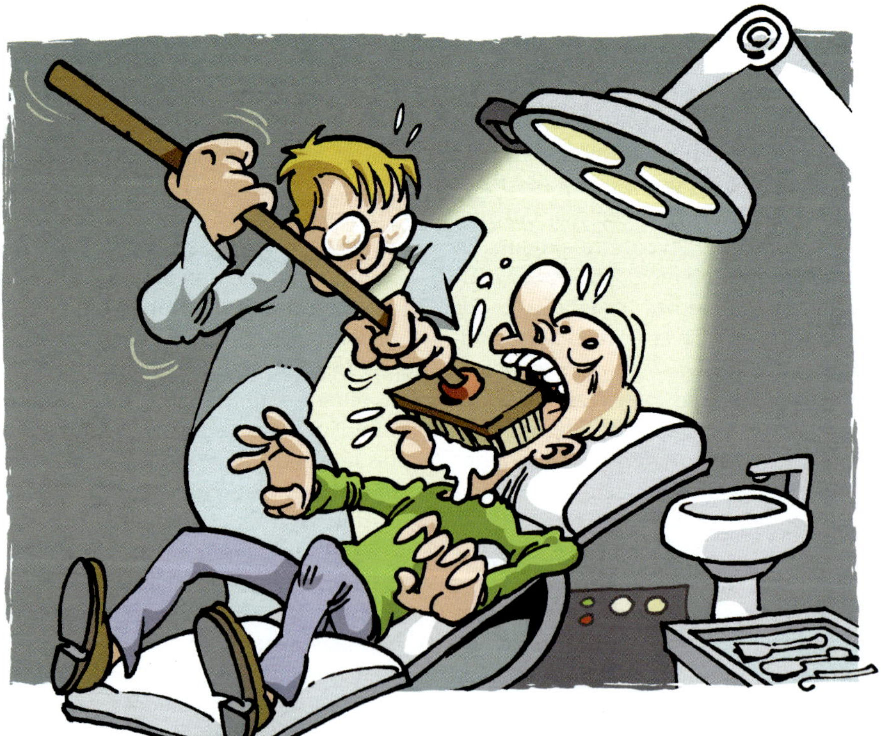

– **Attention à l'alcool et au tabac.** Ils favorisent l'assèchement de la bouche et les problèmes de gencives.

Plusieurs centaines de médicaments peuvent également être responsables de sécheresse de la bouche, favorisant ainsi les problèmes dentaires. Si vous soupçonnez l'un de vos traitements, consultez sa notice ou parlez-en à votre médecin.

Même si vos dents paraissent saines, une visite au moins annuelle chez votre dentiste est indispensable pour vérifier leur état et celui de vos gencives. Il en profitera pour effectuer un détartrage qui consiste à ôter les dépôts de tartre accumulés à la lisière des dents et des gencives. Il pourra aussi vous conseiller un blanchiment avec un produit adapté, au cabinet ou chez vous, pour réduire le jaunissement des dents sous l'effet du café, du thé, du tabac, etc.

■ Prévenir les complications

Votre dentiste effectuera les soins ou vous dirigera vers un dentiste spécialisé (notamment en cas de parodontites). En cas de gingivite ou de parodontite, il peut prescrire un bain de bouche ou un gel gingival contenant des antiseptiques locaux. Dans certains cas, des antibiotiques par voie orale peuvent être nécessaires pendant quelques jours à quelques semaines.

La mauvaise haleine

■ Causes

Les causes de la mauvaise haleine sont nombreuses.

– **Une bouche trop sèche** : les bactéries qui vivent dans la bouche et sur les dents libèrent des substances soufrées qui s'évaporent lorsque la bouche devient sèche. Avec l'âge, la sécrétion de salive diminue, ce qui augmente le risque de mauvaise haleine.

– **Une mauvaise hygiène bucco-dentaire.**

– **L'alimentation,** lorsqu'elle est riche en aliments contenant des dérivés du soufre (oignons, ail, chou, curry, etc.).

– **La consommation excessive d'alcool.**

– **Le tabac** qui provoque le dépôt d'un enduit blanchâtre sur la langue.

– **Des problèmes d'estomac** : le reflux du contenu de l'estomac dans l'œsophage (reflux gastro-œsophagien, voir p. 182) s'accompagne de remontées malodorantes.

– **Une maladie** : par exemple, une angine ou un diabète.

– **Certains médicaments**, en particulier ceux qui assèchent la bouche.

■ Les conseils d'hygiène

Une bonne hygiène dentaire (voir p. 179) permet de prévenir la mauvaise haleine. Vous pouvez également appliquer les conseils suivants :

– **Raclez-vous la langue**. Il existe des instruments particuliers disponibles en pharmacies qui permettent de racler la langue et d'éliminer la pellicule de bactéries qui s'est déposée à sa surface. Brossez-vous également la langue tous les jours.

– **Gargarisez-vous** le matin avec une solution antiseptique que l'on trouve en pharmacie ou dans les grandes surfaces.

– **Buvez** au moins un litre et demi d'eau par jour. Stimulez la salivation en buvant des jus acides (jus d'agrumes, par

exemple) ou en mâchant des chewing-gums sans sucre.
– **Mangez régulièrement.** La mastication nettoie la bouche, stimule la salivation et prévient les mauvaises odeurs.

Les problèmes digestifs

Le reflux gastro-œsophagien

Définition

L'œsophage est le conduit qui relie la gorge à l'estomac. Il peut être le siège de brûlures lorsque le contenu acide de l'estomac y remonte : c'est le reflux gastro-œsophagien. Les aigreurs et brûlures d'estomac sont des troubles très fréquents. Après 50 ans, près de la moitié de la population en souffre.

Symptômes

Dès que le contenu acide de l'estomac remonte dans l'œsophage, une sensation de brûlure se propage derrière le sternum. Elle peut irradier du ventre à la gorge et faire tousser, en particulier la nuit. Parfois les douleurs sont plus fortes si on se baisse, si on se penche en avant ou lorsque l'on se couche.

Causes

Le reflux gastro-œsophagien est souvent associé à une anomalie de la jonction entre l'œsophage et l'estomac, du fait d'une saillie d'une partie de l'estomac dans la cage thoracique à travers le diaphragme (hernie hiatale). L'alcool, des repas irréguliers, trop gras ou trop copieux, la prise de certains médicaments, en particulier ceux destinés à lutter contre les inflammations, ainsi que le stress, le tabac et un excès de poids pourraient favoriser les symptômes du reflux.

Complications

Des reflux fréquents peuvent provoquer une inflammation chronique de l'œsophage (une œsophagite) qui rend difficile et douloureuse la déglutition. À la longue, un ulcère de la paroi de l'œsophage peut apparaître.

Diagnostic

Souvent, le diagnostic ne nécessite pas d'examen particulier. Les symptômes (sensation de brûlure douloureuse, régurgitations acides) suffisent au médecin pour prescrire un traitement destiné à réduire l'acidité et la douleur. Il pratiquera des examens si les symptômes persistent malgré le traitement.
L'examen complémentaire le plus courant est la fibroscopie, qui peut se faire sous anesthésie légère. Elle s'effectue en faisant passer dans l'œsophage un tube fin et souple muni d'une fibre optique. Elle permet de voir d'éventuelles lésions occasionnées par les remontées d'acide le long de l'œsophage. Le médecin peut également prélever, si nécessaire, un petit fragment d'œsophage pour analyse. Chez certaines personnes, une sonde est laissée en place quelques heures pour enregistrer la fréquence des reflux et mesurer leur degré d'acidité.

Conseils d'hygiène et de diététique

Quelques mesures simples peuvent diminuer la fréquence des reflux.

– **Choisissez vos aliments.** Certains aliments ont tendance à aggraver les sensations de brûlure : les agrumes, les tomates, les plats épicés, le miel et les confitures, le chocolat, le café et les colas, la bière, etc. D'autres aliments semblent favoriser le reflux : le café, les aliments gras et l'alcool.

– **Mangez lentement.**

– **Fractionnez vos repas.** Essayez de prendre plusieurs repas légers et évitez de trop manger le soir.

– **Buvez au bon moment.** Évitez de trop boire pendant les repas pour ne pas augmenter le volume contenu dans l'estomac.

– **Attendez avant de vous allonger.** Après un repas, mieux vaut laisser s'écouler deux à trois heures avant de se coucher.

– **Surélevez la tête de votre lit.** Avec des cales ou des briques placées sous ses pieds, remontez la tête de votre lit de 10 à 15 cm (sauf si vous avez des problèmes d'insuffisance veineuse, voir p. 171).

– **Arrêtez de fumer.**

– **Portez des vêtements larges.** Les ceintures ou les pantalons serrés compriment le bas du ventre et favorisent le reflux.

– **Détendez-vous.** Le stress tend vos muscles, y compris ceux de l'estomac. Essayez diverses méthodes de relaxation pour relâcher votre tension nerveuse.

Traitements

Lorsque les mesures ci-dessus sont insuffisantes, votre médecin peut vous conseiller des médicaments pour diminuer l'acidité dans l'estomac ou les sécrétions gastriques : antiacides d'action locale, sels alcalins, pansements gastriques, antihistaminiques de type H2, inhibiteurs de la pompe à protons, substances accélérant la vidange de l'estomac dans l'intestin, etc.

La constipation

Définition et symptômes

La constipation se définit comme une difficulté à évacuer les selles (besoin d'aller à la selle sans résultat, rareté des selles avec ballonnement, sensation d'évacuation incomplète, etc.). Le plus souvent, elle n'est qu'une source d'inconfort mais elle peut se compliquer lorsque les selles s'accumulent dans le côlon. On considère qu'il y a constipation lorsque la fréquence des selles est inférieure à trois par semaine. Mais ce n'est pas une règle absolue ; certaines personnes ne vont à la selle que deux fois par semaine et se sentent parfaitement à l'aise. La constipation s'accompagne généralement d'une sensation de lourdeur, de crampes dans le ventre, de douleur en déféquant. Les selles peuvent être difficiles à évacuer car elles sont sèches et dures.

Parfois, la constipation peut se manifester par des selles liquides peu abondantes, appelées fausses diarrhées. En effet, lorsque les selles sont accumulées dans le côlon, celui-ci absorbe mal l'eau et les sécrétions intestinales qui sont évacuées sous forme liquide.

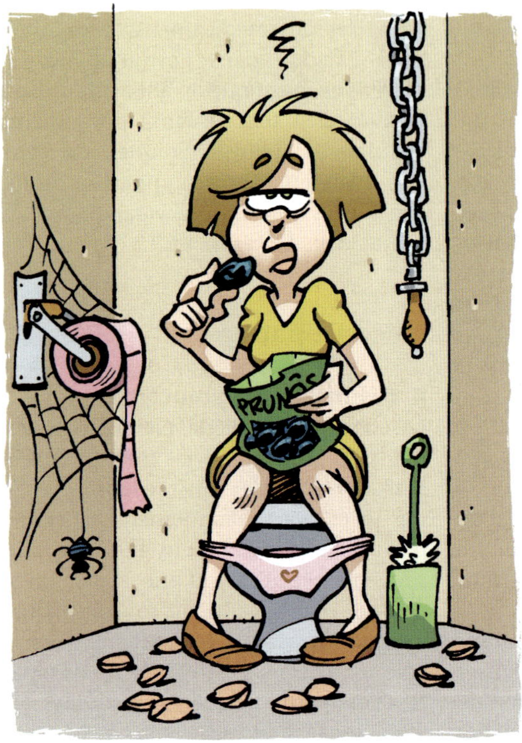

Par ailleurs, la constipation peut être un effet indésirable de certains traitements : antidépresseurs imipraminiques, certains antihistaminiques antiallergiques, antispasmodiques, antiparkinsoniens, neuroleptiques, antalgiques et dérivés de la morphine, par exemple. Consultez la notice de vos médicaments ou demandez conseil à votre médecin ou votre pharmacien.

Complications

Une constipation, quoique désagréable, est anodine. Les difficultés pour aller à la selle peuvent s'accompagner de crises d'hémorroïdes (voir p. 172).

Conseils pour éviter la constipation

– **Ne repoussez pas à plus tard une envie** d'aller aux toilettes.

– **N'essayez pas de vous imposer un rythme** : certaines personnes ont des selles deux fois par jour, d'autres tous les deux ou trois jours. Respectez votre rythme.

– **Buvez un grand verre d'eau en vous levant.**

– **Buvez un litre et demi à deux litres dans la journée** : privilégiez l'eau, les soupes, les tisanes, mais ne buvez pas trop de café, de thé ni de boissons gazeuses (colas).

– **Enrichissez votre alimentation en fibres** : céréales complètes, fruits et légumes, noix et graines, pruneaux. Ces fibres permettent d'avoir des selles plus molles. Si vous consommez trop peu

■ Causes

La constipation est souvent le résultat de plusieurs facteurs : l'absence d'activité physique, une alimentation pauvre en fibres et une hydratation insuffisante. Elle peut également être liée à un changement de mode de vie ou d'alimentation, ou à une période de stress. La constipation survient plus fréquemment après 60 ans lorsque le ralentissement du transit intestinal lié à l'âge vient s'ajouter aux autres causes. Chez les femmes, la ménopause peut exercer une influence sur le fonctionnement des intestins. L'arrêt du tabac peut également favoriser la constipation.

de fibres, ajoutez-les progressivement à votre alimentation afin d'éviter les gaz, les ballonnements et la diarrhée.

– **Faites de l'exercice,** sans oublier de boire pendant et après l'effort. L'exercice stimule le transit intestinal, en particulier lorsque les muscles abdominaux sont sollicités. Ainsi, les personnes alitées pour cause de maladie (source fréquente de constipation) doivent essayer de se lever aussi souvent que leur médecin l'autorise pour faciliter le transit intestinal.

– **Aux toilettes, soulevez vos pieds** à la hauteur de la cuvette, en vous aidant éventuellement de supports (briques, tabourets, etc.). L'accroupissement facilite l'évacuation des selles.

■ Traitements

Les règles d'hygiène de vie énoncées ci-dessus devraient suffire à régler les problèmes de constipation. Dans quelques cas, il est toutefois nécessaire de recourir à des laxatifs. Ces médicaments sont très nombreux. Les laxatifs les plus utilisés sont :

– **les laxatifs osmotiques** qui contiennent une substance qui attire l'eau dans les intestins et empêche les selles de durcir ;

– **les laxatifs de lest** qui contiennent des mucilages (substances végétales formant une gelée au contact de l'eau) ou des substances chimiques qui retiennent l'eau dans les selles et permettent de les maintenir molles.

Il est préférable d'éviter les laxatifs par voie rectale, ainsi que les laxatifs lubrifiants ou stimulants – y compris ceux à base de plantes. Dans tous les cas, l'usage d'un laxatif ne doit pas durer plus de quelques jours. Au-delà, il est essentiel de consulter son médecin afin d'éliminer une maladie de l'intestin dont la constipation serait le signe.

Les calculs biliaires

■ Définition

La vésicule biliaire est une petite poche située sous le foie. Son rôle consiste à stocker la bile qui se déverse dans l'intestin. Sécrétée par le foie, la bile est un liquide qui facilite la digestion des graisses. Elle contient par ailleurs des substances éliminées par le foie, dont certains médicaments. Il arrive que la bile forme des cristaux dans la vésicule biliaire : ce sont les calculs biliaires. Leur taille peut varier de celle d'un grain de sable à celle d'une balle de golf. Ils constituent un problème courant qui touche 20 % des hommes et 35 % des femmes.

■ Symptômes

On peut avoir des calculs biliaires et ne ressentir aucun symptôme. Une crise se produit lorsqu'un ou plusieurs calculs obstruent le conduit qui déverse la bile dans l'intestin. La bile s'accumule et provoque le gonflement de la vésicule biliaire. Une douleur intense à droite de l'estomac pouvant irradier dans le dos est ressentie. Ces douleurs s'accompagnent parfois de nausées et de vomissements. Les urines peuvent être plus foncées.

■ Causes

Les calculs biliaires ont de nombreuses causes : facteurs héréditaires, obésité, diabète, etc. Les femmes sont plus souvent touchées, en particulier celles qui ont connu plusieurs grossesses. Certains traitements médicamenteux, notamment ceux destinés à réduire le cholestérol, favorisent parfois l'apparition de calculs biliaires.

■ Diagnostic

C'est à l'occasion d'une crise que l'on recherche les calculs biliaires. Ils sont visibles par radiographie ou échographie.

■ Prévention

– **Mangez sainement.** L'obésité et l'excès de poids favorisent la formation des calculs. Mieux vaut adopter une alimentation saine et équilibrée pour les prévenir. Évitez les repas trop gras.
– **Mangez des fibres.** Elles permettraient un meilleur transit et minimiseraient l'apparition des calculs.
– **Perdez du poids raisonnablement.** Ne vous lancez pas dans un régime qui vous ferait perdre du poids trop vite. L'alternance de phases d'amaigrissement et de phases de prise de poids pourrait provoquer la formation de calculs. Si vous devez perdre du poids, faites-vous suivre par un professionnel et optez pour un régime qui vous fera maigrir en douceur.
– **Faites de l'exercice.** En accélérant le métabolisme, l'activité physique éviterait la formation des calculs.

■ Traitement

Lorsqu'une crise se déclenche, il faut parfois opérer pour retirer la vésicule biliaire. Cette intervention n'entraîne aucun trouble particulier car la bile continue à s'écouler dans l'intestin. Elle ne nécessite pas de régime spécial.

Les problèmes urinaires

L'incontinence urinaire

■ Définition et symptômes

L'incontinence urinaire est l'incapacité à retenir son urine. Elle touche les femmes plus que les hommes : 70 % des cas sont féminins. Elle se produit plus fréquemment après 50 ans. Chez les femmes, on distingue plusieurs types d'incontinence.
– **L'incontinence d'effort** survient lors d'un effort avec augmentation de la pression abdominale (en toussant, en éternuant, en riant, en faisant du sport, etc.). Elle représente 75 % des cas d'incontinence urinaire.
– **L'incontinence par impériosité** (ou vessie instable) se caractérise par des envies pressantes et incontrôlables et s'observe plutôt chez les femmes de plus de 65 ans.
– **L'incontinence mixte** associe les deux formes précédentes.
L'incontinence urinaire est une affection handicapante qui est trop souvent passée sous silence. Son impact sur la vie quotidienne et sur la sexualité peut être important. N'hésitez pas à en parler à votre médecin ; ce n'est pas un problème rare ni inéluctable et des solutions existent.

Causes

L'incontinence d'effort est due à un relâchement du muscle qui ferme la vessie et des muscles du périnée. Les changements hormonaux de la ménopause contribuent à ce relâchement, et expliquent la fréquence de cette forme d'incontinence chez les femmes de plus de 50 ans. Les accouchements contribuent à l'apparition de l'incontinence d'effort. Pour éviter cette complication, une dizaine de séances de rééducation du périnée est aujourd'hui systématiquement prescrite après chaque accouchement.

L'incontinence par impériosité est le résultat d'une trop grande sensibilité de la vessie qui se contracte alors qu'elle n'est pas pleine. Cette contraction déclenche l'envie d'uriner. Elle peut être liée à une autre maladie (infection urinaire ou vaginale, calcul ou polype dans la vessie, etc.).
Certaines femmes sont, de par la morphologie de leur appareil urinaire, plus sujettes à l'incontinence.

Prévention

– **Musclez votre périnée.** Faire travailler les muscles du périnée permet de renforcer leur tonus et donc de mieux contrôler l'émission d'urine. Les exercices dits de Kegel (encore appelés « stop-pipi ») sont faciles à réaliser (voir encadré). Ils sont très efficaces contre l'incontinence d'effort.
– **Réduisez votre consommation d'alcool, de thé, de café et de colas.** Ces boissons stimulent l'envie d'uriner. Évitez d'en boire plus d'une ou deux fois par jour ou supprimez-les.
– **Ne buvez pas trop le soir.** Cela évite à la vessie d'être trop tendue pendant la nuit. Boire suffisamment étant primordial pour la santé, mieux vaut vous désaltérer le matin et pendant l'après-midi.
– **Évitez les sports qui forcent sur le périnée** : course à pied, sauts, aérobic, volley-ball, musculation intensive, etc.

Traitements

Dans le cas d'une incontinence liée à la ménopause, certaines études suggèrent un effet positif des traitements destinés à corriger les déficits en estrogènes (voir p. 216). Un travail de musculation du périnée par électrostimulation (similaire à celui proposée aux jeunes mamans) est prescrit systématiquement. Si les muscles du périnée sont trop relâchés, une bandelette de polymère peut être posée à travers le vagin et la peau de l'abdomen lors d'une intervention chirurgicale d'une demi-heure sous anesthésie locale ou péridurale. Cette intervention, qui doit être réalisée par un chirurgien habitué à cette technique, permet de soutenir le canal de l'urètre et de faciliter la rétention d'urine.

Les exercices de Kegel

Contractez fortement les muscles de votre périnée comme si vous désiriez arrêter brusquement d'uriner. Gardez la position deux ou trois secondes avant de les relâcher. Il est recommandé de faire trois séries de 15 contractions réparties sur la journée et ce, trois fois par semaine. Réalisés régulièrement, il semble que ces exercices permettent de prévenir l'incontinence.

L'incontinence urinaire chez l'homme

L'incontinence urinaire est plus fréquente qu'on le pense chez les hommes. Elle est souvent la conséquence de difficultés à uriner (par exemple, lorsque la prostate est trop grosse). La vessie ne se vide alors jamais complètement et ce phénomène détend le muscle chargé d'assurer sa fermeture : c'est l'incontinence par regorgement. L'urine s'écoule goutte à goutte, en permanence. L'incontinence d'effort peut également toucher les hommes.

Dans le cas d'une incontinence par impériosité, des médicaments peuvent être prescrits. Ils luttent contre la réactivité excessive de la vessie (voir tableau). Il existe également des appareils placés sous la peau qui envoient des petites impulsions électriques destinées à réduire l'activité de la vessie.

Les traitements de la vessie instable
• Ceris • Détrusitol • Ditropan • Driptane • Oxybutynine Génériques • Urispas • Vesicare • Zatur

Les calculs urinaires

■ Définition

Certaines substances éliminées dans l'urine (oxalate de calcium, phosphate de calcium, cystine ou acide urique) forment, lorsqu'elles sont en concentration excessive, des cristaux dans les reins ou dans la vessie. Ceux-ci peuvent s'agréger et former des petites particules solides, les calculs urinaires, qui bouchent les canaux par lesquels l'urine est évacuée ou s'accumulent dans la vessie. Cette maladie, appelée lithiase urinaire, touche en moyenne 10 % des hommes et 5 % des femmes.

■ Symptômes et complications

Lorsqu'ils sont minuscules, les calculs peuvent être éliminés par les voies naturelles et passer inaperçus. Ils peuvent entraîner la présence de sang dans les urines. Leur manifestation la plus connue survient lorsqu'ils se bloquent dans les reins. Des douleurs très intenses se propageant du milieu du dos vers l'aine sont alors ressenties : c'est la colique néphrétique. S'ils ne sont pas pris en charge médicalement, les calculs rénaux peuvent provoquer une infection du rein, voire une insuffisance rénale.

■ Causes

Les causes sont variées. Il existe souvent une prédisposition familiale à la survenue de lithiase urinaire : les personnes qui ont des taux sanguins d'acide urique élevés (voir p. 205) ont un risque plus important de connaître ce problème. Chez les personnes qui ont un terrain propice, une hydratation insuffisante et un régime alimentaire riche en protéines ou en calcium favorisent la formation de calculs urinaires. De plus, chez les hommes de plus de 50 ans, l'hyperplasie bénigne de la prostate (voir p. 226) empêche la vessie de se vider complètement, ce qui pourrait contribuer au développement de calculs dans la vessie. Un dérèglement hormonal, dû à un dysfonctionnement des glandes parathyroïdes (qui contrôle le taux de calcium dans le sang), peut également en être la cause. Certains médicaments peuvent aussi induire la formation de cristaux ou bien cristalliser eux-mêmes lors de leur élimination par les reins.

Diagnostic

Les calculs urinaires sont le plus souvent visibles par radiographie ou échographie. Les symptômes d'une crise de colique néphrétique sont fréquemment assez caractéristiques pour que le médecin instaure un traitement d'emblée.

Prévenir les rechutes

Chez les personnes sujettes aux coliques néphrétiques, certaines mesures simples permettent de diminuer le risque de connaître une nouvelle crise.

– **Buvez au moins un litre et demi d'eau par jour** pour éviter la concentration des urines et éliminer les cristaux avant qu'ils ne deviennent volumineux. Évitez les eaux minérales trop riches en sels minéraux (en particulier en calcium, voir p. 43).

– **Mangez équilibré**. En particulier, n'abusez pas des protéines (viandes et produits laitiers) et enrichissez votre alimentation en fruits et légumes de toutes sortes. Par ailleurs, les abats, les fruits de mer, les asperges, la rhubarbe, le cresson, les épinards, le thé et le vin blanc ont la réputation de favoriser l'apparition de calculs urinaires.

Attention, si vous suspectez un début de colique néphrétique, ne buvez pas de grandes quantités en espérant chasser le calcul ! L'accumulation d'urine dans le canal bouché ne ferait qu'aggraver la douleur. Vous pouvez éventuellement prendre un médicament antalgique, mais consultez votre médecin si la douleur persiste au-delà de quelques heures.

Traitements

Le premier traitement vise à soulager la douleur des coliques. Ensuite, selon la composition des calculs, divers traitements sont proposés. On favorise l'élimination du calcul urinaire par les voies naturelles en aidant sa dislocation par effet physique avec des ultrasons, ou par effet chimique en modifiant la composition des urines. Les traitements visent alors à diminuer l'acidité des

Les traitements de la lithiase urinaire

Alcalinisants	Anticystinuriques	Anticalciuriques	Antioxaluriques	Contre l'excès d'acide urique
• Alcaphor • Foncitril	• Acadione	• Phosphoneuros • Phosphore Medifa • Phytat D.B.	• Succinimide Pharbiol	• Allopurinol Génériques • Zyloric

urines (alcalinisants), ou à réduire la concentration des urines en calcium (anticalciuriques), en acide oxalique (antioxaluriques), ou en cystine (anticystinuriques).
Dans les cas difficiles, la chirurgie peut être nécessaire pour détruire ou extraire les calculs. Enfin, les personnes qui présentent des taux sanguins élevés d'acide urique reçoivent parfois des médicaments destinés à corriger cet excès.

Les douleurs articulaires

L'arthrose

Définition

Le cartilage qui protège la surface des os dans les articulations perd sa souplesse au fil du temps ; de ce fait, sa capacité d'amortissement diminue. Il se fissure sous les contraintes de pression liées aux mouvements. Les surfaces articulaires sont moins bien lubrifiées, les ligaments deviennent fibreux. La souplesse et la flexibilité générale s'en trouvent affectées.
L'arthrose, couramment appelée rhumatismes, est un vieillissement des articulations qui est lié à l'usure. Les articulations les plus touchées sont celles qui relient les vertèbres cervicales et lombaires, les hanches, les genoux mais également les pieds et les mains. Les femmes sont trois fois plus touchées que les hommes. C'est un réel problème de santé public, qui représente une des principales causes de la perte d'autonomie des personnes âgées.

Symptômes

L'arthrose provoque des douleurs et des raidissements des articulations. Les symptômes disparaissent en général pendant le sommeil. Ils sont plus intenses au réveil (jusqu'à ce que les articulations s'échauffent) et après un exercice plus soutenu qu'à l'ordinaire (jardinage, bricolage, randonnée, etc.). La maladie évolue par poussées, des épisodes douloureux alternant avec des périodes d'accalmies. Dans les stades avancés, la mobilité des articulations devient limitée : difficultés à saisir et manipuler des objets, à se déplacer, à s'habiller, etc.

Causes

L'arthrose est probablement une maladie résultant de facteurs héréditaires et de facteurs liés au mode de vie. L'utilisation excessive de certaines articulations pour des motifs sportifs ou professionnels, pendant de nombreuses années, favorise l'apparition de la maladie. L'obésité y contribue en surchargeant les articulations des hanches, des genoux et des chevilles. Néanmoins, l'arthrose apparaît également chez des personnes qui ne présentent aucun de ces facteurs de risque.

Diagnostic

Outre l'examen clinique, la radiographie permet de diagnostiquer et de suivre l'évolution de l'arthrose. La radiographie montre des images caractéristiques où l'os situé sous le cartilage se densifie tandis que des excroissances osseuses apparaissent autour de l'articulation.

Protégez vos articulations

La prévention de l'arthrose repose sur des mesures visant à protéger les cartilages articulaires tout au long de la vie. Par exemple, chez les sportifs, le respect des règles d'échauffement et l'acquisition de bons gestes techniques vont éviter de surcharger les articulations. Chez les personnes obèses, perdre du poids réduit les risques d'arthrose des hanches et des genoux.

Pour les personnes atteintes d'un début d'arthrose, des moyens simples et efficaces permettent de retarder l'évolution de la maladie.

– **Faites de l'exercice.** L'arthrose peut être aggravée par l'absence d'exercice physique. Poursuivez ou commencez une activité physique adaptée à votre cas. Pratiquée avec une intensité modérée et selon certaines règles, elle maintient les articulations en bonne santé. La marche et la natation sont particulièrement recommandées. Préférez les sports pratiqués sur un sol élastique (tennis sur terre battue, jogging sur des chemins de terre, etc.). L'hiver, planifiez des activités adaptées (natation, aquagym, sports en salle) pour continuer à faire de l'exercice. Votre médecin ou votre kinésithérapeute vous indiqueront également des exercices à pratiquer chez vous.

– **Réapprenez à marcher.** Certaines personnes plantent leurs talons dans le sol en marchant, soumettant ainsi leurs genoux et leurs hanches à des impacts brutaux. Marchez pieds nus sur du plancher : si vous entendez un bruit sourd à chacun de vos pas, il y a de fortes chances que vous ayez une démarche trop lourde. Imaginez que vous marchez sur des coussins d'air. Exercez-vous jusqu'à ce que vous ne fassiez plus aucun bruit en vous déplaçant.

– **Chaussez-vous bien.** Investissez dans des chaussures de sport avec de bonnes semelles et des talons qui amortissent les chocs.

– **Refroidissez vos articulations.** Si, après un effort, une articulation vous fait mal ou enfle, appliquez-y un sac de glace couvert d'un tissu sec pendant 15 à 20 minutes. Vous pouvez aussi utiliser un sac de petits pois congelés, offrant un contact plus enveloppant que des cubes de glace. Des compresses refroidissantes sont également disponibles en pharmacie.

– **Immobilisez l'articulation.** Si une articulation est douloureuse, immobilisez-la avec une orthèse adaptée (un appareil destiné à limiter les mouvements, disponible en pharmacie). Toutefois, n'immobilisez pas une articulation au-delà de deux ou trois jours. Si la douleur persiste, consultez votre médecin.

– **Évitez le surmenage !** Le repos reste le meilleur des traitements pour une articulation douloureuse. Évitez les journées entières de jardinage, de bricolage ou de randonnée intenses ; ne surmenez pas vos cartilages.

Traitements médicamenteux

Les traitements de l'arthrose reposent essentiellement sur l'utilisation de médicaments :

– **contre la douleur** comme le paracétamol, l'aspirine et les anti-inflammatoires non stéroïdiens (AINS) à faible dose,

– **contre l'inflammation** comme les glucocorticoïdes et les AINS à forte dose.

Ils peuvent également faire appel à des orthèses, à la kinésithérapie ou à des cures thermales.

Le paracétamol

Le paracétamol est un des antalgiques les plus couramment utilisés car il est souvent bien toléré. Il est également efficace contre la fièvre. Il a comme seule contre-indication les maladies graves du foie et il est très rarement responsable d'effets indésirables (essentiellement des réactions allergiques de la peau). Il faut néanmoins être vigilant lorsqu'on l'utilise car de nombreux médicaments contiennent du paracétamol et la prise conjointe de plusieurs médicaments en contenant peut entraîner un surdosage toxique pour le foie. Chez l'adulte, la posologie maximale (sauf prescription médicale) est d'un gramme de paracétamol toutes les huit heures (soit trois grammes par jour).

L'aspirine

L'aspirine possède de nombreuses propriétés : antalgique, antipyrétique (contre la fièvre), anti-inflammatoire à forte dose et antiagrégante (fluidifiant du sang). L'aspirine est largement utilisée, mais n'est pas un médicament anodin : son usage sans avis médical ne doit être que ponctuel.
Elle ne doit pas être utilisée en cas de :
– antécédent d'allergie aux médicaments de la même famille ou aux anti-inflammatoires non stéroïdiens (AINS, voir ci-dessous) ;
– gastrite (inflammation de l'estomac), ulcère de l'estomac ou du duodénum ;
– risque hémorragique.

Elle peut interagir avec de nombreux médicaments, notamment les AINS et les anticoagulants oraux. La survenue de saignements sous aspirine doit en faire rechercher l'origine : l'aspirine favorise le saignement mais ne peut en être la cause. Soyez vigilant, de nombreux médicaments contiennent de l'aspirine. La posologie maximale (sauf prescription médicale) est d'un gramme d'aspirine toutes les huit heures, soit trois grammes par jour.

Les anti-inflammatoires non stéroïdiens

Les anti-inflammatoires non stéroïdiens (AINS) bloquent la formation des prostaglandines, les substances responsables de l'inflammation : ibuprofène, kétoprofène, etc. Pris à faible dose, ils ont un effet antalgique et antipyrétique. À dose plus forte, ces substances ont une action anti-inflammatoire. Les AINS fortement dosés qui sont utilisés comme anti-inflammatoires ne sont délivrés que sur ordonnance.
Les AINS sont des médicaments efficaces, mais ils ont parfois une image faussement rassurante. En réalité, ce ne sont pas des médicaments anodins. Du fait de la possibilité d'effets indésirables graves, ils ne doivent être utilisés que si nécessaire. Ils ne doivent pas être utilisés :
– en cas d'antécédent d'allergie ou d'asthme provoqué par la prise de médicaments de la même famille ou de la famille de l'aspirine ;
– en cas d'ulcère de l'estomac ou du duodénum.
Ils peuvent être responsables de maux de tête, de vertiges ou d'effets indésirables digestifs plus ou moins graves (nausées,

Les médicaments sur ordonnance contenant un AINS	
Substance	**Médicaments**
• Acéclofénac	• Cartrex
• Acide méfénamique	• Ponstyl
• Acide niflumique	• Nifluril
• Acide tiaprofénique	• Acide tiaprofénique Génériques • Flanid • Surgam
• Alminoprofène	• Minalfène
• Célécoxib	• Celebrex
• Diclofénac	• Diclofénac Génériques • Flector • Voldal • Voltarène • Xenid
• Diclofénac & misoprostol	• Artotec
• Étodolac	• Lodine
• Flurbiprofène	• Antadys • Cebutid
• Ibuprofène	• Advil 400 mg • Antarène • Brufen • Ibuprofène 400 mg Génériques • Nureflex
• Indométhacine	• Chrono-Indocid • Dolcidium • Indocid
• Kétoprofène	• Bi-Profénid • Kétoprofène Génériques • Ketum • Profénid • Topfena LP
• Meloxicam	• Mobic
• Morniflumate	• Nifluril suppositoires
• Nabumétone	• Nabucox
• Naproxène	• Aleve • Apranax • Naprosyne • Naproxène Génériques
• Nimésulide	• Nexen
• Phénylbutazone	• Butazolidine
• Piroxicam	• Feldène • Inflaced • Piroxicam Génériques • Proxalyoc • Zofora
• Piroxicam & bêta-cyclodextrine	• Brexin • Cycladol
• Sulindac	• Arthrocine
• Ténoxicam	• Tilcotil

douleurs ou brûlures d'estomac, ulcère ou hémorragie du tube digestif). Signalez à votre médecin toute brûlure d'estomac ou trouble digestif pouvant traduire une irritation ou un saignement du tube digestif. Il associera alors sa prescription d'AINS à celle d'un médicament destiné à protéger l'estomac et l'intestin.

Des réactions allergiques variées de type asthme, boutons, rougeur de la peau, etc. sont possibles. Elles nécessitent l'arrêt du traitement. Les AINS peuvent, dans certains cas, entraîner une insuffisance rénale, surtout lorsqu'ils sont associés à certains traitements de l'hypertension artérielle. En cas de baisse brutale et importante du volume des urines ou de fatigue inhabituelle et intense, contactez votre médecin.

Afin de limiter la survenue d'effets indésirables, respectez la posologie et ne poursuivez pas le traitement plus de quelques jours sans avis médical. Certains de ces anti-inflammatoires ont été récemment retirés des pharmacies car ils semblaient favoriser la survenue d'accidents cardiaques. La prise des AINS doit se faire au cours des repas pour éviter les brûlures d'estomac.

Les infiltrations

L'infiltration consiste à injecter une solution de glucocorticoïde dans ou autour d'une articulation pour calmer la douleur et réduire l'inflammation. Il s'agit d'un traitement local qui permet d'obtenir une forte concentration d'anti-inflammatoire à l'endroit de l'inflammation. Avec les glucocorticoïdes injectables à effet retard (dont l'effet dure plusieurs jours), des réactions douloureuses peuvent survenir à l'endroit de l'injection dans les 12 heures. Elles disparaissent spontanément. Les infiltrations ne doivent être pratiquées que par un médecin expérimenté et dans des règles d'asepsie strictes. Pratiquée dans de mauvaises conditions d'hygiène, une infiltration peut provoquer la survenue d'une infection au point d'injection, provoquant l'infection de l'articulation ou un abcès. Si vous constatez un gonflement très douloureux et chaud accompagné de fièvre dans les jours qui suivent une infiltration, prévenez aussitôt votre médecin.

Les anti-inflammatoires stéroïdiens (glucocorticoïdes)

Les glucocorticoïdes, ou corticoïdes, sont des produits de synthèse, dérivés de la cortisone, une hormone sécrétée par les glandes surrénales. Les glucocorticoïdes sont également appelés corticostéroïdes. Les glucocorticoïdes sont en général des médicaments délivrés sur ordonnance.

La cortisone et ses dérivés ont de nombreux effets thérapeutiques.

– **Un effet anti-inflammatoire** : ils stoppent les signes caractéristiques de la réaction inflammatoire (chaleur, rougeur et gonflement).

– **Un effet immunodépresseur** : ils réduisent l'activité de certains types de globules blancs ce qui contribue également à la diminution de l'inflammation. Cependant, de ce fait, ils augmentent le risque d'infection.

– **Un effet antiallergique** : ils bloquent la fabrication des substances responsables des réactions de type allergique.

Les glucocorticoïdes ont des effets indésirables que l'on observe essentiellement lors de traitements de longue durée (plusieurs semaines à plusieurs mois) : rétention d'eau (prise de poids, gonflement du visage), troubles du sommeil et surexcitation, hypertension artérielle, diabète, peau plus fine et cicatrisant plus lentement, ecchymoses (bleus), acné, etc. Les glucocorticoïdes de synthèse ont un effet anti-inflammatoire plus puissant que la cortisone naturelle et, à efficacité égale, ils présentent moins d'effets indésirables. Dans le cadre du traitement de l'arthrose, les glucocorticoïdes pris par voie orale sont essentiellement utilisés pour traiter des phases aiguës très invalidantes.

Le mal de dos

■ Définition

Le mal de dos (ou lombalgie) est l'une des principales causes de consultation médicale. De nombreuses personnes en souffrent occasionnellement. Un travail physique éprouvant est susceptible de surcharger le dos et d'entraîner des troubles, mais la sédentarité constitue également l'une des causes des problèmes de dos.

■ Symptômes et complications

Les douleurs apparaissent plus fréquemment au niveau de la nuque (douleur cervicale) et de la région lombaire (douleur lombaire). Il s'agit en général de douleurs sourdes et pénétrantes qui augmentent lors d'un mouvement de la colonne vertébrale et même en toussant ou en riant. Elles irradient parfois dans les bras ou les jambes. Dans la plupart des cas, la position couchée apporte un soulagement, car elle décharge la colonne vertébrale. Mais il peut arriver que les douleurs augmentent la nuit.

Souvent, le mal de dos est bénin et disparaît spontanément en quelques jours ou semaines. Certaines causes de douleurs du dos peuvent être provoquées par des complications, par exemple un tassement d'une vertèbre en cas d'ostéoporose. Le mal de dos chronique affecte toutes les activités de la vie et peut, à la longue, provoquer des états dépressifs.

■ Causes

Le mal de dos peut avoir de nombreuses origines.

– **Des défauts de posture** en présence d'une musculature dorsale trop faible. Cette situation entraîne des contractures et un déséquilibre de la colonne. La fatigue du dos que l'on ressent après un laps de temps prolongé en position debout ou assise en est un exemple.

– **Des tensions musculaires** aggravées par des contrariétés psychiques (par exemple le stress ou l'anxiété).

– **Une lésion d'un disque intervertébral** (les disques souples qui séparent les vertèbres) qui peut s'affaisser ou entraîner une hernie discale.

– **Des modifications des articulations** vertébrales dues à l'arthrose.

– **Une fracture de vertèbres**, par exemple à cause d'un accident, voire d'un simple effort, favorisée par l'ostéoporose.

– **Un traumatisme des muscles du dos**, par exemple à la suite d'un mouvement brusque ou d'un choc.

– **Une maladie**, comme par exemple un ulcère d'estomac, un calcul biliaire ou une pancréatite.

■ Diagnostic

Les douleurs des lombalgies et les autres signes identifiés par le médecin lors de son examen clinique sont suffisamment caractéristiques et il est souvent inutile de faire une radiographie pour confirmer le diagnostic. Si la lombalgie devient chronique ou que le médecin soupçonne une complication, des examens complémentaires (radiographie, scanner) pourront être effectués pour affiner le diagnostic et permettre de choisir le traitement le plus adapté.

■ Adoptez les bonnes attitudes

Comment éviter de mettre son dos en danger ?

– **Tenez-vous droit.** Évitez de courber le dos. Prenez l'habitude de vous accroupir plutôt que de vous pencher, lorsque vous voulez faire quelque chose d'assez bas ou pour soulever un poids. L'effort portera sur vos jambes et non sur votre dos. Si vous devez rester debout longtemps, essayez de poser un pied sur un objet surélevé (petit tabouret, boîte de chaussures, trottoir, etc.).

– **Portez près du corps.** Lorsque vous portez une charge, tenez-la le plus près possible de votre corps. Plus elle est éloignée, plus elle soumet la colonne vertébrale à des forces intenses. D'une manière générale, évitez de porter des poids de plus de 10 kilos.

– **Ne tordez pas votre colonne.** Si vous devez soulever un paquet pour le déplacer d'une courte distance, évitez de pivoter en restant penché. Accroupissez-vous, soulevez-le avec vos jambes en gardant le dos droit et, une fois debout, retournez-vous pour vous retrouver face à l'endroit où vous voulez le poser.

– **Adoptez une posture correcte en travaillant.** Asseyez-vous confortable-

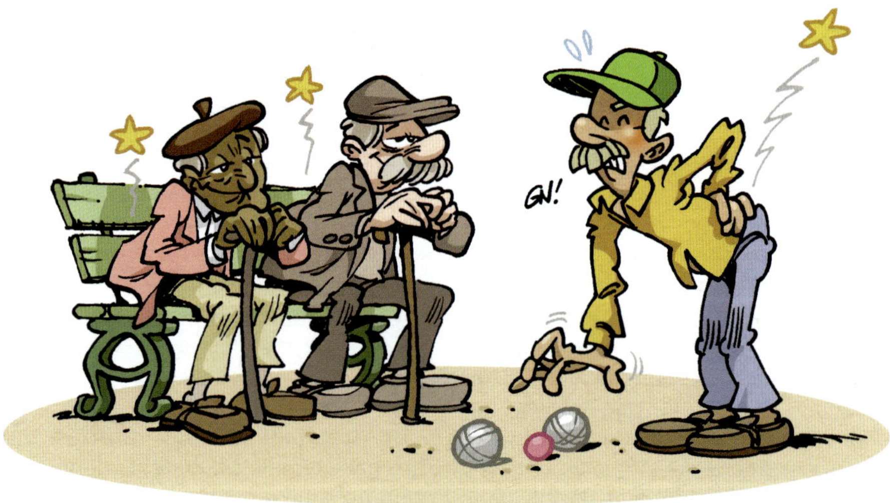

ment avec le dos bien droit et choisissez un siège qui soutient bien le dos. Placez un oreiller ou une serviette roulée derrière le bas de votre dos pour avoir un soutien supplémentaire. Si vous restez longtemps assis, il est judicieux de détendre de temps en temps les muscles de votre dos en vous levant, en marchant ou en vous étirant. Les muscles de la nuque devraient aussi être régulièrement mis en mouvement : moulinets des bras, haussements d'épaule, mouvements de la tête, etc.

– **Chaussez-vous correctement.** Les talons hauts entraînent une mauvaise posture et une courbure artificielle de la colonne vertébrale ; si vous avez fréquemment mal de dos, mieux vaut porter des chaussures assez basses offrant un bon soutien.

– **Dormez confortablement.** Un matelas ferme et un sommier correctement conçu préviennent souvent les problèmes de dos. Veillez à ce que votre nuque soit bien soutenue pendant le sommeil. Il existe des oreillers qui favorisent la détente musculaire de la nuque. Si vous le pouvez, dormez sur le côté, avec un coussin entre les genoux. En cas de mal de dos, la plus mauvaise position consiste à se coucher sur le ventre.

– **Faites du sport.** Une musculature solide du dos et des abdominaux décharge la colonne et ses disques intervertébraux. C'est pourquoi il importe de bien la renforcer, en pratiquant une gymnastique spéciale ou un sport adéquat tel que la natation, la gymnastique douce et la musculation. Il existe des « écoles du dos » où l'on apprend à se tenir correctement, à renforcer sa musculature dorsale et abdominale, et à se détendre.

– **Perdez du poids.** Un poids corporel élevé surcharge la colonne vertébrale et peut ainsi provoquer un mal de dos.

– **En voiture, apprenez à vous asseoir.** Pour vous installer dans une voiture, asseyez-vous en vous présentant par le dos. Ensuite rentrez une jambe, puis l'autre. Pour sortir, procédez de manière inverse. N'hésitez pas à vous servir du dossier du siège pour vous aider à vous relever.

– **Conduisez confortablement.** Si vous devez effectuer un long trajet, placez un petit coussin dans votre dos et modifiez sa position de temps en temps. Arrêtez-vous toutes les deux heures pour marcher un peu.

■ Traitements

Le traitement médical du mal de dos repose sur la prescription de médicaments contre l'inflammation et la douleur (voir p. 192), de médicaments myorelaxants pour diminuer les contractions douloureuses et, éventuellement, de séances de kinésithérapie. Dans certains cas, la chirurgie est nécessaire. Le repos fait partie du traitement du mal de dos. Cependant, attention : l'immobilité complète dans un lit est le plus souvent néfaste. Pour maintenir sa musculature, il est indispensable de rester mobile tout en respectant les précautions indiquées par son médecin.

Les douleurs matinales

■ Définition et symptômes

Certaines personnes souffrent de douleurs le matin au réveil qui concernent surtout les muscles et les articulations.

Généralement, ces douleurs disparaissent dès que l'on bouge.

Causes

On ne connaît pas vraiment l'origine de ces douleurs matinales. Une personne qui se surmène physiquement peut ressentir ce phénomène. Mais souvent, au contraire, le manque d'activité physique serait à l'origine du problème. Elles peuvent également être le signe d'une arthrose (voir p. 190).

Prévention

– **Faites de l'exercice.** Une activité physique régulière est la meilleure mesure de prévention contre ces douleurs. En bougeant, vous maintenez en bon état votre appareil locomoteur et vous activez votre circulation sanguine.

– **Pratiquez des étirements.** Avant de vous lever, faites quelques exercices dans votre lit. Étirez vos bras au-dessus de votre tête, tendez vos jambes et vos doigts de pied. Recommencez assis au bord de votre lit. Une fois levé, des exercices d'étirement vous permettront de mettre en route votre corps (voir encadré).

– **Choisissez un oreiller adapté.** Si vous vous réveillez constamment en ayant mal au cou ou à la tête, vérifiez que votre oreiller ou votre traversin ne soient pas trop épais. Si c'est le cas, l'angle de votre tête avec votre buste peut être trop important et tirer sur vos muscles et vos articulations. Choisissez un oreiller ou un traversin assez minces qui soutiennent à la fois votre cou et votre tête.

– **Changez de matelas.** Une literie se change tous les 10 ans. Même si elle semble en bon état, elle ne supporte plus votre poids avec la même efficacité qu'auparavant. Préférez les matelas dont les ressorts sont enveloppés individuellement car ils assurent un meilleur maintien. Votre sommier doit être remplacé en même temps que votre matelas.

Traitement

Selon la cause de ces douleurs matinales, le médecin peut prescrire des médicaments antalgiques (voir p. 192). Cependant, ils sont pris le soir et leur durée d'action peut ne pas couvrir la totalité d'une nuit ; vous risquez de vous réveiller tout de même avec vos douleurs.

Les étirements

Ils doivent être pratiqués en douceur, sans à-coups, et ne doivent pas être douloureux. Des étirements courts et répétés sont préférables à un étirement long unique. En pratique, chaque muscle ou groupe de muscles doit être étiré pendant 12 à 15 secondes (quatre à cinq respirations complètes), quatre à six fois, en alternant côté gauche et côté droit. Pratiquer des étirements régulièrement permet de préserver l'élasticité des muscles, de renforcer la zone de jonction entre les muscles et les tendons et d'augmenter la souplesse générale et l'amplitude des mouvements. Les cours de stretching sont un bon moyen d'apprendre à s'étirer.

Les problèmes de peau

La sécheresse de la peau et des ongles

■ Définition et symptômes

L'activité des glandes sébacées (qui produisent la pellicule grasse qui protège la peau) et sudoripares (qui sécrètent la sueur) diminue avec l'âge. Moins protégée, la peau se déshydrate, se craquelle et devient moins douce au toucher. Des squames (pellicules) peuvent apparaître, ainsi que des gerçures, des rougeurs et des démangeaisons. La personne concernée se gratte et aggrave les lésions qui peuvent alors s'infecter. Cette sécheresse cutanée s'observe surtout sur les cuisses et les jambes. Le dos, les flancs, la taille, les bras et les mains sont également touchés. Les aisselles, l'aine, le visage et le cuir chevelu sont rarement atteints. Ce problème est essentiellement féminin et apparaît après la ménopause : passé 60 ans, les glandes sébacées des femmes ont perdu 40 % de leur activité.

Au niveau des ongles, on observe un ralentissement de la pousse, des stries et des ongles cassants.

■ Causes

Au-delà de la diminution normale de l'activité des glandes sébacées et

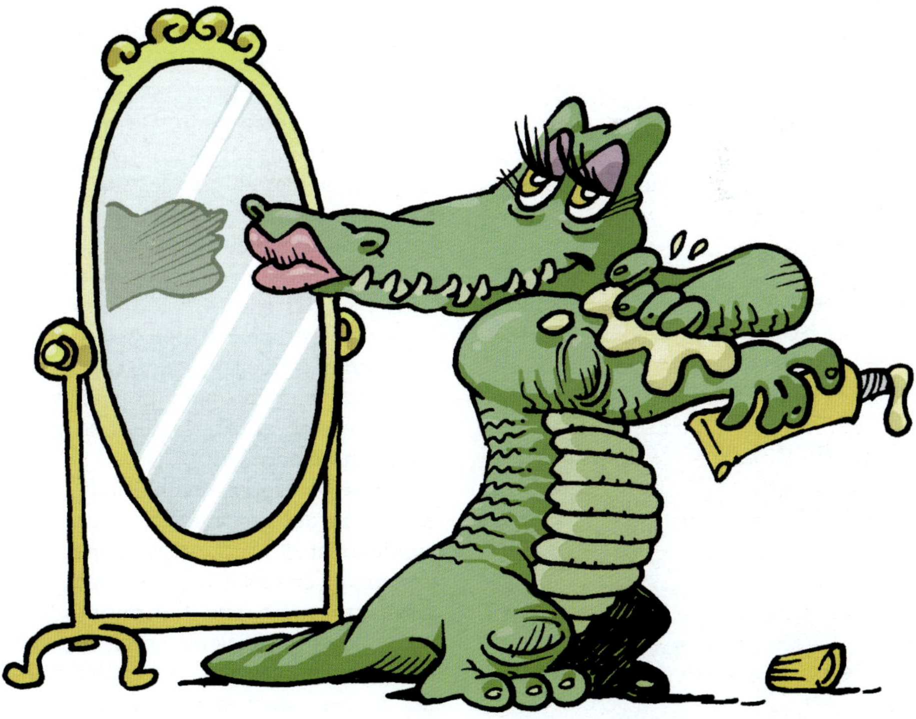

Protégez vos ongles

Massez régulièrement la base de vos ongles avec une crème grasse pour les mains afin de stimuler la repousse. Si vos ongles sont cassants, trempez-les dans de l'eau tiède pendant 10 minutes puis hydratez-les avec une crème à base de glycérine. Il existe, en pharmacies et magasins de cosmétique, des crèmes et vernis à base de phospholipides ou de céramides : ces substances comblent les micro-crevasses qui rendent les ongles cassants.

sudoripares, d'autres facteurs peuvent être à l'origine de sécheresse de la peau.
– Une exposition prolongée au soleil pendant des années.
– Une eau très calcaire.
– Une atmosphère sèche (par exemple en hiver, dans un avion ou dans une pièce climatisée).

Et les rides ?

Certains dermatologues prescrivent des médicaments (à base de vitamine A acide, de rétinol, d'acides de fruits, etc.) et utilisent des techniques dermochirurgicales (comblement, peeling, etc.) pour lutter contre les rides. Ces soins ne sont en général pas remboursés par l'Assurance maladie. L'hydratation de la peau et la protection contre les rayons du soleil restent, lorsqu'elles sont mises en œuvre dès le plus jeune âge, le meilleur moyen de prévenir l'apparition des rides.

– Des vêtements trop serrés qui frottent certaines zones de la peau.
– Une hygiène corporelle trop intensive : les bains chauds et les savons éliminent la pellicule de gras protectrice.
– La manipulation fréquente de produits ménagers (au niveau des mains).
– Une alimentation pauvre en acides gras essentiels (voir p. 38) ou en zinc.
– Des maladies : troubles de la thyroïde, problèmes biliaires, cancers, diabète, etc.
– Des médicaments : certains diurétiques ou médicaments contre les troubles de la prostate, ou des médicaments à application locale contenant de l'alcool, par exemple.

Prévention

Des mesures simples permettent de soulager la plupart des problèmes de peau sèche.
– **Hydratez votre peau.** De nombreuses crèmes fluides et lotions hydratantes sont disponibles en grandes surfaces ou en pharmacies. Idéalement, il faudrait hydrater sa peau au moins une fois par jour, après le bain ou la douche, en particulier sur les cuisses, les jambes et la taille (qui est souvent plus serrée dans les vêtements que le reste du corps). Les produits hydratants sont plus efficaces lorsqu'ils sont appliqués sur une peau encore humide.
– **Choisissez votre savon.** Utilisez des savons ou des gels douche surgras qui contiennent des substances graissantes. Demandez conseil à votre pharmacien.
– **Ne savonnez que l'essentiel.** Toutes les parties de votre corps ne sont pas forcément sales ou malodorantes. Si vous avez la peau sèche, limi-

tez le savonnage complet : deux fois par semaine suffisent. Les autres jours, savonnez-vous le visage et le cou, les pieds, les aisselles, les parties génitales et les fesses. Contentez-vous de rincer le reste à l'eau.

– **Préférez les douches aux bains.** Les bains éliminent en partie la couche protectrice de la peau. En été, si vous prenez plus d'une douche par jour, savonnez-vous une seule fois dans la journée.

– **Évitez l'eau trop chaude.** Pour vous doucher, préférez l'eau tiède, moins agressive.

– **Éliminez le sel et le chlore.** Après un bain en mer ou en piscine, rincez-vous systématiquement. Le sel et le chlore accentuent les phénomènes de dessèchement de la peau et des cheveux.

– **Portez des gants** lorsque vous faites la vaisselle ou le ménage, afin d'éviter que vos mains soient au contact des produits ménagers agressifs. Les meilleurs gants sont en plastique à l'extérieur et garnis d'une couche de coton à l'intérieur. Les produits ne passent pas la barrière du plastique et le coton absorbe la sueur.

– **Humidifiez l'air que vous respirez.** Des récipients remplis d'eau disposés dans chaque pièce évitent que l'atmosphère soit trop desséchée par le chauffage ou la climatisation. Des humidificateurs électriques sont disponibles dans certaines grandes surfaces.

– **Buvez** au moins un litre et demi d'eau par jour.

– **Évitez le soleil.** Préservez-vous au maximum de ses rayons, notamment aux heures les plus dangereuses (entre 10 et 16 heures). Appliquez régulièrement une crème protectrice. Des lotions à la fois solaires et hydratantes sont disponibles et peuvent être utilisées systématiquement après la toilette en été.

– **Enrichissez votre alimentation en acides gras essentiels.** Mangez des poissons gras (harengs, sardines, saumon, etc.) et utilisez des huiles végétales riches en acides gras oméga-3 (colza, noix, par exemple).

– **Cessez de fumer.**

Les chutes de cheveux chez les femmes

Les chutes de cheveux chez les femmes de plus de 50 ans sont de deux types : les effluvium (une chute importante qui dure deux à trois mois et s'arrête spontanément, comme après un accouchement) et les chutes par excès d'hormones mâles (produites par les glandes surrénales après la ménopause ou induites par un traitement hormonal). Ces dernières sont progressives et durent plusieurs années. Elles justifient un bilan hormonal et, éventuellement, un traitement médicamenteux.

La couperose

■ Définition

La couperose est une dilatation permanente des vaisseaux superficiels de la peau. Elle se présente sous la forme d'un réseau de petits capillaires sanguins de couleur rouge, bleue ou violette. Elle apparaît généralement au niveau des ailes du nez et des pommettes, mais peut envahir les joues, le front et le décolleté. Ces petits vaisseaux peuvent éclater et devenir visibles en permanence. Elle est plus fréquente chez les personnes, et en particulier les femmes, qui ont la peau claire et fine.

■ Symptômes

Les personnes qui sont sujettes à la couperose ont rapidement le visage qui rougit et qui chauffe lorsqu'elles s'exposent à la chaleur ou boivent de l'alcool. Ces signes tendent à persister même lorsque le facteur déclenchant a disparu. Au fil des ans, les rougeurs s'installent de façon définitive et de petits vaisseaux sanguins apparaissent et deviennent de plus en plus visibles.

■ Causes

Les causes de la couperose restent mal définies. Il existe une très nette prédisposition familiale pour cette maladie. Aujourd'hui, on considère qu'il s'agit d'un mauvais fonctionnement des vaisseaux du visage, qui ont du mal à revenir à la normale après s'être dilatés. Leur dilatation initiale peut être provoquée par de nombreux facteurs : la température (passage du chaud au froid ou vice-versa), les émotions, l'alcool, les épices, les boissons chaudes, le soleil, etc. Elle est aggravée par une exposition régulière au froid (chez les personnes qui travaillent à l'extérieur, par exemple) ou au soleil. Certains médicaments, comme les glucocorticoïdes (voir p. 194) en application locale, peuvent provoquer une couperose et il est préférable de ne pas les appliquer sur le visage.

■ Prévention

Elle consiste à éviter les rougissements répétés de la peau.

– **Faites attention à votre alimentation.** Évitez les épices, l'alcool et tout aliment qui vous provoque des bouffées de chaleur.
– **Appliquez des compresses froides.** Si vous avez le visage en feu, l'eau froide va stimuler la contraction des vaisseaux dilatés. Vous pouvez également sucer un glaçon.
– **Nettoyez votre visage en douceur.** Les produits nettoyants pour la peau ne doivent pas être agressifs. Évitez ceux qui contiennent de l'alcool. Utilisez de l'eau tiède et ne frottez pas.
– **Évitez les changements brusques de température**, de même que les aspersions alternées d'eau chaude et d'eau froide ou l'application de glace sur le visage. En hiver, avant de passer du froid au chaud, prenez le temps de réchauffer votre visage entre vos mains pour l'adapter lentement à la chaleur.
– **Abstenez-vous de sauna et de hammam.**
– **Protégez-vous du soleil.** Un écran solaire est indispensable. Évitez toute exposition pour prévenir l'échauffement de votre visage dû aux rayons infrarouges solaires.
– **Vérifiez vos traitements avec votre médecin.** Certains médicaments peuvent aggraver la couperose.

■ Traitement

Le traitement de la couperose repose sur l'usage du laser pour coaguler les petits vaisseaux permanents afin de les faire disparaître. Cette méthode n'empêche pas l'apparition de nouveaux vaisseaux qui seront, à leur tour, coagulés.

Les mycoses

Définition

Les mycoses sont le fait de champignons minuscules, des micro-organismes que l'on trouve partout. Certains peuvent pousser sur la couche superficielle de la peau. Leur développement est accéléré par la chaleur humide, c'est pourquoi ils affectent plus particulièrement les plis de la peau et les pieds, mais aussi les ongles et les organes génitaux. Les mycoses sont une maladie de la peau très répandue. On estime que de 15 % à 30 % de la population est touchée. La forme la plus fréquente est la mycose des pieds (ou pied d'athlète). Les personnes d'un certain âge souffrent plus souvent d'une mycose des plis cutanés et des ongles.

Symptômes et complications

Une mycose se manifeste le plus souvent entre les orteils ou dans les plis cutanés, par exemple sous les seins ou dans l'aine. Cela commence par une tache rouge. Ensuite, la peau pèle et devient gris blanchâtre. Pendant que cette première éruption guérit, le champignon s'étale en cercle ou en guirlande. Aux pieds, notamment sur la peau très cornée, des gerçures suintantes et douloureuses peuvent apparaître. Une forme particulière est la mycose des ongles (onychomycose) qui affecte surtout les pieds. Si un ongle est atteint, il devient gris jaunâtre et très épais.

Causes

La contagion se fait par contact direct avec des surfaces ou des objets porteurs du champignon, comme par exemple le sol des salles de gymnastique, des douches ou des piscines, et les moquettes dans les hôtels. Les personnes souffrant de troubles circulatoires pourraient être plus vulnérables. De même, certains médicaments qui affaiblissent le système immunitaire, sont susceptibles de favoriser la survenue de mycose.

Prévention

– **Ne marchez pas pieds nus dans les lieux publics.** À la piscine, ou dans tout autre lieu public humide, portez des sandales.

– **N'utilisez pas de savon à pH acide** qui favorisent le développement des candidoses. Votre pharmacien pourra vous conseiller un savon adapté.

– **Séchez-vous parfaitement** avec une serviette ou un séchoir à cheveux après chaque toilette, et notamment entre les orteils. Laissez-les ensuite sécher à l'air avant de remettre vos chaussettes et vos chaussures.

– **Aérez vos pieds.** Chez vous, enlevez vos chaussures et portez-en d'autres qui ne vous serrent pas et laissent passer l'air : pantoufles, sandales, etc.

– **Choisissez des chaussettes qui respirent**. Les fibres naturelles absorbent mieux l'humidité. Il faut en changer tous les jours.

– **N'échangez pas les serviettes.** Elles peuvent être une source de contamination.

– **Ne portez pas les mêmes chaussures tous les jours** afin qu'elles sèchent bien.

Traitements

Les mycoses sont parfois difficiles à traiter. Dans un premier temps, le médecin prescrit un traitement local à base d'antifongiques en crème ou en poudre qui présente peu d'effets indésirables. Il faut suivre ce traitement pendant une à plusieurs semaines. En cas de lésion importante des ongles des orteils, un meulage préalable par un pédicure peut faciliter l'action du médicament. En cas de mycose grave, un traitement par voie orale peut s'avérer nécessaire.

Les problèmes de pied

Cors, durillons et œils de perdrix

■ Définition

Les cors sont des couches de peau morte qui se constituent sur une zone de frottement. L'emplacement typique des cors est le dessus des articulations des orteils. Les œils de perdrix ont la même origine mais se forment entre les orteils. Enfin, les durillons apparaissent plutôt sur la plante des pieds.

■ Symptômes et complications

Ces problèmes se manifestent par des douleurs lors de la marche, notamment avec des chaussures serrées. Ils sont en général bénins, mais peuvent rendre la marche pénible. Chez les malades atteints de diabète, ils peuvent se transformer en plaies difficiles à guérir.

■ Causes

Les frottements dus à la marche sont la cause principale des cors, des œils de perdrix et des durillons. La peau devenant plus sèche et plus fine avec l'âge, ces problèmes surviennent plus fréquemment. Les cors sont particulièrement fréquents chez les femmes. Ils sont causés par des pressions répétées sur la peau, dues à des chaussures trop étroites. Des troubles circulatoires ou une déformation des orteils peuvent favoriser leur apparition.

■ Prévention

– **Hydratez la peau de vos pieds** avec une crème spéciale tous les jours après la toilette.
– **Portez des chaussures adaptées.** Investissez dans des paires de chaussures très confortables, fabriquées dans un matériau souple (toile, cuir souple, etc.). Si vous en changez souvent, choisissez des chaussures larges qui ne serrent pas vos pieds.
– **Utilisez des pansements protecteurs.** Il existe de nombreux pansements spéciaux, épais et de formes variées visant à créer une zone de protection aux endroits où se forment habituellement cors et durillons.
– **Éliminez les cals.** Prenez un bain de pieds d'eau chaude savonneuse pendant une dizaine de minutes. Puis frottez doucement vos cors et durillons avec une pierre ponce ou un autre instrument abrasif. Enfin, passez une crème hydratante sur vos pieds.
– **Consultez** rapidement un pédicure, voire un médecin podologue, en cas de problème.

Traitements

Lorsque les cors, les œils de perdrix et les durillons sont trop épais, l'intervention d'un pédicure est nécessaire : il enlève les couches cornées à l'aide d'une lame. Cela ne prend que quelques minutes et s'avère sans douleur. Si la cause du problème est une bosse apparue sur un os, il peut être nécessaire de l'éliminer par une petite intervention chirurgicale.

La goutte

Définition

L'acide urique est une substance provenant, entre autres, de la dégradation des noyaux des cellules contenues dans les aliments (en particulier des produits d'origine animale). Il est éliminé par les reins. Lorsque cette substance se trouve en trop grande quantité dans le sang, elle se dépose sous forme de cristaux dans une articulation et entraîne une inflammation : c'est la crise de goutte. Cette maladie est beaucoup plus fréquente chez les hommes. Chez les femmes, elle ne s'observe qu'après la ménopause et reste rare.

Symptômes

Typiquement, la personne atteinte de goutte est réveillée au milieu de la nuit par une douleur soudaine au gros orteil (mais il arrive que d'autres articulations soient touchées : doigt, coude, genou, cheville). L'articulation est chaude, rouge, enflée et extrêmement douloureuse. La crise s'arrête normalement au bout de quelques jours : l'orteil démange et pèle.

Après une crise, il est probable qu'une nouvelle crise survienne des mois ou des années plus tard. Si le taux sanguin d'acide urique reste élevé, celui-ci peut continuer à se déposer dans les articulations (sans provoquer de symptômes) et les déformer progressivement : c'est la goutte chronique.

Causes

La goutte touche surtout les hommes à partir de 40-50 ans et en particulier ceux issus d'une famille de « goutteux » (qui ont tendance à fabriquer beaucoup d'acide urique). Les personnes qui

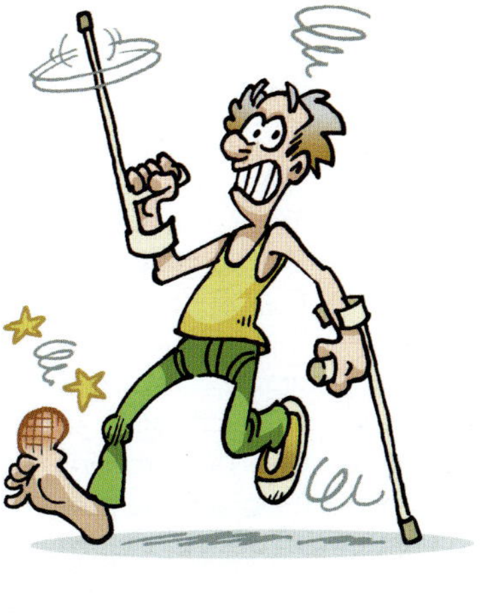

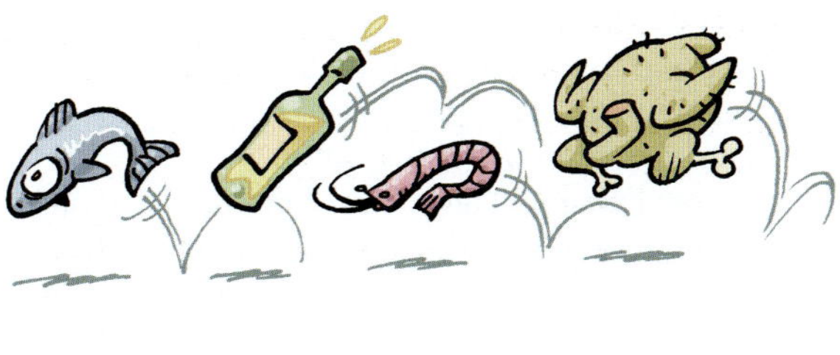

souffrent de goutte sont souvent sujettes aux crises de coliques néphrétiques. L'obésité et les excès alimentaires aggravent la maladie.

D'autres affections peuvent également provoquer une crise de goutte, en particulier chez les femmes : insuffisance rénale, hypertension artérielle, troubles de la thyroïde, psoriasis, alcoolisme, etc. Des médicaments (par exemple, certains diurétiques) peuvent entraîner un taux élevé d'acide urique et nécessitent une surveillance régulière.

Complications

Lors de goutte chronique, les articulations peuvent être très déformées. Les chevilles et les genoux sont touchés après les orteils. Les poignets et les mains peuvent également être atteints. La douleur devient permanente. À la radiographie, des signes d'usure peuvent apparaître au niveau des articulations.

Diagnostic

Un excès d'acide urique dans le sang est souvent découvert au cours d'un examen de routine pour un dépistage ou une surveillance systématique. Lors d'une crise, l'atteinte typique des orteils et l'intensité de la douleur suffisent à diagnostiquer la maladie dans la plupart des cas.

Prévention

Chez les personnes qui ont un taux élevé d'acide urique, il est possible de minimiser les risques de crise de goutte.

– **Évitez l'alcool.** Il favorise la formation d'acide urique. Les crises de goutte font souvent suite à des repas bien arrosés.

– **Buvez au moins un litre et demi d'eau par jour** pour éliminer l'acide urique. Une eau de pH basique (eau de Vichy, par exemple) est recommandée.

– **N'abusez pas de certains aliments** susceptibles d'élever le taux d'acide urique : la charcuterie, les abats, les sauces, les poissons gras, les fruits de mer, les viandes et volailles, le gibier et certains légumes comme les champignons, les épinards, le chou-fleur, les asperges, l'oseille ou les lentilles.

Traitements

Une crise de goutte est traitée par la colchicine (Colchicine Opocalcium, Colchimax) et des anti-inflammatoires (voir p. 192). Après la crise, le taux élevé d'acide urique est combattu par un régime alimentaire adapté et, éventuellement, par des médicaments favorisant son élimination par les reins (Bénémide) ou freinant sa fabrication par l'organisme (Allopurinol Génériques, Zyloric).

Les problèmes de vue

La presbytie et la cataracte

Définitions

La presbytie et la cataracte sont deux affections qui touchent le cristallin, la lentille transparente située derrière l'iris de l'œil. La presbytie est l'incapacité progressive à voir nettement des objets pro-

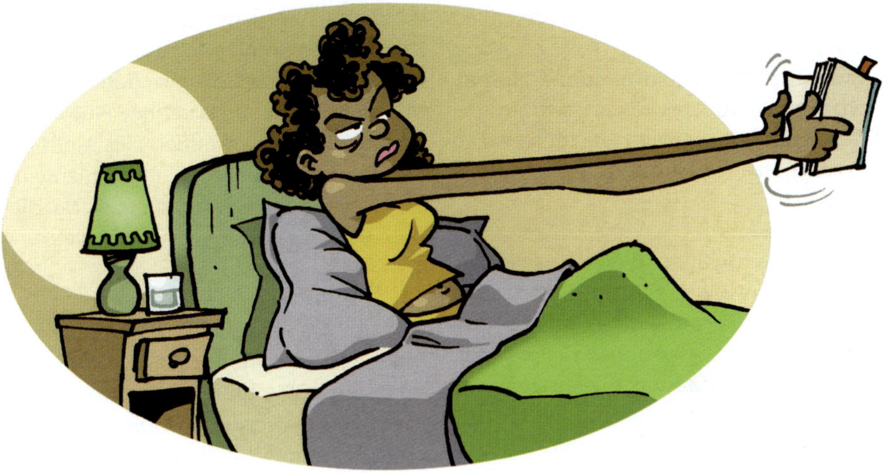

ches. Elle débute dès le début de l'âge adulte mais ne devient gênante qu'à partir de 40–50 ans. La cataracte est l'opacification progressive du cristallin. Elle apparaît après 60 ans et diminue la capacité à distinguer les détails des objets, en particulier si l'éclairage est faible.

Symptômes et complications

La presbytie se remarque très facilement : elle oblige à tendre le bras pour lire un document et rend difficile les gestes qui demandent une vision de près (enfiler un fil dans une aiguille, par exemple).

La cataracte s'installe très graduellement pendant plusieurs années. Il devient difficile de distinguer les détails, les lumières vives éblouissent et l'acuité visuelle diminue malgré le port de lunettes adaptées. À terme, il peut y avoir opacification complète du cristallin et perte de la vue. La cataracte affecte la moitié des personnes de plus de 60 ans.

Causes

En modifiant la courbure du cristallin, l'œil parvient à voir nettement, quelle que soit la distance à laquelle les objets se trouvent. Avec l'âge, le cristallin perd de son élasticité et donc sa faculté d'accommodation pour permettre la vision de près. Lorsque ce problème gêne la vie quotidienne, on parle de presbytie. Si elle reste un phénomène inéluctable, son apparition est retardée chez les myopes (qui ont naturellement une meilleure vision de près).

Les causes de la cataracte sont encore mystérieuses. Plusieurs hypothèses ont été évoquées : mauvaise synthèse des protéines qui forment le cristallin, accumulation des effets nocifs des rayons ultraviolets, action de substances oxydantes produites par le corps, etc.

Dépistage

Après 50 ans, une visite annuelle chez un ophtalmologiste permet de dépister les premiers signes d'une presbytie, d'une cataracte ou d'autres troubles visuels liés à l'âge. De plus, en vous assurant que vos lunettes sont adaptées à votre vue, vous éviterez les maux de tête, la fatigue oculaire et conserverez plus longtemps une bonne vue.

Prévention

Il n'est pas possible d'éviter la survenue de la presbytie. En ce qui concerne la cataracte, la prévention est surtout efficace pour les personnes diabétiques chez qui l'opacification du cristallin est plus rapide. En traitant efficacement le diabète, on retarde l'apparition de la cataracte. Chez les personnes non diabétiques, des mesures de prévention ont été évoquées (port systématique de lunettes de soleil, alimentation enrichie en substances anti-oxydantes), sans preuve d'efficacité.

Traitements

La presbytie se corrige très bien avec des lunettes ou des lentilles de contact. Pour la cataracte, le remplacement du cristallin par une prothèse artificielle est aujourd'hui une opération courante et d'une grande efficacité.

Les rétinopathies

Définition

La rétine, le fin tissu qui tapisse le fond de notre œil et capte les images, est parcourue de vaisseaux sanguins que l'on distingue avec un appareil approprié, l'ophtalmoscope. Ces vaisseaux très visibles offrent une image fidèle de l'état de l'appareil circulatoire dans l'ensemble du corps. Lors de maladie touchant les vaisseaux sanguins, des modifications (regroupées sous le terme de rétinopathies) peuvent être ainsi détectées en observant ceux de la rétine. Plutôt que des maladies à part entière, les rétinopathies sont l'expression d'un problème de santé général, et en particulier du diabète et de l'hypertension artérielle.

Symptômes et complications

Lorsque les vaisseaux qui irriguent la rétine se détériorent, celle-ci souffre. Elle peut présenter un œdème (un gonflement) qui provoque une fuite de liquide entre la rétine et la paroi de l'œil : c'est le décollement de rétine. Les petits vaisseaux peuvent également être victimes de micro-hémorragies qui y laisseront des cicatrices. Tous ces phénomènes se conjuguent pour diminuer l'acuité visuelle. Concrètement, une personne qui souffre de rétinopathie présente une vision brouillée et fluctuante, parfois double, voire une perte soudaine de la vue d'un œil ou des deux yeux. Le décollement de rétine, s'il n'est pas traité rapidement, peut également entraîner la perte de la vision.

Causes

La rétinopathie diabétique est une complication fréquente chez les personnes atteintes d'un diabète depuis plusieurs années. Des dépôts de protéines et de lipides réduisent le diamètre des petits vaisseaux de la rétine, ce qui diminue l'apport en oxygène et en nutriments. De plus, la quantité excessive de sucre dans le sang affaiblit les parois des vaisseaux sanguins et contribue à la rétinopathie.

La rétinopathie hypertensive est causée par l'accumulation de protéines qui s'échappent des vaisseaux de la rétine en cas d'hypertension artérielle. Ces protéines s'accumulent sur les vaisseaux et provoquent leur rétrécissement.

■ Dépistage

Le dépistage et le diagnostic se font en réalisant un fond d'œil : à l'aide d'un collyre, l'ophtalmologiste provoque une dilatation de la pupille, puis examine la rétine avec un ophtalmoscope.

Il recherche des signes de dilatation des vaisseaux sanguins et de petits saignements. Il peut compléter l'examen en procédant à une angiographie : il s'agit d'une photographie de la rétine réalisée après avoir injecté dans une veine du bras un produit fluorescent faisant ressortir les vaisseaux. Cet examen permet de détecter les régions de la rétine qui menacent de saigner. L'angiographie est parfois proposée lors de la découverte d'un diabète resté inaperçu pendant des années, ou lorsqu'il existe des complications au niveau de la rétine dépistées grâce à l'ophtalmoscope.

Pour diagnostiquer la rétinopathie hypertensive, l'ophtalmologiste recherche des épaississements des vaisseaux, de petites hémorragies, des œdèmes ou des compressions des vaisseaux.

■ Prévention

Elle consiste avant tout à contrôler le diabète (voir p. 144) et l'hypertension artérielle (voir p. 156).

■ Traitement

Les lésions de la rétine dues à des rétinopathies (comme les décollements) sont essentiellement traitées par laser. Des points de brûlure microscopiques sont pratiqués sur la rétine. Ces microbrûlures ne sont pas douloureuses ; elles créent des cicatrices qui soudent la rétine à la paroi de l'œil et bloquent la progression du décollement.

La dégénérescence maculaire

■ Définition

La macula est la zone centrale de la rétine, située juste en face de la pupille et responsable de notre vision fine. Parfois, chez les personnes de plus de 50 ans, la macula subit une dégénérescence. Comme ce trouble est rare chez les personnes de moins de 50 ans, il est appelé dégénérescence maculaire liée à l'âge (DMLA). Cette maladie se présente sous deux formes :

– **la dégénérescence maculaire sèche**, qui représente 80 % des cas et se traduit par un rétrécissement de la rétine accompagné d'une accumulation de protéines colorées à l'intérieur de celle-ci ;

– **la dégénérescence maculaire humide** où de nouveaux vaisseaux sanguins se développent autour et en arrière de la macula. Des protéines s'échappent de ces vaisseaux et s'accumulent sur la macula. Ces protéines finissent par disparaître, mais elles laissent une cicatrice.

■ Symptômes et complications

Lors d'une dégénérescence maculaire sèche, la vision centrale (au centre du champ visuel) commence à s'affaiblir dans un œil. Les couleurs restent

La grille d'Amsler

Cette grille peut vous aider à dépister les premiers signes d'une DMLA humide. Pour l'utiliser, tenez d'une main la grille, à environ 30 cm de vos yeux. Mettez l'autre main devant un œil (vous pouvez porter vos lunettes). Fixez le point noir au centre. Les lignes horizontales et verticales doivent apparaître droites et les carrés de la même taille. Changez de main et d'œil. Si les lignes apparaissent tordues ou si certains carrés apparaissent plus grands, consultez rapidement un ophtalmologiste.

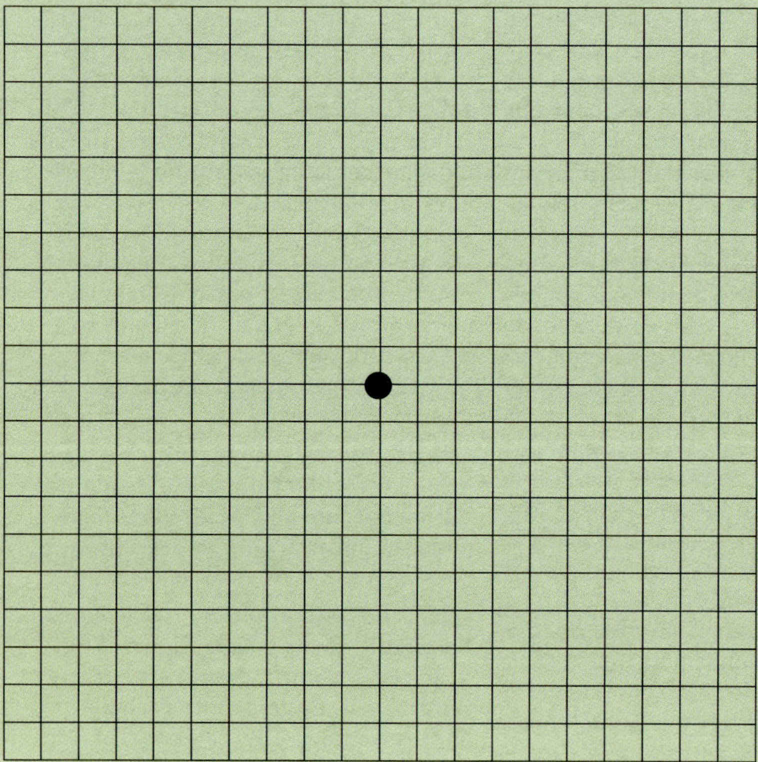

visibles, mais les détails sont flous. Cette évolution se fait sur une dizaine d'années. Souvent, les premiers signes passent inaperçus, en particulier si l'autre œil est en bon état. Malheureusement la dégénérescence maculaire ne touche que rarement un seul œil ; l'autre finit toujours par présenter les mêmes symptômes.

Lors d'une dégénérescence maculaire humide, la perte de la vue est beaucoup plus rapide. La partie centrale du champ de vision s'amenuise et finit généralement par disparaître complètement en laissant une large zone aveugle. Un des premiers signes de la dégénérescence maculaire humide est l'apparition de lignes qui ondulent au centre du champ visuel. Ce phénomène s'explique par l'écoulement de liquides qui s'échappent des nouveaux vaisseaux sanguins, soulèvent la macula et la déforment. La dégénérescence maculaire humide est celle qui cause le plus grand nombre de cécités, même si elles sont rarement totales.

▪ Causes

Les causes de la dégénérescence maculaire sont inconnues, mais les risques s'accroissent avec l'âge et cette maladie présente parfois une composante héréditaire. Fumer augmente les risques d'apparition de la maladie et semble accélérer sa progression. Les rayons ultraviolets semblent également accélérer l'évolution de la maladie. Des concentrations élevées de cholestérol dans le sang et l'hypertension artérielle ont également été associées à la dégénérescence maculaire. La dégénérescence maculaire humide semble plus fréquente chez les personnes souffrant de maladies cardiovasculaires.

▪ Dépistage

La consultation annuelle auprès d'un ophtalmologiste permet de dépister la dégénérescence maculaire lors de l'examen de la rétine (voir p. 209). Si vous notez des zones de votre champ visuel où il vous semble voir moins bien, si vous avez des difficultés à lire ou que les mots apparaissent irrégulièrement flous, ou si vous percevez une zone noire au centre de votre champ de vision, il est indispensable de consulter rapidement un ophtalmologiste.

La dégénérescence maculaire humide peut être décelée à l'aide d'un test appelé grille d'Amsler (voir figure ci-contre). Il s'agit d'un réseau de lignes verticales et horizontales enfermant un point en son centre. Pour une personne atteinte de cette affection, les lignes du centre semblent infléchies vers le milieu et disparaissent dans une région sombre où le point central reste visible.

▪ Prévention

Elle consiste surtout à éviter les facteurs aggravants.

– **Portez des lunettes de soleil** qui filtrent efficacement les ultraviolets.

– **Mangez des fruits et des légumes vert foncé.** Certains praticiens conseillent de consommer des épinards, de la salade, du chou, etc. Ils contiendraient des nutriments ayant un effet protecteur sur la rétine au même titre que le zinc, les bétacarotènes et le magnésium.

– **Protégez-vous** des maladies cardiovasculaires (voir p. 144, 152 et 156).

▪ Traitements

Il existe peu de traitements contre la dégénérescence maculaire sèche, mais cette maladie progresse très lentement et ne masque jamais entièrement la vision centrale. De nombreuses personnes atteintes par cette affection mènent une vie active sans invalidité grave.

La dégénérescence maculaire humide peut être traitée par laser chirurgical. Le faisceau laser détruit les nouveaux vaisseaux sanguins pour éviter qu'ils

Au volant, la vue...

Les conducteurs de plus de 50 ans doivent surveiller leur vision. Les modifications liées à l'âge entraînent des conséquences potentiellement dangereuses : moins bonne vision nocturne, éblouissement par les phares des voitures (en particulier lors d'un début de cataracte), réduction du champ de vision (la vision des véhicules arrivant sur le côté est moins précise), etc. Un examen ophtalmologique est indispensable tous les ans.

Attention aux médicaments qui modifient la vigilance ! L'effet de certains d'entre eux se prolonge plus de 24 heures après la prise. Demandez conseil à votre médecin ou votre pharmacien.

Les conseils de sécurité de base s'appliquent bien entendu pour les conducteurs de plus de 50 ans : attacher sa ceinture de sécurité, respecter les limitations de vitesse, éviter les longs trajets et s'arrêter pour se reposer, ne pas boire d'alcool, ne pas téléphoner, etc.

provoquent une hémorragie dans la macula. La chirurgie au laser n'améliore pas la vision, mais elle peut ralentir la progression de la maladie.
On utilise parfois une autre technique : une substance est injectée par intraveineuse puis les vaisseaux sanguins à détruire sont illuminés par un faisceau de couleur rouge. Sous l'effet de la lumière, la substance injectée devient toxique et provoque la destruction des vaisseaux.

Le glaucome

■ Définition

Le glaucome est une maladie grave dans laquelle les cellules du nerf optique sont détruites par une pression excessive du liquide contenu dans l'œil (l'humeur aqueuse). Cette destruction détériore le champ visuel.
Il existe deux types de glaucome.

– **Le glaucome à angle ouvert** est la forme la plus courante. La maladie apparaît généralement chez les personnes de plus de 50 ans et, en particulier, chez celles d'origine africaine.

– **Le glaucome à angle fermé** est un accident aigu qui survient chez les personnes ayant une prédisposition anatomique. Il est plus fréquent chez les femmes et chez les hypermétropes (les personnes qui voient mal de près). Certaines maladies, comme le diabète ou l'uvéite (inflammation de l'enveloppe de l'œil), peuvent provoquer cette forme de glaucome.

■ Symptômes et complications

Le glaucome à angle ouvert est le plus souvent sans symptômes, car nous ne ressentons pas la pression à l'intérieur de nos yeux. Certaines personnes éprouvent des maux de tête ou constatent qu'elles ont les yeux rouges ou une vision brouillée. En l'absence de visites régulières chez l'ophtalmologiste, le premier symptôme est souvent la présence de trous permanents dans le champ de vision. Des halos peuvent apparaître autour des objets et la vue peut être troublée, sans provoquer de douleurs.

La crise de glaucome à angle fermé se manifeste par une douleur violente et un œil brutalement rouge et dur comme une bille de verre : il faut consulter en urgence. La perte de la vision peut survenir si un traitement n'est pas instauré rapidement.

Causes

Lors de glaucome, l'humeur aqueuse, qui est constamment renouvelée, s'évacue moins bien et s'accumule. Sa pression augmente et comprime le nerf optique. L'approvisionnement en sang des cellules nerveuses est progressivement réduit et celles-ci finissent par mourir. Le défaut d'évacuation peut être lié au vieillissement du système d'élimination ou à sa compression du fait de l'épaississement de l'iris et du cristallin sous l'effet de l'âge. Le glaucome présente en outre une composante héréditaire marquée.

Dépistage et diagnostic

Si des membres de votre famille ont souffert de glaucome, faites-vous surveiller régulièrement par un ophtalmologiste. Une visite annuelle chez ce spécialiste est de toutes façons recommandée après 50 ans. Consultez immédiatement si vous constatez les signes suivants :

- maux de tête le matin au réveil,
- vision floue persistante,
- vision d'un halo irisé autour des lampes le soir,
- diminution de votre vision périphérique (en haut, en bas et sur les côtés),
- douleur autour des yeux après avoir regardé la télévision ou en quittant une pièce sombre.

L'ophtalmologiste procède alors à une mesure de la pression oculaire et du champ visuel et observe divers éléments de votre œil comme la cornée, la pupille et l'iris et leur positionnement.

Prévention

Faites de l'exercice. La marche peut vous aider à réduire la pression oculaire. Une étude a montré que 40 minutes de marche trois fois par semaine peut réduire de 20 % la pression oculaire de personnes souffrant de glaucome, et de 9 % pour le reste de la population.

Attention, de nombreux médicaments sont contre-indiqués ou demandent des précautions d'emploi en cas de glaucome : méfiez-vous de l'automédication ! Informez votre médecin et votre pharmacien si vous souffrez de glaucome.

Traitements

Un premier traitement consiste à instiller des collyres qui facilitent le drainage de l'humeur aqueuse. D'autres produits pour dilater les vaisseaux sanguins de l'iris et de la rétine peuvent aussi être utilisés.

Si vous souffrez déjà de glaucome, prenez vos médicaments comme indiqué par votre ophtalmologiste. Après avoir mis votre collyre, pressez le coin interne de votre œil, par où s'évacuent les larmes. Ce geste maintient le produit en contact avec l'œil, le temps qu'il pénètre. Fermez la paupière pour augmenter l'efficacité de l'absorption. Si vous devez utiliser deux collyres différents, attendez 15 minutes avant de mettre le deuxième qui, sinon, chasserait le premier.

Il est parfois nécessaire d'avoir recours à la chirurgie au laser pour rétablir un écoulement normal de l'humeur aqueuse. Cette opération est réalisée en quinze minutes et n'entraîne aucune douleur.

Les problèmes liés à la ménopause

Les troubles de la ménopause

▪ Définition et cause

La ménopause est la période de la vie au cours de laquelle les ovaires réduisent leur production d'hormones sexuelles (estrogènes) : les règles s'arrêtent progressivement. Les femmes sont considérées comme étant ménopausées lorsqu'elles n'ont pas eu de règles depuis un an. Même si pour la majorité des femmes, la ménopause arrive vers l'âge de 50 ans, elle peut survenir de façon naturelle entre 40 et 55 ans. Les dernières menstruations sont généralement plus irrégulières et entraînent une hémorragie réduite. Au cours de la période qui précède la ménopause, la plupart des femmes commencent à ressentir des changements : règles irrégulières, premières bouffées de chaleur, irritabilité, troubles du sommeil, etc.

La baisse du taux d'estrogènes a des effets sur de nombreux organes : le vagin, les os, les vaisseaux sanguins, les seins, la peau, les voies urinaires et l'appareil digestif.

▪ Symptômes

La ménopause entraîne une grande variété de symptômes. Heureusement, la majorité des femmes ne connaissent que quelques-uns d'entre eux. Lorsque l'intensité de ces symptômes interfère avec la vie quotidienne, des traitements efficaces sont mis en place pour les soulager jusqu'à ce qu'ils disparaissent.

– Les bouffées de chaleur

Présentes chez 75 % des femmes, les bouffées de chaleur s'accompagnent parfois de rougeur du visage et d'accélération du pouls. Elles durent de 30 secondes à deux minutes. Elles peuvent être spontanées ou être déclenchées par des aliments épicés, des boissons chaudes, l'alcool, la caféine ou le stress. Elles commencent à apparaître plutôt la nuit pour se manifester ensuite dans la journée. La nuit, elles s'accompagnent parfois d'une forte transpiration : les sueurs nocturnes, qui perturbent le sommeil. Les bouffées de chaleur durent en général quelques mois, puis s'atténuent.

– Les changements du cycle menstruel

Ils commencent avant la ménopause proprement dite. Les règles deviennent plus ou moins abondantes, leur fréquence est irrégulière. Attention, consultez votre médecin si :

– vous observez des saignements après les rapports sexuels, entre les règles, ou de manière inattendue ;

– les règles sont très abondantes à moins de trois semaines d'intervalle, avec présence de caillots de sang.

– Les troubles du sommeil

Outre l'inconfort des sueurs nocturnes, les modifications hormonales de la ménopause peuvent être à l'origine d'insomnies, avec des conséquences négatives sur la vigilance et sur la mémoire (voir p. 103).

– **Les troubles de l'humeur**

Les sautes d'humeur et l'irritabilité observées avant et pendant la ménopause sont dues à la fois aux changements hormonaux et aux troubles du sommeil. Parfois, des épisodes dépressifs sont également observés (voir p. 121).

– **La sécheresse vaginale**

La chute du taux d'estrogènes dans le sang entraîne une baisse de la lubrification vaginale ainsi qu'un amincissement et une perte d'élasticité des parois du vagin (voir p. 86). Ces changements peuvent avoir un impact sur la vie sexuelle, aggravé parfois par une diminution du désir lié aux changements hormonaux de la ménopause.

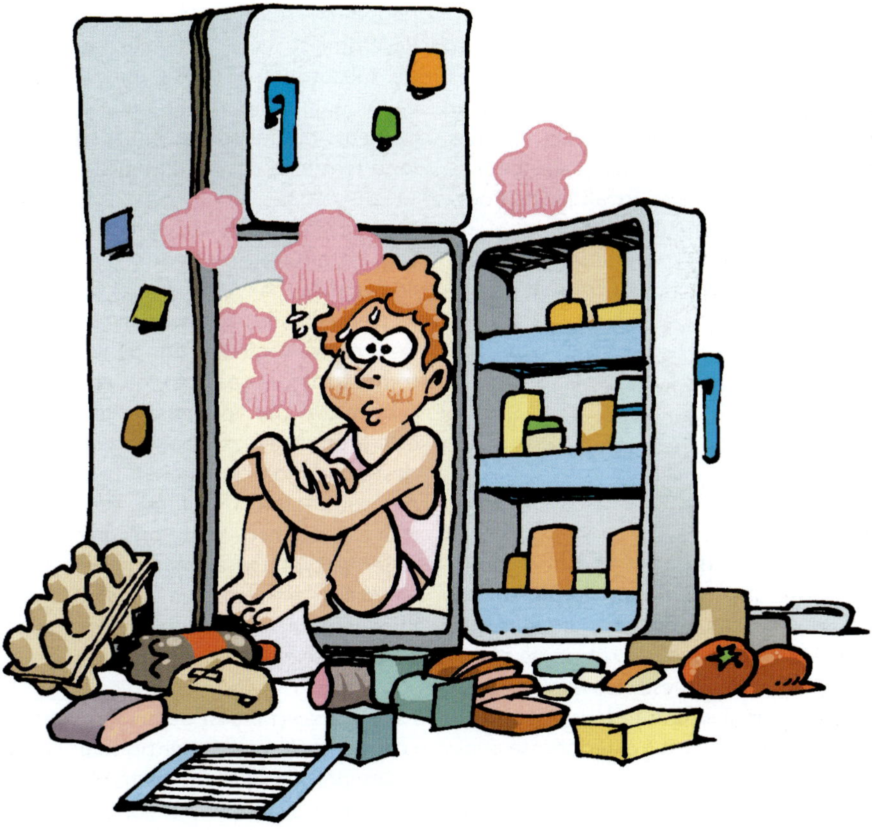

> **Contre les bouffées de chaleur**
>
> Deux substances sont parfois prescrites pour soulager les bouffées de chaleur : le véralipide (Agréal) et la bêta-alanine (Abufène). Ces substances ne sont pas des hormones et ne présentent donc pas les mêmes effets indésirables que le THS. Elles n'agissent pas sur les autres troubles de la ménopause (sécheresse vaginale, troubles du sommeil ou de l'humeur, etc.), ni sur l'ostéoporose.

– **Les troubles urinaires**

La ménopause peut s'accompagner d'incontinence urinaire si les muscles du périnée perdent de leur tonus (voir p. 186). De trop nombreuses femmes continuent à passer sous silence ces troubles, parfois très invalidants. Pourtant, des traitements existent et il ne faut pas hésiter à en parler avec son médecin.

– **Les autres signes**

Au cours de la ménopause, certaines femmes se plaignent également de maux de tête, de fatigue, de douleurs musculaires et de sécheresse de la peau et des cheveux.

Complications

L'abaissement du taux d'estrogènes a des conséquences à long terme sur les os, les vaisseaux sanguins et le cœur. Après la ménopause, le risque de déminéralisation des os est plus élevé, entraînant leur fragilisation et leur fracture en cas de chute : c'est l'ostéoporose (voir p. 219).

Si les risques de maladies cardiovasculaires (hypertension, maladie coronarienne, athérosclérose, infarctus, accident vasculaire cérébral, voir p. 148) sont plus faibles chez les femmes que chez les hommes, ils augmentent néanmoins après la ménopause. Dix ans après celle-ci, les risques encourus par les femmes sont aussi élevés que ceux encourus par les hommes du même âge.

Traitements

Les traitements des troubles liés à la ménopause reposent sur la prescription d'hormones sexuelles, les estrogènes et la progestérone, destinée à compenser la chute de leur taux sanguin. Récemment, cette thérapie hormonale de substitution (THS) a été remise en cause à la suite de la publication de plusieurs études sur les effets négatifs à long terme de ces traitements.

Les traitements à base d'estrogènes

Les estrogènes peuvent être pris en comprimés par voie orale, appliqués localement sous forme de gel cutané, de crème vaginale ou de dispositifs transdermiques (patchs), ou encore être administrés par voie nasale. Ils peuvent être prescrits en association avec la progestérone (voir ci-dessous). Les estrogènes sous forme de crème vaginale ou d'ovules permettent de prévenir l'amincissement et l'assèchement des parois vaginales ainsi que la sensibilité aux infections ou à la douleur pendant les rapports sexuels.

Les traitements à base de progestérone

Lors du cycle menstruel normal, l'organisme produit de la progestérone immédiatement avant l'apparition des règles.

Les femmes ménopausées qui prennent des estrogènes ont, du fait de ce traitement, un risque augmenté d'apparition d'un cancer de l'endomètre, le revêtement qui tapisse l'utérus. Pour diminuer ce risque, on prescrit habituellement de la progestérone en association avec les estrogènes (sauf chez les femmes ayant subi une ablation de l'utérus). Ce traitement combiné peut être pris de façon cyclique ou quotidienne :

– avec le traitement cyclique, les estrogènes ou la progestérone ou les deux hormones sont pris certains jours du mois, les règles surviennent alors tous les mois ;

– dans le cas du traitement quotidien, les hormones sont prises tous les jours, les règles sont absentes, mais le médecin peut en déclencher après quelques mois afin d'éviter l'épaississement de la paroi de l'utérus.

Un dérivé synthétique, la tibolone (Livial), est parfois prescrit à la place d'un THS. S'il possède une activité de type progestérone, ce médicament est transformé par le corps en plusieurs composants estrogéniques, fournissant ainsi les deux types d'hormones. Selon une récente étude britannique, cette substance, lorsqu'elle est administrée pendant plusieurs années, augmenterait le risque de développer un cancer de l'utérus, ce qui a remis en cause l'innocuité de son utilisation.

Doit-on prendre un traitement hormonal ?

Les études récentes ont montré que le THS, pris pendant plusieurs années, augmente le risque de maladies cardiovasculaires et d'accidents vasculaires cérébraux (attaques ou crises d'apoplexie, thrombose). Le THS combinant estrogènes et progestérone augmente également le risque de cancer du sein (mais diminue le risque de cancer de l'utérus). Pour ces raisons, le THS est contre-indiqué chez les femmes qui ont des antécédents personnels de maladie cardiovasculaire, qui ont déjà souffert d'un cancer du sein ou de l'utérus, ou qui présentent des hémorragies vaginales anormales.

Pour les autres femmes, l'Agence française de sécurité sanitaire des produits de santé (Afssaps) a émis des recommandations claires.

Le THS est indiqué chez les femmes souffrant de troubles liés à la ménopause (notamment de bouffées de chaleur) avec un retentissement important sur la qualité de vie. Un THS peut alors être instauré si la femme le souhaite, à la plus petite dose efficace, pour la

Les dérivés du soja

Avec la polémique sur le THS, de nombreuses femmes ont été tentées de prendre des compléments alimentaires à base de soja pour atténuer les effets de la ménopause. Le soja referme en effet des phytoestrogènes, ou estrogènes végétaux. Récemment, les autorités sanitaires ont mis en garde les consommatrices : ces produits n'ont pas fait l'objet d'études cliniques et pourraient entraîner les mêmes risques que les estrogènes du THS pour une efficacité moindre. Les recommandations officielles déconseillent aux femmes qui ont des antécédents de cancer du sein ou de l'utérus, de prendre ce type de produits.

Les traitements hormonaux de substitution		
de la famille des estrogènes	**de la famille de la progestérone**	**combinant les deux familles**
Voie orale	**Voie orale**	**Voie orale**
• Estréva • Estrofem • Oromone • Physiogine • Progynova • Provames	• Chlormadinone Génériques • Colprone • Duphaston • Estima • Evapause • Gestoral • Lutényl • Lutéran • Menaelle • Orgamétril • Primolut-Nor • Progestérone Génériques • Surgestone • Utrogestan	• Activelle • Angeliq • Avadène • Climaston • Climène • Climodiene • Divina • Diviseq • Duova • Kliogest • Naemis • Novofemme • Trisequens
Dispositifs transdermiques (patchs)	**Voie vaginale**	**Dispositifs transdermiques (patchs)**
• Climara • Dermestril • Dermestril Septem • Estraderm TTS • Estradiol G GAM • Estrapatch • Femsept • Menorest • Oesclim • Systen • Thaïs • Thaïs Sept • Vivelledot	• Estima • Evapause • Progestérone Génériques • Utrogestan	• Femseptcombi
Gels	**Tibolone**	
• Délidose • Estréva • Oestrodose • Oestrogel	Livial	
Voie nasale		
• Aerodiol		
Voie vaginale		
• Gydrelle • Physiogine crème vaginale • Physiogine ovule • Trophicrème		

durée la plus courte possible, avec une information claire sur les risques. Une réévaluation régulière doit être assurée par le médecin traitant.

Le THS est également indiqué chez les femmes ménopausées présentant un risque élevé de fractures, mais seulement en cas d'intolérance ou de contre-indication aux autres traitements indiqués dans la prévention de l'ostéoporose (voir ci-dessous).

Si vous vous interrogez sur l'opportunité d'un THS, parlez-en avec votre médecin ou votre gynécologue. Faites-vous expliquer clairement l'utilité d'un traitement dans votre cas et sur ses éventuels risques et bénéfices.

Les autres mesures

Pour les femmes qui ne souhaitent ou ne peuvent pas recevoir de THS, quelques mesures peuvent aider à passer le cap de la ménopause :

– **Mangez équilibré** et évitez les aliments épicés, l'alcool, la caféine (café, thé, chocolat, colas) et les boissons chaudes. Enrichissez votre alimentation en calcium (voir p. 42).

– **Faites du sport** pour régulariser votre sommeil et lutter contre la dépression, le surpoids, le cholestérol et les maladies cardiovasculaires.

– **Relaxez-vous** en pratiquant le yoga, la méditation, le tai-chi-chuan, le stretching, etc.

– **Prenez le temps de vous occuper de votre corps :** massages, hydratation, soins de la peau, etc.

La DHEA

La DHEA est une hormone naturelle qui entre dans le processus de synthèse des hormones sexuelles. Elle a été étudiée dans le cadre de la lutte contre le vieillissement et les troubles de la ménopause. Ses effets à long terme sont mal connus et elle pourrait être, comme le THS, à l'origine d'un risque accru de cancers et de maladies cardiovasculaires. L'usage de la DHEA est déconseillé par les autorités sanitaires.

L'ostéoporose

Définition

L'ostéoporose est une maladie des os qui touche une femme sur trois après la ménopause. Elle se caractérise par une diminution accélérée de la masse osseuse, avec pour conséquence une fragilité accrue des os du squelette qui peuvent se briser très facilement. Si les femmes sont les victimes de prédilection de l'ostéoporose, les hommes ne sont cependant pas épargnés puisqu'une victime sur quatre de fracture due à l'ostéoporose est un homme.

Symptômes et complications

Quand la masse osseuse diminue en deçà d'un certain seuil, l'os devient frêle et cassant. Dès lors, une chute banale ou, plus rarement, un mouvement brutal peuvent entraîner une fracture. Les fractures les plus fréquentes sont celles du poignet et des vertèbres. Il peut s'agir d'une chute de la hauteur de la personne, d'un simple choc ou, rarement, d'une fracture spontanée (un os qui se casse tout seul). La fracture du poignet est fréquemment révélatrice d'ostéoporose chez les femmes de plus de 50 ans. Les fractures des vertèbres, appelées aussi tassement, sont très douloureuses ; si elles se répètent, elles entraînent une diminution de la taille et, à la longue, l'apparition d'une bosse. Après 80 ans, ce sont surtout des fractures du col du fémur que l'on observe.

Causes

Nos os sont le siège d'un constant processus de renouvellement. Ils sont continuellement, mais très lentement, détruits et reconstruits pour que leur structure soit parfaitement adaptée aux conditions de vie. Au cours de la vie, le squelette est ainsi rebâti quatre à cinq fois. La solidité des os est liée à l'importance de la masse osseuse, qui augmente au cours de l'enfance, et spécialement à l'adolescence. Vers l'âge de 20 ans, nous avons constitué notre capital osseux. À partir de 35 ans, ce capital osseux diminue lentement, pour les hommes comme pour les femmes. Chez celles-ci, la perte osseuse s'accélère à la ménopause, à cause de la diminution des hormones sexuelles (estrogènes). Vers l'âge de 65 à 70 ans, la perte est quasiment identique pour les deux sexes.

Les personnes obèses sont moins susceptibles de souffrir d'ostéoporose. La graisse accumulée produit des substances proches des estrogènes et les contraintes imposées sur les os par le surpoids favorisent le maintien de la masse osseuse.

Dépistage

Certains facteurs de risque peuvent amener le médecin à proposer un dépistage de l'ostéoporose : la ménopause, l'âge, les antécédents familiaux, la prise prolongée de médicaments à base de cortisone, le mode de vie (absence d'activité physique, tabagisme, alcoolisme), la maigreur, par exemple. Le dépistage se fait généralement à l'initiative du médecin, mais les femmes ménopausées peuvent demander à leur médecin d'évaluer leur risque personnel vis-à-vis de l'ostéoporose (voir encadré).

Pour établir un diagnostic d'ostéoporose, on peut pratiquer un examen, appelé ostéodensitométrie, qui permet d'évaluer la densité des os. Cet examen est sans douleur. Le patient s'allonge sur un appareil qui ressemble à une table de radiologie, et doit rester immobile quelques minutes. L'irradiation est 20 fois moins importante que pour une radiographie des poumons. Différents os peuvent être étudiés : la colonne vertébrale, le col du fémur ou le squelette entier.

L'ostéodensitométrie mesure la masse des os et leur contenu en minéraux. Elle permet ainsi de déterminer l'importance du risque de fracture. Des critères précis ont été fixés par l'Organisation mondiale de la Santé : il y a ostéoporose lorsque la perte osseuse est égale ou supérieure à 25 %. Cependant, cette technique souffre d'une grande variabilité et ses modalités d'utilisation n'ont pas encore été validées. Un examen ostéodensitométrique coûte entre 45 et 95 € ; il n'est pas pris en charge par l'Assurance maladie. Certaines assurances complémentaires de santé (mutuelles) le remboursent.

Prévention

Le renouvellement du tissu osseux se produit tout au long de la vie. La maladie n'est donc pas irrémédiable et peut être prévenue en prenant soin de suivre une hygiène de vie correcte.

– **Mangez des aliments riches en calcium.** Ce minéral est absolument essentiel pour la constitution osseuse (voir p. 42).

– **Consommez de l'alcool avec modération.** Il a un effet négatif sur la formation osseuse.

– **Évitez la caféine et réduisez le sel.** Ils ont un effet diurétique qui favorise la fuite de calcium dans les urines.

– **Exposez-vous suffisamment au soleil.** La vitamine D, peu présente dans les aliments, est surtout synthétisée par la peau sous l'effet des rayons ultraviolets. Son rôle est capital, car elle favorise l'absorption du calcium par le tube digestif. Une heure de soleil par jour en été, tête et bras nus, permet à l'organisme de stocker suffisamment de vitamine D pour toute l'année. Inutile donc de s'exposer plusieurs heures ! Une activité extérieure normale pendant la belle saison suffit à prévenir les carences en vitamine D. Si cette exposition minimale n'est pas possible ou insuffisante, le médecin peut prescrire une ou deux gouttes de vitamine D par jour en hiver.

– **Faites de l'exercice.** L'activité physique renforce la solidité des os, en particulier les activités qui provoquent de petits impacts sur les os : course à pied, tennis, randonnée, step, etc. L'activité physique a aussi l'avantage d'améliorer l'équilibre, minimisant ainsi les risques de chutes. Quand le sport devient difficile, il faut continuer à faire un peu de gymnastique chez soi, marcher souvent et à bonne allure, prendre les escaliers plutôt que l'ascenseur. La natation est utile si l'on souffre d'un tassement des vertèbres.

Présentez-vous des risques d'ostéoporose ?

Répondez aux questions qui suivent. Si vous répondez oui à au moins une question, parlez-en avec votre médecin.

– Votre père ou votre mère se sont-ils fracturé le col du fémur à la suite d'un choc ou d'une chute sans gravité ?

– Vous êtes-vous fracturé un os à la suite d'un choc ou d'une chute sans gravité ?

– Avez-vous subi un traitement à base de corticoïdes (cortisone) pendant plus de six mois ?

– Votre taille a-t-elle diminué de plus de trois centimètres depuis l'âge adulte ?

– Buvez-vous de l'alcool régulièrement et en quantité excessive ?

– Fumez-vous plus de 20 cigarettes par jour ?

– Votre activité physique est-elle très réduite, voire inexistante ?

– Prenez-vous des repas sans produit laitier ?

Pour les femmes :

– Votre ménopause a-t-elle commencé avant l'âge de 45 ans ?

– Vos règles se sont-elles interrompues pendant 12 mois ou plus, pour une autre raison qu'une grossesse ?

– **Arrêtez de fumer.** Le tabac accélère la perte osseuse. De plus, chez les femmes qui reçoivent un traitement hormonal de substitution (voir p. 216), il accélère l'élimination des estrogènes et augmente le risque cardiovasculaire.

Traitements

Parallèlement à une bonne hygiène de vie (alimentation suffisamment riche en calcium, pas ou peu de tabac et d'alcool, consommation modérée de café, activité physique régulière), un traitement de l'ostéoporose peut être prescrit par le médecin. Certains médicaments préviennent l'apparition de l'ostéoporose en intervenant avant que les os soient fragilisés. D'autres ont un effet curatif, en favorisant la réparation des os.

Les modulateurs sélectifs des récepteurs estrogéniques (SERM)

Ces médicaments agissent de manière distincte sur différentes parties du corps. En reproduisant l'action des estrogènes sur les os et les vaisseaux sanguins, ils jouent un rôle protecteur contre l'ostéoporose et les maladies vasculaires. Mais ces molécules sont sans effet sur les seins ni l'utérus : ils n'augmentent donc pas le risque de cancer. En revanche, comme les estrogènes, les SERM augmentent légèrement le risque de formation d'un caillot de sang dans une veine (thrombose). Ces médicaments sont indiqués lorsque l'ostéoporose est déjà installée. Ils ne sont remboursés qu'aux personnes ayant déjà eu une fracture car leur efficacité n'a été prouvée que chez ce type de patients.

Les biphosphonates

Encore appelés bisphosphonates, ces médicaments non hormonaux sont utilisés pour prévenir et traiter l'ostéoporose. Ils ont la particularité de se fixer exclusivement dans les os pour empêcher leur destruction. Ces molécules sont généralement bien tolérées. Dans le cadre de l'ostéoporose, elles sont remboursées lorsqu'elles sont prescrites après une fracture ou un tassement vertébral. Parfois, le traitement peut provoquer une irritation de l'œsophage. Les personnes souffrant de reflux gastro-œsophagiens (voir p. 182) sont donc particulièrement suivies lors d'un traitement par les biphosphonates. Il est indispensable de

Les traitements de l'ostéoporose (hors THS)

SERM	Biphosphonates	Autres types de traitement
• Evista • Optruma	• Actonel • Didronel • Etidronate Génériques • Fosamax	• Cadens • Calcitonine Génériques • Calsyn • Cibacalcine • Forsteo • Miacalcic • Protelos

prendre ces médicaments en dehors des repas (au moins une demi-heure avant un repas, avec un grand verre d'eau) : l'efficacité du traitement en dépend.

Les traitements hormonaux substitutifs

À la ménopause, la perte osseuse est directement liée à la chute des concentrations d'estrogènes dans le sang. Un traitement hormonal substitutif (THS, voir p. 216) permet d'empêcher ou d'atténuer cette perte osseuse, tout en soulageant les symptômes désagréables de la ménopause. Le THS est indiqué chez les femmes souffrant d'ostéoporose quand les autres types de traitements n'ont pas été efficaces.

Les autres traitements

Certains médicaments prescrits contre l'ostéoporose agissent comme les hormones qui favorisent la fixation du calcium dans notre corps (calcitonine et hormone parathyroïdienne). Un autre médicament (Protelos) contient un sel de strontium.

Parfois, le médecin peut prescrire un apport supplémentaire en vitamine D et en calcium sous la forme de médicaments.

L'efficacité des traitements contre l'ostéoporose est, dans leur ensemble, difficile à évaluer. Il est nécessaire de suivre de larges groupes de patients traités pendant des années pour être certain qu'un médicament parvienne à diminuer de manière significative le risque de fracture liée à cette maladie.

Les troubles masculins

Les troubles de l'érection

▪ Définition

Les troubles de l'érection sont avérés lorsque les érections sont systématiquement instables (ou absentes) pendant les rapports sexuels (voir p. 84).

▪ Causes

Ces troubles peuvent avoir plusieurs causes.

– **Des causes psychologiques.** La dépression, les problèmes relationnels ou une mauvaise image de soi peuvent suffire à provoquer des troubles de l'érection, ainsi que la crainte d'une baisse des performances sexuelles. Le dialogue avec sa partenaire, avec son médecin, un psychothérapeute ou un sexologue peut aider à débloquer la situation.

Parfois les hommes qui ont souffert d'un infarctus craignent que l'excitation sexuelle ne provoque une nouvelle crise. Cette peur peut se manifester par une impuissance. Si vous maintenez une activité physique compatible avec vos problèmes cardiaques, l'activité sexuelle ne constitue pas un risque supplémentaire. Si vous ressentez des douleurs à la poitrine pendant les relations sexuelles, parlez-en avec votre médecin.

– **La chirurgie de la prostate.** Certains patients ayant subi une intervention chirurgicale de la prostate peuvent rencontrer des problèmes d'érection. La chirurgie fait des progrès et ces cas sont devenus moins fréquents.

– **Une autre maladie.** Des affections comme l'hypertension artérielle, le diabète ou l'athérosclérose (voir p. 148) s'accompagnent parfois d'un problème d'érection. Le diabète est la première cause d'impuissance chez l'homme de plus de 50 ans. Des troubles hormonaux (comme une baisse des taux de testostérone, par exemple) sont parfois en cause, ainsi que des problèmes de vaisseaux sanguins.

– **Le tabac et l'alcool.** Fumer diminue les capacités sexuelles et peut devenir un facteur aggravant des troubles de l'érection, tout comme l'abus d'alcool.

– **Des médicaments.** De très nombreux médicaments peuvent interférer avec la capacité à atteindre l'érection ou l'orgasme. Parmi les médicaments le plus souvent en cause, on trouve ceux prescrits contre l'hypertension, le cholestérol ou les problèmes cardiaques, contre la dépression, l'anxiété ou la maladie de Parkinson, contre les troubles de la prostate, mais aussi certains diurétiques. N'arrêtez jamais vos traitements de votre propre initiative en espérant retrouver de la vigueur ! Si des troubles de l'érection apparaissent quelques jours ou quelques semaines après avoir débuté un nouveau traitement, demandez conseil à votre médecin. Il pourra éventuellement modifier la posologie, prescrire un autre médicament à la place, vous donner des conseils d'hygiène de vie pour améliorer la situation ou parfois prescrire un traitement des troubles de l'érection pour compenser cet effet indésirable.

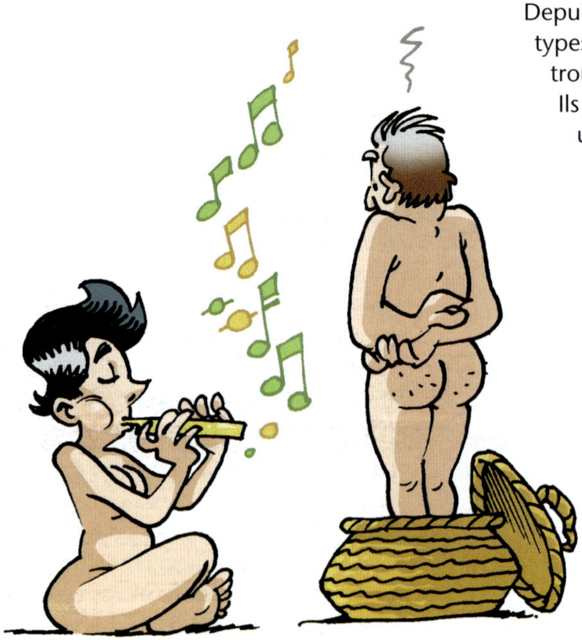

Traitements

Depuis quelques années, plusieurs types de traitement contre les troubles de l'érection existent. Ils doivent être prescrits par un médecin après un examen médical complet.

Les médicaments à prendre avant un rapport sexuel

Disponibles sur ordonnance, ils doivent être pris entre 20 minutes et une heure avant le rapport sexuel. Ces médicaments ne sont actuellement pas remboursés par l'Assurance maladie, sauf cas particuliers. Ils appartiennent à deux familles : ceux qui agissent sur le pénis (mode d'action local) et ceux qui agissent sur le cerveau (mode d'action central). Attention, ces médicaments ne doivent jamais être utilisés en association les uns avec les autres dans l'espoir d'obtenir de meilleurs résultats.

Les médicaments oraux d'action locale

Ces médicaments (voir tableau) agissent en favorisant le remplissage du pénis par le sang. Ils agissent rapidement, mais uniquement en présence d'excitation sexuelle. Leur durée d'action est variable selon le médicament (de 12 à 36 heures). Un examen clinique de l'état du cœur et des vaisseaux sanguins est indispensable avant leur prescription. En effet, ces médicaments doivent être utilisés avec beaucoup de précautions chez les personnes présentant des troubles cardiaques. Seul votre médecin est à même de savoir si vous pouvez bénéficier de ce type de traitement.

Leurs effets indésirables les plus fréquents sont : des maux de tête, des rougeurs du visage, une sensation de nez bouché, des vertiges, des troubles de la digestion et de la vue (vision trouble ou modification de la perception des couleurs). Attention : ces médicaments sont incompatibles avec les traitements de l'angine de poitrine de la famille des vasodilatateurs (angor, voir p. 162) et avec la prise de nitrite d'amyle (un stimulant sexuel également appelé « poppers », « boosters » ou « snappers »). Leur usage simultané peut provoquer une chute brutale de la pression sanguine (hypotension) pouvant entraîner la mort.

Les médicaments oraux d'action centrale

Ces médicaments (voir tableau) contiennent une substance, l'apomorphine, qui agit sur les zones du cerveau commandant l'érection. Ce sont des comprimés qui doivent être placés sous la langue. Les effets indésirables les plus fréquemment observés sont des nausées, des maux de tête et des vertiges. L'apomorphine peut, dans de rares cas, être responsable d'un malaise vagal (avec perte de connaissance transitoire) sans gravité réelle mais qui peut être impressionnant.

Les médicaments intra-urétraux

Il s'agit d'un gel (voir tableau) que l'on place dans l'urètre (le canal à l'intérieur du pénis) à l'aide d'un applicateur spécial et qui agit localement. Ce traitement a une efficacité variable et tend à provoquer des effets indésirables locaux (irritation, petits saignements).

Les traitements des troubles de l'érection

Médicaments oraux d'action locale	Médicaments oraux d'action centrale	Traitements d'appoint	Injections intra-caverneuses	Traitements intra-urétraux
• Cialis • Levitra • Viagra	• Uprima	• Yocoral • Yohimbine Houdé	• Caverject • Edex	• Muse

Les injections intra-caverneuses

L'auto-injection intra-caverneuse consiste à s'injecter soi-même dans le pénis une substance destinée à provoquer une érection (voir tableau). Ces injections ne provoquent aucune douleur. Ce type de traitement est habituellement utilisé chez des personnes pour qui les traitements par voie orale se sont révélés inefficaces. Dans 90 % des cas, l'érection obtenue permet la pénétration pendant une durée allant jusqu'à une heure. La première injection doit être réalisée par le médecin au cabinet médical pour déterminer la dose spécifique qui vous convient et vous apprendre le geste de l'injection, que vous pratiquerez ensuite chez vous. La dose de produit à injecter pour provoquer une érection est très variable d'une personne à l'autre et doit être ajustée progressivement par un médecin familier de cette technique. Injecter une trop forte dose peut provoquer une érection trop intense et trop longue (priapisme) qui est très désagréable et peut parfois endommager durablement le pénis.

Avis aux conducteurs !

Attention : les médicaments oraux contre les troubles de l'érection peuvent provoquer des vertiges et des troubles de la vue. Dans ce cas, leur usage peut être incompatible avec la conduite de véhicules ou l'usage de machines-outils.

Les traitements d'appoint

Ces médicaments (voir tableau), destinés à être pris au long cours, sont plus anciens et contiennent une substance végétale, la yohimbine. Ils doivent être pris tous les jours et leur effet peut n'apparaître qu'après plusieurs semaines de traitement. Leurs effets indésirables, rares et liés à des doses élevées, sont : nervosité, irritabilité, insomnie, maux de tête et vertiges. Ils sont plus rarement utilisés que les médicaments à prendre avant un rapport sexuel.

L'hyperplasie bénigne de la prostate

Définition

La prostate est une petite glande de la taille d'une noix située sous la vessie. Elle sécrète des fluides entrant dans la composition du sperme. Elle entoure la partie supérieure de l'urètre, le tube urinaire, à l'endroit où celui-ci rejoint la vessie. Cette glande a tendance à prendre du volume à l'approche de la quarantaine, et continue à grossir avec l'âge. Chez certains hommes, la glande prostatique peut dépasser de plus de sept fois sa taille initiale. Si la prostate devient trop volumineuse, elle risque d'étrangler l'urètre et de gêner l'émission d'urine. Cette croissance excessive est appelée hyperplasie bénigne de la prostate (HBP) ou adénome de la prostate.

L'HBP n'occasionne aucun symptôme pour deux tiers des hommes de plus de 50 ans, mais les risques de voir se développer une HBP symptomatique augmentent avec l'âge : après 60 ans,

60 % des hommes souffrent de troubles de la prostate et ce chiffre passe à 90 % après 85 ans.

Symptômes

Le trop grand volume de la prostate gêne la vidange de la vessie. Uriner devient difficile : l'émission d'urine est lente à démarrer, le flux est faible et saccadé, et des gouttes d'urine continuent à s'écouler pendant une minute ou deux. Après avoir uriné, l'impression que la vessie n'est pas vraiment vide persiste. Les parois de la vessie et de l'urètre, irritées, provoquent une fausse envie d'uriner plus fréquemment, ce qui s'avère particulièrement gênant la nuit. Parfois, des douleurs sont ressenties dans le bas du dos, le bassin ou le haut des cuisses.

Complications

Une vessie qui ne se vide pas correctement augmente le risque d'infection urinaire et de problèmes rénaux. Certains hommes atteints d'HBP souffrent également de calculs urinaires dans la vessie ou d'infections à répétition. On observe parfois des problèmes de rétention urinaire et, de manière très occasionnelle, une obturation complète de l'urètre qui constitue une urgence médicale : la rétention d'urines aiguë. Chez certains patients, les problèmes urinaires liés à l'HBP ont des conséquences psychologiques négatives sur leur sexualité.

L'HBP n'augmente pas le risque de développer un cancer de la prostate (voir p. 236). Les deux maladies peuvent présenter des symptômes similaires bien que, la plupart du temps, le cancer de la prostate ne provoque aucun symptôme. Il est par ailleurs possible de souffrir à la fois d'HBP et d'un cancer de la prostate.

Causes

Des modifications de la production d'hormones mâles, liées à l'âge, pourraient être à l'origine de l'HBP mais cette hypothèse n'a pas encore été confirmée.

Dépistage

Le toucher rectal permet de dépister des anomalies de la prostate. Le médecin met un gant en latex et insère un doigt dans le rectum pour palper la prostate à travers la paroi de l'intestin. Il peut ainsi repérer des modifications de sa taille et de sa consistance. Dans le cas d'une HBP, la prostate est plus volumineuse mais toujours souple, et sa forme reste inchangée. Si le médecin sent des bosses ou un durcissement, il procède à d'autres examens pour en déterminer les causes : échographie, radiographie, dosage sanguin, etc.

Le toucher rectal n'est habituellement pas douloureux mais beaucoup d'hommes le trouvent embarrassant voire insupportable.

Prévention

Il n'est guère possible d'empêcher l'HBP de survenir. Néanmoins, vous pouvez essayer de prévenir l'inconfort et les complications qu'elle provoque.

– **Libérez votre prostate.** Si vous aviez une activité sexuelle importante et régulière, continuez à garder le rythme. Dans une étude australienne, il a été noté que la masturbation quotidienne limitait le développement de l'HBP.

– **Urinez quand vous en avez envie.** Se retenir longtemps d'uriner peut irriter la vessie.

– **Après 19 heures, buvez modérément** pour éviter de devoir vous lever la nuit.

– **Évitez certains aliments.** Les plats épicés et salés, l'alcool, les boissons riches en caféine (café, thé, colas) et le chocolat aggravent les symptômes de l'HBP.

– **En cas de rhume**, évitez de prendre des médicaments contenant un décongestionnant (comme la pseudoéphédrine). Ces substances rendent l'émission d'urine plus difficile.

– **Faites de l'exercice.** Un bon tonus musculaire permet de mieux contrôler son envie d'uriner. Évitez les sports qui bousculent la vessie (VTT, équitation, tennis, volley-ball, etc.).

Traitements

En général, les symptômes de l'HBP sont suffisamment mineurs pour ne pas justifier de traitements autres que les conseils mentionnés ci-dessus, et ils ne s'aggravent pas avec le temps. Seuls 15 % des cas d'HBP nécessitent une prise en charge médicale pour éviter les complications.

Des médicaments appelés alphabloquants (voir tableau) sont utilisés pour détendre les muscles de la vessie, de l'urètre et de la prostate et faciliter le passage de l'urine. D'autres substances, les inhibiteurs de la 5-alpha réductase (voir tableau), sont également prescrites pour freiner l'augmentation de la taille de la prostate, en bloquant l'action de la testostérone (hormone mâle). Enfin, certains médicaments destinés à soulager l'HBP sont extraits de plantes.

Ces médicaments sont utilisés pour tenter d'éviter ou de retarder la chirurgie. Toutefois, l'intervention chirurgicale sous anesthésie demeure le seul moyen d'éliminer définitivement le problème. La technique la plus utilisée aujourd'hui est la résection transurétrale de la prostate. Un tube équipé d'une caméra et d'un scalpel est inséré dans l'urètre par le pénis et une partie de la prostate est enlevée pour libérer le passage de l'urine. Chez les hommes opérés, l'éjaculation se fait parfois de façon rétrograde dans la vessie et reste donc invisible, créant une sensation inhabituelle.

Les traitements de l'hyperplasie bénigne de la prostate		
Alphabloquants	**Inhibiteurs de la 5-alpha réductase**	**Extraits de plantes**
• Dysalfa • Hytrine • Josir LP • Minipress • Omix • Térazosine Génériques • Urion • Xatral • Xatral LP • Zoxan LP	• Avodart • Chibro-proscar	• Permixon • Tadenan

Prévenir et dépister les cancers

En France, le nombre de cancers a augmenté de 60 % en 20 ans. Cette augmentation est due pour moitié environ au vieillissement général de la population (nous sommes de plus en plus nombreux à vivre de plus en plus vieux). Lorsqu'on ajuste ces chiffres pour neutraliser ce phénomène, on s'aperçoit que le nombre de cancers a augmenté, à âge égal, de 31 % chez les hommes et de 36 % chez les femmes.
Bien que le nombre de décès liés aux cancers ait augmenté de 20 % environ et se situe autour de 150 000 par an, le dépistage précoce et les traitements ont prouvé leur efficacité grandissante en réduisant la mortalité qui leur est imputable : elle a diminué de 7 % chez les hommes et de 9 % chez les femmes.
La prévention des cancers repose sur deux types de mesures :

– **la prévention** (dite primaire) qui concerne l'ensemble de la population et vise à modifier les comportements susceptibles de provoquer des cancers (fumer, boire de l'alcool, s'exposer trop longtemps au soleil, etc.) ;

– **le dépistage** (ou prévention secondaire) qui vise à repérer les signes précoces d'un cancer chez certaines personnes plus exposées que d'autres à ces maladies.

Les cancers les plus fréquents en France (en ordre décroissant)	
chez les hommes	**chez les femmes**
• Prostate • Poumon • Côlon et rectum • Lèvres, bouche et gorge • Vessie	• Sein • Côlon et rectum • Peau (mélanome) • Utérus • Ovaire

La prévention des cancers

On peut prévenir certains types de cancer en modifiant ses habitudes de vie.

■ Ne pas fumer

Responsable de la très grande majorité des cancers du poumon, le tabac est aussi à l'origine de 40 % des cancers de la vessie et d'environ 30 % des cancers du rein et du pancréas. En association avec l'alcool, il est incriminé dans la survenue de la quasi-totalité des cancers du larynx, de la gorge, de l'œsophage et de la bouche. Il augmente également le risque de cancer du foie, du côlon et du col de l'utérus chez les fumeuses. En 20 ans, le nombre de cancers liés au tabac a particulièrement augmenté chez les femmes.

■ Se protéger du soleil

En limitant la durée d'exposition au soleil, ainsi qu'en utilisant une protection adéquate, on réduit le risque de cancer de la peau. Les surexpositions avant l'âge de 15 ans augmentent fortement le risque ultérieur de cancer de la peau. Le caractère intermittent de l'exposition, avec l'alternance, peau blanche en hiver, peau bronzée en été, ainsi que le bronzage sous lampe à UV constituent également des facteurs de risque.

■ Boire modérément

La consommation d'alcool est le principal facteur de risque de cancer lié à l'alimentation en France, où de 7 à 10 % des cancers seraient associés à un excès de boissons alcoolisées. L'alcool, en particulier lorsqu'il est associé au tabac, entraîne des cancers de la langue, de la gorge, du sein et du foie.

■ Manger équilibré

L'alimentation pourrait être un facteur important dans la prévention du cancer, mais ses effets protecteurs sont difficiles à évaluer. Certaines études fournissent des indications.

– Les personnes qui consomment beaucoup de fruits, de légumes, de poisson et de céréales auraient un risque plus faible de développer des cancers de l'appareil digestif (bouche, œsophage, estomac, côlon), des bronches et des poumons ainsi que du pancréas. Les fruits et légumes pourraient avoir un effet protecteur dû aux sels minéraux, aux vitamines et à certaines substances anti-oxydantes (flavonols, quercitine, lycopène, etc.) qu'ils contiennent.

– Une alimentation trop salée favoriserait le développement des cancers de l'estomac.

– Certains modes de conservation (salaison des charcuteries par exemple) ou de cuisson (grillades au barbecue) peuvent entraîner la formation de composés cancérigènes.

Il est donc préférable d'avoir une alimentation équilibrée (voir p. 47) et diversifiée, en évitant les excès, y compris dans les modes de conservation et de cuisson.

■ Faire du sport

L'activité physique pourrait jouer un rôle dans la prévention de certains cancers. De plus, en aidant les fumeurs à arrêter la cigarette, elle contribue à réduire la fréquence des cancers liés au tabac (poumon, bronches, bouche, gorge, etc.).

Le cancer du col de l'utérus

■ Définition

Le col est la partie basse de l'utérus faisant la jonction avec le vagin. Sous l'action de certains facteurs, les cellules de la muqueuse qui recouvre le col se mettent à proliférer de manière anormale. Pris à un stade précoce, le cancer du col de l'utérus se soigne bien (essentiellement par la chirurgie) et provoque peu de récidives.

■ Symptômes

Le cancer du col de l'utérus entraîne peu de symptômes et évolue sur plusieurs années, d'où l'importance d'un dépistage régulier. On observe parfois des saignements.

■ Facteurs de risque

Les infections génitales jouent un rôle majeur dans l'apparition du cancer du col de l'utérus et, en particulier, celles dues au papillomavirus humain (HPV, le virus responsable des verrues génitales). Lorsqu'un cancer apparaît au niveau du col de l'utérus, il est généralement localisé sur une zone présentant une

forte réaction inflammatoire due à une infection par l'HPV. Les femmes qui ont débuté leur vie sexuelle très jeunes et celles qui ont eu de nombreux partenaires sexuels présentent un risque plus élevé de contamination par le virus HPV et donc davantage de risque de cancer du col de l'utérus.
Le tabagisme et l'âge sont deux facteurs qui augmentent également le risque de cancer du col de l'utérus.

■ Dépistage

Le dépistage du cancer du col de l'utérus repose sur le frottis ou test de Papanicolaou. Un long coton-tige est introduit dans le vagin et frotté contre le col. Ce prélèvement de cellules n'est pas douloureux. Il est recommandé de faire un frottis tous les deux ou trois ans dès le début de la vie sexuelle.
Les cellules prélevées sont étalées sur une lame de verre et analysées par un laboratoire spécialisé pour déterminer si elles ont un aspect anormal. Si c'est le cas ou si le résultat est douteux, un examen plus approfondi du col (colposcopie) est pratiqué à l'aide d'un appareil optique. De petits prélèvements de tissu sont alors effectués.
Grâce aux frottis, la mortalité par cancer du col de l'utérus a considérablement diminué en France. En effet, le dépistage de ce cancer à un stade très précoce permet un traitement simple, rapide et efficace.

■ Prévention

La prévention des infections génitales à HPV semble le meilleur moyen de prévenir le cancer du col. L'usage systématique de préservatif avec de nouveaux partenaires sexuels est efficace pour se protéger de ce virus. Lorsque cela n'a pas été le cas, comme pour la plupart des femmes de plus de 50 ans aujourd'hui, le dépistage tous les deux à trois ans reste la meilleure prévention. Les femmes qui ont déjà été soignées pour un cancer du col sont suivies plus fréquemment pour dépister au plus tôt de nouvelles lésions cancéreuses.

Le cancer de l'utérus

■ Définition

Le cancer de l'utérus (ou cancer du corps de l'utérus) est, chez les femmes, le quatrième cancer par ordre de fréquence. Dans 95 % des cas, il concerne les cellules de l'endomètre, le revêtement interne de l'utérus. Le **cancer de l'endomètre** se soigne bien, essentiellement par la chirurgie (ablation de l'utérus ou hystérectomie). Dans les autres cas, ce sont les cellules des muscles de l'utérus qui sont atteintes. On parle alors de **sarcome utérin**. Celui-ci a tendance à être plus agressif et à se développer plus rapidement.

■ Signes d'alerte

Le cancer de l'endomètre provoque des saignements intermittents en dehors des règles. Chez une femme ménopausée, tout saignement par le vagin, ou ressemblant à des règles, est anormal et doit amener à consulter rapidement. Il n'y a généralement pas d'autres symptômes au début d'un cancer de l'endomètre. Les sarcomes et les cancers plus avancés peuvent provoquer des gonflements et des douleurs du ventre.

Facteurs de risque

Le cancer de l'endomètre est généralement lié à des taux sanguins d'estrogènes élevés pendant une longue période : on parle de toxicité cumulative des estrogènes. Pour cette raison, sa fréquence augmente avec l'âge. La plupart des cancers de l'endomètre apparaissent après la ménopause.

Les estrogènes sont produits à chaque cycle menstruel. Plus les femmes ont eu de cycles menstruels dans leur vie, plus elles présentent un risque élevé. Ainsi, les femmes qui ont eu leurs premières règles très tôt sont plus exposées, alors que les femmes qui ont eu des enfants présentent, à âge égal, un risque inférieur par rapport à celles qui n'ont n'en pas eu (en raison de l'interruption des cycles pendant la grossesse).

Les traitements à base d'estrogènes prescrits pour diminuer les symptômes gênants de la ménopause et pour prévenir l'ostéoporose (THS, voir p. 216) peuvent augmenter le risque de cancer de l'endomètre. Pour réduire ce risque, on associe généralement ces estrogènes à de la progestérone.

Dépistage et diagnostic

Il n'existe pas de test de dépistage spécifique pour le cancer de l'endomètre. Ces tumeurs sont parfois dépistées lors d'un frottis (voir p. 231), mais cela reste exceptionnel. Le diagnostic se fait après prélèvement d'un échantillon d'endomètre par le médecin. Cet examen doit être réalisé devant tout saignement vaginal survenant après la ménopause.

Prévention

La prévention du cancer de l'utérus repose sur un usage raisonné des estrogènes (par exemple, dans le cadre d'un traitement des troubles de la ménopause).

Le cancer de l'ovaire

Définition

Le cancer de l'ovaire est le plus dangereux des cancers gynécologiques. En effet, dans 70 % des cas, il ne provoque pas de symptômes avant un stade avancé, lorsque les chances de guérison sont plus faibles.

Signes d'alerte

Les symptômes du cancer de l'ovaire sont peu spécifiques et peuvent être liés à de nombreuses autres maladies, ce qui rend son dépistage difficile : besoin fréquent d'uriner, ballonnements, douleurs au niveau du bassin ou pendant les rapports sexuels, fatigue intense, maux de dos, saignements vaginaux anormaux, etc.

Causes

On ne connaît pas les causes du cancer de l'ovaire. De nombreux facteurs sont liés à un risque accru de développer cette maladie, mais le seul facteur de risque clairement démontré est l'existence d'antécédents familiaux de cancer du sein ou de l'ovaire. On suspecte le rôle des traitements contre les troubles de la fertilité ou des traitements à base d'estrogènes, mais sans preuve formelle.

■ Diagnostic

Il n'existe pas de test de dépistage du cancer de l'ovaire. L'examen gynécologique peut être un élément du diagnostic. L'échographie pelvienne est l'examen le plus souvent réalisé. Une biopsie effectuée à travers la paroi abdominale permet de confirmer le diagnostic.

■ Prévention

L'usage de pilules contraceptives diminue les risques de cancer de l'ovaire bien que l'on n'en connaisse pas le mécanisme. Les femmes qui ont dans leur famille proche des cas de cancer de l'ovaire, peuvent se voir proposer par leur médecin, dans certains cas extrêmement graves, une opération chirurgicale destinée à enlever, de manière préventive, les ovaires, les trompes de Fallope et l'utérus. La ligature des trompes de Fallope semble également diminuer les risques de cancer de l'ovaire chez les femmes ayant cette prédisposition génétique. Pour dépister au plus tôt les cancers de l'appareil génital chez la femme, un suivi gynécologique régulier est nécessaire. Il ne doit pas être négligé.

Le cancer du sein

■ Définition

Chez la femme, le sein est composé de glandes mammaires (qui produisent le lait) et de canaux galactophores (qui le drainent vers l'extérieur), entourés de tissu graisseux et de tissu conjonctif. Une croissance anarchique des cellules dans l'un ou l'autre de ces tissus provoque un cancer du sein, le plus fréquent chez les femmes. Il survient généralement à un âge plus précoce que les autres types de cancer. Comme pour la plupart des cancers, sa complication la plus grave est la formation de métastases, des tumeurs secondaires formées à la suite de la dissémination dans le corps de cellules cancéreuses issues du sein.

■ Signes d'alerte

Le premier symptôme est l'apparition d'une bosse ou d'une masse dans un sein. Il n'y a généralement aucune douleur. Du sang peut s'écouler du mamelon et celui-ci peut être rétracté vers l'intérieur, entraînant la formation d'une fossette.

■ Facteurs de risque

Les cancers du sein ont généralement plusieurs causes associées. Certains facteurs de risque ont été identifiés.

– **L'âge :** ce cancer est un peu plus fréquent chez les femmes de plus de 50 ans.

– **Les antécédents familiaux :** il existe des gènes de prédisposition.

– **L'âge au moment de la première grossesse :** les femmes qui n'ont pas eu d'enfants ou celles qui ont eu leur premier enfant après 30 ans sont exposées à des risques légèrement accrus de cancer du sein.

– **L'âge au moment des premières règles :** les femmes qui ont été réglées avant 12 ans présentent légèrement plus de risques.

– **L'apparition tardive de la ménopause :** les femmes qui ont été ménopausées après 55 ans semblent un peu plus exposées.

L'auto-examen des seins

L'auto-examen des seins est un moyen facile de dépister une grosseur. Votre médecin peut vous montrer comment procéder. Au moindre doute, n'hésitez pas à le consulter.

L'inspection
Examinez vos seins dans un miroir. Gardez les bras le long du corps. Observez les éventuels changements de taille ou de forme des seins et des mamelons. Levez les bras au-dessus de votre tête et observez à nouveau vos seins. Pressez vos mamelons pour rechercher la présence de liquide. Un écoulement peut être normal mais si vous n'en avez jamais eu, ou s'il contient du sang, consultez votre médecin.

La palpation
Allongez-vous sur le dos. Divisez mentalement vos seins en bandes verticales depuis l'aisselle jusqu'au sternum (voir schéma). Avec le bout de vos doigts, effectuez de petits mouvements circulaires, de haut en bas et de bas en haut, le long des bandes. Exercez une pression croissante : légère pour palper votre peau, plus forte pour rechercher une anomalie sous sa surface et encore plus forte pour sentir les zones les plus profondes.

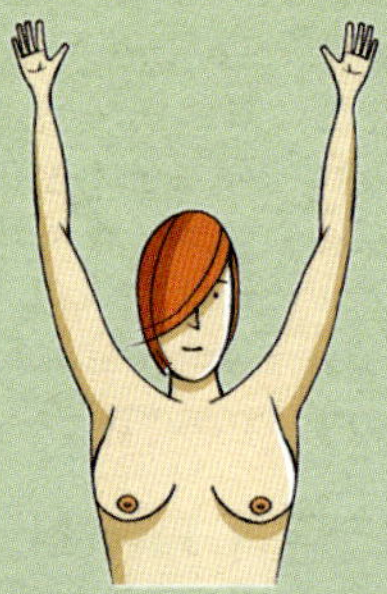

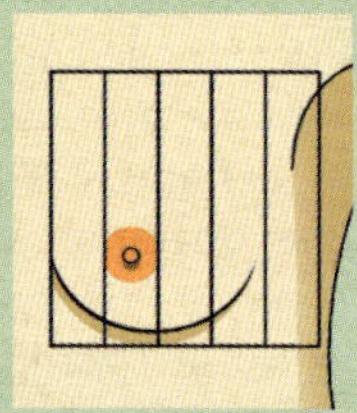

– **L'usage de contraceptifs oraux ou de THS** (voir p. 216) : les risques s'accroissent légèrement chez les femmes ayant reçu un traitement hormonal à base d'estrogènes pendant plusieurs années.
– **Une alimentation** trop riche en graisses et **une consommation d'alcool** élevée.

■ Dépistage

La première mesure de dépistage consiste, pour chaque femme, à apprendre à se palper les seins à la recherche d'une grosseur. Après 40 ans, cet auto-examen doit être fait une fois par mois de manière systématique (voir encadré). Cependant, il ne détecte que les grosseurs de plus d'un centimètre de diamètre et ne dispense pas de faire régulièrement une mammographie.
La mammographie consiste en une radiographie du sein permettant de détecter un changement de sa structure. Elle est effectuée avec un appareil spécifique, le sénographe. Le sein est comprimé entre deux plaques pour obtenir une épaisseur régulière, ce qui peut s'avérer désagréable, en particulier chez les femmes qui ont peu de poitrine. En cas d'image douteuse, une échographie est effectuée, éventuellement accompagnée d'un prélèvement de tissu mammaire sous anesthésie locale. Il existe en France un dépistage organisé du cancer du sein. Toute femme entre 50 et 74 ans

a droit à une mammographie gratuite tous les deux ans. Malheureusement, seulement 20 % des femmes qui pourraient en bénéficier y ont recours. Vous pouvez obtenir un bon pour une mammographie en appelant un numéro vert (0800 10 50 32).
Votre médecin peut également vous prescrire cet examen, en particulier si d'autres personnes de votre famille ont souffert de cette maladie ou si vous avez des antécédents médicaux de maladie des seins. En plus de l'auto-examen et de la mammographie, il est recommandé de se faire examiner les seins tous les ans par son médecin.

■ Prévention

Les causes du cancer du sein ne sont pas suffisamment précises pour identifier des mesures de prévention efficaces. Néanmoins, une alimentation équilibrée, une consommation d'alcool raisonnable, l'activité physique et un usage raisonné des estrogènes peuvent contribuer à éviter cette maladie.

Le cancer du côlon et du rectum

■ Définition

Le côlon, ou gros intestin, est la dernière partie de l'intestin. Il se termine par le rectum. Les cancers du côlon et du rectum, couramment appelés cancers colorectaux, représentent en France la seconde forme la plus fréquente de cancer chez les hommes et la troisième chez les femmes. Le risque de cancer colorectal s'accroît avec l'âge. Après 30 ans, ce risque double tous les 10 ans et 70 % des cas sont diagnostiqués entre 60 et 84 ans. Jusqu'à 65 ans, le risque est identique pour les deux sexes mais au-delà de cet âge, le risque devient prédominant chez les hommes.

■ Les signes d'alerte

Le plus souvent, les symptômes n'apparaissent qu'à un stade avancé de la maladie. Pour cette raison, le dépistage joue un rôle essentiel. Les cancers colorectaux provoquent généralement des saignements microscopiques dans le côlon. Le sang se retrouve dans les selles mais reste souvent invisible. Ces pertes de sang peuvent être à l'origine d'anémie. Certains patients présentent une diarrhée, une alternance de diarrhée et de constipation ou des douleurs du ventre qui se répètent par crises de deux à trois jours.

■ Les facteurs de risque

Le premier facteur de risque de cancer colorectal est la présence de polypes sur les parois du côlon ou du rectum. Ces petites excroissances en forme de champignon ne sont pas toujours cancéreuses, mais les plus grosses d'entre elles sont susceptibles de se transformer en tumeurs cancéreuses. Des anomalies génétiques sont parfois à l'origine de cancers colorectaux : on trouve dans certaines familles des gènes qui favorisent l'apparition de centaines de polypes, qui constituent autant de risques de développer un cancer du côlon.
On estime que certaines personnes présentent des risques plus importants. Ce sont celles ayant des antécédents de maladies intestinales (maladie de Crohn, rectocolite hémorragique, etc.),

ou des antécédents familiaux de cancer du côlon.

D'autres éléments du mode de vie et de l'alimentation seraient susceptibles de favoriser l'apparition d'un cancer du côlon :

– le tabac et l'alcool ;
– une alimentation riche en graisses et en viande rouge, et pauvre en fibres ;
– un manque d'activité physique.

Dépistage

Chez les personnes à risque (polypes, antécédents de maladies intestinales, antécédents familiaux de cancers colorectaux notamment), le dépistage individuel du cancer du côlon se fait par coloscopie. Un endoscope (un tube souple composé de fibres optiques) est introduit par le rectum pour observer le côlon à la recherche de saignements, de polypes ou de tumeurs. Cet examen, pratiqué sous anesthésie générale, nécessite de vider auparavant les intestins. Un régime sans fibres est donc prescrit pendant quelques jours, suivi d'une diète liquide la veille de l'examen. Celui-ci peut être pratiqué dans la journée ou lors d'une courte hospitalisation. Un ballonnement accompagné de gaz constitue la seule conséquence désagréable de cet examen. Si des excroissances sont décelées, le médecin prélève un échantillon de tissu.

Des études sont actuellement en cours pour déterminer si un dépistage généralisé de la présence de sang dans les selles avec un test simple pourrait être raisonnablement envisagé dans le cadre de campagnes nationales de dépistage. Dans quelques départements, on procède à l'évaluation de ce test appelé Hémoccult II sur une population de personnes âgées de 45 à 74 ans. Il est réalisé à la maison et envoyé à un centre d'analyses. Lorsque le test est positif, une coloscopie est prescrite. Si le test est considéré comme fiable et économiquement justifiable (voir encadré p. 130), cette procédure sera étendue à l'ensemble du territoire français.

Prévention et dépistage

– **Ne négligez pas le dépistage.** Si vous avez déjà présenté des polypes ou s'il existe des cas de cancers du côlon dans votre famille, faites-vous examiner régulièrement.
– **Arrêtez de fumer, faites de l'exercice et luttez contre l'excès de poids.**

Le cancer de la prostate

Définition

En France, le cancer de la prostate est celui le plus fréquemment observé chez les hommes. C'est une maladie qui atteint les hommes âgés : plus de 80 % des cancers de la prostate sont diagnostiqués chez des patients ayant dépassé 65 ans. Son évolution est très lente et il n'est généralement pas la cause directe du décès des hommes qui en sont atteints. Les petites tumeurs, surtout chez les hommes âgés, ne sont pas opérées, et la stratégie consiste à attendre et à surveiller leur évolution.

Signes d'alerte

En général, les cancers de la prostate sont de petite taille et n'occasionnent aucun trouble.

À un stade avancé, ces cancers sont

plus volumineux, exercent une pression sur d'autres organes comme la vessie, et produisent des symptômes similaires à ceux de l'hyperplasie bénigne de la prostate (voir p. 226). Lorsqu'ils compriment les nerfs qui innervent le pénis, des troubles de l'érection peuvent se manifester. Ce cancer peut co-exister avec une hyperplasie bénigne de la prostate et c'est souvent l'examen de la prostate dans ce contexte qui mène à sa découverte fortuite.

Facteurs de risque

Divers facteurs semblent augmenter le risque de cancer de la prostate :

- l'âge ;
- les antécédents familiaux ;
- la sédentarité ;
- une alimentation trop riche en graisses et pauvre en fruits et légumes.

Dépistage

Le cancer de la prostate se diagnostique, comme l'HBP, par toucher rectal (voir p. 227) qui permet d'apprécier le volume et la consistance de la prostate. En présence d'un cancer, la prostate a une consistance irrégulière et dure. Une échographie peut être réalisée pour confirmer le diagnostic. La biopsie (prélèvement de tissu prostatique) permet de reconnaître la nature cancéreuse des cellules.

Aujourd'hui, aucun dépistage systématique n'est organisé car les avis divergent sur les mesures à mettre en place. Certains professionnels préconisent l'utilisation à grande échelle d'un test sanguin permettant de détecter une protéine fabriquée par la prostate, l'antigène spécifique de la prostate ou PSA, qui se trouve en grande quantité dans le sang en cas de cancer de cet organe. Cependant, une élévation modérée de la PSA peut également être due à une HBP, ce qui rend difficile l'interprétation de ce test.

Prévention

– **Mangez moins gras** et enrichissez votre alimentation en fruits et légumes.
– **Pensez au dépistage.** Si vous présentez des difficultés à uriner, un toucher rectal permettra à votre médecin de vérifier l'état de votre prostate.

Les cancers de la peau

Définition

Les cancers de la peau sont classés en trois types : les carcinomes basocellulaires, les épithéliomas spinocellulaires et les mélanomes. Les deux premiers se traitent facilement.

Les carcinomes basocellulaires se forment à partir de la couche la plus profonde de l'épiderme. Les cellules cancéreuses apparaissent presque toujours sur des zones exposées au soleil, comme le front, les mains, les lèvres ou le haut du pavillon de l'oreille.

L'épithélioma spinocellulaire est moins fréquent que le carcinome basocellulaire. La tumeur se constitue à partir des couches les moins profondes de la peau, et elle se manifeste également sur les surfaces exposées au soleil.

Le mélanome est une forme rare mais grave de cancer de la peau. C'est une prolifération anarchique des cellules qui colorent notre épiderme : les mélanocytes. S'ils ne sont pas diagnostiqués suffisamment tôt, les mélanomes peuvent produire des métastases, parfois difficiles à traiter. Ils sont assez faciles à reconnaître et peuvent être guéris aisément s'ils sont dépistés rapidement.

■ Signes d'alerte

Le carcinome basocellulaire se manifeste d'abord par une petite grosseur rose et ronde ressemblant souvent à une perle creusée en son milieu. Après quelques mois ou quelques années, celle-ci est parfois entourée de petits vaisseaux sanguins. La lésion forme souvent des croûtes qui guérissent et se reforment de manière répétée, accompagnées parfois de saignements, et qui semblent ne jamais guérir.

L'épithélioma spinocellulaire se présente comme une petite masse dure. Dans la plupart des cas, il se développe à partir d'une lésion rugueuse de la peau, la kératose actinique. Celle-ci peut avoir une teinte brune, rose ou rouge ou ressembler à la peau environnante. L'épithélioma spinocellulaire peut entraîner des démangeaisons.

Un mélanome peut évoluer à partir d'un grain de beauté ou apparaître spontanément sur une peau saine. Dans le premier cas, le grain de beauté change peu à peu d'aspect, ses contours deviennent irréguliers et prennent souvent plusieurs couleurs. Les mélanomes qui apparaissent sur une peau saine ont un aspect similaire ou, plus rarement, une teinte rougeâtre. Certains grains de beauté présentent des risques accrus. Les reconnaître est simple comme ABCDE.

– **A**symétrie : le grain de beauté présente une forme étrange ou allongée.
– **B**ordure : la bordure est irrégulière et disparaît progressivement dans la peau plutôt que de former un trait bien net.
– **C**ouleur : la couleur du grain de beauté varie selon les endroits (blanche, bleue, rouge ou noire).
– **D**iamètre : le diamètre du grain de beauté est supérieur à celui de la gomme d'un crayon.
– **É**lévation : le grain de beauté est en relief par rapport à la surface de la peau.

■ Facteurs de risque

On estime que 50 à 70 % des cancers de la peau sont directement liés à une surexposition aux rayons ultraviolets A et B, en particulier pendant l'enfance. Les personnes qui ont la peau claire, celles ayant les yeux bleus ou verts, les cheveux clairs ou des taches de rousseur sont particulièrement exposées à ce risque.

L'exposition au soleil est plus nocive au cours de l'enfance. Les personnes qui ont eu des coups de soleil graves avant 18 ans ont des risques accrus de cancer de la peau. L'exposition répétée à des lampes UV augmente également le risque.

■ Dépistage

S'ils sont dépistés et éliminés rapidement, avant qu'ils ne pénètrent sous la peau, les chances de guérison des cancers de la peau sont de près de 100 %, même dans le cas des mélanomes. Des campagnes de dépistage gratuit sont organisées tous les ans par les dermatologues. Profitez-en pour vous faire examiner. Les personnes ayant de nombreux grains de beauté ont intérêt à consulter leur médecin traitant ou un dermatologue une fois par an pour dépister de manière précoce tout changement d'aspect. Face à une lésion suspecte, le médecin pratique une biopsie (prélèvement de peau) pour affiner son diagnostic.

> **Quand consulter ?**
>
> Un grain de beauté qui se transforme n'est pas nécessairement cancéreux, mais il est important de le faire examiner. Il importe de consulter un dermatologue lorsque les transformations suivantes surviennent :
> – la marge d'un grain de beauté devient rugueuse ou moins bien définie, ou sa coloration s'étend ;
> – un grain de beauté se développe, prend une nouvelle coloration, se soulève de la peau ou présente des boursouflures ou des irrégularités ;
> – un grain de beauté devient dur, se recouvre d'une croûte ou présente une irritation ou des saignements ;
> – des taches noires apparaissent sous la base des ongles ;
> – une excroissance ou une tache de couleur anormale apparaît sur la peau.

Prévention

Notre « capital soleil », c'est-à-dire notre capacité de réparation des effets nocifs du rayonnement solaire, varie suivant la quantité de mélanine présente dans nos tissus. Il est déterminé dès la naissance et dépend de la couleur de la peau, des cheveux et des yeux. Les sujets à peau claire, et notamment les roux, sont les plus exposés à la nocivité des rayons ultraviolets (UV). Un coup de soleil peut survenir même sans exposition directe : le rayonnement solaire est réfléchi par l'eau, bien sûr, mais surtout par le sable et encore plus par la neige. Un ciel nuageux laisse aussi passer les rayons dangereux.

– **Évitez de vous exposer** aux moments de la journée où les rayons du soleil sont les plus nocifs, soit entre 11 et 16 heures.

– **Portez des lunettes, un chapeau** à larges bords, **un T-shirt** clair.

– **Utilisez une crème écran solaire d'indice maximal** et renouvelez l'application régulièrement, car les baignades et la sueur éliminent les produits. N'oubliez pas certaines zones très exposées : le nez, les pommettes, les oreilles, le dos des mains et des pieds. Si le coup de soleil est plutôt dû aux UV B, le vieillissement et le cancer de la peau sont, eux, provoqués par les UV A. En supprimant le signe d'alerte qu'est le coup de soleil et en permettant une exposition prolongée aux UV A, la protection contre les UV B risque ainsi d'accélérer le vieillissement et de favoriser l'apparition de cancers.

L'indice de protection (anti-UV B) doit être choisi en fonction de son phototype (voir encadré, p. 240) et du type d'ensoleillement. L'indice maximal (supérieur à 50) est systématiquement conseillé pour les enfants et les peaux fragiles, aux sports d'hiver ou en pays tropical. En dessous de 15, la protection est illusoire. Les plus efficaces sont les écrans minéraux, contenus dans toutes les préparations pour enfants. Contrairement aux autres filtres, ils sont quasiment dépourvus de

Identifiez votre phototype

À chaque type de peau son phototype, autrement dit son aptitude à tolérer les expositions solaires.

PHOTOTYPE 1

Vous avez une peau très claire, des cheveux blancs (albinos) ou roux, des taches de rousseur qui apparaissent très rapidement en cas d'exposition.

→ Ne cherchez jamais à bronzer, protégez-vous en toutes circonstances du soleil (vêtements, chapeaux, lunettes, etc.).

→ Crème protectrice : écran d'un indice supérieur à 30.

PHOTOTYPE 2

Vous avez une peau claire, qui peut devenir hâlée, des cheveux blonds ou châtains clairs, des taches de rousseurs qui apparaissent au soleil.

→ Ne cherchez pas à bronzer. Vous devez utiliser une protection maximale et vous exposer le moins possible.

→ Crème protectrice : écran d'un indice supérieur à 30.

PHOTOTYPE 3

Vous avez une peau claire, mais qui bronze facilement, peu ou pas de taches de rousseur.

→ Vous pouvez vous exposer au soleil, mais de manière prudente et progressive.

→ Crème protectrice : écran d'un indice supérieur à 15.

PHOTOTYPE 4

Vous avez une peau mate, qui bronze très facilement, des cheveux châtains ou bruns, aucune tache de rousseur.

→ Vous pouvez vous exposer progressivement.

→ Crème protectrice : écran d'un indice supérieur à 15 les premiers jours, puis supérieur à 10.

PHOTOTYPE 5 ou 6

Vous avez une peau naturellement pigmentée ou une peau noire.

→ Vous pouvez vous exposer progressivement.

→ Crème protectrice : crème hydratante.

risque allergisant et ne sont pas absorbés par la peau. Leur seul inconvénient est esthétique : ils laissent un film blanchâtre sur la peau. La texture de l'écran solaire a également son importance : les laits sont plus faciles à étaler mais moins couvrants que les crèmes, qui résistent plus longtemps à l'eau et à la sueur.
La meilleure protection solaire est vestimentaire. Les écrans ne sont qu'un complément et, même aux indices de haute protection, ils laissent passer encore suffisamment d'UV pour bronzer.

Le cancer du poumon

■ Définition

Dans la plupart des cas, le cancer du poumon se manifeste entre 65 et 75 ans. Ce cancer est plus fréquent chez les hommes que chez les femmes, mais il est en forte augmentation dans la population féminine. Le terme de cancer du poumon n'est pas toujours exact car la plupart sont, en fait, des cancers des bronches. Le cancer du poumon se manifeste sous différentes formes qui sont quasiment toutes dues au tabac. Chaque type de tumeur croît à un rythme différent et réagit différemment au traitement. Parfois, les poumons sont envahis par des tumeurs secondaires ayant pris naissance dans d'autres régions de l'organisme et appelées métastases.

■ Signes d'alerte

Le symptôme le plus fréquent du cancer du poumon est la toux, parfois accompagnée de crachats contenant du sang. Les autres symptômes sont une respiration sifflante, des douleurs dans la poitrine, un gonflement du cou, du visage ou des doigts, une pneumonie avec fièvre et essoufflement, une perte de poids, un amaigrissement, etc.

■ Facteurs de risque

Le tabac est la cause de plus de 80 % des cancers du poumon. Plus une personne a fumé longtemps et plus elle a fumé d'importantes quantités de tabac, plus son risque de cancer du poumon est élevé. Le risque de cancer chez un ex-fumeur reste toujours plus important que chez une personne n'ayant jamais fumé, mais il diminue avec le temps. Le tabagisme passif, c'est-à-dire la fumée qu'une personne inhale en présence d'un fumeur, peut également augmenter le risque de cancer du poumon. Les non-fumeurs dont le conjoint fume courent un risque nettement plus élevé que le conjoint d'une personne qui ne fume pas. Un environnement dont l'air est fortement pollué, un emploi qui oblige à manipuler des minéraux radioactifs ou de l'amiante, peuvent aussi augmenter ce risque.

■ Dépistage et diagnostic

Le cancer du poumon n'est pas dépisté systématiquement car le dépistage précoce n'a pas fait la preuve de son efficacité. En présence de signaux d'alarme, le médecin prescrit une radiographie des poumons. Une fibroscopie bronchique, qui s'effectue à l'aide d'une sonde munie d'un appareillage optique, permet d'examiner les bronches de près et, éventuellement, de pratiquer un prélèvement pour analyse.

■ Prévention

L'arrêt du tabac (voir p. 62) est la seule manière de prévenir le cancer du poumon. Arrêter de fumer a des effets positifs à tout âge. Après seulement deux années d'arrêt, le risque de cancer du poumon est réduit d'un tiers.

Le cancer de la vessie

■ Définition

La vessie possède une paroi élastique qui lui permet de se distendre et de se contracter selon les besoins. La grande majorité des cancers de la vessie se développent dans la couche la plus profonde de la paroi. La fréquence du cancer de la vessie est deux à trois fois plus élevée chez les hommes que chez les femmes. En France, c'est le cinquième cancer masculin.

■ Signes d'alerte

Les symptômes du cancer de la vessie peuvent facilement être confondus avec ceux d'une infection urinaire, de calculs

rénaux ou de troubles de la prostate. Ce sont notamment :
- la présence de sang dans les urines ;
- une douleur ou une sensation de brûlure au moment d'uriner ;
- un besoin urgent d'uriner ;
- l'impression de ne pas avoir vidé complètement sa vessie après avoir uriné.

Facteurs de risque

Certains facteurs de risque ont été identifiés.
- **Le tabac** : les fumeurs ont un risque deux fois plus élevé.
- **L'exposition à des substances chimiques** comme celles utilisées par les coiffeurs, les peintres et les travailleurs de l'industrie textile.
- **Le sexe** : les hommes courent un risque deux à trois fois plus élevé.
- **L'âge** : la plupart des cas sont diagnostiqués chez des personnes de plus de 50 ans.

Dépistage

Il n'y a pas de dépistage systématique du cancer de la vessie. Un dépistage individuel est pratiqué si la personne présente des symptômes évocateurs. Les analyses d'urine permettent de déceler la présence de cellules cancéreuses. Si c'est le cas, le médecin spécialiste (urologue) effectue une cystoscopie sous anesthésie locale ou générale : un petit tube équipé de fibres optiques est inséré dans l'urètre jusqu'à la vessie pour y rechercher des anomalies et prélever un petit échantillon de tissu.

Prévention

Les personnes travaillant en contact avec des substances chimiques à haut risque doivent subir des analyses d'urine dans le cadre de leur bilan de santé annuel. Tout symptôme inhabituel de la vessie doit être signalé sans tarder à un médecin. L'arrêt du tabac (voir p. 62) est également une mesure importante de prévention contre le cancer de la vessie.

Les cancers des lèvres, de la bouche et de la gorge

Définition

Les cancers des lèvres, de la bouche et de la gorge se développent sur les muqueuses (le revêtement des parois) ou dans les tissus profonds, comme les os, les muscles et les nerfs. Bien qu'ils soient courants, en particulier chez les hommes, les cancers des lèvres, de la bouche et de la gorge entraînent peu de décès car ils sont assez souvent identifiés à un stade précoce.

Symptômes

Les sites les plus souvent touchés par ces cancers sont les côtés et le dessous de la langue, et la voûte du palais. Les cancers de la bouche peuvent provoquer de nombreux symptômes :
- une lésion rouge, ouverte et indolore sur les côtés de la langue ou sur les muqueuses ;
- l'apparition soudaine d'une plaque brunâtre ou de couleur sombre ;
- une tache plate et blanchâtre sur la lèvre inférieure ;
- un ulcère indolore de la bouche qui persiste pendant plus de 10 jours ;
- une sorte de verrue à l'intérieur des joues et des lèvres ;
- une douleur ou un engourdissement des mâchoires.

Causes

Les cancers de la bouche, des lèvres et de la gorge sont souvent causés par l'usage du tabac (à fumer ou à mâcher) et la consommation excessive d'alcool. Les cancers des lèvres touchent plutôt les fumeurs de pipe et sont également liés à une surexposition aux rayons du soleil. Les prothèses et appareils dentaires mal adaptés ou ayant des bords tranchants, peuvent être la cause de frottements et d'irritation répétés sur la langue et les muqueuses. À la longue, ces irritations peuvent augmenter le risque de cancer. Les personnes qui abusent de boissons brûlantes présentent également des risques (les brûlures répétées favorisent l'apparition de cellules cancéreuses). Une personne qui a déjà développé un cancer de la bouche a des risques plus élevés d'en développer un deuxième.

Diagnostic

Le diagnostic repose sur le prélèvement d'un fragment de lésion pour analyse.

Prévention

En toute logique, la prévention de ces cancers repose sur l'arrêt du tabac, une consommation modérée d'alcool, l'utilisation systématique de protection solaire (écran total en bâton à lèvres) et la pose d'appareils dentaires adaptés.

Les vaccinations

Le principe des vaccinations

Le principe des vaccinations repose sur un constat simple : confronté à un agent infectieux, viral ou bactérien, l'organisme fabrique des anticorps (des protéines qui reconnaissent et neutralisent les germes) et des cellules tueuses. Cette réponse immunitaire, très spécifique du germe concerné, permet la guérison et empêche une infection ultérieure par le même microbe. Beaucoup de maladies graves sont dues à un virus ou à une bactérie unique, ou ne comportant que quelques variantes. On ne peut avoir qu'une seule fois la rougeole, la rubéole, la poliomyélite ou la fièvre typhoïde. D'autres infections, comme le rhume, sont dues à des centaines de virus différents, ce qui explique que l'on puisse attraper plusieurs rhumes chaque année malgré une bonne immunité. Pour la grippe, le vaccin n'est valable qu'un an car le virus responsable de chaque épidémie varie légèrement d'une année sur l'autre.

Qu'est-ce qu'un vaccin ?

Tout procédé qui suscite la fabrication d'anticorps par l'organisme sans induire d'infection grave est appelé vaccin. La première vaccination a été découverte en 1796 par Jenner : il avait constaté que les fermiers contaminés par un virus bovin appelé vaccine ne contractaient jamais la variole. Il a donc proposé

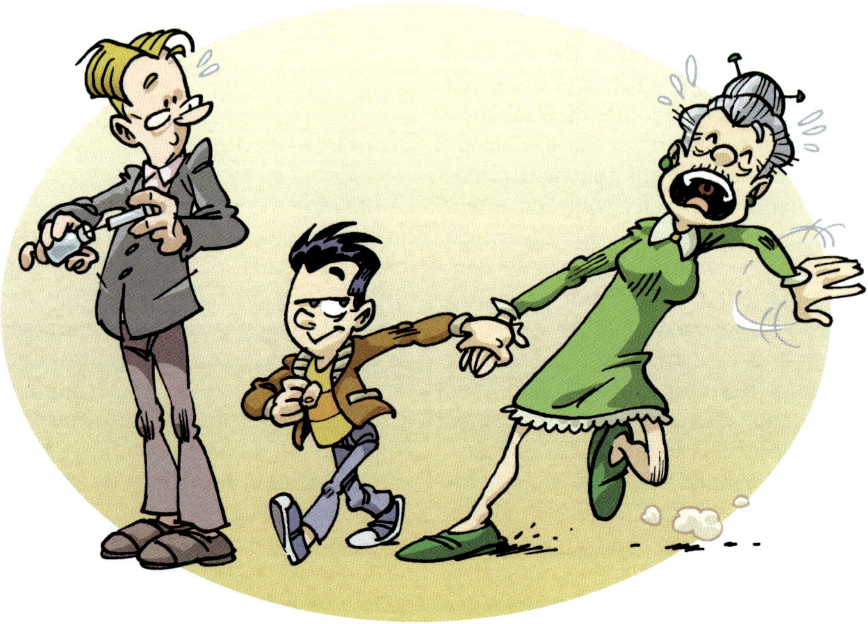

d'inoculer ce virus peu virulent (vaccine) pour protéger d'une maladie grave : la variole. On sait depuis que l'efficacité de ce vaccin était due à ce que l'on appelle une immunité croisée : les virus de la vaccine et de la variole sont si proches que l'immunité développée contre l'un protège également contre l'autre. Louis Pasteur, au XIXe siècle, a considérablement développé la théorie des vaccins, avec la découverte de la vaccination contre la rage. Depuis, de très nombreux vaccins ont été mis au point.

Les vaccins importants

Un vaccin important est un vaccin qui protège efficacement contre une maladie grave : tétanos, poliomyélite et diphtérie sont des maladies graves que les vaccins préviennent à 100 %. Le vaccin contre le choléra est peu efficace (50 %, c'est-à-dire que le risque de choléra est divisé par deux chez les vaccinés) : il n'est donc plus recommandé par l'Organisation mondiale de la santé (OMS). Le vaccin contre l'hépatite A est efficace à 100 %, mais la maladie est presque toujours bénigne : la vaccination contre l'hépatite A est donc une affaire de convenance personnelle. De nombreuses personnes de plus de 50 ans sont immunisées contre cette maladie car elles ont eu, dans leur enfance, une hépatite A passée inaperçue (cette infection est bénigne chez l'enfant mais plus grave chez les personnes d'âge mûr). Si vous devez voyager en Afrique, en Asie ou en Amérique du Sud, où cette maladie est fréquente, pensez à demander à votre médecin de faire un dosage de vos anticorps contre le virus de l'hépatite A afin de savoir si vous êtes immunisé.

Le calendrier des vaccinations

Les adultes doivent mettre à jour leurs vaccins contre le tétanos, la diphtérie et la poliomyélite (surtout en cas de voyage pour les deux derniers). Même en cas de retard dans le calendrier vaccinal, quelques rappels permettent de restaurer l'immunité. Les personnes âgées doivent se vacciner annuellement contre la grippe, maladie grave qui peut être fatale quand elle touche un organisme affaibli. La vaccination contre la grippe est gratuite pour les personnes de plus de 65 ans. Cette vaccination est également recommandée pour toutes les personnes souffrant de certaines maladies chroniques : asthme, diabète, insuffisance cardiaque ou respiratoire, etc.

Si l'on a pris du retard dans la réalisation du calendrier indiqué, il suffit de reprendre ce programme au stade où il a été interrompu et de compléter la vaccination en réalisant le nombre d'injections requis en fonction de l'âge. Par exemple, dans le cas du tétanos, une personne en retard pour son vaccin recevra deux doses successives à un ou deux mois d'intervalle, suivies d'une dose de rappel administrée six à douze mois après la deuxième injection.

Les voyages dans des pays lointains nécessitent certaines vaccinations particulières (voir p. 94).

Le calendrier des vaccinations des adultes (à partir de 18 ans)	
Tétanos - poliomyélite	Rappel tous les **10 ans**.
Diphtérie	Le rappel n'est recommandé qu'en cas de voyage dans une zone où la maladie est présente. Néanmoins, les rappels tétanos – poliomyélite sont généralement pratiqués en utilisant une association contenant aussi le vaccin contre la diphtérie.
Grippe	La vaccination doit être renouvelée **tous les ans** pour être efficace. Elle est recommandée : – aux personnes **de plus de 65 ans ;** – à certaines personnes atteintes de maladie chronique (asthme, insuffisance cardiaque grave, diabète non équilibré, etc.) ; – aux professionnels de santé, au personnel navigant à bord de bateaux de croisière et d'avions, et aux personnes accompagnant des groupes de voyageurs.

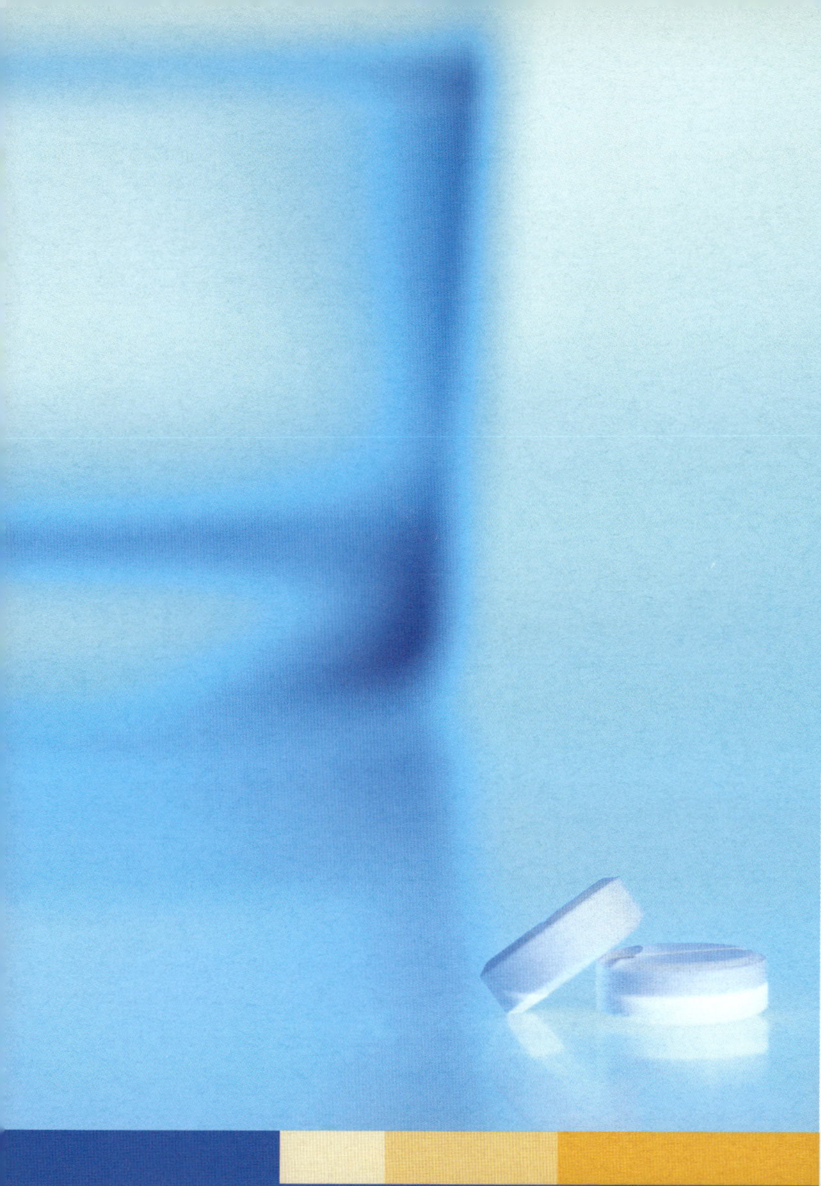

5

Bien utiliser ses médicaments

Introduction

Après 50 ans, il n'est pas rare de commencer à prendre un traitement de longue durée : contre l'excès de cholestérol, l'hypertension artérielle, les troubles de la ménopause, etc. Les médicaments deviennent des compagnons de route dont on préfèrerait se passer. Pourtant, lorsqu'un traitement médicamenteux est prescrit, il convient de suivre scrupuleusement les indications du médecin ; cela permet d'obtenir une efficacité optimale tout en limitant l'apparition d'effets indésirables. Bien prendre son traitement implique de bien le comprendre : n'hésitez pas à demander conseil au médecin ou au pharmacien en cas de doute, ou en cas d'effet indésirable inattendu ou gênant.

Comment le médecin prescrit-il ?

Au moment de prescrire un traitement, le médecin doit faire un choix parmi les médicaments disponibles et décider de la durée du traitement. Son choix est lié aux caractéristiques des médicaments ainsi qu'aux recommandations officielles, et tient compte des symptômes observés, de l'état de santé général du patient, de son âge et de son mode de vie.

Le choix d'un médicament

Le choix d'un médicament adapté à un patient est le fruit d'une analyse complexe. La mise en place d'un traitement est un acte qui requiert autant de connaissances et d'expérience que le diagnostic de la maladie, et que seul un professionnel est à même de faire.

Selon les symptômes

Une fois la maladie diagnostiquée, certains symptômes particuliers peuvent orienter le choix du médecin vers un traitement. Par exemple, face à un patient souffrant d'une dépression entraînant des insomnies, le médecin choisira de prescrire un antidépresseur sédatif (qui favorise l'endormissement) alors que, dans le cas d'une dépression provoquant

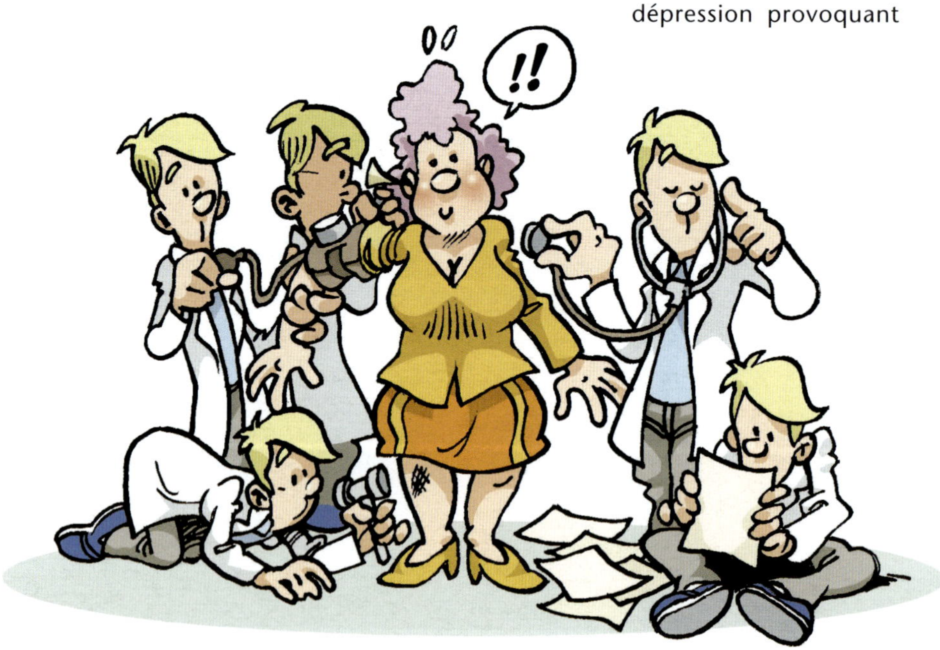

une durée du sommeil anormalement importante, il préfèrera un antidépresseur stimulant.

Selon l'état de santé général

Lors de sa prescription, le médecin tient compte de l'état de santé général du patient et d'un éventuel traitement en cours. L'état de son foie et de ses reins (qui conditionne sa capacité à éliminer un médicament) est évalué afin de choisir un traitement et une posologie adaptés et sûrs. Cette évaluation est particulièrement importante lors de traitement contre l'hypertension artérielle, le diabète de type 2 et les troubles du rythme cardiaque.

Selon l'âge

Dans le cas d'une maladie chronique, il y a rarement urgence à débuter un traitement de longue durée. Si nécessaire, le médecin voit le patient à plusieurs reprises et prend le temps d'évaluer le rapport entre les bénéfices d'un traitement et les risques qui lui sont associés (en termes de toxicité ou d'effets indésirables, par exemple). Chez un patient très âgé, les inconvénients d'un traitement peuvent largement dépasser les bénéfices que ce patient peut raisonnablement en attendre. Dans ce cas, une surveillance régulière de l'évolution de la maladie peut être jugée suffisante par le médecin.

Avec l'âge, les personnes deviennent plus sensibles à certains médicaments, par exemple ceux destinés à traiter les troubles du sommeil ou l'hypertension artérielle. La mise en place du traitement doit être progressive (sur plusieurs jours ou plusieurs semaines) pour identifier la dose minimale la plus efficace et la mieux tolérée. Ces patients sont également plus exposés au risque de développer des effets indésirables et ceux-ci sont parfois plus graves. Par exemple, les médicaments destinés à lutter contre

Bien débuter un traitement

Certains traitements nécessitent un bilan préalable strict, permettant de dépister d'éventuelles contre-indications. Celles-ci peuvent être absolues (le traitement ne peut pas être prescrit) ou relatives (des précautions particulières s'imposent). Lorsqu'on prend un médicament pour la première fois, il faut être vigilant pendant les premiers jours du traitement. Certaines personnes peuvent développer rapidement des signes d'intolérance ou d'hypersensibilité (allergie) à signaler au plus vite. L'apparition d'un gonflement de certaines régions du corps, en particulier le visage, est un signe d'allergie qui justifie une consultation médicale en urgence. Les réactions d'hypersensibilité se manifestent le plus souvent sur la peau : rougeurs, démangeaisons, éruptions de boutons, cloques, etc. Elles peuvent également être digestives : diarrhées, nausées, etc. Si une telle réaction se produit, le médecin doit aussitôt en être averti et le traitement en cause interrompu. En cas de doute sur l'origine exacte de cette réaction, aucun médicament ne doit être repris sans l'accord du médecin. Lorsque la substance en cause est identifiée, elle devra être signalée systématiquement lors de toute consultation médicale ultérieure.

l'hypertension artérielle (voir p. 154) peuvent entraîner des vertiges (surtout en passant de la position couchée à la position debout) entraînant parfois des chutes avec risque de fractures.

Chez les patients plus âgés, il arrive souvent que plusieurs maladies soient diagnostiquées et qu'elles ne puissent pas être traitées simultanément. En effet, le cumul des médicaments exposerait à un risque plus élevé d'interactions entre eux (voir p. 256) et augmenterait la probabilité d'erreur ou d'oubli de prise. Le médecin doit alors choisir quelles maladies traiter en priorité. Parfois, les priorités du médecin (traiter la maladie la plus grave) ne coïncident pas avec celles du patient (améliorer sa qualité de vie). Si c'est votre cas, il est important d'en parler à votre médecin et de ne pas chercher à soulager des symptômes gênants par une automédication sauvage qui exposerait à un risque d'interaction médicamenteuse.

■ Selon la sensibilité

Certains patients présentent une sensibilité particulière à certains médicaments (aspirine, pénicilline, par exemple). Si cette sensibilité est déjà connue, le médecin doit en être informé. Lorsqu'un médicament a entraîné une réaction allergique ou une intolérance chez une personne, il est probable que celle-ci ne tolère aucun autre médicament de la même famille chimique. Le médecin préfèrera alors prescrire un médicament d'une autre famille.

■ Selon le mode d'administration

Les médicaments se présentent sous diverses formes : comprimés et gélules, sirops, suppositoires, solutions à injecter, dispositifs transdermiques (patchs) ou formes à usage local (pommade, crème, collyre, solution nasale, spray). Le médecin choisit la forme la mieux adaptée à son patient. Certains traitements ou certaines formes sont réservés à l'usage hospitalier ou doivent être prescrits par un service hospitalier même si elles sont disponibles dans les pharmacies de ville.

Les comprimés et gélules sont faciles à utiliser. Lorsque c'est possible, le médecin prescrit des médicaments à prendre une seule fois par jour afin de limiter le risque d'oubli. Les solutions buvables doivent être diluées dans un verre d'eau, parfois agrémentées de sirop pour masquer leur goût. Elles peuvent être pratiques pour les personnes qui ont des difficultés à avaler les comprimés et les gélules.

Certaines formes sont de deux types : les formes à libération instantanée et les formes retard. Par exemple, les injections à libération instantanée sont choisies par le médecin lorsqu'il recherche une action très rapide : elles sont efficaces en quelques minutes. Les formes retard (à libération prolongée) ont une durée d'action qui, selon les médicaments, peut aller de deux à six semaines.

■ Selon les effets indésirables

Le médecin privilégie les médicaments ayant peu d'effets indésirables ou entraînant des inconvénients mineurs faciles à compenser. Leur apparition est parfois difficile à prévoir car elle dépend de la sensibilité de chaque patient. La survenue de vomissements, d'un malaise, d'une chute ou de confusion des idées doit être signalée rapidement, surtout chez les patients âgés, car elle peut constituer l'un des effets indésirables d'un médicament.

Selon les autres traitements en cours

Plus le nombre de médicaments pris par un patient est élevé, plus le risque d'interactions entre ceux-ci est important. Avec l'âge, le nombre de traitements de longue durée prescrits augmente : contre l'excès de cholestérol, l'hypertension artérielle, le diabète de type 2, l'arthrose, etc. Le médecin en tient compte lorsqu'il choisit un médicament destiné à traiter une maladie aiguë passagère (douleurs, troubles digestifs, infection, etc.).
Lorsqu'on reçoit un traitement de longue durée, il est nécessaire de remettre en question ses habitudes d'automédication (voir p. 257). Un médicament sans ordonnance habituellement bien toléré peut se révéler toxique lorsqu'il est pris en même temps qu'un autre médicament.

Selon le mode de vie

Pour être pris régulièrement et ne pas gêner la vie quotidienne, un traitement doit pouvoir s'intégrer facilement dans l'emploi du temps du patient. Certaines professions imposent des horaires particuliers ou une grande vigilance. Pour que le médecin puisse adapter sa prescription à ces contraintes, il est important de lui signaler rapidement un traitement incompatible avec certains aspects de son mode de vie. Des alternatives sont souvent possibles, par exemple les médicaments à libération prolongée.

Médicaments princeps ou génériques ?

Certains médicaments existent sous plusieurs formes commerciales : la marque originale du laboratoire qui a développé le produit (la marque princeps) et les formes génériques lorsque le brevet du médicament est tombé dans le domaine public. Les génériques contiennent la même substance active et ont strictement la même efficacité que le princeps. Ils coûtent souvent moins chers et leur utilisation systématique améliore de manière significative le budget de l'Assurance maladie. Un médecin peut décider de prescrire un générique à la place du princeps. S'il a prescrit le princeps, le pharmacien peut décider de lui substituer un de ses génériques, sauf si le médecin l'a expressément refusé sur l'ordonnance.

La durée du traitement

Après avoir sélectionné un médicament, le médecin va préciser la durée du traitement. Celle-ci dépend du diagnostic, mais aussi du type de médicament utilisé. Dans le cas d'un traitement de longue durée, le médecin réévalue sa prescription après un délai de une à quelques semaines.

Les traitements de courte durée

Un traitement de courte durée est prescrit pour soulager une crise aiguë, pour traiter un trouble passager ou pour accompagner la mise en place d'un autre traitement de plus longue durée. Un traitement court est également préférable lorsque le médicament prescrit peut entraîner une dépendance. Par exemple, les somnifères destinés à soulager les troubles du sommeil sont généralement prescrits pour des durées inférieures à un mois.

Les traitements de longue durée

Un traitement de longue durée (également appelé traitement de fond) est parfois nécessaire pour soigner une maladie et éviter l'apparition de complications. Il est réévalué régulièrement par le médecin et certaines mesures de surveillance sont parfois nécessaires. C'est le cas, par exemple, des traitements contre le cholestérol ou le diabète de type 2 qui nécessitent des prises de sang régulières. Un traitement de fond ne doit jamais être arrêté sans avis du médecin. L'arrêt d'un traitement de longue durée se fait souvent en diminuant progressivement les doses sous contrôle médical.

Comment bien prendre son traitement

Prendre un traitement exige de respecter les consignes du médecin concernant les modalités de prise et les examens qui permettent sa surveillance. De plus, il vous faudra prendre certaines précautions si votre médecin vous a prescrit plusieurs médicaments à la fois.

Respecter la prescription

L'ordonnance qui accompagne votre traitement précise la façon dont les médicaments doivent être utilisés. Si certains éléments de cette ordonnance vous paraissent obscurs, n'hésitez pas à les clarifier au plus vite avec votre médecin ou votre pharmacien.

La posologie

La posologie est la quantité de médicament qu'il est nécessaire de prendre chaque jour et à chaque prise. Parfois, par exemple lors de la mise en place d'un traitement contre le diabète de type 2 (voir p. 142), la posologie est instaurée progressivement, en augmentant petit à petit les doses, afin d'identifier la dose minimale efficace qui entraîne le moins d'effets indésirables. Dans certains cas, la posologie est adaptée par le médecin en fonction des résultats d'analyse de sang (dosage du taux de sucre ou de cholestérol, par exemple). Il est utile de demander au préalable à son médecin quels sont les effets qui pourraient révéler une posologie insuffisante ou, au contraire, ceux qui sont à craindre si la posologie est trop élevée (par exemple dans le cadre des traitements hormonaux mis en place au moment de la ménopause).

Les conditions de prise

L'ordonnance précise également les horaires et la fréquence des prises, ainsi que la manière de prendre le médicament. Il est essentiel de respecter ces consignes. Par exemple, ne doublez jamais la dose du matin d'un médicament destiné à être pris trois fois par jour, sous prétexte de ne pas vouloir l'emporter sur votre lieu de travail. Les comprimés ou les gélules doivent être absorbés assis ou debout avec un grand verre d'eau. Certains médicaments, comme les somnifères, doivent être pris au moment du coucher pour obtenir une efficacité maximale et éviter tout risque de chute. Les diurétiques doivent être pris en début de journée pour éviter la gêne occasionnée par l'augmentation du volume des urines, surtout en début de traitement (problèmes d'incontinence urinaire nocturne ou obligation de se lever au milieu de la nuit, au risque de tomber).

Pour être mieux absorbés, certains médicaments doivent être pris à jeun : on les prendra au moins une demi-heure avant un repas ou au moins trois heures après. Au contraire, d'autres médicaments doivent être pris au milieu du repas pour favoriser leur passage dans le sang ou pour éviter des nausées. Dans tous les cas, il est essentiel de lire attentivement la notice de ses médicaments avant la première prise. Si certaines informations restent obscures, le médecin ou le pharmacien sont là pour apporter des informations complémentaires.

Que faire en cas d'oubli ?

Lorsqu'on oublie de prendre un médicament, l'attitude à adopter dépend de sa fréquence habituelle de prise.

S'il est prescrit une fois par jour, il est possible de le prendre avec quelques heures de retard.

S'il est prescrit deux fois par jour, le retard ne doit pas dépasser deux heures.

S'il doit être pris trois fois par jour, seul un retard maximum d'une heure est tolérable.

Dans tous les autres cas, ou en cas de doute, il est toujours préférable d'attendre la prochaine heure de prise et de prendre la dose normale.

En général, il ne faut jamais doubler une dose parce qu'on a oublié de prendre la dose précédente. En cas de doute, demandez conseil à votre médecin ou à votre pharmacien.

Respecter les règles de surveillance

Certains traitements nécessitent une surveillance particulière lors des premières semaines. Dans certains cas, des analyses de sang sont effectuées régulièrement pour évaluer l'efficacité du traitement, mais aussi dépister l'apparition d'effets indésirables (par exemple sur le foie, lors de la mise en place d'un traitement contre le cholestérol).

Lors d'un traitement de longue durée, le médecin prescrira des examens réguliers pour les mêmes raisons. Il fera surveiller divers paramètres : la tension artérielle, le fonctionnement du foie ou du cœur, la concentration des globules blancs dans le sang, le taux d'hormones thyroïdiennes, l'état des reins, etc. Ces examens doivent être effectués à la fréquence indiquée sur l'ordonnance. Leur oubli peut retarder le dépistage d'une anomalie et avoir de graves conséquences.

Conseils pratiques pour prévenir les interactions médicamenteuses

- Informez toujours votre médecin des médicaments prescrits par un autre médecin, ou achetés sans ordonnance.

- Prévenez toujours votre pharmacien des traitements que vous suivez avant d'acheter un médicament d'automédication.

- Ne croyez pas qu'un médicament est forcément anodin parce qu'il est en vente libre. Certains d'entre eux peuvent être à l'origine d'interactions graves. Exemple : l'aspirine avec anticoagulants oraux.

- N'oubliez pas que la prise d'alcool peut entraîner des réactions violentes avec des médicaments d'usage courant. Sachez également que des quantités significatives d'alcool peuvent être présentes dans certains sirops ou dans certaines solutions buvables.

- Prenez garde au fait que deux médicaments, même pris à distance l'un de l'autre, peuvent interférer entre eux. Exemple : un diurétique pris le matin peut interférer avec un traitement au lithium pris le soir.

- Si vous devez prendre le volant, méfiez-vous du risque de somnolence lié à l'association de plusieurs médicaments sédatifs.

- Sachez que certains aliments peuvent interagir avec des médicaments. Exemple : le jus de pamplemousse et certains médicaments contre l'excès de cholestérol.

- N'oubliez pas que les produits et médicaments à base de plantes peuvent provoquer eux aussi des interactions.

Prévenir les interactions médicamenteuses

Qu'est-ce qu'une interaction médicamenteuse ?

Tous les médicaments ne font pas bon ménage entre eux. On parle d'interaction médicamenteuse lorsque la prise d'une substance modifie l'effet d'une ou plusieurs autres substances médicamenteuses présentes au même moment dans l'organisme. Cette modification peut prendre diverses formes.

Si les effets thérapeutiques des médicaments s'ajoutent ou se multiplient entre eux, on parle de synergie ou de potentialisation : cette situation, potentiellement dangereuse, est parfois voulue par le prescripteur (association de traitements contre le diabète ou le cholestérol, par exemple).

Si les effets des médicaments sont au contraire atténués ou annulés, on parle d' antagonisme ou d'inhibition : cette situation nuit le plus souvent à l'efficacité du traitement. Enfin, la prise simultanée de plusieurs médicaments peut majorer certains effets indésirables et faire courir des risques au patient.

Dans tous les cas, les interactions mettent en jeu des phénomènes complexes, qui peuvent intervenir à différents stades de l'assimilation du médicament par l'organisme : absorption par le tube digestif, passage dans la circulation sanguine, élimination par le foie ou les reins. La connaissance de ces interactions est encore imparfaite : certaines d'entre elles sont bien identifiées, d'autres plus imprévisibles. Le risque est bien entendu proportionnel au nombre de médicaments pris simultanément : plus une ordonnance est longue, plus la probabilité d'interactions gênantes et difficiles à contrôler devient grande. Pour limiter ce risque, n'oubliez jamais d'indiquer à votre médecin, avant toute nouvelle prescription, les médicaments que vous prenez déjà régulièrement.

▪ Les aliments peuvent-ils interagir avec un traitement ?

L'alimentation peut aussi modifier les effets d'un médicament. C'est pourquoi certains traitements doivent être pris impérativement à jeun, d'autres de préférence au milieu des repas. La consommation de graisses, par exemple, peut gêner l'absorption de médicament par le tube digestif. Certains aliments, comme le jus de pamplemousse, peuvent au contraire augmenter l'absorption de médicaments, notamment ceux destinés à faire baisser le cholestérol, alors que l'eau ou le jus d'orange n'ont aucun effet de ce type. La prise simultanée d'alcool peut entraîner des réactions violentes avec certains antibiotiques ou psychotropes. Citons enfin le chou et les épinards, susceptibles de déséquilibrer des traitements par anticoagulants oraux, ou le millepertuis, souvent utilisé en tisane pour ses vertus apaisantes, qui risque de diminuer l'efficacité d'un contraceptif oral. Pour prévenir tous ces risques, un réflexe simple : lisez toujours attentivement la notice d'un médicament.

▪ Peut-on avoir recours à l'automédication ?

Les médicaments disponibles sans ordonnance sont des médicaments à part entière et peuvent interagir avec de nombreux autres traitements. Pour cette raison, il est fortement déconseillé de recourir à l'automédication lorsqu'on suit déjà un traitement régulier.
La prise d'un médicament sans ordonnance jusque-là bien toléré et d'un traitement de fond nouveau peut provoquer des effets indésirables ou une diminution de l'efficacité de ce nouveau traitement. Par exemple, la prise d'anti-inflammatoires non stéroïdiens (AINS, voir p. 192), comme l'ibuprofène, peut diminuer l'efficacité de traitements contre l'hypertension artérielle.

Certains médicaments considérés comme anodins peuvent provoquer des interactions graves : médicaments contre les nausées ou le rhume, par exemple. De plus, certains médicaments en vente libre destinés à lutter contre l'acidité gastrique peuvent empêcher l'absorption d'autres médicaments et nuire à leur efficacité.
De la même manière, prendre de son propre chef un médicament prescrit auparavant et gardé dans la pharmacie familiale peut avoir de graves conséquences si un nouveau traitement a été mis en place entre-temps.

Dans tous les cas, avant de prendre un médicament pour soulager de légers maux, il est préférable de demander l'avis de son médecin ou de son pharmacien. Un simple coup de téléphone peut éviter de sérieuses déconvenues. Certains patients prennent les devants et demandent à leur médecin de leur préciser par avance les mesures à prendre en cas de rhume, de maux de tête ou de douleurs.

Sept erreurs à ne pas commettre

Certaines erreurs peuvent être évitées simplement.

■ Négliger l'apparition d'effets indésirables

Lorsque des symptômes inhabituels, même mineurs, apparaissent après quelques jours ou quelques semaines de traitement, il est important de les signaler à son médecin. Celui-ci pourra donner des conseils afin de les soulager ou décider de modifier le traitement.

■ Consommer de l'alcool ou des drogues

L'alcool et les drogues interagissent fortement avec les médicaments. Ils en modifient les effets et peuvent faire apparaître des effets indésirables. Ils peuvent également perturber leur action et déséquilibrer un traitement jusque-là efficace et bien toléré. Le tabac peut également modifier l'efficacité de certains traitements. Renseignez-vous auprès de votre médecin.

■ Modifier la posologie de son propre chef

La posologie établie par le médecin ne doit pas être modifiée sans en parler d'abord avec lui.

Diminuer la posologie dans le but de réduire un effet indésirable peut entraîner une rechute. Augmenter les doses parce qu'on a l'impression que le médicament perd de son efficacité, peut se révéler dangereux.

■ Oublier de signaler son traitement

Pour éviter les interactions médicamenteuses, il est indispensable de signaler tous les médicaments qu'on prend (y compris ceux disponibles sans ordonnance) à tous les médecins consultés, à son dentiste et à son pharmacien. En cas d'accident ou d'urgence, il faut également les signaler aux équipes d'intervention. Les noter sur une carte placée dans son portefeuille (avec les médicaments auxquels on est allergique) peut se révéler utile.

■ Laisser traîner ses médicaments

De nombreux médicaments peuvent être dangereux pour les enfants. Ils doivent être rangés dans une armoire fermée à clef, si possible en hauteur. En aucun cas, ils ne doivent traîner sur une table de nuit, une étagère ou dans des tiroirs non verrouillés.

■ Absorber un médicament périmé

La date limite d'utilisation des médicaments est indiquée sur l'emballage. Il faut éviter de consommer des médicaments périmés, leur efficacité pouvant être réduite ou leur toxicité accrue. Triez régulièrement votre armoire à pharmacie. Les médicaments périmés ne doivent pas être jetés dans une poubelle ni dans les toilettes. Ils doivent être rapportés chez le pharmacien qui saura les faire incinérer conformément à la législation.

■ Partager son traitement

Un traitement est prescrit à un patient précis à un moment donné de son suivi médical. Les médicaments, quels qu'ils soient, ne doivent pas être partagés avec une autre personne, même s'ils semblent anodins ou que les symptômes observés se ressemblent. Les réactions individuelles sont variables et un médicament bien toléré par un patient peut se révéler toxique pour une autre personne.

Savoir vivre avec son traitement

Lorsqu'un traitement se déroule sur une longue période, il fait partie de la vie de la personne qui le prend. Son efficacité au long cours dépend du respect de la fréquence des prises et des doses. Ce qui paraît facile à réaliser avec un traitement de quelques jours peut devenir complexe lorsque celui-ci est pris pendant plusieurs années, voire pendant toute la vie. Un sentiment de « ras-le-bol » s'installe parfois, contre lequel il faut lutter avec l'aide de son médecin. De plus, prendre régulièrement ses médicaments est difficile lorsque ceux-ci sont destinés à lutter contre un problème de santé qui ne provoque pas encore de symptômes (par exemple, l'excès de cholestérol, le diabète de type 2, l'hypertension artérielle). Dans ce cas, il est fréquent d'oublier une prise ou de penser qu'une courte interruption du traitement n'aura pas

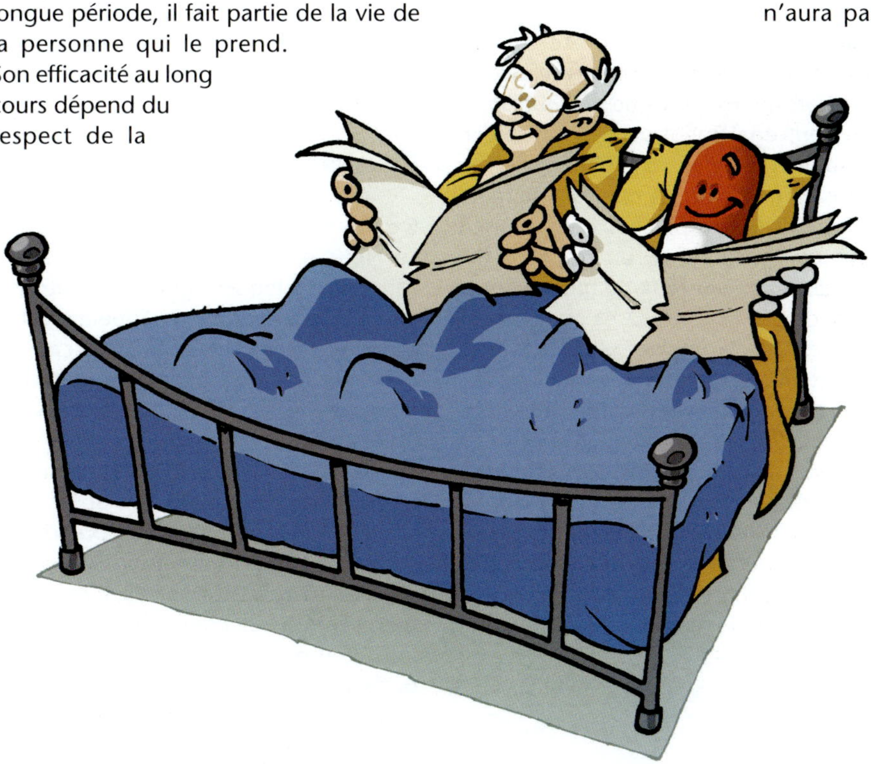

d'effet à long terme. N'hésitez pas à parler de ces oublis à votre médecin et, dans tous les cas, respectez scrupuleusement ses conseils. Pour parvenir à prendre régulièrement son traitement, il est nécessaire d'acquérir des automatismes et de s'adapter aux situations inhabituelles qui peuvent survenir.

Ne pas oublier de prises

Les oublis de prise sont difficiles à éviter, en particulier en début de traitement. Le meilleur moyen de les prévenir est d'associer la prise des médicaments avec des événements répétitifs de la vie quotidienne : repas, toilette, brossage des dents, heure du coucher, etc. En prenant son traitement à heures régulières, on court moins de risque de l'oublier.
On peut également acheter un pilulier hebdomadaire dans une pharmacie, une parapharmacie ou un magasin de matériel médical. Ces piluliers comprennent sept compartiments, un pour chaque jour de la semaine, eux-mêmes divisés en trois, quatre ou cinq cases pour chaque moment de la journée. Préparés pour une semaine entière, ces piluliers sont faciles à emporter et permettent de vérifier que l'on n'a pas oublié une prise.
Certains patients placent un calendrier de prise sur la porte de leur réfrigérateur, d'autres investissent dans un petit réveil électronique ou une montre-réveil. Certains préfèrent demander à un proche de leur rappeler le moment des prises.

Sur le lieu de travail

Prendre un traitement sur son lieu de travail n'est pas toujours facile : tout le monde ne souhaite pas étaler ses problèmes de santé devant ses collègues. Pour préserver la confidentialité, il est toujours possible d'aller prendre son traitement dans les toilettes. Si vous désirez conserver des médicaments dans votre bureau (pour éviter de les oublier à la maison), vous pouvez les ranger dans une boîte discrète.
Certains médicaments peuvent entraîner une baisse de la vigilance. Si vous devez conduire ou manipuler des machines potentiellement dangereuses, signalez-le à votre médecin : il pourra vous prescrire un médicament moins susceptible de provoquer cet effet indésirable.

Peut-on conduire ?

De nombreux médicaments portent sur leur emballage un petit triangle rouge dans lequel figure une automobile. Ce pictogramme indique que, chez certaines personnes, le médicament peut diminuer la vigilance ou entraîner d'autres effets indésirables gênants (vertiges, troubles de la vue, etc.) et être la cause d'accidents. Les avertissements figurant sur les emballages et les notices des médicaments sont à prendre au sérieux. Il faut parfois attendre quelques jours de traitement pour s'assurer que le médicament est bien supporté. Même lorsqu'on prend un de ces médicaments de façon occasionnelle (par exemple un somnifère), il est indispensable d'être conscient que ceux-ci peuvent continuer à modifier la vigilance le lendemain de leur prise. Sur la route, un retard de quelques dixièmes de seconde dans les réflexes, peut avoir des conséquences dramatiques.

Manger équilibré

Certains médicaments peuvent entraîner une prise de poids. Pour lutter contre cet effet indésirable, et pour une bonne santé générale, il est important d'adopter un régime équilibré et de réduire les apports de graisses (fromages, beurre, viandes de porc et d'agneau, etc.) et de sucres (pâtisseries, bonbons, sodas, etc.) (voir également p. 140). Le médecin peut adresser son patient à un nutritionniste ou un diététicien qui l'aidera à adapter son alimentation.

Prendre soin de ses dents

Certains effets indésirables des médicaments peuvent avoir de graves conséquences sur la santé dentaire : sécheresse de la bouche, nez bouché et fringales de sucre s'associent pour favoriser la prolifération de bactéries. Ces bactéries provoquent des infections des gencives, produisent des acides qui attaquent l'émail des dents et sont à l'origine de caries et de mauvaise haleine. Le port de prothèses dentaires peut devenir douloureux.
Lorsqu'on prend un traitement provoquant ces effets indésirables, il est nécessaire d'adopter une hygiène dentaire stricte (brossage au moins deux fois par jour, utilisation de fil dentaire ou de brossette) et de consulter son dentiste au moins trois fois par an.

Médicaments et sexualité

Certaines personnes traitées pour des maladies liées à l'âge se plaignent de troubles de la sexualité : baisse du désir et difficultés à obtenir du plaisir (impuissance ; éjaculation précoce, retardée, impossible ou douloureuse ; diminution du désir et frigidité). Ces troubles peuvent être dus à la maladie elle-même mais également être dus aux médicaments. Dans un premier temps, consultez la notice de vos médicaments et vérifiez si le trouble y est répertorié. Puis parlez-en avec votre médecin. Si vous hésitez à aborder le sujet, rappelez-vous qu'il a l'habitude de traiter ces problèmes avec ses patients.
Si les troubles sexuels sont liés à la maladie, ils peuvent disparaître avec le traitement. Si ces troubles sont apparus lors de la mise en route du traitement et persistent après plusieurs semaines, des solutions peuvent être proposées par le médecin. Les médicaments contre les troubles de l'érection sont souvent efficaces (voir p. 224). En cas d'échec de ces traitements, il est possible de choisir un médicament ayant moins d'impact sur la sexualité.

Se soigner en vacances

Les vacances sont une période où le rythme de vie change. Il est souvent plus facile d'oublier une prise : les patients aimeraient aussi être en vacances de leur traitement et le respect de l'ordonnance peut s'en ressentir. Pour éviter les oublis, l'emploi d'un pilulier ou le soutien des proches est parfois nécessaire.

Les vacances sont aussi l'occasion de profiter du soleil. Cependant, certains médicaments sont à l'origine d'une plus grande sensibilité de la peau aux ultraviolets et un petit bain de soleil peut entraîner des réactions dites de photosensibilisation : coup de soleil après une exposition pourtant modérée, éruptions cutanées, démangeaisons, cloques, etc. Avant de s'exposer au soleil, il est préférable de vérifier avec son médecin ou son pharmacien qu'aucun des médicaments prescrits n'expose à ce risque de photosensibilisation. Dans tous les cas, il est préférable d'appliquer un écran solaire à fort indice de protection.

Les vacances sont parfois synonymes de chaleur. Les personnes qui prennent certains médicaments (neuroleptiques, diurétiques, par exemple) doivent se méfier plus que les autres de la déshydratation et de la chaleur. En cas de symptômes inhabituels ou de fièvre inexpliquée sous un climat chaud, il est indispensable de consulter en urgence pour dépister rapidement l'apparition d'effets indésirables dangereux.

Lors de voyage vers des destinations lointaines, il est nécessaire de partir avec suffisamment de médicaments pour la durée du voyage et d'en prévoir également pour quelques jours supplémentaires au cas où le retour serait retardé. A bord d'un avion, rangez vos médicaments dans vos bagages de cabine pour ne pas vous retrouver sans traitement en cas de perte de vos bagages de soute. Pour éviter les ennuis avec les douanes locales, emportez une ordonnance de votre médecin, si possible en anglais ou dans la langue du pays visité, justifiant la présence de ces médicaments dans vos bagages. Emporter la notice ou les emballages de ses médicaments (dépliés et aplatis) est une bonne idée : ils mentionnent la dénomination internationale de la substance et peuvent permettre à un médecin ou un pharmacien local d'identifier les médicaments que vous prenez (les noms de marque varient d'un pays à l'autre).

Arrêter son traitement

Certaines maladies observées après 50 ans ne justifient pas un traitement à vie : troubles de la ménopause, troubles du sommeil, dépression passagère, par exemple. Lorsqu'un traitement pris depuis plusieurs mois a été efficace et que les symptômes gênants ont disparu, il est naturel de se demander si le traitement est toujours nécessaire et s'il serait possible de l'interrompre.

Quand peut-on arrêter son traitement ?

La durée minimale d'un traitement varie selon la maladie. La décision d'arrêter un traitement doit être prise en commun par le médecin et son patient. Ensemble, ils font le point sur l'évolution de la maladie, l'absence de rechutes, les effets indésirables du traitement, mais aussi sur les raisons qui incitent le patient à vouloir cesser son traitement. Si les conditions semblent réunies pour l'envisager, le médecin arrêtera le traitement dans les meilleures conditions.

Comment bien arrêter un traitement

L'arrêt d'un traitement de plusieurs mois doit parfois se faire progressivement, en diminuant les doses par paliers successifs. C'est souvent le cas pour les médicaments susceptibles d'entraîner une dépendance physique (somnifères, médicaments contre l'anxiété, etc.).

Certains traitements doivent être pris toute la vie. Cette situation peut sembler difficile à accepter, mais les inconforts du traitement (ne pas l'oublier, vivre avec les effets indésirables, faire face chaque jour à la réalité de la maladie, etc.) sont à mettre en regard de ses bénéfices : prévention de complications graves et invalidantes, années de bonne santé gagnées, maintien de l'autonomie, etc. Si votre traitement vous pèse, parlez-en à votre médecin. Il saura vous aider à trouver des solutions pour mieux vivre avec vos médicaments.

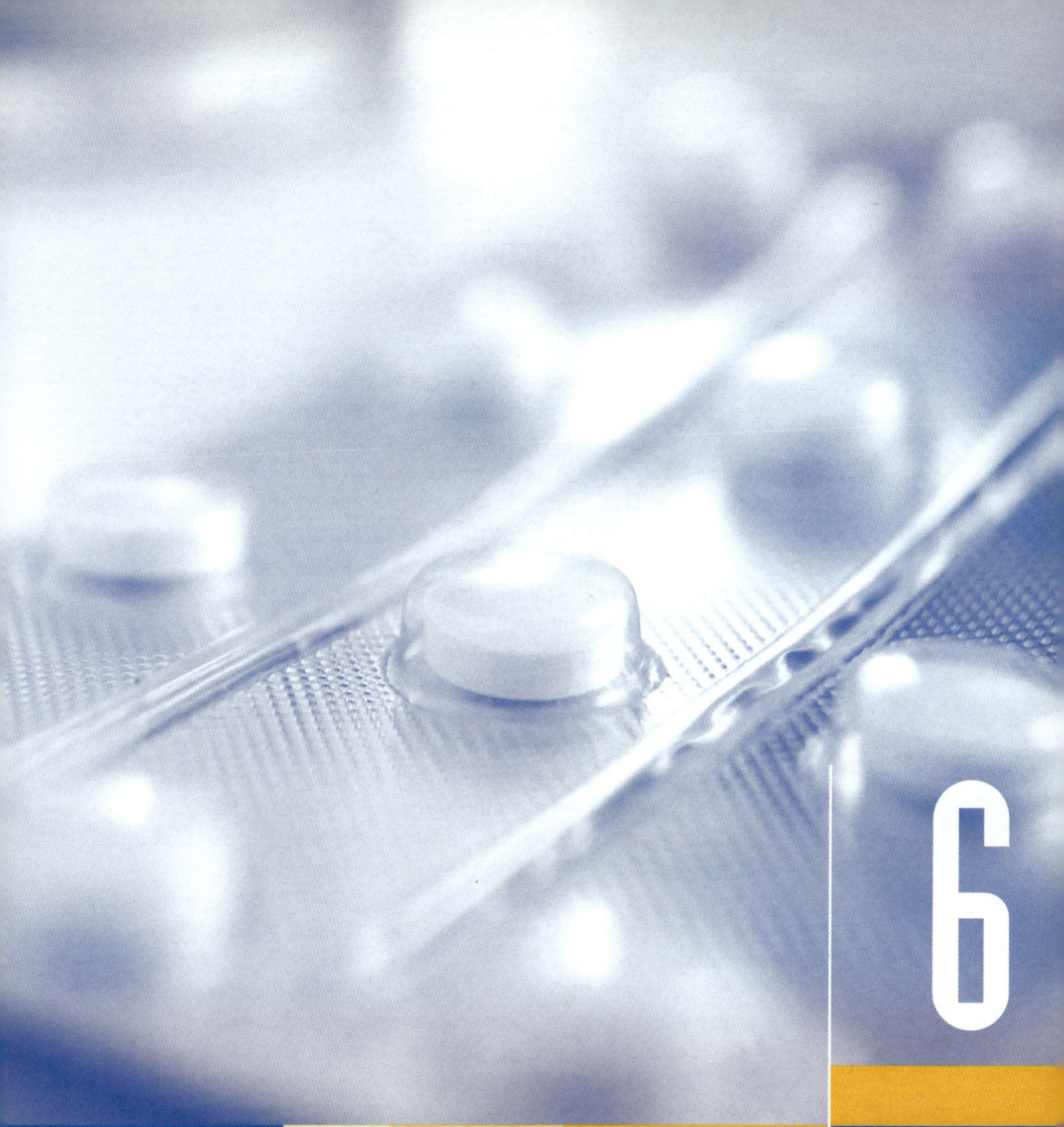

6

Les médicaments de A à Z

Les fiches médicaments

Ce répertoire alphabétique de fiches médicaments contient une sélection des médicaments cités dans les chapitres 1 à 4. En achetant ce guide, vous bénéficiez d'un accès exclusif et gratuit à un site Internet qui vous propose de consulter et d'imprimer les fiches correspondant à la totalité des médicaments figurant dans les tableaux.

Les médicaments figurant dans ce répertoire se présentent sous trois formes différentes :
- des fiches **complètes** (voir ci-dessous) ;
- des fiches de **médicaments génériques** qui renvoient à la fiche du médicament référent (c'est-à-dire le médicament original dont le générique est une copie) ;
- des **microfiches** qui contiennent le nom du médicament avec un renvoi vers le site Internet www.monvidal50.com où elles sont consultables dans leur intégralité (pour savoir comment accéder à ce site, voir p. 512).

Les fiches complètes correspondent aux médicaments suivants :
- Les médicaments classés parmi les **300 médicaments les plus vendus** (source IMS Health, octobre 2004).
- Les **deux médicaments les plus vendus par famille** (ou « classe pharmacothérapeutique » ; source IMS Health, octobre 2004). Lorsque la classe pharmacothérapeutique contient seulement deux produits, un seul a été choisi si la différence de position de vente entre les deux est significative (plus de 500 places de différence).
- Les **médicaments référents** du Répertoire des génériques de l'Agence française de sécurité sanitaire des produits de santé (Afssaps).
- Les médicaments correspondant à des **nouveautés** commercialisées entre octobre 2004 et janvier 2005 : par exemple, une nouvelle association de substances ou une nouvelle classe de médicaments.

Microfiche renvoyant sur une fiche médicament consultable sur **www.monvidal50.com** (voir p. 512)

Les mots en italique sont expliqués dans le **lexique**, page 451.

initialement choisi. Ne pas prendre 2 comprimés le même jour.

Conseils : Des exercices physiques réguliers contribuent à limiter l'évolution de l'*ostéoporose*.

Effets indésirables possibles

Nausées, vomissements, aérophagie, douleurs abdominales, brûlures d'estomac, ballonnements, flatulences, diarrhée ou constipation.

Douleurs osseuses ou musculaires, maux de tête.

Éruption cutanée, réaction allergique.

Rarement : *ulcère* gastroduodénal (voir Attention), *uvéite*

Laboratoires MSD-Chibret

FOZIRETIC

Informations détaillées sur www.monvidal50.com

FOZITEC

Informations détaillées sur www.monvidal50.com

FRACTAL

Informations détaillées sur www.monvidal50.com

FUROSÉMIDE GÉNÉRIQUES

Diurétique de l'anse — **sur ordonnance**

→ Ces médicaments sont des génériques de LASILIX (voir ce médicament).

Laboratoires Arrow Génériques, Biogaran, EG Labo, GNR-pharma, Irex, Merck génériques, Ratiopharm, RPG Aventis, Téva Classics

GESTORAL

Informations détaillées sur www.monvidal50.com

GLIBÉNÈSE

Antidiabétique oral — **sur ordonnance**

Présentation

- **GLIBÉNÈSE 5 mg :** comprimé sécable (blanc) ; boîte de 20. Liste I - Remb 65 % - **Prix : 3,33 €.**
- **GLIBÉNÈSE 5 mg :** comprimé sécable (blanc) ; boîte de 100. Liste I - Remb 65 % - **Prix : 11,68 €.**

Composition

	p cp
Glipizide	5 mg
Lactose	+

Dans quel cas ce médicament est-il prescrit ?

Cet *antidiabétique* oral appartient à la famille des *sulfamides hypoglycémiants*. Il permet de diminuer l'excès de *sucre* dans le sang en favorisant la sécrétion de l'*insuline*.

Il est utilisé dans le traitement du *diabète* non insulinodépendant lorsque le régime alimentaire seul est insuffisant.

Contre-indications

Ce médicament ne doit pas être utilisé dans les cas suivants :

- *allergie* aux *sulfamides*,
- *insuffisance rénale* ou *hépatique* grave,
- en association avec les médicaments contenant du miconazole,
- **allaitement**.

Attention : Ce médicament n'est pas adapté au traitement du *diabète* insulinodépendant : celui-ci requiert un traitement par injections d'*insuline*.

Un sentiment de malaise associé à des sueurs froides, une fringale, une accélération du cœur sont les signes habituels d'une *hypoglycémie* due à un effet excessif du médicament. Cette hypoglycémie peut également se traduire par des troubles du comportement, qui doivent alerter votre entourage, voire des *convulsions* ou un *coma*. En présence de ces signes ou en cas de simple doute, buvez une boisson sucrée ou mangez du *sucre*. Si le diabétique est inconscient, surtout ne lui donnez rien à boire et appelez votre médecin ou à défaut le 15 ou un service d'urgence.

Consultez rapidement votre médecin en cas de malaises hypoglycémiques répétés.

Certaines situations peuvent contribuer à augmenter la *glycémie* : infections, prise de médicaments, stress. En cas de soif intense, de grande fatigue, de sensation de malaise général, consultez rapidement votre médecin.

Des analyses de sang régulières permettent à votre médecin d'adapter la *posologie*. Dans certains cas, il peut être nécessaire de pratiquer vous-même des contrôles, à l'aide de bandelettes et d'un appareil lecteur de glycémie.

Évitez la prise de boissons alcoolisées pendant le traitement : risque accru d'hypoglycémie et risque d'*effet antabuse*.

Conducteur : une *hypoglycémie* peut entraîner un malaise pendant la conduite ou l'utilisation de machines.

Interactions avec d'autres substances

Ce médicament ne doit pas être associé avec les médicaments oraux contenant du miconazole (DAKTARIN gel buccal, DAKTARIN comprimé...) : risque d'*hypoglycémie*.

Il peut interagir avec les médicaments contenant de la phénylbutazone ou du danazol.

Informez par ailleurs votre médecin ou votre pharmacien si vous prenez un *bêtabloquant*, un *inhibiteur de l'enzyme de conversion*, un *corticoïde*, ou un médicament contenant du fluconazole, de la ritodrine, du salbutamol, de la terbutaline ou de la chlorpromazine.

Grossesse et allaitement

Un *diabète* mal équilibré peut être néfaste pour l'enfant à naître.

sur ordonnance : signale les médicaments que l'on ne peut obtenir que sur prescription médicale.

Génériques : ils sont présentés sous forme de fiche réduite, comportant la classe pharmacothérapeutique, le nom du médicament référent (en majuscules) et des laboratoires exploitants. Pour les autres informations, se reporter à la fiche du médicament référent ou consulter la fiche complète sur www.monvidal50.com.

Mode d'emploi des fiches médicaments

Les fiches de ce guide contiennent des informations rédigées à partir de documents officiels de l'Agence française de sécurité sanitaire des produits de santé (Afssaps). Ces informations sont adaptées dans un langage accessible à tous et enrichies de conseils pratiques. La mise à jour des informations a été arrêtés au 1er juillet 2005 pour cette édition.

Toutes les fiches sont construites selon le même plan, décrit ci-dessous. En l'absence d'informations pertinentes, certaines rubriques peuvent ne pas figurer. Les mots en italique sont définis dans le lexique en fin d'ouvrage.

NOM DU MÉDICAMENT

Classe pharmacothérapeutique

Présentation

Les **formes** et les **dosages** du médicament sont énumérés, avec leur taux de remboursement et leur prix dans le cas des médicaments remboursables.

Composition

Un tableau précise le **nom** et la **quantité des substances actives** contenues dans chaque forme du médicament. Certains excipients pouvant poser des problèmes (sucre, sel, substances allergisantes, etc.) figurent également dans le tableau.

Dans quel cas ce médicament est-il prescrit ?

Cette rubrique décrit les principales **propriétés** du médicament ou des substances qui le composent et les **indications** (circonstances ou maladies) pour lesquelles il peut être prescrit.

Contre-indications

Cette partie décrit les circonstances dans lesquelles le médicament ne doit pas être utilisé.

Attention : Cet encadré regroupe les **précautions** et **mises en garde** nécessaires à la bonne utilisation du médicament.

Sont également mentionnés :
- le risque lié au médicament pour les conducteurs ou les utilisateurs des machines dangereuses ;
- la présence d'une substance susceptible de rendre positifs les tests antidopage.

Interactions avec d'autres substances

La prise conjointe de plusieurs médicaments ou l'association avec certains aliments peut donner lieu à des effets néfastes ou modifier l'activité de certaines substances.

Les associations médicamenteuses constituant une contre-indication sont également signalées dans la rubrique Contre-indications.

Grossesse et allaitement

Mises en garde ou précautions à respecter chez la femme enceinte ou pour celle qui allaite.

Mode d'emploi et posologie

Cette rubrique donne le **mode d'emploi** et la **posologie** moyenne, c'est-à-dire la quantité de médicament et le nombre de prises en fonction du patient (âge, autres pathologies, etc.).

Conseils : Cet encadré contient des conseils qui concernent le **bon usage du médicament**, ainsi que d'éventuels conseils de régime ou d'hygiène de vie adaptés à la maladie ou au traitement.

Effets indésirables possibles

De nombreux médicaments sont susceptibles de provoquer des effets indésirables plus ou moins gênants.

L'énumération des effets indésirables ne doit donc pas vous inquiéter. Dans tous les cas, n'hésitez pas à en parler à votre médecin ou à votre pharmacien.

Lorsqu'il existe un risque important, un message spécifique le précise, généralement repris dans la rubrique Attention.

Nom du laboratoire

Abréviations et conventions adoptées par l'éditeur

Abréviations

Ad	Adulte
Ado	Adolescent
alcool	alcoolique
amp	ampoule
buv	buvable
c à c	cuillère à café
c à d	cuillère à dessert
c à s	cuillère à soupe
c dose	cuillère-dose
c mes	cuillère-mesure
caps	capsule
cg	centigramme
cp	comprimé
disp	dispositif
efferv	effervescent
Enf	Enfant
fl	flacon
g	gramme
gél	gélule
g/kg	gramme par kilogramme
g/l	gramme par litre
grad	graduation
gte(s)	goutte(s)
gyn	gynécologique
huil	huileuse
ID	intradermique
IM	intramusculaire
inj	injectable
IV	intraveineuse
kcal	kilocalorie
kg	kilogramme
kJ	kilojoule
LA	longue action
LP	libération prolongée
lyoph	lyophilisat
M	million
mEq	milliéquivalent
mes	mesure ou mesurette
µg	microgramme
mg	milligramme
mcg	microgramme
mg/kg	milligramme par kilo
mg/ml	milligramme par millilitre
ml	millilitre
Nour	Nourrisson
Non remb	non remboursé
p	par ou pour
past	pastille
pom	pommade
prép	préparation
pulv	pulvérisation
qs	quantité suffisante
quadrisréc	quadrisécable
Remb	remboursement
sach	sachet
SC	sous-cutané
séc	sécable
sol	solution
suppos	suppositoire
susp	suspension
tabl	tablette
U	unité
UAE	unité d'activité enzymatique
UAH	unité antihéparine
UAT	unité antithrombine
UI	unité internationale
UIB	unité internationale de biochimie
U Ph Eur	unité de la pharmacopée européenne

Signification des pictogrammes

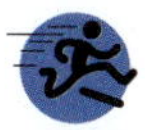
médicament contenant une substance appartenant à la liste des dopants

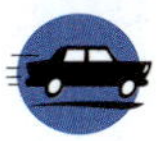
présence d'un message d'attention pour les conducteurs

Catégories de personnes

Nouveau-né : moins de 1 mois
Nourrisson : de 1 à 30 mois
Enfant : de 30 mois à 15 ans
Adulte : plus de 15 ans

Contenance des cuillères

1 cuillère à café : 5 ml
1 cuillère à dessert : 10 ml
1 cuillère à soupe : 15 ml

ABUFÈNE

Traitement de la ménopause

Présentation

- **ABUFÈNE 400 :** comprimé (blanc) ; boîte de 30.
  Remb 35 % - **Prix : 4,40 €.**

Composition

	p cp
Bêta-alanine	400 mg
Amidon de blé (gluten)	+

Dans quel cas ce médicament est-il prescrit ?

Ce médicament contient une substance non hormonale.

Il est utilisé dans le traitement des bouffées de chaleur de la *ménopause*.

Mode d'emploi et posologie

Ce médicament doit être pris de préférence avant les repas.

Posologie usuelle :

1 comprimé, 1 à 3 fois par jour, pendant 5 à 10 jours.

Ce traitement peut être renouvelé en cas de réapparition des troubles.

Laboratoires Bouchara-Recordati

ACADIONE

Traitement de la polyarthrite rhumatoïde

sur ordonnance

Présentation

- **ACADIONE :** comprimé (bleu) ; boîte de 120.
  Liste I - Remb 65 % - **Prix : 41,85 €.**

Composition

	p cp
Tiopronine	250 mg

Dans quel cas ce médicament est-il prescrit ?

Ce médicament est un antirhumatismal d'action lente.

Il est utilisé dans le *traitement de fond* de la *polyarthrite rhumatoïde*. Il peut être également utilisé pour dissoudre certains calculs rénaux.

Contre-indications

Ce médicament ne doit pas être utilisé dans les cas suivants :

- certaines maladies du rein,
- certaines maladies du sang,
- *lupus érythémateux*,
- *myasthénie*,
- maladie de peau grave,
- *antécédent* d'accidents graves avec la pénicillamine (TROLOVOL...) ou le pyritinol (ENCÉPHABOL...),
- **grossesse**,
- **allaitement**.

Attention : En cas d'*intolérance* aux sels d'or, prévenez votre médecin.

En cas d'essoufflement inhabituel, interrompez le traitement et consultez votre médecin.

Au cours du traitement, une surveillance médicale et des analyses de sang régulières sont nécessaires.

L'effet de ce médicament est lent à apparaître : un délai d'action de 2 à 3 mois est nécessaire avant de pouvoir juger de l'efficacité du traitement. Dans l'intervalle, l'usage des traitements *antalgiques* habituels reste possible.

Ce médicament est destiné au traitement d'un *rhumatisme inflammatoire* : il ne convient pas en cas d'*arthrose* ou de rhumatisme banal.

Grossesse et allaitement

Ce médicament est contre-indiqué chez la femme enceinte ou susceptible de l'être. Une contraception efficace est recommandée.

Les données actuellement disponibles ne permettent pas de savoir si ce médicament passe dans le lait maternel : l'allaitement est contre-indiqué.

Mode d'emploi et posologie

Les comprimés doivent être pris avec un verre d'eau.

Posologie usuelle :

Elle est strictement individuelle, et adaptée progressivement par le médecin qui recherche la *posologie* efficace la plus faible.

Effets indésirables possibles

Perte du goût, *troubles digestifs* (nausées, vomissements, diarrhée) : ces anomalies peuvent survenir même lorsque l'effet du traitement est favorable.

Démangeaisons, éruptions, *aphtes* pouvant nécessiter une diminution de la *posologie*.

Fièvre inexpliquée, troubles respiratoires devant vous conduire à arrêter le traitement et à consulter votre médecin.

Laboratoires Aventis

ACÉBUTOLOL GÉNÉRIQUES

Bêtabloquant

sur ordonnance

➜ Ces médicaments sont des génériques de SECTRAL (voir ce médicament).

Laboratoires Arrow Génériques, Biogaran, EG Labo, G Gam, GNR-pharma, Irex, Ivax SAS, Merck génériques, Qualimed, Ratiopharm, RPG Aventis, Téva Classics

ACIDE TIAPROFÉNIQUE GÉNÉRIQUES

Anti-inflammatoire non stéroïdien

sur ordonnance

➜ Ces médicaments sont des génériques de SURGAM (voir ce médicament).

Laboratoires EG Labo, Irex, Ivax SAS, Téva Classics

ACTIVELLE

Estroprogestatif — sur ordonnance

Présentation

- **ACTIVELLE :** comprimé ; boîte de 28 avec distributeur.
  Liste I - Remb 65 % - **Prix : 7,95 €**.

Composition

	p cp
Estradiol	1 mg
Noréthistérone acétate	0,5 mg
Lactose	+

Dans quel cas ce médicament est-il prescrit ?

Ce médicament contient de l'estradiol, destiné à corriger un déficit en *estrogènes*, et de la noréthistérone, *progestatif* qui a un effet protecteur sur l'utérus.

Il est utilisé pour traiter certains *symptômes* de la *ménopause* (bouffées de chaleur, sécheresse vaginale...) et pour prévenir l'*ostéoporose* chez la femme ménopausée.

Contre-indications

Ce médicament ne doit pas être utilisé dans les cas suivants :

- *accident thromboembolique* (*phlébite*, *embolie* pulmonaire...) survenant lors du traitement ;
- *cancer hormonodépendant* ;
- saignement génital intermittent (l'origine de ce saignement doit être déterminée par des examens avant la mise en route du traitement) ;
- maladie grave du foie.

Dans d'autres situations, votre médecin est seul juge pour prescrire ce médicament, notamment en cas d'*antécédent* d'accident thromboembolique.

> **Attention :** Ce médicament n'est pas un *contraceptif*.
> De récentes études ont montré une augmentation du risque de survenue d'un cancer du sein chez les femmes ayant reçu un traitement prolongé des *symptômes* de la *ménopause*. Le traitement doit par conséquent être prescrit à la dose minimale efficace et pour une durée la plus courte possible. En l'absence de troubles, sa prescription ne doit pas être systématique.
> Un bilan initial suivi d'une surveillance médicale régulière sont nécessaires, surtout dans les cas suivants : anomalie de la circulation sanguine cérébrale et rétinienne, obésité, *diabète*, *hypertriglycéridémie*, *hypertension artérielle*, affection bénigne du sein et de l'utérus, *tumeur de l'hypophyse*, *lupus érythémateux* disséminé, certaines maladies rares (*porphyrie*, *otospongiose*), ictère (jaunisse) chronique ou survenu lors d'une grossesse, *insuffisance rénale*, *épilepsie*, *asthme*, *antécédents* familiaux de cancer du sein
> Si vous devez subir une intervention chirurgicale, il est préférable d'interrompre le traitement un mois à l'avance. De même, un alitement prolongé doit vous conduire à arrêter le traitement.

Interactions avec d'autres substances

L'efficacité du traitement peut être diminuée par la prise conjointe d'un médicament *inducteur enzymatique*.

Grossesse et allaitement

Compte tenu des indications, ce médicament n'est pas utilisé chez la femme enceinte ou qui allaite.

Mode d'emploi et posologie

Prendre 1 comprimé par jour, de préférence à la même heure, sans interruption entre 2 plaquettes.

> **Conseils :** Ce médicament peut faire réapparaître des saignements (règles).

Effets indésirables possibles

Peu graves et n'empêchant pas la poursuite du traitement : nausées, maux de tête banals, prise de poids, tension modérée des seins, taches sombres sur le visage, jambes lourdes, irritation oculaire par les *lentilles de contact*, saignement entre les règles, irritabilité.

Rares mais devant faire interrompre la prise de ce médicament : *hypertension artérielle*, accident cardiaque ou *vasculaire*, jaunisse, augmentation importante des lipides dans le sang, *diabète*, *nodule* ou douleur importante des seins, *migraine*, *vertiges*, troubles de la vision, aggravation d'une *épilepsie*, écoulement de lait.

Exceptionnellement : calculs de la vésicule biliaire, *tumeur* bénigne du foie, *mastopathie*.

Laboratoires Novo Nordisk

ACTONEL 5 MG ET 35 MG

Biphosphonate — sur ordonnance

Présentation

- **ACTONEL 5 mg :** comprimé (ovale ; jaune) ; boîte de 28.
  Liste I - Remb 65 % - **Prix : 37,43 €**.
- **ACTONEL 35 mg :** comprimé (ovale ; orangé) ; boîte de 4.
  Liste I - Remb 65 % - **Prix : 37,43 €**.

Composition

	p cp	p cp
Risédronate monosodique	5 mg	35 mg

Dans quel cas ce médicament est-il prescrit ?

Ce médicament appartient à la famille des biphosphonates. Il agit en bloquant les cellules qui détruisent l'os et en luttant contre la déminéralisation. Des études ont montré qu'il diminue le risque de fractures des vertèbres et de la hanche dues à l'*ostéoporose*.

Il est utilisé dans le traitement de l'ostéoporose qui survient chez la femme ménopausée. Le remboursement par la Sécurité sociale est subordonné à la présence d'au moins une fracture visible à la radiographie.

Dosé à 5 mg, il est également utilisé dans le *traitement préventif* de la fragilité osseuse, chez les femmes ménopausées présentant un risque élevé d'ostéoporose ou lors de la prise prolongée (supérieure à 3 mois) de cortisone.

Contre-indications

Ce médicament ne doit pas être utilisé dans les cas suivants :
- *insuffisance rénale* grave,
- *hypocalcémie*,
- **grossesse**,
- **allaitement**.

Attention : Comme d'autres biphosphonates, ce médicament pourrait être irritant pour la bouche ou l'œsophage ; il est important :
- de ne pas croquer ou sucer le comprimé ;
- de prendre le comprimé en position assise ou debout, avec un grand verre d'eau ;
- de ne pas s'allonger dans la demi-heure qui suit la prise.

Signalez au médecin l'apparition de *troubles digestifs* comme des brûlures d'estomac, des acidités, ou des brûlures derrière le sternum.

Pendant toute la durée du traitement, des apports de calcium sont nécessaires, soit par l'alimentation, soit par un traitement conjoint spécifique.

Interactions avec d'autres substances

Les autres médicaments (surtout les *pansements digestifs* ou ceux contenant du calcium, du magnésium ou du fer) doivent être absorbés à distance de ce médicament car ils risquent de diminuer son absorption intestinale.

Grossesse et allaitement

Ce médicament n'a pas d'indication chez la femme non ménopausée.

Mode d'emploi et posologie

Ce médicament doit être pris avec un grand verre d'eau (eau du robinet ou eau minérale pauvre en calcium et en magnésium), en position assise ou debout, en dehors de toute prise de boissons ou d'aliments (minimum 30 minutes avant le petit-déjeuner ou au moins à 2 heures de distance des repas).

Les comprimés doivent être avalés entiers, sans être croqués.

Posologie usuelle :
- Adulte :
- Comprimé à 5 mg : 1 comprimé par jour.
- Comprimé à 35 mg : 1 comprimé par semaine, à prendre toujours le même jour de la semaine.

En cas d'oubli (comprimé à 35 mg uniquement) : prendre 1 comprimé le jour du constat de l'oubli, et prendre le comprimé suivant le jour de la prise initialement choisi. Ne pas prendre 2 comprimés le même jour.

Conseils : Une alimentation riche en calcium et en *vitamine* D, ainsi que des exercices physiques réguliers contribuent à limiter l'évolution de l'*ostéoporose*.

Effets indésirables possibles

Nausées, diarrhée, douleurs abdominales, digestion difficile, constipation.

Douleurs des os et des articulations.

Maux de tête.

Éruption cutanée.

Laboratoires Procter & Gamble

ACTOS

Antidiabétique oral — **sur ordonnance**

Présentation

- **ACTOS 15 mg :** comprimé (rond ; blanc) ; boîte de 28.
  Liste I - Remb 65 % - **Prix : 30,18 €**.
- **ACTOS 30 mg :** comprimé (rond ; blanc) ; boîte de 28.
  Liste I - Remb 65 % - **Prix : 42,45 €**.

Composition

	p cp	p cp
Pioglitazone chlorhydrate	15 mg	30 mg

Dans quel cas ce médicament est-il prescrit ?

Ce médicament est un *antidiabétique*. Il semble agir en augmentant la sensibilité de l'organisme à l'*insuline* sécrétée par le pancréas.

Il est utilisé dans le traitement du *diabète* non insulinodépendant, seul ou en association avec un autre antidiabétique oral dont il complète l'action.

Contre-indications

Ce médicament ne doit pas être utilisé dans les cas suivants :
- *insuffisance cardiaque* ou *hépatique*,
- en association avec un traitement par insuline.

Attention : Ce médicament ne doit pas être utilisé en association avec plus d'un autre antidiabétique oral, en l'absence de données sur l'effet de cette association.

Ce médicament peut favoriser une rétention d'eau. Il est donc contre-indiqué en cas d'*insuffisance cardiaque*, et des symptômes pouvant faire suspecter une défaillance cardiaque doivent être signalés au médecin : fatigabilité ou essoufflement anormal à l'effort, gonflement des jambes. Le risque d'insuffisance cardiaque est majoré par l'utilisation concomitante d'insuline ou d'*anti-inflammatoires non stéroïdiens*.

Un dosage initial puis régulier des *transaminases* est nécessaire.

Ce médicament pouvant être responsable d'une prise de poids (environ 5 % du poids initial), celle-ci devra être signalée au médecin et les recommandations diététiques habituelles pour lutter contre le surpoids devront être suivies avec une vigilance particulière.

Chez les femmes souffrant d'un trouble de la fertilité due à la maladie des ovaires polykystiques, l'amélioration de la sensibilité à l'insuline apportée par ce médicament peut augmenter la probabilité d'une grossesse. En tenir compte en cas de non désir de grossesse.

Grossesse et allaitement

Le diabète de la femme enceinte nécessite un traitement par insuline. L'usage de ce médicament est déconseillé pendant la grossesse.

Ce médicament ne doit pas être utilisé pendant l'allaitement.

Mode d'emploi et posologie

Les comprimés peuvent être pris indiféremment pendant ou entre les repas.

Posologie usuelle :

- Adulte :
- utilisé seul : 15 à 45 mg par jour en une prise ;
- en association avec la metformine (uniquement chez les obèses), 15 à 45 mg par jour en une prise ;
- en association avec les *sulfamides hypoglycémiants* (uniquement chez les diabétiques intolérants à la metformine), 15 à 45 mg par jour en une prise. En cas d'*hypoglycémies*, la dose de *sulfamide* sera diminuée par le médecin.

Conseils : Le régime du diabétique ne consiste pas en une simple interdiction des *glucides* (*sucres*, pain, pâtes...) ; demandez conseil à votre médecin.

Effets indésirables possibles

Médicament utilisé seul :

Fréquents (moins de 10 % des patients traités) : troubles de la vue, infections respiratoires, prise de poids.

Rares (moins de 1 % des patients traités) : *sinusites*, insomnie.

En association avec la metformine :

Fréquents (moins de 10 % des patients traités) : *œdèmes*, baisse du nombre des globules rouges, prise de poids, maux de tête, troubles de la vue, douleurs articulaires, présence de sang dans les urines, troubles de l'érection.

Rares (moins de 1 % des patients traités) : flatulences.

En association avec un sulfamide hypoglycémiant :

Fréquents (moins de 10 % des patients traités) : *œdèmes*, prise de poids, étourdissements, flatulences.

Rares (moins de 1 % des patients traités) : hypoglycémie, présence de sucre ou de protéines dans les urines, augmentation de la LDH dans le sang, augmentation de l'appétit, maux de tête, *vertiges*, troubles de la vue, sudation excessive, fatigue.

Laboratoires Takeda

ACUILIX

Informations détaillées sur www.monvidal50.com

Les mots en italique sont expliqués dans le lexique, page 451.

ACUITEL

Inhibiteur de l'enzyme de conversion

sur ordonnance

Présentation

- **ACUITEL 5 mg :** comprimé sécable (jaune) ; boîte de 28. Liste I - Remb 65 % - **Prix : 7,24 €.**
- **ACUITEL 20 mg :** comprimé sécable (jaune) ; boîte de 28. Liste I - Remb 65 % - **Prix : 19,65 €.**

Composition

	p cp	p cp
Quinapril	5 mg	20 mg
Lactose	+	+

Dans quel cas ce médicament est-il prescrit ?

Ce médicament appartient à la famille des *inhibiteurs de l'enzyme de conversion* (IEC). L'enzyme de conversion est une substance naturellement présente dans l'organisme ; elle est responsable d'une contraction des artères qui augmente la tension artérielle et fatigue le cœur.

Il est utilisé dans le traitement de l'*hypertension artérielle* et de l'*insuffisance cardiaque*.

Contre-indications

Ce médicament ne doit pas être utilisé dans les cas suivants :

- *allergie* aux médicaments de la famille des *inhibiteurs de l'enzyme de conversion*,
- prédisposition à l'œdème de *Quincke*,
- **grossesse** (à partir du 4e mois).

Dans d'autres situations, le médecin est seul juge pour prescrire ce médicament, notamment en cas d'*hyperkaliémie* ou de rétrécissement des artères rénales.

Attention : En cas de gonflement du visage (lèvres, paupières...) ou d'une autre région du corps, consultez votre médecin avant toute nouvelle prise de ce médicament ; il peut s'agir d'une *réaction allergique* : œdème de *Quincke*.

L'usage des *inhibiteurs de l'enzyme de conversion* est déconseillé en période de désensibilisation aux venins d'*hyménoptères* : augmentation du risque de réaction allergique grave.

Des précautions sont nécessaires chez la personne âgée.

En cas d'*insuffisance rénale*, un contrôle de la *créatinine* et du taux de *potassium* dans le sang est nécessaire.

Si vous suivez un traitement par *diurétique* ou un régime sans *sel*, la baisse de la tension artérielle peut être importante lors des premières prises du médicament : risque de malaise ou d'étourdissement pouvant entraîner une chute. Il est préférable de commencer le traitement un jour de repos.

Les sels de régime contiennent souvent du *potassium* ; ne les utilisez pas sans avis médical pendant le traitement.

Si vous êtes traité par le rein artificiel, prévenez votre centre de *dialyse* de la prise de ce médicament.

Conducteur : les *inhibiteurs de l'enzyme de conversion* peuvent être responsables de malaise ou de *vertiges*, lors des premières prises.

Interactions avec d'autres substances

Ce médicament peut interagir avec les *diurétiques* et les médicaments qui contiennent du potassium ou du lithium.

Informez par ailleurs votre médecin ou votre pharmacien si vous prenez un *antidiabétique*, un *AINS* ou de l'aspirine à forte dose (plus de 3 g par jour).

En outre, l'effet *antihypertenseur* de ce médicament peut être augmenté par certains médicaments tels que les *neuroleptiques*, les *antidépresseurs imipraminiques*, les *alphabloquants* utilisés dans certains troubles urinaires, les médicaments contenant du baclofène ; il peut être diminué par les *corticoïdes*. Votre médecin doit être informé si vous êtes traité par l'un ou l'autre de ces médicaments.

Grossesse et allaitement

L'usage de ce médicament est déconseillé pendant les 3 premiers mois de la grossesse et contre-indiqué à partir du 4e mois.

Les données disponibles ne permettent pas de savoir si ce médicament passe dans le lait maternel ; un choix est donc nécessaire entre l'allaitement et la prise du médicament. Cette décision devra être prise en accord avec votre médecin.

Mode d'emploi et posologie

Ce médicament peut être pris indifféremment au cours ou en dehors des repas.

Posologie usuelle :

- Adulte : la *posologie* est variable en fonction des cas :
- *hypertension artérielle* : 20 mg par jour, en 1 prise ;
- *insuffisance cardiaque* : 5 à 40 mg par jour, en 1 ou 2 prises.

En cas d'*insuffisance rénale*, d'*athérosclérose*, de traitement préalable par des *diurétiques* ou de régime sans *sel*, en particulier chez la personne âgée, la posologie initiale est faible ; elle est augmentée progressivement par le médecin en fonction des effets du médicament.

Conseils : Le traitement médicamenteux ne dispense pas de mesures simples pouvant faire baisser la tension artérielle : activité physique régulière, modération de la consommation de boissons alcoolisées et de *sel*, lutte contre l'excès de poids.

Effets indésirables possibles

Comme pour tous les *inhibiteurs de l'enzyme de conversion* :

- Toux sèche.
- Baisse excessive de la tension artérielle (voir Attention) ; *hypotension orthostatique*.
- Maux de tête, fatigue, étourdissement.
- *Troubles digestifs*.
- *Réactions allergiques* : *éruption cutanée*, œdème de *Quincke* (exceptionnel).

Laboratoires Pfizer

ADALATE 10 MG

Inhibiteur calcique — **sur ordonnance**

Présentation

- **ADALATE 10 mg** : capsule (orange) ; boîte de 30. Liste I - Remb 65 % - **Prix : 3,19 €**.
- **ADALATE 10 mg** : capsule (orange) ; boîte de 90. Liste I - Remb 65 % - **Prix : 7,62 €**.

Composition

	p caps
Nifédipine	10 mg

Dans quel cas ce médicament est-il prescrit ?

Ce médicament est un *vasodilatateur* qui appartient à la famille des *inhibiteurs calciques*.

Il est utilisé dans :

- le traitement de l'angor de *Prinzmetal* ;
- le *traitement préventif* des crises d'*angine de poitrine*, en association avec un *bêtabloquant* ;
- le *traitement symptomatique* des phénomènes de *Raynaud*.

Contre-indications

Ce médicament ne doit pas être utilisé en cas d'*infarctus du myocarde* récent (1 mois) et d'*angine de poitrine* grave.

Attention : N'utilisez jamais ce médicament sans avis médical. Son usage n'est plus recommandé dans le traitement des poussées d'hypertension artérielle.

En cas de douleur thoracique survenant systématiquement dans la demi-heure qui suit la prise du médicament, consultez votre médecin avant de poursuivre le traitement.

Interactions avec d'autres substances

Ce médicament peut interagir avec les médicaments contenant de la ciclosporine.

Informez par ailleurs votre médecin si vous prenez un *bêtabloquant*, un *anticonvulsivant* (carbamazépine phénytoïne, phénobarbital, primidone), de la cimétidine, de la rifampicine ou un autre médicament susceptible de faire baisser la tension artérielle.

Grossesse et allaitement

Ce médicament est déconseillé chez la femme enceinte ou susceptible de l'être. Si une grossesse survient au cours du traitement, prévenez votre médecin.

Ce médicament passe dans le lait maternel ; un choix est donc nécessaire entre l'allaitement et la prise du médicament. Cette décision devra être prise en accord avec votre médecin.

Mode d'emploi et posologie

Les capsules doivent être avalées avec de l'eau ; elles ne doivent pas être croquées ni percées. Elles peuvent être prises au cours ou en dehors des repas.

Posologie usuelle :

1 capsule, 3 ou 4 fois par jour.

Conseils : Conservez les capsules à l'abri de la lumière lorsqu'elles sont extraites de l'emballage qui les protège.

Effets indésirables possibles

Les plus fréquents sont la conséquence de la dilatation des vaisseaux sanguins : rougeur du visage, bouffées de chaleur, maux de tête, jambes lourdes ou enflées.

Nausées, douleurs d'estomac.

Plus rarement : baisse excessive de la tension artérielle, étourdissement, fatigue, gonflement des gencives, crampes, diarrhée, *réaction allergique*.

Exceptionnellement : aggravation de l'*angine de poitrine*, augmentation des *transaminases*, jaunisse.

Laboratoires Bayer Pharma

ADALATE LP 20 MG

Inhibiteur calcique — sur ordonnance

Présentation

- **ADALATE LP 20 mg :** comprimé à *libération prolongée* (orangé) ; boîte de 30.
  Liste I - Remb 65 % - **Prix : 5,51 €**.

Composition

	p cp LP
Nifédipine	20 mg
Lactose	+

Dans quel cas ce médicament est-il prescrit ?

Ce médicament est un *vasodilatateur* qui appartient à la famille des *inhibiteurs calciques*.

Il est utilisé dans le traitement de l'*hypertension artérielle*.

Contre-indications

Ce médicament ne doit pas être utilisé en cas d'*infarctus du myocarde* récent (1 mois) et d'*angine de poitrine* grave.

Attention : En cas de douleur thoracique survenant systématiquement dans la demi-heure qui suit la prise du médicament, consultez votre médecin avant de poursuivre le traitement.

Des précautions sont nécessaires en cas d'*insuffisance hépatique*.

Interactions avec d'autres substances

Ce médicament peut interagir avec les médicaments contenant de la ciclosporine.

Informez par ailleurs votre médecin si vous prenez un *bêtabloquant*, un *anticonvulsivant* (carbamazépine, phénytoïne, phénobarbital, primidone), de la rifampicine ou de la cimétidine.

En outre, l'effet *antihypertenseur* de ce médicament peut être augmenté par certains médicaments tels que les *neuroleptiques*, les *antidépresseurs imipraminiques*, les médicaments contenant du baclofène ; il peut être diminué par les *corticoïdes*. Votre médecin doit être informé si vous êtes traité par l'un ou l'autre de ces médicaments.

Grossesse et allaitement

Ce médicament est déconseillé chez la femme enceinte ou susceptible de l'être. Si une grossesse survient au cours du traitement, prévenez votre médecin.

Ce médicament passe dans le lait maternel ; un choix est donc nécessaire entre l'allaitement et la prise du médicament. Cette décision devra être prise en accord avec votre médecin.

Mode d'emploi et posologie

Les comprimés doivent être avalés avec un verre d'eau sans être croqués ni écrasés, indifféremment pendant ou en dehors des repas.

Posologie usuelle :

1 comprimé matin et soir.

Conseils : Conservez les comprimés à l'abri de la lumière lorsqu'ils sont extraits de l'emballage qui les protège.

Le traitement médicamenteux ne dispense pas de mesures simples pouvant faire baisser la tension artérielle : activité physique régulière, modération de la consommation de boissons alcoolisées et de *sel*, lutte contre l'excès de poids.

En cas de constipation sévère préexistante, susceptible d'être aggravée par ce médicament, le médecin pourra éventuellement prescrire un *laxatif lubrifiant*.

Effets indésirables possibles

Les plus fréquents sont la conséquence de la dilatation des vaisseaux sanguins :

- rougeur du visage, bouffées de chaleur, maux de tête ;
- jambes lourdes ou enflées.

Plus rarement : baisse excessive de la tension artérielle, étourdissements, fatigue, gonflement des gencives, crampes, diarrhée, *réaction allergique*.

Exceptionnellement : augmentation des *transaminases*, jaunisse.

Laboratoires Bayer Pharma

ADANCOR

Informations détaillées sur www.monvidal50.com

ADVIL 400 MG

Anti-inflammatoire non stéroïdien — sur ordonnance

Présentation

- **ADVIL Adulte 400 mg :** comprimé ; boîte de 20.
  Liste II - Remb 65 % - **Prix : 3,08 €**.

Composition

	p cp
Ibuprofène	400 mg
Saccharose	+

Dans quel cas ce médicament est-il prescrit ?

Ce médicament est un *anti-inflammatoire* non stéroïdien (*AINS*). Il lutte contre l'*inflammation* et la douleur, fait baisser la fièvre et fluidifie le sang.

Il est utilisé dans le *traitement symptomatique* de la douleur et de la fièvre.

Contre-indications

Ce médicament ne doit pas être utilisé dans les cas suivants :
- *antécédent* d'*allergie* ou d'*asthme* provoqué par la prise d'*AINS*, y compris l'aspirine ;
- *ulcère* de l'estomac ou du *duodénum* ;
- *insuffisance hépatique* ou *rénale* graves ;
- *insuffisance cardiaque* grave ;
- *lupus érythémateux* disséminé ;
- enfant de moins de 15 ans ;
- **grossesse** (à partir du 6e mois).

Attention : Tout traitement prolongé ou *surdosage* d'*AINS* expose à des effets indésirables graves.

Certaines situations doivent conduire à ne poursuivre le traitement qu'après un avis médical :
- brûlures d'estomac importantes ou selles noires et nauséabondes pouvant traduire une irritation ou un saignement du tube digestif ;
- *réaction allergique* cutanée, crise d'*asthme* ;
- fatigue inhabituelle et intense, ou baisse brutale et importante du volume des urines chez une personne souffrant d'*insuffisance cardiaque*, déshydratée ou traitée par *diurétique*.

Des précautions sont nécessaires chez la personne âgée ou en cas d'*antécédent* d'*ulcère* de l'estomac ou du *duodénum* ou de risque hémorragique, notamment digestif (maladie de *Crohn*, *rectocolite hémorragique*).

Certains médecins considèrent que les anti-inflammatoires peuvent diminuer l'efficacité des stérilets et exposer à un risque de grossesse non désirée. Ce risque est actuellement très controversé.

Conducteur : ce médicament peut provoquer parfois des étourdissements et des troubles de la vue.

Interactions avec d'autres substances

Ce médicament peut interagir avec d'autres médicaments, notamment :
- l'aspirine et les autres *anti-inflammatoires* non stéroïdiens (*AINS*) : risque d'accroissement des effets indésirables ;
- les *anticoagulants* et les *antiagrégants plaquettaires* : augmentation du risque hémorragique ;
- le lithium (TÉRALITHE, NEUROLITHIUM...) : augmentation du taux de lithium dans le sang ;
- le méthotrexate.

Informez par ailleurs votre médecin ou votre pharmacien en cas de traitement par un *diurétique*, un *inhibiteur de l'enzyme de conversion*, un *inhibiteur de l'angiotensine II*, un *bêtabloquant* ou un médicament contenant de la ciclosporine.

Grossesse et allaitement

Des effets néfastes pour l'enfant à naître ont été mis en évidence lorsque les *AINS* sont utilisés au cours des 4 derniers mois de la grossesse ; le risque existe même avec une seule prise et même si la grossesse est à terme. L'usage de ce médicament est contre-indiqué pendant cette période, sauf dans certaines situations médicales très particulières.

Pendant les 5 premiers mois, l'effet de ce médicament est mal connu : seul votre médecin peut évaluer le risque éventuel de son utilisation dans votre cas.

Ce médicament passe dans le lait maternel : par mesure de prudence, il est déconseillé pendant l'allaitement.

Mode d'emploi et posologie

Les comprimés sont pris de préférence au milieu des repas afin de limiter les effets digestifs indésirables. Les prises doivent être espacées d'au moins 6 heures.

Posologie usuelle :
- Adulte : 1 comprimé, 1 à 3 fois par jour.

Conseils : Ne dépassez pas la *posologie* ni la durée de traitement prescrites par votre médecin.

Ce médicament vous a été prescrit dans une situation précise : ne le conseillez pas à un proche, ne le réutilisez pas sans avis médical.

Effets indésirables possibles

Nausées, vomissements, *gastrite*.

Rarement :
- *ulcère* de l'estomac ou du *duodénum*, *hémorragie* du tube digestif (vomissements sanglants, selles noires, ou le plus souvent pertes de sang imperceptibles, responsables de l'apparition progressive d'une *anémie*) le plus souvent lors d'un traitement de longue durée ou à forte dose ;
- *réaction allergique* : *éruption cutanée*, démangeaisons, *œdème*, crise d'*asthme*, malaise avec chute brutale de la tension artérielle ;
- *vertiges*, maux de tête ;
- troubles de la vision nécessitant un examen ophtalmologique ;
- anomalie de la *numération formule sanguine*, augmentation des *transaminases*.

Laboratoires Whitehall

AERODIOL

Estrogène

sur ordonnance

Présentation

- **AERODIOL 150 µg/dose :** solution pour pulvérisation nasale ; 1 flacon avec pompe doseuse (60 doses).
  Liste II - Non remb.

Composition

	p dose
Estradiol hémihydraté	150 µg

Dans quel cas ce médicament est-il prescrit ?

Ce médicament contient une *hormone* de la famille des *estrogènes.*

Il est utilisé pour traiter les symptômes dûs au déficit en estrogènes lors de la *ménopause.*

Contre-indications

Ce médicament ne doit pas être utilisé dans les cas suivants :

- *accident thromboembolique* (*phlébite*, *embolie* pulmonaire...) récidivant, récent (moins de deux ans) ou survenant pendant le traitement ; le médicament peut néanmoins être utilisé par les femmes protégées par un traitement *anticoagulant* au long cours ;
- *cancer hormonodépendant* ;
- maladie grave du foie.

Attention : De récentes études ont montré une augmentation du risque de survenue d'un cancer du sein chez les femmes ayant reçu un traitement prolongé des *symptômes* de la *ménopause.* Le traitement doit par conséquent être prescrit à la dose minimale efficace et pour une durée la plus courte possible. En l'absence de troubles, sa prescription ne doit pas être systématique.

Un bilan initial suivi d'une surveillance médicale régulière sont nécessaires, surtout dans les cas suivants :

- tumeur bénigne susceptible de récidiver ou de croître sous l'influence des estrogènes : *fibrome* et autres tumeurs utérines bénignes, *endométriose*, kystes fibreux du sein... ;
- *antécédent* familial d'*accident thromboembolique* (*phlébite*, *embolie* pulmonaire...) ou des fausses couches répétitives (pouvant traduire un trouble de la coagulation du sang) ;
- *asthme* ;
- *hypertension artérielle* ;
- *diabète* ;
- maladie bénigne du foie : *porphyrie*, calcul de la vésicule biliaire, adénome hépatique notamment ;
- *otospongiose* ;
- migraines ou autres maux de tête sévères, *épilepsie* ;
- *tumeur de l'hypophyse* ;
- *lupus érythémateux* disséminé ;
- saignements de nez fréquents ;
- *insuffisance cardiaque* ou *rénale.*

Si vous devez subir une intervention chirurgicale, il est préférable d'interrompre le traitement un mois à l'avance. De même, un alitement prolongé doit vous conduire à arrêter le traitement.

Le traitement devra être immédiatement interrompu en cas de maux de tête violents et inhabituels, de troubles aigus de la vue, de jaunisse, d'augmentation notable et durable de la pression artérielle et en cas de grossesse, pouvant survenir exceptionnellement en période de pré-ménopause.

Interactions avec d'autres substances

L'efficacité du traitement peut être diminuée par la prise conjointe d'un médicament *inducteur enzymatique.*

Ce médicament étant employé par voie nasale, il est déconseillé d'utiliser un autre produit à administration nasale sans prendre l'avis de votre médecin ou de votre pharmacien.

Grossesse et allaitement

Ce médicament n'a pas d'indication chez la femme enceinte. Si une grossesse survient sous traitement, éventualité rare mais possible en début de pré-ménopause, consultez votre médecin et arrêtez le traitement. Aucune malformation imputable à ce médicament n'a été observée à ce jour.

Lorsque la *ménopause* est confirmée, aucune grossesse n'est possible, y compris en cas de réapparition des règles.

Mode d'emploi et posologie

Ce médicament pris par voie nasale. Avant la première utilisation, 3 pressions fermes pratiquées au dessus d'un lavabo permettent d'amorcer la pompe. Le flacon est ensuite tenu verticalement et son embout est introduit dans la narine, la tête étant maintenue légèrement penchée en avant. Exercer une pression sur la pompe sans inspirer d'air par le nez. Le médicament va être absorbé par la muqueuse nasale et passer dans le sang.

Si nécessaire, un mouchage doit précéder l'inhalation. En cas d'obstruction nasale importante, il est possible de pulvériser le produit entre la gencive et la lèvre supérieure, en doublant la posologie habituelle (4 pulvérisations au lieu de 2 par exemple).

Il est préférable de prendre ce médicament toujours au même moment de la journée.

Posologie usuelle :

La *posologie* initiale est de 1 pulvérisation dans chaque narine. Elle est adaptée ensuite par le médecin en fonction des signes de sous ou *surdosage* :

- sous-dosage : persistance de bouffées de chaleur, sueurs nocturnes, sécheresse vaginale, fatigue, tendance dépressive... ;
- surdosage : tension douloureuse des seins, sensation de gonflement, irritabilité...

Le médicament peut être administré de façon continue ou sous forme de cycles artificiels : le traitement dure de 21 à 28 jours, suivi de 2 à 7 jours d'interruption de traitement.

Conseils : Chez la femme ménopausée, un *progestatif* est généralement associé aux *estrogènes* pour éviter une stimulation excessive de l'utérus. N'arrêtez pas la prise du progestatif sans l'avis de votre médecin.

La réapparition de règles est fréquente (mais pas obligatoire) après chaque interruption de traitement ; en revanche, tout saignement en cours de traitement doit être signalé à votre médecin.

Effets indésirables possibles

Réactions nasales : picotements, éternuements, écoulement, saignement de nez.

Nausées, tension des seins, irritabilité, jambes lourdes (qui traduisent généralement un *surdosage*).

Saignement génital intermittent (à signaler à votre médecin).

Ce médicament contient un *estrogène* naturel, identique à celui secrété par les ovaires. Il ne semble pas exposer aux effets indésirables qui peuvent être (rarement) rencontrés avec les estrogènes de synthèse contenus dans les pilules *contraceptives* ; il serait néanmoins souhaitable d'interrompre le traitement en cas :

- d'*accident thromboembolique* en évolution ou autre accident cardiovasculaire ;
- de jaunisse ;
- de *tumeur* bénigne ou maligne du foie, du sein ou de l'utérus ;
- de crise d'*épilepsie* ;
- d'écoulement de lait par le mamelon.

Laboratoires Servier

AGRÉAL

Traitement de la ménopause — **sur ordonnance**

Présentation

- **AGRÉAL :** gélule (vert) ; boîte de 20.
  Liste I - Remb 35 % - **Prix : 8,41 €.**

Composition

	p gél
Véralipride	100 mg

Dans quel cas ce médicament est-il prescrit ?

Ce médicament appartient à la famille des *neuroleptiques*.

Il est utilisé dans le traitement des bouffées de chaleur qui accompagnent la *ménopause*.

Contre-indications

Ce médicament ne doit pas être utilisé dans les cas suivants :

- *tumeur de l'hypophyse*,
- *phéochromocytome*,
- en association avec les médicaments *dopaminergiques*.

Attention : Ce médicament n'est pas une *hormone* : il n'a pas d'effet sur les autres troubles de la ménopause dus au déficit en *estrogènes* (sécheresse vaginale, *ostéoporose*...).

En cas d'apparition d'un écoulement de lait par le mamelon, consultez votre médecin.

Ce médicament peut induire une somnolence, parfois intense chez certaines personnes. Cette somnolence peut être majorée par la prise d'*alcool* ou d'autres médicaments *sédatifs*. La conduite et l'utilisation de machines dangereuses sont déconseillées, surtout dans les heures qui suivent la prise du médicament.

Interactions avec d'autres substances

Ce médicament ne doit pas être associé aux médicaments *dopaminergiques* : risque d'annulation de leurs effets. Cette association peut néanmoins être nécessaire chez les personnes atteintes de la maladie de *Parkinson*.

Informez par ailleurs votre médecin si vous prenez un antihypertenseur ou un médicament *sédatif*.

Mode d'emploi et posologie

Ce médicament peut être pris indifféremment au cours ou en dehors des repas.

Posologie usuelle :

1 gélule par jour, pendant 20 jours.

Ce traitement peut être renouvelé.

Effets indésirables possibles

Prise de poids, écoulement de lait par le mamelon, somnolence, mouvements ou grimaces involontaires, tremblements, raideur anormale.

Laboratoires Grunenthal

ALCAPHOR

Informations détaillées sur www.monvidal50.com

ALDACTAZINE

Diurétiques associés — **sur ordonnance**

Présentation

- **ALDACTAZINE :** comprimé sécable (blanc) ; boîte de 30.
  Liste II - Remb 65 % - **Prix : 7,82 €.**

Composition

	p cp
Altizide	15 mg
Spironolactone	25 mg
Lactose	+

Dans quel cas ce médicament est-il prescrit ?

Ce médicament est une association de deux *diurétiques* : l'altizide, dont la structure est proche de celle des *sulfamides*, et la spironolactone, qui a pour caractéristique d'empêcher la perte du *potassium* dans les urines, habituelle avec l'altizide.

Il est utilisé dans le traitement :

- de l'*hypertension artérielle*,
- des *œdèmes* liés à une *insuffisance hépatique*, à une *insuffisance cardiaque* ou à un *syndrome néphrotique*.

Contre-indications

Ce médicament ne doit pas être utilisé dans les cas suivants :

- *allergie* aux médicaments de la famille des *sulfamides*,
- *insuffisance rénale* grave,
- *hyperkaliémie* (excès de *potassium* dans le sang),
- *encéphalopathie hépatique*,
- en association avec les médicaments élevant le taux de *potassium* dans le sang.

Attention : Ce médicament peut être responsable d'une augmentation ou au contraire d'une baisse de la *kaliémie* (taux du *potassium* dans le sang), qui peut être aggravée par l'usage prolongé de *laxatifs stimulants*. Un contrôle par des analyses de sang est souvent prescrit par le médecin.

Chez les personnes atteintes d'une *insuffisance hépatique* grave, l'apparition de troubles de la conscience peut annoncer une complication. Ne poursuivez pas le traitement sans l'avis de votre médecin.

N'utilisez des *sels* de régime, souvent riches en potassium, qu'avec l'accord de votre médecin.

Les *diurétiques* peuvent augmenter le taux d'*acide urique* ou de *sucre* dans le sang.

Sportif : ce médicament contient une substance susceptible de rendre positifs certains *tests antidopage*.

Interactions avec d'autres substances

Ce médicament ne doit pas être associé aux *diurétiques* élevant le taux de *potassium* dans le sang ou aux médicaments qui en contiennent : risque d'*hyperkaliémie* entraînant des *troubles du rythme cardiaque* graves.

Il peut interagir avec les *inhibiteurs de l'enzyme de conversion*, les *inhibiteurs de l'angiotensine II*, les médicaments susceptibles de provoquer des *torsades de pointes* et ceux contenant du lithium.

Informez par ailleurs votre médecin si vous prenez l'un des médicaments suivants : *AINS*, *digitalique*, médicament susceptible de faire baisser la *kaliémie* (*corticoïde*, *laxatif stimulant*), *neuroleptique*, *antidépresseur imipraminique*, médicament contenant du baclofène, de la metformine ou de la ciclosporine.

Grossesse et allaitement

Les *diurétiques* ne sont pas indiqués dans les cas de rétention d'eau ou d'*hypertension artérielle* liés à la grossesse. Seul votre médecin peut apprécier la nécessité du traitement et son risque dans votre cas.

Ce médicament passe dans le lait maternel : l'allaitement est déconseillé.

Mode d'emploi et posologie

Ce médicament peut être pris indifféremment au cours ou en dehors des repas.

Posologie usuelle :

Hypertension artérielle : ½ à 1 comprimé par jour.

Œdèmes :
- traitement d'attaque : 3 à 6 comprimés par jour.
- traitement d'entretien : 1 à 2 comprimés par jour.

Conseils : Ce médicament augmente le volume des urines, surtout en début de traitement. Évitez une prise le soir, source de gêne nocturne.

Les *diurétiques* exposent au risque de déshydratation : veillez à proposer des boissons abondantes aux personnes âgées, notamment pendant les fortes chaleurs.

Effets indésirables possibles

Liés à la spironolactone :

Augmentation du volume des seins chez l'homme (gynécomastie).

Rarement : *intolérance digestive*, troubles des règles chez la femme ou de l'érection chez l'homme, *éruption cutanée*, somnolence, crampes.

Liés à l'altizide :

Baisse de la *kaliémie*, associée éventuellement à des crampes.

Déshydratation possible chez la personne âgée.

Augmentation de la *glycémie* ou de l'*uricémie*.

Hypotension orthostatique.

Rarement :
- baisse du taux de sodium dans le sang (natrémie) et risque de troubles du comportement ;
- anomalie de la *numération formule sanguine* ;
- nausées, constipation, *vertiges*, fatigue, maux de tête, fourmillement des extrémités.

Exceptionnellement : *pancréatite*, *réaction allergique*.

Laboratoires Pfizer

ALDACTONE

Diurétique — sur ordonnance

Présentation

- **ALDACTONE 50 :** comprimé sécable (blanc) ; boîte de 30.
  Liste II - Remb 65 % - **Prix : 8,90 €**.
- **ALDACTONE 75 :** comprimé sécable (blanc) ; boîte de 30.
  Liste II - Remb 65 % - **Prix : 12,84 €**.

Composition

	p cp	p cp
Spironolactone	50 mg	75 mg
Lactose	+	+

Dans quel cas ce médicament est-il prescrit ?

Ce médicament appartient à la famille des *diurétiques*. Il a pour caractéristique d'empêcher la perte du *potassium* dans les urines, habituelle avec la plupart des autres diurétiques. Il agit en bloquant l'action de l'aldostérone, substance naturelle dont le taux peut être anormalement élevé dans certaines maladies ou du fait d'un autre traitement diurétique.

Il est utilisé dans le traitement :
- des troubles en rapport avec un excès d'aldostérone dans le sang,
- de l'*hypertension artérielle*,
- de l'*ascite* ou des *œdèmes* liés à une *insuffisance hépatique* ou *cardiaque*, ou à un *syndrome néphrotique*.

Il est également utilisé dans le *traitement d'appoint* de la *myasthénie*, pour lutter contre les pertes de potassium.

Contre-indications

Ce médicament ne doit pas être utilisé dans les cas suivants :
- *insuffisance rénale* grave,
- *hyperkaliémie* (excès de *potassium* dans le sang),

- *encéphalopathie hépatique*,
- en association avec les médicaments élevant le taux de *potassium* dans le sang.

Attention : Ce médicament peut être responsable d'une augmentation de la *kaliémie* (taux de *potassium* dans le sang). Un contrôle par des analyses de sang est souvent prescrit par le médecin.
N'utilisez de *sel* de régime, souvent riche en potassium, qu'avec l'accord de votre médecin.
Sportif : ce médicament contient une substance susceptible de rendre positifs certains *tests antidopage.*

Interactions avec d'autres substances

Ce médicament ne doit pas être associé aux *diurétiques* élevant le taux de *potassium* dans le sang ou aux médicaments qui en contiennent : risque d'*hyperkaliémie* entraînant des *troubles du rythme cardiaque* graves.

Il peut interagir avec les *inhibiteurs de l'enzyme de conversion*, les *inhibiteurs de l'angiotensine II* et les médicaments contenant du lithium.

Informez par ailleurs votre médecin si vous prenez un *AINS*, un *corticoïde*, un *neuroleptique*, un *antidépresseur imipraminique* ou un médicament contenant de la metformine, de la ciclosporine ou du baclofène.

Grossesse et allaitement

Les *diurétiques* ne sont pas indiqués dans les cas de rétention d'eau ou d'*hypertension artérielle* liés à la grossesse. Seul votre médecin peut apprécier la nécessité du traitement et son risque dans votre cas.

Ce médicament passe dans le lait maternel : l'allaitement est déconseillé.

Mode d'emploi et posologie

Ce médicament peut être pris au cours ou en dehors des repas.

Posologie usuelle :
50 à 300 mg par jour selon la nature et la gravité de la maladie.

Conseils : Ce médicament augmente le volume des urines, surtout en début de traitement. Évitez une prise le soir, source de gêne nocturne.
Les *diurétiques* exposent au risque de déshydratation : veillez à proposer des boissons abondantes aux personnes âgées, notamment pendant les fortes chaleurs.

Effets indésirables possibles

Augmentation du volume des seins chez l'homme (gynécomastie).

Rarement : *intolérance* digestive, troubles des règles chez la femme ou de l'érection chez l'homme, *éruption cutanée*, somnolence, crampes.

Laboratoires Pfizer

ALDOMET

Informations détaillées sur www.monvidal50.com

ALENDRONATE TÉVA

biphosphonate — **sur ordonnance**

→ Ce médicament est un générique de FOSAMAX (voir ce médicament).

Laboratoires Téva Classics

ALÈVE

Informations détaillées sur www.monvidal50.com

ALLOPURINOL GÉNÉRIQUES

Antigoutteux — **sur ordonnance**

→ Ces médicaments sont des génériques de ZYLORIC (voir ce médicament).

Laboratoires Arrow Génériques, Biogaran, EG Labo, GNR-pharma, Ivax SAS, Merck génériques, Ratiopharm, RPG Aventis, Téva Classics, Zydus France

ALPRESS

Informations détaillées sur www.monvidal50.com

ALTEIS

Informations détaillées sur www.monvidal50.com

ALTIZIDE SPIRONOLACTONE RPG

Diurétiques associés — **sur ordonnance**

→ Ce médicament est un générique de ALDACTAZINE (voir ce médicament).

Laboratoires RPG Aventis

AMAREL

Antidiabétique oral — **sur ordonnance**

Présentation

- **AMAREL 1 mg :** comprimé (oblong ; rose) ; boîte de 30.
Liste I - Remb 65 % - **Prix : 7,69 €**.
- **AMAREL 2 mg :** comprimé (oblong ; vert) ; boîte de 30.
Liste I - Remb 65 % - **Prix : 12,29 €**.
- **AMAREL 3 mg :** comprimé (oblong ; jaune) ; boîte de 30.
Liste I - Remb 65 % - **Prix : 15,90 €**.
- **AMAREL 4 mg :** comprimé (oblong ; bleu) ; boîte de 30.
Liste I - Remb 65 % - **Prix : 18,28 €**.

Composition

	p cp	p cp
Glimépiride	1 mg	2 mg
	p cp	p cp
Glimépiride	3 mg	4 mg

Dans quel cas ce médicament est-il prescrit ?

Cet *antidiabétique* oral appartient à la famille des *sulfamides hypoglycémiants*. Il permet de diminuer l'excès de *sucre* dans le sang en favorisant la sécrétion de l'*insuline*.

Il est utilisé dans le traitement du *diabète* non insulinodépendant lorsque le régime alimentaire seul est insuffisant.

Contre-indications

Ce médicament ne doit pas être utilisé dans les cas suivants :

- *allergie* aux *sulfamides*,
- *insuffisance rénale* ou *hépatique* grave,
- en association avec les médicaments contenant du miconazole,
- **grossesse**,
- **allaitement**.

Attention : Ce médicament n'est pas adapté au traitement du *diabète* insulinodépendant : celui-ci requiert un traitement par injections d'*insuline*.

Un sentiment de malaise associé à des sueurs froides, une fringale, une accélération du cœur sont les signes habituels d'une *hypoglycémie* due à un effet excessif du médicament. Cette hypoglycémie peut également se traduire par des troubles du comportement qui doivent alerter votre entourage, voire des *convulsions* ou un *coma*. En présence de ces signes ou en cas de simple doute, buvez une boisson sucrée ou mangez du *sucre*. Si le diabétique est inconscient, surtout ne lui donnez rien à boire et appelez votre médecin, ou à défaut le 15 ou un service d'urgence.

Consultez rapidement votre médecin en cas de malaises hypoglycémiques répétés.

Certaines situations peuvent contribuer à augmenter la *glycémie* : infections, prise de médicaments, stress. En cas de soif intense, de grande fatigue, de sensation de malaise général, consultez rapidement votre médecin.

Des analyses de sang régulières permettent à votre médecin d'adapter la *posologie*. Dans certains cas, il peut être nécessaire de pratiquer vous-même des contrôles, à l'aide de bandelettes et d'un appareil lecteur de glycémie.

Évitez les boissons alcoolisées à jeun ou à distance des repas : augmentation du risque d'*hypoglycémie*.

Conducteur : une *hypoglycémie* peut entraîner un malaise pendant la conduite ou l'utilisation de machines.

Interactions avec d'autres substances

Ce médicament ne doit pas être associé avec les médicaments oraux contenant du miconazole (DAKTARIN gel buccal, DAKTARIN comprimé...) : risque d'*hypoglycémie*.

Il peut interagir avec les médicaments contenant de la phénylbutazone ou du danazol.

Informez par ailleurs votre médecin ou votre pharmacien si vous prenez un *bêtabloquant*, un *inhibiteur de l'enzyme de conversion*, un *corticoïde*, ou un médicament contenant du fluconazole, de la ritodrine, du salbutamol, de la terbutaline ou de la chlorpromazine.

Grossesse et allaitement

Un *diabète* mal équilibré peut être néfaste pour l'enfant à naître.

Un désir de grossesse nécessite le remplacement de ce médicament par de l'*insuline* et une surveillance médicale renforcée.

Si une grossesse survient alors que vous êtes encore sous traitement antidiabétique oral, consultez rapidement votre médecin pour un passage à l'insuline injectable.

Ce médicament passe dans le lait maternel. Il est contre-indiqué pendant l'allaitement.

Mode d'emploi et posologie

Les comprimés doivent être avalés entiers, avec un verre d'eau, au début du petit déjeuner (ou du repas de midi si vous ne mangez pas ou très peu le matin).

Posologie usuelle :

- Adulte : la dose initiale est de 1 comprimé à 1 mg par jour. L'adaptation de la *posologie* est faite ensuite, en fonction de la *glycémie*, en respectant des paliers d'au moins 1 semaine.

Suivre attentivement la prescription de votre médecin.

Le régime alimentaire reste nécessaire pendant le traitement.

En cas d'oubli d'une prise, ne prenez pas une double dose lors de la prise suivante.

Conseils : Le respect de certaines règles simples permet de diminuer le risque d'*hypoglycémie* :

- toute prise de ce médicament doit être suivie d'un repas (ne prenez pas de comprimé si vous devez sauter le repas suivant) ;
- si vous envisagez un effort physique intense et prolongé, il peut être nécessaire de diminuer la dose du médicament (demandez conseil à votre médecin) ;
- informez votre médecin si vous devez travailler la nuit ou si votre religion vous impose un jeûne prolongé ;
- évitez la prise de boissons alcoolisées à jeun ou à distance des repas.

Le *diabète* peut diminuer la sensibilité des pieds à la douleur et favoriser les infections. Des plaies profondes peuvent se développer : une hygiène rigoureuse et des chaussures confortables limitent ce risque.

Le régime du diabétique ne consiste pas en une simple interdiction des *glucides* (*sucres*, pain, pâtes...) : demandez conseil à votre médecin.

Pesez-vous régulièrement et signalez toute variation rapide de poids à votre médecin.

Effets indésirables possibles

Hypoglycémie (voir Attention).

Troubles digestifs, démangeaisons, *éruption cutanée*.

Exceptionnellement : augmentation des *transaminases*, jaunisse, anomalie de la *numération formule sanguine*, *réaction allergique*.

Les modifications de la glycémie, surtout en début de traitement, peuvent provoquer de légers troubles de la vision.

Laboratoires Aventis

AMILORIDE-HYDROCHLOROTHIAZIDE GÉNÉRIQUES

Diurétiques associés — sur ordonnance

→ Ces médicaments sont des génériques de MODURÉTIC (voir ce médicament).

Laboratoires RPG Aventis, Téva Classics

AMIODARONE GÉNÉRIQUES

Antiarythmique — sur ordonnance

→ Ces médicaments sont des génériques de CORDARONE (voir ce médicament).

Laboratoires Arrow Génériques, Biogaran, EG Labo, G Gam, GNR-pharma, Irex, Ivax SAS, Merck génériques, Qualimed, Ratiopharm, RPG Aventis, Téva Classics

AMLOR

Inhibiteur calcique — sur ordonnance

Présentation

- **AMLOR 5 mg :** gélule (jaune et blanc) ; boîte de 30. Liste I - Remb 65 % - **Prix : 18,51 €.**
- **AMLOR 10 mg :** gélule (gris) ; boîte de 30. Liste I - Remb 65 % - **Prix : 18,51 €.**

Composition

	p gél	p gél
Amlodipine	5 mg	10 mg

Dans quel cas ce médicament est-il prescrit ?

Ce médicament est un *vasodilatateur* qui appartient à la famille des *inhibiteurs calciques*.

Il est utilisé dans :

- le *traitement préventif* des crises d'*angine de poitrine*,
- le traitement de l'*hypertension artérielle*.

Attention : En cas de douleur thoracique survenant systématiquement dans la demi-heure qui suit la prise du médicament, consultez votre médecin avant de poursuivre le traitement.

Une *hépatite* peut exceptionnellement survenir pendant le traitement. Certains signes évocateurs doivent vous amener à consulter votre médecin : douleurs abdominales, perte de l'appétit, nausées, douleurs articulaires ou musculaires, fatigue anormale, fièvre inexpliquée, jaunisse.

Des précautions sont nécessaires en cas d'*insuffisance hépatique*.

Conducteur : en début de traitement, ce médicament peut être responsable de *vertiges*.

Interactions avec d'autres substances

Informez votre médecin si vous prenez un *alphabloquant* (alfuzosine, prazosine), un *bêtabloquant*, un *anticonvulsivant* (carbamazépine, phénobarbital, phénytoïne, primidone) ou un médicament contenant de la rifampicine.

En outre, l'effet *antihypertenseur* de ce médicament peut être augmenté par certains médicaments tels que les *neuroleptiques*, les *antidépresseurs imipraminiques*, les médicaments contenant du baclofène ; il peut être diminué par les *corticoïdes*. Votre médecin doit être informé si vous êtes traité par l'un ou l'autre de ces médicaments.

Grossesse et allaitement

L'effet de ce médicament pendant la grossesse ou l'allaitement est mal connu : seul votre médecin peut évaluer le risque éventuel de son utilisation dans votre cas.

Mode d'emploi et posologie

Les gélules doivent être avalées avec un verre d'eau.

Posologie usuelle :

5 à 10 mg par jour, en 1 seule prise.

Conseils : Le traitement médicamenteux ne dispense pas de mesures simples pouvant faire baisser la tension artérielle : activité physique régulière, modération de la consommation de boissons alcoolisées et de *sel*, lutte contre l'excès de poids.

Effets indésirables possibles

Les plus fréquents sont la conséquence de la dilatation des vaisseaux sanguins :

- rougeur du visage, bouffées de chaleur, maux de tête ;
- jambes lourdes ou enflées.

Plus rarement :

- accélération du cœur, *palpitations* ;
- démangeaisons, gonflement des gencives ;
- douleurs abdominales, altération du goût, bouche sèche, nausées, diarrhée, constipation, perte de l'appétit ;
- crampes musculaires, douleurs musculaires ou articulaires ;
- essoufflement ;
- fatigue anormale, *vertiges*, troubles du sommeil, fourmillements des extrémités, tremblements ;
- augmentation du volume des seins chez l'homme (gynécomastie) ;
- *réaction allergique*.

Laboratoires Pfizer

ANGELIQ

Informations détaillées sur www.monvidal50.com

ANTADYS
Informations détaillées sur www.monvidal50.com

ANTARÈNE ADULTE 400 MG

Anti-inflammatoire non stéroïdien — sur ordonnance

→ Ce médicament est un générique de BRUFEN (voir ce médicament).

Laboratoires Elerté

APRANAX

Anti-inflammatoire non stéroïdien — sur ordonnance

Présentation

- **APRANAX 250 mg :** granulé pour suspension buvable (arômes : banane, orange, vanille) ; boîte de 30 sachets.
  Liste II - Remb 65 % - **Prix : 5,78 €**.
- **APRANAX 275 mg :** comprimé (bleu) ; boîte de 10.
  Liste II - Remb 65 % - **Prix : 2,30 €**.
- **APRANAX 275 mg :** comprimé (bleu) ; boîte de 30.
  Liste II - Remb 65 % - **Prix : 5,62 €**.
- **APRANAX 500 mg :** granulé pour suspension buvable (arômes : banane, orange, vanille) ; boîte de 16 sachets.
  Liste II - Remb 65 % - **Prix : 5,61 €**.
- **APRANAX 500 mg :** suppositoire ; boîte de 12.
  Liste II - Remb 35 % - **Prix : 3,86 €**.
- **APRANAX 550 mg :** comprimé sécable (orangé) ; boîte de 16.
  Liste II - Remb 65 % - **Prix : 5,61 €**.
- **APRANAX 750 mg :** comprimé (orangé) ; boîte de 15.
  Liste II - Remb 65 % - **Prix : 7,31 €**.

Composition

	p sachet	p cp	p sachet
Naproxène	250 mg	275 mg	500 mg
Aspartam	+		+

	p suppos	p cp	p cp
Naproxène	500 mg	550 mg	750 mg

Dans quel cas ce médicament est-il prescrit ?

Ce médicament est un *anti-inflammatoire* non stéroïdien (*AINS*). Il lutte contre l'*inflammation* et la douleur, fait baisser la fièvre et fluidifie le sang.

Il est utilisé dans :
- le *traitement symptomatique* des *rhumatismes inflammatoires*, des crises d'*arthroses*, des *arthrites*, des *tendinites*, des *lombalgies*, des *sciatiques*, des *cruralgies*, des douleurs faisant suite à un traumatisme de l'appareil locomoteur, des règles douloureuses ;
- le traitement de courte durée des manifestations inflammatoires de la bouche (comprimés à 275 et 550 mg) ;
- le traitement des rhumatismes inflammatoires chez l'enfant (de plus de 6 ans et de plus de 25 kg).

Contre-indications

Ce médicament ne doit pas être utilisé dans les cas suivants :
- *antécédent* d'*allergie* ou d'*asthme* provoqué par la prise d'*AINS*, y compris l'aspirine ;
- *ulcère* de l'estomac ou du *duodénum* ;
- *insuffisance hépatique* ou rénale grave ;
- *insuffisance cardiaque* grave ;
- *inflammation* ou saignement récent du rectum (suppositoire) ;
- enfant de moins de 15 ans (comprimés à 550 mg et 750 mg, suppositoire à 500 mg) ;
- enfant de moins de 25 kg (comprimé à 275 mg et sachet à 250 mg) ;
- *phénylcétonurie* (granulé pour suspension buvable : présence d'aspartam) ;
- **grossesse** (à partir du 6e mois).

Attention : Tout traitement prolongé ou *surdosage* d'*AINS* expose à des effets indésirables graves.
Certaines situations doivent conduire à ne poursuivre le traitement qu'après un avis médical :
- brûlures d'estomac importantes ou selles noires et nauséabondes pouvant traduire une irritation ou un saignement du tube digestif ;
- *réaction allergique* cutanée, crise d'*asthme* ;
- fatigue inhabituelle et intense, ou baisse brutale et importante du volume des urines chez une personne souffrant d'*insuffisance cardiaque*, déshydratée ou traitée par *diurétique*.

Des précautions sont nécessaires chez la personne âgée ou en cas d'*antécédent* d'*ulcère* de l'estomac ou du *duodénum* ou de risque hémorragique, notamment digestif (maladie de *Crohn*, *rectocolite hémorragique*).
Certains médecins considèrent que les anti-inflammatoires peuvent diminuer l'efficacité des stérilets et exposer à un risque de grossesse non désirée. Ce risque est actuellement très controversé.
Conducteur : ce médicament peut provoquer parfois des étourdissements et des troubles de la vue.

Interactions avec d'autres substances

Ce médicament peut interagir avec d'autres médicaments, notamment :
- l'aspirine et les autres *anti-inflammatoires* non stéroïdiens (*AINS*) : risque d'accroissement des effets indésirables ;
- les *anticoagulants* et les *antiagrégants plaquettaires* : augmentation du risque hémorragique ;
- le lithium (TÉRALITHE, NEUROLITHIUM...) : augmentation du taux de lithium dans le sang ;
- le méthotrexate.

Informez par ailleurs votre médecin ou votre pharmacien en cas de traitement par un *diurétique*, un *inhibiteur de l'enzyme de conversion*, un *inhibiteur de l'angiotensine II*, un *bêtabloquant* ou un médicament contenant de la ciclosporine.

Grossesse et allaitement

Des effets néfastes pour l'enfant à naître ont été mis en évidence lorsque les *AINS* sont utilisés au cours des 4 derniers mois de la grossesse ; le risque existe même avec une seule prise et même si la grossesse est à terme. L'usage de ce médicament est contre-indiqué pendant cette période, sauf dans certaines situations médicales très particulières.

Pendant les 5 premiers mois, l'effet de ce médicament est mal connu : seul votre médecin peut évaluer le risque éventuel de son utilisation dans votre cas.

Ce médicament passe dans le lait maternel ; un choix est donc nécessaire entre l'allaitement et la prise du médicament. Cette décision devra être prise en accord avec votre médecin.

Mode d'emploi et posologie

Afin de limiter les effets digestifs indésirables, les comprimés et les granulés sont pris de préférence au milieu des repas.

Les comprimés doivent être avalés avec un verre d'eau, sans être croqués ; le contenu des sachets doit être dilué dans un demi-verre d'eau.

Les suppositoires sont habituellement utilisés en remplacement des comprimés ou des sachets, notamment le soir.

Posologie usuelle :

- Adulte :
  - *traitement d'attaque* : 1 000 à 1 100 mg par jour (soit 4 sachets à 250 mg ou 2 sachets à 500 mg ou 4 comprimés à 275 mg ou 2 comprimés à 550 mg par jour), répartis en 2 prises ;
  - *traitement d'entretien* : 500 à 750 mg par jour (soit 2 sachets à 250 mg ou 1 sachet à 500 mg ou 2 comprimés à 275 mg ou 1 comprimé à 550 mg ou 1 comprimé à 750 mg par jour) ;
  - traitement des manifestations inflammatoires de la bouche : 1 à 4 comprimés à 275 mg ou ½ à 2 comprimés à 550 mg par jour.
- Enfant de plus de 6 ans et de plus de 25 kg : 10 mg par kg et par jour ; soit, pour un enfant de 30 kg : 1 comprimé à 275 mg ou 1 sachet à 250 mg par jour.

Conseils : Ce médicament vous a été prescrit dans une situation précise : ne le conseillez pas à un proche et ne le réutilisez pas sans avis médical.

Ne dépassez pas la *posologie* ni la durée de traitement prescrite par votre médecin.

Les effets indésirables de ce médicament sur l'estomac peuvent survenir aussi bien avec les suppositoires qu'avec les comprimés.

Ce médicament doit être conservé à l'abri de la lumière.

Effets indésirables possibles

Troubles digestifs, *gastrite*, voire *ulcère* de l'estomac ou du *duodénum*, le plus souvent lors d'un traitement de longue durée ou à forte dose. Exceptionnellement : *hémorragie* du tube digestif (vomissements de sang ou selles noires).

Réaction allergique cutanée, *asthme*.

Maux de tête, *vertiges*, somnolence, difficulté de concentration, troubles de l'audition ou de la vision, augmentation des *transaminases*.

Pour les suppositoires : brûlures et démangeaisons rectales.

Laboratoires Roche

APROVEL

Antihypertenseur — sur ordonnance

Présentation

- **APROVEL 75 mg :** comprimé (beige clair) ; boîte de 28. Liste I - Remb 65 % - **Prix : 15,41 €.**
- **APROVEL 150 mg :** comprimé (beige clair) ; boîte de 28. Liste I - Remb 65 % - **Prix : 23,39 €.**
- **APROVEL 300 mg :** comprimé (beige clair) ; boîte de 28. Liste I - Remb 65 % - **Prix : 31,40 €.**

Composition

	p cp	p cp	p cp
Irbésartan	75 mg	150 mg	300 mg
Lactose	+	+	+

Dans quel cas ce médicament est-il prescrit ?

Ce médicament est un *antihypertenseur* qui appartient à la famille des *inhibiteurs de l'angiotensine II*. Il bloque l'action de l'angiotensine II. Cette substance, naturellement présente dans l'organisme, provoque une contraction des artères qui augmente la pression artérielle et fatigue le cœur.

Il est utilisé dans le traitement de l'*hypertension artérielle* et de l'*insuffisance rénale* chez le diabétique hypertendu.

Contre-indications

Ce médicament ne doit pas être utilisé dans les cas suivants :

- **grossesse** (à partir du 4e mois),
- **allaitement.**

Attention : Des précautions sont nécessaires en cas d'*insuffisance cardiaque* grave ou chez les personnes souffrant d'*hypertension artérielle* due à un rétrécissement des artères rénales, de rétrécissement des valves cardiaques ou de *cardiomyopathie* obstructive.

En cas d'*insuffisance rénale*, un contrôle régulier de la *créatinine* et du taux de *potassium* dans le sang est nécessaire.

Si vous suiviez auparavant un traitement par *diurétique* ou un régime sans *sel*, la baisse de la tension artérielle peut être importante lors des premières prises du médicament : risque de malaise ou d'étourdissement pouvant entraîner une chute. Il est donc préférable de commencer le traitement un jour de repos.

Les sels de régime contiennent souvent du *potassium*, ne les utilisez pas sans avis médical pendant le traitement.

Interactions avec d'autres substances

Ce médicament peut interagir avec les *diurétiques* et les médicaments qui contiennent du *potassium* ou du *lithium*.

En outre, l'effet *antihypertenseur* de ce médicament peut être diminué par les *AINS*.

Grossesse et allaitement

L'usage de ce médicament est déconseillé pendant les 3 premiers mois de la grossesse et contre-indiqué à partir du 4e mois.

Les données actuellement disponibles ne permettent pas de savoir si ce médicament passe dans le lait maternel. Il est contre-indiqué chez la femme qui allaite.

Mode d'emploi et posologie

Le comprimé doit être avalé avec un verre d'eau, indifféremment pendant ou entre les repas.

Posologie usuelle :

- Adulte : 75 mg à 300 mg par jour, en 1 prise.

Conseils : Le traitement médicamenteux ne dispense pas de mesures simples pouvant faire baisser la tension artérielle : activité physique régulière, modération de la consommation de boissons alcoolisées et de *sel*, lutte contre l'excès de poids.

Effets indésirables possibles

Les études qui ont comparé ce médicament au *placebo* n'ont pas montré plus d'effets indésirables imputables au médicament.

Depuis sa commercialisation, les effets suivants ont été rarement observés :

- maux de tête, bourdonnements d'oreilles, modification du goût, douleurs musculaires ou articulaires, *réaction allergique* (œdème de *Quincke*) ;
- augmentation du taux de *créatinine* et de *potassium* dans le sang.

Laboratoires Bristol-Myers Squibb et Sanofi Pharma

ARTEX

Informations détaillées sur www.monvidal50.com

ARTHROCINE

Informations détaillées sur www.monvidal50.com

ARTOTEC

Informations détaillées sur www.monvidal50.com

Les mots en italique sont expliqués dans le lexique, page 451.

ASASANTINE LP

Antiagrégant plaquettaire — **sur ordonnance**

Présentation

- **ASASANTINE LP 200 mg/25 mg :** gélule (rouge et jaune) à libération prolongée ; tube de 60.
  Liste II - Remb 65 % - **Prix : 14,94 €.**

Composition

	p gél
Dipyridamole sous forme de microgranules contenus dans la gélule	200 mg
Acide acétylsalicylique (aspirine) sous forme d'un comprimé contenu dans la gélule	25 mg

Dans quel cas ce médicament est-il prescrit ?

Ce médicament contient de l'aspirine, qui possède, entre autres propriétés, celle de fluidifier le sang, et du dipyridamole, dont les propriétés fluidifiantes s'ajoutent à celle de l'aspirine. Ce médicament permet de lutter contre la formation de caillots sanguins dans les artères.

Il est utilisé dans le traitement préventif des rechutes après un *accident vasculaire cérébral* dû à l'*athérosclérose*.

Contre-indications

Ce médicament ne doit pas être utilisé dans les cas suivants :

- *allergie* aux *salicylés*,
- *ulcère* de l'estomac ou du *duodénum* en évolution,
- *hémorragie* ou risque hémorragique.

Attention : Des précautions sont nécessaires en cas d'*antécédent* d'*ulcère* de l'estomac ou du *duodénum* même ancien, d'*asthme* ou de rhinite allergique, de *goutte*, d'*insuffisance rénale* ou de maladie cardiaque grave.

L'aspirine utilisée pendant les règles peut augmenter la durée ou l'abondance des saignements.

Interactions avec d'autres substances

Ce médicament peut interagir avec d'autres médicaments, notamment :

- les *anticoagulants* et les *antiagrégants plaquettaires* (TICLID...) : augmentation du risque hémorragique ;
- les médicaments contenant de la benzbromarone ou du méthotrexate.

Informez par ailleurs votre médecin ou votre pharmacien si vous prenez un *corticoïde* ou un médicament contenant de la pentoxifylline ou de l'interféron alfa.

Grossesse et allaitement

La dose quotidienne d'aspirine contenue dans ce médicament (50 mg) est très faible. Les données disponibles ne permettent pas de penser que le risque constaté avec des dosages plus forts puisse concerner ce médicament, à la posologie préconisée. Néanmoins, par prudence, il est recommandé de n'utiliser ce médicament qu'en cas d'absolue nécessité. Par ailleurs, l'effet fluidifiant de l'aspirine présent à faible dose expose à un risque accru de saignement en début et en fin de grossesse.

Ce médicament passe dans le lait maternel. L'allaitement est déconseillé pendant le traitement.

Mode d'emploi et posologie

La gélule doit être avalée avec un verre d'eau, de préférence au cours des repas.

Posologie usuelle :

- Adulte : 1 gélule matin et soir.

Conseils : L'emploi régulier de ce médicament ne contre-indique pas la prise ponctuelle d'aspirine plus fortement dosée, lors d'un mal de tête ou d'une fièvre, par exemple.

Effets indésirables possibles

Liés au dipyridamole : *troubles digestifs*, *vertiges*, maux de tête, *éruption cutanée*, *hypotension orthostatique*, bouffées de chaleur, accélération du cœur, aggravation d'une *angine de poitrine* préexistante.

Liés à l'aspirine :

- gastrite, douleurs abdominales, saignements du nez ou des gencives.
- rares et parfois graves :
  - *hémorragie* du tube digestif : vomissements sanglants, selles noires ou, plus souvent, pertes de sang imperceptibles, responsables de l'apparition progressive d'une *anémie* ;
  - accidents allergiques : *urticaire*, *œdème*, *asthme*.

En pratique, les effets indésirables les plus fréquemment observés sont : diarrhées, maux de tête, saignements.

Laboratoires Boehringer Ingelheim

ASPIRINE PROTECT

Informations détaillées sur www.monvidal50.com

ASPIRINE UPSA 325 MG

Informations détaillées sur www.monvidal50.com

ATACAND

Antihypertenseur — **sur ordonnance**

Présentation

- **ATACAND 4 mg :** comprimé sécable (blanc) ; boîte de 28. Liste I - Remb 65 % - **Prix : 17,31 €.**
- **ATACAND 8 mg :** comprimé sécable (rose pâle) ; boîte de 50. Liste I - Remb 65 % - **Prix : 22,74 €.**
- **ATACAND 16 mg :** comprimé sécable (rose) ; boîte de 28. Liste I - Remb 65 % - **Prix : 24,47 €.**

Composition

	p cp	p cp	p cp
Candésartan cilexetil ...	4 mg	8 mg	16 mg
Lactose	+	+	+

Dans quel cas ce médicament est-il prescrit ?

Ce médicament est un *antihypertenseur* qui appartient à la famille des *inhibiteurs de l'angiotensine II*. Il bloque l'action de l'angiotensine II. Cette substance, naturellement présente dans l'organisme, provoque une contraction des artères qui augmente la pression artérielle et fatigue le cœur.

Il est utilisé dans le traitement de l'*hypertension artérielle* et de l'*insuffisance cardiaque*.

Contre-indications

Ce médicament ne doit pas être utilisé en cas de **grossesse** (à partir du 4e mois).

Attention : Des précautions sont nécessaires en cas d'*insuffisance cardiaque* grave ou chez les personnes souffrant d'*hypertension artérielle* due à un rétrécissement des artères rénales, de rétrécissement des valves cardiaques ou de *cardiomyopathie* obstructive.

En cas d'*insuffisance rénale*, un contrôle de la *créatinine* et du taux de *potassium* dans le sang est nécessaire.

Si vous suiviez auparavant un traitement par *diurétique* ou un régime sans *sel*, la baisse de la tension artérielle peut être importante lors des premières prises du médicament : risque de malaise ou d'étourdissement pouvant entraîner une chute. Il est donc préférable de commencer le traitement un jour de repos.

Les sels de régime contiennent souvent du *potassium* ; ne les utilisez pas sans avis médical pendant le traitement.

Interactions avec d'autres substances

Ce médicament peut interagir avec les *diurétiques* et les médicaments qui contiennent du *potassium* ou du *lithium*.

En outre, l'effet *antihypertenseur* de ce médicament peut être diminué par les *AINS*.

Grossesse et allaitement

L'usage de ce médicament est déconseillé pendant les 3 premiers mois de la grossesse et contre-indiqué à partir du 4e mois.

Les données actuellement disponibles ne permettent pas de savoir si ce médicament passe dans le lait maternel. L'allaitement est déconseillé pendant le traitement.

Mode d'emploi et posologie

Les comprimés peuvent être pris indifféremment au cours ou en dehors des repas.

Posologie usuelle :

- Adulte
  - *hypertension artérielle* : 4 mg à 16 mg par jour, en 1 prise.
  - *insuffisance cardiaque* : la dose initiale est de 4 mg par jour. Elle peut être ensuite progressivement augmentée jusqu'à la dose de 32 mg par jour.

Conseils : Le traitement médicamenteux ne dispense pas de mesures simples pouvant faire baisser la tension artérielle : activité physique régulière, modération de la consommation de boissons alcoolisées et de *sel*, lutte contre l'excès de poids.

Effets indésirables possibles

Les études qui ont comparé ce médicament au *placebo* n'ont pas montré plus d'effets indésirables imputables au médicament.

Depuis sa commercialisation, les effets suivants ont été rarement observés :
- maux de tête, *vertiges*, douleurs dorsales, nausées, *réaction allergique* (œdème de *Quincke*) ;
- augmentation du taux de *créatinine* et de *potassium* dans le sang.

Laboratoires AstraZeneca

ATÉNOLOL GÉNÉRIQUES

Bêtabloquant — sur ordonnance

➜ Ces médicaments sont des génériques de TENORMINE (voir ce médicament).

Laboratoires Arrow Génériques, Biogaran, EG Labo, G Gam, GNR-pharma, Irex, Ivax SAS, Merck génériques, Qualimed, Ratiopharm, RPG Aventis, Téva Classics, Zydus France

AVADÈNE

Informations détaillées sur www.monvidal50.com

AVANDAMET

Antidiabétique oral — sur ordonnance

Présentation

- **AVANDAMET 1 mg/500 mg :** comprimé (jaune) ; boîte de 112. Liste I - Remb 65 % - **Prix : 33,62 €.**
- **AVANDAMET 2 mg/500 mg :** comprimé (rose pâle) ; boîte de 112. Liste I - Remb 65 % - **Prix : 45,93 €.**

Composition

	p cp	p cp
Rosiglitazone	1 mg	2 mg
Metformine chlorhydrate	500 mg	500 mg

Dans quel cas ce médicament est-il prescrit ?

Cet *antidiabétique* oral contient deux substances :
- la metformine qui appartient à la famille des biguanides ; elle permet de diminuer l'excès de sucre dans le sang sans pour autant favoriser la sécrétion d'*insuline*, contrairement aux *sulfamides hypoglycémiants* ;
- la rosiglitazone qui complète l'action de la metformine. Elle semble agir en augmentant la sensibilité de l'organisme à l'*insuline* sécrétée par le pancréas.

Il est utilisé dans le traitement du *diabète* non insulinodépendant.

Contre-indications

Ce médicament ne doit pas être utilisé dans les cas suivants :
- *insuffisance cardiaque* ou *respiratoire* ;
- *infarctus du myocarde* récent ;
- *insuffisance hépatique* grave, état d'ivresse ;
- *insuffisance rénale*, maladie aiguë pouvant provoquer une insuffisance rénale (voir Attention) ;
- en association avec un traitement par *insuline* ;
- **allaitement**.

Attention : La metformine expose à un risque de complication exceptionnelle et grave : l'*acidose lactique*. Celle-ci est favorisée par la présence d'une insuffisance rénale, même modérée, ou d'une *insuffisance hépatique* grave. Toute *insuffisance rénale* préexistante ou apparaissant sous traitement (notamment chez la personne âgée qui se déshydrate) contre-indique l'utilisation ou la poursuite de la prise de ce médicament. Une autre circonstance peut favoriser l'acidose lactique : l'intoxication alcoolique aiguë, surtout si elle survient à jeun.

Un dosage initial des *transaminases* est nécessaire. Des analyses de sang régulières sont ensuite pratiquées pendant le traitement.

La rosiglitazone peut favoriser une rétention d'eau. Il est donc contre-indiqué en cas d'*insuffisance cardiaque*, et des symptômes pouvant faire suspecter une défaillance cardiaque doivent être signalés au médecin : fatigabilité ou essoufflement anormal à l'effort, gonflement des jambes. Le risque d'insuffisance cardiaque est majoré par l'utilisation concomitante d'insuline ou d'*anti-inflammatoires non stéroïdiens*.

Ce médicament pouvant être responsable d'une prise de poids (environ 5 % du poids initial), celle-ci devra être signalée au médecin et les recommandations diététiques habituelles pour lutter contre le surpoids devront être suivies avec une vigilance particulière.

Chez les femmes souffrant d'un trouble de la fertilité due à la maladie des ovaires polykystiques, l'amélioration de la sensibilité à l'insuline apportée par ce médicament peut augmenter la probabilité d'une grossesse. En tenir compte en cas de non désir de grossesse.

Certaines situations peuvent contribuer à augmenter la *glycémie* : infection, prise de médicaments, stress. En cas d'apparition d'une sensation de malaise général, consultez rapidement votre médecin.

En cas d'examen radiologique nécessitant l'administration de produits de contraste par voie intraveineuse ou en cas d'intervention chirurgicale, le traitement doit être interrompu puis repris au minimum 48 heures après.

Interactions avec d'autres substances

Certains médicaments sont susceptibles de faire varier le taux de sucre dans le sang et de déséquilibrer la *glycémie*. Ainsi, l'association de ce médicament avec les *corticoïdes*, les antiasmathiques bronchodilatateurs, les *diurétiques* ou les *inhibiteurs de l'enzyme de conversion* peut nécessiter un contrôle plus fréquent de la glycémie, voire une modification de la posologie de l'*antidiabétique* oral.

Grossesse et allaitement

Le diabète de la femme enceinte nécessite un traitement par insuline. L'usage de ce médicament est déconseillé pendant la grossesse.

Ce médicament ne doit pas être utilisé pendant l'allaitement.

Mode d'emploi et posologie

Les comprimés doivent être pris de préférence au cours ou à la fin des repas pour limiter les troubles digestifs.

Posologie usuelle :

- Adulte de plus de 18 ans : 2 comprimés à 1 mg/500 mg ou à 2 mg/500 mg, 2 fois par jour.

Conseils : Le régime du diabétique ne consiste pas en une simple interdiction des *glucides* (*sucres*, pain, pâtes...) ; demandez conseil à votre médecin.

Effets indésirables possibles

Le diabète à lui seul peut être responsable de certains troubles signalés. Les problèmes suivants ont été constatés chez les malades traités :

Fréquents (moins de 10 % des patients traités) : baisse du nombre des *globules rouges*, *hypoglycémie*, maux de tête, flatulences, nausées, vomissements, douleurs abdominales.

Rares (moins de 1 % des patients traités) : *œdèmes*, *constipation*, prise de poids, perte d'appétit, augmentation des lipides dans le sang, aggravation du *diabète*.

Laboratoires GlaxoSmithKline

AVANDIA

Antidiabétique oral — **sur ordonnance**

Présentation

- **AVANDIA 2 mg :** comprimé (rose) ; boîte de 56. Liste I - Remb 65 % - **Prix : 28,32 €**.
- **AVANDIA 4 mg :** comprimé (orange) ; boîte de 28. Liste I - Remb 65 % - **Prix : 28,32 €**.
- **AVANDIA 8 mg :** comprimé (rouge) ; boîte de 28. Liste I - Remb 65 % - **Prix : 41,37 €**.

Composition

	p cp	p cp	p cp
Rosiglitazone	2 mg	4 mg	8 mg

Dans quel cas ce médicament est-il prescrit ?

Ce médicament est un *antidiabétique*. Il semble agir en augmentant la sensibilité de l'organisme à l'*insuline* sécrétée par le pancréas.

Il est utilisé dans le traitement du *diabète* non insulinodépendant lorsque le régime alimentaire est insuffisant. Il est utilisé seul ou en association avec un ou deux autres antidiabétiques oraux dont il complète l'action.

Contre-indications

Ce médicament ne doit pas être utilisé dans les cas suivants :

- *insuffisance cardiaque* ou *hépatique*,
- en association avec un traitement par *insuline*.

Attention : Ce médicament peut favoriser une rétention d'eau. Il est donc contre-indiqué en cas d'*insuffisance cardiaque*, et des symptômes pouvant faire suspecter une défaillance cardiaque doivent être signalés au médecin : fatigabilité ou essoufflement anormal à l'effort, gonflement des jambes. Le risque d'insuffisance cardiaque est majoré par l'utilisation concomitante d'*insuline* ou d'*anti-inflammatoires non stéroïdiens*.

Un dosage initial puis régulier des *transaminases* est nécessaire.

La rosiglitazone pouvant être responsable d'une prise de poids (environ 5 % du poids initial), celle-ci devra être signalée au médecin et les recommandations diététiques habituelles pour lutter contre le surpoids devront être suivies avec une vigilance particulière.

Chez les femmes souffrant d'un trouble de la fertilité due à la maladie des ovaires polykystiques, l'amélioration de la sensibilité à l'insuline apportée par ce médicament peut augmenter la probabilité d'une grossesse. En tenir compte en cas de non désir de grossesse.

Grossesse et allaitement

Le diabète de la femme enceinte nécessite un traitement par *insuline*. L'usage de ce médicament est déconseillé pendant la grossesse.

Ce médicament ne doit pas être utilisé pendant l'allaitement.

Mode d'emploi et posologie

Les comprimés peuvent être pris indifféremment pendant ou entre les repas.

La dose quotidienne est répartie en 1 ou 2 prises.

Posologie usuelle :

- Adulte de plus de 18 ans : 4 à 8 mg par jour.

Conseils : Le régime du diabétique ne consiste pas en une simple interdiction des *glucides* (*sucres*, pain, pâtes...) ; demandez conseil à votre médecin.

Effets indésirables possibles

Le diabète à lui seul peut être responsable de certains troubles signalés. Les problèmes suivants ont été constatés chez les malades traités :

- Avec la rosiglitazone seule : *anémie*, augmentation des lipides dans le sang, prise de poids, augmentation de l'appétit, flatulences, fourmillements des extrémités.
- En association avec la metformine :

  Fréquents (moins de 10 % des patients traités) : *anémie*, *hypoglycémie*, prise de poids, flatulences, nausées, douleurs abdominales, vomissements.

  Rares (moins de 1 % des patients traités) : augmentation des lipides dans le sang, aggravation du *diabète*, prise de poids, perte d'appétit, constipation, *œdèmes*.

- En association avec un *sulfamide hypoglycémiant* :
Fréquents (moins de 10 % des patients traités) : *anémie*, *hypoglycémie*, prise de poids, *vertiges*, *œdèmes*.
Rares (moins de 1 % des patients traités) : augmentation des lipides dans le sang, augmentation de l'appétit, respiration difficile, flatulences, fatigue.

Laboratoires GlaxoSmithKline

AVLOCARDYL

Bêtabloquant

sur ordonnance

Présentation

- **AVLOCARDYL 40 mg :** comprimé sécable (blanc) ; boîte de 50.
Liste I - Remb 65 % - **Prix : 3,48 €**.
- **AVLOCARDYL LP 160 mg** : gélule à *libération prolongée* (rose opaque et rose translucide) ; boîte de 28.
Liste I - Remb 65 % - **Prix : 8,01 €**.

Composition

	p cp	p gél LP
Propranolol chlorhydrate	40 mg	160 mg

Dans quel cas ce médicament est-il prescrit ?

Ce médicament appartient à la famille des *bêtabloquants*. Ceux-ci agissent en bloquant l'action de l'*adrénaline* (et d'autres *hormones* apparentées) sur de nombreux organes, notamment le cœur, les vaisseaux et les bronches.

Il est utilisé dans :
- le traitement de l'*hypertension artérielle*,
- la prévention des crises d'*angine de poitrine* et les suites d'*infarctus du myocarde*,
- certains *troubles du rythme cardiaque*,
- les manifestations cardiovasculaires des excès d'*hormones thyroïdiennes*,
- les *cardiomyopathies* obstructives,
- le *traitement de fond* des *migraines* et des *algies vasculaires de la face*,
- la prévention des récidives des *hémorragies* digestives chez les personnes atteintes de *cirrhose* du foie.

Les comprimés à 40 mg sont également utilisés dans :
- le traitement de certains tremblements,
- pour prévenir les palpitations et l'accélération du cœur lors des situations stressantes (« trac »).

Contre-indications

Ce médicament ne doit pas être utilisé dans les cas suivants :
- *asthme* et *bronchite chronique* ;
- *insuffisance cardiaque* non contrôlée par un traitement spécifique ;
- *bloc auriculoventriculaire* grave ;
- angor de *Printzmétal* ;
- *artérite*, phénomène de *Raynaud* ;
- rythme cardiaque inférieur à 50 battements par minute ;
- *phéochromocytome* non traité ;
- hypotension ;
- *antécédent* de *choc anaphylactique* ;
- en association avec les médicaments contenant de la floctafénine ou du sultopride.

Attention : Ce médicament n'est pas un *traitement de la crise* d'*angine de poitrine*.

Des précautions sont nécessaires en cas d'*insuffisance hépatique* ou *rénale* et chez la personne âgée.

N'interrompez jamais brutalement le traitement prescrit. Espacez progressivement les prises. Un avis médical est toujours préférable.

Chez les diabétiques, les *bêtabloquants* peuvent masquer certains *symptômes* de l'*hypoglycémie* (*palpitations* et accélération du cœur essentiellement).

Les bêtabloquants peuvent aggraver les *réactions allergiques* et empêcher l'action de l'*adrénaline* utilisée dans le traitement d'urgence du *choc anaphylactique*. Lors d'examens radiologiques nécessitant l'injection de produits de contraste iodés (susceptibles de provoquer des *chocs* allergiques), le traitement doit, si possible, être suspendu avec l'accord de votre médecin.

En cas d'intervention chirurgicale, l'anesthésiste doit être prévenu de la prise de ce médicament. C'est lui qui décidera si le traitement doit être poursuivi ou arrêté avant l'intervention.

Sportif : ce médicament contient une substance susceptible de rendre positifs certains *tests antidopage*.

Interactions avec d'autres substances

Ce médicament ne doit pas être associé :
- à la floctafénine (IDARAC...) : risque d'augmentation de la gravité d'un éventuel *choc* allergique ;
- au sultopride (BARNETIL) : risque de *torsades de pointes*.

Il peut interagir avec les médicaments contenant de l'amiodarone.

Informez votre médecin si vous prenez des *antidiabétiques*, des *AINS*, des *inhibiteurs calciques*, des *antidépresseurs imipraminiques*, des *neuroleptiques*, des *corticoïdes*, ou des médicaments contenant l'une des substances suivantes : quinidine, hydroquinidine, disopyramide, baclofène, cimétidine, clonidine, ergotamine, fluvoxamine, lidocaïne injectable, méfloquine, phénobarbital, rifampicine.

Les *pansements digestifs* peuvent diminuer l'absorption de ce médicament. Un délai d'au moins deux heures doit être respecté entre la prise de ce médicament et celle du pansement digestif.

Grossesse et allaitement

Les études scientifiques disponibles n'ont pas mis en évidence de problème particulier lors de l'utilisation de *bêtabloquant* chez la femme enceinte. L'effet bêtabloquant persiste quelques jours chez le nouveau-né et justifie une surveillance médicale renforcée pendant les premiers jours de la vie.

Ce médicament passe dans le lait maternel ; un choix est donc nécessaire entre l'allaitement et la prise du médicament. Cette décision devra être prise en accord avec votre médecin.

Mode d'emploi et posologie

Ce médicament peut être pris indifféremment au cours ou en dehors des repas.

Les gélules *LP* sont prises de préférence le matin.

Posologie usuelle :

Comprimé à 40 mg :
- 1 à 4 comprimés par jour, en fonction des indications.
- Dans la prévention des palpitations au cours des situations stressantes : 1 comprimé, 60 à 90 minutes avant l'évènement générateur de stress.

Gélule LP : 1 gélule à 80 mg ou à 160 mg par jour.

Conseils : Veillez à toujours disposer d'une réserve de médicament : une plaquette dans la trousse de toilette, par exemple.

Le traitement médicamenteux ne dispense pas de mesures simples pouvant faire baisser la tension artérielle : activité physique régulière, modération de la consommation de boissons alcoolisées et de *sel*, lutte contre l'excès de poids.

Il est normal que le rythme cardiaque ralentisse sous l'effet du traitement ; néanmoins, en cas de fatigue anormale et de pouls inférieur à 50 battements par minute, consultez votre médecin.

Effets indésirables possibles

Le plus fréquemment : douleur d'estomac, nausées, vomissements, diarrhées, fatigue en début de traitement, sensation de mains et de pieds froids, troubles de l'érection, ralentissement important du cœur, insomnie, cauchemars.

Plus rarement : *bloc auriculoventriculaire*, baisse excessive de la tension artérielle, phénomène de *Raynaud*, *insuffisance cardiaque*, *bronchospasme*, *hypoglycémie*, *éruption cutanée*, aggravation d'un *psoriasis*.

Laboratoires AstraZeneca

AVODART

Informations détaillées sur www.monvidal50.com

BAYPRESS

Inhibiteur calcique — sur ordonnance

Présentation

- **BAYPRESS 10 mg :** comprimé (gris orangé) ; boîte de 28. Liste I - Remb 65 % - **Prix : 12,49 €**.
- **BAYPRESS 20 mg :** comprimé (jaune) ; boîte de 28. Liste I - Remb 65 % - **Prix : 21,54 €**.

Composition

	p cp	p cp
Nitrendipine	10 mg	20 mg
Lactose	+	

Dans quel cas ce médicament est-il prescrit ?

Ce médicament est un *vasodilatateur* qui appartient à la famille des *inhibiteurs calciques*.

Il est utilisé dans le traitement de l'*hypertension artérielle*.

Attention : En cas de douleur thoracique survenant systématiquement dans la demi-heure qui suit la prise du médicament, consultez votre médecin avant de poursuivre le traitement.

Des précautions sont nécessaires en cas d'*insuffisance hépatique* et chez la personne âgée.

Compte-tenu de ses effets indésirables potentiels, ce médicament peut, chez certaines personnes, ne pas être compatible avec la conduite automobile ou le maniement de machines dangereuses. Assurez-vous à l'occasion des premières prises que vous supportez bien ce médicament avant de conduire ou d'utiliser une machine.

Interactions avec d'autres substances

Informez votre médecin si vous prenez un *anticonvulsivant* (carbamazépine, phénytoïne, phénobarbital, primidone), un *alphabloquant*, un *bêtabloquant* ou un médicament contenant de la rifampicine, de l'itraconazole ou du kétoconazole.

En outre, l'effet *antihypertenseur* de ce médicament peut être augmenté par certains médicaments tels que les *neuroleptiques*, les *antidépresseurs imipraminiques*, les médicaments contenant du baclofène ; il peut être diminué par les *corticoïdes*. Votre médecin doit être informé si vous êtes traité par l'un ou l'autre de ces médicaments.

Grossesse et allaitement

Ce médicament est déconseillé chez la femme enceinte ou susceptible de l'être. Si une grossesse survient au cours du traitement, prévenez votre médecin.

Les données disponibles ne permettent pas de savoir si ce médicament passe dans le lait maternel ; un choix est donc nécessaire entre l'allaitement et la prise du médicament. Cette décision devra être prise en accord avec votre médecin.

Mode d'emploi et posologie

Les comprimés doivent être avalés avec un verre d'eau, pendant ou en dehors des repas.

Posologie usuelle :

10 à 20 mg par jour, en 1 ou 2 prises.

Conseils : Les comprimés doivent être conservés à l'abri de la lumière.

Le traitement médicamenteux ne dispense pas des mesures simples pouvant faire baisser la tension artérielle : activité physique régulière, modération de la consommation de boissons alcoolisées, lutte contre l'excès de poids.

Effets indésirables possibles

Les plus fréquents sont la conséquence de la dilatation des vaisseaux sanguins :
- rougeur du visage, bouffées de chaleur, maux de tête ;
- jambes lourdes ou enflées.

Plus rarement : nausées, étourdissement, fatigue, *éruption cutanée*, accélération du cœur, *palpitations*.

Laboratoires Bayer Pharma

BÉFIZAL

Hypolipémiant — **sur ordonnance**

Présentation

- **BÉFIZAL 200 mg :** comprimé (orangé) ; boîte de 84.
  Liste II - Remb 65 % - **Prix : 6,86 €**.
- **BÉFIZAL 400 mg :** comprimé à *libération prolongée* (blanc) ; boîte de 30.
  Liste II - Remb 65 % - **Prix : 8,13 €**.

Composition

	p cp	p cp LP
Bézafibrate	200 mg	400 mg
Lactose		+

Dans quel cas ce médicament est-il prescrit ?

C'est un *hypolipidémiant* qui appartient à la famille des fibrates. Il permet d'abaisser le taux des graisses circulant dans le sang, *cholestérol* et *triglycérides* essentiellement.

Il est utilisé dans le traitement des excès de cholestérol ou de triglycérides, lorsqu'un régime adapté et assidu n'est pas suffisant.

Contre-indications

Ce médicament ne doit pas être utilisé dans les cas suivants :
- *insuffisance hépatique*,
- *insuffisance rénale* (comprimé à 400 mg),
- en association avec un autre médicament de la même famille (fibrates),
- enfant de moins de 15 ans (comprimé à 400 mg).

Attention : Ce médicament peut être toxique pour le foie et les muscles. Signalez à votre médecin toute fatigue anormale, perte d'appétit, douleur ou faiblesse musculaire. Des analyses de sang régulières permettent de vérifier que le médicament est bien supporté.

Interactions avec d'autres substances

Ce médicament ne doit pas être associé à un autre fibrate : risque accru de douleurs musculaires.

Il peut interagir avec les *hypocholestérolémiants* de la famille des statines.

Informez par ailleurs votre médecin ou votre pharmacien si vous prenez un *anticoagulant* oral.

Grossesse et allaitement

Ce médicament n'a pas lieu d'être utilisé pendant la grossesse en dehors de situations exceptionnelles (*triglycérides* supérieurs à 10 g/l).

En l'absence de données, l'allaitement est déconseillé.

Mode d'emploi et posologie

Ce médicament est pris de préférence au cours des repas.

Posologie usuelle :
- Adulte : la *posologie* est adaptée par le médecin en fonction des résultats de la prise de sang. Elle est habituellement de 1 comprimé à 200 mg, 3 fois par jour, ou de 1 comprimé à 400 mg par jour.

Le régime reste indispensable pendant toute la durée du traitement.

Conseils : Un régime pauvre en *cholestérol* et en graisses animales n'est pas simple à suivre : les erreurs sont fréquentes. Demandez conseil à votre médecin, à votre pharmacien ou à un professionnel de la nutrition.

Effets indésirables possibles

Troubles digestifs : digestion difficile.

Rarement : douleurs musculaires (voir Attention), élévation des *transaminases*, *réaction allergique* cutanée, *photosensibilisation*, maux de tête, *vertiges*, chute de cheveux, troubles de l'érection.

Laboratoires Roche

BÉNÉMIDE

Informations détaillées sur www.monvidal50.com

BÊTA-ADALATE

Informations détaillées sur www.monvidal50.com

BETATOP

Bêtabloquant — **sur ordonnance**

➜ Ce médicament est un générique de TENORMINE (voir ce médicament).

Laboratoires IPRAD

BIPRETERAX

Informations détaillées sur www.monvidal50.com

BI-PROFÉNID

Anti-inflammatoire non stéroïdien — **sur ordonnance**

Présentation

- **BI-PROFÉNID 150 mg :** comprimé sécable (blanc et jaune) ; boîte de 20.
  Liste II - Remb 65 % - **Prix : 7,85 €**.

Composition

	p cp
Kétoprofène	150 mg
Amidon de blé (gluten)	+
Lactose	+

Dans quel cas ce médicament est-il prescrit ?

Ce médicament est un *anti-inflammatoire* non stéroïdien (*AINS*). Il lutte contre l'*inflammation* et la douleur, fait baisser la fièvre et fluidifie le sang.

Il est utilisé dans le *traitement symptomatique* :
- des *rhumatismes inflammatoires* ;
- de certaines *arthroses* ;
- des *tendinites*, des *arthrites*, des *lombalgies* ;
- des *sciatiques* et des *cruralgies* ;
- des douleurs faisant suite à un traumatisme de l'appareil locomoteur.

Il est également utilisé dans le *traitement de la crise* de *migraine*.

Contre-indications

Ce médicament ne doit pas être utilisé dans les cas suivants :
- *antécédent* d'*allergie* ou d'*asthme* provoqué par la prise d'*AINS*, y compris l'aspirine ;
- *hémorragie* ;
- *ulcère* de l'estomac ou du *duodénum* ;
- *insuffisance hépatique* ou *rénale* graves ;
- *insuffisance cardiaque* grave ;
- *intolérance* au gluten ;
- **grossesse** (à partir du 6e mois).

Attention : Tout traitement prolongé ou *surdosage* d'*AINS* expose à des effets indésirables graves.

Certaines situations doivent conduire à ne poursuivre le traitement qu'après un avis médical :
- brûlures d'estomac importantes ou selles noires et nauséabondes pouvant traduire une irritation ou un saignement du tube digestif ;
- *réaction allergique* cutanée, crise d'*asthme* ;
- fatigue inhabituelle et intense, ou baisse brutale et importante du volume des urines chez une personne souffrant d'*insuffisance cardiaque*, déshydratée ou traitée par *diurétique*.

Des précautions sont nécessaires chez la personne âgée ou en cas d'*antécédent* d'*ulcère* de l'estomac ou du *duodénum* ou de risque hémorragique, notamment digestif (maladie de *Crohn*, *rectocolite hémorragique*).

Certains médecins considèrent que les anti-inflammatoires peuvent diminuer l'efficacité des stérilets et exposer à un risque de grossesse non désirée. Ce risque est actuellement très controversé.

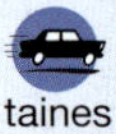
Compte-tenu de ses effets indésirables potentiels, ce médicament peut, chez certaines personnes, ne pas être compatible avec la conduite automobile ou le maniement de machines dangereuses. Assurez-vous à l'occasion des premières prises que vous supportez bien ce médicament avant de conduire ou d'utiliser une machine.

Interactions avec d'autres substances

Ce médicament peut interagir avec d'autres médicaments, notamment :
- l'aspirine et les autres *anti-inflammatoires* non stéroïdiens (*AINS*) : risque d'accroissement des effets indésirables ;
- les *anticoagulants* et les *antiagrégants plaquettaires* : augmentation du risque hémorragique ;
- le lithium (TÉRALITHE, NEUROLITHIUM...) : augmentation du taux de lithium dans le sang ;
- le méthotrexate.

Informez par ailleurs votre médecin ou votre pharmacien en cas de traitement par un *diurétique*, un *inhibiteur de l'enzyme de conversion*, un *inhibiteur de l'angiotensine II*, un *bêtabloquant* ou un médicament contenant de la ciclosporine.

Grossesse et allaitement

Des effets néfastes pour l'enfant à naître ont été mis en évidence lorsque les *AINS* sont utilisés au cours des 4 derniers mois de la grossesse ; le risque existe même avec une seule prise et même si la grossesse est à terme. L'usage de ce médicament est contre-indiqué pendant cette période, sauf dans certaines situations médicales très particulières.

Pendant les 5 premiers mois, l'effet de ce médicament est mal connu : seul votre médecin peut évaluer le risque éventuel de son utilisation dans votre cas.

Ce médicament passe dans le lait maternel ; un choix est donc nécessaire entre l'allaitement et la prise du médicament. Cette décision devra être prise en accord avec votre médecin.

Mode d'emploi et posologie

Les comprimés sont à avaler tels quels, avec un grand verre d'eau, au milieu des repas afin de limiter la survenue de troubles digestifs. Toutefois, en cas de douleurs aiguës, la prise à jeun assure un effet plus rapide.

Posologie usuelle :
- Adulte :

Rhumatologie :
- *traitement d'attaque* : 1 comprimé, 2 fois par jour ;
- *traitement d'entretien* : 1 comprimé par jour, ou ½ comprimé, 2 fois par jour.

Traitement de la crise de *migraine* :

½ comprimé par crise, à prendre dès le début de la crise.

Il est inutile de reprendre un comprimé si l'effet a été insuffisant. En revanche, si une deuxième crise apparaît dans les 24 heures, il est possible de prendre ½ ou 1 comprimé supplémentaire en respectant un délai minimal de 12 heures entre les 2 prises.

Ne jamais dépasser 2 comprimés par jour.

Conseils : Ce médicament vous a été prescrit dans une situation précise : ne le conseillez pas à un proche et ne le réutilisez pas sans avis médical.

Ne dépassez pas la *posologie* ni la durée de traitement prescrites par votre médecin.

La prise de ce médicament ne dispense pas de mesures habituelles permettant d'aider à faire céder la crise de *migraine* : s'allonger au calme dans une pièce sombre.

Effets indésirables possibles

Troubles digestifs : nausées, vomissements, diarrhées, douleurs abdominales, *gastrite*, *stomatite*, *colite*. Rarement : *ulcère* de l'estomac ou du *duodénum* (le plus souvent lors d'un traitement de longue durée ou à forte dose), *hémorragie* digestive (vomissements de sang, selles noires ou, plus souvent, pertes de sang imperceptibles responsables de l'apparition progressive d'une *anémie*).

Réaction allergique : *éruption cutanée*, *asthme*...

Maux de tête, *vertiges*, somnolence.

Photosensibilisation.

Vision floue, bourdonnements d'oreille.

Anomalie de la *numération formule sanguine*.

Augmentation des *transaminases*.

Augmentation de la tension artérielle, notamment chez les patients sous traitement antihypertenseur.

Œdème.

Laboratoires Aventis

BISOPROLOL GÉNÉRIQUES

Bêtabloquant — sur ordonnance

→ Ces médicaments sont des génériques de DETENSIEL et SOPROL (voir ces médicaments).

Laboratoires Arrow Génériques, Biogaran, EG Labo, G Gam, GNR-pharma, Irex, Ivax SAS, Merck génériques, Qualimed, Ratiopharm, RPG Aventis, Téva Classics, Zydus France

BI-TILDIEM

Inhibiteur calcique — sur ordonnance

Présentation

- **BI-TILDIEM 90 mg :** comprimé à *libération prolongée* (blanc) ; boîte de 28.
  Liste I - Remb 65 % - **Prix : 11,01 €**.
- **BI-TILDIEM 120 mg :** comprimé à *libération prolongée* (blanc) ; boîte de 28.
  Liste I - Remb 65 % - **Prix : 12,14 €**.

Composition

	p cp LP	p cp LP
Diltiazem chlorhydrate	90 mg	120 mg

Dans quel cas ce médicament est-il prescrit ?

Ce médicament est un *vasodilatateur* qui appartient à la famille des *inhibiteurs calciques*.

Il est utilisé dans le *traitement préventif* des crises d'*angine de poitrine*.

Contre-indications

Ce médicament ne doit pas être utilisé dans les cas suivants :

- *bloc auriculoventriculaire* grave et certaines maladies de l'automatisme cardiaque,
- rythme cardiaque inférieur à 40 battements par minute,
- *insuffisance cardiaque* grave.

Attention : Des précautions sont nécessaires en cas d'*insuffisance rénale* ou *hépatique* et chez la personne âgée.
Signalez la prise de ce médicament à l'anesthésiste en cas d'intervention chirurgicale.

Interactions avec d'autres substances

Ce médicament peut interagir avec les *antiarythmiques*.

Informez par ailleurs votre médecin si vous prenez un *bêtabloquant* ou un médicament contenant de la ciclosporine, de la carbamazépine, de la rifampicine, de l'amiodarone, un *alphabloquant* ou un autre médicament susceptible de faire baisser la tension artérielle.

Grossesse et allaitement

Ce médicament est déconseillé chez la femme enceinte ou susceptible de l'être. Si une grossesse survient au cours du traitement, prévenez votre médecin.

Ce médicament passe faiblement dans le lait maternel : l'allaitement est déconseillé sans avis médical.

Mode d'emploi et posologie

Les comprimés doivent être avalés avec un peu d'eau sans être croqués.

Posologie usuelle :

1 comprimé à 90 mg ou à 120 mg, matin et soir.

Conseils : Il est normal de retrouver le comprimé dans les selles : son contenu a été libéré dans l'intestin.

Effets indésirables possibles

Ralentissement important du cœur, *bloc auriculoventriculaire*, *réaction allergique* cutanée, gonflement des gencives. Ces effets nécessitent parfois l'arrêt du traitement.

Rarement :

- bouffées de chaleur, maux de tête, jambes lourdes ou enflées, *palpitations* ;
- fatigue, *troubles digestifs*, bouche sèche.

Exceptionnellement : *gynécomastie*, *syndrome extrapyramidal*, augmentation des *transaminases*, *hépatite*.

Laboratoires Sanofi-Synthélabo

BREXIN

Anti-inflammatoire non stéroïdien — sur ordonnance

Présentation

- **BREXIN :** comprimé sécable (jaune pâle) ; boîte de 14.
  Liste I - Remb 65 % - **Prix : 8,30 €**.
- **BREXIN :** comprimé effervescent (jaune pâle ; arôme citron) ; boîte de 14.
  Liste I - Remb 65 % - **Prix : 8,30 €**.

Composition

	p cp	p cp efferv
Piroxicam bêta-cyclodextrine	191,2 mg	191,2 mg
soit Piroxicam	20 mg	20 mg
Aspartam		+

Dans quel cas ce médicament est-il prescrit ?

Ce médicament est un *anti-inflammatoire* non stéroïdien (*AINS*). Il lutte contre l'*inflammation* et la douleur, fait baisser la fièvre et fluidifie le sang.

Il est utilisé dans le *traitement symptomatique* :
- des *rhumatismes inflammatoires* ;
- des crises d'*arthrose* ;
- des *arthrites*, des *tendinites* ;
- des douleurs faisant suite à un traumatisme de l'appareil locomoteur ;
- des *sciatiques* et des *cruralgies*.

Contre-indications

Ce médicament ne doit pas être utilisé dans les cas suivants :
- antécédent d'*allergie* ou d'*asthme* provoqué par la prise d'*AINS*, y compris l'aspirine ;
- *ulcère* de l'estomac ou du *duodénum* ;
- *insuffisance hépatique* ou rénale grave ;
- *phénylcétonurie* (comprimé effervescent : présence d'aspartam) ;
- enfant de moins de 15 ans ;
- **grossesse** (à partir du 6e mois).

Attention : Tout traitement prolongé ou *surdosage* d'*AINS* expose à des effets indésirables graves.

Certaines situations doivent conduire à ne poursuivre le traitement qu'après un avis médical :
- brûlures d'estomac importantes ou selles noires et nauséabondes pouvant traduire une irritation ou un saignement du tube digestif ;
- *réaction allergique* cutanée, crise d'*asthme* ;
- fatigue inhabituelle et intense, ou baisse brutale et importante du volume des urines chez une personne souffrant d'*insuffisance cardiaque*, déshydratée ou traitée par *diurétique*.

Des précautions sont nécessaires en cas d'*antécédent* d'*ulcère* de l'estomac ou du *duodénum* ou de risque hémorragique, notamment digestif (maladie de *Crohn*, *rectocolite hémorragique*).

Certains médecins considèrent que les anti-inflammatoires peuvent diminuer l'efficacité des stérilets et exposer à un risque de grossesse non désirée. Ce risque est actuellement très controversé.

Conducteur : ce médicament peut provoquer parfois des étourdissements et des troubles de la vue.

Interactions avec d'autres substances

Ce médicament peut interagir avec d'autres médicaments, notamment :
- l'aspirine et les autres *anti-inflammatoires* non stéroïdiens (*AINS*) : risque d'accroissement des effets indésirables ;
- les *anticoagulants* et les *antiagrégants plaquettaires* : augmentation du risque hémorragique ;
- le lithium (TÉRALITHE, NEUROLITHIUM...) : augmentation du taux de lithium dans le sang ;
- le méthotrexate.

Informez par ailleurs votre médecin ou votre pharmacien en cas de traitement par un *diurétique*, un *inhibiteur de l'enzyme de conversion*, un *inhibiteur de l'angiotensine II*, un *bêtabloquant* ou un médicament contenant de la ciclosporine.

Grossesse et allaitement

Des effets néfastes pour l'enfant à naître ont été mis en évidence lorsque les *AINS* sont utilisés au cours des 4 derniers mois de la grossesse ; le risque existe même avec une seule prise et même si la grossesse est à terme. L'usage de ce médicament est contre-indiqué pendant cette période, sauf dans certaines situations médicales très particulières.

Pendant les 5 premiers mois, l'effet de ce médicament est mal connu : seul votre médecin peut évaluer le risque éventuel de son utilisation dans votre cas.

Ce médicament passe dans le lait maternel ; un choix est donc nécessaire entre l'allaitement et la prise du médicament. Cette décision devra être prise en accord avec votre médecin.

Mode d'emploi et posologie

Ce médicament doit être pris au cours des repas.

Les comprimés doivent être avalés tels quels avec un grand verre d'eau. Les comprimés effervescents doivent être dissous dans un verre d'eau.

Posologie usuelle :

- Adulte :
- *traitement d'attaque* : 1 comprimé, 2 fois par jour. Ne pas dépasser 40 mg par jour.
- *traitement d'entretien* : 1 comprimé par jour.

Conseils : Ce médicament vous a été prescrit dans une situation précise : ne le conseillez pas à un proche et ne le réutilisez pas sans avis médical.

Ne dépassez pas la *posologie* ni la durée de traitement prescrites par votre médecin, afin de limiter les effets indésirables.

Effets indésirables possibles

Troubles digestifs, *gastrite*, voire *ulcère* de l'estomac ou du *duodénum*, le plus souvent lors d'un traitement prolongé à des doses supérieures à 30 mg par jour. Exceptionnellement : *hémorragie* du tube digestif (vomissements sanglants, selles noires, ou plus souvent pertes de sang imperceptibles, responsables de l'apparition progressive d'une *anémie*).

Réaction allergique nécessitant l'arrêt immédiat du traitement :
- *éruption cutanée*, démangeaisons, aphte, *conjonctivite* (pouvant correspondre à la phase initiale d'une réaction allergique plus grave) ;
- *asthme* ;
- malaise avec baisse de la tension artérielle.

Étourdissement, maux de tête, bourdonnement d'oreille, somnolence.

Exceptionnellement : baisse de l'audition, *photosensibilisation*, *œdème*, augmentation des *transaminases*, *hépatite*.

Laboratoires Pierre Fabre

BRIAZIDE

Informations détaillées sur www.monvidal50.com

BRIEM

Informations détaillées sur www.monvidal50.com

BRUFEN

Anti-inflammatoire non stéroïdien — **sur ordonnance**

Présentation

- **BRUFEN 400 :** comprimé (blanc) ; boîte de 30.
  Liste II - Remb 65 % - **Prix : 3,97 €.**

Composition

	p cp
Ibuprofène	400 mg
Lactose	+

Dans quel cas ce médicament est-il prescrit ?

Ce médicament est un *anti-inflammatoire* non stéroïdien (*AINS*). Il lutte contre l'*inflammation* et la douleur, fait baisser la fièvre et fluidifie le sang.

Il est utilisé chez l'adulte dans le traitement de la douleur et de la fièvre et dans le *traitement symptomatique* :
- des *rhumatismes inflammatoires* ;
- de certaines *arthroses* ;
- des *arthrites*, des *tendinites*, des *lombalgies*... ;
- des *sciatiques* et des *cruralgies* ;
- des douleurs faisant suite à un traumatisme de l'appareil locomoteur ;
- des règles douloureuses.

Contre-indications

Ce médicament ne doit pas être utilisé dans les cas suivants :
- *antécédent* d'*allergie* ou d'*asthme* provoqué par la prise d'*AINS*, y compris l'aspirine ;
- *ulcère* de l'estomac ou du *duodénum* ;
- *insuffisance hépatique* ou *rénale* grave ;
- *insuffisance cardiaque* grave ;
- *lupus érythémateux* disséminé ;
- **grossesse** (à partir du 6e mois).

Attention : Tout traitement prolongé ou *surdosage* d'*AINS* expose à des effets indésirables graves.

Certaines situations doivent conduire à ne poursuivre le traitement qu'après un avis médical :
- brûlures d'estomac importantes ou selles noires et nauséabondes pouvant traduire une irritation ou un saignement du tube digestif ;
- *réaction allergique* cutanée, crise d'*asthme* ;
- fatigue inhabituelle et intense, ou baisse brutale et importante du volume des urines chez une personne souffrant d'*insuffisance cardiaque*, déshydratée ou traitée par *diurétique*.

Des précautions sont nécessaires chez la personne âgée ou en cas d'*antécédent* d'*ulcère* de l'estomac ou du *duodénum* ou de risque hémorragique, notamment digestif (maladie de *Crohn*, *rectocolite hémorragique*).

Certains médecins considèrent que les anti-inflammatoires peuvent diminuer l'efficacité des stérilets et exposer à un risque de grossesse non désirée. Ce risque est actuellement très controversé.

Conducteur : ce médicament peut provoquer parfois des étourdissements et des troubles de la vue.

Interactions avec d'autres substances

Ce médicament peut interagir avec d'autres médicaments, notamment :
- l'aspirine et les autres *anti-inflammatoires* non stéroïdiens (*AINS*) : risque d'accroissement des effets indésirables ;
- les *anticoagulants* et les *antiagrégants plaquettaires* : augmentation du risque hémorragique ;
- le lithium (TÉRALITHE, NEUROLITHIUM...) : augmentation du taux de lithium dans le sang ;
- le méthotrexate.

Informez par ailleurs votre médecin ou votre pharmacien en cas de traitement par un *diurétique*, un *inhibiteur de l'enzyme de conversion*, un *inhibiteur de l'angiotensine II*, un *bêtabloquant* ou un médicament contenant de la ciclosporine.

Grossesse et allaitement

Des effets néfastes pour l'enfant à naître ont été mis en évidence lorsque les *AINS* sont utilisés au cours des 4 derniers mois de la grossesse ; le risque existe même avec une seule prise et même si la grossesse est à terme. L'usage de ce médicament est contre-indiqué pendant cette période, sauf dans certaines situations médicales très particulières.

Pendant les 5 premiers mois, l'effet de ce médicament est mal connu : seul votre médecin peut évaluer le risque éventuel de son utilisation dans votre cas.

Ce médicament passe dans le lait maternel ; un choix est donc nécessaire entre l'allaitement et la prise du médicament. Cette décision devra être prise en accord avec votre médecin.

Mode d'emploi et posologie

Les comprimés sont avalés avec un grand verre d'eau, de préférence au milieu des repas afin de limiter les effets digestifs indésirables.

Les prises doivent être espacées d'au moins 6 heures.

Posologie usuelle :

- Adulte :
- *traitement d'attaque* en rhumatologie : 2 comprimés, 3 fois par jour ;
- *traitement d'entretien* en rhumatologie : 1 comprimé, 3 ou 4 fois par jour ;
- douleur des règles : 1 comprimé à renouveler si nécessaire, sans dépasser 4 comprimés par jour ;
- autres douleurs, fièvre : 1 comprimé à renouveler si nécessaire après 6 heures, sans dépasser 3 comprimés par jour.

Conseils : Ce médicament vous a été prescrit dans une situation précise : ne le conseillez pas à un proche et ne le réutilisez pas sans avis médical.
Ne dépassez pas la *posologie* ni la durée de traitement prescrites par votre médecin.

Effets indésirables possibles

Troubles digestifs, *gastrite*, voire *ulcère* de l'estomac ou du *duodénum*, le plus souvent lors d'un traitement de longue durée ou à forte dose. Exceptionnellement : *hémorragie* du tube digestif (vomissements sanglants, selles noires, ou le plus souvent pertes de sang imperceptibles, responsables de l'apparition progressive d'une *anémie*).
Réaction allergique cutanée (éruptions, démangeaisons, *œdème*), *asthme*.
Vertiges, maux de tête, troubles de la vision.

Laboratoires Abbott-France

BURINEX

Informations détaillées sur www.monvidal50.com

BUTAZOLIDINE

Anti-inflammatoire non stéroïdien — **sur ordonnance**

Présentation

- **BUTAZOLIDINE 100 :** comprimé (rose) ; boîte de 20. Liste I - Remb 65 % - **Prix : 1,13 €**.
- **BUTAZOLIDINE :** suppositoire ; boîte de 5. Liste I - Remb 35 % - **Prix : 1,10 €**.

Composition

	p cp	p suppos
Phénylbutazone	100 mg	250 mg

Dans quel cas ce médicament est-il prescrit ?

Ce médicament est un *anti-inflammatoire* non stéroïdien (*AINS*). Il lutte contre l'inflammation et la douleur.
Il est utilisé dans le *traitement symptomatique* de courte durée des *arthrites* aiguës dues à des dépôts de cristaux (*goutte*) et de certaines maladies rhumatismales (*spondylarthrite ankylosante*).

Contre-indications

Ce médicament ne doit pas être utilisé dans les cas suivants :
- *allergie* aux *AINS*, y compris l'aspirine ;
- *ulcère* de l'estomac ou du *duodénum* ;
- *insuffisance hépatique* ;
- *insuffisance rénale* ;
- *insuffisance cardiaque* ;
- *hypertension artérielle* grave ;
- maladie de la glande *thyroïde* ;
- *inflammation* ou *hémorragie* récente du rectum (suppositoire) ;
- anomalie de la *numération formule sanguine*, et certaines maladies du sang ;
- certaines maladies rares (*lupus érythémateux*) ;
- traitement par le méthotrexate ou les *anticoagulants* oraux ;
- **grossesse** (à partir du 6e mois).

Attention : La prise de ce médicament expose à un risque très rare mais grave, l'*agranulocytose* (disparition des *globules blancs* du sang). Elle peut se manifester par une fièvre élevée, une angine, des *aphtes*. L'une de ces manifestations impose l'arrêt immédiat du traitement et des analyses de sang : prévenez d'urgence votre médecin.
Ce médicament vous a été prescrit dans une situation précise : ne le conseillez pas à une autre personne. Ses effets indésirables sur le sang sont imprévisibles et peuvent survenir après une seule prise.
Des précautions sont nécessaires en cas d'*antécédent* d'*ulcère* de l'estomac ou du *duodénum*, chez les personnes âgées, et chez la femme qui porte un stérilet.

Interactions avec d'autres substances

Ce médicament est contre-indiqué en association avec le méthotrexate (augmentation de la toxicité de celui-ci) et avec les *anticoagulants* oraux (augmentation du risque hémorragique).
Il peut interagir avec d'autres médicaments, notamment :
- l'aspirine et les autres *anti-inflammatoires* non stéroïdiens : risque d'accroissement des effets indésirables ;
- les *antiagrégants plaquettaires* (TICLID...) : augmentation du risque hémorragique ;
- le lithium (TÉRALITHE, NEUROLITHIUM...) : augmentation du taux de lithium dans le sang.
- les *sulfamides hypoglycémiants* ;
- les médicaments contenant un sel d'or ou de la phénytoïne.

Informez par ailleurs votre médecin ou votre pharmacien si vous prenez un *diurétique*, un *antihypertenseur* ou un médicament contenant de la pentoxifylline ou de la zidovudine.

Grossesse et allaitement

Ce médicament est contre-indiqué à partir du 6e mois de la grossesse. Au cours des 5 premiers mois, seul votre médecin peut évaluer le risque éventuel de son utilisation dans votre cas.
Ce médicament passe dans le lait maternel : par mesure de prudence, l'allaitement est déconseillé pendant le traitement.

Mode d'emploi et posologie

Les comprimés doivent être avalés sans être croqués, au milieu des repas, avec un verre d'eau.

Posologie usuelle :
- Adulte :
- *traitement d'attaque* : 2 comprimés, 2 ou 3 fois par jour, ou 1 suppositoire, 2 fois par jour ;

- *traitement d'entretien* : 1 à 3 comprimés ou 1 suppositoire par jour.

Conseils : Afin de limiter les effets indésirables, ne dépassez pas la *posologie* et la durée de traitement prescrites par votre médecin.

Effets indésirables possibles

Troubles digestifs.

Réaction allergique cutanée, *urticaire*, *œdème.*

Irritation rectale avec les suppositoires.

Très rarement : anomalie de la *numération formule sanguine*, *hépatite*, maux de tête, *stomatite*.

Exceptionnellement : *insuffisance rénale*.

Laboratoires Novartis Pharma

CADENS

Calcitonine — sur ordonnance

→ Ce médicament est un générique de MIACALCIC (voir ce médicament).

Laboratoires Zambon France

CALCITONINE GNR

Calcitonine — sur ordonnance

→ Ce médicament est un générique de MIACALCIC (voir ce médicament).

Laboratoires GNR-pharma

CALCITONINE PHARMY II

Calcitonine — sur ordonnance

→ Ce médicament est un générique de MIACALCIC 50 UI/1 ml.

Laboratoires Pharmy II

CALDINE

Informations détaillées sur www.monvidal50.com

CALSYN

Calcitonine — sur ordonnance

Présentation

- CALSYN 50 UI : solution injectable ; ampoule de 0,5 ml.
  Liste II - Remb 35 % - **Prix : 3,05 €.**
- CALSYN 100 UI : solution injectable ; ampoule de 1 ml.
  Liste II - Remb 35 % - **Prix : 5,07 €.**

Composition

	p amp inj	p amp inj
Calcitonine de synthèse	50 UI	100 UI

Dans quel cas ce médicament est-il prescrit ?

Ce médicament contient une calcitonine de synthèse. Normalement sécrétée par les glandes *parathyroïdes*, cette *hormone* a plusieurs propriétés :

- elle freine l'activité des cellules qui détruisent l'os (*ostéoclastes*),
- elle facilite la fixation du calcium sur l'os et abaisse le taux de calcium dans le sang,
- elle a une action *antalgique*.

Ce médicament est utilisé dans le traitement de la maladie de *Paget*, de l'*algodystrophie*, de certaines anomalies du *métabolisme* osseux (associées ou non à un excès de calcium dans le sang) et du tassement vertébral survenant dans le cadre d'une *ostéoporose*.

Contre-indications

Ce médicament ne doit pas être utilisé en cas d'*allergie* à la calcitonine de saumon, cette dernière ayant servi de modèle à cette calcitonine de synthèse.

Grossesse et allaitement

L'effet de ce médicament pendant la grossesse ou l'allaitement est mal connu : seul votre médecin peut évaluer le risque éventuel de son utilisation dans votre cas.

Mode d'emploi et posologie

Ce médicament est injecté par *voie* intraveineuse, intramusculaire ou sous-cutanée.

Posologie usuelle :

Elle est individuelle et adaptée par votre médecin en fonction de la maladie en cause et de l'évolution des signes.

Conseils : Compte tenu des effets indésirables possibles après l'injection de ce médicament, il est préférable de prévoir une période de repos après son administration.

Effets indésirables possibles

Nausées, vomissements, douleurs abdominales, diarrhées, bouffées de chaleur, rougeur du visage, des mains et des pieds, surtout lors des premières injections.

Rarement : *réaction allergique*.

Laboratoires Aventis

CAPTEA

Association d'antihypertenseurs — sur ordonnance

Présentation

- CAPTEA : comprimé sécable (orangé) ; boîte de 28.
  Liste I - Remb 65 % - **Prix : 19,79 €.**

Composition

	p cp
Captopril	50 mg
Hydrochlorothiazide	25 mg
Lactose	+

Dans quel cas ce médicament est-il prescrit ?

Cet *antihypertenseur* contient deux substances :

- le captopril, un *inhibiteur de l'enzyme de conversion*. Cette *enzyme* est une substance naturellement présente dans l'organisme, responsable d'une contraction des artères qui augmente la tension artérielle et fatigue le cœur ;

- l'hydrochlorothiazide, un *diurétique* dont la structure chimique est proche de celle des *sulfamides*. Son action renforce celle du captopril.

Ce médicament est utilisé dans le traitement de l'*hypertension artérielle*.

Contre-indications

Ce médicament ne doit pas être utilisé dans les cas suivants :

- *allergie* aux médicaments de la famille des *inhibiteurs de l'enzyme de conversion* ou à celle des *sulfamides*,
- prédisposition à l'œdème de *Quincke*,
- *insuffisance rénale* grave,
- *encéphalopathie hépatique*,
- **grossesse** (à partir du 4e mois).

Attention : Des précautions s'imposent chez les personnes souffrant d'*hypertension artérielle* due à un rétrécissement des artères rénales.

En cas de gonflement du visage (lèvres, paupières...) ou d'une autre région du corps, consultez votre médecin avant toute nouvelle prise de ce médicament ; il peut s'agir d'une *réaction allergique* : œdème de *Quincke*.

L'usage des *inhibiteurs de l'enzyme de conversion* est déconseillé en période de désensibilisation aux venins d'*hyménoptères* : augmentation du risque de réaction allergique grave.

Chez les personnes atteintes d'une *insuffisance hépatique* grave, l'apparition de troubles de la conscience peut annoncer une complication. Ne poursuivez pas le traitement sans l'avis de votre médecin.

Si vous suivez un traitement par *diurétique* ou un régime sans *sel*, la baisse de la tension artérielle peut être importante lors des premières prises du médicament : risque de malaise ou d'étourdissement pouvant entraîner une chute. Il est préférable de commencer le traitement un jour de repos.

Faites pratiquer régulièrement les analyses de sang prescrites par votre médecin ; elles sont notamment destinées à vérifier le bon fonctionnement de vos reins (dosage de la *créatinine*) et les taux de *potassium* et de *sodium* sanguins.

Le diurétique contenu dans ce médicament peut faire baisser la *kaliémie* : évitez d'utiliser des *laxatifs stimulants* dont l'usage régulier contribue à la baisse du taux de potassium dans le sang. Il peut par ailleurs augmenter le taux sanguin d'*acide urique* (possibilité de crise de *goutte*).

Conducteur : les *inhibiteurs de l'enzyme de conversion* peuvent être responsables de malaise ou de *vertiges*, lors des premières prises.

Sportif : ce médicament contient une substance susceptible de rendre positifs certains *tests antidopage*.

Interactions avec d'autres substances

Ce médicament peut interagir avec les médicaments susceptibles de provoquer une *hyperkaliémie* (*diurétique*, sel de *potassium*...), avec les médicaments donnant des *torsades de pointes* et avec les médicaments contenant du lithium.

Informez par ailleurs votre médecin si vous prenez un *digitalique*, un *laxatif stimulant*, un *AINS*, ou un médicament contenant de la metformine, de la carbamazépine, de la ciclosporine ou un sel de calcium.

En outre, l'effet *antihypertenseur* de ce médicament peut être augmenté par certains médicaments tels que les *neuroleptiques*, les *antidépresseurs imipraminiques*, les médicaments contenant du baclofène ; il peut être diminué par les *corticoïdes*. Votre médecin doit être informé si vous êtes traité par l'un ou par l'autre.

Chez le diabétique traité par l'*insuline*, une adaptation de la *posologie* de l'insuline peut être nécessaire.

Grossesse et allaitement

L'usage de ce médicament est déconseillé pendant les 3 premiers mois de la grossesse et contre-indiqué à partir du 4e mois.

Ce médicament passe dans le lait maternel ; un choix est donc nécessaire entre l'allaitement et la prise du médicament. Cette décision devra être prise en accord avec votre médecin.

Mode d'emploi et posologie

Ce médicament doit être pris avec le petit déjeuner.

Posologie usuelle :

- Adulte : 1 comprimé par jour, le matin.

En cas d'*insuffisance rénale*, d'*athérosclérose*, de traitement préalable par des *diurétiques* ou de régime sans *sel*, en particulier chez la personne âgée, la *posologie* initiale est faible ; elle est augmentée progressivement par le médecin en fonction des effets du médicament.

Conseils : Le traitement médicamenteux ne dispense pas de mesures simples pouvant faire baisser la tension artérielle : activité physique régulière, modération de la consommation de boissons alcoolisées et de *sel*, lutte contre l'excès de poids.

Effets indésirables possibles

Toux sèche.

Baisse excessive de la tension artérielle (voir Attention) ; *hypotension orthostatique*.

Maux de tête, fatigue, étourdissement, fourmillement des extrémités.

Troubles digestifs.

Éruption cutanée.

Augmentation du taux de *créatinine*, d'*acide urique* ou de glucose dans le sang et exceptionnellement du calcium.

Baisse du taux de *potassium* dans le sang, associée ou non à des crampes.

Rarement : baisse de taux de sodium dans le sang (natrémie) et risque de troubles du comportement, anomalie de la *numération formule sanguine*.

Exceptionnellement : œdème de *Quincke*, *pancréatite*, troubles de la vue.

Laboratoires Aventis

CAPTOLANE

Inhibiteur de l'enzyme de conversion

sur ordonnance

Présentation

- CAPTOLANE 25 mg : comprimé quadrisécable (blanc) ; boîte de 30. Liste I - Remb 65 % - **Prix : 10,57 €**.
- CAPTOLANE 50 mg : comprimé sécable (blanc) ; boîte de 30. Liste I - Remb 65 % - **Prix : 18,39 €**.

Composition

	p cp	p cp
Captopril	25 mg	50 mg
Lactose	+	+

Dans quel cas ce médicament est-il prescrit ?

Ce médicament appartient à la famille des *inhibiteurs de l'enzyme de conversion* (IEC). L'enzyme de conversion est une substance naturellement présente dans l'organisme ; elle est responsable d'une contraction des artères qui augmente la tension artérielle et fatigue le cœur.

Il est utilisé dans le traitement :
- de l'*hypertension artérielle*,
- de l'*insuffisance cardiaque*,
- des affections du rein chez le diabétique insulinodépendant,
- de l'*infarctus du myocarde* (traitement initial et prévention des récidives ou complications).

Contre-indications

Ce médicament ne doit pas être utilisé dans les cas suivants :
- *allergie* aux médicaments de la famille des *inhibiteurs de l'enzyme de conversion*,
- prédisposition à l'œdème de *Quincke*,
- **grossesse** (à partir du 4e mois).

Dans d'autres situations, le médecin est seul juge pour prescrire ce médicament, notamment en cas d'*hyperkaliémie* ou de rétrécissement des artères rénales.

Attention : En cas de gonflement du visage (lèvres, paupières...) ou d'une autre région du corps, consultez votre médecin avant toute nouvelle prise de ce médicament ; il peut s'agir d'une *réaction allergique* : œdème de *Quincke*.

L'usage des *inhibiteurs de l'enzyme de conversion* est déconseillé en période de désensibilisation aux venins d'*hyménoptères* : augmentation du risque de réaction allergique grave.

Des précautions sont nécessaires chez la personne âgée.

En cas d'*insuffisance rénale*, un contrôle de la *créatinine* et du taux de *potassium* dans le sang est nécessaire.

Si vous suivez un traitement par *diurétique* ou un régime sans *sel*, la baisse de la tension artérielle peut être importante lors des premières prises du médicament : risque de malaise ou d'étourdissement pouvant entraîner une chute. Il est préférable de commencer le traitement un jour de repos.

Les sels de régime contiennent souvent du *potassium* ; ne les utilisez pas sans avis médical pendant le traitement.

Si vous êtes traité par le rein artificiel, prévenez votre centre de *dialyse* de la prise de ce médicament.

Conducteur : les *inhibiteurs de l'enzyme de conversion* peuvent être responsables de malaise ou de *vertiges*, lors des premières prises.

Interactions avec d'autres substances

Ce médicament peut interagir avec les *diurétiques* et les médicaments qui contiennent du potassium ou du lithium.

Informez par ailleurs votre médecin ou votre pharmacien si vous prenez un *antidiabétique*, un *AINS* ou de l'aspirine à forte dose (plus de 3 g par jour).

En outre, l'effet *antihypertenseur* de ce médicament peut être augmenté par certains médicaments tels que les *neuroleptiques*, les *antidépresseurs imipraminiques*, les *alphabloquants* utilisés dans certains troubles urinaires, les médicaments contenant du baclofène ; il peut être diminué par les *corticoïdes*. Votre médecin doit être informé si vous êtes traité par l'un ou l'autre de ces médicaments.

Grossesse et allaitement

L'usage de ce médicament est déconseillé pendant les 3 premiers mois de la grossesse et contre-indiqué à partir du 4e mois.

Ce médicament passe dans le lait maternel ; un choix est donc nécessaire entre l'allaitement et la prise du médicament. Cette décision devra être prise en accord avec votre médecin.

Mode d'emploi et posologie

Ce médicament est pris indifféremment au cours ou en dehors des repas.

Posologie usuelle :
- Adulte : la *posologie* est variable en fonction des cas. A titre indicatif :
  - *hypertension artérielle* : 1 comprimé à 25 mg matin et soir ;
  - *insuffisance cardiaque*, affections du rein chez le diabétique : 50 à 100 mg par jour, atteints progressivement, répartis en 2 ou 3 prises ;
  - protection du cœur après un infarctus : 75 à 150 mg par jour, répartis en 2 ou 3 prises.

En cas d'*insuffisance rénale*, d'*athérosclérose*, de traitement préalable par des *diurétiques* ou de régime sans *sel*, en particulier chez la personne âgée, la posologie initiale est faible ; elle est augmentée progressivement par le médecin en fonction des effets du médicament.

Conseils : Le traitement médicamenteux ne dispense pas de mesures simples pouvant faire baisser la tension artérielle : activité physique régulière, modération de la consommation de boissons alcoolisées et de *sel*, lutte contre l'excès de poids.

Effets indésirables possibles

Comme pour tous les *inhibiteurs de l'enzyme de conversion* :
- Toux sèche.
- Baisse excessive de la tension artérielle (voir Attention) ; *hypotension orthostatique*.
- Maux de tête, fatigue, étourdissement.
- *Troubles digestifs*.
- *Réactions allergiques* : *éruption cutanée*, œdème de *Quincke* (exceptionnel).

Laboratoires Aventis

CAPTOPRIL GÉNÉRIQUES

Inhibiteur de l'enzyme de conversion — sur ordonnance

→ Ces médicaments sont des génériques de CAPTOLANE et de LOPRIL (voir ces médicaments).

Laboratoires Arrow Génériques, Biogaran, EG Labo, G Gam, GNR-pharma, Irex, Ivax SAS, Merck génériques, Qualimed, Ratiopharm, Téva Classics, Zydus France

CAPTOPRIL/ HYDROCHLOROTHIAZIDE GÉNÉRIQUES

Association d'antihypertenseurs — sur ordonnance

→ Ces médicaments sont des génériques de CAPTÉA et de ÉCAZIDE (voir ces médicaments).

Laboratoires Arrow Génériques, Biogaran, GNR-pharma, Merck génériques, Qualimed, Ratiopharm

CARDIOSOLUPSAN

Informations détaillées sur www.monvidal50.com

CARTREX

Informations détaillées sur www.monvidal50.com

CATALGINE

Informations détaillées sur www.monvidal50.com

CATAPRESSAN

Informations détaillées sur www.monvidal50.com

CAVERJECT

Informations détaillées sur www.monvidal50.com

CEBUTID

Informations détaillées sur www.monvidal50.com

Les mots en italique sont expliqués dans le lexique, page 451.

CELEBREX

Anti-inflammatoire non stéroïdien — sur ordonnance

Présentation

- **CELEBREX 100 mg :** gélule (blanc et opaque) ; boîte de 30. Liste I - Remb 65 % - **Prix : 14,87 €**.
- **CELEBREX 200 mg :** gélule (blanc et opaque) ; boîte de 30. Liste I - Remb 65 % - **Prix : 29,20 €**.

Composition

	p gél	p gél
Célécoxib	100 mg	200 mg
Lactose	+	+

Dans quel cas ce médicament est-il prescrit ?

Ce médicament est un *anti-inflammatoire* non stéroïdien (*AINS*) qui appartient à une nouvelle famille : celle des inhibiteurs de la cyclo-oxygénase 2 (COX). Comme les autres AINS, il lutte contre l'*inflammation* et la douleur et fait baisser la fièvre, mais son effet irritant sur l'estomac et le risque d'ulcère seraient diminués.

Il est utilisé chez l'adulte dans le *traitement symptomatique* de l'*arthrose* douloureuse et de la *polyarthrite rhumatoïde*.

Contre-indications

Ce médicament ne doit pas être utilisé dans les cas suivants :
- *antécédent* d'*allergie* ou d'*asthme* provoqué par la prise d'*AINS* y compris l'aspirine, allergie aux *sulfamides* ;
- *ulcère* de l'estomac ou du *duodénum* en évolution ;
- *insuffisance hépatique* ou *rénale* grave ;
- enfant de moins de 15 ans ;
- *insuffisance cardiaque* grave ;
- maladie inflammatoire de l'intestin (maladie de *Crohn*, *rectocolite hémorragique*) ;
- **grossesse** et femmes susceptibles de procréer n'utilisant pas de méthode contraceptive fiable ;
- **allaitement**.

Attention : Tout traitement prolongé ou *surdosage* d'*AINS* expose à des effets indésirables graves.
Certaines situations doivent conduire à ne poursuivre le traitement qu'après un avis médical :
- brûlures d'estomac importantes ou selles noires et nauséabondes pouvant traduire une irritation ou un saignement du tube digestif ;
- *réaction allergique* cutanée, crise d'*asthme* ;
- fatigue inhabituelle et intense, ou baisse brutale et importante du volume des urines chez une personne souffrant d'*insuffisance cardiaque*, déshydratée ou traitée par *diurétique*.

Compte-tenu de ses effets indésirables potentiels, ce médicament peut, chez certaines personnes, ne pas être compatible avec la conduite automobile ou le maniement de machines dangereuses. Assurez-vous à l'occasion des premières prises que vous supportez bien ce médicament avant de conduire ou d'utiliser une machine.

Interactions avec d'autres substances

Ce médicament peut interagir avec d'autres médicaments, notamment :
- l'aspirine et les autres *anti-inflammatoires* non stéroïdiens (*AINS*) : risque d'accroissement des effets indésirables ;
- les *anticoagulants* et les *antiagrégants plaquettaires* : augmentation du risque hémorragique ;
- le lithium (TÉRALITHE, NEUROLITHIUM...) : augmentation du taux de lithium dans le sang ;
- le méthotrexate.

Informez par ailleurs votre médecin ou votre pharmacien si vous prenez un *diurétique*, un *inhibiteur de l'enzyme de conversion*, un *antidépresseur* (de la famille des imipraminiques ou des inhibiteurs de la recapture de la sérotonine), un *neuroleptique* ou un médicament contenant du dextrométorphane, du fluconazole ou de la ciclosporine

Grossesse et allaitement

L'effet de ce médicament pendant la grossesse ou l'allaitement est mal connu. Par mesure de prudence, son usage est contre-indiqué chez la femme enceinte ou chez celle qui allaite.

Une contraception efficace est nécessaire chez les femmes susceptibles de procréer.

Mode d'emploi et posologie

Les gélules peuvent être prises pendant ou entre les repas.

Posologie usuelle :
- Adulte : 200 mg par jour, en 1 ou 2 prises ; cette dose peut être augmentée à 400 mg en 2 prises si nécessaire.

Il est recommandé de ne pas dépasser 200 mg par jour initialement chez la personne âgée et l'*insuffisant rénal*.

Conseils : Ce médicament vous a été prescrit dans une situation précise : ne le conseillez pas à un proche et ne le réutilisez pas sans avis médical.
Ne dépassez pas la *posologie* ni la durée de traitement prescrites par votre médecin.

Effets indésirables possibles

Fréquents (plus de 1 % des utilisateurs) : *œdèmes*, étourdissements, *hypertension artérielle*, douleurs abdominales, digestion difficile, flatulences, diarrhées, étourdissements, insomnies, infection *ORL*, *éruption cutanée*...

Occasionnels (0,1 à 1 % des utilisateurs) : *anémie*, *hypertension artérielle*, *palpitations*, constipation, éructations, *gastrite*, inflammation de la bouche, vomissements, vision floue, raideur musculaire, fourmillements, anxiété, *dépression*, toux, essoufflement, *urticaire*, crampes, sifflements d'oreilles, fatigue, infections urinaires.

Rares (moins de 1 utilisateur sur 1000) : baisse des *globules blancs* ou des *plaquettes* sanguines, *ulcère* de l'estomac du *duodénum* ou de l'œsophage, difficulté à avaler, perforation de l'intestin, inflammation de l'œsophage, selles noires, troubles de la coordination des mouvements, chute de cheveux, *photosensibilisation*, altération du goût.

Exceptionnels (moins de 1 utilisateur sur 10 000) : maux de tête, nausée, douleurs des articulations, *réactions allergiques* graves, *insuffisance cardiaque*, *infarctus du myocarde*, *hémorragie* gastro-intestinale, *vascularite*, maladie musculaire, *hépatite*, confusion mentale, *insuffisance rénale* aiguë, *bronchospasme*.

Effets indésirables biologiques : augmentation des *transaminases*, élévation de l'urée ou de la *créatinine*, élévation des phosphatases alcalines, anomalies de la *numération formule sanguine*, *hyperkaliémie*.

Consultez le lexique à *Effets indésirables* pour la bonne compréhension de cette rubrique.

Laboratoires Pharmacia SAS

CÉLECTOL

Bêtabloquant — sur ordonnance

Présentation

- **CÉLECTOL 200 mg :** comprimé (blanc) ; boîte de 28.
  Liste I - Remb 65 % - **Prix : 13,59 €.**

Composition

	p cp
Céliprolol chlorhydrate	200 mg

Dans quel cas ce médicament est-il prescrit ?

Ce médicament appartient à la famille des *bêtabloquants*. Il agit en bloquant l'action de l'*adrénaline* (et d'autres *hormones* apparentées) sur de nombreux organes, notamment le cœur et les vaisseaux.

Il est utilisé dans :
- le traitement de l'*hypertension artérielle*,
- la prévention des crises d'*angine de poitrine*.

Contre-indications

Ce médicament ne doit pas être utilisé dans les cas suivants :
- *insuffisance cardiaque* non contrôlée par un traitement spécifique ;
- *bloc auriculoventriculaire* grave ;
- rythme cardiaque inférieur à 50 battements par minute ;
- *phéochromocytome* non traité ;
- hypotension ;
- *antécédent* de *choc anaphylactique* ;
- en association avec les médicaments contenant de la floctafénine ou du sultopride.

Attention : Des précautions sont nécessaires en cas d'*asthme*, d'*insuffisance rénale*, de phénomène de *Raynaud* ou d'*artérite* et chez la personne âgée.
Ce médicament n'est pas un *traitement de la crise* d'*angine de poitrine*.
Ce médicament n'est pas adapté au traitement d'une forme particulière d'*angine de poitrine* appelée angor de *Printzmétal* qui relève d'un traitement *vasodilatateur*. Il peut néanmoins être associé à

celui-ci lorsqu'une angine de poitrine « classique » coexiste avec un angor de Printzmétal.

N'interrompez jamais brutalement le traitement prescrit. Espacez progressivement les prises. Un avis médical est toujours préférable.

Chez les diabétiques, les *bêtabloquants* peuvent masquer certains *symptômes* de l'*hypoglycémie* (*palpitations* et accélération du cœur essentiellement).

Les bêtabloquants peuvent aggraver les *réactions allergiques* et empêcher l'action de l'*adrénaline* utilisée dans le traitement d'urgence du *choc anaphylactique*. Lors d'examens radiologiques nécessitant l'injection de produits de contraste iodés (susceptibles de provoquer des *chocs* allergiques), le traitement doit, si possible, être suspendu avec l'accord de votre médecin.

En cas d'intervention chirurgicale, l'anesthésiste doit être prévenu de la prise de ce médicament. C'est lui qui décidera si le traitement doit être poursuivi ou arrêté avant l'intervention.

Sportif : ce médicament contient une substance susceptible de rendre positifs certains *tests antidopage*.

Interactions avec d'autres substances

Ce médicament ne doit pas être associé :
- à la floctafénine (IDARAC...) : risque d'augmentation de la gravité d'un éventuel *choc* allergique ;
- au sultopride (BARNETIL) : risque de *torsades de pointes*.

Il peut interagir avec les médicaments contenant de l'amiodarone.

Informez votre médecin si vous prenez des *antidiabétiques*, des *AINS*, des *inhibiteurs calciques*, des *antidépresseurs imipraminiques*, des *neuroleptiques*, des *corticoïdes*, ou des médicaments contenant l'une des substances suivantes : quinidine, hydroquinidine, disopyramide, propafénone, baclofène, lidocaïne injectable, méfloquine.

Grossesse et allaitement

Les études scientifiques disponibles n'ont pas mis en évidence de problème particulier lors de l'utilisation de *bêtabloquant* chez la femme enceinte. L'effet bêtabloquant persiste quelques jours chez le nouveau-né et justifie une surveillance médicale renforcée pendant les premiers jours de la vie.

Ce médicament passe dans le lait maternel ; un choix est donc nécessaire entre l'allaitement et la prise du médicament. Cette décision devra être prise en accord avec votre médecin.

Mode d'emploi et posologie

Ce médicament est pris de préférence le matin, avant le petit déjeuner.

Posologie usuelle :
1 comprimé par jour.

Conseils : Veillez à toujours disposer d'une réserve de médicament : une plaquette dans la trousse de toilette, par exemple.

Le traitement médicamenteux ne dispense pas de mesures simples pouvant faire baisser la tension artérielle : activité physique régulière, modération de la consommation de boissons alcoolisées et de *sel*, lutte contre l'excès de poids.

Il est normal que le rythme cardiaque ralentisse sous l'effet du traitement ; néanmoins, en cas de fatigue anormale et de pouls inférieur à 50 battements par minute, consultez votre médecin.

Effets indésirables possibles

Le plus fréquemment : douleur d'estomac, nausées, vomissements, fatigue en début de traitement, sensation de mains et de pieds froids, troubles de l'érection.

Plus rarement : ralentissement important du cœur, *bloc auriculoventriculaire*, baisse excessive de la tension artérielle, phénomène de *Raynaud*, *insuffisance cardiaque*, *bronchospasme*, *hypoglycémie*, *éruption cutanée*, aggravation d'un *psoriasis*.

Laboratoires Aventis

CÉLIPROLOL GÉNÉRIQUES

Bêtabloquant

sur ordonnance

➜ Ces médicaments sont des génériques de CÉLECTOL (voir ce médicament).

Laboratoires Arrow Génériques, Biogaran, EG Labo, G Gam, GNR-pharma, Irex, Ivax SAS, Merck génériques, Qualimed, Ratiopharm, RPG Aventis, Téva Classics, Zydus France

CENTROPHÈNE

Antivertigineux, antiangoreux

➜ Ce médicament est un générique de VASTAREL (voir ce médicament).

Laboratoires Alpharma

CÉRIS

Antispasmodique urinaire

sur ordonnance

Présentation

- **CÉRIS 20 mg :** comprimé (jaune) ; boîte de 30.
  Liste I - Remb 35 % - **Prix : 4,93 €**.

Composition

	p cp
Trospium chlorure	20 mg
Amidon de blé (gluten)	+

Dans quel cas ce médicament est-il prescrit ?

C'est un *antispasmodique* qui lutte contre la contraction anormale de la vessie. Il a également des propriétés *atropiniques*.

Il est utilisé dans le traitement des envies impérieuses d'uriner ou des incontinences urinaires dues à une instabilité de la vessie.

Ce médicament n'est pas indiqué dans le traitement des fuites d'urine dues à la toux, au stress ou aux efforts.

Contre-indications

Ce médicament ne doit pas être utilisé dans les cas suivants :

- risque de *glaucome* à angle fermé,
- risque de blocage des urines (*adénome de la prostate*...),
- *troubles du rythme cardiaque*,
- *myasthénie*,
- *rectocolite hémorragique*,
- prédisposition à une constipation grave,
- enfant de moins de 12 ans (en l'absence d'études).

> **Attention :** Ce médicament présente des effets *atropiniques*. Il peut provoquer un *glaucome* aigu chez les personnes prédisposées : œil rouge, dur et douloureux, avec vision floue. Une consultation d'extrême urgence auprès d'un ophtalmologiste est nécessaire.
>
> Des précautions sont nécessaires chez les personnes présentant une *hernie hiatale* ou en cas d'*insuffisance hépatique*.
>
> Compte-tenu de ses effets indésirables potentiels, ce médicament peut, chez certaines personnes, ne pas être compatible avec la conduite automobile ou le maniement de machines dangereuses. Assurez-vous à l'occasion des premières prises que vous supportez bien ce médicament avant de conduire ou d'utiliser une machine.

Interactions avec d'autres substances

Informez votre médecin ou votre pharmacien si vous prenez d'autres médicaments ayant des effets *atropiniques*.

Grossesse et allaitement

L'effet de ce médicament pendant la grossesse ou l'allaitement est mal connu : seul votre médecin peut évaluer le risque éventuel de son utilisation dans votre cas.

Mode d'emploi et posologie

Les comprimés doivent être avalés entiers, avec un verre d'eau, de préférence à jeun, avant les repas.

Posologie usuelle :

- Adulte et enfant de plus de 12 ans : 1 comprimé, 2 fois par jour.

En cas d'*insuffisance rénale*, la *posologie* est généralement réduite de moitié.

Effets indésirables possibles

Le plus fréquemment (plus de 1 % des utilisateurs) : sécheresse de la bouche, digestion difficile, constipation, douleurs abdominales, nausées.

Plus rarement (moins de 1 % des utilisateurs) : difficulté à uriner, augmentation du rythme cardiaque, troubles de l'*accomodation*, diarrhée, ballonnements, essoufflement, *éruption cutanée*, fatigue.

Exceptionnellement (moins de 1 cas sur 1000) : *réaction allergique*, élévation des *transaminases*.

Laboratoires Madaus

CHIBRO-PROSCAR

Hypertrophie bénigne de la prostate

sur ordonnance

Présentation

- **CHIBRO-PROSCAR :** comprimé (bleu) ; boîte de 28.
  Liste I - Remb 35 % - **Prix : 33,12 €**.

Composition

	p cp
Finastéride	5 mg
Lactose	+

Dans quel cas ce médicament est-il prescrit ?

Ce médicament bloque l'action de la *testostérone* sur la prostate. Il ralentit la croissance de cette glande, qui conduit à l'*adénome de la prostate* et à un rétrécissement progressif des *voies* urinaires. Il ne permet pas de faire disparaître un adénome, mais de ralentir sa progression et de faire diminuer les *symptômes* urinaires (après un délai qui peut atteindre plusieurs mois).

Il est utilisé dans le traitement des troubles urinaires liés à un adénome de la prostate.

> **Attention :** Ce médicament n'a pas d'indication chez la femme ni chez l'enfant.
>
> En cas d'aggravation rapide des difficultés urinaires ou de blocage (rétention) des urines, consultez d'urgence votre médecin.
>
> Le dosage sanguin de l'*antigène* spécifique de la prostate (PSA), parfois utilisé dans le dépistage du cancer de la prostate, est affecté par ce traitement : le finastéride divise environ par deux le taux de PSA. Pour comparer avec le taux de PSA avant traitement, il faut donc multiplier par deux le taux de PSA sous traitement. Pour autant, ce médicament n'a pas d'action préventive connue sur le cancer de la prostate.

Mode d'emploi et posologie

Ce médicament doit être pris avec un verre d'eau. L'heure de la prise est indifférente.

Posologie usuelle :

1 comprimé par jour, pendant ou en dehors d'un repas.

> **Conseils :** Conservez ce médicament à l'abri de la lumière.

Effets indésirables possibles

Augmentation du volume des seins chez l'homme (gynécomastie).

Baisse de la libido, troubles de l'érection, douleur des testicules.
Réaction allergique (*éruption cutanée*, gonflement des lèvres).

Laboratoires MSD-Chibret

CHLORMADINONE GÉNÉRIQUES

Progestatif — sur ordonnance

→ Ces médicaments sont des génériques de LUTÉRAN (voir ce médicament).

Laboratoires Merck génériques, Qualimed, Sandoz, Téva Classics

CHRONADALATE

Informations détaillées sur www.monvidal50.com

CHRONO-INDOCID

Informations détaillées sur www.monvidal50.com

CIALIS

Médicament de l'impuissance — sur ordonnance

Présentation

- **CIALIS 10 mg :** comprimé (jaune clair) ; boîte de 4. Liste I - Non remb.
- **CIALIS 20 mg :** comprimé (jaune) ; boîte de 4. Liste I - Non remb.
- **CIALIS 20 mg :** comprimé (jaune) ; boîte de 8. Liste I - Non remb.

Composition

	p cp	p cp
Tadalafil	10 mg	20 mg
Lactose	+	+

Dans quel cas ce médicament est-il prescrit ?

Ce médicament est un *vasodilatateur* qui agit spécifiquement sur la verge. Son action sur le reste du système cardiovasculaire est minime et ne prête à conséquence qu'en cas de prise conjointe de médicaments vasodilatateurs nitrés (voir Interactions avec d'autres substances). Il ne peut fonctionner qu'en cas de situation de désir sexuel et ne déclenche généralement pas l'érection à lui seul. Son effet se manifeste au plus tard une heure après la prise et peut durer encore 36 heures après. L'érection est améliorée ou restaurée chez 75 % des utilisateurs, toutes causes d'impuissance confondues (sauf radiothérapie locale et certains actes chirurgicaux).

Il est utilisé dans le traitement des troubles de l'érection.

Contre-indications

Ce médicament ne doit pas être utilisé dans les cas suivants :

- fragilité cardiovasculaire contre-indiquant l'effort que représente l'acte sexuel (*angine de poitrine* grave, *insuffisance cardiaque* grave...) ;
- situations dans lesquelles l'effet du médicament n'a pas été étudié : *hypertension artérielle* ou *troubles du rythme cardiaque* non contrôlés par un traitement, hypotension grave, *antécédent* récent d'*accident vasculaire cérébral* ou d'*infarctus du myocarde* ;
- en association avec des *vasodilatateurs* nitrés (voir Interactions avec d'autres substances).

Attention : La reprise d'une activité sexuelle chez un homme fragilisé par l'âge ou une maladie chronique peut être à l'origine d'un accident cardiovasculaire. Un bilan médical préalable est nécessaire.

Des précautions sont nécessaires chez les hommes présentant une malformation du pénis ou souffrant d'une maladie les prédisposant au *priapisme* (drépanocytose, myélome multiple, leucémie).

Le traitement médicamenteux des troubles de l'érection ne se conçoit que lorsque les causes curables de l'impuissance ont été recherchées. Les impuissances d'origines psychologiques peuvent être améliorées ou guéries par des thérapies spécifiques.

Compte-tenu de ses effets indésirables potentiels, ce médicament peut, chez certaines personnes, ne pas être compatible avec la conduite automobile ou le maniement de machines dangereuses. Assurez-vous à l'occasion des premières prises que vous supportez bien ce médicament avant de conduire ou d'utiliser une machine.

Interactions avec d'autres substances

L'association du tadalafil avec des *vasodilatateurs* nitrés peut provoquer des hypotensions graves. Ces vasodilatateurs peuvent être des médicaments pour le cœur : nitroprussiate, nitrite, nitrates, trinitrine, linsidomine, molsidomine, nicorandil. Il peut également s'agir de produits vendus en sex-shops : « poppers », « boosts », « snappers », qui contiennent des nitrites et sont utilisés comme amplificateurs d'orgasme ou pour dilater l'anus.

L'effet du tadalafil peut être augmenté par les médicaments qui contiennent du ritonavir, du saquinavir, de l'itraconazole, du kétoconazole ou de l'érythromycine : une diminution de la *posologie* du tadalafil peut être nécessaire.

Le tadalafil peut également interagir avec les *alpha-bloquants*, notamment ceux utilisés dans le traitement des troubles urinaires dus à un *adénome de la prostate*.

Grossesse et allaitement

Ce médicament n'a pas d'indication chez la femme.

Mode d'emploi et posologie

Ce médicament peut être pris indifféremment pendant ou entre les repas.

Posologie usuelle :

- Homme de plus de 18 ans : 1 comprimé à 10 mg, entre 30 minutes et 12 heures avant le rapport sexuel. En d'effet insuffisant, cette dose peut être portée à 20 mg. L'efficacité du médicament peut persister jusqu'à 36 heures après la prise. Il est recommandé de ne pas dépasser une prise par jour. L'utilisation quotidienne du médicament est vivement déconseillée.

Conseils : Ce médicament n'est pas un aphrodisiaque, il ne crée pas le désir sexuel, mais permet de le concrétiser.

Effets indésirables possibles

Très fréquemment (plus de 10 % des utilisateurs) : maux de tête, digestion difficile.

Fréquemment : *vertiges*, rougeur du visage, nez bouché, douleur dorsale ou musculaire.

Ont également été observés : œdème des paupières, douleur oculaire et yeux rouges.

Le risque de *priapisme* est faible. Si l'érection dépasse quatre heures, le médecin doit être joint en urgence pour qu'un traitement adapté puisse être mis en œuvre.

Laboratoires Lilly France

CIBACALCINE

Informations détaillées sur www.monvidal50.com

CIBACÈNE

Informations détaillées sur www.monvidal50.com

CIBADREX

Informations détaillées sur www.monvidal50.com

CIPRALAN

Informations détaillées sur www.monvidal50.com

CIPROFIBRATE GÉNÉRIQUES

Hypolipémiant — sur ordonnance

→ Ces médicaments sont des génériques de LIPANOR (voir ce médicament).

Laboratoires Biogaran, Irex, Merck génériques, Qualimed, Sandoz, Téva Classics

CLÉRIDIUM

Informations détaillées sur www.monvidal50.com

CLIMARA

Informations détaillées sur www.monvidal50.com

CLIMASTON

Estroprogestatif — sur ordonnance

Présentation

- **CLIMASTON 1 mg/5 mg :** comprimé (saumon) ; plaquette de 28.
  Liste I - Remb 65 % - **Prix : 7,59 €.**
- **CLIMASTON 1 mg/10 mg :** comprimé (blanc : 14, gris : 14) ; plaquette de 28.
  Liste I - Remb 65 % - **Prix : 7,59 €.**
- **CLIMASTON 2 mg/10 mg :** comprimé (rose : 14, jaune : 14) ; plaquette de 28.
  Liste I - Remb 65 % - **Prix : 7,59 €.**

Composition

	p cp
Estradiol	1 mg
Dydrogestérone	5 mg
Lactose	+

	p cp blanc	p cp gris
Estradiol	1 mg	1 mg
Dydrogestérone		10 mg
Lactose	+	+

	p cp rose	p cp jaune
Estradiol	2 mg	2 mg
Dydrogestérone		10 mg
Lactose	+	+

Dans quel cas ce médicament est-il prescrit ?

Ce médicament contient de l'estradiol, destiné à corriger une *carence* en *estrogènes*, et de la dydrogestérone, *progestatif* qui a un effet protecteur sur l'utérus.

Il est utilisé pour traiter certains *symptômes* de la *ménopause* (bouffées de chaleur, sécheresse vaginale...) et pour prévenir l'*ostéoporose* et ses complications.

Contre-indications

Ce médicament ne doit pas être utilisé dans les cas suivants :

- accident thromboembolique (*phlébite*, *embolie* pulmonaire, etc.) ancien ou survenant pendant le traitement ;
- cancer hormonodépendant ;
- saignement génital intermittent (l'origine de ce saignement doit être déterminée par des examens appropriés avant la mise en route du traitement) ;
- maladie grave du foie.

Dans d'autres situations, le médecin est seul juge pour prescrire ce médicament, notamment en cas de maladies cardiovasculaires prédisposant aux embolies.

Attention : Ce médicament n'est pas un *contraceptif*.
De récentes études ont montré une augmentation du risque de survenue d'un cancer du sein chez les femmes ayant reçu un traitement prolongé des *symptômes* de la *ménopause*. Le traitement doit par conséquent être prescrit à la dose minimale efficace et pour une durée la plus courte possible. En l'absence de troubles, sa prescription ne doit pas être systématique.
Un bilan initial suivi d'une surveillance médicale régulière sont nécessaires, surtout dans les cas suivants : anomalie de la circulation sanguine cérébrale et rétinienne, obésité, *diabète*, *hypertriglycéridémie*, *hypertension artérielle*, affection bénigne du sein et de l'utérus, *tumeur de l'hypophyse*, *lupus érythémateux* disséminé, certaines maladies rares (*porphyrie*, *otospongiose*), ictère (jaunisse) chronique ou survenu lors d'une grossesse, *insuffisance rénale*, *épilepsie*, *asthme*, *antécédents* familiaux de cancer du sein

Si vous devez subir une intervention chirurgicale, il est préférable d'interrompre le traitement un mois à l'avance. De même, un alitement prolongé doit vous conduire à arrêter le traitement.

Interactions avec d'autres substances

L'efficacité du traitement peut être diminuée par la prise conjointe d'un médicament *inducteur enzymatique*.

Grossesse et allaitement

Ce médicament n'a pas d'indication chez la femme enceinte. Si une grossesse survient sous traitement, éventualité rare mais possible en début de préménopause, consultez votre médecin et arrêtez le traitement. Aucune malformation imputable à ce médicament n'a été observée à ce jour.

Lorsque la *ménopause* est confirmée, aucune grossesse n'est possible, y compris en cas de réapparition des règles.

Mode d'emploi et posologie

Ce médicament peut être pris indifféremment au cours ou en dehors des repas.

Posologie usuelle :
- CLIMASTON 1 mg/5 mg : 1 comprimé par jour ;
- CLIMASTON 1 mg/10 mg : 1 comprimé blanc les 14 premiers jours, puis 1 comprimé gris les 14 jours suivants ;
- CLIMASTON 2 mg/10 mg : 1 comprimé rose pendant 14 jours, puis 1 comprimé jaune pendant 14 jours.

Réentamer une nouvelle plaquette dès la fin de la précédente (pas d'interruption entre 2 cycles).

Conseils : Ce médicament peut faire réapparaître des saignements (règles).

Effets indésirables possibles

Nausées, tension des seins, irritabilité, jambes lourdes (qui traduisent généralement un *surdosage*).

Saignement génital intermittent (à signaler à votre médecin).

Ce médicament contient un *estrogène* naturel, identique à celui secrété par les ovaires. Il ne semble pas exposer aux effets indésirables qui peuvent être (rarement) rencontrés avec les estrogènes de synthèse contenus dans les pilules *contraceptives* ; il serait néanmoins souhaitable d'interrompre le traitement en cas :
- d'*accident thromboembolique* en évolution ou autre accident cardiovasculaire ;
- de jaunisse ;
- de *tumeur* bénigne ou maligne du foie, du sein ou de l'utérus ;
- de crise d'*épilepsie* ;
- d'écoulement de lait par le mamelon.

Laboratoires Solvay Pharma

CLIMÈNE

Informations détaillées sur www.monvidal50.com

CLIMODIÈNE

Informations détaillées sur www.monvidal50.com

COAPROVEL

Association d'antihypertenseurs

sur ordonnance

Présentation

- **COAPROVEL 150 mg/12,5 mg :** comprimé (ovale ; pêche) ; boîte de 28.
  Liste I - Remb 65 % - **Prix : 23,39 €**.
- **COAPROVEL 300 mg/12,5 mg :** comprimé (ovale ; pêche) ; boîte de 28.
  Liste I - Remb 65 % - **Prix : 31,40 €**.

Composition

	p cp	p cp
Irbésartan	150 mg	300 mg
Hydrochlorothiazide	12,5 mg	12,5 mg
Lactose	+	+

Dans quel cas ce médicament est-il prescrit ?

Cet *antihypertenseur* contient deux substances :
- l'irbésartan, de la famille des anti-angiotensine II. Il bloque l'action de l'angiotensine II, substance naturellement présente dans l'organisme. Celle-ci est responsable d'une contraction des artères qui augmente la pression artérielle et fatigue le cœur ;
- l'hydrochlorothiazide, un *diurétique* dont la structure chimique est proche de celles des *sulfamides*. Son action renforce celle de l'irbésartan.

Il est utilisé dans le traitement de l'*hypertension artérielle*.

Contre-indications

Ce médicament ne doit pas être utilisé dans les cas suivants :
- *allergie* à l'irbésartan ou aux *sulfamides*,
- *insuffisance hépatique* grave ou obstruction des voies biliaires,
- *insuffisance rénale* grave,
- *hypokaliémie* grave,
- **grossesse** (à partir du 4e mois),
- **allaitement**.

Attention : Des précautions sont nécessaires chez les personnes souffrant d'*hypertension artérielle* due à un rétrécissement des artères rénales, d'*insuffisance coronarienne* ou de troubles de la circulation cérébrale.

Chez les personnes atteintes d'une *insuffisance hépatique* grave, l'apparition de troubles de la conscience peut annoncer une complication. Ne poursuivez pas le traitement sans l'avis de votre médecin.

Si vous suiviez auparavant un traitement par *diurétique* ou un régime sans *sel*, la baisse de la tension artérielle peut être importante lors des premières prises du médicament : risque de malaise ou d'étourdissement pouvant entraîner une chute. Il est donc recommandé de prendre un régime normalement salé ou d'interrompre le traitement diurétique au moins 3 jours avant la première prise de ce médicament. Votre médecin vous donnera toutes les informations utiles à ce sujet.

Faites pratiquer régulièrement les analyses de sang prescrites par votre médecin ; elles sont notamment destinées à vérifier le bon fonctionnement de vos reins (dosage de la *créatinine*) et les taux de *potassium* et de *sodium* sanguins.

Le diurétique contenu dans ce médicament peut faire baisser la *kaliémie* : évitez d'utiliser des *laxatifs stimulants* dont l'usage régulier contribue à la baisse du taux de potassium dans le sang. Il peut par ailleurs augmenter taux sanguin d'*acide urique* (possibilité de crise de *goutte*).

Sportif : ce médicament contient une substance susceptible de rendre positifs certains *tests antidopage*.

Conducteur : ce médicament peut être responsable de *vertiges*.

Interactions avec d'autres substances

Ce médicament peut interagir avec les médicaments susceptibles de provoquer une *hyperkaliémie* (*diurétique*, sel de *potassium*...), avec les médicaments donnant des *torsades de pointes* et avec les médicaments contenant du lithium.

Informez par ailleurs votre médecin si vous prenez un *digitalique*, un *laxatif stimulant*, un *AINS*, ou un médicament contenant de la metformine, de la carbamazépine, de la ciclosporine ou un sel de calcium.

En outre, l'effet *antihypertenseur* de ce médicament peut être augmenté par certains médicaments tels que les *neuroleptiques*, les *antidépresseurs imipraminiques*, les médicaments contenant du baclofène ; il peut être diminué par les *corticoïdes*. Votre médecin doit être informé si vous êtes traité par l'un ou par l'autre.

Chez le diabétique traité par l'*insuline*, une adaptation de la *posologie* de l'insuline peut être nécessaire.

Grossesse et allaitement

L'effet de ce médicament pendant les 3 premiers mois de la grossesse est mal connu. Par prudence, son usage est déconseillé.

Au cours des 6 derniers mois de la grossesse la prise prolongée d'un inhibiteur de l'angiotensine II peut altérer les reins du fœtus. L'utilisation de ce médicament est contre-indiquée à partir du 4e mois de la grossesse.

Les données disponibles ne permettent pas de savoir si ce médicament passe dans le lait maternel. L'allaitement est contre-indiqué pendant le traitement.

Mode d'emploi et posologie

Ce médicament peut être pris indifféremment au cours ou en dehors des repas.

Posologie usuelle :

- Adulte : 1 comprimé par jour.

Conseils : Le traitement médicamenteux ne dispense pas de mesures simples pouvant faire baisser la tension artérielle : activité physique régulière, modération de la consommation de boissons alcoolisées et de *sel*, lutte contre l'excès de poids.

Les *diurétiques* exposent au risque de déshydratation : les personnes âgées devront boire abondamment, notamment pendant les fortes chaleurs.

Effets indésirables possibles

Étourdissements dus à une *hypotension orthostatique*, fatigue, *réaction allergique*.

Aggravation réversible d'une *insuffisance rénale*.

Augmentation du taux d'*acide urique* ou de glucose dans le sang et exceptionnellement du calcium.

Baisse du taux de *potassium*, associée ou non à des crampes.

Rarement :

- *troubles digestifs*, fourmillement des extrémités, maux de tête ;
- baisse du taux de *sodium* dans le sang (natrémie) et risque de troubles du comportement ;
- anomalie de la *numération formule sanguine*.

Exceptionnellement : *pancréatite*.

Laboratoires BMS/Sanofi Winthrop

COKENZEN

Informations détaillées sur www.monvidal50.com

COLPOSEPTINE

Informations détaillées sur www.monvidal50.com

COLCHICINE OPOCALCIUM

Informations détaillées sur www.monvidal50.com

COLCHIMAX

Informations détaillées sur www.monvidal50.com

COLPOTROPHINE

Estrogène — sur ordonnance

Présentation

- COLPOTROPHINE : capsule vaginale ; boîte de 20. Liste II - Remb 35 % - **Prix : 5,48 €**.
- COLPOTROPHINE : crème gynécologique ; tube de 30 g. Liste II - Remb 35 % - **Prix : 5,54 €**.

Composition

	p caps	p 100 g
Promestriène	10 mg	1 g

Dans quel cas ce médicament est-il prescrit ?

Ce médicament permet l'apport local d'une *hormone* de la famille des *estrogènes*.

Il est utilisé pour corriger les *symptômes* génitaux dus à une *carence* en estrogènes : *atrophie* ou sécheresse de la vulve ou du vagin.

Contre-indications

Ce médicament ne doit pas être utilisé en cas de *cancer hormonodépendant*.

Attention : En cas de saignement génital survenant en dehors des règles, consultez votre médecin.

Les capsules contiennent de la vaseline, qui risque de fragiliser les préservatifs : n'employez pas ce mode de contraception pendant le traitement.

Interactions avec d'autres substances
Comme tout traitement vaginal, ce médicament peut diminuer l'efficacité contraceptive des crèmes et des ovules spermicides.

Grossesse et allaitement
Ce médicament n'a pas lieu d'être utilisé pendant la grossesse.

Par mesure de prudence, ce médicament est déconseillé pendant l'allaitement.

Mode d'emploi et posologie
Les capsules sont destinées à être introduites dans le vagin.

La crème est destinée à traiter la vulve.

Posologie usuelle :
Capsule : 1 capsule par jour, de préférence le soir, 20 jours par mois.
Crème : 1 ou 2 applications externes par jour.

> **Conseils :** En fondant dans le vagin, la capsule peut être à l'origine d'un écoulement gênant : une protection peut se révéler nécessaire.

Effets indésirables possibles
Irritation, démangeaisons locales, *réaction allergique*.

Laboratoires Théramex

COLPRONE
Informations détaillées sur www.monvidal50.com

CORBIONAX
Antiarythmique — **sur ordonnance**

→ Ce médicament est un générique de CORDARONE (voir ce médicament).

Laboratoires Dakota Pharm

CORDARONE
Antiarythmique — **sur ordonnance**

Présentation
- **CORDARONE 200 mg :** comprimé sécable (blanc) ; boîte de 30. Liste I - Remb 65 % - **Prix : 17,11 €.**

Composition

	p cp
Amiodarone chlorhydrate	200 mg
Lactose	+

Dans quel cas ce médicament est-il prescrit ?
Ce médicament appartient à la classe III de la famille des *antiarythmiques*. Il contient de l'iode.

Il est utilisé dans le traitement des *troubles du rythme cardiaque*, notamment lorsque existe en même temps une *angine de poitrine*.

Contre-indications
Ce médicament ne doit pas être utilisé dans les cas suivants :
- ralentissement anormal du cœur préexistant au traitement,
- *hyperthyroïdie*,
- *allergie* à l'iode,
- en association avec les médicaments donnant des *torsades de pointes*,
- **grossesse** (à partir du 4e mois),
- **allaitement**.

> **Attention :** Ce médicament est susceptible de provoquer une *photosensibilisation* : une exposition minime aux rayons *ultraviolets* peut provoquer des réactions cutanées. Évitez toute exposition au soleil ou appliquez un écran total.
> Ce médicament peut provoquer divers troubles : anomalies du fonctionnement de la glande *thyroïde*, inflammation du foie, altération pulmonaire. Des prises de sang régulières (bilan thyroïdien, *transaminases*) et une éventuelle radiographie des poumons permettent de dépister ces anomalies.
> Pensez à signaler à votre médecin, lors des consultations pour le suivi du traitement, tout trouble nouvellement apparu.

Interactions avec d'autres substances
Ce médicament ne doit pas être associé aux autres médicaments susceptibles de donner des *torsades de pointes* : risque de *troubles du rythme cardiaque*, parfois mortels.

Il peut interagir avec les médicaments contenant de l'halofantrine ou de la pentamidine.

Informez par ailleurs votre médecin si vous prenez un *anticoagulant* oral, un *digitalique*, un *bêtabloquant*, un médicament susceptible de provoquer une *hypokaliémie* (*diurétique* hypokaliémiant, *laxatifs stimulants*, *corticoïde*, amphotéricine B) ou un médicament contenant une des substances suivantes : diltiazem, vérapamil, clonidine, guanfacine, ciclosporine, phénytoïne, rivastigmine, donézépil ou tacrine.

Grossesse et allaitement
Ce médicament est contre-indiqué à partir du 2e trimestre de la grossesse : risque d'anomalie de la glande *thyroïde* chez le *nouveau-né*.

Ce médicament passe dans le lait maternel : l'allaitement est contre-indiqué.

Mode d'emploi et posologie
Ce médicament présente une caractéristique particulière : son effet est long à apparaître (une semaine) et à disparaître (plusieurs semaines après un traitement prolongé). Il est donc fréquent que le médecin prescrive au début des *posologies* élevées pour obtenir un effet plus rapide. De même, un traitement discontinu est possible : pas de prise le samedi ni le dimanche par exemple.

Posologie usuelle :
Traitement d'entretien : ½ à 2 comprimés par jour, en 1 seule prise.

Effets indésirables possibles
L'accumulation d'amiodarone dans la *cornée* peut, rarement, provoquer un dépôt susceptible d'entraîner des troubles visuels : halo coloré en lumière vive, brouillard visuel. Tous ces troubles disparaissent progressivement et complètement à l'arrêt du traitement.
Rougeurs par *photosensibilisation* (voir Attention) ; plus rarement, coloration grisâtre réversible de la peau, *réaction allergique* cutanée.
Anomalies du fonctionnement de la glande *thyroïde* (voir Attention).
Ralentissement du cœur.
Troubles digestifs bénins, en début de traitement.
Laboratoires Sanofi-Synthélabo

CORDIPATCH
Informations détaillées sur www.monvidal50.com

CO-RENITEC
Association d'antihypertenseurs — **sur ordonnance**

Présentation
- **CO-RENITEC :** comprimé sécable (jaune) ; boîte de 28.
  Liste I - Remb 65 % - **Prix : 18,05 €**.

Composition

	p cp
Énalapril maléate	20 mg
Hydrochlorothiazide	12,5 mg
Lactose	+

Dans quel cas ce médicament est-il prescrit ?
Cet *antihypertenseur* contient deux substances :
- l'énalapril, un *inhibiteur de l'enzyme de conversion*. Cette *enzyme*, naturellement présente dans l'organisme et responsable d'une contraction des artères, augmente la tension artérielle et fatigue le cœur ;
- l'hydrochlorothiazide, un *diurétique* dont la structure chimique est proche de celle des *sulfamides*. Son action renforce celle de l'énalapril.

Ce médicament est utilisé dans le traitement de l'*hypertension artérielle*.

Contre-indications
Ce médicament ne doit pas être utilisé dans les cas suivants :
- *allergie* aux médicaments de la famille des *inhibiteurs de l'enzyme de conversion* ou à celle des *sulfamides*,
- prédisposition à l'œdème de *Quincke*,
- *insuffisance rénale* grave,
- *encéphalopathie hépatique*,
- **grossesse** (à partir du 4e mois).

Attention : Des précautions s'imposent chez les personnes souffrant d'*hypertension artérielle* due à un rétrécissement des artères rénales.
En cas de gonflement du visage (lèvres, paupières...) ou d'une autre région du corps, consultez votre médecin avant toute nouvelle prise de ce médicament ; il peut s'agir d'une *réaction allergique* : œdème de *Quincke*.
L'usage des *inhibiteurs de l'enzyme de conversion* est déconseillé en période de désensibilisation aux venins d'*hyménoptères* : augmentation du risque de réaction allergique grave.
Si vous suivez un traitement par *diurétique* ou un régime sans *sel*, la baisse de la tension artérielle peut être importante lors des premières prises du médicament : risque de malaise ou d'étourdissement pouvant entraîner une chute. Il est préférable de commencer le traitement un jour de repos.
Chez les personnes atteintes d'une *insuffisance hépatique* grave, l'apparition de troubles de la conscience peut annoncer une complication. Ne poursuivez pas le traitement sans l'avis de votre médecin.
Faites pratiquer régulièrement les analyses de sang prescrites par votre médecin ; elles sont notamment destinées à vérifier le bon fonctionnement de vos reins (dosage de la *créatinine*) et les taux de *potassium* et de *sodium* sanguins.
Le diurétique contenu dans ce médicament peut faire baisser la *kaliémie* : évitez d'utiliser des *laxatifs stimulants* dont l'usage régulier contribue à la baisse du taux de potassium dans le sang. Il peut par ailleurs augmenter le taux sanguin d'*acide urique* (possibilité de crise de *goutte*).
Conducteur : les *inhibiteurs de l'enzyme de conversion* peuvent être responsables de malaise ou de *vertiges*, lors des premières prises.
Sportif : ce médicament contient une substance susceptible de rendre positifs certains *tests antidopage*.

Interactions avec d'autres substances
Ce médicament peut interagir avec les médicaments susceptibles de provoquer une *hyperkaliémie* (*diurétique*, sel de *potassium*...), avec les médicaments donnant des *torsades de pointes* et avec les médicaments contenant du lithium.
Informez par ailleurs votre médecin si vous prenez un *digitalique*, un *laxatif stimulant*, un *AINS*, ou un médicament contenant de la metformine, de la carbamazépine, de la ciclosporine ou un sel de calcium.
En outre, l'effet *antihypertenseur* de ce médicament peut être augmenté par certains médicaments tels que les *neuroleptiques*, les *antidépresseurs imipraminiques*, les médicaments contenant du baclofène ; il peut être diminué par les *corticoïdes*. Votre médecin doit être informé si vous êtes traité par l'un ou par l'autre.
Chez le diabétique traité par l'*insuline*, une adaptation de la *posologie* de l'insuline peut être nécessaire.

Grossesse et allaitement

L'usage de ce médicament est déconseillé pendant les 3 premiers mois de la grossesse et contre-indiqué à partir du 4e mois.

Ce médicament passe dans le lait maternel ; un choix est donc nécessaire entre l'allaitement et la prise du médicament. Cette décision devra être prise en accord avec votre médecin.

Mode d'emploi et posologie

Ce médicament est pris indifféremment au cours ou en dehors des repas, en 1 prise quotidienne.

Posologie usuelle :

- Adulte : 1 comprimé par jour.

En cas d'*insuffisance rénale*, d'*athérosclérose*, de traitement préalable par des *diurétiques* ou de régime sans *sel*, en particulier chez la personne âgée, la *posologie* initiale est faible ; elle est augmentée progressivement par le médecin en fonction des effets du médicament.

Conseils : Le traitement médicamenteux ne dispense pas de mesures simples pouvant faire baisser la tension artérielle : activité physique régulière, modération de la consommation de boissons alcoolisées et de *sel*, lutte contre l'excès de poids.

Effets indésirables possibles

Toux sèche.

Baisse excessive de la tension artérielle (voir Attention) ; *hypotension orthostatique*.

Maux de tête, fatigue, étourdissement, fourmillement des extrémités.

Troubles digestifs.

Éruption cutanée.

Augmentation du taux de *créatinine*, d'*acide urique* ou de glucose dans le sang et exceptionnellement du calcium.

Baisse du taux de *potassium* dans le sang, associée ou non à des crampes.

Rarement : baisse de taux de sodium dans le sang (natrémie) et risque de troubles du comportement, anomalie de la *numération formule sanguine*.

Exceptionnellement : œdème de *Quincke*, *pancréatite*, troubles de la vue.

Laboratoires MSD-Chibret

CORGARD

Informations détaillées sur www.monvidal50.com

Les mots en italique sont expliqués dans le lexique, page 451.

CORVASAL

Antiangoreux — **sur ordonnance**

Présentation

- **CORVASAL 2 mg** : comprimé sécable (blanc) ; boîte de 30. Liste I - Remb 65 % - **Prix : 4,82 €**.
- **CORVASAL 2 mg** : comprimé sécable (blanc) ; boîte de 90. Liste I - Remb 65 % - **Prix : 12,38 €**.
- **CORVASAL 4 mg** : comprimé sécable (blanc) ; boîte de 30. Liste I - Remb 65 % - **Prix : 7,66 €**.

Composition

	p cp	p cp
Molsidomine	2 mg	4 mg

Dans quel cas ce médicament est-il prescrit ?

Ce médicament *vasodilatateur*, qui possède des propriétés multiples, appartient à la famille des antiangoreux.

Il est utilisé dans le *traitement préventif* des crises d'*angine de poitrine*.

Contre-indications

Ce médicament ne doit pas être utilisé en association avec le sildénafil (VIAGRA).

Attention : Des précautions sont nécessaires chez les personnes atteintes d'hypotension artérielle et chez les personnes âgées, notamment si elles sont hypotendues.

Interactions avec d'autres substances

Ce médicament *vasodilatateur* ne doit pas être associé au VIAGRA : risque de baisse de tension grave.

Grossesse et allaitement

L'effet de ce médicament pendant la grossesse ou l'allaitement est mal connu : seul votre médecin peut évaluer le risque éventuel de son utilisation dans votre cas.

Mode d'emploi et posologie

Les comprimés doivent être pris avec un verre d'eau au moment des repas.

Posologie usuelle :

Elle varie selon la gravité de la maladie : de ½ comprimé à 2 mg, 3 fois par jour, jusqu'à 1 comprimé à 4 mg, 4 fois par jour.

Conseils : Chez la personne âgée, surtout en période de forte chaleur, il est utile de boire suffisamment pour éviter une baisse de la tension artérielle.

Effets indésirables possibles

Maux de tête, fréquents en début de traitement, limités par une augmentation progressive de la *posologie*.

Baisse de la tension artérielle, le plus souvent modérée.

Exceptionnellement : *troubles digestifs*, *vertiges*, démangeaisons.

Laboratoires Aventis

COTAREG

Association d'antihypertenseurs **sur ordonnance**

Présentation

- COTAREG 80 mg/12,5 mg : comprimé ; boîte de 28. Liste I - Remb 65 % - **Prix : 24,27 €.**
- COTAREG 160 mg/12,5 mg : comprimé ; boîte de 28. Liste I - Remb 65 % - **Prix : 30,19 €.**
- COTAREG 160 mg/25 mg : comprimé ; boîte de 28. Liste I - Remb 65 % - **Prix : 30,19 €.**

Composition

	p cp	p cp	p cp
Valsartan	80 mg	160 mg	160 mg
Hydrochlorothiazide	12,5 mg	12,5 mg	25 mg

Dans quel cas ce médicament est-il prescrit ?

Cet *antihypertenseur* contient deux substances :
- le valsartan, de la famille des anti-angiotensine II. Il bloque l'action de l'angiotensine II, substance naturellement présente dans l'organisme. Celle-ci est responsable d'une contraction des artères qui augmente la pression artérielle et fatigue le cœur ;
- l'hydrochlorothiazide, un *diurétique* dont la structure chimique est proche de celles des *sulfamides*. Son action renforce celle du valsartan.

Il est utilisé dans le traitement de l'*hypertension artérielle*.

Contre-indications

Ce médicament ne doit pas être utilisé dans les cas suivants :
- *allergie* au valsartan ou aux *sulfamides*,
- *insuffisance hépatique* grave ou obstruction des *voies biliaires*,
- *insuffisance rénale* grave,
- **grossesse** (à partir du 4e mois),
- **allaitement**.

Attention : Des précautions sont nécessaires chez les personnes souffrant d'*hypertension artérielle* due à un rétrécissement des artères rénales, d'*insuffisance coronarienne* ou de troubles de la circulation cérébrale.

Chez les personnes atteintes d'une *insuffisance hépatique* grave, l'apparition de troubles de la conscience peut annoncer une complication. Ne poursuivez pas le traitement sans l'avis de votre médecin.

Si vous suiviez auparavant un traitement par *diurétique* ou un régime sans *sel*, la baisse de la tension artérielle peut être importante lors des premières prises du médicament : risque de malaise ou d'étourdissement pouvant entraîner une chute. Il est donc recommandé de prendre un régime normalement salé ou d'interrompre le traitement diurétique au moins 3 jours avant la première prise de ce médicament. Votre médecin vous donnera toutes les informations utiles à ce sujet.

Faites pratiquer régulièrement les analyses de sang prescrites par votre médecin ; elles sont notamment destinées à vérifier le bon fonctionnement de vos reins (dosage de la *créatinine*) et les taux de *potassium* et de *sodium* sanguins.

Le diurétique contenu dans ce médicament peut faire baisser la *kaliémie* : évitez d'utiliser des *laxatifs stimulants* dont l'usage régulier contribue à la baisse du taux de potassium dans le sang. Il peut par ailleurs augmenter le taux sanguin d'*acide urique* (possibilité de crise de *goutte*).

Sportif : ce médicament contient une substance susceptible de rendre positifs certains *tests antidopage*.

Conducteur : ce médicament peut être responsable de *vertiges*.

Interactions avec d'autres substances

Ce médicament peut interagir avec les médicaments susceptibles de provoquer une *hyperkaliémie* (*diurétique*, sel de *potassium*...), avec les médicaments donnant des *torsades de pointes* et avec les médicaments contenant du lithium.

Informez par ailleurs votre médecin si vous prenez un *digitalique*, un *laxatif stimulant*, un *AINS*, ou un médicament contenant de la metformine, de la carbamazépine, de la ciclosporine ou un sel de calcium.

En outre, l'effet *antihypertenseur* de ce médicament peut être augmenté par certains médicaments tels que les *neuroleptiques*, les *antidépresseurs imipraminiques*, les médicaments contenant du baclofène ; il peut être diminué par les *corticoïdes*. Votre médecin doit être informé si vous êtes traité par l'un ou par l'autre.

Chez le diabétique traité par l'*insuline*, une adaptation de la *posologie* de l'insuline peut être nécessaire.

Grossesse et allaitement

L'usage de ce médicament est déconseillé pendant les 3 premiers mois de la grossesse et contre-indiqué à partir du 4e mois.

Ce médicament est contre-indiqué chez la femme qui allaite.

Mode d'emploi et posologie

Les comprimés doivent être avalés avec un verre d'eau. Ils peuvent être pris indifféremment au cours ou en dehors des repas.

Posologie usuelle :
- Adulte : 1 comprimé par jour.

Conseils : Le traitement médicamenteux ne dispense pas de mesures simples pouvant faire baisser la tension artérielle : activité physique régulière, modération de la consommation de boissons alcoolisées et de *sel*, lutte contre l'excès de poids.

Les *diurétiques* exposent au risque de déshydratation : les personnes âgées devront boire abondamment, notamment pendant les fortes chaleurs.

Effets indésirables possibles

Étourdissements dus à une *hypotension orthostatique*, *réaction allergique*.

Aggravation réversible d'une *insuffisance rénale*.

Augmentation du taux d'*acide urique* ou de glucose dans le sang et exceptionnellement du calcium.

Baisse du taux de *potassium*, associée ou non à des crampes.

Rarement :
- baisse du taux de *sodium* dans le sang (natrémie) et risque de troubles du comportement,
- anomalie de la *numération formule sanguine*,
- *œdème*, nausées, constipation, *vertiges*, fatigue, maux de tête, fourmillement des extrémités.

Exceptionnellement : *pancréatite*, troubles visuels.

Laboratoires Novartis Pharma

COUMADINE

Informations détaillées sur www.monvidal50.com

COVERSYL

Inhibiteur de l'enzyme de conversion

sur ordonnance

Présentation

- **COVERSYL 2 mg :** comprimé sécable (blanc) ; boîte de 30. Liste I - Remb 65 % - **Prix : 20,43 €**.
- **COVERSYL 4 mg :** comprimé sécable (blanc) ; boîte de 30. Liste I - Remb 65 % - **Prix : 27,99 €**.

Composition

	p cp	p cp
Perindopril tert-butylamine ...	2 mg	4 mg
Lactose ...	+	+

Dans quel cas ce médicament est-il prescrit ?

Ce médicament appartient à la famille des *inhibiteurs de l'enzyme de conversion* (IEC). L'enzyme de conversion est une substance naturellement présente dans l'organisme ; elle est responsable d'une contraction des artères qui augmente la tension artérielle et fatigue le cœur.

Il est utilisé dans le traitement de l'*hypertension artérielle* et de l'*insuffisance cardiaque*.

Contre-indications

Ce médicament ne doit pas être utilisé dans les cas suivants :
- *allergie* aux médicaments de la famille des *inhibiteurs de l'enzyme de conversion*,
- prédisposition à l'œdème de *Quincke*,
- **grossesse** (à partir du 4e mois),
- **allaitement**.

Dans d'autres situations, le médecin est seul juge pour prescrire ce médicament, notamment en cas d'*hyperkaliémie* ou de rétrécissement des artères rénales.

Attention : En cas de gonflement du visage (lèvres, paupières...) ou d'une autre région du corps, consultez votre médecin avant toute nouvelle prise de ce médicament ; il peut s'agir d'une *réaction allergique* : œdème de *Quincke*.

L'usage des *inhibiteurs de l'enzyme de conversion* est déconseillé en période de désensibilisation aux venins d'*hyménoptères* : augmentation du risque de réaction allergique grave.

Des précautions sont nécessaires chez la personne âgée.

En cas d'*insuffisance rénale*, un contrôle de la *créatinine* et du taux de *potassium* dans le sang est nécessaire.

Si vous suivez un traitement par *diurétique* ou un régime sans *sel*, la baisse de la tension artérielle peut être importante lors des premières prises du médicament : risque de malaise ou d'étourdissement pouvant entraîner une chute. Il est préférable de commencer le traitement un jour de repos.

Les sels de régime contiennent souvent du *potassium* ; ne les utilisez pas sans avis médical pendant le traitement.

Si vous êtes traité par le rein artificiel, prévenez votre centre de *dialyse* de la prise de ce médicament.

Conducteur : les *inhibiteurs de l'enzyme de conversion* peuvent être responsables de malaise ou de *vertiges*, lors des premières prises.

Interactions avec d'autres substances

Ce médicament peut interagir avec les *diurétiques* et les médicaments qui contiennent du potassium ou du lithium.

Informez par ailleurs votre médecin ou votre pharmacien si vous prenez un *antidiabétique*, un *AINS* ou de l'aspirine à forte dose (plus de 3 g par jour).

En outre, l'effet *antihypertenseur* de ce médicament peut être augmenté par certains médicaments tels que les *neuroleptiques*, les *antidépresseurs imipraminiques*, les *alphabloquants* utilisés dans certains troubles urinaires, les médicaments contenant du baclofène ; il peut être diminué par les *corticoïdes*. Votre médecin doit être informé si vous êtes traité par l'un ou l'autre de ces médicaments.

Grossesse et allaitement

L'usage de ce médicament est déconseillé pendant les 3 premiers mois de la grossesse et contre-indiqué à partir du 4e mois.

Les données disponibles ne permettent pas de savoir si ce médicament passe dans le lait maternel. L'allaitement est contre-indiqué pendant le traitement.

Mode d'emploi et posologie

Ce médicament est pris avant un repas, en 1 prise quotidienne.

Posologie usuelle :
- Adulte : la *posologie* est variable en fonction des cas :
  - *hypertension artérielle* : 1 comprimé à 4 mg par jour ;
  - *insuffisance cardiaque* : 2 à 4 mg par jour, atteints progressivement.

En cas d'*insuffisance rénale*, d'*athérosclérose*, de traitement préalable par des *diurétiques* ou de régime sans *sel*, en particulier chez la personne âgée, la posologie initiale est faible ; elle est augmentée progressivement par le médecin en fonction des effets du médicament.

Conseils : Le traitement médicamenteux ne dispense pas de mesures simples pouvant faire baisser la tension artérielle : activité physique régulière, modération de la consommation de boissons alcoolisées et de *sel*, lutte contre l'excès de poids.

Effets indésirables possibles

Comme pour tous les *inhibiteurs de l'enzyme de conversion* :
- Toux sèche.
- Baisse excessive de la tension artérielle (voir Attention) ; *hypotension orthostatique*.
- Maux de tête, fatigue, étourdissement.
- *Troubles digestifs.*
- *Réactions allergiques* : *éruption cutanée*, œdème de *Quincke* (exceptionnel).

Laboratoires Servier

COZAAR

Antihypertenseur — sur ordonnance

Présentation

- **COZAAR 50 mg :** comprimé sécable (blanc) ; boîte de 28. Liste I - Remb 65 % - **Prix : 24,09 €.**
- **COZAAR 100 mg :** comprimé sécable (blanc) ; boîte de 28. Liste I - Remb 65 % - **Prix : 41,79 €.**

Composition

	p cp	p cp
Losartan potassique	50 mg	100 mg
Lactose	+	+

Dans quel cas ce médicament est-il prescrit ?

Ce médicament est un *antihypertenseur* qui appartient à la famille des *inhibiteurs de l'angiotensine II*. Il bloque l'action de l'angiotensine II. Cette substance, naturellement présente dans l'organisme, provoque une contraction des artères qui augmente la pression artérielle et fatigue le cœur. Il a également montré son aptitude à réduire le risque d'*accident vasculaire cérébral* chez certaines personnes hypertendues.

Il est utilisé dans le traitement de l'*hypertension artérielle* et de l'*insuffisance rénale* chez le diabétique hypertendu.

Contre-indications

Ce médicament ne doit pas être utilisé en cas de **grossesse** (à partir du 4e mois).

Attention : Des précautions sont nécessaires en cas d'*insuffisance cardiaque* grave, d'*insuffisance hépatique* ou chez les personnes souffrant d'*hypertension artérielle* due à un rétrécissement des artères rénales.

En cas d'*insuffisance rénale*, un contrôle régulier de la *créatinine* et du taux de *potassium* dans le sang est nécessaire.

Si vous suiviez auparavant un traitement par *diurétique* ou un régime sans *sel*, la baisse de la tension artérielle peut être importante lors des premières prises du médicament : risque de malaise ou d'étourdissement pouvant entraîner une chute. Il est donc préférable de commencer le traitement un jour de repos.

Les sels de régime contiennent souvent du *potassium* ; ne les utilisez pas sans avis médical pendant le traitement.

Interactions avec d'autres substances

Ce médicament peut interagir avec les *diurétiques* et les médicaments qui contiennent du *potassium* ou du *lithium*.

En outre, l'effet *antihypertenseur* de ce médicament peut être augmenté par les *antidépresseurs imipraminiques*, les *neuroleptiques*, les *alphabloquants* utilisés dans les troubles prostatiques et les médicaments contenant du baclofène ; il peut être diminué par les *corticoïdes* et les *AINS*. Votre médecin doit être informé si vous êtes traité par l'un ou l'autre de ces médicaments.

Grossesse et allaitement

L'usage de ce médicament est déconseillé pendant les 3 premiers mois de la grossesse et contre-indiqué à partir du 4e mois.

Les données disponibles ne permettent pas de savoir si ce médicament passe dans le lait maternel : l'allaitement est déconseillé au cours du traitement.

Mode d'emploi et posologie

Les comprimés doivent être avalés avec un verre d'eau. Ils peuvent être pris indifféremment au cours ou en dehors des repas.

Posologie usuelle :
- Adulte : 50 mg ou 100 mg par jour.

Conseils : Le traitement médicamenteux ne dispense pas de mesures simples pouvant faire baisser la tension artérielle : activité physique régulière, modération de la consommation de boissons alcoolisées et de *sel*, lutte contre l'excès de poids.

Effets indésirables possibles

Les études qui ont comparé ce médicament au *placebo* n'ont pas montré plus d'effet indésirable imputable au médicament, à l'exception d'étourdissements dus à une *hypotension orthostatique*.

Depuis sa commercialisation, les effets suivants ont été rarement observés :
- diarrhée, *anémie*, douleurs musculaires, *migraine*, toux, éruption cutanée, *réaction allergique* (œdème de *Quincke*) ;
- augmentation des *transaminases*, *hépatite* ;
- augmentation du taux de *créatinine* et de *potassium* dans le sang.

Laboratoires MSD-Chibret

CRESTOR

Informations détaillées sur www.monvidal50.com

CYCLADOL

Informations détaillées sur www.monvidal50.com

DAONIL

Antidiabétique oral — **sur ordonnance**

Présentation

- **DAONIL faible 1,25 mg :** comprimé (orange) ; boîte de 60. Liste I - Remb 65 % - **Prix : 3,19 €.**
- **DAONIL 5 mg :** comprimé sécable (oblong ; blanc) ; boîte de 20. Liste I - Remb 65 % - **Prix : 2,81 €.**
- **DAONIL 5 mg :** comprimé sécable (oblong ; blanc) ; boîte de 100. Liste I - Remb 65 % - **Prix : 10,53 €.**

Composition

	p cp	p cp
Glibenclamide	1,25 mg	5 mg
Lactose	+	+

Dans quel cas ce médicament est-il prescrit ?

Cet *antidiabétique* oral appartient à la famille des *sulfamides hypoglycémiants.* Il permet de diminuer l'excès de *sucre* dans le sang en favorisant la sécrétion de l'*insuline.*

Il est utilisé dans le traitement du *diabète* non insulinodépendant lorsque le régime alimentaire seul a été insuffisant.

Contre-indications

Ce médicament ne doit pas être utilisé dans les cas suivants :
- *allergie* aux *sulfamides,*
- *insuffisance rénale* ou *hépatique* grave,
- *porphyrie,*
- en association avec les médicaments contenant du miconazole,
- **allaitement.**

Attention : Ce médicament n'est pas adapté au traitement du *diabète* insulinodépendant : celui-ci requiert un traitement par injections d'*insuline.*

Un sentiment de malaise associé à des sueurs froides, une fringale, une accélération du cœur sont les signes habituels d'une *hypoglycémie* due à un effet excessif du médicament. Cette hypoglycémie peut également se traduire par des troubles du comportement, qui doivent alerter votre entourage, voire des *convulsions* ou un *coma.* En présence de ces signes ou en cas de simple doute, buvez une boisson sucrée ou mangez du *sucre.* Si le diabétique est inconscient, surtout ne lui donnez rien à boire et appelez votre médecin ou à défaut le 15 ou un service d'urgence.

Consultez rapidement votre médecin en cas de malaises hypoglycémiques répétés.

Certaines situations peuvent contribuer à augmenter la *glycémie* : infections, prise de médicaments, stress. En cas de soif intense, de grande fatigue, de sensation de malaise général, consultez rapidement votre médecin.

Des analyses de sang régulières permettent à votre médecin d'adapter la *posologie.* Dans certains cas, il peut être nécessaire de pratiquer vous-même des contrôles, à l'aide de bandelettes et d'un appareil lecteur de glycémie.

Évitez la prise de boissons alcoolisées pendant le traitement : risque accru d'hypoglycémie et risque d'*effet antabuse.*

Conducteur : une *hypoglycémie* peut entraîner un malaise pendant la conduite ou l'utilisation de machines.

Interactions avec d'autres substances

Ce médicament ne doit pas être associé avec les médicaments oraux contenant du miconazole (DAKTARIN gel buccal, DAKTARIN comprimé...) : risque d'*hypoglycémie.*

Il peut interagir avec les médicaments contenant de la phénylbutazone ou du danazol.

Informez par ailleurs votre médecin ou votre pharmacien si vous prenez un *bêtabloquant,* un *inhibiteur de l'enzyme de conversion,* un *corticoïde,* ou un médicament contenant du fluconazole, de la desmopressine, de la ritodrine, du salbutamol, de la terbutaline ou de la chlorpromazine.

Grossesse et allaitement

Un *diabète* mal équilibré peut être néfaste pour l'enfant à naître.

Un désir de grossesse nécessite le remplacement de ce médicament par de l'*insuline* et une surveillance médicale renforcée.

Si une grossesse survient alors que vous êtes encore sous traitement *antidiabétique* oral, consultez rapidement votre médecin pour un passage à l'insuline injectable. Ce médicament n'a aucun effet malformatif connu dans l'espèce humaine.

Les données disponibles ne permettent pas de savoir si ce médicament passe dans le lait maternel : il est contre-indiqué en cas d'allaitement.

Mode d'emploi et posologie

Les comprimés doivent être avalés avec un verre d'eau, avant les repas.

Posologie usuelle :
- Adulte de moins de 65 ans : ½ à 3 comprimés à 5 mg par jour ; la dose et la répartition des prises sont adaptées en fonction de la *glycémie.*
- Personne âgée de plus de 65 ans ou fragilisée : la dose initiale est de 1 comprimé à 1,25 mg par jour ; l'adaptation de la *posologie* est faite ensuite, en fonction de la glycémie, en respectant des paliers d'au moins 7 jours.

Suivre attentivement la prescription de votre médecin.

Le régime alimentaire reste nécessaire pendant le traitement.

Conseils : Le respect de certaines règles simples permet de diminuer le risque d'*hypoglycémie* :
- toute prise de ce médicament doit être suivie d'un repas (ne prenez pas de comprimé si vous devez sauter le repas suivant) ;
- si vous envisagez un effort physique intense et prolongé, il peut être nécessaire de diminuer la dose du médicament (demandez conseil à votre médecin) ;
- informez votre médecin si vous devez travailler la nuit ou si votre religion vous impose un jeûne prolongé ;
- évitez la prise de boissons alcoolisées à jeun ou à distance des repas.

Le *diabète* peut diminuer la sensibilité des pieds à la douleur et favoriser les infections. Des plaies profondes peuvent se développer : une hygiène rigoureuse et des chaussures confortables limitent ce risque.

Le régime du diabétique ne consiste pas en une simple interdiction des *glucides* (*sucres*, pain, pâtes...) : demandez conseil à votre médecin.

Pesez-vous régulièrement et signalez toute variation rapide de poids à votre médecin.

Effets indésirables possibles

Hypoglycémie (voir Attention).

Troubles digestifs, démangeaisons, *éruption cutanée*.

Exceptionnellement : anomalie de la *numération formule sanguine*, augmentation des *transaminases*, jaunisse.

Laboratoires Aventis

DÉLIDOSE

Informations détaillées sur www.monvidal50.com

DELTAZEN

Inhibiteur calcique — sur ordonnance

→ Ce médicament est un générique de DILRÈNE 300 mg (voir ce médicament).

Laboratoires Irex

DERMESTRIL

Informations détaillées sur www.monvidal50.com

DERMESTRIL SEPTEM

Informations détaillées sur www.monvidal50.com

DETENSIEL

Bêtabloquant — sur ordonnance

Présentation

- **DETENSIEL 10 mg :** comprimé sécable (gris orangé) ; boîte de 28. Liste I - Remb 65 % - **Prix : 7,07 €.**

Composition

	p cp
Bisoprolol hémifumarate	10 mg

Dans quel cas ce médicament est-il prescrit ?

Ce médicament appartient à la famille des *bêtabloquants*. Ceux-ci agissent en bloquant l'action de l'*adrénaline* (et d'autres *hormones* apparentées) sur de nombreux organes, notamment sur le cœur, les vaisseaux et plus faiblement sur les bronches.

Il est utilisé dans :
- le traitement de l'*hypertension artérielle*,
- la prévention des crises d'*angine de poitrine*.

Contre-indications

Ce médicament ne doit pas être utilisé dans les cas suivants :
- formes graves de certaines affections : *asthme*, *bronchite chronique*, *artérite*, phénomène de *Raynaud* ;
- *insuffisance cardiaque* non contrôlée par un traitement spécifique ;
- *bloc auriculoventriculaire* grave ;
- rythme cardiaque inférieur à 50 battements par minute ;
- *phéochromocytome* non traité ;
- hypotension ;
- *antécédent* de *choc anaphylactique* ;
- en association avec les médicaments contenant de la floctafénine ou du sultopride.

Attention : Ce médicament n'est pas un *traitement de la crise* d'*angine de poitrine*.

Ce médicament n'est pas adapté au traitement d'une forme particulière d'*angine de poitrine* appelée angor de *Printzmétal* qui relève d'un traitement *vasodilatateur*. Il peut néanmoins être associé à celui-ci lorsqu'une angine de poitrine « classique » coexiste avec un angor de Printzmétal.

Des précautions sont nécessaires en cas d'*insuffisance rénale* grave et chez la personne âgée.

N'interrompez jamais brutalement le traitement prescrit. Espacez progressivement les prises. Un avis médical est toujours préférable.

Chez les diabétiques, les *bêtabloquants* peuvent masquer certains *symptômes* de l'*hypoglycémie* (*palpitations* et accélération du cœur essentiellement).

Les bêtabloquants peuvent aggraver les *réactions allergiques* et empêcher l'action de l'*adrénaline* utilisée dans le traitement d'urgence du *choc anaphylactique*. Lors d'examens radiologiques nécessitant l'injection de produits de contraste iodés (susceptibles de provoquer des *chocs* allergiques), le traitement doit, si possible, être suspendu avec l'accord de votre médecin.

En cas d'intervention chirurgicale, l'anesthésiste doit être prévenu de la prise de ce médicament. C'est lui qui décidera si le traitement doit être poursuivi ou arrêté avant l'intervention.

Sportif : ce médicament contient une substance susceptible de rendre positifs certains *tests antidopage*.

Interactions avec d'autres substances

Ce médicament ne doit pas être associé :
- à la floctafénine (IDARAC...) : risque d'augmentation de la gravité d'un éventuel *choc* allergique,
- au sultopride (BARNETIL) : risque de *torsades de pointes.*

Il peut interagir avec les médicaments contenant de l'amiodarone.

Informez votre médecin si vous prenez des *antidiabétiques*, des *AINS*, des *inhibiteurs calciques*, des *antidépresseurs imipraminiques*, des *neuroleptiques*, des *corticoïdes*, ou des médicaments contenant l'une des substances suivantes : quinidine, hydroquinidine, disopyramide, propafénone, baclofène, lidocaïne injectable, méfloquine.

Grossesse et allaitement

Les études scientifiques disponibles n'ont pas mis en évidence de problème particulier lors de l'utilisation de *bêtabloquant* chez la femme enceinte. L'effet bêtabloquant persiste quelques jours chez le nouveau-né et justifie une surveillance médicale renforcée pendant les premiers jours de la vie.

Ce médicament passe dans le lait maternel ; un choix est donc nécessaire entre l'allaitement et la prise du médicament. Cette décision devra être prise en accord avec votre médecin.

Mode d'emploi et posologie

Ce médicament est pris de préférence le matin, indifféremment au cours ou en dehors du repas.

Posologie usuelle :

1 comprimé par jour.

Conseils : Veillez à toujours disposer d'une réserve de médicament : une plaquette dans la trousse de toilette, par exemple.
Le traitement médicamenteux ne dispense pas de mesures simples pouvant faire baisser la tension artérielle : activité physique régulière, modération de la consommation de boissons alcoolisées et de *sel*, lutte contre l'excès de poids.
Il est normal que le rythme cardiaque ralentisse sous l'effet du traitement ; néanmoins, en cas de fatigue anormale et de pouls inférieur à 50 battements par minute, consultez votre médecin.

Effets indésirables possibles

Le plus fréquemment : douleur d'estomac, nausées, vomissements, fatigue en début de traitement, sensation de mains et de pieds froids, troubles de l'érection, ralentissement important du cœur, insomnie, cauchemar.

Plus rarement : *bloc auriculoventriculaire*, baisse excessive de la tension artérielle, phénomène de *Raynaud*, *insuffisance cardiaque*, *bronchospasme*, *hypoglycémie*, *éruption cutanée*, aggravation d'un *psoriasis*.

Laboratoires Merck Lipha Santé

DÉTRUSITOL

Informations détaillées sur www.monvidal50.com

DIABAMYL

Antidiabétique oral — sur ordonnance

→ Ce médicament est un générique de GLUCOPHAGE (voir ce médicament).

Laboratoires Expanpharm international

DIACOR 90 ET 120 MG

Inhibiteur calcique — sur ordonnance

Présentation

- **DIACOR LP 90 mg :** gélule à *libération prolongée* (blanc et bleu) ; boîte de 56.
  Liste I - Remb 65 % - **Prix : 17,15 €.**
- **DIACOR LP 120 mg :** gélule à *libération prolongée* (blanc et rouge) ; boîte de 56.
  Liste I - Remb 65 % - **Prix : 22,25 €.**

Composition

	p gél LP	p gél LP
Diltiazem chlorhydrate	90 mg	120 mg

Dans quel cas ce médicament est-il prescrit ?

Ce médicament est un *vasodilatateur* qui appartient à la famille des *inhibiteurs calciques.*

Il est utilisé dans le *traitement préventif* des crises d'*angine de poitrine.*

Contre-indications

Ce médicament ne doit pas être utilisé dans les cas suivants :
- *insuffisance cardiaque* grave,
- rythme cardiaque inférieur à 40 battements par minute,
- *bloc auriculoventriculaire* grave et certaines maladies de l'automatisme cardiaque.

Attention : Des précautions sont nécessaires en cas d'*insuffisance rénale* ou *hépatique* et chez la personne âgée.
Signalez la prise de ce médicament à l'anesthésiste en cas d'intervention chirurgicale.

Interactions avec d'autres substances

Ce médicament peut interagir avec les *antiarythmiques.*

Informez par ailleurs votre médecin si vous prenez un *bêtabloquant* ou un médicament contenant de la ciclosporine, de la carbamazépine, de la rifampicine, de l'amiodarone, un *alphabloquant* ou un autre médicament susceptible de faire baisser la tension artérielle.

Grossesse et allaitement

Ce médicament est déconseillé chez la femme enceinte ou susceptible de l'être. Si une grossesse survient au cours du traitement, prévenez votre médecin.

Ce médicament passe faiblement dans le lait maternel : l'allaitement est déconseillé sans avis médical.

Mode d'emploi et posologie

Les gélules doivent être avalées avec un verre d'eau, sans être ouvertes ni croquées.

Posologie usuelle :

1 gélule à 90 mg ou à 120 mg, matin et soir.

Effets indésirables possibles

Ralentissement important du cœur, *bloc auriculoventriculaire*, *réaction allergique* cutanée, gonflement des gencives. Ces effets nécessitent parfois l'arrêt du traitement.

Rarement :
- bouffées de chaleur, maux de tête, jambes lourdes ou enflées, *palpitations* ;
- fatigue, *troubles digestifs*, bouche sèche.

Exceptionnellement : *gynécomastie*, *syndrome extrapyramidal*, augmentation des *transaminases*, *hépatite*.

Laboratoires Dexo

DIACOR 300 MG

Informations détaillées sur www.monvidal50.com

DIAFUSOR

Informations détaillées sur www.monvidal50.com

DIAMICRON 30

Antidiabétique oral — **sur ordonnance**

Présentation

- **DIAMICRON 30 mg :** comprimé à libération modifiée (blanc) ; boîte de 30.
  Liste I - Remb 65 % - **Prix : 9,73 €**.
- **DIAMICRON 30 mg :** comprimé à libération modifiée (blanc) ; boîte de 60.
  Liste I - Remb 65 % - **Prix : 17,98 €**.

Composition

	p cp
Gliclazide	30 mg

Dans quel cas ce médicament est-il prescrit ?

Cet *antidiabétique* oral appartient à la famille des *sulfamides hypoglycémiants*. Il permet de diminuer l'excès de *sucre* dans le sang en favorisant la sécrétion de l'*insuline*.

Il est utilisé dans le traitement du *diabète* non insulinodépendant lorsque le régime alimentaire seul a été insuffisant.

Contre-indications

Ce médicament ne doit pas être utilisé dans les cas suivants :
- *allergie* aux *sulfamides*,
- *insuffisance rénale* ou *hépatique* grave,
- en association avec les médicaments contenant du miconazole,
- **allaitement**.

Attention : Ce médicament n'est pas adapté au traitement du *diabète* insulinodépendant : celui-ci requiert un traitement par injections d'*insuline*.

Un sentiment de malaise associé à des sueurs froides, une fringale, une accélération du cœur sont les signes habituels d'une *hypoglycémie* due à un effet excessif du médicament. Cette hypoglycémie peut également se traduire par des troubles du comportement qui doivent alerter votre entourage, voire des *convulsions* ou un *coma*. En présence de ces signes ou en cas de simple doute, buvez une boisson sucrée ou mangez du *sucre*. Si le diabétique est inconscient, surtout ne lui donnez rien à boire et appelez votre médecin ou à défaut le 15 ou un service d'urgence.

Consultez rapidement votre médecin en cas de malaises hypoglycémiques répétés.

Certaines situations peuvent contribuer à augmenter la *glycémie* : infections, prise de médicaments, stress. En cas de soif intense, de grande fatigue, de sensation de malaise général, consultez rapidement votre médecin.

Des analyses de sang régulières permettent à votre médecin d'adapter la *posologie*. Dans certains cas, il peut être nécessaire que vous pratiquiez vous-même des contrôles, à l'aide de bandelettes et d'un appareil lecteur de glycémie.

Évitez les boissons alcoolisées à jeun ou à distance des repas : augmentation du risque d'*hypoglycémie*.

Conducteur : une *hypoglycémie* peut entraîner un malaise pendant la conduite ou l'utilisation de machines.

Interactions avec d'autres substances

Ce médicament ne doit pas être associé avec les médicaments oraux contenant du miconazole (DAKTARIN gel buccal, DAKTARIN comprimé...) : risque d'*hypoglycémie*.

Il peut interagir avec les médicaments contenant de la phénylbutazone ou du danazol.

Informez par ailleurs votre médecin ou votre pharmacien si vous prenez un *bêtabloquant*, un *inhibiteur de l'enzyme de conversion*, un *corticoïde*, ou un médicament contenant du fluconazole, de la ritodrine, du salbutamol, de la terbutaline ou de la chlorpromazine.

Grossesse et allaitement

Un *diabète* mal équilibré peut être néfaste pour l'enfant à naître.

Un désir de grossesse nécessite le remplacement de ce médicament par de l'*insuline* et une surveillance médicale renforcée.

Si une grossesse survient alors que vous êtes encore sous traitement *antidiabétique* oral, consultez rapidement votre médecin pour un passage à l'insuline injectable. Ce médicament n'a aucun effet malformatif connu dans l'espèce humaine.

Les données actuellement disponibles ne permettent pas de savoir si ce médicament passe dans le lait maternel : il est contre-indiqué en cas d'allaitement.

Mode d'emploi et posologie

Ces comprimés sont à libération modifiée, c'est-à-dire qu'ils libèrent d'une façon régulière et prolongée le médicament dans l'organisme. Ils doivent être avalés entiers,avec un verre d'eau et de préférence au début du petit déjeuner (ou du repas de midi si vous ne mangez pas ou que très peu le matin).

Posologie usuelle :

- Adulte : la dose initiale est de 1 comprimé par jour. L'adaptation de la *posologie* est faite ensuite, en fonction de la *glycémie*, en respectant des paliers d'au moins 1 mois. La dose maximale est de 4 comprimés par jour, en une seule prise.

Suivre attentivement la prescription de votre médecin. Le régime alimentaire reste nécessaire pendant le traitement.

Conseils : Le respect de certaines règles simples permet de diminuer le risque d'*hypoglycémie* :
- toute prise de ce médicament doit être suivie d'un repas (ne prenez pas de comprimé si vous devez sauter le repas suivant) ;
- si vous envisagez un effort physique intense et prolongé, il peut être nécessaire de diminuer la dose du médicament (demandez conseil à votre médecin) ;
- informez votre médecin si vous devez travailler la nuit ou si votre religion vous impose un jeûne prolongé ;
- évitez la prise de boissons alcoolisées à jeun ou à distance des repas.

Le *diabète* peut diminuer la sensibilité des pieds à la douleur et favoriser les infections. Des plaies profondes peuvent se développer : une hygiène rigoureuse et des chaussures confortables limitent ce risque.

Le régime du diabétique ne consiste pas en une simple interdiction des *glucides* (*sucres*, pain, pâtes...) : demandez conseil à votre médecin.

Pesez-vous régulièrement et signalez toute variation rapide de poids à votre médecin.

Effets indésirables possibles

Hypoglycémie (voir Attention).

Troubles digestifs, démangeaisons, *éruption cutanée*.

Exceptionnellement : anomalie de la *numération formule sanguine*, augmentation des *transaminases*, jaunisse.

Laboratoires Servier

DIAMICRON 80

Antidiabétique oral — **sur ordonnance**

Présentation

- **DIAMICRON 80 mg :** comprimé quadrisécable (blanc) ; boîte de 20. Liste I - Remb 65 % - **Prix : 6,67 €.**
- **DIAMICRON 80 mg :** comprimé quadrisécable (blanc) ; boîte de 60. Liste I - Remb 65 % - **Prix : 17,98 €.**

Composition

	p cp
Gliclazide	80 mg
Lactose	+

Dans quel cas ce médicament est-il prescrit ?

Cet *antidiabétique* oral appartient à la famille des *sulfamides hypoglycémiants*. Il permet de diminuer l'excès de *sucre* dans le sang en favorisant la sécrétion de l'*insuline*.

Il est utilisé dans le traitement du *diabète* non insulinodépendant lorsque le régime alimentaire seul a été insuffisant.

Contre-indications

Ce médicament ne doit pas être utilisé dans les cas suivants :
- *allergie* aux *sulfamides*,
- *insuffisance rénale* ou *hépatique* grave,
- en association avec les médicaments contenant du miconazole,
- **allaitement**.

Attention : Ce médicament n'est pas adapté au traitement du *diabète* insulinodépendant : celui-ci requiert un traitement par injections d'*insuline*.

Un sentiment de malaise associé à des sueurs froides, une fringale, une accélération du cœur sont les signes habituels d'une *hypoglycémie* due à un effet excessif du médicament. Cette hypoglycémie peut également se traduire par des troubles du comportement qui doivent alerter votre entourage, voire des *convulsions* ou un *coma*. En présence de ces signes ou en cas de simple doute, buvez une boisson sucrée ou mangez du *sucre*. Si le diabétique est inconscient, surtout ne lui donnez rien à boire et appelez votre médecin ou à défaut le 15 ou un service d'urgence.

Consultez rapidement votre médecin en cas de malaises hypoglycémiques répétés.

Certaines situations peuvent contribuer à augmenter la *glycémie* : infections, prise de médicaments, stress. En cas de soif intense, de grande fatigue, de sensation de malaise général, consultez rapidement votre médecin.

Des analyses de sang régulières permettent à votre médecin d'adapter la *posologie*. Dans certains cas, il peut être nécessaire de pratiquer vous-même des contrôles, à l'aide de bandelettes et d'un appareil lecteur de glycémie.

Évitez les boissons alcoolisées à jeun ou à distance des repas : augmentation du risque d'*hypoglycémie*.

Conducteur : une *hypoglycémie* peut entraîner un malaise pendant la conduite ou l'utilisation de machines.

Interactions avec d'autres substances

Ce médicament ne doit pas être associé avec les médicaments oraux contenant du miconazole (DAKTARIN gel buccal, DAKTARIN comprimé...) : risque d'*hypoglycémie*.

Il peut interagir avec les médicaments contenant de la phénylbutazone ou du danazol.

Informez par ailleurs votre médecin ou votre pharmacien si vous prenez un *bêtabloquant*, un *inhibiteur de l'enzyme de conversion*, un *corticoïde*, ou un médicament contenant du fluconazole, de la ritodrine, du salbutamol, de la terbutaline ou de la chlorpromazine.

Grossesse et allaitement

Un *diabète* mal équilibré peut être néfaste pour l'enfant à naître.

Un désir de grossesse nécessite le remplacement de ce médicament par de l'*insuline* et une surveillance médicale renforcée.

Si une grossesse survient alors que vous êtes encore sous traitement *antidiabétique* oral, consultez rapidement votre médecin pour un passage à l'insuline injectable. Ce médicament n'a aucun effet malformatif connu dans l'espèce humaine.

Les données actuellement disponibles ne permettent pas de savoir si ce médicament passe dans le lait maternel : il est contre-indiqué en cas d'allaitement.

Mode d'emploi et posologie

Les comprimés doivent être avalés avec un verre d'eau, de préférence au début des repas (afin de diminuer le risque de *troubles digestifs*).

Le comprimé quadrisécable permet de répartir la dose quotidienne en plusieurs prises.

Posologie usuelle :

- Adulte de moins de 65 ans : 1 à 4 comprimés par jour ; la dose et la répartition des prises sont adaptées en fonction de la *glycémie*.
- Personne âgée de plus de 65 ans ou fragilisée : la dose initiale est de ½ comprimé par jour. L'adaptation de la *posologie* est faite ensuite, en fonction de la *glycémie*, en respectant des paliers d'au moins 2 semaines.

Suivre attentivement la prescription de votre médecin. Le régime alimentaire reste nécessaire pendant le traitement.

Conseils : Le respect de certaines règles simples permet de diminuer le risque d'*hypoglycémie* :
- toute prise de ce médicament doit être suivie d'un repas (ne prenez pas de comprimé si vous devez sauter le repas suivant) ;
- si vous envisagez un effort physique intense et prolongé, il peut être nécessaire de diminuer la dose du médicament (demandez conseil à votre médecin) ;
- informez votre médecin si vous devez travailler la nuit ou si votre religion vous impose un jeûne prolongé ;
- évitez la prise de boissons alcoolisées à jeun ou à distance des repas.

Le *diabète* peut diminuer la sensibilité des pieds à la douleur et favoriser les infections. Des plaies profondes peuvent se développer : une hygiène rigoureuse et des chaussures confortables limitent ce risque.

Le régime du diabétique ne consiste pas en une simple interdiction des *glucides* (*sucres*, pain, pâtes...) : demandez conseil à votre médecin.

Pesez-vous régulièrement et signalez toute variation rapide de poids à votre médecin.

Effets indésirables possibles

Hypoglycémie (voir Attention).

Troubles digestifs, démangeaisons, *éruption cutanée*.

Exceptionnellement : anomalie de la *numération formule sanguine*, augmentation des *transaminases*, jaunisse.

Laboratoires Servier

DIASTABOL

Antidiabétique oral — **sur ordonnance**

Présentation

- **DIASTABOL 50 mg :** comprimé (blanc) ; boîte de 90.
  Liste I - Remb 65 % - **Prix : 15,93 €.**
- **DIASTABOL 100 mg :** comprimé (blanc) ; boîte de 90.
  Liste I - Remb 65 % - **Prix : 21,47 €.**

Composition

	p cp	p cp
Miglitol	50 mg	100 mg

Dans quel cas ce médicament est-il prescrit ?

Ce médicament est un *antidiabétique*. Il agit localement dans l'intestin en retardant et en diminuant l'absorption des *glucides* formés de plusieurs molécules, comme le sucre ordinaire (saccharose) ou l'amidon. Il est sans effet sur les *sucres* simples tels que le glucose.

Il est utilisé dans le traitement du *diabète* non insulinodépendant, en complément du régime, et peut être associé aux autres antidiabétiques.

Contre-indications

Ce médicament ne doit pas être utilisé dans les cas suivants :
- *troubles digestifs* graves,
- *insuffisance rénale* grave,
- enfant de moins de 18 ans,
- **allaitement**.

Attention : En cas d'*hypoglycémie* provoquée par un autre médicament *antidiabétique*, la prise de sucre ordinaire (saccharose) risque d'être inefficace. Il est préférable d'absorber du glucose : demandez conseil à votre médecin ou à votre pharmacien.

Interactions avec d'autres substances

Informez votre médecin si vous prenez un médicament contenant du propranolol.

Il est préférable de respecter un délai entre la prise de ce médicament et celle des médicaments contenant du charbon ou des enzymes digestives (amylase, pancréatine).

Grossesse et allaitement

Le *diabète* de la femme enceinte nécessite un traitement par insuline.

L'effet de ce médicament pendant la grossesse est mal connu : seul votre médecin peut évaluer le risque éventuel de son utilisation dans votre cas.

Ce médicament passe dans le lait maternel : il ne doit pas être utilisé pendant l'allaitement.

Mode d'emploi et posologie

Les comprimés doivent être avalés en début de repas avec un verre d'eau, ou croqués avec les premières bouchées.

Posologie usuelle :

- Adulte : 50 à 100 mg, 3 fois par jour.

Conseils : Ce médicament n'expose pas à lui seul au risque d'*hypoglycémie.*
Le régime du diabétique ne consiste pas en une simple interdiction des *glucides* (*sucres*, pain, pâtes...) ; demandez conseil à votre médecin.

Effets indésirables possibles

Flatulences, ballonnements, diarrhée. Ces effets ont tendance à s'atténuer au cours du traitement.

Rarement : nausées, constipation, douleur d'estomac.

Laboratoires Sanofi-Synthélabo

DICLOFÉNAC G GAM INJECTABLE

Anti-inflammatoire non stéroïdien — sur ordonnance

➜ Ce médicament est un générique de VOLTARÈNE injectable (voir ce médicament).

Laboratoires G Gam

DICLOFÉNAC GÉNÉRIQUES

Anti-inflammatoire non stéroïdien — sur ordonnance

➜ Ces médicaments sont des génériques de VOLTARÈNE voie orale (voir ce médicament).

Laboratoires Arrow Génériques, EG Labo, G Gam, GNR-pharma, Ivax SAS, Merck génériques, RPG Aventis, Téva Classics

DICLOFÉNAC RENAUDIN INJECTABLE

Informations détaillées sur www.monvidal50.com

DIDRONEL 400 MG

biphosphonate — sur ordonnance

Présentation

- **DIDRONEL 400 mg :** comprimé (blanc) ; boîte de 14.
  Liste I - Remb 65 % - **Prix : 22,29 €**.

Composition

	p cp
Acide étidronique sel disodique	400 mg

Dans quel cas ce médicament est-il prescrit ?

Ce médicament appartient à la famille des biphosphonates. Il agit en bloquant les cellules qui détruisent l'os et en luttant contre la déminéralisation.

Il est utilisé dans le traitement de l'*ostéoporose* post-ménopausique compliquée du tassement d'une ou plusieurs vertèbres et pour prévenir la fragilisation des os lors de la prise prolongée (supérieure à 3 mois) de *cortisone*.

Contre-indications

Ce médicament ne doit pas être utilisé dans les cas suivants :

- *insuffisance rénale* grave,
- *ostéomalacie*,
- **allaitement**.

Attention : Le calcium prescrit en complément de ce traitement doit faire l'objet de cures alternées : risque d'interaction entre ces deux substances. En outre, ce médicament doit être pris au moins 2 heures avant ou après un repas riche en calcium (lait, fromage, produits lactés...).

Interactions avec d'autres substances

Les *antiacides* et les médicaments contenant du calcium risquent de diminuer l'absorption intestinale de ce médicament. Un délai d'au moins 2 heures doit séparer leur prise.

Grossesse et allaitement

Quelques cas de malformations chez l'animal ont été rapportés lors de traitements à forte dose. En l'absence de données suffisantes pour l'espèce humaine, ce médicament est déconseillé pendant la grossesse.

Ce médicament est contre-indiqué pendant l'allaitement.

Mode d'emploi et posologie

Les comprimés doivent être avalés en une seule prise, à distance des repas (au moins 2 heures), avec un verre d'eau ou de jus de fruits.

Posologie usuelle :

- Adulte : ce médicament s'utilise en alternance avec du calcium, en cure de 3 mois, à raison de 1 comprimé de Didronel 400 mg par jour pendant 14 jours, suivi d'un apport de calcium pendant 2 mois et demi.

Conseils : Une alimentation riche en calcium et en *vitamine* D ainsi que des exercices physiques réguliers contribuent à limiter l'évolution de l'*ostéoporose*.

Effets indésirables possibles

Nausées, diarrhée, brûlures d'estomac.

Éruption cutanée.

Déclenchement d'une crise d'*asthme* (chez l'asthmatique), *ostéomalacie* à forte dose.

Exceptionnellement : douleur des articulations, fourmillements, sensations anormales de la langue, modification du nombre de *globules blancs* dans le sang.

Laboratoires Procter & Gamble

DIGOXINE NATIVELLE

Digitalique

sur ordonnance

Présentation

- **DIGOXINE NATIVELLE 0,25 mg :** comprimé sécable (blanc) ; boîte de 30.
  Liste I - Remb 65 % - **Prix : 2,60 €.**
- **DIGOXINE NATIVELLE 5 µg/0,1 ml :** solution buvable pédiatrique (gouttes) ; flacon de 60 ml avec pipette-doseuse graduée en vingtième de ml (0,05 ml).
  Liste I - Remb 65 % - **Prix : 2,35 €.**

Composition

	p cp	p ml
Digoxine	0,25 mg	0,05 mg
Lactose	+	

Dans quel cas ce médicament est-il prescrit ?

Ce médicament aux propriétés multiples appartient à la famille des *digitaliques* : il agit sur le cœur en permettant essentiellement d'en renforcer les contractions et de ralentir son rythme lorsqu'il est excessif.

Il est utilisé dans le traitement de l'*insuffisance cardiaque* et de certaines *tachycardies*.

Contre-indications

Ce médicament ne doit pas être utilisé dans les cas suivants :
- certaines anomalies du fonctionnement cardiaque,
- en association avec le sultopride ou des injections intraveineuses de calcium.

Attention : Ce produit est très toxique en cas de *surdosage* : tenez-le hors de portée des enfants.

En cas de *palpitations* récentes survenues sous traitement, prévenez votre médecin.

Des précautions sont nécessaires en cas d'*insuffisance rénale* ou d'*hypothyroïdie* et chez la personne âgée.

Tout médicament susceptible de faire baisser la *kaliémie*, notamment les *diurétiques* ou les *laxatifs stimulants*, devra être utilisé sous contrôle médical strict.

En cas d'intervention chirurgicale, l'anesthésiste doit être prévenu de la prise de ce médicament.

Interactions avec d'autres substances

Ce médicament ne doit pas être associé au calcium injectable par *voie* intraveineuse (CALCIBRONAT notamment) ni au sultopride : risque de *troubles du rythme cardiaque* graves.

Informez par ailleurs votre médecin si vous prenez un médicament susceptible de favoriser une *hypokaliémie*, un *pansement digestif*, un médicament contenant l'une des substances suivantes : charbon, kaolin, colestyramine, hydroquinidine, quinidine, sucralfate, amiodarone, sulfasalazine, vérapamil, clarithromycine, érythromycine, carbamazépine, calcium (par voie orale).

Grossesse et allaitement

Il n'a pas été mis en évidence de problème particulier lors de l'utilisation de ce médicament chez la femme enceinte. Toutefois, au cours des 3 derniers mois de la grossesse, il peut être nécessaire d'adapter la *posologie*.

Ce médicament passe en très faible quantité dans le lait maternel. Demandez l'avis de votre médecin.

Mode d'emploi et posologie

La solution buvable est fournie avec une petite pipette graduée en vingtième de ml, ce qui représente à peu près 1 goutte. 1 comprimé équivaut à 5 ml (100 gouttes) de solution buvable.

Posologie usuelle :

Traitement d'attaque : une forte dose est parfois prescrite par le médecin pendant quelques jours, sous surveillance médicale.

Traitement d'entretien : la *posologie* est adaptée par le médecin en fonction de l'effet recherché ; une analyse de sang permet de connaître la concentration du médicament dans le sang : en effet, le risque de surdosage est important.

Conseils : En cas de mauvaise vue, l'utilisation de la pipette peut être délicate.

Effets indésirables possibles

Ils sont le plus souvent le signe d'un surdosage :
- nausées, vomissements, diarrhée, perte de l'appétit ;
- coloration en jaune de la vision ;
- *vertiges*, maux de tête ;
- troubles psychiques, notamment chez la personne âgée ;
- *troubles du rythme cardiaque* variés, *palpitations*.

Exceptionnellement : *gynécomastie*, *éruption cutanée*.

Laboratoires Procter & Gamble

Les mots en italique sont expliqués dans le lexique, page 451.

DILRÈNE 90 ET 120 MG

Inhibiteur calcique
sur ordonnance

→ Ce médicament est un générique de DIACOR 90 et 120 mg (voir ce médicament).

Laboratoires Irex

DILRÈNE 300 MG

Inhibiteur calcique
sur ordonnance

Présentation

- **DILRÈNE 300 mg LP** : gélule à *libération prolongée* (orange et transparent) ; boîte de 28.
  Liste I - Remb 65 % - **Prix : 15,94 €**.

Composition

	p gél LP
Diltiazem chlorhydrate	300 mg

Dans quel cas ce médicament est-il prescrit ?

Ce médicament est un *vasodilatateur* qui appartient à la famille des *inhibiteurs calciques*.

Il est utilisé dans le traitement de l'*hypertension artérielle*.

Contre-indications

Ce médicament ne doit pas être utilisé dans les cas suivants :
- *insuffisance cardiaque* grave ;
- rythme cardiaque inférieur à 40 battements par minute ;
- *bloc auriculoventriculaire* grave et certaines maladies de l'automatisme cardiaque.

Attention : Des précautions sont nécessaires en cas d'*insuffisance rénale* ou *hépatique* et chez la personne âgée.
Signalez la prise de ce médicament à l'anesthésiste en cas d'intervention chirurgicale.

Interactions avec d'autres substances

Ce médicament peut interagir avec les *antiarythmiques* et les médicaments contenant du triazolam.

Informez par ailleurs votre médecin si vous prenez un *alphabloquant*, un *bêtabloquant* ou un médicament contenant de la ciclosporine, de la carbamazépine, de la rifampicine ou de l'amiodarone.

En outre, l'effet *antihypertenseur* de ce médicament peut être augmenté par certains médicaments tels que les *neuroleptiques*, les *antidépresseurs imipraminiques*, les médicaments contenant du baclofène ; il peut être diminué par les *corticoïdes*. Votre médecin doit être informé si vous êtes traité par l'un ou l'autre de ces médicaments.

Grossesse et allaitement

Ce médicament est déconseillé chez la femme enceinte ou susceptible de l'être. Si une grossesse survient au cours du traitement, prévenez votre médecin.

Ce médicament passe faiblement dans le lait maternel : l'allaitement est déconseillé sans avis médical.

Mode d'emploi et posologie

Prendre les gélules, chaque jour au même moment, avant ou pendant un repas.

La gélule doit être avalée avec un verre d'eau sans être ouverte ni croquée.

Posologie usuelle :
1 gélule par jour.

Conseils : Le traitement médicamenteux ne dispense pas des mesures simples pouvant faire baisser la tension artérielle : activité physique régulière, modération de la consommation de boissons alcoolisées, lutte contre l'excès de poids.

Effets indésirables possibles

Ralentissement important du cœur, *bloc auriculoventriculaire*, *réaction allergique* cutanée, gonflement des gencives. Ces effets nécessitent parfois l'arrêt du traitement.

Rarement :
- bouffées de chaleur, maux de tête, jambes lourdes ou enflées, *palpitations* ;
- fatigue, *troubles digestifs*, bouche sèche.

Exceptionnellement : *gynécomastie*, *syndrome extrapyramidal*, augmentation des *transaminases*, *hépatite*.

Laboratoires Irex

DILTIAZEM 60 MG GÉNÉRIQUES

Inhibiteur calcique
sur ordonnance

→ Ces médicaments sont des génériques de TILDIEM (voir ce médicament).

Laboratoires Biogaran, GNR-pharma, Ivax SAS, Merck génériques, Ratiopharm, RPG Aventis, Téva Classics

DILTIAZEM 90 ET 120 MG GÉNÉRIQUES

Inhibiteur calcique
sur ordonnance

→ Ces médicaments sont des génériques de DIACOR 90 et 120 mg (voir ce médicament).

Laboratoires Biogaran, GNR-pharma, Ivax SAS, Merck génériques, Ratiopharm, RPG Aventis, Téva Classics

DILTIAZEM 300 MG GÉNÉRIQUES

Inhibiteur calcique — sur ordonnance

→ Ces médicaments sont des génériques de DILRÈNE 300 mg (voir ce médicament).

Laboratoires Biogaran, EG Labo, G Gam, GNR-pharma, Ivax SAS, Merck génériques, RPG Aventis, Téva Classics

DINITRATE D'ISOSORBIDE MERCK

Dérivé nitré — sur ordonnance

→ Ce médicament est un générique de LANGORAN (voir ce médicament).

Laboratoires Merck génériques

DISCOTRINE

Dérivé de la trinitrine — sur ordonnance

Présentation

- **DISCOTRINE 5 mg/24 h :** *dispositif transdermique* de 6,7 cm² ; boîte de 30 systèmes adhésifs.
  Liste II - Remb 65 % - **Prix : 14,72 €.**
- **DISCOTRINE 10 mg/24 h :** *dispositif transdermique* de 13,3 cm² ; boîte de 30 systèmes adhésifs.
  Liste II - Remb 65 % - **Prix : 15,97 €.**
- **DISCOTRINE 15 mg/24 h :** *dispositif transdermique* de 20 cm² ; boîte de 30 systèmes adhésifs.
  Liste II - Remb 65 % - **Prix : 17,24 €.**

Composition

	p 6,7 cm²	p 13,3 cm²	p 20 cm²
Trinitrine	18 mg	36 mg	54 mg
soit Trinitrine libérée/24 h	5 mg	10 mg	15 mg

Dans quel cas ce médicament est-il prescrit ?

Ce médicament *vasodilatateur* appartient à la famille des dérivés nitrés. Il possède de nombreuses propriétés qui facilitent le travail du cœur : dilatation des veines, dilatation des artères à forte dose, prévention des spasmes des *artères coronaires*. Le *dispositif transdermique* (timbre) contient la substance active qui traverse la peau, gagne le sang, et peut ainsi agir sur le cœur et les vaisseaux.

Il est utilisé dans le *traitement préventif* des crises d'*angine de poitrine*.

Contre-indications

Ce médicament ne doit pas être utilisé dans les cas suivants :
- hypotension grave,
- en association avec le sildénafil (VIAGRA).

Attention : Des précautions particulières s'imposent en cas de *cardiomyopathie* obstructive, d'*hypertension intracrânienne*.
Ce médicament n'est pas adapté au *traitement de la crise* aiguë d'*angine de poitrine* : son action est trop lente à apparaître. C'est un *traitement préventif* qui lutte contre l'apparition des crises et qui ne doit pas être arrêté sans avis médical.
En cas de malaise apparemment sérieux, retirez le timbre.
Ne laissez pas le timbre neuf ou usagé à la portée des enfants.
Les boissons alcoolisées peuvent augmenter les effets hypotenseurs de ce médicament ; les excès sont déconseillés.
Compte-tenu de ses effets indésirables potentiels, ce médicament peut, chez certaines personnes, ne pas être compatible avec la conduite automobile ou le maniement de machines dangereuses. Assurez-vous à l'occasion des premières prises que vous supportez bien ce médicament avant de conduire ou d'utiliser une machine.

Interactions avec d'autres substances

Les *vasodilatateurs* de la famille des dérivés nitrés ne doivent pas être associés au VIAGRA : risque de baisse de tension grave.

Informez votre médecin ou votre pharmacien si vous prenez d'autres médicaments susceptibles d'abaisser la tension artérielle.

Grossesse et allaitement

L'effet de ce médicament pendant la grossesse ou l'allaitement est mal connu : seul votre médecin peut évaluer le risque éventuel de son utilisation dans votre cas.

Mode d'emploi et posologie

Il existe 3 dosages correspondant à 3 surfaces différentes : la quantité de trinitrine qui passe dans le sang est proportionnelle à la surface du *dispositif transdermique*. Choisir une région sèche, pauvre en poils, et dépourvue de grains de beauté ou autres lésions cutanées. Libérer la surface adhésive et appliquer soigneusement le timbre en effectuant une pression sur toute sa surface. Changer d'emplacement tous les jours.

Posologie usuelle :
- Adulte : 1 dispositif transdermique par jour, à garder pendant le nombre d'heures prescrit par votre médecin.

Conseils : Le port de ce dispositif ne contre-indique pas le bain, la douche, les activités sportives.
Si le timbre se décolle accidentellement, remplacez-le par un timbre neuf placé à un autre endroit.

Effets indésirables possibles

Réactions locales : rougeur et démangeaisons au point d'application.

Maux de tête, parfois violents, qui disparaissent habituellement après quelques jours de traitement.

Vertiges, *hypotension orthostatique*, nausées et vomissements.

Bouffées de chaleur, rougeur cutanée.

Laboratoires 3M Santé

DITROPAN

Antispasmodique urinaire — **sur ordonnance**

Présentation

- **DITROPAN :** comprimé sécable (bleu) ; boîte de 60.
  Liste II - Remb 35 % - **Prix : 5,71 €**.

Composition

	p cp
Oxybutynine chlorhydrate	5 mg
Lactose	+

Dans quel cas ce médicament est-il prescrit ?

C'est un *antispasmodique* qui lutte contre la contraction anormale de la vessie. Il a également des propriétés *atropiniques*.

Il est utilisé dans le traitement des envies impérieuses d'uriner ou des incontinences urinaires dues à une instabilité de la vessie.

Ce médicament n'est pas indiqué dans le traitement des fuites d'urine dues à la toux, au stress ou aux efforts.

Contre-indications

Ce médicament ne doit pas être utilisé dans les cas suivants :

- risque de *glaucome* à angle fermé,
- risque de blocage des urines (*adénome de la prostate*...),
- *myasthénie*,
- prédisposition à une constipation grave.

Attention : Une infection urinaire peut provoquer à elle seule des envies impérieuses d'uriner. Ce traitement serait alors inadapté. En cas de doute, consultez votre médecin.

Ce médicament présente des effets *atropiniques*. Il peut provoquer un *glaucome* aigu chez les personnes prédisposées : œil rouge, dur et douloureux, avec vision floue. Une consultation d'extrême urgence auprès d'un ophtalmologiste est nécessaire.

La sécheresse de la bouche provoquée par ce médicament peut favoriser le survenue de caries, de *mycose* buccale ou d'altération des gencives. Une visite régulière chez le dentiste peut être nécessaire.

Des précautions sont nécessaires chez les personnes présentant une *hypotension orthostatique*, une *hernie hiatale*, une maladie du foie ou des reins, des *troubles du rythme cardiaque*, des troubles de la circulation sanguine cérébrale et chez la personne âgée.

Compte-tenu de ses effets indésirables potentiels, ce médicament peut, chez certaines personnes, ne pas être compatible avec la conduite automobile ou le maniement de machines dangereuses. Assurez-vous à l'occasion des premières prises que vous supportez bien ce médicament avant de conduire ou d'utiliser une machine.

Interactions avec d'autres substances

Informez votre médecin ou votre pharmacien si vous prenez d'autres médicaments ayant des effets *atropiniques* ou un médicament contenant du lisuride.

Grossesse et allaitement

L'effet de ce médicament pendant la grossesse ou l'allaitement est mal connu : seul votre médecin peut évaluer le risque éventuel de son utilisation dans votre cas.

Mode d'emploi et posologie

Ce médicament doit être pris avec un verre d'eau.

Posologie usuelle :

La *posologie* doit être atteinte progressivement.

- Adulte : 1 comprimé, 2 ou 3 fois par jour.
- Enfant de plus de 5 ans : 0,3 à 0,4 mg par kg et par jour, sans dépasser :
  - pour un enfant de 12 à 15 ans : 1 comprimé, 3 fois par jour ;
  - pour un enfant de 9 à 12 ans : 1 comprimé, 2 fois par jour ;
  - pour un enfant de 5 à 9 ans : ½ comprimé, 3 fois par jour.

Effets indésirables possibles

Le plus fréquemment : sécheresse de la bouche avec ses conséquences possibles sur les dents et les gencives, troubles de la vision, constipation, nausées, agitation, augmentation du rythme cardiaque, rougeur du visage, notamment chez l'enfant.

Plus rarement : maux de tête, difficulté à uriner, étourdissements, somnolence, troubles psychiques chez la personne âgée, peau sèche, diarrhée, *troubles du rythme cardiaque*.

Exceptionnellement : *réaction allergique* cutanée, *glaucome* (voir Attention)

Laboratoires Sanofi-Synthélabo

DIVINA

Informations détaillées sur www.monvidal50.com

DIVISEQ

Informations détaillées sur www.monvidal50.com

DOLCIDIUM

Anti-inflammatoire non stéroïdien — **sur ordonnance**

→ Ce médicament est un générique de INDOCID (voir ce médicament).

Laboratoires Galephar

DRIPTANE

Antispasmodique urinaire — **sur ordonnance**

→ Ce médicament est un générique de DITROPAN (voir ce médicament).

Laboratoires Fournier

DUOVA
Informations détaillées sur www.monvidal50.com

DUPHASTON
Progestatif — **sur ordonnance**

Présentation
- **DUPHASTON 10 :** comprimé (blanc) ; boîte de 10.
  Liste I - Remb 65 % - **Prix : 3,59 €**.

Composition

	p cp
Dydrogestérone	10 mg
Lactose	+

Dans quel cas ce médicament est-il prescrit ?
Ce médicament contient une *hormone* dont l'action est proche de celle de la *progestérone*.

Il est utilisé :
- pour corriger une insuffisance de sécrétion de progestérone dans le traitement de certains troubles des règles, du *syndrome prémenstruel*, de la tension des seins et de certaines stérilités ;
- en complément des *estrogènes* dans le traitement de la *ménopause* ;
- pour traiter l'*endométriose*.

Attention : De récentes études ont montré une augmentation du risque de survenue d'un cancer du sein chez les femmes ayant reçu un traitement prolongé des *symptômes* de la *ménopause*. Le traitement doit par conséquent être prescrit à la dose minimale efficace et pour une durée la plus courte possible. En l'absence de troubles, sa prescription ne doit pas être systématique.

Des précautions sont nécessaires en cas *insuffisance hépatique* grave ou d'*antécédent* d'*accident thromboembolique*.

Arrêtez la prise de ce médicament et consultez votre médecin en cas d'apparition de maux de tête violents et inhabituels ou de troubles de la vision.

Interactions avec d'autres substances
Les médicaments contenant les substances suivantes sont susceptibles de diminuer l'efficacité des traitements hormonaux : carbamazépine, phénobarbital, phénytoïne, primidone, griséofulvine, rifabutine, rifampicine.

Grossesse et allaitement
Ce médicament n'a pas d'indication pendant la grossesse, mais une prise intempestive ne doit pas susciter d'inquiétude particulière.

Ce médicament passe dans le lait maternel : son usage est déconseillé pendant l'allaitement.

Mode d'emploi et posologie
Les comprimés peuvent être pris en continu ou durant certaines périodes du cycle.

Posologie usuelle :
1 à 3 comprimés par jour, selon les cas.

Effets indésirables possibles
Saignements entre les règles.

Très rarement : *hépatite, accident thromboembolique, éruption cutanée.*

Laboratoires Solvay Pharma

DYSALFA
Alphabloquant — **sur ordonnance**

Présentation
- **DYSALFA 1 mg :** comprimé (blanc) ; boîte de 15.
  Liste I - Remb 35 % - **Prix : 8,20 €**.
- **DYSALFA 5 mg :** comprimé (saumon) ; boîte de 28.
  Liste I - Remb 35 % - **Prix : 27,38 €**.

Composition

	p cp	p cp
Térazosine	1 mg	5 mg

Dans quel cas ce médicament est-il prescrit ?
Ce médicament appartient à la famille des *alphabloquants*. Il lutte contre la contraction des *voies* urinaires.

Il est utilisé dans le traitement des troubles urinaires dus à un *adénome de la prostate*.

Contre-indications
Ce médicament ne doit pas être utilisé en cas d'*antécédent* d'*hypotension orthostatique*.

Attention : Une *hypotension orthostatique*, due à la dilatation des vaisseaux sanguins, peut survenir dans les heures qui suivent la prise du médicament. Ce malaise, souvent précédé de *vertiges* et de sueurs, est favorisé par un passage trop brutal en position verticale (en se levant d'une chaise ou d'un lit). Les risques sont surtout importants les premiers jours du traitement pendant lesquels il convient d'éviter les activités dangereuses. Ensuite, l'organisme s'adapte au médicament. En cas de sensation d'étourdissement, allongez-vous quelques minutes et relevez-vous progressivement.

Conducteur : ce médicament peut être responsable de *vertiges*.

Interactions avec d'autres substances
Ce médicament peut interagir avec les *antihypertenseurs*, surtout les autres *alphabloquants*. Votre médecin adaptera la *posologie* pour limiter le risque d'*hypotension orthostatique*, mais il doit être parfaitement informé des médicaments que vous prenez conjointement.

En cas d'intervention chirurgicale, informez l'anesthésiste de la prise de ce médicament.

Grossesse et allaitement
Ce médicament n'a pas d'indication chez la femme.

Mode d'emploi et posologie
Ce médicament doit être pris le soir au coucher.

Posologie usuelle :
1 comprimé à 5 mg par jour.

Conseils : Ce médicament ne permet pas de faire régresser la taille de l'adénome. C'est un *traitement symptomatique* qui facilite l'ouverture du *sphincter* urinaire. Il est utilisé lorsque l'ablation de l'adénome n'est pas justifiée (troubles modérés) ou doit être retardée pour une raison quelconque.

Effets indésirables possibles

Hypotension orthostatique, sensations vertigineuses, malaises.

Maux de tête, bouffées de chaleur.

Troubles digestifs.

Bouche sèche, congestion nasale.

Réaction allergique cutanée.

Laboratoires Fournier

ECAZIDE

Association d'antihypertenseurs — **sur ordonnance**

Présentation

- **ECAZIDE :** comprimé sécable (orangé) ; boîte de 28.
  Liste I - Remb 65 % - **Prix : 19,79 €**.

Composition

	p cp
Captopril	50 mg
Hydrochlorothiazide	25 mg
Lactose	+

Dans quel cas ce médicament est-il prescrit ?

Cet *antihypertenseur* contient deux substances :
- le captopril, un *inhibiteur de l'enzyme de conversion*. Cette *enzyme* est une substance naturellement présente dans l'organisme, responsable d'une contraction des artères qui augmente la tension artérielle et fatigue le cœur ;
- l'hydrochlorothiazide, un *diurétique* dont la structure chimique est proche de celle des *sulfamides*. Son action renforce celle du captopril.

Ce médicament est utilisé dans le traitement de l'*hypertension artérielle.*

Contre-indications

Ce médicament ne doit pas être utilisé dans les cas suivants :
- *allergie* aux médicaments de la famille des *inhibiteurs de l'enzyme de conversion* ou à celle des *sulfamides*,
- prédisposition à l'œdème de *Quincke*,
- *insuffisance rénale* grave,
- *encéphalopathie hépatique*,
- **grossesse** (à partir du 4e mois).

Attention : Des précautions s'imposent chez les personnes souffrant d'*hypertension artérielle* due à un rétrécissement des artères rénales.

En cas de gonflement du visage (lèvres, paupières...) ou d'une autre région du corps, consultez votre médecin avant toute nouvelle prise de ce médicament ; il peut s'agir d'une *réaction allergique* : œdème de *Quincke*.

L'usage des *inhibiteurs de l'enzyme de conversion* est déconseillé en période de désensibilisation aux venins d'*hyménoptères* : augmentation du risque de réaction allergique grave.

Chez les personnes atteintes d'une *insuffisance hépatique* grave, l'apparition de troubles de la conscience peut annoncer une complication. Ne poursuivez pas le traitement sans l'avis de votre médecin.

Si vous suivez un traitement par *diurétique* ou un régime sans *sel*, la baisse de la tension artérielle peut être importante lors des premières prises du médicament : risque de malaise ou d'étourdissement pouvant entraîner une chute. Il est préférable de commencer le traitement un jour de repos.

Faites pratiquer régulièrement les analyses de sang prescrites par votre médecin ; elles sont notamment destinées à vérifier le bon fonctionnement de vos reins (dosage de la *créatinine*) et les taux de *potassium* et de *sodium* sanguins.

Le diurétique contenu dans ce médicament peut faire baisser la *kaliémie* : évitez d'utiliser des *laxatifs stimulants* dont l'usage régulier contribue à la baisse du taux de potassium dans le sang. Il peut par ailleurs augmenter le taux sanguin d'*acide urique* (possibilité de crise de *goutte*).

Conducteur : les *inhibiteurs de l'enzyme de conversion* peuvent être responsables de malaise ou de *vertiges*, lors des premières prises.

Sportif : ce médicament contient une substance susceptible de rendre positifs certains *tests antidopage*.

Interactions avec d'autres substances

Ce médicament peut interagir avec les médicaments susceptibles de provoquer une *hyperkaliémie* (*diurétique*, sel de *potassium*...), avec les médicaments donnant des *torsades de pointes* et avec les médicaments contenant du lithium.

Informez par ailleurs votre médecin si vous prenez un *digitalique*, un *laxatif stimulant*, un *AINS*, ou un médicament contenant de la metformine, de la carbamazépine, de la ciclosporine ou un sel de calcium.

En outre, l'effet *antihypertenseur* de ce médicament peut être augmenté par certains médicaments tels que les *neuroleptiques*, les *antidépresseurs imipraminiques*, les médicaments contenant du baclofène ; il peut être diminué par les *corticoïdes*. Votre médecin doit être informé si vous êtes traité par l'un ou par l'autre.

Chez le diabétique traité par l'*insuline*, une adaptation de la *posologie* de l'insuline peut être nécessaire.

Grossesse et allaitement

L'usage de ce médicament est déconseillé pendant les 3 premiers mois de la grossesse et contre-indiqué à partir du 4e mois.

Ce médicament passe dans le lait maternel ; un choix est donc nécessaire entre l'allaitement et la prise du médicament. Cette décision devra être prise en accord avec votre médecin.

Mode d'emploi et posologie

Ce médicament doit être pris avec le petit déjeuner.

Posologie usuelle :

- Adulte : 1 comprimé par jour, le matin.

En cas d'*insuffisance rénale*, d'*athérosclérose*, de traitement préalable par des *diurétiques* ou de régime sans *sel*, notamment chez la personne âgée, la *posologie* initiale est faible ; elle est augmentée progressivement par le médecin en fonction des effets du médicament.

Conseils : Le traitement médicamenteux ne dispense pas de mesures simples pouvant faire baisser la tension artérielle : activité physique régulière, modération de la consommation de boissons alcoolisées et de *sel*, lutte contre l'excès de poids.

Effets indésirables possibles

Toux sèche.

Baisse excessive de la tension artérielle (voir Attention) ; *hypotension orthostatique*.

Maux de tête, fatigue, étourdissement, fourmillement des extrémités.

Troubles digestifs.

Éruption cutanée.

Augmentation du taux de *créatinine*, d'*acide urique* ou de glucose dans le sang et exceptionnellement du calcium.

Baisse du taux de *potassium* dans le sang, associée ou non à des crampes.

Rarement : baisse de taux de sodium dans le sang (natrémie) et risque de troubles du comportement, anomalie de la *numération formule sanguine*.

Exceptionnellement : œdème de *Quincke*, *pancréatite*, troubles de la vue.

Laboratoires Bristol-Myers Squibb

EDEX

Médicament de l'impuissance — sur ordonnance

Présentation

- **EDEX 10 µg/ml :** préparation injectable ; boîte de 2 cartouches bicompartimentées de 1 ml avec aiguilles.
  Liste I, *médicament d'exception* - Remb 35 %
  Prix : 27,10 €.
- **EDEX 20 µg/ml :** préparation injectable ; boîte de 2 cartouches bicompartimentées de 1 ml avec aiguilles.
  Liste I, *médicament d'exception* - Remb 35 %
  Prix : 27,10 €.

Composition

	p cartouche	p cartouche
Alprostadil	10 µg	20 µg

Dans quel cas ce médicament est-il prescrit ?

Ce médicament contient une substance de la famille des *prostaglandines*. Injecté dans la verge, il provoque une érection après un délai de 5 à 10 minutes.

Il est utilisé chez l'homme dans certains cas d'*impuissance* pour permettre une érection avant un rapport sexuel.

Contre-indications

Ce médicament ne doit pas être utilisé dans les cas suivants :

- *allergie* aux *prostaglandines*,
- chez les hommes souffrant d'une maladie qui les prédispose au *priapisme* (drépanocytose, myélome multiple, leucémie).

Attention : Ce médicament peut provoquer une érection anormalement prolongée et douloureuse (*priapisme*). La durée de l'érection induite par l'injection ne doit normalement pas dépasser une heure. Dans le cas contraire, il est possible que la dose injectée soit trop forte. Si l'érection dépasse trois heures, le médecin doit être joint en urgence pour qu'un traitement adapté puisse être mis en œuvre. Conservez en permanence sur vous le numéro de téléphone qui vous a été donné par le médecin en charge du traitement.

Des précautions sont nécessaires en cas de maladie cardiovasculaire récente, de maladie ou de traitement prédisposant aux *hémorragies*, de séquelles de lésions de la verge.

La première injection doit être pratiquée au cabinet du médecin ; elle permet de vérifier que le médicament est bien supporté, et d'apprendre la technique d'auto-injection. Ne conseillez pas, ne donnez pas ce médicament à un ami souffrant du même problème : la consultation préalable est indispensable.

N'augmentez pas de vous-même la dose prescrite. Si le traitement ne vous semble pas assez efficace, consultez votre médecin.

Ne dépassez en aucun cas 1 injection par 24 heures et 2 injections par semaine.

Interactions avec d'autres substances

Informez votre médecin si vous prenez un médicament *anticoagulant*, *vasodilatateur* ou *antihypertenseur*.

Grossesse et allaitement

Ce médicament passe dans le sperme : ce traitement doit être évité lorsque la partenaire est enceinte ou susceptible de l'être.

Mode d'emploi et posologie

Les cartouches sont à utiliser avec le stylo injecteur Duoject uniquement.

Ce médicament doit être injecté dans la verge, en suivant la méthode apprise au cabinet médical. Il ne doit en aucun cas être injecté dans une veine ou une artère.

Posologie usuelle :

La dose à injecter varie entre 5 et 20 µg. Elle est déterminée par le médecin. Une érection qui dure plus d'une heure peut être un signe de *surdosage* : consultez votre médecin.

La quantité de solution qui n'a pas été injectée doit être jetée ; elle ne peut être utilisée pour une injection ultérieure.

Conseils : Conditions particulières de délivrance : Une ordonnance d'un modèle particulier (*médicament d'exception*) est nécessaire pour se faire rembourser ce médicament.

Effets indésirables possibles

Érection anormalement prolongée, douloureuse ou non (voir Attention).

Douleur testiculaire.

Hématome au point d'injection.

Apparition de *nodules*, déviation du pénis.

Hypotension orthostatique, *troubles du rythme cardiaque*, malaises, maux de tête.

Laboratoires Schwarz Pharma

ELISOR

Hypolipémiant

sur ordonnance

Présentation

- **ELISOR 20 mg :** comprimé sécable (blanc) ; boîte de 28. Liste I - Remb 65 % - **Prix : 25,27 €.**
- **ELISOR 40 mg :** comprimé (jaune) ; boîte de 28. Liste I - Remb 65 % - **Prix : 46,55 €.**

Composition

	p cp	p cp
Pravastatine sodique	20 mg	40 mg
Lactose	+	+

Dans quel cas ce médicament est-il prescrit ?

Ce médicament est un *hypocholestérolémiant* de la famille des statines. Il permet d'abaisser fortement le taux de *cholestérol* circulant dans le sang. Des études cliniques ont également montré son aptitude à prévenir l'*infarctus du myocarde* ou sa récidive ainsi qu'à réduire le risque d'*accident vasculaire cérébral*.

Il est utilisé dans le traitement des excès de cholestérol en complément d'un régime adapté et dans la prévention des complications des accidents cardiovasculaires (infarctus du myocarde, accident vasculaire cérébral).

Contre-indications

Ce médicament ne doit pas être utilisé dans les cas suivants :

- *insuffisance hépatique* ou *transaminases* élevées,
- **grossesse**,
- **allaitement**.

Attention : Ce médicament peut être toxique pour le foie ou les muscles. Signalez à votre médecin toute fatigue anormale, perte d'appétit, douleur ou faiblesse musculaire. Des analyses de sang peuvent être pratiquées afin de vérifier que le médicament est bien supporté.

Une attention particulière s'impose dans certaines situations : personnes de plus de 70 ans, *insuffisance rénale*, *hypothyroïdie* non contrôlée par un traitement, *antécédent* personnel ou familial de maladie musculaire, abus d'alcool.

Conducteur : ce médicament peut parfois provoquer des étourdissements.

Interactions avec d'autres substances

Ce médicament peut interagir avec les *hypolipidémiants* de la famille des fibrates.

Informez par ailleurs votre médecin si vous prenez un médicament par voie orale contenant de la clarithromycine, de l'érythromycine ou de la ciclosporine.

Grossesse et allaitement

Ce médicament n'a pas d'indication chez la femme enceinte et il doit être interrompu en cas de désir de grossesse.

Si une grossesse survient sous traitement, consultez votre médecin et arrêtez la prise de ce médicament.

Aucune malformation imputable à ce médicament n'a été observée à ce jour.

Les données disponibles ne permettent pas de savoir si ce médicament passe dans le lait maternel ; un choix est donc nécessaire entre l'allaitement et la prise du médicament. Cette décision devra être prise en accord avec votre médecin.

Mode d'emploi et posologie

Les comprimés peuvent être pris au cours ou en dehors du repas.

Posologie usuelle :

- Adulte de plus de 18 ans : 10 mg à 40 mg par jour, en une prise unique, de préférence le soir.

Le régime reste indispensable pendant toute la durée du traitement.

Conseils : Un régime pauvre en *cholestérol* et en graisses animales n'est pas simple à suivre : les erreurs sont fréquentes. Demandez conseil à votre médecin, à votre pharmacien, ou à un professionnel de la nutrition.

Effets indésirables possibles

Peu fréquents (moins de 1 % des utilisateurs) : étourdissements, maux de tête, troubles du sommeil, troubles de la vision (vision double ou trouble), anémie, *troubles digestifs*, *éruption cutanée*, chute de cheveux, troubles sexuels ou urinaires, fatigue, crampes, douleurs musculaires, élévation des *transaminases* (voir Attention).

Très rarement (moins de 0,01 % des utilisateurs) : fourmillements des extrémités, *pancréatite*, jaunisse, *réaction allergique*, atteinte musculaire (voir Attention), tendinite.

Laboratoires Bristol-Myers Squibb

ÉNALAPRIL GÉNÉRIQUES

Inhibiteur de l'enzyme de conversion — sur ordonnance

➜ Ces médicaments sont des génériques de RENITEC (voir ce médicament).

Laboratoires Arrow Génériques, Biogaran, EG Labo, G Gam, GNR-pharma, Irex, Ivax SAS, Merck génériques, Qualimed, Ratiopharm, RPG Aventis, Téva Classics

ÉNALAPRIL/HYDROCHLOROTHIAZIDE GÉNÉRIQUES

Association d'antihypertenseurs — sur ordonnance

➜ Ces médicaments sont des génériques de CO-RENITEC (voir ce médicament).

Laboratoires Arrow Génériques, Biogaran, Merck génériques, Qualimed, Ratiopharm, Sandoz

EPINITRIL

Informations détaillées sur www.monvidal50.com

ESIDREX

Informations détaillées sur www.monvidal50.com

ESTIMA

Progestatif — sur ordonnance

➜ Ce médicament est un générique de UTROGESTAN (voir ce médicament).

Laboratoires EFFIK

ESTRADERM TTS

Estrogène — sur ordonnance

Présentation

- ESTRADERM TTS 25 µg/24 h : *dispositif transdermique* adhésif à libération continue de 5 cm² ; boîte de 8.
  Liste II - Remb 65 % - **Prix : 7,50 €.**
- ESTRADERM TTS 50 µg/24 h : *dispositif transdermique* adhésif à libération continue de 10 cm² ; boîte de 8.
  Liste II - Remb 65 % - **Prix : 7,50 €.**
- ESTRADERM TTS 100 µg/24 h : *dispositif transdermique* adhésif à libération continue de 20 cm² ; boîte de 8.
  Liste II - Remb 65 % - **Prix : 7,50 €.**

Composition

	p disp	p disp	p disp
Estradiol	2 mg	4 mg	8 mg
soit estradiol libéré/24 h	25 µg	50 µg	100 µg
Éthanol à 95 %	+	+	+

Dans quel cas ce médicament est-il prescrit ?

Ce dispositif transdermique contient une *hormone* naturelle de la famille des *estrogènes*. Elle traverse la peau et passe progressivement dans le sang.

Il est utilisé pour soulager les *symptômes* dus au déficit en estrogènes lors de la *ménopause* (bouffées de chaleur, sécheresse vaginale...).

Les dispositifs dosés à 50 µg/24 h et 100 µg/24 h sont également utilisés pour prévenir l'*ostéoporose* chez la femme ménopausée ayant un risque accru de fracture.

Contre-indications

Ce médicament ne doit pas être utilisé dans les cas suivants :
- *accident thromboembolique* en cours ;
- *cancer hormonodépendant* ;
- saignement génital intermittent (l'origine de ce saignement doit être déterminée par des examens avant la mise en route du traitement) ;
- maladie grave du foie.

Votre médecin est seul juge pour prescrire ce médicament en cas d'*antécédent* d'*accident thromboembolique* ou de troubles cardiaques susceptibles de les favoriser.

Attention : De récentes études ont montré une augmentation du risque de survenue d'un cancer du sein chez les femmes ayant reçu un traitement prolongé des *symptômes* de la *ménopause*. Le traitement doit par conséquent être prescrit à la dose minimale efficace et pour une durée la plus courte possible. En l'absence de troubles, sa prescription ne doit pas être systématique.

Un bilan initial suivi d'une surveillance médicale régulière sont nécessaires, surtout dans les cas suivants : anomalie de la circulation sanguine cérébrale et rétinienne, obésité, *diabète*, *hypertension artérielle*, affection bénigne du sein et de l'utérus, *tumeur de l'hypophyse*, *lupus érythémateux* disséminé, certaines maladies rares (*porphyrie*, *otospongiose*), ictère (jaunisse) chronique ou survenu lors d'une grossesse, *insuffisance rénale*, *épilepsie*, *asthme*, *antécédents* familiaux de cancer du sein.

Si vous devez subir une intervention chirurgicale, il est préférable d'interrompre le traitement un mois à l'avance. De même, un alitement prolongé doit vous conduire à arrêter le traitement.

Interactions avec d'autres substances

L'efficacité du traitement peut être diminuée par la prise conjointe d'un médicament *inducteur enzymatique*.

Grossesse et allaitement

Ce médicament n'a pas d'indication chez la femme enceinte. Si une grossesse survient sous traitement, éventualité rare mais possible en début de préménopause, consultez votre médecin et arrêtez le traitement. Aucune malformation imputable à ce médicament n'a été observée à ce jour.

Lorsque la *ménopause* est confirmée, aucune grossesse n'est possible, y compris en cas de réapparition des règles.

Mode d'emploi et posologie

Détacher le feuillet de protection qui recouvre la face adhésive et appliquer le dispositif sur la peau (zone non exposée au soleil) : thorax, abdomen, fesse, haut de la cuisse ou du bras.

Ne pas coller le dispositif sur :
- les seins ;
- la peau mouillée ou graissée par l'application préalable d'une crème ou d'une huile ;
- une lésion cutanée : plaie, grain de beauté... ;
- une région soumise aux frottements des vêtements : ceinture, bretelle de soutien-gorge... ;
- l'emplacement du précédent dispositif : utiliser alternativement 2 ou 3 régions cutanées différentes.

En cas de décollement intempestif du dispositif, tenter de le recoller à un autre endroit ou utiliser un dispositif neuf qui sera enlevé à la date prévue pour le retrait de celui qui s'est décollé.

Posologie usuelle :

Elle est strictement individuelle ; votre médecin l'adapte en fonction des signes de sous ou *surdosage* :
- sous-dosage : persistance de bouffées de chaleur, de sécheresse vaginale, irritation oculaire par les lentilles de contact... ;
- surdosage : tension douloureuse des seins, sensation de gonflement, irritabilité...

Le dispositif est généralement renouvelé tous les 3 ou 4 jours. Il peut être utilisé en continu sans période d'arrêt, ou en discontinu pendant 24 à 28 jours par mois suivi d'un arrêt de traitement de 2 à 7 jours

Conseils : Un *progestatif* est généralement associé aux *estrogènes* au moins 12 jours par mois pour éviter une stimulation excessive de l'utérus. N'arrêtez pas la prise du progestatif sans l'avis de votre médecin.

La réapparition de règles est fréquente (mais pas obligatoire) après chaque interruption de cycle ou à l'arrêt du progestatif. En revanche, tout saignement en cours de traitement doit être signalé à votre médecin.

Effets indésirables possibles

Nausées, tension des seins, irritabilité, jambes lourdes (qui traduisent généralement un *surdosage*).

Irritation et rougeur transitoires au lieu d'application du dispositif.

Saignement génital intermittent (à signaler à votre médecin).

Ce médicament contient un *estrogène* naturel, identique à celui sécrété par les ovaires. Il ne semble pas exposer aux effets indésirables qui peuvent être (rarement) rencontrés avec les estrogènes de synthèse contenus dans les pilules *contraceptives* ; il serait néanmoins souhaitable d'interrompre le traitement en cas :
- d'*accident thromboembolique* ou autre accident cardiovasculaire ;
- de *tumeur* bénigne ou maligne du foie, du sein ou de l'utérus ;
- de crise d'*épilepsie* ;
- d'écoulement de lait par le mamelon.

Laboratoires Novartis Pharma

ESTRADIOL G GAM

Informations détaillées sur www.monvidal50.com

ESTRAPATCH

Informations détaillées sur www.monvidal50.com

ESTRÉVA COMPRIMÉ

Estrogène — sur ordonnance

Présentation

- **ESTRÉVA :** comprimé sécable (rose) ; boîte de 28.
  Liste II - Remb 65 % - **Prix : 2,32 €**.

Composition

	p cp
Estradiol	1,5 mg
Lactose	+

Dans quel cas ce médicament est-il prescrit ?

Ce médicament contient une *hormone* naturelle de la famille des *estrogènes*.

Il est utilisé pour :
- soulager les *symptômes* dus au déficit en estrogènes lors de la *ménopause* (bouffées de chaleur, sécheresse vaginale...) ;
- prévenir l'*ostéoporose* chez la femme ménopausée ayant un risque accru de fracture.

Contre-indications

Ce médicament ne doit pas être utilisé dans les cas suivants :
- *accident thromboembolique* (*phlébite*, *embolie* pulmonaire...) récent (moins de 2 ans) ou survenant pendant le traitement ;
- *cancer hormonodépendant* (y compris un *antécédent* de cancer du sein) ;
- saignement génital intermittent (l'origine de ce saignement doit être déterminée par des examens appropriés avant la mise en route du traitement) ;
- maladie grave du foie ;
- *porphyrie*.

Attention : De récentes études ont montré une augmentation du risque de survenue d'un cancer du sein chez les femmes ayant reçu un traitement prolongé des *symptômes* de la *ménopause*. Le traitement doit par conséquent être prescrit à la dose minimale efficace et pour une durée la plus courte possible. En l'absence de troubles, sa prescription ne doit pas être systématique.

Un bilan initial suivi d'une surveillance médicale régulière sont nécessaires, surtout dans les cas suivants : anomalie de la circulation sanguine cérébrale et rétinienne, obésité, *diabète*, *hypertriglycéridémie*, *hypertension artérielle*, affection bénigne du sein et de l'utérus, *tumeur de l'hypophyse*, *lupus érythémateux* disséminé, *otospongiose*, ictère (jaunisse) chronique ou survenu lors d'une grossesse, *insuffisance rénale*, *épilepsie*, *asthme*, *antécédent* familial de cancer du sein, calcul de la vésicule biliaire.

Des maux de tête importants ou inhabituels, des troubles de la vision, une élévation franche de la tension artérielle imposent l'arrêt immédiat du traitement et la consultation d'un médecin.

Si vous devez subir une intervention chirurgicale, il est préférable d'interrompre le traitement un mois à l'avance. De même, un alitement prolongé doit vous conduire à arrêter le traitement.

Interactions avec d'autres substances

L'efficacité du traitement peut être diminuée par la prise conjointe d'un médicament *inducteur enzymatique*.

Grossesse et allaitement

Ce médicament n'a pas d'indication chez la femme enceinte. Si une grossesse survient sous traitement, éventualité rare mais possible en début de préménopause, consultez votre médecin et arrêtez le traitement. Aucune malformation imputable à ce médicament n'a été observée à ce jour.

Lorsque la *ménopause* est confirmée, aucune grossesse n'est possible, y compris en cas de réapparition des règles.

Mode d'emploi et posologie

Les comprimés doivent être avalés avec un verre d'eau.

Posologie usuelle :

Elle est strictement individuelle. Votre médecin l'adapte en fonction des signes de sous ou *surdosage* :

- sous-dosage : persistance de bouffées de chaleur, de sécheresse vaginale, irritation oculaire par les lentilles de contact, etc. ;
- surdosage : tension douloureuse des seins, sensation de gonflement, irritabilité, etc.

En général, 1 comprimé par jour, par cycle de 21 à 28 jours par mois.

Conseils : En cas d'oubli d'un comprimé, prendre le comprimé dans les 12 heures suivant l'heure habituelle de la prise. Si l'oubli est découvert après ces 12 heures, ne pas prendre le comprimé oublié. L'oubli d'un comprimé peut provoquer de légers saignements.

Un *progestatif* est généralement associé aux *estrogènes* au moins 12 jours par mois pour éviter une stimulation excessive de l'utérus. N'arrêtez pas la prise du progestatif sans l'avis de votre médecin.

La réapparition de règles est fréquente (mais pas obligatoire) après chaque interruption de traitement par le progestatif. En revanche, tout saignement en cours de traitement doit être signalé à votre médecin.

Effets indésirables possibles

Fréquents, mais peu graves : nausées, maux de tête, prise de poids, tension des seins, irritabilité. Ils traduisent généralement un *surdosage*.

Saignement génital intermittent (à signaler à votre médecin).

Des essais cliniques portant sur la prise d'*estrogènes* pendant plusieurs années ont mis en évidence des risques accrus :

- de *tumeur* bénigne ou maligne du sein ou de l'utérus,
- de cancer de l'ovaire,
- d'*accident thromboembolique* ou autre accident cardiovasculaire, en particulier au cours de la première année de traitement.

D'autres effets ont été observé lors de traitements combinant un estrogène et un progestatif : calculs de la vésicule biliaire, taches sombres sur le visage, *éruption cutanée*.

Laboratoires Théramex

ESTRÉVA GEL

Estrogène — sur ordonnance

Présentation

- **ESTRÉVA :** gel transdermique ; tube de 50 g avec pompe doseuse (100 pressions).
  Liste II - Remb 65 % - **Prix : 5,62 €.**

Composition

	p pression
Estradiol	0,5 mg
Alcool	+

Dans quel cas ce médicament est-il prescrit ?

Ce gel contient une *hormone* naturelle de la famille des *estrogènes*. Elle traverse la peau et passe progressivement dans le sang.

Il est utilisé pour soulager les *symptômes* dus au déficit en estrogènes lors de la *ménopause* (bouffées de chaleur, sécheresse vaginale...).

Contre-indications

Ce médicament ne doit pas être utilisé dans les cas suivants :

- *accident tromboembolique* en cours ;
- *cancer hormonodépendant* ;
- saignement génital intermittent (l'origine de ce saignement doit être déterminée par des examens appropriés avant la mise en route du traitement) ;
- maladie grave du foie.

Votre médecin est seul juge pour prescrire ce médicament en cas d'*antécédent* d'accident thromboembolique ou de troubles cardiaques susceptibles de les favoriser.

Attention : De récentes études ont montré une augmentation du risque de survenue d'un cancer du sein chez les femmes ayant reçu un traitement prolongé des *symptômes* de la *ménopause*. Le traitement doit par conséquent être prescrit à la dose minimale efficace et pour une durée la plus courte possible. En l'absence de troubles, sa prescription ne doit pas être systématique.

Un bilan initial suivi d'une surveillance médicale régulière sont nécessaires, surtout dans les cas suivants : anomalie de la circulation sanguine cérébrale et rétinienne, obésité, *diabète*, *hypertension artérielle*, affection bénigne du sein et de l'utérus, *tumeur de l'hypophyse*, *lupus érythémateux* disséminé, certaines maladies rares (*porphyrie*, *otospongiose*), ictère (jaunisse) chronique ou survenu lors d'une grossesse, *insuffisance rénale*, *épilepsie*, *asthme*, *antécédents* familiaux de cancer du sein.

Si vous devez subir une intervention chirurgicale, il est préférable d'interrompre le traitement un mois à l'avance. De même, un alitement prolongé doit vous conduire à arrêter le traitement.

Interactions avec d'autres substances

L'efficacité du traitement peut être diminuée par la prise conjointe d'un médicament *inducteur enzymatique*.

Grossesse et allaitement

Ce médicament n'a pas d'indication chez la femme enceinte. Si une grossesse survient sous traitement, éventualité rare mais possible en début de préménopause, consultez votre médecin et arrêtez le traitement. Aucune malformation imputable à ce médicament n'a été observée à ce jour.

Lorsque la *ménopause* est confirmée, aucune grossesse n'est possible, y compris en cas de réapparition des règles.

Mode d'emploi et posologie

Étaler le gel, de préférence après la toilette, sur une grande surface de peau (environ 2 fois la taille d'une main), sauf sur les seins. Il n'est pas nécessaire de masser ou de frotter. Laisser sécher 1 ou 2 minutes avant de remettre un vêtement. Ce gel ne tache pas.

Posologie usuelle :

Elle est strictement individuelle ; votre médecin l'adapte en fonction des signes de sous ou *surdosage* :

- sous-dosage : persistance des bouffées de chaleur, de la sécheresse vaginale...
- surdosage : tension douloureuse des seins, sensation de gonflement, irritabilité...

Conseils : Chez les femmes ménopausées, un *progestatif* est souvent associé aux *estrogènes* pour éviter une stimulation excessive de l'utérus ou des glandes mammaires. Ne modifiez pas la prise du progestatif sans l'avis de votre médecin.

La réapparition de règles est fréquente (mais pas obligatoire) après chaque interruption de traitement ; en revanche, tout saignement en cours de traitement doit être signalé à votre médecin.

Ce gel ne doit pas être appliqué sur les *muqueuses* en raison de la présence d'*alcool*.

Effets indésirables possibles

Démangeaisons, rougeur au site d'application, réaction allergique locale.

Nausées, tension des seins, irritabilité, jambes lourdes (qui traduisent généralement un *surdosage*).

Saignement génital intermittent (à signaler à votre médecin).

Ce médicament contient un *estrogène* naturel, identique à celui secrété par les ovaires. Il ne semble pas exposer aux effets indésirables qui peuvent être (rarement) rencontrés avec les estrogènes de synthèse contenus dans les pilules *contraceptives* ; il serait néanmoins souhaitable d'interrompre le traitement en cas :

- d'*accident thromboembolique* en évolution ou autre accident cardiovasculaire ;
- de jaunisse ;
- de *tumeur* bénigne ou maligne du foie, du sein ou de l'utérus ;
- de crise d'*épilepsie* ;
- d'écoulement de lait par le mamelon.

Laboratoires Théramex

ESTROFEM

Estrogène — **sur ordonnance**

Présentation

- **ESTROFEM 1 mg :** comprimé (rouge) ; boîte de 28.
  Liste II - Non remb.
- **ESTROFEM 2 mg :** comprimé (bleu) ; boîte de 28.
  Liste II - Non remb.

Composition

	p cp	p cp
Estradiol	1 mg	2 mg
Lactose	+	+

Dans quel cas ce médicament est-il prescrit ?

Ce médicament contient une *hormone* naturelle de la famille des *estrogènes*.

Il est utilisé pour soulager les *symptômes* dus au déficit en estrogènes lors de la *ménopause* (bouffées de chaleur, sécheresse vaginale...).

Les comprimés à 2 mg sont également utilisés pour prévenir l'*ostéoporose* chez la femme ménopausée ayant un risque accru de fracture.

Contre-indications

Ce médicament ne doit pas être utilisé dans les cas suivants :

- *accident thromboembolique* (*phlébite*, *embolie* pulmonaire...) récent (moins de 2 ans) ou survenant pendant le traitement ;
- *cancer hormonodépendant* (y compris un *antécédent* de cancer du sein) ;
- saignement génital intermittent (l'origine de ce saignement doit être déterminée par des examens appropriés avant la mise en route du traitement) ;
- maladie grave du foie ;
- *porphyrie*.

Attention : De récentes études ont montré une augmentation du risque de survenue d'un cancer du sein chez les femmes ayant reçu un traitement prolongé des *symptômes* de la *ménopause*. Le traitement doit par conséquent être prescrit à la dose minimale efficace et pour une durée la plus courte possible. En l'absence de troubles, sa prescription ne doit pas être systématique.

Un bilan initial suivi d'une surveillance médicale régulière sont nécessaires, surtout dans les cas suivants : anomalie de la circulation sanguine cérébrale et rétinienne, obésité, *diabète*, *hypertriglycéridémie*, *hypertension artérielle*, affection bénigne du sein et de l'utérus, *tumeur de l'hypophyse*, *lupus érythémateux* disséminé, *otospongiose*, ictère (jaunisse) chronique ou survenu lors d'une grossesse, *insuffisance rénale*, *épilepsie*, *asthme*, *antécédent* familial de cancer du sein, calcul de la vésicule biliaire.

Des maux de tête importants ou inhabituels, des troubles de la vision, une élévation franche de la tension artérielle imposent l'arrêt immédiat du traitement et la consultation d'un médecin.

Si vous devez subir une intervention chirurgicale, il est préférable d'interrompre le traitement un mois à l'avance. De même, un alitement prolongé doit vous conduire à arrêter le traitement.

Interactions avec d'autres substances

L'efficacité du traitement peut être diminuée par la prise conjointe d'un médicament *inducteur enzymatique*.

Grossesse et allaitement

Ce médicament n'a pas d'indication chez la femme enceinte. Si une grossesse survient sous traitement, éventualité rare mais possible en début de préménopause, consultez votre médecin et arrêtez le traitement. Aucune malformation imputable à ce médicament n'a été observée à ce jour.

Lorsque la *ménopause* est confirmée, aucune grossesse n'est possible, y compris en cas de réapparition des règles.

Mode d'emploi et posologie

Les comprimés doivent être avalés avec un verre d'eau.

Posologie usuelle :

Elle est strictement individuelle. Votre médecin l'adapte en fonction des signes de sous ou *surdosage* :

- sous-dosage : persistance de bouffées de chaleur, de sécheresse vaginale, irritation oculaire par les lentilles de contact, etc. ;
- surdosage : tension douloureuse des seins, sensation de gonflement, irritabilité, etc.

En général, 1 comprimé à 1 mg ou 2 mg par jour, pendant les 25 premiers jours du mois, suivi d'un arrêt de traitement de 5 ou 6 jours.

Conseils : En cas d'oubli d'un comprimé, prendre le comprimé dans les 12 heures suivant l'heure habituelle de la prise. Si l'oubli est découvert après ces 12 heures, ne pas prendre le comprimé oublié. L'oubli d'un comprimé peut provoquer de légers saignements.

Un *progestatif* est généralement associé aux *estrogènes* au moins 12 jours par mois pour éviter une stimulation excessive de l'utérus. N'arrêtez pas la prise du progestatif sans l'avis de votre médecin.

La réapparition de règles est fréquente (mais pas obligatoire) après chaque interruption de cycle. De légers saignements entre les règles (spotting) peuvent également survenir au cours des premiers mois de traitement. En revanche, en cas de saignements irréguliers persistants plusieurs mois après le début du traitement, consultez rapidement votre médecin.

Effets indésirables possibles

Fréquents, mais peu graves : nausées, maux de tête, prise de poids, tension des seins, irritabilité. Ils traduisent généralement un *surdosage*.

Saignement génital intermittent (à signaler à votre médecin).

Des essais cliniques portant sur la prise d'*estrogènes* pendant plusieurs années ont mis en évidence des risques accrus :

- de *tumeur* bénigne ou maligne du sein ou de l'utérus,
- de cancer de l'ovaire,
- d'*accident thromboembolique* ou autre accident cardiovasculaire, en particulier au cours de la première année de traitement.

D'autres effets ont été observé lors de traitements combinant un estrogène et un progestatif : calculs de la vésicule biliaire, taches sombres sur le visage, *éruption cutanée*.

Laboratoires Novo Nordisk

ESTULIC

Informations détaillées sur www.monvidal50.com

ÉTIDRONATE 400 MG GÉNÉRIQUES

biphosphonate — sur ordonnance

➜ Ces médicaments sont des génériques de DIDRONEL 400 mg (voir ce médicament).

Laboratoires G Gam, Merck génériques

EUGLUCAN

Informations détaillées sur www.monvidal50.com

EUPRESSYL

Informations détaillées sur www.monvidal50.com

EURELIX

Informations détaillées sur www.monvidal50.com

EVAPAUSE
Progestatif — sur ordonnance

➜ Ce médicament est un générique de UTROGESTAN (voir ce médicament).

Laboratoires Zambon France

EVISTA
Estrogène de synthèse — sur ordonnance

Présentation
- **EVISTA 60 mg :** comprimé (ovale ; blanc) ; boîte de 28.
  Liste I - Remb 65 % - **Prix : 35,64 €**.

Composition

	p cp
Raloxifène	60 mg
Lactose	+

Dans quel cas ce médicament est-il prescrit ?
Ce médicament est une *hormone* de synthèse qui reproduit les effets protecteurs des *estrogènes* sur l'os. Des études ont montré qu'il diminue le risque de fractures des vertèbres dues à l'*ostéoporose*. Contrairement aux estrogènes, il n'a pas d'effet stimulant sur la glande mammaire et sur l'utérus.

Il est utilisé pour traiter et prévenir l'ostéoporose chez la femme ménopausée. Le remboursement de la Sécurité sociale est subordonné à la présence d'au moins une fracture visible à la radiographie.

Contre-indications
Ce médicament ne doit pas être utilisé dans les cas suivants :
- *antécédent* d'*accident thromboembolique* (*phlébite*, *embolie* pulmonaire...) ;
- *insuffisance hépatique*, ictère (jaunisse) chronique ;
- *insuffisance rénale* grave ;
- saignement génital intermittent (l'origine de ce saignement doit être déterminée par des examens appropriés avant la mise en route du traitement) ;
- cancer du corps de l'utérus (l'effet de ce médicament n'est pas connu dans cette situation) ;
- femme non ménopausée.

Attention : Ce médicament n'agit que sur l'os et n'a pas d'effet sur les *symptômes* de la *ménopause* (bouffées de chaleur...).

Comme les *estrogènes*, ce médicament augmente légèrement le risque de *thrombose*. Les situations qui exposent à un risque de *phlébite*, comme une intervention chirurgicale ou un alitement prolongé, peuvent nécessiter l'arrêt du traitement.

En l'absence de données, ce médicament ne peut être utilisé en cas de cancer du sein en cours de traitement.

Tout saignement génital inexpliqué doit être signalé à votre médecin.

Interactions avec d'autres substances
Ce médicament ne doit pas être associé avec ceux qui contiennent de la colestyramine, qui modifie son absorption et son élimination.

Il peut interagir avec les *anticoagulants* oraux : le *taux de prothrombine* doit être surveillé régulièrement dans le mois qui suit la mise en route ou l'arrêt du traitement.

Grossesse et allaitement
Ce médicament n'a pas d'indication chez la femme non ménopausée.

Mode d'emploi et posologie
Le comprimé est pris indifféremment pendant ou entre les repas.

Posologie usuelle :
1 comprimé par jour.

Conseils : Pendant toute la durée du traitement, des apports de calcium sont nécessaires, soit par l'alimentation (produits laitiers), soit par un traitement conjoint spécifique.

Des exercices physiques réguliers contribuent à limiter l'évolution de l'*ostéoporose*.

Effets indésirables possibles
Bouffées de chaleur.

Œdèmes des jambes, crampes.

Rarement : *Accidents thromboemboliques*.

Très rarement : *éruption cutanée*, nausées, vomissements, douleurs abdominales, digestion difficile.

Laboratoires Lilly France

EXACOR
Informations détaillées sur www.monvidal50.com

EZETROL
Hypolipémiant — sur ordonnance

Présentation
- **EZETROL 10 mg :** comprimé ; boîte de 28.
  Liste I - Remb 65 % - **Prix : 45,11 €**.

Composition

	p cp
Ézétimibe	10 mg

Dans quel cas ce médicament est-il prescrit ?
Ce médicament est un *hypocholestérolémiant*. Il permet d'abaisser fortement le taux de *cholestérol* circulant dans le sang.

Il est utilisé, seul ou en association avec un hypocholestérolémiant de la famille des statines, dans le traitement des excès de cholestérol en complément d'un régime adapté et assidu.

Attention : Des précautions sont nécessaires en cas d'*insuffisance hépatique*.

Interactions avec d'autres substances

En l'absence d'études, l'association aux *hypolipidémiants* de la famille des fibrates n'est pas recommandée.

Grossesse et allaitement

L'effet de ce médicament pendant la grossesse est mal connu. Son usage est déconseillé sauf en cas de nécessité absolue.

Les données disponibles ne permettent pas de savoir si ce médicament passe dans le lait maternel ; un choix est donc nécessaire entre l'allaitement et la prise du médicament. Cette décision devra être prise en accord avec votre médecin.

Mode d'emploi et posologie

Les comprimés doivent être avalés avec un verre d'eau, indifféremment avant, pendant ou après le repas.

Posologie usuelle :

- Adulte : 1 comprimé par jour.

> **Conseils :** Le régime reste indispensable pendant toute la durée du traitement.
> Un régime pauvre en *cholestérol* et en graisses animales n'est pas simple à suivre : les erreurs sont fréquentes. Demandez conseil à votre médecin, à votre pharmacien ou à un professionnel de la nutrition.

Effets indésirables possibles

Maux de tête, douleur abdominale, diarrhée.

Laboratoires Merck Sharp & Dohme-Chibret

FEGENOR

Hypolipémiant — sur ordonnance

→ Ces médicaments sont génériques de LIPANTHYL gélules (voir ce médicament).

Laboratoires Leurquin Mediolanum

FELDÈNE INJECTABLE

Anti-inflammatoire non stéroïdien — sur ordonnance

Présentation

- **FELDÈNE :** solution injectable *IM* ; boîte de 1 ampoule de 1 ml. Liste I - Remb 35 % - **Prix : 1,59 €**.
- **FELDÈNE :** solution injectable *IM* ; boîte de 2 ampoules de 1 ml. Liste I - Remb 35 % - **Prix : 2,62 €**.

Composition

	p amp inj
Piroxicam	20 mg
Alcool benzylique	20 mg
Alcool éthylique	100 mg

Dans quel cas ce médicament est-il prescrit ?

Ce médicament est un *anti-inflammatoire* non stéroïdien (*AINS*). Il lutte contre l'*inflammation* et la douleur, fait baisser la fièvre et fluidifie le sang.

Il est utilisé dans le *traitement d'attaque* :
- des *rhumatismes inflammatoires* ;
- des *lombalgies* ;
- des *sciatiques* et des *cruralgies*.

Contre-indications

Ce médicament ne doit pas être utilisé dans les cas suivants :
- antécédent d'*allergie* ou d'*asthme* provoqué par la prise d'*AINS*, y compris l'aspirine ;
- *ulcère* de l'estomac ou du *duodénum* ;
- *insuffisance hépatique* ou *rénale* grave ;
- traitement *anticoagulant* en cours : risque d'hématome au point d'injection ;
- enfant de moins de 15 ans ;
- **grossesse** (à partir du 6e mois).

> **Attention :** Certaines situations doivent conduire à ne poursuivre le traitement qu'après un avis médical :
> - brûlures d'estomac importantes ou selles noires et nauséabondes pouvant traduire une irritation ou un saignement du tube digestif ;
> - *réaction allergique* cutanée, crise d'*asthme* ;
> - fatigue inhabituelle et intense, ou baisse brutale et importante du volume des urines chez une personne souffrant d'*insuffisance cardiaque*, déshydratée ou traitée par *diurétique*.
>
> Des précautions sont nécessaires en cas d'*antécédent* d'*ulcère* de l'estomac ou du *duodénum* ou de risque hémorragique, notamment digestif (maladie de *Crohn*, *rectocolite hémorragique*).
>
> Certains médecins considèrent que les anti-inflammatoires peuvent diminuer l'efficacité des stérilets et exposer à un risque de grossesse non désirée. Ce risque est actuellement très controversé.
>
> Conducteur : ce médicament peut provoquer parfois des étourdissements et des troubles de la vue.

Interactions avec d'autres substances

Ce médicament peut interagir avec d'autres médicaments, notamment :
- l'aspirine et les autres *anti-inflammatoires* non stéroïdiens (*AINS*) : risque d'accroissement des effets indésirables ;
- les *anticoagulants* et les *antiagrégants plaquettaires* : augmentation du risque hémorragique ;
- le lithium (TÉRALITHE, NEUROLITHIUM...) : augmentation du taux de lithium dans le sang ;
- le méthotrexate.

Informez par ailleurs votre médecin ou votre pharmacien en cas de traitement par un *diurétique*, un *inhibiteur de l'enzyme de conversion*, un *inhibiteur de l'angiotensine II*, un *bêtabloquant* ou un médicament contenant de la ciclosporine.

Grossesse et allaitement

Des effets néfastes pour l'enfant à naître ont été mis en évidence lorsque les *AINS* sont utilisés au cours des 4 derniers mois de la grossesse ; le risque existe même avec une seule prise et même si la grossesse est à terme. L'usage de ce médicament est contre-indiqué pendant cette période, sauf dans certaines situations médicales très particulières.

Pendant les 5 premiers mois, l'effet de ce médicament est mal connu : seul votre médecin peut évaluer le risque éventuel de son utilisation dans votre cas.

Ce médicament passe dans le lait maternel ; un choix est donc nécessaire entre l'allaitement et la prise du médicament. Cette décision devra être prise en accord avec votre médecin.

Mode d'emploi et posologie

Les injections doivent être faites exclusivement par la *voie* intramusculaire et, en cas de prothèse de hanche, du côté opposé à celle-ci.

Posologie usuelle :

- Adulte : 1 ou 2 ampoules *IM* par jour, pendant 2 ou 3 jours.

Au-delà, le traitement peut se poursuivre avec les comprimés ou les suppositoires.

Conseils : Les effets indésirables de ce médicament sur l'estomac peuvent survenir aussi bien avec la solution injectable qu'avec les comprimés ou les gélules.
Ce médicament doit être conservé à l'abri de la lumière.

Effets indésirables possibles

Troubles digestifs, *gastrite*, voire *ulcère* de l'estomac ou du *duodénum*, le plus souvent lors d'un traitement prolongé à des doses supérieures à 30 mg par jour. Exceptionnellement : *hémorragie* du tube digestif (vomissements sanglants, selles noires, ou plus souvent pertes de sang imperceptibles, responsables de l'apparition progressive d'une *anémie*).

Réaction allergique nécessitant l'arrêt immédiat du traitement :
- *éruption cutanée*, démangeaisons, aphte, *conjonctivite* (pouvant correspondre à la phase initiale d'une réaction allergique plus grave) ;
- *asthme* ;
- malaise avec baisse de la tension artérielle.

Étourdissement, maux de tête, bourdonnement d'oreille, somnolence.

Exceptionnellement : baisse de l'audition, *photosensibilisation*, *œdème*, augmentation des *transaminases*, *hépatite*.

Laboratoires Pfizer

FELDÈNE ORAL, RECTAL

Anti-inflammatoire non stéroïdien — **sur ordonnance**

Présentation

- **FELDÈNE 10 mg :** gélule (blanc) ; boîte de 30.
  Liste I - Remb 65 % - **Prix : 4,23 €.**
- **FELDÈNE 20 mg :** gélule (blanc et bleu) ; boîte de 15.
  Liste I - Remb 65 % - **Prix : 4,58 €.**
- **FELDÈNE DISPERSIBLE 20 mg :** comprimé sécable (blanc) ; boîte de 15.
  Liste I - Remb 65 % - **Prix : 4,58 €.**
- **FELDÈNE 20 mg :** suppositoire ; boîte de 15.
  Liste I - Remb 35 % - **Prix : 9,12 €.**

Composition

	p gél	p gél
Piroxicam	10 mg	20 mg
Lactose	+	+
Sulfites	+	+

	p cp	p suppos
Piroxicam	20 mg	20 mg
Lactose	+	

Dans quel cas ce médicament est-il prescrit ?

Ce médicament est un *anti-inflammatoire* non stéroïdien (*AINS*). Il lutte contre l'*inflammation* et la douleur, fait baisser la fièvre et fluidifie le sang.

Il est utilisé dans le *traitement symptomatique* :
- des *rhumatismes inflammatoires* ;
- des crises d'*arthrose* ;
- des *arthrites*, des *tendinites* ;
- des douleurs faisant suite à un traumatisme de l'appareil locomoteur ;
- des *sciatiques* et des *cruralgies*.

Contre-indications

Ce médicament ne doit pas être utilisé dans les cas suivants :
- antécédent d'*allergie* ou d'*asthme* provoqué par la prise d'*AINS*, y compris l'aspirine ;
- *ulcère* de l'estomac ou du *duodénum* ;
- *insuffisance hépatique* ou *rénale* grave ;
- *inflammation* ou saignement récent du rectum (suppositoire) ;
- enfant de moins de 15 ans ;
- **grossesse** (à partir du 6e mois).

Attention : Tout traitement prolongé ou *surdosage* d'*AINS* expose à des effets indésirables graves.
Certaines situations doivent conduire à ne poursuivre le traitement qu'après un avis médical :
- brûlures d'estomac importantes ou selles noires et nauséabondes pouvant traduire une irritation ou un saignement du tube digestif ;
- *réaction allergique* cutanée, crise d'*asthme* ;
- fatigue inhabituelle et intense, ou baisse brutale et importante du volume des urines chez une personne souffrant d'*insuffisance cardiaque*, déshydratée ou traitée par *diurétique*.

Des précautions sont nécessaires en cas d'*antécédent* d'*ulcère* de l'estomac ou du *duodénum* ou de risque hémorragique, notamment digestif (maladie de *Crohn*, *rectocolite hémorragique*).
Certains médecins considèrent que les anti-inflammatoires peuvent diminuer l'efficacité des stérilets et exposer à un risque de grossesse non désirée. Ce risque est actuellement très controversé.
Conducteur : ce médicament peut provoquer parfois des étourdissements et des troubles de la vue.

Interactions avec d'autres substances

Ce médicament peut interagir avec d'autres médicaments, notamment :
- l'aspirine et les autres *anti-inflammatoires* non sté-

roïdiens (*AINS*) : risque d'accroissement des effets indésirables ;
- les *anticoagulants* et les *antiagrégants plaquettaires* : augmentation du risque hémorragique ;
- le lithium (TÉRALITHE, NEUROLITHIUM...) : augmentation du taux de lithium dans le sang ;
- le méthotrexate.

Informez par ailleurs votre médecin ou votre pharmacien en cas de traitement par un *diurétique*, un *inhibiteur de l'enzyme de conversion*, un *inhibiteur de l'angiotensine II*, un *bêtabloquant* ou un médicament contenant de la ciclosporine.

Grossesse et allaitement

Des effets néfastes pour l'enfant à naître ont été mis en évidence lorsque les *AINS* sont utilisés au cours des 4 derniers mois de la grossesse ; le risque existe même avec une seule prise et même si la grossesse est à terme. L'usage de ce médicament est contre-indiqué pendant cette période, sauf dans certaines situations médicales très particulières.

Pendant les 5 premiers mois, l'effet de ce médicament est mal connu : seul votre médecin peut évaluer le risque éventuel de son utilisation dans votre cas.

Ce médicament passe dans le lait maternel ; un choix est donc nécessaire entre l'allaitement et la prise du médicament. Cette décision devra être prise en accord avec votre médecin.

Mode d'emploi et posologie

Les gélules doivent être avalées sans être ouvertes, avec un grand verre d'eau, au cours des repas.

Les comprimés peuvent être avalés avec un verre d'eau ou préalablement dissous.

Les suppositoires sont utilisés de préférence le soir au coucher.

Posologie usuelle :

- Adulte :
- *traitement d'attaque* : 40 mg par jour, en 1 ou plusieurs prises ;
- *traitement d'entretien* : 20 mg par jour, en 1 seule prise.

Conseils : Ce médicament vous a été prescrit dans une situation précise : ne le conseillez pas à un proche et ne le réutilisez pas sans avis médical.

Ne dépassez pas la *posologie* ni la durée de traitement prescrites par votre médecin, afin de limiter les effets indésirables.

Les effets indésirables de ce médicament sur l'estomac peuvent survenir aussi bien avec les suppositoires qu'avec les comprimés ou les gélules.

Effets indésirables possibles

Troubles digestifs, *gastrite*, voire *ulcère* de l'estomac ou du *duodénum*, le plus souvent lors d'un traitement prolongé à des doses supérieures à 30 mg par jour.

Exceptionnellement : *hémorragie* du tube digestif (vomissements sanglants, selles noires, ou plus souvent pertes de sang imperceptibles, responsables de l'apparition progressive d'une *anémie*).

Réaction allergique nécessitant l'arrêt immédiat du traitement :
- *éruption cutanée*, démangeaisons, aphte, *conjonctivite* (pouvant correspondre à la phase initiale d'une réaction allergique plus grave) ;
- *asthme* ;
- malaise avec baisse de la tension artérielle.

Étourdissement, maux de tête, bourdonnement d'oreille, somnolence.

Exceptionnellement : baisse de l'audition, *photosensibilisation*, *œdème*, augmentation des *transaminases*, *hépatite*.

Irritation du rectum (suppositoire).

Laboratoires Pfizer

FEMSEPT

Informations détaillées sur www.monvidal50.com

FEMSEPT COMBI

Estroprogestatif

sur ordonnance

Présentation

- **FEMSEPT COMBI :** *dispositif transdermique* de 15 cm² ; boîte de 4 (2 Phase I et 2 Phase II).
Liste I - Remb 65 % - **Prix : 11,58 €.**

Composition

	p disp Phase 1	p disp Phase 2
Estradiol	1,5 mg	1,5 mg
soit Estradiol libéré/24 h	50 µg	50 µg
Lévonorgestrel		1,5 mg
soit Lévonorgestrel libéré/24 h		10 µg

Dans quel cas ce médicament est-il prescrit ?

Ce *dispositif transdermique* contient des *hormones* qui traversent la peau et passent progressivement dans le sang.

Ce médicament est dit séquentiel car les dispositifs transdermiques sont de composition différente :
- les patchs de phase 1 ne contiennent qu'un *estrogène* naturel (estradiol), hormone déficiente chez la femme ménopausée ;
- les patchs de phase 2 contiennent de l'estradiol et un *progestatif* (lévonorgestrel). Cette association a pour but d'éviter une stimulation excessive de l'utérus par l'estradiol.

Il est utilisé pour traiter certains *symptômes* de la *ménopause* (bouffées de chaleur, sécheresse vaginale...) dus à un déficit en *estrogènes* chez la femme ménopausée.

Contre-indications

Ce médicament ne doit pas être utilisé dans les cas suivants :
- *accident thromboembolique* (*phlébite*, *embolie* pulmonaire) ancien ou survenant au cours du traitement,
- *cancer hormonodépendant*,

- saignement génital intermittent (l'origine de ce saignement doit être déterminée par des examens avant la mise en route du traitement),
- maladie grave du foie.

Attention : De récentes études ont montré une augmentation du risque de survenue d'un cancer du sein chez les femmes ayant reçu un traitement prolongé des *symptômes* de la *ménopause*. Le traitement doit par conséquent être prescrit à la dose minimale efficace et pour une durée la plus courte possible. En l'absence de troubles, sa prescription ne doit pas être systématique.
Un bilan initial suivi d'une surveillance médicale régulière sont nécessaires, surtout dans les cas suivants : anomalie de la circulation sanguine cérébrale et rétinienne, obésité, *diabète*, *hypertension artérielle*, affection bénigne du sein et de l'utérus, *tumeur de l'hypophyse*, *lupus érythémateux* disséminé, certaines maladies rares (*porphyrie*, *otospongiose*), ictère (jaunisse) chronique ou survenu lors d'une grossesse, *insuffisance rénale*, *épilepsie*, *asthme*, *antécédents* familiaux de cancer du sein.
Si vous devez subir une intervention chirurgicale, il est préférable d'interrompre le traitement un mois à l'avance. De même, un alitement prolongé doit vous conduire à arrêter le traitement.

Interactions avec d'autres substances

L'efficacité du traitement peut être diminuée par la prise conjointe d'un médicament *inducteur enzymatique*.

Grossesse et allaitement

Ce médicament n'a pas d'indication chez la femme enceinte. Si une grossesse survient sous traitement, éventualité rare mais possible en début de préménopause, consultez votre médecin et arrêtez le traitement. Aucune malformation imputable à ce médicament n'a été observée à ce jour.

Lorsque la *ménopause* est confirmée, aucune grossesse n'est possible, y compris en cas de réapparition des règles.

Mode d'emploi et posologie

Détacher le feuillet de protection qui recouvre la face adhésive et appliquer le dispositif sur la peau : thorax, abdomen, fesse, haut de la cuisse ou du bras. Recouvrir le dispositif de la paume de la main et le chauffer pendant 30 secondes pour assurer une bonne adhésion.

Ne pas coller le dispositif :
- sur les seins ;
- sur de la peau mouillée ou graissée par l'application préalable d'une crème ou d'une huile ;
- sur une lésion cutanée : plaie, grain de beauté... ;
- sur une région soumise aux frottements des vêtements : ceinture, bretelle de soutien-gorge... ;
- sur l'emplacement du précédent dispositif : utiliser alternativement 2 ou 3 régions cutanées différentes.

En cas de décollement intempestif du dispositif, tenter de le recoller à un autre endroit ou utiliser un dispositif neuf qui sera enlevé à la date prévue pour le retrait de celui qui s'est décollé.

Posologie usuelle :

Renouveler le patch chaque semaine.

Ce traitement est pris en continu et alterne 2 cycles de 14 jours chacuns.

Appliquer les patchs de la façon suivante :
- un dispositif de phase 1, une fois par semaine pendant les 2 premières semaines ;
- un dispositif de phase 2, une fois par semaine pendant les 2 semaines suivantes ;
- revenir au dispositif de phase 1 pour les 2 semaines suivantes et ainsi de suite.

Conseils : Une consultation médicale peut s'avérer nécessaire si vous rencontrez les *symptômes* suivants :
- cas de sous-dosage : persistance de bouffées de chaleur, de sécheresse vaginale...
- cas de *surdosage* : tension douloureuse des seins, sensation de gonflement, irritabilité...
- réapparition des règles.

Effets indésirables possibles

Nausées, tension des seins, irritabilité, jambes lourdes (qui traduisent généralement un *surdosage*).

Irritation et rougeur transitoires au lieu d'application du dispositif.

Saignement génital intermittent (à signaler à votre médecin).

Ce médicament contient un *estrogène* naturel, identique à celui sécrété par les ovaires. Il ne semble pas exposer aux effets indésirables qui peuvent être (rarement) rencontrés avec les estrogènes de synthèse contenus dans les pilules *contraceptives* ; il serait néanmoins souhaitable d'interrompre le traitement en cas :
- d'*accident thromboembolique* ou autre accident cardiovasculaire ;
- de *tumeur* bénigne ou maligne du foie, du sein ou de l'utérus ;
- de crise d'*épilepsie* ;
- d'écoulement de lait par le mamelon.

Laboratoires Merck Lipha Santé

FÉNOFIBRATE 67 MG ET 200 MG GÉNÉRIQUES

Hypolipémiant

sur ordonnance

➜ Ces médicaments sont des génériques de LIPANTHYL gélules à 67 et 200 mg (voir ce médicament).

Laboratoires Arrow Génériques, Biogaran, EG Labo, Fournier, G Gam, GNR-pharma, Irex, Ivax SAS, Merck génériques, Qualimed, Ratiopharm, RPG Aventis, Téva Classics, Zydus France

FÉNOFIBRATE 100 MG ET 300 MG GÉNÉRIQUES

Hypolipémiant — sur ordonnance

➜ Ces médicaments sont des génériques de FENOX (voir ce médicament).

Laboratoires Biogaran, Fournier, GNR-pharma, Ivax SAS, Merck génériques, Ratiopharm, RPG Aventis, Téva Classics

FÉNOX

Hypolipémiant — sur ordonnance

Ce médicament anciennement dénommé LIPANTHYL 100 mg et 300 mg n'est plus commercialisé. Ses génériques sont néanmoins toujours commercialisés.

Présentation

- **FÉNOX 100 mg :** gélule ; boîte de 30.
  Liste II - - **Prix :** .
- **FÉNOX 300 mg :** gélule ; boîte de 30.
  Liste II - - **Prix :** .

Composition

	p gél	p gél
Fénofibrate	100 mg	300 mg
Lactose	+	+

Dans quel cas ce médicament est-il prescrit ?

C'est un *hypolipidémiant* qui appartient à la famille des fibrates. Il permet d'abaisser le taux des graisses circulant dans le sang, *cholestérol* et *triglycérides* essentiellement.

Il est utilisé dans le traitement des excès de cholestérol ou de triglycérides lorsqu'un régime adapté et assidu n'est pas suffisant.

Contre-indications

Ce médicament ne doit pas être utilisé dans les cas suivants :

- *antécédent* de réaction allergique au soleil pendant l'utilisation de fénofibrate ou de kétoprofène (*photosensibilisation*) ;
- *insuffisance hépatique* ou *rénale* ;
- en association avec un autre médicament de la même famille (fibrates) ;
- enfant de moins de 15 ans (gélule à 300 mg).

Attention : Ce médicament peut être toxique pour le foie ou les muscles. Signalez à votre médecin toute fatigue anormale, perte d'appétit, douleur ou faiblesse musculaire. Des analyses de sang régulières permettent de vérifier que le médicament est bien supporté.

Interactions avec d'autres substances

Ce médicament ne doit pas être associé à un autre fibrate : risque accru de douleurs musculaires.

Il peut interagir avec les *hypocholestérolémiants* de la famille des statines.

Informez par ailleurs votre médecin ou votre pharmacien si vous prenez un *anticoagulant* oral.

Grossesse et allaitement

Ce médicament n'a pas lieu d'être utilisé pendant la grossesse en dehors de situations exceptionnelles (*triglycérides* supérieurs à 10 g/l).

En l'absence de données, l'allaitement est déconseillé.

Mode d'emploi et posologie

Ce médicament est pris de préférence au cours des repas.

Posologie usuelle :

- Adulte : la *posologie* est adaptée par le médecin en fonction des résultats de la prise de sang. Elle est habituellement de 1 gélule à 100 mg, 3 fois par jour, ou de 1 gélule à 300 mg par jour.

Le régime reste indispensable pendant toute la durée du traitement.

Conseils : Un régime pauvre en *cholestérol* et en graisses n'est pas simple à suivre : les erreurs sont fréquentes. Demandez conseil à votre médecin, à votre pharmacien ou à un professionnel de la nutrition.

Effets indésirables possibles

Troubles digestifs : digestion difficile.

Rarement : douleurs musculaires (Voir attention), élévation des *transaminases*, *réaction allergique* cutanée, *photosensibilisation*.

Laboratoires Fournier

FIBORAN

Informations détaillées sur www.monvidal50.com

FLANID

Anti-inflammatoire non stéroïdien — sur ordonnance

➜ Ce médicament est un générique de SURGAM (voir ce médicament).

Laboratoires Pierre Fabre Oral Care

FLÉCAÏNE

Antiarythmique — sur ordonnance

Présentation

- **FLÉCAÏNE LP 50 mg :** gélule à *libération prolongée* ; boîte de 30.
  Liste I - Remb 65 % - **Prix : 24,35 €.**
- **FLÉCAÏNE :** comprimé sécable (blanc) ; boîte de 30.
  Liste I - Remb 65 % - **Prix : 16,46 €.**
- **FLÉCAÏNE LP 100 mg :** gélule à *libération prolongée* ; boîte de 30.
  Liste I - Remb 65 % - **Prix : 24,35 €.**
- **FLÉCAÏNE LP 150 mg :** gélule à *libération prolongée* ; boîte de 30.
  Liste I - Remb 65 % - **Prix : 24,35 €.**
- **FLÉCAÏNE LP 200 mg :** gélule à *libération prolongée* ; boîte de 30.
  Liste I - Remb 65 % - **Prix : 24,35 €.**

Composition

	p gél LP	p cp
Flécaïnide acétate	50 mg	100 mg

	p gél LP	p gél LP	p gél LP
Flécaïnide acétate	100 mg	150 mg	200 mg

Dans quel cas ce médicament est-il prescrit ?

Ce médicament appartient à la classe I de la famille des *antiarythmiques*. Il modifie la vitesse de transmission de l'influx nerveux au sein du muscle cardiaque et lutte contre ses contractions anarchiques.

Il est utilisé dans certains *troubles du rythme cardiaque*.

Contre-indications

Ce médicament ne doit pas être utilisé dans les cas suivants :

- certains *blocs auriculoventriculaires*,
- *insuffisance cardiaque*,
- *infarctus du myocarde* récent ou ancien,
- en association avec le sultopride.

> **Attention :** Des précautions sont nécessaires chez les personnes souffrant ou ayant déjà souffert d'*insuffisance cardiaque*, chez la personne âgée et en cas d'*insuffisance rénale*.

Interactions avec d'autres substances

Ce médicament ne doit pas être associé au sultopride (BARNETIL...) : risque de troubles graves du rythme cardiaque.

Informez par ailleurs votre médecin si vous prenez un autre *antiarythmique*, un *bêtabloquant* ou un médicament susceptible de donner des *torsades de pointe*.

Grossesse et allaitement

L'effet de ce médicament pendant la grossesse est mal connu : seul votre médecin peut évaluer le risque éventuel de son utilisation dans votre cas.

Ce médicament passe dans le lait maternel. L'allaitement est déconseillé en cas de traitement.

Mode d'emploi et posologie

Les gélules et les comprimés doivent être avalés avec un peu d'eau.

Posologie usuelle :

Elle est strictement individuelle et habituellement répartie en 2 prises pour les comprimés et 1 prise pour les gélules.

Effets indésirables possibles

Vertiges, tremblements, troubles de la vision.

Fatigue, maux de tête.

Nausées, *troubles digestifs*.

Aggravation d'une *insuffisance cardiaque* préexistante, aggravation paradoxale de l'*arythmie* ou apparition de nouveaux *troubles du rythme cardiaque*.

Laboratoires 3M Santé

FLÉCAÏNIDE RPG

Antiarythmique — **sur ordonnance**

➜ Ce médicament est un générique de FLÉCAÏNE (voir ce médicament).

Laboratoires RPG Aventis

FLECTOR ORAL

Informations détaillées sur www.monvidal50.com

FLODIL

Informations détaillées sur www.monvidal50.com

FLORGYNAL

Informations détaillées sur www.monvidal50.com

FLUDEX

Antihypertenseur — **sur ordonnance**

Présentation

- **FLUDEX 1,5 mg :** comprimé à libération prolongée (blanc) ; boîte de 30.
  Liste II - Remb 65 % - **Prix : 12,60 €.**
- **FLUDEX 2,5 mg :** comprimé (blanc) ; boîte de 30.
  Liste II - Remb 65 % - **Prix : 12,60 €.**

Composition

	p cp	p cp
Indapamide hémihydrate	1,5 mg	2,5 mg

Dans quel cas ce médicament est-il prescrit ?

C'est un *antihypertenseur* qui appartient à la famille des *sulfamides diurétiques*. Il agit directement sur les vaisseaux sanguins et n'augmente quasiment pas le volume des urines.

Il est utilisé dans le traitement de l'*hypertension artérielle*.

Contre-indications

Ce médicament ne doit pas être utilisé dans les cas suivants :

- *allergie* aux *sulfamides*,
- *insuffisance rénale* grave,
- *encéphalopathie hépatique*,
- *hypokaliémie*.

> **Attention :** Ce médicament peut être responsable d'une baisse de la *kaliémie* (taux de *potassium* dans le sang) susceptible d'être aggravée par l'usage prolongé de *laxatifs stimulants*. Un contrôle par des analyses de sang est souvent prescrit par le médecin.
>
> Les *diurétiques* peuvent augmenter le taux d'*acide urique* (uricémie) ou de *sucre* dans le sang (*glycémie*) : des précautions sont nécessaires en cas de *diabète* ou d'*antécédent* de crise de *goutte*.
>
> Sportif : ce médicament contient une substance susceptible de rendre positifs certains *tests antidopage*.

Interactions avec d'autres substances

Ce médicament peut interagir avec les médicaments susceptibles de provoquer des *torsades de pointes* ou ceux qui contiennent du lithium.

Informez par ailleurs votre médecin si vous prenez des *anti-inflammatoires* non stéroïdiens, des *inhibiteurs de l'enzyme de conversion*, des médicaments qui abaissent la *kaliémie* (*laxatifs stimulants*, *corti-*

coïdes, amphotéricine B...), des *digitaliques*, des *antidépresseurs*, des médicaments qui contiennent de la metformine, du calcium ou de la ciclosporine.

Grossesse et allaitement

Les *diurétiques* ne sont pas indiqués dans l'*hypertension artérielle* de la femme enceinte. Un autre médicament sera choisi par le médecin si une grossesse survient pendant le traitement.

Les données actuellement disponibles ne permettent pas de savoir si ce médicament passe dans le lait maternel. L'allaitement est déconseillé pendant la durée du traitement.

Mode d'emploi et posologie

Ce médicament doit être pris avec un verre d'eau, de préférence le matin.

Posologie usuelle :

1 comprimé par jour.

> **Conseils :** Le traitement médicamenteux ne dispense pas de mesures simples pouvant faire baisser la tension artérielle : activité physique régulière, modération de la consommation de boissons alcoolisées et de *sel*, lutte contre l'excès de poids.

Effets indésirables possibles

Réaction allergique.

Augmentation du taux de *créatinine* ou d'*acide urique* dans le sang et exceptionnellement du calcium.

Baisse du taux de *potassium*, associée ou non à des crampes.

Rarement : *troubles digestifs*, fourmillement des extrémités, vertiges, fatigue, maux de tête, bouche sèche.

Exceptionnellement : *pancréatite.*

Laboratoires Euthérapie

FLUMACH

Informations détaillées sur www.monvidal50.com

FONCITRIL

Alcalinisant urinaire

Présentation

- **FONCITRIL 4000 :** granulé (arômes : orange, vanille) ; boîte de 30 sachets.
  Non remb.

Composition

	p sachet
Acide citrique monohydraté	1,189 g
Citrate monopotassique anhydre	1,73 g
Citrate monosodique anhydre	1,845 g
soit Sodium	200 mg
soit Potassium	293 mg
Saccharose	5,1 g

Dans quel cas ce médicament est-il prescrit ?

Ce médicament est alcalinisant : il diminue l'acidité des urines et empêche la formation de cristaux d'*acide urique* ou de *cystine*. Dans certains cas, il peut faciliter la dissolution de calculs déjà formés.

Il est utilisé dans le traitement et la prévention des *lithiases*, calculs d'acide urique ou de cystine.

> **Attention :** Des précautions sont nécessaires chez les personnes souffrant d'*insuffisance cardiaque* ou d'*insuffisance rénale* graves.
> En cas de traitement prolongé, des analyses de sang peuvent être prescrites par votre médecin.
> Ce médicament contient du *sel* (*sodium*) et du *sucre* (saccharose) en quantité notable.

Grossesse et allaitement

L'effet de ce médicament pendant la grossesse ou l'allaitement est mal connu : seul votre médecin peut évaluer le risque éventuel de son utilisation dans votre cas.

Mode d'emploi et posologie

Ce médicament doit être dissous dans un grand verre d'eau et pris après les repas.

Posologie usuelle :

- Adulte :
- *traitement d'attaque* : 3 ou 4 sachets par jour.
- *traitement d'entretien* : 1 ou 2 sachets par jour.

> **Conseils :** Certaines eaux minérales sont riches en substances alcalines (bicarbonate) : tenez-en compte lors de la prise de ce médicament.

Laboratoires SERP

FONLIPOL

Hypolipémiant — sur ordonnance

Présentation

- **FONLIPOL :** comprimé (blanc) ; boîte de 50.
  Liste II - Remb 35 % - **Prix : 5,68 €.**

Composition

	p cp
Tiadénol	400 mg

Dans quel cas ce médicament est-il prescrit ?

Ce médicament appartient à la famille des *hypolipidémiants*. Il permet d'abaisser le taux de *cholestérol* circulant dans le sang.

Il est utilisé dans le traitement de l'excès de cholestérol persistant malgré un régime adapté et assidu.

> **Attention :** Des précautions sont nécessaires en cas d'*insuffisance hépatique* ou *rénale.*

Grossesse et allaitement

L'effet de ce médicament pendant la grossesse ou l'allaitement est mal connu : seul votre médecin peut évaluer le risque éventuel de son utilisation dans votre cas.

Mode d'emploi et posologie

Ce médicament doit être pris avec un verre d'eau.

Posologie usuelle :

2 ou 3 comprimés, 2 fois par jour.

Le régime reste indispensable pendant toute la durée du traitement.

Conseils : Un régime pauvre en *cholestérol* et en graisses animales n'est pas simple à suivre : les erreurs sont fréquentes. Demandez conseil à votre médecin, à votre pharmacien ou à un professionnel de la nutrition.

Effets indésirables possibles

Les effets indésirables sur l'organisme lors de traitements prolongés ne sont pas connus.

Laboratoires Lafon

FORSTEO

Informations détaillées sur www.monvidal50.com

FORTZAAR

Informations détaillées sur www.monvidal50.com

FOSAMAX

biphosphonate

sur ordonnance

Présentation

- **FOSAMAX 5 mg :** comprimé (blanc) ; boîte de 28. Liste I - Non remb.
- **FOSAMAX 10 mg :** comprimé (blanc) ; boîte de 28. Liste I - Remb 65 % - **Prix : 37,42 €.**
- **FOSAMAX 70 mg :** comprimé (blanc) ; boîte de 4. Liste I - Remb 65 % - **Prix : 37,43 €.**

Composition

	p cp	p cp	p cp
Acide alendronique	5 mg	10 mg	70 mg
Lactose	+	+	

Dans quel cas ce médicament est-il prescrit ?

Ce médicament appartient à la famille des biphosphonates. Il agit en bloquant les cellules qui détruisent l'os et en luttant contre la déminéralisation. Des études ont montré qu'il diminue le risque de fractures vertébrales et de la hanche dues à l'*ostéoporose*.

Dosé à 5 mg, il est utilisé dans le *traitement préventif* de la fragilité osseuse chez les femmes ménopausées présentant un risque élevé d'ostéoporose. Il est également indiqué pour prévenir la fragilisation des os lors de la prise prolongée (supérieure à 3 mois) de cortisone.

Dosé à 10 et à 70 mg, il est utilisé dans le traitement de l'ostéoporose qui survient chez la femme ménopausée. Le remboursement par la Sécurité sociale est subordonné à la présence d'au moins une fracture visible à la radiographie.

Dosé à 10 mg, il est utilisé également dans le traitement de l'ostéoporose masculine.

Contre-indications

Ce médicament ne doit pas être utilisé dans les cas suivants :

- maladie de l'œsophage susceptible de provoquer un blocage du comprimé avant sa descente dans l'estomac,
- *insuffisance rénale* grave,
- *hypocalcémie*,
- **allaitement**.

Attention : Ce médicament peut être irritant pour la bouche ou l'œsophage, il est important :
- de ne pas croquer ou sucer le comprimé ;
- de prendre le comprimé en position assise ou debout, avec un grand verre d'eau ;
- de ne pas s'allonger dans la demi-heure qui suit la prise.

Son utilisation est contre-indiquée chez les malades qui ne peuvent pas suivre ces recommandations.

Signalez au médecin l'apparition de *troubles digestifs* comme des brûlures d'estomac, des acidités, ou des brûlures derrière le sternum.

Pendant toute la durée du traitement, des apports de calcium sont nécessaires, soit par l'alimentation, soit par un traitement conjoint spécifique.

Interactions avec d'autres substances

Ce médicament peut aggraver les troubles gastriques provoqués par l'aspirine, l'ibuprofène ou les autres *AINS*.

Les autres médicaments (surtout les *pansements digestifs* ou ceux contenant du calcium) doivent être absorbés au moins une demi-heure après la prise de ce médicament.

Grossesse et allaitement

Quelques cas de malformations chez l'animal ont été rapportés lors de traitements à base d'alendronate à forte dose. En l'absence de données suffisantes pour l'espèce humaine, les comprimés à 5 mg sont déconseillés chez la femme enceinte.

Les comprimés à 10 mg et 70 mg n'ont pas d'indication chez la femme non ménopausée.

L'utilisation de ce médicament contre-indique l'allaitement.

Mode d'emploi et posologie

Le comprimé doit être pris avec un grand verre d'eau (eau du robinet ou eau minérale pauvre en calcium et en magnésium), en position assise ou debout, au moins une demi-heure avant l'absorption du petit déjeuner (ou du déjeuner chez les femmes qui ne mangent pas le matin).

Posologie usuelle :

- Adulte :
  - Prévention de la perte osseuse : 1 comprimé à 5 mg par jour.
  - Traitement de l'ostéoporose : 1 comprimé à 10 mg par jour ou 1 comprimé à 70 mg 1 fois par semaine, à prendre toujours le même jour de la semaine.

En cas d'oubli (comprimé à 70 mg uniquement) : prendre 1 comprimé le jour du constat de l'oubli, et prendre le comprimé suivant le jour de la prise initialement choisi. Ne pas prendre 2 comprimés le même jour.

Conseils : Des exercices physiques réguliers contribuent à limiter l'évolution de l'*ostéoporose*.

Effets indésirables possibles

Nausées, vomissements, aérophagie, douleurs abdominales, brûlures d'estomac, ballonnements, flatulences, diarrhée ou constipation.

Douleurs osseuses ou musculaires, maux de tête.

Éruption cutanée, réaction allergique.

Rarement : *ulcère* gastroduodénal (voir Attention), *uvéite*

Laboratoires MSD-Chibret

FOZIRETIC

Informations détaillées sur www.monvidal50.com

FOZITEC

Informations détaillées sur www.monvidal50.com

FRACTAL

Informations détaillées sur www.monvidal50.com

FUROSÉMIDE GÉNÉRIQUES

Diurétique de l'anse — sur ordonnance

➜ Ces médicaments sont des génériques de LASILIX (voir ce médicament).

Laboratoires Arrow Génériques, Biogaran, EG Labo, GNR-pharma, Irex, Merck génériques, Ratiopharm, RPG Aventis, Téva Classics

GESTORAL

Informations détaillées sur www.monvidal50.com

GLIBÉNÈSE

Antidiabétique oral — sur ordonnance

Présentation

- **GLIBÉNÈSE 5 mg :** comprimé sécable (blanc) ; boîte de 20. Liste I - Remb 65 % - **Prix : 3,33 €.**
- **GLIBÉNÈSE 5 mg :** comprimé sécable (blanc) ; boîte de 100. Liste I - Remb 65 % - **Prix : 11,68 €.**

Composition

	p cp
Glipizide	5 mg
Lactose	+

Dans quel cas ce médicament est-il prescrit ?

Cet *antidiabétique* oral appartient à la famille des *sulfamides hypoglycémiants*. Il permet de diminuer l'excès de *sucre* dans le sang en favorisant la sécrétion de l'*insuline*.

Il est utilisé dans le traitement du *diabète* non insulinodépendant lorsque le régime alimentaire seul est insuffisant.

Contre-indications

Ce médicament ne doit pas être utilisé dans les cas suivants :

- *allergie* aux *sulfamides*,
- *insuffisance rénale* ou *hépatique* grave,
- en association avec les médicaments contenant du miconazole,
- **allaitement**.

Attention : Ce médicament n'est pas adapté au traitement du *diabète* insulinodépendant : celui-ci requiert un traitement par injections d'*insuline*.

Un sentiment de malaise associé à des sueurs froides, une fringale, une accélération du cœur sont les signes habituels d'une *hypoglycémie* due à un effet excessif du médicament. Cette hypoglycémie peut également se traduire par des troubles du comportement, qui doivent alerter votre entourage, voire des *convulsions* ou un *coma*. En présence de ces signes ou en cas de simple doute, buvez une boisson sucrée ou mangez du *sucre*. Si le diabétique est inconscient, surtout ne lui donnez rien à boire et appelez votre médecin ou à défaut le 15 ou un service d'urgence.

Consultez rapidement votre médecin en cas de malaises hypoglycémiques répétés.

Certaines situations peuvent contribuer à augmenter la *glycémie* : infections, prise de médicaments, stress. En cas de soif intense, de grande fatigue, de sensation de malaise général, consultez rapidement votre médecin.

Des analyses de sang régulières permettent à votre médecin d'adapter la *posologie*. Dans certains cas, il peut être nécessaire de pratiquer vous-même des contrôles, à l'aide de bandelettes et d'un appareil lecteur de glycémie.

Évitez la prise de boissons alcoolisées pendant le traitement : risque accru d'hypoglycémie et risque d'*effet antabuse*.

Conducteur : une *hypoglycémie* peut entraîner un malaise pendant la conduite ou l'utilisation de machines.

Interactions avec d'autres substances

Ce médicament ne doit pas être associé avec les médicaments oraux contenant du miconazole (DAKTARIN gel buccal, DAKTARIN comprimé...) : risque d'*hypoglycémie*.

Il peut interagir avec les médicaments contenant de la phénylbutazone ou du danazol.

Informez par ailleurs votre médecin ou votre pharmacien si vous prenez un *bêtabloquant*, un *inhibiteur de l'enzyme de conversion*, un *corticoïde*, ou un médicament contenant du fluconazole, de la ritodrine, du salbutamol, de la terbutaline ou de la chlorpromazine.

Grossesse et allaitement

Un *diabète* mal équilibré peut être néfaste pour l'enfant à naître.

Un désir de grossesse nécessite le remplacement de ce médicament par de l'*insuline* et une surveillance médicale renforcée.

Si une grossesse survient alors que vous êtes encore sous traitement *antidiabétique* oral, consultez rapidement votre médecin pour un passage à l'insuline injectable. Ce médicament n'a aucun effet malformatif connu dans l'espèce humaine.

Les données disponibles ne permettent pas de savoir si ce médicament passe dans le lait maternel : il est contre-indiqué en cas d'allaitement.

Mode d'emploi et posologie

Les comprimés doivent être avalés avec un verre d'eau au début des repas.

Posologie usuelle :

- Adulte de moins de 65 ans : ½ à 4 comprimés par jour. La dose et la répartition des prises sont adaptées en fonction de la *glycémie*.
- Personne âgée de plus de 65 ans ou fragilisée : la dose initiale est de ½ comprimé par jour. L'adaptation de la *posologie* en fonction de la glycémie est faite ensuite en respectant des paliers d'au moins 7 jours.

Suivre attentivement la prescription de votre médecin. Le régime alimentaire reste nécessaire pendant le traitement.

Conseils : Le respect de certaines règles simples permet de diminuer le risque d'*hypoglycémie* :
- toute prise de ce médicament doit être suivie d'un repas (ne prenez pas de comprimé si vous devez sauter le repas suivant) ;
- si vous envisagez un effort physique intense et prolongé, il peut être nécessaire de diminuer la dose du médicament (demandez conseil à votre médecin) ;
- informez votre médecin si vous devez travailler la nuit ou si votre religion vous impose un jeûne prolongé ;
- évitez la prise de boissons alcoolisées à jeun ou à distance des repas.

Le *diabète* peut diminuer la sensibilité des pieds à la douleur et favoriser les infections. Des plaies profondes peuvent se développer : une hygiène rigoureuse et des chaussures confortables limitent ce risque.

Le régime du diabétique ne consiste pas en une simple interdiction des *glucides* (*sucres*, pain, pâtes...) : demandez conseil à votre médecin.

Pesez-vous régulièrement et signalez toute variation rapide de poids à votre médecin.

Effets indésirables possibles

Hypoglycémie (voir Attention).

Troubles digestifs, démangeaisons, *éruption cutanée*.

Exceptionnellement : anomalie de la *numération formule sanguine*, augmentation des *transaminases*, jaunisse.

Laboratoires Pfizer

GLICLAZIDE GÉNÉRIQUES

Antidiabétique oral — sur ordonnance

➜ Ces médicaments sont des génériques de DIAMICRON 80 (voir ce médicament).

Laboratoires Arrow Génériques, Biogaran, EG Labo, G Gam, GNR-pharma, Irex, Ivax SAS, Merck génériques, Qualimed, Ratiopharm, RPG Aventis, Téva Classics, Zydus France

GLIPIZIDE MERCK

Antidiabétique oral — sur ordonnance

➜ Ce médicament est un générique de GLIBÉNÈSE et de MINIDIAB (voir ces médicaments).

Laboratoires Merck génériques

GLUCIDORAL

Informations détaillées sur www.monvidal50.com

GLUCOPHAGE

Antidiabétique oral — sur ordonnance

Présentation

- **GLUCOPHAGE 500 mg :** comprimé (blanc) ; boîte de 30. Liste I - Remb 65 % - **Prix : 3,37 €**.
- **GLUCOPHAGE 850 mg :** comprimé (blanc) ; boîte de 30. Liste I - Remb 65 % - **Prix : 5,62 €**.
- **GLUCOPHAGE 1 000 mg :** comprimé ; boîte de 30. Liste I - Remb 65 % - **Prix : 6,22 €**.

Composition

	p cp	p cp	p cp
Metformine chlorhydrate	500 mg	850 mg	1 000 mg
soit Metformine	390 mg	663 mg	780 mg

Dans quel cas ce médicament est-il prescrit ?

Cet *antidiabétique* oral appartient à la famille des biguanides. Il permet de diminuer l'excès de *sucre* dans le sang sans pour autant favoriser la sécrétion d'*insuline*, contrairement aux *sulfamides hypoglycémiants*.

Il est utilisé dans le traitement du *diabète* non insulinodépendant lorsque le régime alimentaire seul est insuffisant et en l'absence d'*acidocétose*.

Il peut également être utilisé en complément des traitements par l'insuline.

Contre-indications

Ce médicament ne doit pas être utilisé dans les cas suivants :
- *insuffisance rénale*, maladie aiguë pouvant provoquer une insuffisance rénale (voir Attention) ;
- *insuffisance hépatique* grave, état d'ivresse ;
- *insuffisance cardiaque* ou *respiratoire* ;
- *infarctus du myocarde* récent ;
- **allaitement**.

Attention : Ce médicament expose à un risque de complication exceptionnelle et grave : l'*acidose lactique*. Celle-ci est favorisée par la présence d'une *insuffisance rénale*, même modérée, ou d'une *insuffisance hépatique* grave. Toute insuffisance rénale préexistante ou apparaissant sous traitement (notamment chez la personne âgée qui se déshydrate) contre-indique l'utilisation ou la poursuite de la prise de ce médicament. Une autre circonstance peut favoriser l'acidose lactique : l'intoxication alcoolique aiguë, surtout si elle survient à jeun.

Certaines situations peuvent contribuer à augmenter la *glycémie* : infection, prise de médicaments, stress. En cas d'apparition d'une sensation de malaise général, consultez rapidement votre médecin.

Des analyses de sang régulières sont nécessaires pendant le traitement.

En cas d'examen radiologique nécessitant l'administration de produits de contraste par *voie* intraveineuse ou en cas d'intervention chirurgicale, le traitement doit être interrompu puis repris au minimum 48 heures après.

Interactions avec d'autres substances

Certains médicaments sont susceptibles de faire varier le taux de sucre dans le sang et de déséquilibrer la *glycémie*. Ainsi, l'association de ce médicament avec les *corticoïdes*, les antiasmathiques bronchodilatateurs, les *diurétiques* ou les *inhibiteurs de l'enzyme de conversion* peut nécessiter un contrôle plus fréquent de la glycémie, voire une modification de la *posologie* de la metformine.

Grossesse et allaitement

Un *diabète* mal équilibré peut être néfaste pour l'enfant à naître.

Un désir de grossesse nécessite le remplacement de ce médicament par de l'*insuline* et une surveillance médicale renforcée.

Si une grossesse survient alors que vous êtes encore sous traitement *antidiabétique* oral, consultez rapidement votre médecin pour un passage à l'insuline injectable. Ce médicament n'a aucun effet malformatif connu dans l'espèce humaine.

Les données disponibles ne permettent pas de savoir si ce médicament passe dans le lait maternel ; un choix est donc nécessaire entre l'allaitement et la prise du médicament. Cette décision devra être prise en accord avec votre médecin.

Mode d'emploi et posologie

Les prises sont réparties dans la journée, au cours ou à la fin des repas.

Posologie usuelle :

- Adulte : la dose initiale est de 1 comprimé à 500 mg ou à 850 mg, 2 ou 3 fois par jour ; la *posologie* est ensuite adaptée par votre médecin en fonction des résultats des analyses de sang.

Conseils : Ce médicament, utilisé seul, n'expose pas au risque d'*hypoglycémie*.

Le *diabète* peut diminuer la sensibilité des pieds à la douleur et favoriser les infections. Des plaies profondes peuvent se développer : une hygiène rigoureuse et des chaussures confortables limitent ce risque.

Le régime du diabétique ne consiste pas en une simple interdiction des *glucides* (*sucres*, pain, pâtes...) : demandez conseil à votre médecin.

Pesez-vous régulièrement et signalez toute variation rapide de poids à votre médecin.

Effets indésirables possibles

Fréquemment en début de traitement : nausées, vomissements, diarrhées, douleurs abdominales, perte de l'appétit. Ces troubles disparaissent généralement avec la poursuite du traitement.

Sensation de goût métallique dans la bouche, rougeur cutanée.

Exceptionnellement : *acidose lactique* (voir Attention).

Laboratoires Merck Lipha Santé

GLUCOR

Antidiabétique oral — **sur ordonnance**

Présentation

- **GLUCOR 50 :** comprimé (blanc) ; boîte de 90. Liste I - Remb 65 % - **Prix : 16,72 €.**
- **GLUCOR 100 :** comprimé (blanc) ; boîte de 90. Liste I - Remb 65 % - **Prix : 22,57 €.**

Composition

	p cp	p cp
Acarbose	50 mg	100 mg

Dans quel cas ce médicament est-il prescrit ?

Ce médicament est un *antidiabétique*. Il agit localement dans l'intestin en retardant et en diminuant l'absorption des *glucides* formés de plusieurs molécules, comme le sucre ordinaire (saccharose) ou l'amidon. Il est sans effet sur les *sucres* simples tels que le glucose.

Il est utilisé dans le traitement du *diabète* non insulinodépendant, en complément du régime, et peut être associé aux autres antidiabétiques.

Contre-indications

Ce médicament ne doit pas être utilisé dans les cas suivants :
- *troubles digestifs* graves,
- *insuffisance rénale* grave,
- enfant de moins de 15 ans,
- **allaitement**.

Attention : Un dosage régulier des *transaminases* est nécessaire en cas de *posologie* supérieure à 600 mg par jour et chez les personnes souffrant d'*insuffisance hépatique*.

En cas d'*hypoglycémie* provoquée par un autre médicament *antidiabétique*, la prise de sucre ordi-

naire (saccharose) risque d'être inefficace. Il est préférable d'absorber du glucose : demandez conseil à votre médecin ou à votre pharmacien.
En cas de suspicion d'occlusion intestinale (violente douleur abdominale chez une personne ayant des antécédents d'opération de l'abdomen), le traitement doit être interrompu.

Grossesse et allaitement

Le diabète de la femme enceinte nécessite un traitement par insuline.

L'effet de ce médicament pendant la grossesse est mal connu : seul votre médecin peut évaluer le risque éventuel de son utilisation dans votre cas.

Ce médicament est contre-indiqué pendant l'allaitement.

Mode d'emploi et posologie

Les comprimés doivent être avalés en début de repas avec un verre d'eau, ou croqués avec les premières bouchées.

Posologie usuelle :
50 à 200 mg, 3 fois par jour.

Conseils : Ce médicament n'expose pas à lui seul au risque d'*hypoglycémie*.
Le régime du diabétique ne consiste pas en une simple interdiction des *glucides* (*sucres*, pain, pâtes...) ; demandez conseil à votre médecin.

Effets indésirables possibles

Flatulences, ballonnements, diarrhée. Ces effets ont tendance à s'atténuer au cours du traitement.

Augmentation des *transaminases* et, plus rarement, jaunisse.
Éruption cutanée.

Laboratoires Bayer Pharma

GLUCOVANCE

Antidiabétique oral — sur ordonnance

Présentation

- **GLUCOVANCE 500 mg/2,5 mg :** comprimé (orange) ; boîte de 30. Liste I - Remb 65 % - **Prix : 5,08 €**.
- **GLUCOVANCE 500 mg/5 mg :** comprimé (jaune) ; boîte de 30. Liste I - Remb 65 % - **Prix : 5,08 €**.

Composition

	p cp	p cp
Metformine chlorhydrate	500 mg	500 mg
soit Metformine	390 mg	390 mg
Glibenclamide	2,5 mg	5 mg

Dans quel cas ce médicament est-il prescrit ?

Ce médicament associe 2 *antidiabétiques* oraux :
- le glibenclamide de la famille des *sulfamides hypoglycémiants*. Il stimule la sécrétion d'*insuline* par le pancréas ;
- la metformine de la famille des biguanides. Elle permet de baisser le taux de *sucre* dans le sang en améliorant notamment la sensibilité à l'insuline au niveau des muscles.

Il est utilisé dans le traitement du *diabète* de type 2 lorsque le régime alimentaire seul est insuffisant.

Contre-indications

Ce médicament ne doit pas être utilisé dans les cas suivants :
- *allergie* aux *sulfamides*,
- *acidocétose*,
- *insuffisance rénale*, maladie aiguë pouvant provoquer une insuffisance rénale (voir Attention) ;
- *insuffisance hépatique* grave, état d'ivresse ;
- *insuffisance cardiaque* ou *respiratoire* ;
- *infarctus du myocarde* récent ;
- *porphyrie*,
- en association avec les médicaments contenant du miconazole,
- **allaitement**.

Attention : Ce médicament n'est pas adapté au traitement du *diabète* insulinodépendant : celui-ci requiert un traitement par injections d'*insuline*.
Ce médicament expose à un risque de complication exceptionnelle et grave : l'*acidose lactique*. Celle-ci est favorisée par la présence d'une *insuffisance rénale*, même modérée, ou d'une *insuffisance hépatique* grave. Toute insuffisance rénale préexistante ou apparaissant sous traitement (notamment chez la personne âgée qui se déshydrate) contre-indique l'utilisation ou la poursuite de la prise de ce médicament. Une autre circonstance peut favoriser l'acidose lactique : l'intoxication alcoolique aiguë, surtout si elle survient à jeun.
Un sentiment de malaise associé à des sueurs froides, une fringale, une accélération du cœur sont les signes habituels d'une *hypoglycémie* due à un effet excessif du médicament. Cette hypoglycémie peut également se traduire par des troubles du comportement qui doivent alerter votre entourage, voire des *convulsions* ou un *coma*. En présence de ces signes ou en cas de simple doute, buvez une boisson sucrée ou mangez du *sucre*. Si le diabétique est inconscient, surtout ne lui donnez rien à boire et appelez votre médecin, ou à défaut le 15 ou un service d'urgence.
Certaines situations peuvent contribuer à augmenter la *glycémie* : infection, prise de médicaments, stress. En cas d'apparition d'une sensation de malaise général, consultez rapidement votre médecin.
Des analyses de sang régulières sont nécessaires pendant le traitement.
En cas d'examen radiologique nécessitant l'administration de produits de contraste par *voie* intraveineuse ou en cas d'intervention chirurgicale, le traitement doit être interrompu puis repris au minimum 48 heures après.
Évitez la prise de boissons alcoolisées pendant le traitement : risque accru d'hypoglycémie et risque d'*effet antabuse*.

Conducteur : une *hypoglycémie* peut entraîner un malaise pendant la conduite ou l'utilisation de machines.

Interactions avec d'autres substances

Ce médicament ne doit pas être associé avec les médicaments oraux contenant du miconazole (DAKTARIN gel buccal, DAKTARIN comprimé...) : risque d'*hypoglycémie*.

Il peut interagir avec les médicaments contenant de la phénylbutazone ou du danazol.

Certains médicaments sont susceptibles de faire varier le taux de sucre dans le sang et de déséquilibrer la *glycémie*. Ainsi, l'association de ce médicament avec les *corticoïdes*, les antiasmathiques bronchodilatateurs, les *diurétiques* ou les *inhibiteurs de l'enzyme de conversion* peut nécessiter un contrôle plus fréquent de la glycémie, voire une modification de la *posologie* de l'antidiabétique.

Grossesse et allaitement

Un *diabète* mal équilibré peut être néfaste pour l'enfant à naître.

Un désir de grossesse nécessite le remplacement de ce médicament par de l'*insuline* et une surveillance médicale renforcée.

Si une grossesse survient alors que vous êtes encore sous traitement *antidiabétique* oral, consultez rapidement votre médecin pour un passage à l'insuline injectable. Ce médicament n'a aucun effet malformatif connu dans l'espèce humaine.

Les données disponibles ne permettent pas de savoir si ce médicament passe dans le lait maternel : il est contre-indiqué pendant l'allaitement.

Mode d'emploi et posologie

Les prises sont réparties dans la journée, au cours ou à la fin des repas.

Posologie usuelle :

- Adulte : 1 comprimé à 500 mg/2,5 mg ou à 500 mg/5 mg, 1 à 4 fois par jour. La dose et la répartition des prises sont adaptées en fonction de la *glycémie*.

Conseils : Le respect de certaines règles simples permet de diminuer le risque d'*hypoglycémie* :
- toute prise de ce médicament doit être suivie d'un repas (ne prenez pas de comprimé si vous devez sauter le repas suivant) ;
- si vous envisagez un effort physique intense et prolongé, il peut être nécessaire de diminuer la dose du médicament (demandez conseil à votre médecin) ;
- informez votre médecin si vous devez travailler la nuit ou si votre religion vous impose un jeûne prolongé ;
- évitez la prise de boissons alcoolisées à jeun ou à distance des repas.

Le *diabète* peut diminuer la sensibilité des pieds à la douleur et favoriser les infections. Des plaies profondes peuvent se développer : une hygiène rigoureuse et des chaussures confortables limitent ce risque.

Le régime du diabétique ne consiste pas en une simple interdiction des *glucides* (*sucres*, pain, pâtes...) : demandez conseil à votre médecin.

Pesez-vous régulièrement et signalez toute variation rapide de poids à votre médecin.

Effets indésirables possibles

Fréquemment en début de traitement : nausées, vomissements, diarrhées, douleurs abdominales, perte de l'appétit. Ces troubles disparaissent généralement avec la poursuite du traitement.

Sensation de goût métallique dans la bouche, rougeur cutanée, démangeaisons, *éruption cutanée*.

Hypoglycémie (voir Attention).

Exceptionnellement : *acidose lactique* (voir Attention), anomalie de la *numération formule sanguine*, augmentation des *transaminases*, jaunisse.

Laboratoires Merck Lipha Santé

GLUTRIL

Informations détaillées sur www.monvidal50.com

GLYMAX

Antidiabétique oral

sur ordonnance

→ Ce médicament est un générique de GLUCOPHAGE (voir ce médicament).

Laboratoires LPN

GYDRELLE

Informations détaillées sur www.monvidal50.com

HÉMI-DAONIL

Informations détaillées sur www.monvidal50.com

HEMIDIGOXINE NATIVELLE

Digitalique

sur ordonnance

Présentation

- **HEMIDIGOXINE NATIVELLE 0,125 mg :** comprimé (blanc) ; boîte de 30.
  Liste I - Remb 65 % - **Prix : 2,60 €.**

Composition

	p cp
Digoxine	0,125 mg
Lactose	+

Dans quel cas ce médicament est-il prescrit ?

Ce médicament aux propriétés multiples appartient à la famille des *digitaliques* : il agit sur le cœur en permettant essentiellement d'en renforcer les contractions et de ralentir son rythme lorsqu'il est excessif.

Il est utilisé dans le traitement de l'*insuffisance cardiaque* et de certaines *tachycardies*.

Contre-indications

Ce médicament ne doit pas être utilisé dans les cas suivants :
- certaines anomalies du fonctionnement cardiaque,
- en association avec le sultopride ou des injections intraveineuses de calcium.

Attention : Ce produit est très toxique en cas de *surdosage* : tenez-le hors de portée des enfants.
En cas de *palpitations* récentes survenues sous traitement, prévenez votre médecin.
Des précautions sont nécessaires en cas d'*insuffisance rénale* ou d'*hypothyroïdie* et chez la personne âgée.
Tout médicament susceptible de faire baisser la *kaliémie*, notamment les *diurétiques* ou les *laxatifs stimulants*, devra être utilisé sous contrôle médical strict.
En cas d'intervention chirurgicale, l'anesthésiste doit être prévenu de la prise de ce médicament.

Interactions avec d'autres substances

Ce médicament ne doit pas être associé au calcium injectable par *voie* intraveineuse (CALCIBRONAT notamment) ou au sultopride : risque de *troubles du rythme cardiaque* graves.

Informez par ailleurs votre médecin si vous prenez un médicament susceptible de favoriser une *hypokaliémie*, un *pansement digestif*, un médicament contenant l'une des substances suivantes : charbon, kaolin, colestyramine, hydroquinidine, quinidine, sucralfate, amiodarone, sulfasalazine, vérapamil, clarithromycine, érythromycine, carbamazépine, calcium (par voie orale).

Grossesse et allaitement

Il n'a pas été mis en évidence de problème particulier lors de l'utilisation de ce médicament chez la femme enceinte. Toutefois, au cours des 3 derniers mois de la grossesse, il peut être nécessaire d'adapter la *posologie*.

Ce médicament passe en très faible quantité dans le lait maternel. Demandez l'avis de votre médecin.

Mode d'emploi et posologie

Les comprimés doivent être avalés avec un peu d'eau.

Posologie usuelle :
1 comprimé par jour.

Effets indésirables possibles

Ils sont le plus souvent le signe d'un surdosage :
- nausées, vomissements, diarrhée, perte de l'appétit ;
- coloration de la vision en jaune ;
- *vertiges*, maux de tête ;
- troubles psychiques, notamment chez la personne âgée ;
- *troubles du rythme cardiaque* variés, *palpitations*.

Exceptionnellement : *gynécomastie*, *éruption cutanée*.

Laboratoires Procter & Gamble

HÉMIPRALON LP

Informations détaillées sur www.monvidal50.com

HYPERIUM

Antihypertenseur — **sur ordonnance**

Présentation

- **HYPERIUM 1 mg :** comprimé (blanc) ; boîte de 30.
  Liste I - Remb 65 % - **Prix : 15,47 €.**

Composition

	p cp
Rilmenidine	1 mg

Dans quel cas ce médicament est-il prescrit ?

Ce médicament est un *antihypertenseur*. Il agit sur les centres nerveux qui interviennent dans la régulation de la tension artérielle.

Il est utilisé dans le traitement de l'*hypertension artérielle*.

Contre-indications

Ce médicament ne doit pas être utilisé dans les cas suivants :
- *état dépressif* grave,
- *insuffisance rénale* grave.

Attention : N'interrompez jamais brutalement le traitement prescrit. Espacez progressivement les prises. Un avis médical est toujours préférable.
Évitez les boissons alcoolisées : augmentation du risque de somnolence.
Conducteur : à forte dose, ce médicament peut être responsable d'une somnolence ou d'une baisse de la vigilance.

Interactions avec d'autres substances

Informez votre médecin ou votre pharmacien si vous prenez un *AINS*, un *antidépresseur imipraminique*, un *corticoïde*, un *neuroleptique* ou un médicament contenant du baclofène.

Grossesse et allaitement

L'effet de ce médicament sur l'enfant à naître est mal connu. Par mesure de prudence, son usage est déconseillé pendant la grossesse.

Ce médicament passe dans le lait maternel : il est déconseillé pendant l'allaitement.

Mode d'emploi et posologie

Ce médicament peut être pris pendant ou entre les repas.

Les comprimés doivent être avalés avec un peu d'eau.

Posologie usuelle :
- Adulte : 1 comprimé, le matin.

Conseils : Le traitement médicamenteux ne dispense pas de mesures simples pouvant faire baisser la tension artérielle : activité physique régulière, modération de la consommation de boissons alcoolisées et de *sel*, lutte contre l'excès de poids.

Effets indésirables possibles

Rarement : fatigue, *palpitations*, insomnie ou somnolence, douleurs d'estomac, diarrhée, sécheresse de la bouche, éruption cutanée.

Exceptionnellement : *hypotension orthostatique*, *œdèmes*, crampes, nausées, constipation, bouffées de chaleur.

Laboratoires Biopharma

HYTACAND

Informations détaillées sur www.monvidal50.com

HYTRINE

Alphabloquant — **sur ordonnance**

Présentation

- **HYTRINE 1 mg :** comprimé (blanc) ; boîte de 15.
  Liste I - Remb 35 % - **Prix : 8,20 €.**
- **HYTRINE 5 mg :** comprimé (saumon) ; boîte de 28.
  Liste I - Remb 35 % - **Prix : 27,38 €.**

Composition

	p cp	p cp
Térazosine	1 mg	5 mg

Dans quel cas ce médicament est-il prescrit ?

Ce médicament appartient à la famille des *alphabloquants*. Il lutte contre la contraction des *voies* urinaires.

Il est utilisé dans le traitement des troubles urinaires dus à un *adénome de la prostate.*

Contre-indications

Ce médicament ne doit pas être utilisé en cas d'*antécédent* d'*hypotension orthostatique*.

> **Attention :** Une *hypotension orthostatique*, due à la dilatation des vaisseaux sanguins, peut survenir dans les heures qui suivent la prise du médicament. Ce malaise, souvent précédé de *vertiges* et de sueurs, est favorisé par un passage trop brutal en position verticale (en se levant d'une chaise ou d'un lit). Les risques sont surtout importants les premiers jours du traitement pendant lesquels il convient d'éviter les activités dangereuses. Ensuite, l'organisme s'adapte au médicament. En cas de sensation d'étourdissement, allongez-vous quelques minutes et relevez-vous progressivement.
>
> Conducteur : ce médicament peut être responsable de *vertiges*.

Interactions avec d'autres substances

Ce médicament peut interagir avec les *antihypertenseurs*, surtout les autres *alphabloquants*. Votre médecin adaptera la *posologie* pour limiter le risque d'*hypotension orthostatique*, mais il doit être parfaitement informé des médicaments que vous prenez conjointement.

En cas d'intervention chirurgicale, informez l'anesthésiste de la prise de ce médicament.

Grossesse et allaitement

Ce médicament n'a pas d'indication chez la femme.

Mode d'emploi et posologie

Ce médicament doit être pris le soir au coucher.

Posologie usuelle :

1 comprimé à 5 mg par jour.

> **Conseils :** Ce médicament ne permet pas de faire régresser la taille de l'adénome. C'est un *traitement symptomatique* qui facilite l'ouverture du *sphincter* urinaire. Il est utilisé lorsque l'ablation de l'adénome n'est pas justifiée (troubles modérés) ou doit être retardée pour une raison quelconque.

Effets indésirables possibles

Hypotension orthostatique, sensations vertigineuses, malaises.

Maux de tête.

Troubles digestifs.

Bouche sèche, congestion nasale.

Réaction allergique cutanée.

Laboratoires Abbott-France

HYZAAR

Association d'antihypertenseurs — **sur ordonnance**

Présentation

- **HYZAAR :** comprimé (jaune) ; boîte de 28.
  Liste I - Remb 65 % - **Prix : 24,09 €.**

Composition

	p cp
Losartan	50 mg
Hydrochlorothiazide	12,5 mg
Lactose	+

Dans quel cas ce médicament est-il prescrit ?

Cet *antihypertenseur* contient deux substances :

- le losartan, de la famille des anti-angiotensine II. Il bloque l'action de l'angiotensine II, substance naturellement présente dans l'organisme. Celle-ci est responsable d'une contraction des artères qui augmente la pression artérielle et fatigue le cœur ;
- l'hydrochlorothiazide, un *diurétique* dont la structure chimique est proche de celles des *sulfamides*. Son action renforce celle du losartan.

Il est utilisé dans le traitement de l'*hypertension artérielle.*

Contre-indications

Ce médicament ne doit pas être utilisé dans les cas suivants :

- *allergie* au losartan ou aux *sulfamides*,
- *insuffisance rénale* ou *hépatique* grave,
- *hypertension artérielle* due à un rétrécissement des artères rénales, ou associée à un déficit en *sel* important (voir Attention),

- **grossesse** (à partir du 4e mois),
- **allaitement**.

Attention : Des précautions sont nécessaires chez les personnes souffrant d'*insuffisance coronarienne* ou de troubles de la circulation cérébrale.

Chez les personnes atteintes d'une *insuffisance hépatique* grave, l'apparition de troubles de la conscience peut annoncer une complication. Ne poursuivez pas le traitement sans l'avis de votre médecin.

Si vous suiviez auparavant un traitement par *diurétique* ou un régime sans *sel*, la baisse de la tension artérielle peut être importante lors des premières prises du médicament : risque de malaise ou d'étourdissement pouvant entraîner une chute. Il est donc recommandé de prendre un régime normalement salé ou d'interrompre le traitement diurétique au moins 3 jours avant la première prise de ce médicament. Votre médecin vous donnera toutes les informations utiles à ce sujet.

Faites pratiquer régulièrement les analyses de sang prescrites par votre médecin ; elles sont notamment destinées à vérifier le bon fonctionnement de vos reins (dosage de la *créatinine*) et les taux de *potassium* et de *sodium* sanguins.

Le diurétique contenu dans ce médicament peut faire baisser la *kaliémie* : évitez d'utiliser des *laxatifs stimulants* dont l'usage régulier contribue à la baisse du taux de potassium dans le sang. Il peut par ailleurs augmenter le taux sanguin d'*acide urique* (possibilité de crise de *goutte*).

Sportif : ce médicament contient une substance susceptible de rendre positifs certains *tests antidopage*.

Interactions avec d'autres substances

Ce médicament peut interagir avec les médicaments susceptibles de provoquer une *hyperkaliémie* (*diurétique*, sel de *potassium*...), avec les médicaments donnant des *torsades de pointes* et avec les médicaments contenant du lithium.

Informez par ailleurs votre médecin si vous prenez un *digitalique*, un *laxatif stimulant*, un *AINS*, ou un médicament contenant de la metformine, de la carbamazépine, de la ciclosporine ou un sel de calcium.

En outre, l'effet *antihypertenseur* de ce médicament peut être augmenté par certains médicaments tels que les *neuroleptiques*, les *antidépresseurs imipraminiques*, les médicaments contenant du baclofène ; il peut être diminué par les *corticoïdes*. Votre médecin doit être informé si vous êtes traité par l'un ou par l'autre.

Chez le diabétique traité par l'*insuline*, une adaptation de la *posologie* de l'insuline peut être nécessaire.

Grossesse et allaitement

L'usage de ce médicament est déconseillé pendant les 3 premiers mois de la grossesse et contre-indiqué à partir du 4e mois.

Ce médicament est contre-indiqué chez la femme qui allaite.

Mode d'emploi et posologie

Les comprimés doivent être avalés avec un verre d'eau. Ils peuvent être pris indifféremment au cours ou en dehors des repas.

Posologie usuelle :

- Adulte : 1 comprimé par jour.

Conseils : Le traitement médicamenteux ne dispense pas de mesures simples pouvant faire baisser la tension artérielle : activité physique régulière, modération de la consommation de boissons alcoolisées et de *sel*, lutte contre l'excès de poids.

Les *diurétiques* exposent au risque de déshydratation : les personnes âgées devront boire abondamment, notamment pendant les fortes chaleurs.

Effets indésirables possibles

Étourdissements dus à une *hypotension orthostatique*, fatigue, *réaction allergique*.

Aggravation réversible d'une *insuffisance rénale*.

Augmentation du taux d'*acide urique* ou de glucose dans le sang et exceptionnellement du calcium.

Baisse du taux de *potassium*, associée ou non à des crampes.

Rarement :
- nausées, constipation ou *diarrhée*, fourmillement des extrémités, maux de tête, *hépatite* ;
- baisse du taux de *sodium* dans le sang (natrémie) et risque de troubles du comportement ;
- anomalie de la *numération formule sanguine*.

Exceptionnellement : *pancréatite*.

Laboratoires MSD-Chibret

IBUPROFÈNE 400 MG GÉNÉRIQUES DE ADVIL

Anti-inflammatoire non stéroïdien — sur ordonnance

➜ Ces médicaments sont des génériques de ADVIL 400 mg (voir ce médicament).

Laboratoires Arrow Génériques

IBUPROFÈNE 400 MG GÉNÉRIQUES DE BRUFEN

Anti-inflammatoire non stéroïdien — sur ordonnance

➜ Ces médicaments sont des génériques de BRUFEN (voir ce médicament).

Laboratoires EG Labo, GNR-pharma, RPG Aventis

ICAZ

Informations détaillées sur www.monvidal50.com

Les mots en italique sont expliqués dans le lexique, page 451.

IKOREL

Antiangoreux — sur ordonnance

Présentation

- **IKOREL 10 mg :** comprimé sécable (blanc cassé) ; boîte de 30. Liste I - Remb 65 % - **Prix : 8,17 €.**
- **IKOREL 20 mg :** comprimé (blanc cassé) ; boîte de 30. Liste I - Remb 65 % - **Prix : 15,07 €.**

Composition

	p cp	p cp
Nicorandil	10 mg	20 mg

Dans quel cas ce médicament est-il prescrit ?

Ce médicament est un *vasodilatateur*. Il dilate les artères, améliore l'oxygénation du cœur et lutte contre les spasmes des *artères coronaires*.

Il est utilisé dans le *traitement préventif* des crises d'*angine de poitrine*.

Contre-indications

Ce médicament ne doit pas être utilisé dans les cas suivants :
- *choc* cardiovasculaire,
- baisse de la tension artérielle,
- certains cas d'*insuffisance cardiaque*,
- en association avec le sildénafil (VIAGRA).

Attention : Ce médicament peut provoquer une *hypotension orthostatique*, notamment s'il est associé à d'autres médicaments qui font baisser la tension artérielle.
En cas d'apparition d'*aphtes* buccaux, interrompez le traitement et consultez votre médecin.

Interactions avec d'autres substances

Ce médicament *vasodilatateur* ne doit pas être associé au VIAGRA : risque de baisse de tension grave.

Grossesse et allaitement

L'effet de ce médicament pendant la grossesse ou l'allaitement est mal connu : seul votre médecin peut évaluer le risque éventuel de son utilisation dans votre cas.

Mode d'emploi et posologie

Les comprimés doivent être avalés avec un verre d'eau.

Posologie usuelle :

- Adulte : la *posologie* initiale est de ½ comprimé à 10 mg, 2 fois par jour pendant 2 à 7 jours ; puis 1 comprimé à 10 mg ou, si nécessaire, 1 comprimé à 20 mg, 2 fois par jour.

Conseils : Chez la personne âgée, surtout en période de forte chaleur, il est utile de boire suffisamment pour éviter une baisse de la tension artérielle.

Effets indésirables possibles

Maux de tête, fréquents en début de traitement, limités par une augmentation progressive de la *posologie*.

Baisse de la tension artérielle ou augmentation du rythme cardiaque, à forte dose.

Exceptionnellement : nausées, vomissements, *vertiges*, rougeur cutanée, *aphtes* buccaux (voir Attention).

Laboratoires Aventis

INDAPAMIDE GÉNÉRIQUES

Diurétique — sur ordonnance

➜ Ces médicaments sont des génériques de FLUDEX (voir ce médicament).

Laboratoires Biogaran, Merck génériques

INDOCID

Anti-inflammatoire non stéroïdien — sur ordonnance

Présentation

- **INDOCID 25 :** gélule (ivoire) ; boîte de 30. Liste I - Remb 65 % - **Prix : 2,59 €.**
- **INDOCID 50 :** suppositoire ; boîte de 10. Liste I - Remb 35 % - **Prix : 2,41 €.**
- **INDOCID 100 :** suppositoire ; boîte de 10. Liste I - Remb 35 % - **Prix : 4,01 €.**

Composition

	p gél	p suppos	p suppos
Indométacine	25 mg	50 mg	100 mg
Lactose	+		

Dans quel cas ce médicament est-il prescrit ?

Ce médicament est un *anti-inflammatoire* non stéroïdien (*AINS*). Il lutte contre l'*inflammation* et la douleur, fait baisser la fièvre et fluidifie le sang.

Il est utilisé chez l'adulte dans le *traitement symptomatique* :
- des *rhumatismes inflammatoires* ;
- des *tendinites*, *arthrites*, *arthroses*, *lombalgies*.

Contre-indications

Ce médicament ne doit pas être utilisé dans les cas suivants :
- *antécédent* d'*allergie* ou d'*asthme* provoqué par la prise d'*AINS*, y compris l'aspirine ;
- *ulcère* de l'estomac ou du *duodénum*, *hémorragie* digestive ;
- *insuffisance hépatique* ou *rénale* grave ;
- *insuffisance cardiaque* grave ;
- *inflammation* ou saignement récent du rectum (suppositoire) ;
- **grossesse** (à partir du 6e mois).

Attention : Tout traitement prolongé ou *surdosage* d'*AINS* expose à des effets indésirables graves.
Certaines situations doivent conduire à ne poursuivre le traitement qu'après un avis médical :
- brûlures d'estomac importantes ou selles noires et nauséabondes pouvant traduire une irritation ou un saignement du tube digestif ;
- *réaction allergique* cutanée, crise d'*asthme* ;

- fatigue inhabituelle et intense, ou baisse brutale et importante du volume des urines chez une personne souffrant d'*insuffisance cardiaque*, déshydratée ou traitée par *diurétique*.

Des précautions sont nécessaires en cas de troubles nerveux, d'*épilepsie*, de maladie de *Parkinson*, d'*antécédent* d'*ulcère* de l'estomac ou du *duodénum*, de risque hémorragique, et chez la personne âgée.

Certains médecins considèrent que les anti-inflammatoires peuvent diminuer l'efficacité des stérilets et exposer à un risque de grossesse non désirée. Ce risque est actuellement très controversé.

Conducteur : ce médicament peut provoquer parfois des étourdissements et des troubles de la vue.

Interactions avec d'autres substances

Ce médicament peut interagir avec d'autres médicaments, notamment :
- l'aspirine et les autres *anti-inflammatoires* non stéroïdiens : risque d'accroissement des effets indésirables ;
- les *anticoagulants* et les *antiagrégants plaquettaires* (TICLID...) : augmentation du risque hémorragique ;
- le lithium (TÉRALITHE, NEUROLITHIUM...) : augmentation du taux de lithium dans le sang ;
- un *antalgique* contenant du diflunisal (DOLOBIS...) ;
- le méthotrexate.

Informez par ailleurs votre médecin ou votre pharmacien si vous prenez un *diurétique*, un *inhibiteur de l'enzyme de conversion*, un *inhibiteur de l'angiotensine II*, un *bêtabloquant* ou un médicament contenant de la desmopressine ou de la ciclosporine.

Grossesse et allaitement

Des effets néfastes pour l'enfant à naître ont été mis en évidence lorsque les *AINS* sont utilisés au cours des 4 derniers mois de la grossesse ; le risque existe même avec une seule prise et même si la grossesse est à terme. L'usage de ce médicament est contre-indiqué pendant cette période, sauf dans certaines situations médicales très particulières.

Pendant les 5 premiers mois, l'effet de ce médicament est mal connu : seul votre médecin peut évaluer le risque éventuel de son utilisation dans votre cas.

Ce médicament passe dans le lait maternel ; un choix est donc nécessaire entre l'allaitement et la prise du médicament. Cette décision devra être prise en accord avec votre médecin.

Mode d'emploi et posologie

Les gélules doivent être avalées, sans être ouvertes, avec un verre d'eau, de préférence au cours des repas.

Les suppositoires sont pris de préférence le soir au coucher.

Posologie usuelle :
- Adulte : 50 à 150 mg par jour, répartis en plusieurs prises.

Conseils : Ce médicament vous a été prescrit dans une situation précise : ne le conseillez pas à un proche et ne le réutilisez pas sans avis médical.

Ne dépassez pas la *posologie* ni la durée de traitement prescrites par votre médecin, afin de limiter les effets indésirables.

Ces suppositoires contenant des substances irritantes pour la peau, les yeux, les muqueuses, il est particulièrement important de se laver les mains après les avoir manipulés.

Les effets indésirables de ce médicament sur l'estomac peuvent survenir aussi bien avec les suppositoires qu'avec les gélules.

Effets indésirables possibles

Nausées, vomissements, douleurs abdominales.

Maux de tête (pouvant nécessiter l'arrêt du traitement), *vertiges*, fatigue.

Rarement :
- *ulcère* de l'estomac ou du *duodénum*, *hémorragie* du tube digestif, le plus souvent lors de traitement à forte dose ;
- *réaction allergique* : *éruption cutanée*, démangeaison, *œdème*, *asthme* ;
- confusion mentale, troubles du sommeil, troubles nerveux, fourmillement des extrémités, aggravation d'une *épilepsie* ou d'une maladie de *Parkinson* ;
- troubles de la vision (un examen ophtalmologique est recommandé lors d'un traitement prolongé) ou de l'audition ;
- modification de la tension artérielle, *palpitations*, douleur thoracique... ;
- anomalie de la *numération formule sanguine*, augmentation des *transaminases*, *hyperkaliémie*.

Les suppositoires peuvent aussi provoquer une irritation locale : démangeaisons, sensation de brûlure, saignement.

Laboratoires MSD-Chibret

INFLACED

Informations détaillées sur www.monvidal50.com

IPERTEN

Informations détaillées sur www.monvidal50.com

ISOBAR

Informations détaillées sur www.monvidal50.com

ISOCARD

Informations détaillées sur www.monvidal50.com

Les mots en italique sont expliqués dans le lexique, page 451.

ISOPTINE

Inhibiteur calcique

sur ordonnance

Présentation

- **ISOPTINE 40 mg :** comprimé (jaune) ; boîte de 75.
  Liste I - Remb 65 % - **Prix : 4,08 €**.
- **ISOPTINE 120 mg :** gélule (jaune) ; boîte de 30.
  Liste I - Remb 65 % - **Prix : 5,08 €**.

Composition

	p cp	p gél
Vérapamil chlorhydrate	40 mg	120 mg
Lactose	+	+
Sulfites		+

Dans quel cas ce médicament est-il prescrit ?

Ce médicament appartient à la famille des *inhibiteurs calciques*. C'est un *vasodilatateur* qui lutte contre la contraction des artères, et un *antiarythmique* qui modifie la vitesse de transmission de l'influx nerveux au sein du muscle cardiaque, inhibant ainsi les contractions anarchiques.

Il est utilisé dans :
- le *traitement préventif* et le *traitement curatif* de certains *troubles du rythme cardiaque*,
- le traitement de l'*angine de poitrine*,
- le traitement de l'*hypertension artérielle* (gélule à 120 mg),
- la prévention des récidives d'*infarctus du myocarde* chez certains malades (gélule à 120 mg).

Contre-indications

Ce médicament ne doit pas être utilisé dans les cas suivants :
- *bloc auriculoventriculaire* grave et certaines maladies de l'automatisme cardiaque,
- *insuffisance cardiaque* mal équilibrée malgré un traitement spécifique,
- hypotension artérielle grave,
- enfant de moins de 15 ans (gélule à 120 mg).

Attention : Des précautions sont nécessaires en cas d'*insuffisance hépatique* et chez la personne âgée.

Interactions avec d'autres substances

Ce médicament peut interagir avec les *antiarythmiques*.

Informez par ailleurs votre médecin si vous prenez un *bêtabloquant* ou un médicament contenant de la ciclosporine, de la carbamazépine, de la rifampicine ou de la digoxine.

En outre, l'effet *antihypertenseur* de ce médicament peut être augmenté par certains médicaments tels que les *neuroleptiques*, les *antidépresseurs imipraminiques*, les médicaments contenant du baclofène ; il peut être diminué par les *corticoïdes*. Votre médecin doit être informé si vous êtes traité par l'un ou l'autre de ces médicaments.

Grossesse et allaitement

L'effet de ce médicament pendant la grossesse est mal connu : seul votre médecin peut évaluer le risque éventuel de son utilisation dans votre cas.

Ce médicament passe dans le lait maternel en quantité infime. Par prudence, il est préférable de le prendre après la tétée et d'informer le médecin qui suit l'enfant.

Mode d'emploi et posologie

Les comprimés ou gélules sont pris de préférence au cours des repas.

Posologie usuelle :

Elle dépend des indications ; elle est habituellement répartie en 3 prises par jour.

Conseils : Le traitement médicamenteux ne dispense pas des mesures simples pouvant faire baisser la tension artérielle : activité physique régulière, modération de la consommation de boissons alcoolisées, lutte contre l'excès de poids.

En cas de constipation sévère préexistante, susceptible d'être aggravée par ce médicament, le médecin pourra éventuellement prescrire un *laxatif lubrifiant*.

Effets indésirables possibles

Constipation.

Baisse de la tension artérielle, *insuffisance cardiaque*, *œdème*, *bloc auriculoventriculaire*, ralentissement important du cœur.

Une *hépatite* peut exceptionnellement survenir pendant le traitement. Certains signes évocateurs doivent vous amener à consulter votre médecin : douleurs abdominales, perte de l'appétit, nausées, douleurs articulaires ou musculaires, fatigue anormale, fièvre inexpliquée, jaunisse.

Laboratoires Abbott-France

ISOPTINE LP

Inhibiteur calcique

sur ordonnance

Présentation

- **ISOPTINE LP 240 mg :** comprimé sécable à *libération prolongée* (vert pâle) ; boîte de 30.
  Liste I - Remb 65 % - **Prix : 8,51 €**.

Composition

	p cp LP
Vérapamil chlorhydrate	240 mg

Dans quel cas ce médicament est-il prescrit ?

Ce médicament est un *vasodilatateur* qui appartient à la famille des *inhibiteurs calciques*.

Il est utilisé dans :
- le traitement de l'*hypertension artérielle*,
- le traitement de l'*angine de poitrine*.

Contre-indications

Ce médicament ne doit pas être utilisé dans les cas suivants :
- *bloc auriculoventriculaire* grave et certaines maladies de l'automatisme cardiaque ;

- *insuffisance cardiaque* mal équilibrée malgré un traitement spécifique ;
- hypotension artérielle grave ;
- enfant de moins de 15 ans (en l'absence d'étude).

Attention : Des précautions sont nécessaires en cas d'*insuffisance hépatique* et chez la personne âgée.

Interactions avec d'autres substances

Ce médicament peut interagir avec les *antiarythmiques* et les médicaments contenant du triazolam.

Informez par ailleurs votre médecin si vous prenez un *bêtabloquant*, un *hypocholestérolémiant* de la famille des statines ou un médicament contenant de la ciclosporine, de la carbamazépine, de la rifampicine ou de la digoxine.

En outre, l'effet *antihypertenseur* de ce médicament peut être augmenté par certains médicaments tels que les *neuroleptiques*, les *antidépresseurs imipraminiques*, les médicaments contenant du baclofène ; il peut être diminué par les *corticoïdes*. Votre médecin doit être informé si vous êtes traité par l'un ou l'autre de ces médicaments.

Grossesse et allaitement

L'effet de ce médicament pendant la grossesse est mal connu : seul votre médecin peut évaluer le risque éventuel de son utilisation dans votre cas.

Ce médicament passe dans le lait maternel en quantité infime. Par prudence, il est préférable de le prendre après la tétée et d'informer le médecin qui suit l'enfant.

Mode d'emploi et posologie

Les comprimés peuvent être pris indifféremment pendant ou en dehors des repas.

Posologie usuelle :

• Adulte :
- *hypertension artérielle* : 1 comprimé le matin ;
- *angine de poitrine* : 1 ou 2 comprimés par jour.

Conseils : Le traitement médicamenteux ne dispense pas des mesures simples pouvant faire baisser la tension artérielle : activité physique régulière, modération de la consommation de boissons alcoolisées, lutte contre l'excès de poids.

En cas de constipation sévère préexistante, susceptible d'être aggravée par ce médicament, le médecin pourra éventuellement prescrire un *laxatif lubrifiant*.

Effets indésirables possibles

Constipation.

Baisse de la tension artérielle, ralentissement important du cœur, *bloc auriculoventriculaire, insuffisance cardiaque*.

Une *hépatite* peut exceptionnellement survenir pendant le traitement. Certains signes évocateurs doivent vous amener à consulter votre médecin : douleurs abdominales, perte de l'appétit, nausées, douleurs articulaires ou musculaires, fatigue anormale, fièvre inexpliquée, jaunisse.

Laboratoires Abbott-France

ISORYTHM

Antiarythmique — sur ordonnance

➜ Ce médicament est un générique de RYTHMODAN (voir ce médicament).

Laboratoires Merck Lipha Santé

ISOSORBIDE TÉVA

Dérivé de la trinitrine — sur ordonnance

➜ Ce médicament est un générique de LANGORAN (voir ce médicament).

Laboratoires Téva Classics

JOSIR

Informations détaillées sur www.monvidal50.com

JUSTOR

Informations détaillées sur www.monvidal50.com

KARDÉGIC

Antiagrégant plaquettaire

Présentation

- **KARDÉGIC 75 :** poudre pour solution buvable (arôme mandarine) ; boîte de 30 sachets.
  Remb 65 % - **Prix : 2,81 €.**
- **KARDÉGIC 160 :** poudre pour solution buvable (arôme mandarine) ; boîte de 30 sachets.
  Remb 65 % - **Prix : 2,81 €.**
- **KARDÉGIC 300 :** poudre pour solution buvable (arôme mandarine) ; boîte de 30 sachets.
  Remb 65 % - **Prix : 2,81 €.**

Composition

	p sachet	p sachet	p sachet
Acétylsalicylate de lysine	135 mg	288 mg	540 mg
soit Acide acétylsalicylique (aspirine)	75 mg	160 mg	300 mg

Dans quel cas ce médicament est-il prescrit ?

Ce médicament contient de l'aspirine, qui possède, entre autres propriétés, celle de fluidifier le sang. Cet effet persiste 4 à 8 jours après l'arrêt du traitement.

Il est utilisé pour prévenir les récidives des maladies cardiovasculaires provoquées par un caillot de sang dans une artère (*infarctus du myocarde, accident vasculaire cérébral*...).

Contre-indications

Ce médicament ne doit pas être utilisé dans les cas suivants :
- *allergie* aux *salicylés* ou aux *AINS*,
- *ulcère* de l'estomac ou du *duodénum*,

- *hémorragie* ou risque hémorragique,
- **grossesse :** à partir du 6e mois ou, en prise prolongée, à toute période de la grossesse.

Attention : L'aspirine n'est pas un médicament anodin. Seul votre médecin peut décider si la prise prolongée de ce médicament est justifiée par votre état de santé.
Des précautions sont nécessaires en cas d'*antécédent* d'*ulcère* de l'estomac ou du *duodénum*, même ancien, d'*asthme*, de *goutte*, d'*insuffisance rénale*, et chez le femme qui porte un stérilet.
L'aspirine peut augmenter la durée ou l'abondance des saignements pendant les règles.

Interactions avec d'autres substances

Ce médicament peut interagir avec d'autres médicaments, notamment :
- les *anticoagulants* et les *antiagrégants plaquettaires* (TICLID...) : augmentation du risque hémorragique ;
- les médicaments contenant de la benzbromarone ou du méthotrexate.

Informez par ailleurs votre médecin ou votre pharmacien si vous prenez un *corticoïde* ou un médicament contenant de la pentoxifylline ou de l'interféron alfa.

Grossesse et allaitement

Des effets néfastes pour la mère et l'enfant à naître ont été mis en évidence lorsque l'aspirine, comme les autres *AINS*, est utilisée au cours des 4 derniers mois de la grossesse ; le risque existe même avec une seule prise et même si la grossesse est à terme. En conséquence, en dehors de certaines situations médicales très particulières, l'aspirine ne peut être utilisée que de façon ponctuelle pendant les 5 premiers mois, et son usage est contre-indiqué à partir du 6e mois.

Ce médicament passe dans le lait maternel. L'allaitement est déconseillé pendant le traitement.

Mode d'emploi et posologie

Le contenu du sachet doit être dissous dans un verre d'eau.

Ce médicament peut être pris avant, pendant, ou entre les repas, en 1 prise quotidienne.

Posologie usuelle :
- Adulte :
- Prévention des affections cardiovasculaires : 75 mg à 100 mg d'aspirine par jour.
- Traitement de la phase aiguë des affections cardiovasculaires : 160 mg à 325 mg d'aspirine par jour.
- Prévention des accidents vasculaires cérébraux : 50 mg à 325 mg d'aspirine par jour.

Conseils : L'emploi régulier de ce médicament ne contre-indique pas la prise ponctuelle d'aspirine plus fortement dosée, lors d'un mal de tête ou d'une fièvre par exemple.

Effets indésirables possibles

Gastrite, douleurs abdominales, saignement du nez ou des gencives.

Rares et parfois graves :
- *hémorragie* du tube digestif : vomissements sanglants, selles noires, ou plus souvent pertes de sang imperceptibles, responsables de l'apparition progressive d'une *anémie* ;
- accidents allergiques : *urticaire*, *œdème*, *asthme*.

Laboratoires Sanofi-Synthélabo

KENZEN

Informations détaillées sur www.monvidal50.com

KERLONE

Informations détaillées sur www.monvidal50.com

KÉTOPROFÈNE GÉNÉRIQUES

Anti-inflammatoire non stéroïdien — sur ordonnance

➜ Ces médicaments sont des génériques de PROFÉNID comprimé et gélule (voir ce médicament).

Laboratoires Arrow Génériques, G Gam, GNR-pharma, Ivax SAS, Merck génériques, RPG Aventis, Téva Classics

KÉTUM ORAL

Anti-inflammatoire non stéroïdien — sur ordonnance

➜ Ce médicament est un générique de PROFÉNID comprimé et gélule (voir ce médicament).

Laboratoires Menarini France

KLIOGEST

Informations détaillées sur www.monvidal50.com

KOREC

Inhibiteur de l'enzyme de conversion — sur ordonnance

Présentation

- **KOREC 5 mg :** comprimé sécable (jaune) ; boîte de 28.
Liste I - Remb 65 % - **Prix : 7,24 €.**
- **KOREC 20 mg :** comprimé sécable (jaune) ; boîte de 28.
Liste I - Remb 65 % - **Prix : 19,65 €.**

Composition

	p cp	p cp
Quinapril chlorhydrate	5 mg	20 mg
Lactose	+	+

Dans quel cas ce médicament est-il prescrit ?

Ce médicament appartient à la famille des *inhibiteurs de l'enzyme de conversion* (IEC). L'enzyme de conversion est une substance naturellement présente dans l'organisme ; elle est responsable d'une contraction des artères qui augmente la tension artérielle et fatigue le cœur.

Il est utilisé dans le traitement de l'*hypertension artérielle* et de l'*insuffisance cardiaque*.

Contre-indications

Ce médicament ne doit pas être utilisé dans les cas suivants :
- *allergie* aux médicaments de la famille des *inhibiteurs de l'enzyme de conversion*,
- prédisposition à l'œdème de *Quincke*,
- **grossesse** (à partir du 4e mois).

Dans d'autres situations, le médecin est seul juge pour prescrire ce médicament, notamment en cas d'*hyperkaliémie* ou de rétrécissement des artères rénales.

> **Attention :** En cas de gonflement du visage (lèvres, paupières...) ou d'une autre région du corps, consultez votre médecin avant toute nouvelle prise de ce médicament ; il peut s'agir d'une *réaction allergique* : œdème de *Quincke*.
>
> L'usage des *inhibiteurs de l'enzyme de conversion* est déconseillé en période de désensibilisation aux venins d'*hyménoptères* : augmentation du risque de réaction allergique grave.
>
> Des précautions sont nécessaires chez la personne âgée.
>
> En cas d'*insuffisance rénale*, un contrôle de la *créatinine* et du taux de *potassium* dans le sang est nécessaire.
>
> Si vous suivez un traitement par *diurétique* ou un régime sans *sel*, la baisse de la tension artérielle peut être importante lors des premières prises du médicament : risque de malaise ou d'étourdissement pouvant entraîner une chute. Il est préférable de commencer le traitement un jour de repos.
>
> Les sels de régime contiennent souvent du *potassium* ; ne les utilisez pas sans avis médical pendant le traitement.
>
> Si vous êtes traité par le rein artificiel, prévenez votre centre de *dialyse* de la prise de ce médicament.
>
> Conducteur : les *inhibiteurs de l'enzyme de conversion* peuvent être responsables de malaise ou de *vertiges*, lors des premières prises.

Interactions avec d'autres substances

Ce médicament peut interagir avec les *diurétiques* et les médicaments qui contiennent du potassium ou du lithium.

Informez par ailleurs votre médecin ou votre pharmacien si vous prenez un *antidiabétique*, un *AINS* ou de l'aspirine à forte dose (plus de 3 g par jour).

En outre, l'effet *antihypertenseur* de ce médicament peut être augmenté par certains médicaments tels que les *neuroleptiques*, les *antidépresseurs imipraminiques*, les *alphabloquants* utilisés dans certains troubles urinaires, les médicaments contenant du baclofène ; il peut être diminué par les *corticoïdes*. Votre médecin doit être informé si vous êtes traité par l'un ou l'autre de ces médicaments.

Grossesse et allaitement

L'usage de ce médicament est déconseillé pendant les 3 premiers mois de la grossesse et contre-indiqué à partir du 4e mois.

Les données disponibles ne permettent pas de savoir si ce médicament passe dans le lait maternel ; un choix est donc nécessaire entre l'allaitement et la prise du médicament. Cette décision devra être prise en accord avec votre médecin.

Mode d'emploi et posologie

Ce médicament peut être pris indifféremment au cours ou en dehors des repas.

Posologie usuelle :
- Adulte : la *posologie* est variable en fonction des indications :
  - *hypertension artérielle* : 20 mg par jour, en 1 prise ;
  - *insuffisance cardiaque* : 5 à 40 mg par jour, en 1 ou 2 prises.

En cas d'*insuffisance rénale*, d'*athérosclérose*, de traitement préalable par des *diurétiques* ou de régime sans *sel*, en particulier chez la personne âgée, la posologie initiale est faible ; elle est augmentée progressivement par le médecin en fonction des effets du médicament.

> **Conseils :** Le traitement médicamenteux ne dispense pas de mesures simples pouvant faire baisser la tension artérielle : activité physique régulière, modération de la consommation de boissons alcoolisées et de *sel*, lutte contre l'excès de poids.

Effets indésirables possibles

Comme pour tous les *inhibiteurs de l'enzyme de conversion* :
- Toux sèche.
- Baisse excessive de la tension artérielle (voir Attention) ; *hypotension orthostatique*.
- Maux de tête, fatigue, étourdissement.
- *Troubles digestifs*.
- *Réactions allergiques* : *éruption cutanée*, œdème de *Quincke* (exceptionnel).

Laboratoires Sanofi-Synthélabo

KORETIC

Informations détaillées sur www.monvidal50.com

LANGORAN

Dérivé de la trinitrine

sur ordonnance

Présentation

- **LANGORAN LP 20 mg :** gélule à *libération prolongée* (rose et blanc) ; boîte de 60.
  Liste II - Remb 65 % - **Prix : 3,95 €**.
- **LANGORAN LP 40 mg :** gélule à *libération prolongée* (rouge et blanc) ; boîte de 60.
  Liste II - Remb 65 % - **Prix : 6,57 €**.
- **LANGORAN LP 80 mg :** gélule à *libération prolongée* (blanc) ; boîte de 30.
  Liste II - Remb 65 % - **Prix : 6,72 €**.

Composition

	p gél LP	p gél LP	p gél LP
Isosorbide dinitrate	20 mg	40 mg	80 mg

Dans quel cas ce médicament est-il prescrit ?

Ce médicament *vasodilatateur* appartient à la famille des dérivés de la trinitrine. Il possède de nombreuses propriétés qui facilitent le travail du cœur : dilatation des veines, dilatation des artères à forte dose, prévention des spasmes des *artères coronaires*.

Il est utilisé dans :
- le *traitement préventif* des crises d'*angine de poitrine*,
- le traitement de l'*insuffisance cardiaque*.

Contre-indications

Ce médicament ne doit pas être utilisé dans les cas suivants :
- hypotension grave,
- en association au sildénafil (VIAGRA).

> **Attention :** Des précautions particulières s'imposent en cas de *cardiomyopathie* obstructive et d'*hypertension intracrânienne*.
>
> Ce médicament peut être responsable de maux de tête, parfois violents, surtout lors des premières prises.
>
> Des baisses de la tension artérielle ont également été constatées. La mise en route progressive du traitement prescrit par le médecin doit être respectée, notamment pour les *posologies* élevées ; de même, le traitement ne doit pas être arrêté brutalement.
>
> Les boissons alcoolisées peuvent augmenter les effets hypotenseurs de ce médicament : les excès sont déconseillés.
>
> Compte-tenu de ses effets indésirables potentiels, ce médicament peut, chez certaines personnes, ne pas être compatible avec la conduite automobile ou le maniement de machines dangereuses. Assurez-vous à l'occasion des premières prises que vous supportez bien ce médicament avant de conduire ou d'utiliser une machine.

Interactions avec d'autres substances

Les *vasodilatateurs* de la famille des dérivés de la trinitrine ne doivent pas être associés au VIAGRA : risque de baisse de tension grave.

Informez votre médecin ou votre pharmacien si vous prenez d'autres médicaments susceptibles d'abaisser la tension artérielle.

Grossesse et allaitement

L'effet de ce médicament pendant la grossesse ou l'allaitement est mal connu : seul votre médecin peut évaluer le risque éventuel de son utilisation dans votre cas.

Mode d'emploi et posologie

Les gélules doivent être avalées avec un peu d'eau sans être ouvertes.

Posologie usuelle :

Elle est variable en fonction des indications, et adaptée par votre médecin en fonction de l'effet thérapeutique.

Effets indésirables possibles

Maux de tête, fréquents en début de traitement, bouffées de chaleur, rougeur cutanée.

Baisse de la tension artérielle pouvant se traduire par des malaises, surtout chez la personne âgée.

Rarement : *troubles digestifs*.

Laboratoires Marion Merrell

LASILIX

Diurétique de l'anse

sur ordonnance

Présentation

- **LASILIX 10 mg/ml :** solution buvable (arôme orange) ; flacon de 60 ml avec pipette doseuse graduée en ml.
  Liste II - Remb 65 % - **Prix : 10,11 €**.
- **LASILIX FAIBLE :** comprimé (blanc) ; boîte de 30.
  Liste II - Remb 65 % - **Prix : 2,62 €**.
- **LASILIX :** comprimé sécable (blanc) ; boîte de 30.
  Liste II - Remb 65 % - **Prix : 3,80 €**.
- **LASILIX RETARD :** gélule à *libération prolongée* (jaune et vert) ; boîte de 30.
  Liste II - Remb 65 % - **Prix : 4,80 €**.

Composition

	p ml	p cp
Furosémide	10 mg	20 mg
Lactose		+
Alcool	+	

	p cp	p gél LP
Furosémide	40 mg	60 mg
Lactose	+	

Dans quel cas ce médicament est-il prescrit ?

C'est un *diurétique* qui appartient à la famille des *diurétiques de l'anse*, dont l'action est puissante et rapide. Il appartient par ailleurs à la famille chimique des *sulfamides*.

Il est utilisé dans le traitement de l'*hypertension artérielle* et des *œdèmes* liés à une *insuffisance cardiaque, hépatique* ou *rénale*.

Contre-indications

Ce médicament ne doit pas être utilisé dans les cas suivants :
- *allergie* aux *sulfamides*,
- rétention d'urine par obstruction importante des *voies* urinaires,
- déshydratation (surtout chez la personne âgée),
- *encéphalopathie hépatique*,
- en association avec les médicaments élevant le taux de *potassium* dans le sang,
- **allaitement**.

> **Attention :** Ce médicament peut faire baisser la *kaliémie* (taux de *potassium* dans le sang). Ce risque justifie la prescription par votre médecin d'analyses de sang régulières. L'usage prolongé de *laxatifs stimulants* est déconseillé pendant le traitement car

il contribue à faire baisser le taux de potassium sanguin.
L'effet diurétique est parfois brutal, notamment lors des premiers jours de traitement. Prévoyez une étape aux toilettes dans l'heure qui suit la prise.
Les *diurétiques* peuvent augmenter le taux d'*acide urique* (uricémie) ou de *sucre* dans le sang (*glycémie*) : des précautions sont nécessaires en cas de *diabète* ou d'*antécédent* de crise de *goutte*.
Sportif : ce médicament contient une substance susceptible de rendre positifs certains *tests antidopage*.

Interactions avec d'autres substances

Ce médicament peut interagir avec ceux qui contiennent du lithium ou du sultopride (BARNETIL, médicament hospitalier).

Informez par ailleurs votre médecin si vous prenez :
- un *AINS*, un *digitalique*, un *inhibiteur de l'enzyme de conversion* ou de l'angiotensine II ;
- un *antibiotique* de la famille des *aminosides* ;
- un médicament susceptible de provoquer des *torsades de pointes* ou de faire baisser la *kaliémie* (amphotéricine B, *corticoïde*, *laxatif stimulant*) ;
- un médicament contenant de la metformine ou de la phénytoïne ;
- un médicament susceptible de contribuer à la baisse de la tension artérielle (*neuroleptique*, *antidépresseur imipraminique*, baclofène).

Grossesse et allaitement

Les *diurétiques* ne sont pas indiqués dans les cas de rétention d'eau ou d'*hypertension artérielle* liés à la grossesse. Seul votre médecin peut apprécier la nécessité du traitement et son risque dans votre cas.

Une prise unique de 40 mg peut suffire à bloquer la lactation ; l'allaitement est donc incompatible avec ce traitement.

Mode d'emploi et posologie

Ce médicament peut être pris pendant ou en dehors des repas.

La solution buvable peut être diluée dans un demi-verre d'eau ou dans un petit biberon de lait.

Posologie usuelle :
- Adulte : 20 à 160 mg par jour, selon la nature ou la gravité de l'affection.
- Enfant : la *posologie* varie en fonction du poids.

Conseils : Ce médicament augmente le volume des urines, surtout en début de traitement. Une prise le soir peut occasionner des envies d'uriner nocturnes.
Les *diurétiques* exposent au risque de déshydratation : veillez à proposer des boissons abondantes aux personnes âgées, notamment pendant les fortes chaleurs.

Effets indésirables possibles

Baisse de la *kaliémie*, associée éventuellement à des crampes.

Déshydratation possible chez la personne âgée.

Augmentation de la *glycémie* ou de l'*uricémie*.

Hypotension orthostatique.

A forte dose : baisse du taux de sodium dans le sang (natrémie) et risque de troubles du comportement.

Rarement : *éruption cutanée*, *photosensibilisation*, anomalie de la *numération formule sanguine*.

Laboratoires Aventis

LERCAN

Informations détaillées sur www.monvidal50.com

LESCOL

Informations détaillées sur www.monvidal50.com

LEVITRA

Informations détaillées sur www.monvidal50.com

LIPANOR

Hypolipémiant — sur ordonnance

Présentation

- **LIPANOR :** gélule (beige et marron) ; boîte de 30.
  Liste II - Remb 65 % - **Prix : 9,22 €**.

Composition

	p gél
Ciprofibrate	100 mg
Lactose	+
Sulfites	+

Dans quel cas ce médicament est-il prescrit ?

C'est un *hypolipidémiant* qui appartient à la famille des fibrates. Il permet d'abaisser le taux des graisses circulant dans le sang, *cholestérol* et *triglycérides* essentiellement.

Il est utilisé dans le traitement des excès de cholestérol ou de triglycérides, lorsqu'un régime adapté et assidu n'est pas suffisant.

Contre-indications

Ce médicament ne doit pas être utilisé dans les cas suivants :
- *insuffisance hépatique* ou *rénale*,
- en association avec un autre médicament de la même famille (fibrates).

Attention : Ce médicament peut être toxique pour le foie ou les muscles. Signalez à votre médecin toute fatigue anormale, perte d'appétit, douleur ou faiblesse musculaire. Des analyses de sang régulières permettent de vérifier que le médicament est bien supporté.

Interactions avec d'autres substances

Ce médicament ne doit pas être associé à un autre fibrate : risque accru de douleurs musculaires.

Il peut interagir avec les *hypocholestérolémiants* de la famille des statines.

Informez par ailleurs votre médecin ou votre pharmacien si vous prenez un *anticoagulant* oral.

Grossesse et allaitement

Ce médicament n'a pas lieu d'être utilisé pendant la grossesse en dehors de situations exceptionnelles (*triglycérides* supérieurs à 10 g/l).

En l'absence de données, l'allaitement est déconseillé.

Mode d'emploi et posologie

Ce médicament est pris de préférence au cours du repas.

Posologie usuelle :

- Adulte : la *posologie* est adaptée par le médecin en fonction des résultats de la prise de sang. Elle est habituellement de 1 gélule par jour.

Le régime reste indispensable pendant toute la durée du traitement.

Conseils : Un régime pauvre en *cholestérol* et en graisses animales n'est pas simple à suivre : les erreurs sont fréquentes. Demandez conseil à votre médecin, à votre pharmacien ou à un professionnel de la nutrition.

Effets indésirables possibles

Nausées, vomissements, digestion difficile, diarrhée, maux de tête, *vertiges*, somnolence : ces effets surviennent plus fréquemment en début de traitement.

Rarement : douleurs musculaires (voir Attention), élévation des *transaminases*, *réaction allergique* cutanée, *photosensibilisation*, chute de cheveux, troubles de l'érection.

Laboratoires Sanofi-Synthélabo

LIPANTHYL GÉLULES À 67 ET 200 MG

Hypolipémiant — sur ordonnance

Présentation

- **LIPANTHYL 67 MICRONISÉ :** gélule (ivoire) ; boîte de 60. Liste II - Remb 65 % - **Prix : 10,15 €.**
- **LIPANTHYL 200 MICRONISÉ :** gélule (orange) ; boîte de 30. Liste II - Remb 65 % - **Prix : 13,07 €.**

Composition

	p gél	p gél
Fénofibrate	67 mg	200 mg
Lactose	+	+

Dans quel cas ce médicament est-il prescrit ?

C'est un *hypolipidémiant* qui appartient à la famille des fibrates. Il permet d'abaisser le taux des graisses circulant dans le sang, *cholestérol* et *triglycérides* essentiellement.

Il est utilisé dans le traitement des excès de cholestérol ou de triglycérides, lorsqu'un régime adapté et assidu n'est pas suffisant.

Contre-indications

Ce médicament ne doit pas être utilisé dans les cas suivants :

- *antécédent* de réaction allergique au soleil pendant l'utilisation de fénofibrate ou de kétoprofène (*photosensibilisation*),
- *insuffisance hépatique* ou *rénale*,
- en association avec un autre médicament de la même famille (fibrates),
- enfant de moins de 15 ans (gélule à 200 mg).

Attention : Ce médicament peut être toxique pour le foie ou les muscles. Signalez à votre médecin toute fatigue anormale, perte d'appétit, douleur ou faiblesse musculaire. Des analyses de sang régulières permettent de vérifier que le médicament est bien supporté.

Interactions avec d'autres substances

Ce médicament ne doit pas être associé à un autre fibrate : risque accru de douleurs musculaires.

Il peut interagir avec les *hypocholestérolémiants* de la famille des statines.

Informez par ailleurs votre médecin ou votre pharmacien si vous prenez un *anticoagulant* oral.

Grossesse et allaitement

Ce médicament n'a pas lieu d'être utilisé pendant la grossesse en dehors de situations exceptionnelles (*triglycérides* supérieurs à 10 g/l).

En l'absence de données, l'allaitement est déconseillé.

Mode d'emploi et posologie

Ce médicament est pris de préférence au cours des repas.

Posologie usuelle :

- Adulte : la *posologie* est adaptée par le médecin en fonction des résultats de la prise de sang. Elle est habituellement de 3 gélules à 67 mg ou 1 gélule à 200 mg par jour.

Le régime reste indispensable pendant toute la durée du traitement.

Conseils : Un régime pauvre en *cholestérol* et en graisses animales n'est pas simple à suivre : les erreurs sont fréquentes. Demandez conseil à votre médecin, à votre pharmacien ou à un professionnel de la nutrition.

Effets indésirables possibles

Troubles digestifs : digestion difficile.

Rarement : douleurs musculaires (voir Attention), élévation des *transaminases*, *réaction allergique* cutanée, *photosensibilisation*.

Laboratoires Fournier

Les mots en italique sont expliqués dans le lexique, page 451.

LIPANTHYL COMPRIMÉ À 160 MG

Hypolipémiant — sur ordonnance

Présentation

- **LIPANTHYL 160 mg :** comprimé à libération modifiée (blanc) ; boîte de 30.
  Liste II - Remb 65 % - **Prix : 13,07 €**.

Composition

	p cp
Fénofibrate	160 mg
Lactose	+

Dans quel cas ce médicament est-il prescrit ?

C'est un *hypolipidémiant* qui appartient à la famille des fibrates. Il permet d'abaisser le taux des graisses circulant dans le sang, *cholestérol* et *triglycérides* essentiellement.

Il est utilisé dans le traitement des excès de cholestérol ou de triglycérides, lorsqu'un régime adapté et assidu n'est pas suffisant.

Contre-indications

Ce médicament ne doit pas être utilisé dans les cas suivants :

- *antécédent* de réaction allergique au soleil pendant l'utilisation de fénofibrate ou de kétoprofène (*photosensibilisation*),
- *insuffisance hépatique* ou *rénale*,
- en association avec un autre médicament de la même famille (fibrates),
- affection des *voies biliaires*,
- enfant de moins de 15 ans,
- **grossesse**,
- **allaitement.**

Attention : En raison d'une absorption particulière du principe actif, 1 comprimé de LIPANTHYL 160 mg correspond à 1 gélule de LIPANTHYL MICRONISÉ 200 mg.

Ce médicament peut être toxique pour le foie ou les muscles. Signalez à votre médecin toute fatigue anormale, perte d'appétit, douleur ou faiblesse musculaire. Des analyses de sang régulières permettent de vérifier que le médicament est bien supporté.

Interactions avec d'autres substances

Ce médicament ne doit pas être associé à un autre fibrate : risque accru de douleurs musculaires.

Il peut interagir avec les *hypocholestérolémiants* de la famille des statines.

Informez par ailleurs votre médecin ou votre pharmacien si vous prenez un *anticoagulant* oral.

Grossesse et allaitement

L'effet de ce médicament pendant la grossesse ou l'allaitement est mal connu. Par mesure de prudence, son usage est contre-indiqué chez la femme enceinte ou chez celle qui allaite.

Mode d'emploi et posologie

Ces comprimés sont à libération modifiée, c'est-à-dire qu'ils libèrent d'une façon régulière et prolongée le médicament dans l'organisme. Ils doivent être avalés entiers avec un verre d'eau, au cours d'un repas.

Posologie usuelle :

- Adulte : 1 comprimé par jour.

Le régime reste indispensable pendant toute la durée du traitement.

Conseils : Un régime pauvre en *cholestérol* et en graisses animales n'est pas simple à suivre : les erreurs sont fréquentes. Demandez conseil à votre médecin, à votre pharmacien ou à un professionnel de la nutrition.

Effets indésirables possibles

Troubles digestifs : digestion difficile.

Rarement : douleurs musculaires (voir Attention), élévation des *transaminases*, *réaction allergique* cutanée, *photosensibilisation*.

Laboratoires Fournier

LIPIREX

Hypolipémiant — sur ordonnance

→ Ce médicament est un générique de LIPANTHYL gélules à 67 et 200 mg (voir ce médicament).

Laboratoires Irex

LIPUR

Informations détaillées sur www.monvidal50.com

LISINOPRIL GÉNÉRIQUES

Inhibiteur de l'enzyme de conversion — sur ordonnance

→ Ces médicaments sont des génériques de PRIVINIL et ZESTRIL (voir ces médicaments).

Laboratoires Biogaran, EG Labo, G Gam, Merck génériques, Qualimed, Ratiopharm, Sandoz, Téva Classics

LIVIAL

Progestatif — sur ordonnance

Présentation

- **LIVIAL :** comprimé ; boîte de 1 plaquette de 28.
  Liste I - Non remb.

Composition

	p cp
Tibolone	2,5 mg
Lactose	+

Dans quel cas ce médicament est-il prescrit ?

Ce médicament est une *hormone stéroïde*, destinée à corriger les *carences* hormonales observées au cours de la *ménopause*.

Il possède une double action :
- effet *progestatif*, protecteur sur l'utérus ;
- effet *estrogénique*, traitant les *symptômes* de la ménopause (bouffées de chaleur, sécheresse vaginale...).

Plus accessoirement, ce médicament possède une légère action *androgénique* à l'origine d'un effet positif sur la libido et sur l'humeur, mais qui peut favoriser la survenue d'une *acné* ou d'une augmentation de la pilosité.

Il est utilisé dans le *traitement symptomatique* de la ménopause.

Contre-indications

Ce médicament ne doit pas être utilisé dans les cas suivants :
- *accident thromboembolique* (*phlébite*, *embolie* pulmonaire...) en cours ;
- *cancer hormonodépendant* ;
- saignement génital intermittent (l'origine de ce saignement doit être déterminée par des examens appropriés avant la mise en route du traitement) ;
- maladie grave du foie.

Dans d'autres situations, votre médecin est seul juge pour prescrire ce médicament, notamment en cas d'*antécédent* d'accident thromboembolique ou de troubles cardiaques susceptibles de les favoriser.

Attention : De récentes études ont montré une augmentation du risque de survenue d'un cancer du sein chez les femmes ayant reçu un traitement prolongé des *symptômes* de la *ménopause*. Le traitement doit par conséquent être prescrit à la dose minimale efficace et pour une durée la plus courte possible. En l'absence de troubles, sa prescription ne doit pas être systématique.

Une surveillance médicale est nécessaire avant et pendant le traitement, surtout dans les cas suivants :
- anomalie de la circulation sanguine cérébrale et rétinienne,
- obésité,
- *diabète*,
- *hypertension artérielle*,
- affection bénigne du sein et de l'utérus,
- *tumeur de l'hypophyse*,
- *lupus érythémateux* disséminé,
- certaines maladies rares (*porphyrie*, *otospongiose*),
- *migraines* ou maux de tête importants,
- ictère (jaunisse) chronique ou survenu lors d'une grossesse,
- *insuffisance rénale*,
- *épilepsie*,
- *antécédents* familiaux de cancer du sein.

Si vous devez subir une intervention chirurgicale, il est préférable d'interrompre le traitement un mois à l'avance. De même, un alitement prolongé doit vous conduire à arrêter le traitement.

Interactions avec d'autres substances

Ce médicament peut interagir avec les *anticoagulants*.

Grossesse et allaitement

Ce médicament n'a pas d'indication chez la femme enceinte. Si une grossesse survient sous traitement, éventualité rare mais possible en début de préménopause, consultez votre médecin et arrêtez le traitement.

Lorsque la *ménopause* est confirmée, aucune grossesse n'est possible, y compris en cas de réapparition des règles.

Mode d'emploi et posologie

Les comprimés peuvent être pris pendant ou entre les repas, de préférence chaque jour à la même heure.

Posologie usuelle :
1 comprimé par jour.

Conseils : Signalez tout saignement en cours de traitement à votre médecin.

Effets indésirables possibles

Principalement pendant les premiers mois de traitement : saignement génital, écoulements vaginaux, tension des seins et douleurs abdominales.

Occasionnellement : maux de tête, *migraines*, troubles de la vue, *troubles digestifs*, *œdème*, *vertige*, *éruption cutanée*, modification de la libido, *acné*, prise de poids, augmentation de la pilosité.

Rarement mais nécessitant l'arrêt du traitement : *accident thromboembolique* en évolution ou cardiovasculaire, jaunisse.

Laboratoires Organon

LODALÈS

Hypolipémiant — **sur ordonnance**

Présentation

- **LODALÈS 5 mg :** comprimé (chamois) ; boîte de 28. Liste I - Non remb.
- **LODALÈS 20 mg :** comprimé sécable (beige) ; boîte de 28. Liste I - Remb 65 % - **Prix : 29,44 €**.
- **LODALÈS 40 mg :** comprimé (rouge brique) ; boîte de 28. Liste I - Remb 65 % - **Prix : 49,42 €**.

Composition

	p cp	p cp	p cp
Simvastatine	5 mg	20 mg	40 mg
Lactose	+	+	+

Dans quel cas ce médicament est-il prescrit ?

Ce médicament est un *hypocholestérolémiant* de la famille des statines. Il permet d'abaisser fortement le taux de *cholestérol* circulant dans le sang. Des études cliniques ont également montré son aptitude à diminuer le risque d'accident cardiovasculaire (*infarctus du myocarde*, *accident vasculaire cérébral*...).

Il est utilisé dans le traitement des excès de cholestérol en complément d'un régime adapté et dans la prévention des complications cardiovasculaires de l'*athérosclérose* ou du *diabète*.

Contre-indications

Ce médicament ne doit pas être utilisé dans les cas suivants :
- *insuffisance hépatique* ou *transaminases* élevées ;
- en association avec les *antiprotéases* et les médicaments contenant du kétoconazole, de l'itraconazole, de la clarithromycine, de l'érythromycine ou de la télithromycine ;
- **grossesse** ;
- **allaitement**.

Attention : Ce médicament peut être toxique pour le foie ou les muscles. Signalez à votre médecin toute fatigue anormale, perte d'appétit, douleur ou faiblesse musculaire. Des analyses de sang peuvent être pratiquées afin de vérifier que le médicament est bien supporté.
Une prudence particulière s'impose dans certaines situations : personnes de plus de 70 ans, *insuffisance rénale*, *hypothyroïdie* non contrôlée par un traitement, *antécédent* personnel ou familial de maladie musculaire, abus d'alcool.
Conducteur : ce médicament peut parfois provoquer des étourdissements.

Interactions avec d'autres substances

Ce médicament ne doit pas être associé avec les *antiprotéases* (amprénavir, indinavir, nelfinavir, ritonavir, saquinavir...) et les médicaments pris par voie orale contenant du kétoconazole, de l'itraconazole, de la clarithromycine, de l'érythromycine ou de la télithromycine : risque fortement accru de douleurs musculaires.

Le risque d'atteinte musculaire peut aussi être augmenté avec les *hypolipidémiants* de la famille des fibrates ou un médicament contenant de l'amiodarone, du vérapamil, du diltiazem ou de la ciclosporine : une diminution de la *posologie* de la simvastatine peut être nécessaire.

Les effets toxiques de la simvastatine peuvent également être augmentés par le jus de pamplemousse : évitez d'en boire pendant le traitement.

Informez par ailleurs votre médecin si vous prenez des *anticoagulants* oraux.

Grossesse et allaitement

Ce médicament n'a pas d'indication chez la femme enceinte et il doit être interrompu en cas de désir de grossesse.

Si une grossesse survient sous traitement, consultez votre médecin et arrêtez la prise de ce médicament. Aucune malformation imputable à ce médicament n'a été observée à ce jour.

Les données disponibles ne permettent pas de savoir si ce médicament passe dans le lait maternel ; un choix est donc nécessaire entre l'allaitement et la prise du médicament. Cette décision devra être prise en accord avec votre médecin.

Mode d'emploi et posologie

Les comprimés doivent être avalés avec un verre d'eau, au cours ou en dehors des repas.

Posologie usuelle :
- Adulte : 20 à 40 mg par jour, en une prise le soir. La dose maximale est de 80 mg par jour. Elle est réservée aux formes sévères de la maladie.

Le régime reste indispensable pendant toute la durée du traitement.

Conseils : Un régime pauvre en *cholestérol* et en graisses animales n'est pas simple à suivre : les erreurs sont fréquentes. Demandez conseil à votre médecin, à votre pharmacien ou à un professionnel de la nutrition.

Effets indésirables possibles

Rarement (moins de 0,1 % des utilisateurs) : anémie, maux de tête, étourdissements, fourmillements des extrémités, *troubles digestifs*, *pancréatite*, jaunisse, *éruption cutanée*, chute de cheveux, fatigue, *réaction allergique*, douleurs musculaires, élévation des *transaminases* (voir Attention).

Laboratoires Sanofi-Synthélabo

LODINE

Informations détaillées sur www.monvidal50.com

LODOZ

Association d'antihypertenseurs — **sur ordonnance**

Présentation

- **LODOZ 2,5 mg/ 6,25 mg :** comprimé (jaune) ; boîte de 30.
  Liste I - Remb 65 % - **Prix : 13,28 €.**
- **LODOZ 5 mg/ 6,25 mg :** comprimé (rose) ; boîte de 30.
  Liste I - Remb 65 % - **Prix : 13,28 €.**
- **LODOZ 10 mg/ 6,25 mg :** comprimé (blanc) ; boîte de 30.
  Liste I - Remb 65 % - **Prix : 13,28 €.**

Composition

	p cp	p cp	p cp
Bisoprolol hémifumarate	2,5 mg	5 mg	10 mg
Hydrochlorothiazide	6,25 mg	6,25 mg	6,25 mg

Dans quel cas ce médicament est-il prescrit ?

Cet *antihypertenseur* contient deux substances :
- le bisoprolol, un *bêtabloquant* qui bloque l'action de l'*adrénaline* (et d'autres *hormones* apparentées) sur de nombreux organes, notamment sur le cœur, les vaisseaux et les bronches ;
- l'hydrochlorothiazide, un *diurétique* dont la structure chimique est proche de celle des *sulfamides*. Son action renforce celle du bisoprolol.

Ce médicament est utilisé dans le traitement de l'*hypertension artérielle*.

Contre-indications

Ce médicament ne doit pas être utilisé dans les cas suivants :
- *asthme* et *bronchite chronique*,

- *insuffisance cardiaque* grave non contrôlée par un traitement spécifique,
- *insuffisance rénale* grave,
- *bloc auriculoventriculaire* grave,
- rythme cardiaque inférieur à 50 battements par minute,
- *allergie* connue à l'un des constituants ou à la famille des *sulfamides*,
- phénomène de *Raynaud* et *artérite*,
- *phéochromocytome* non traité,
- hypotension,
- *antécédent* de *choc anaphylactique*,
- en association avec les médicaments contenant de la floctafénine ou du sultopride.

Attention : N'interrompez jamais brutalement le traitement. Espacez progressivement les prises. Un avis médical est toujours préférable.

Chez les diabétiques, les *bêtabloquants* peuvent masquer certains *symptômes* de l'*hypoglycémie* (*palpitations* et accélération du cœur essentiellement).

Les bêtabloquants peuvent aggraver les *réactions allergiques* et empêcher l'action de l'*adrénaline* utilisée dans le traitement d'urgence du *choc anaphylactique*. Lors d'examens radiologiques nécessitant l'injection de produits de contraste iodés (susceptibles de provoquer des *chocs* allergiques), le traitement doit, si possible, être suspendu avec l'accord de votre médecin.

En cas d'intervention chirurgicale, l'anesthésiste doit être prévenu de la prise de ce médicament. C'est lui qui décidera si le traitement doit être poursuivi ou arrêté avant l'intervention.

Faites pratiquer régulièrement les analyses de sang prescrites par votre médecin ; elles sont notamment destinées à vérifier le bon fonctionnement de vos reins (dosage de la *créatinine*) et les taux de *potassium* et de *sodium* sanguins.

Le diurétique contenu dans ce médicament peut faire baisser la *kaliémie* : évitez d'utiliser des *laxatifs stimulants* dont l'usage régulier contribue à la baisse du taux de potassium dans le sang. Il peut par ailleurs augmenter le taux sanguin d'*acide urique* (possibilité de crise de *goutte*).

Chez les personnes atteintes d'une *insuffisance hépatique* grave, l'apparition de troubles de la conscience peut annoncer une complication. Ne poursuivez pas le traitement sans l'avis de votre médecin.

Sportif : ce médicament contient une substance susceptible de rendre positifs certains *tests antidopage*.

Interactions avec d'autres substances

Ce médicament ne doit pas être associé :
- à la floctafénine (IDARAC...) : risque d'augmentation de la gravité d'un éventuel *choc anaphylactique* ;
- au sultopride (BARNETIL...) : risque de ralentissement cardiaque important.

Ce médicament peut interagir avec les médicaments donnant des *torsades de pointes* et avec les médicaments contenant de l'amiodarone ou du lithium.

Informez par ailleurs votre médecin si vous prenez l'un des médicaments suivants : *AINS*, *inhibiteur calcique*, *antidiabétique*, *inhibiteur de l'enzyme de conversion*, médicament qui abaisse la *kaliémie* (*laxatif stimulant*, amphotéricine B...), médicament contenant de la propafénone, de la méfloquine, de la lidocaïne injectable, de la ciclosporine ou un sel de calcium.

En outre, l'effet *antihypertenseur* de ce médicament peut être augmenté par certains médicaments tels que les *neuroleptiques*, les *antidépresseurs imipraminiques*, les médicaments contenant du baclofène ; il peut être diminué par les *corticoïdes*. Votre médecin doit être informé si vous êtes traité par l'un ou par l'autre.

Grossesse et allaitement

Les études scientifiques actuellement disponibles n'ont pas mis en évidence de problème particulier lors de l'utilisation chez la femme enceinte. Néanmoins, ce médicament contient des *diurétiques* et n'est pas adapté au traitement de l'*hypertension artérielle* pendant la grossesse.

Ce médicament passe dans le lait maternel : l'allaitement est déconseillé.

Mode d'emploi et posologie

Ce médicament peut être pris indifféremment au cours ou en dehors des repas.

Posologie usuelle :

1 comprimé par jour.

Conseils : Veillez à toujours disposer d'une réserve de médicament : une plaquette dans la trousse de toilette, par exemple.

Il est normal que le rythme cardiaque se ralentisse sous l'effet du traitement ; néanmoins, en cas de fatigue anormale et de pouls inférieur à 50 battements par minute, consultez votre médecin.

Les *diurétiques* exposent au risque de déshydratation : veillez à proposer des boissons en quantité suffisante aux personnes âgées, notamment pendant les fortes chaleurs.

Le traitement médicamenteux ne dispense pas de mesures simples pouvant faire baisser la tension artérielle : activité physique régulière, modération de la consommation de boissons alcoolisées, lutte contre le surpoids.

Effets indésirables possibles

Troubles digestifs, fatigue en début de traitement, insomnie, troubles du sommeil, fourmillement des extrémités.

Crise d'*asthme*.

Bloc auriculoventriculaire, ralentissement important du cœur, chute de tension, *insuffisance cardiaque*.

Élévation du taux de *sucre* ou d'*acide urique* dans le sang, baisse du taux de potassium dans le sang, crampes.

Allergie cutanée.

Laboratoires Merck Lipha Santé

LOGIMAX

Association d'antihypertenseurs — **sur ordonnance**

Présentation

- **LOGIMAX :** comprimé à *libération prolongée* (rose) ; boîte de 28. Liste I - Remb 65 % - **Prix : 17,95 €**.

Composition

	p cp
Félodipine	5 mg
Métoprolol succinate	47,5 mg
Lactose	+

Dans quel cas ce médicament est-il prescrit ?

Ce médicament est un *antihypertenseur* qui associe deux substances d'action complémentaire :

- la félodipine, un *vasodilatateur* de la famille des *inhibiteurs calciques* ;
- le métoprolol, un *bêtabloquant* qui diminue l'action de l'*adrénaline* (et d'autres *hormones* apparentées) sur de nombreux organes, notamment sur le cœur, les vaisseaux, et plus faiblement sur les bronches.

Il est utilisé dans le traitement de l'*hypertension artérielle*.

Contre-indications

Ce médicament ne doit pas être utilisé dans les cas suivants :

- formes graves de certaines affections : *insuffisance cardiaque* non contrôlée par un traitement spécifique, *bloc auriculoventriculaire*, *asthme*, *bronchite chronique*, *artérite*, phénomène de *Raynaud* ;
- rythme cardiaque inférieur à 50 battements par minute ;
- en association avec les médicaments contenant de la floctafénine ou du sultopride.

Attention : N'interrompez jamais brutalement le traitement. Espacez progressivement les prises. Un avis médical est toujours préférable.

Les *bêtabloquants* peuvent favoriser une forme très particulière d'*angine de poitrine* (angor de *Prinzmetal*) : signalez à votre médecin la survenue éventuelle de douleurs thoraciques inhabituelles.

Chez les diabétiques, les bêtabloquants peuvent masquer certains *symptômes* de l'*hypoglycémie* (*palpitations* et accélération du cœur essentiellement).

Les bêtabloquants peuvent aggraver les *réactions allergiques* et empêcher l'action de l'*adrénaline* utilisée dans le traitement d'urgence du *choc anaphylactique*. Lors d'examens radiologiques nécessitant l'injection de produits de contraste iodés (susceptibles de provoquer des *chocs* allergiques), le traitement doit si possible être suspendu avec l'accord de votre médecin.

En cas d'intervention chirurgicale, l'anesthésiste doit être prévenu de la prise de ce médicament. C'est lui qui décidera si le traitement doit être poursuivi ou arrêté avant l'intervention.

Sportif : ce médicament contient une substance susceptible de rendre positifs certains *tests antidopage*.

Interactions avec d'autres substances

Ce médicament ne doit pas être associé à la floctafénine (IDARAC...) : risque de majoration de la gravité d'un éventuel *choc* allergique. Il peut également interagir avec l'amiodarone.

Informez par ailleurs votre médecin si vous prenez des *antidiabétiques*, des *AINS*, des *antidépresseurs imipraminiques*, des *neuroleptiques*, des *corticoïdes*, ou des médicaments contenant l'une des substances suivantes : bépridil, diltiazem, vérapamil, quinidine, hydroquinidine, disopyramide, propafénone, baclofène, cimétidine, clonidine, lidocaïne injectable, méfloquine, phénobarbital, rifampicine, alfuzosine, prazosine.

Grossesse et allaitement

Ce médicament ne doit pas être utilisé chez la femme enceinte ou qui allaite.

Mode d'emploi et posologie

Le comprimé doit être pris le matin avec un verre d'eau, sans être écrasé ni croqué.

Posologie usuelle :

1 comprimé par jour.

Conseils : Veillez à toujours disposer d'une réserve de ce médicament : une plaquette dans la trousse de toilette par exemple.

Il est normal que le rythme cardiaque se ralentisse sous l'effet du traitement ; néanmoins, en cas de fatigue anormale et de pouls inférieur à 50 battements par minute, consultez votre médecin.

Le traitement médicamenteux ne dispense pas de mesures simples pouvant faire baisser la tension artérielle : activité physique régulière, modération de la consommation de boissons alcoolisées, lutte contre l'excès de poids.

Effets indésirables possibles

Le plus fréquemment observés : fatigue, rougeur du visage, bouffées de chaleur, maux de tête, *œdème* des jambes, étourdissements, nausées, essoufflement lors des efforts.

Plus rarement : *réactions allergiques*, *bloc auriculoventriculaire*, ralentissement excessif du cœur, chute de tension, *insuffisance cardiaque*, crise d'*asthme*, phénomène de *Raynaud*, gonflement des gencives.

Laboratoires AstraZeneca

LOGROTON

Informations détaillées sur www.monvidal50.com

LONOTEN
Informations détaillées sur www.monvidal50.com

LOPRESSOR
Bêtabloquant **sur ordonnance**

Présentation
- **LOPRESSOR 100 mg :** comprimé sécable (blanc) ; boîte de 30.
Liste I - Remb 65 % - **Prix : 4,58 €.**
- **LOPRESSOR LP 200 mg :** comprimé à *libération prolongée* (jaune pâle) ; boîte de 30.
Liste I - Remb 65 % - **Prix : 7,94 €.**

Composition

	p cp	p cp LP
Métoprolol tartrate	100 mg	200 mg

Dans quel cas ce médicament est-il prescrit ?
Ce médicament appartient à la famille des *bêtabloquants*. Ceux-ci agissent en bloquant l'action de l'*adrénaline* (et d'autres *hormones* apparentées) sur de nombreux organes, notamment sur le cœur, les vaisseaux et plus faiblement sur les bronches.

Il est utilisé dans :
- le traitement de l'*hypertension artérielle* ;
- la prévention des crises d'*angine de poitrine* ;
- les suites d'*infarctus du myocarde* ;
- certains *troubles du rythme cardiaque* ;
- les manifestations cardiaques : *palpitations*.

La forme à 200 mg est également utilisée dans le *traitement de fond* de la *migraine*.

Contre-indications
Ce médicament ne doit pas être utilisé dans les cas suivants :
- formes graves de certaines affections : *asthme*, *bronchite chronique*, *artérite*, phénomène de *Raynaud* ;
- *insuffisance cardiaque* non contrôlée par un traitement spécifique ;
- *bloc auriculoventriculaire* grave ;
- rythme cardiaque inférieur à 50 battements par minute ;
- *phéochromocytome* non traité ;
- hypotension ;
- *antécédent* de *choc anaphylactique* ;
- en association avec les médicaments contenant de la floctafénine ou du sultopride.

Attention : Ce médicament n'est pas un *traitement de la crise* d'*angine de poitrine*.

Ce médicament n'est pas adapté au traitement d'une forme particulière d'*angine de poitrine* appelée angor de *Printzmétal* qui relève d'un traitement *vasodilatateur*. Il peut néanmoins être associé à celui-ci lorsqu'une angine de poitrine « classique » coexiste avec un angor de Printzmétal.

Des précautions sont nécessaires en cas d'*insuffisance hépatique* et chez la personne âgée.

N'interrompez jamais brutalement le traitement prescrit. Espacez progressivement les prises. Un avis médical est toujours préférable.

Chez les diabétiques, les *bêtabloquants* peuvent masquer certains *symptômes* de l'*hypoglycémie* (*palpitations* et accélération du cœur essentiellement).

Les bêtabloquants peuvent aggraver les *réactions allergiques* et empêcher l'action de l'*adrénaline* utilisée dans le traitement d'urgence du *choc anaphylactique*. Lors d'examens radiologiques nécessitant l'injection de produits de contraste iodés (susceptibles de provoquer des *chocs* allergiques), le traitement doit, si possible, être suspendu avec l'accord de votre médecin.

En cas d'intervention chirurgicale, l'anesthésiste doit être prévenu de la prise de ce médicament. C'est lui qui décidera si le traitement doit être poursuivi ou arrêté avant l'intervention.

Sportif : ce médicament contient une substance susceptible de rendre positifs certains *tests antidopage*.

Interactions avec d'autres substances
Ce médicament ne doit pas être associé :
- à la floctafénine (IDARAC...) : risque d'augmentation de la gravité d'un éventuel *choc* allergique,
- au sultopride (BARNETIL) : risque de *torsades de pointes*.

Il peut interagir avec les médicaments contenant de l'amiodarone.

Informez votre médecin si vous prenez des *antidiabétiques*, des *AINS*, des *inhibiteurs calciques*, des *antidépresseurs imipraminiques*, des *neuroleptiques*, des *corticoïdes*, un *anticholinestérasique*, ou des médicaments contenant l'une des substances suivantes : quinidine, hydroquinidine, disopyramide, propafénone, baclofène, cimétidine, lidocaïne injectable, méfloquine, phénobarbital, rifampicine.

Grossesse et allaitement
Les études scientifiques disponibles n'ont pas mis en évidence de problème particulier lors de l'utilisation de *bêtabloquant* chez la femme enceinte. L'effet bêtabloquant persiste quelques jours chez le nouveau-né et justifie une surveillance médicale renforcée pendant les premiers jours de la vie.

Ce médicament passe dans le lait maternel ; un choix est donc nécessaire entre l'allaitement et la prise du médicament. Cette décision devra être prise en accord avec votre médecin.

Mode d'emploi et posologie
Ce médicament doit être pris pendant ou immédiatement après les repas. Avaler les comprimés sans les croquer avec un verre d'eau.

Posologie usuelle :
50 mg à 200 mg par jour, selon les indications.

Conseils : Veillez à toujours disposer d'une réserve de médicament : une plaquette dans la trousse de toilette, par exemple.

Le traitement médicamenteux ne dispense pas de mesures simples pouvant faire baisser la tension artérielle : activité physique régulière, modération de la consommation de boissons alcoolisées et de *sel*, lutte contre l'excès de poids.

Il est normal que le rythme cardiaque ralentisse sous l'effet du traitement ; néanmoins, en cas de fatigue anormale et de pouls inférieur à 50 battements par minute, consultez votre médecin.

Il est normal de retrouver le comprimé à 200 mg dans les selles : son contenu a été libéré dans l'intestin.

Effets indésirables possibles

Le plus fréquemment : douleur d'estomac, nausées, vomissements, fatigue en début de traitement, sensation de mains et de pieds froids, troubles de l'érection, ralentissement important du cœur, insomnie.

Plus rarement : *bloc auriculoventriculaire*, baisse excessive de la tension artérielle, phénomène de *Raynaud*, *insuffisance cardiaque*, *bronchospasme*, *hypoglycémie*, *éruption cutanée*, aggravation d'un *psoriasis*.

Laboratoires Sankyo Pharma

LOPRIL

Inhibiteur de l'enzyme de conversion

sur ordonnance

Présentation

- **LOPRIL 25 mg :** comprimé sécable (blanc) ; boîte de 30. Liste I - Remb 65 % - **Prix : 10,57 €.**
- **LOPRIL 50 mg :** comprimé sécable (blanc) ; boîte de 30. Liste I - Remb 65 % - **Prix : 18,39 €.**

Composition

	p cp	p cp
Captopril	25 mg	50 mg
Lactose	+	+

Dans quel cas ce médicament est-il prescrit ?

Ce médicament appartient à la famille des *inhibiteurs de l'enzyme de conversion* (IEC). L'enzyme de conversion est une substance naturellement présente dans l'organisme ; elle est responsable d'une contraction des artères qui augmente la tension artérielle et fatigue le cœur.

Il est utilisé dans le traitement :

- de l'*hypertension artérielle*,
- de l'*insuffisance cardiaque*,
- des affections du rein chez le diabétique insulinodépendant,
- de l'*infarctus du myocarde* (traitement initial et prévention des récidives ou complications).

Contre-indications

Ce médicament ne doit pas être utilisé dans les cas suivants :

- *allergie* aux médicaments de la famille des *inhibiteurs de l'enzyme de conversion*,
- prédisposition à l'œdème de *Quincke*,
- **grossesse** (à partir du 4e mois).

Dans d'autres situations, le médecin est seul juge pour prescrire ce médicament, notamment en cas d'*hyperkaliémie* ou de rétrécissement des artères rénales.

Attention : En cas de gonflement du visage (lèvres, paupières...) ou d'une autre région du corps, consultez votre médecin avant toute nouvelle prise de ce médicament ; il peut s'agir d'une *réaction allergique* : œdème de *Quincke*.

L'usage des *inhibiteurs de l'enzyme de conversion* est déconseillé en période de désensibilisation aux venins d'*hyménoptères* : augmentation du risque de réaction allergique grave.

En cas d'*insuffisance rénale*, un contrôle de la *créatinine* et du taux de *potassium* dans le sang est nécessaire.

Si vous suivez un traitement par *diurétique* ou un régime sans *sel*, la baisse de la tension artérielle peut être importante lors des premières prises du médicament : risque de malaise ou d'étourdissement pouvant entraîner une chute. Il est préférable de commencer le traitement un jour de repos.

Les sels de régime contiennent souvent du *potassium* ; ne les utilisez pas sans avis médical pendant le traitement.

Si vous êtes traité par le rein artificiel, prévenez votre centre de *dialyse* de la prise de ce médicament.

Conducteur : les *inhibiteurs de l'enzyme de conversion* peuvent être responsables de malaise ou de *vertiges*, lors des premières prises.

Interactions avec d'autres substances

Ce médicament peut interagir avec les *diurétiques* et les médicaments qui contiennent du potassium ou du lithium.

Informez par ailleurs votre médecin ou votre pharmacien si vous prenez un *antidiabétique*, un *AINS* ou de l'aspirine à forte dose (plus de 3 g par jour).

En outre, l'effet *antihypertenseur* de ce médicament peut être augmenté par certains médicaments tels que les *neuroleptiques*, les *antidépresseurs imipraminiques*, les *alphabloquants* utilisés dans certains troubles urinaires, les médicaments contenant du baclofène ; il peut être diminué par les *corticoïdes*. Votre médecin doit être informé si vous êtes traité par l'un ou l'autre de ces médicaments.

Grossesse et allaitement

L'usage de ce médicament est déconseillé pendant les 3 premiers mois de la grossesse et contre-indiqué à partir du 4e mois.

Ce médicament passe dans le lait maternel ; un choix est donc nécessaire entre l'allaitement et la prise du médicament. Cette décision devra être prise en accord avec votre médecin.

Mode d'emploi et posologie

Ce médicament est pris indifféremment au cours ou en dehors des repas.

Posologie usuelle :

- Adulte : la *posologie* est variable en fonction des cas :
- *hypertension artérielle* : 1 comprimé à 25 mg, matin et soir ;
- *insuffisance cardiaque*, affections du rein chez le diabétique : 50 à 100 mg par jour, atteints progressivement et répartis en 2 ou 3 prises ;
- protection du cœur après un infarctus : 75 à 150 mg par jour, répartis en 2 ou 3 prises.

En cas d'*insuffisance rénale*, d'*athérosclérose*, de traitement préalable par des *diurétiques* ou de régime sans *sel*, en particulier chez la personne âgée, la posologie initiale est faible ; elle est augmentée progressivement par le médecin en fonction des effets du médicament.

Conseils : Le traitement médicamenteux ne dispense pas de mesures simples pouvant faire baisser la tension artérielle : activité physique régulière, modération de la consommation de boissons alcoolisées et de *sel*, lutte contre l'excès de poids.

Effets indésirables possibles

Comme pour tous les *inhibiteurs de l'enzyme de conversion* :

- Toux sèche.
- Baisse excessive de la tension artérielle (voir Attention) ; *hypotension orthostatique*.
- Maux de tête, fatigue, étourdissement.
- *Troubles digestifs*.
- *Réactions allergiques* : *éruption cutanée*, œdème de *Quincke* (exceptionnel).

Laboratoires Bristol-Myers Squibb

LOXEN

Inhibiteur calcique — sur ordonnance

Présentation

- **LOXEN 20 mg :** comprimé sécable (jaune) ; boîte de 30.
  Liste I - Remb 65 % - **Prix : 5,92 €**.
- **LOXEN LP 50 mg :** gélule à *libération prolongée* (rose et vert) ; boîte de 60.
  Liste I - Remb 65 % - **Prix : 17,45 €**.

Composition

	p cp	p gél LP
Nicardipine chlorhydrate	20 mg	50 mg
Lactose	+	

Dans quel cas ce médicament est-il prescrit ?

Ce médicament est un *vasodilatateur* qui appartient à la famille des *inhibiteurs calciques*.

Il est utilisé dans le traitement de l'*hypertension artérielle*.

Interactions avec d'autres substances

Informez votre médecin si vous prenez un *alphabloquant* (alfuzosine, prazosine), un *bêtabloquant*, un *anticonvulsivant* (carbamazépine, phénytoïne, phénobarbital, primidone) ou un médicament contenant de la rifampicine ou de la ciclosporine.

En outre, l'effet *antihypertenseur* de ce médicament peut être augmenté par certains médicaments tels que les *neuroleptiques*, les *antidépresseurs imipraminiques*, les médicaments contenant du baclofène ; il peut être diminué par les *corticoïdes*. Votre médecin doit être informé si vous êtes traité par l'un ou l'autre de ces médicaments.

Grossesse et allaitement

L'effet de ce médicament pendant la grossesse est mal connu : par mesure de prudence, son usage est déconseillé.

Ce médicament passe dans le lait maternel ; un choix est donc nécessaire entre l'allaitement et la prise du médicament. Cette décision devra être prise en accord avec votre médecin.

Mode d'emploi et posologie

Les comprimés et les gélules doivent être avalés avec un verre d'eau avant les repas.

Posologie usuelle :

1 comprimé, 3 fois par jour, ou 1 gélule LP, 2 fois par jour.

Conseils : Le traitement médicamenteux ne dispense pas de mesures simples pouvant faire baisser la tension artérielle : activité physique régulière, modération de la consommation de boissons alcoolisées et de *sel*, lutte contre l'excès de poids.

Effets indésirables possibles

Ils sont la conséquence de la dilatation des vaisseaux sanguins :

- rougeur du visage, bouffées de chaleur, maux de tête ;
- jambes lourdes ou enflées.

Les comprimés à 20 mg peuvent également être responsables de *palpitations* et d'une baisse excessive de la tension artérielle.

Laboratoires Novartis Pharma

LUMITENS

Informations détaillées sur www.monvidal50.com

LUTÉNYL

Progestatif — sur ordonnance

Présentation

- **LUTÉNYL :** comprimé sécable (blanc) ; boîte de 10.
  Liste I - Remb 65 % - **Prix : 5,90 €**.

Composition

	p cp
Nomégestrol acétate	5 mg

Dans quel cas ce médicament est-il prescrit ?

Ce médicament contient une *hormone* proche de la *progestérone*.

Il est utilisé pour compenser une insuffisance de progestérone dans le traitement :
- des troubles des règles, du *syndrome prémenstruel*, de la tension des seins ;
- des saignements dus à un *fibrome* ;
- de la *ménopause* (en complément des *estrogènes*).

Contre-indications

Ce médicament ne doit pas être utilisé dans les cas suivants :
- *antécédent* d'*accident thromboembolique* (*infarctus du myocarde*, *phlébite*, *embolie* pulmonaire...) ;
- saignement génital intermittent (l'origine de ce saignement doit être déterminée par des examens avant la mise en route du traitement) ;
- *insuffisance hépatique* grave.

Attention : De récentes études ont montré une augmentation du risque de survenue d'un cancer du sein chez les femmes ayant reçu un traitement prolongé des *symptômes* de la *ménopause*. Le traitement doit par conséquent être prescrit à la dose minimale efficace et pour une durée la plus courte possible. En l'absence de troubles, sa prescription ne doit pas être systématique.

Des précautions sont nécessaires en cas de troubles cardiovasculaires, d'*hypertension artérielle*, de *diabète* ou de *porphyrie*.

Lorsque ce médicament a été prescrit pour des saignements génitaux intermittents, l'origine de ces saignements doit être déterminée par des examens appropriés avant la mise en route du traitement. Si ces saignements surviennent pendant le traitement, signalez-les à votre médecin.

Arrêtez la prise de ce médicament et consultez votre médecin en cas d'apparition de l'un des troubles suivants : maux de tête violents et inhabituels, troubles de la vision, *phlébite*.

Interactions avec d'autres substances

Les médicaments contenant les substances suivantes sont susceptibles de diminuer l'efficacité des traitements hormonaux : carbamazépine, phénobarbital, phénytoïne, primidone, griséofulvine, rifabutine, rifampicine.

Grossesse et allaitement

Ce médicament n'a pas d'indication pendant la grossesse, mais une prise intempestive ne doit pas susciter d'inquiétude particulière.

Ce médicament passe dans le lait maternel : il est déconseillé pendant l'allaitement (sauf avis médical).

Mode d'emploi et posologie

Ce médicament est pris indifféremment au cours ou en dehors des repas.

Posologie usuelle :

1 comprimé par jour pendant les 10 à 14 derniers jours du cycle.

Effets indésirables possibles

Arrêt des règles, saignement génital intermittent (à signaler à votre médecin).

Aggravation d'une insuffisance veineuse.

Prise de poids, insomnie, augmentation de la pilosité, *troubles digestifs*.

Exceptionnellement : réaction allergique cutanée, troubles de la vision, phlébite.

Laboratoires Théramex

LUTÉRAN

Progestatif — sur ordonnance

Présentation

- **LUTÉRAN 2 :** comprimé (blanc) ; boîte de 10.
  Liste I - Remb 65 % - **Prix : 1,47 €.**
- **LUTÉRAN 5 :** comprimé (rose) ; boîte de 10.
  Liste I - Remb 65 % - **Prix : 3,42 €.**
- **LUTÉRAN 10 :** comprimé ; boîte de 12.
  Liste I - Remb 65 % - **Prix : 5,86 €.**

Composition

	p cp	p cp	p cp
Chlormadinone acétate	2 mg	5 mg	10 mg

Dans quel cas ce médicament est-il prescrit ?

Ce médicament contient une *hormone* proche de la *progestérone*.

Il est utilisé pour compenser une insuffisance de progestérone dans le traitement :
- des troubles des règles, du *syndrome prémenstruel*, de la tension des seins ;
- de la *ménopause* (en complément des *estrogènes*) ;
- des saignements dus à un *fibrome* ;
- de l'*endométriose*.

Contre-indications

Ce médicament ne doit pas être utilisé dans les cas suivants :
- *accident thromboembolique* (*phlébite*, *embolie* pulmonaire...) en évolution ;
- saignement génital intermittent (l'origine de ce saignement doit être déterminée par des examens avant la mise en route du traitement) ;
- *insuffisance hépatique* grave.

Attention : De récentes études ont montré une augmentation du risque de survenue d'un cancer du sein chez les femmes ayant reçu un traitement prolongé des *symptômes* de la *ménopause*. Le traitement doit par conséquent être prescrit à la dose minimale efficace et pour une durée la plus courte possible. En l'absence de troubles, sa prescription ne doit pas être systématique.

Des précautions sont nécessaires en cas d'*antécédent* d'*infarctus du myocarde* ou d'*accident thromboembolique*, de troubles cardiovasculaires, d'*hypertension artérielle* ou de *diabète*.

Lorsque ce médicament a été prescrit pour des saignements génitaux intermittents, l'origine de ces saignements doit être déterminée par des examens

appropriés avant la mise en route du traitement. Si ces saignements surviennent pendant le traitement, signalez-les à votre médecin.
Arrêtez la prise du médicament et consultez votre médecin en cas d'apparition de l'un des troubles suivants : maux de tête violents et inhabituels, troubles de la vision, *phlébite*.

Interactions avec d'autres substances

Les médicaments contenant les substances suivantes sont susceptibles de diminuer l'efficacité des traitements hormonaux : carbamazépine, phénobarbital, phénytoïne, primidone, griséofulvine, rifabutine, rifampicine.

Grossesse et allaitement

Ce médicament n'a pas d'indication pendant la grossesse, mais une prise intempestive ne doit pas susciter d'inquiétude particulière.

Ce médicament passe dans le lait maternel : il est déconseillé (sauf avis médical) pendant l'allaitement.

Mode d'emploi et posologie

Ce médicament est pris indifféremment au cours ou en dehors des repas.

Posologie usuelle :

- Adulte : 4 à 10 mg par jour, pendant les 10 à 14 derniers jours du cycle.

Dans l'*endométriose* : 2 comprimés à 5 mg par jour.

Effets indésirables possibles

Arrêt des règles, saignement génital intermittent (à signaler à votre médecin).

Aggravation d'une *insuffisance veineuse*, jaunisse, démangeaisons.

Exceptionnellement : insomnie, *troubles digestifs*, prise de poids.

Laboratoires Aventis

MAXEPA

Hypolipémiant

Présentation

- **MAXEPA :** capsule transparente (jaune) ; boîte de 60.
  Non remb.

Composition

	p caps
Huiles naturelles de chair de poisson	1 g
Acétate d'alpha-tocophérol	1,75 mg

Dans quel cas ce médicament est-il prescrit ?

Ce médicament contient des huiles de chair de poisson qui ont la propriété de faire baisser le taux de *triglycérides* dans le sang. Par ailleurs, elles diminuent légèrement la capacité du sang à coaguler.

Il est utilisé dans le traitement des excès de *triglycérides* persistant malgré un régime adapté et assidu.

Interactions avec d'autres substances

Informez votre médecin ou votre pharmacien si vous prenez un *anticoagulant* oral.

Grossesse et allaitement

Ce médicament ne contient que des substances présumées sans danger pendant la grossesse ou l'allaitement. Néanmoins, ne l'utilisez pas de façon prolongée sans l'avis de votre pharmacien ou de votre médecin.

Mode d'emploi et posologie

Les capsules doivent être avalées au cours des repas.

Posologie usuelle :

- Adulte : 2 capsules, 3 fois par jour.

Conseils : Le régime reste indispensable pendant toute la durée du traitement.
Un régime pauvre en graisses animales n'est pas simple à suivre : les erreurs sont fréquentes. Demandez conseil à votre médecin, à votre pharmacien ou à un professionnel de la nutrition.
Ce médicament doit être conservé à l'abri de la lumière.

Effets indésirables possibles

Rarement : nausées, renvois.

Laboratoires Pierre Fabre Santé

MÉDIATENSYL

Antihypertenseur — **sur ordonnance**

Présentation

- **MÉDIATENSYL 30 mg :** gélule (blanc et jaune) ; boîte de 30.
  Liste I - Remb 65 % - **Prix : 7,30 €**.
- **MÉDIATENSYL 60 mg :** gélule (blanc et bleu clair) ; boîte de 30.
  Liste I - Remb 65 % - **Prix : 14,05 €**.

Composition

	p gél	p gél
Urapidil	30 mg	60 mg
Saccharose	+	+

Dans quel cas ce médicament est-il prescrit ?

Ce médicament est un *antihypertenseur* qui appartient à la famille des *vasodilatateurs alphabloquants*.

Il est utilisé dans le traitement de l'*hypertension artérielle*.

Attention : Ce médicament peut être responsable de troubles de l'équilibre et parfois de malaises avec chutes. Faites contrôler votre tension artérielle si vous êtes sujet à des étourdissements en vous levant brusquement.
Des précautions sont nécessaires en cas d'*insuffisance hépatique* grave et chez la personne âgée.

Interactions avec d'autres substances

Informez votre médecin si vous prenez un *inhibiteur calcique*.

En outre, l'effet *antihypertenseur* de ce médicament peut être augmenté par certains médicaments tels que les *neuroleptiques*, les *antidépresseurs imipraminiques*, les médicaments contenant du baclofène ;

il peut être diminué par les *corticoïdes*. Votre médecin doit être informé si vous êtes traité par l'un ou l'autre de ces médicaments.

Grossesse et allaitement

L'effet de ce médicament pendant la grossesse ou l'allaitement est mal connu : seul votre médecin peut évaluer le risque éventuel de son utilisation dans votre cas.

Mode d'emploi et posologie

Ce médicament peut être pris indifféremment au cours ou en dehors des repas.

Posologie usuelle :

60 à 120 mg par jour, répartis en 2 prises.

Conseils : Le traitement médicamenteux ne dispense pas des mesures simples pouvant faire baisser la tension artérielle : activité physique régulière, modération de la consommation de boissons alcoolisées, lutte contre le surpoids.

Effets indésirables possibles

Vertiges, nausées, maux de tête, fatigue, douleur d'estomac.

Exceptionnellement : *hypotension orthostatique*, *allergie* cutanée.

Laboratoires Fournier

MENAELLE

Informations détaillées sur www.monvidal50.com

MENOREST

Informations détaillées sur www.monvidal50.com

METFORMINE GÉNÉRIQUES

Antidiabétique oral — sur ordonnance

➔ Ces médicaments sont des génériques de GLUCOPHAGE (voir ce médicament).

Laboratoires Arrow Génériques, Biogaran, EG Labo, G Gam, GNR-pharma, Irex, Ivax SAS, Merck génériques, Qualimed, Ratiopharm, RPG Aventis, Sandoz, Téva Classics, Zydus France

MÉTOPROLOL GÉNÉRIQUES

Bêtabloquant — sur ordonnance

➔ Ces médicaments sont des génériques de LOPRESSOR et de SELOKEN (voir ces médicaments).

Laboratoires G Gam, RPG Aventis

MEXITIL

Informations détaillées sur www.monvidal50.com

MIACALCIC

Calcitonine — sur ordonnance

Présentation

- **MIACALCIC 50 UI/1 ml :** solution injectable ; boîte de 5 ampoules de 1 ml.
  Liste II - Remb 35 % - **Prix : 18,44 €.**

Composition

	p amp inj
Calcitonine de synthèse	50 UI

Dans quel cas ce médicament est-il prescrit ?

Cette solution injectable contient une calcitonine de synthèse. Normalement sécrétée par les glandes *parathyroïdes*, cette *hormone* a plusieurs propriétés :

- elle freine l'activité des cellules qui détruisent l'os (*ostéoclastes*),
- elle a une action *antalgique*.

Ce médicament est utilisé dans le traitement de la maladie de *Paget*, de certaines anomalies du *métabolisme* osseux (associées ou non à un excès de calcium dans le sang) et du tassement vertébral survenant dans le cadre d'une *ostéoporose*.

Contre-indications

Ce médicament ne doit pas être utilisé en cas d'*allergie* à la calcitonine de saumon, celle-ci ayant servi de modèle à cette calcitonine de synthèse.

Grossesse et allaitement

L'effet de ce médicament pendant la grossesse ou l'allaitement est mal connu : seul votre médecin peut évaluer le risque éventuel de son utilisation dans votre cas.

Mode d'emploi et posologie

Ce médicament est injecté par *voie* intramusculaire, sous-cutanée ou intraveineuse (*perfusion*).

Posologie usuelle :

Elle est individuelle et adaptée par votre médecin en fonction de la maladie en cause et de l'évolution des signes.

Conseils : Compte tenu des effets indésirables possibles après l'injection de ce médicament, il est préférable de prévoir une période de repos après son administration.

Ce médicament doit être conservé de préférence dans le bas du réfrigérateur (+ 5 °C).

Effets indésirables possibles

Nausées, vomissements, douleurs abdominales, diarrhées, bouffées de chaleur, rougeur du visage, des mains et des pieds, surtout lors des premières injections.

Rarement : *réaction allergique*.

Laboratoires Novartis Pharma

MICARDIS

Informations détaillées sur www.monvidal50.com

MICARDISPLUS
Informations détaillées sur www.monvidal50.com

MIKELAN
Informations détaillées sur www.monvidal50.com

MINALFÈNE
Informations détaillées sur www.monvidal50.com

MINIDIAB
Antidiabétique oral — sur ordonnance

Présentation
- **MINIDIAB :** comprimé sécable (blanc) ; boîte de 20. Liste I - Remb 65 % - **Prix : 3,33 €**.
- **MINIDIAB :** comprimé sécable (blanc) ; boîte de 100. Liste I - Remb 65 % - **Prix : 11,68 €**.

Composition

	p cp
Glipizide	5 mg
Lactose	+

Dans quel cas ce médicament est-il prescrit ?
Cet *antidiabétique* oral appartient à la famille des *sulfamides hypoglycémiants*. Il permet de diminuer l'excès de *sucre* dans le sang en favorisant la sécrétion de l'*insuline*.

Il est utilisé dans le traitement du *diabète* non insulinodépendant lorsque le régime alimentaire seul est insuffisant.

Contre-indications
Ce médicament ne doit pas être utilisé dans les cas suivants :
- *allergie* aux *sulfamides*,
- *insuffisance rénale* ou *hépatique* grave,
- en association avec les médicaments contenant du miconazole,
- **allaitement**.

Attention : Ce médicament n'est pas adapté au traitement du *diabète* insulinodépendant : celui-ci requiert un traitement par injections d'*insuline*.

Un sentiment de malaise associé à des sueurs froides, une fringale, une accélération du cœur sont les signes habituels d'une *hypoglycémie* due à un effet excessif du médicament. Cette hypoglycémie peut également se traduire par des troubles du comportement, qui doivent alerter votre entourage, voire des *convulsions* ou un *coma*. En présence de ces signes ou en cas de simple doute, buvez une boisson sucrée ou mangez du *sucre*. Si le diabétique est inconscient, surtout ne lui donnez rien à boire et appelez votre médecin ou à défaut le 15 ou un service d'urgence.

Consultez rapidement votre médecin en cas de malaises hypoglycémiques répétés.

Certaines situations peuvent contribuer à augmenter la *glycémie* : infections, prise de médicaments, stress. En cas de soif intense, de grande fatigue, de sensation de malaise général, consultez rapidement votre médecin.

Des analyses de sang régulières permettent à votre médecin d'adapter la *posologie*. Dans certains cas, il peut être nécessaire de pratiquer vous-même des contrôles, à l'aide de bandelettes et d'un appareil lecteur de glycémie.

Évitez la prise de boissons alcoolisées pendant le traitement : risque accru d'hypoglycémie et risque d'*effet antabuse*.

Conducteur : une *hypoglycémie* peut entraîner un malaise pendant la conduite ou l'utilisation de machines.

Interactions avec d'autres substances
Ce médicament ne doit pas être associé avec les médicaments oraux contenant du miconazole (DAKTARIN gel buccal, DAKTARIN comprimé...) : risque d'*hypoglycémie*.

Il peut interagir avec les médicaments contenant de la phénylbutazone ou du danazol.

Informez par ailleurs votre médecin ou votre pharmacien si vous prenez un *bêtabloquant*, un *inhibiteur de l'enzyme de conversion*, un *corticoïde*, ou un médicament contenant du fluconazole, de la ritodrine, du salbutamol, de la terbutaline ou de la chlorpromazine.

Grossesse et allaitement
Un *diabète* mal équilibré peut être néfaste pour l'enfant à naître.

Un désir de grossesse nécessite le remplacement de ce médicament par de l'*insuline* et une surveillance médicale renforcée.

Si une grossesse survient alors que vous êtes encore sous traitement *antidiabétique* oral, consultez rapidement votre médecin pour un passage à l'insuline injectable. Ce médicament n'a aucun effet malformatif connu dans l'espèce humaine.

Les données disponibles ne permettent pas de savoir si ce médicament passe dans le lait maternel : il est contre-indiqué en cas d'allaitement.

Mode d'emploi et posologie
Les comprimés doivent être avalés avec un verre d'eau, 15 à 20 minutes avant un repas.

Posologie usuelle :
- Adulte de moins de 65 ans : ½ à 4 comprimés par jour. La dose et la répartition des prises sont adaptées en fonction de la *glycémie*.
- Personne âgée de plus de 65 ans ou fragilisée : la dose initiale est de ½ comprimé par jour. L'adaptation de la *posologie* en fonction de la glycémie est faite ensuite en respectant des paliers d'au moins 7 jours.

Suivre attentivement la prescription de votre médecin. Le régime alimentaire reste nécessaire pendant le traitement.

Conseils : Le respect de certaines règles simples permet de diminuer le risque d'*hypoglycémie* :
- toute prise de ce médicament doit être suivie d'un repas (ne prenez pas de comprimé si vous devez sauter le repas suivant) ;

- si vous envisagez un effort physique intense et prolongé, il peut être nécessaire de diminuer la dose du médicament (demandez conseil à votre médecin) ;
- informez votre médecin si vous devez travailler la nuit ou si votre religion vous impose un jeûne prolongé ;
- évitez la prise de boissons alcoolisées à jeun ou à distance des repas.

Le *diabète* peut diminuer la sensibilité des pieds à la douleur et favoriser les infections. Des plaies profondes peuvent se développer : une hygiène rigoureuse et des chaussures confortables limitent ce risque.

Le régime du diabétique ne consiste pas en une simple interdiction des *glucides* (*sucres*, pain, pâtes...) : demandez conseil à votre médecin.

Pesez-vous régulièrement et signalez toute variation rapide de poids à votre médecin.

Effets indésirables possibles

Hypoglycémie (voir Attention).

Troubles digestifs, démangeaisons, *éruption cutanée*.

Exceptionnellement : anomalie de la *numération formule sanguine*, augmentation des *transaminases*, jaunisse.

Laboratoires Pharmacia SAS

MINIPRESS

Informations détaillées sur www.monvidal50.com

MINI-SINTROM

Informations détaillées sur www.monvidal50.com

MOBIC

Informations détaillées sur www.monvidal50.com

MODAMIDE

Informations détaillées sur www.monvidal50.com

MODUCREN

Informations détaillées sur www.monvidal50.com

MODURÉTIC

Diurétiques associés

sur ordonnance

Présentation

- **MODURÉTIC :** comprimé sécable (losange ; pêche) ; boîte de 30. Liste I - Remb 65 % - **Prix : 4,52 €**.

Composition

	p cp
Hydrochlorothiazide	50 mg
Amiloride chlorhydrate	5 mg

Dans quel cas ce médicament est-il prescrit ?

Ce médicament est une association de deux *diurétiques* : l'hydrochlorothiazide, dont la structure est proche de celle des *sulfamides*, et l'amiloride, qui a pour caractéristique d'empêcher la perte du *potassium* dans les urines, habituelle avec l'hydrochlorothiazide.

Il est utilisé dans le traitement :
- de l'*hypertension artérielle*,
- de l'*ascite* ou des *œdèmes* liés à une *insuffisance hépatique* ou à une *insuffisance cardiaque*.

Contre-indications

Ce médicament ne doit pas être utilisé dans les cas suivants :
- *allergie* aux médicaments de la famille des *sulfamides*,
- *insuffisance rénale*,
- *hyperkaliémie* (excès de *potassium* dans le sang),
- *encéphalopathie hépatique*.

Attention : Ce médicament peut être responsable d'une augmentation ou au contraire d'une baisse de la *kaliémie* (taux de *potassium* dans le sang), qui peut être aggravée par l'usage prolongé de *laxatifs stimulants*. Un contrôle par des analyses de sang est souvent prescrit par le médecin.

Chez les personnes atteintes d'une *insuffisance hépatique* grave, l'apparition de troubles de la conscience peut annoncer une complication. Ne poursuivez pas le traitement sans l'avis de votre médecin.

N'utilisez des *sels* de régime, souvent riches en potassium, qu'avec l'accord de votre médecin.

Les *diurétiques* peuvent augmenter le taux d'*acide urique* (uricémie) ou de *sucre* dans le sang (*glycémie*) : des précautions sont nécessaires en cas de *diabète* ou d'*antécédent* de crise de *goutte*.

Sportif : ce médicament contient une substance susceptible de rendre positifs certains *tests antidopage*.

Interactions avec d'autres substances

Ce médicament ne doit pas être associé aux *diurétiques* élevant le taux de *potassium* dans le sang ou aux médicaments qui en contiennent.

Il peut interagir avec les *inhibiteurs de l'enzyme de conversion*, les *inhibiteurs de l'angiotensine II*, les médicaments susceptibles de provoquer des *torsades de pointes* et ceux contenant du lithium.

Informez par ailleurs votre médecin si vous prenez l'un des médicaments suivants : *AINS*, *digitalique*, médicament susceptible de faire baisser la *kaliémie* (*corticoïde*, *laxatif stimulant*), *neuroleptique*, *antidépresseur* imipraminique, médicament contenant du baclofène ou de la metformine.

Grossesse et allaitement

Les études scientifiques actuellement disponibles n'ont pas mis en évidence de problème particulier lors de l'utilisation chez la femme enceinte. Néanmoins, les *diurétiques* ne sont pas adaptés au traitement de l'*hypertension artérielle* et des *œdèmes* pendant la grossesse. Seul votre médecin peut apprécier la nécessité du traitement et le risque éventuel de son utilisation dans votre cas.

Ce médicament passe dans le lait maternel : l'allaitement est déconseillé.

Mode d'emploi et posologie

Ce médicament peut être pris indifféremment pendant ou en dehors des repas.

Posologie usuelle :

- Adulte : elle varie en fonction de la nature et de la gravité de la maladie.

Conseils : Ce médicament augmente le volume des urines, surtout en début de traitement. Évitez une prise le soir, source de gêne nocturne.
Les *diurétiques* exposent au risque de déshydratation : veillez à proposer des boissons abondantes aux personnes âgées, notamment pendant les fortes chaleurs.

Effets indésirables possibles

Douleurs articulaires, crampes.

Déshydratation possible chez la personne âgée.

Augmentation de la *glycémie* ou de l'*uricémie*.

Hypotension orthostatique, troubles du rythme cardiaque.

Troubles digestifs, *éruption cutanée*, nervosité, confusion des idées, troubles urinaires.

Rarement :

- baisse du taux de sodium dans le sang (natrémie) et risque de troubles du comportement ;
- anomalie de la *numération formule sanguine* ;
- nausées, constipation, *vertiges*, fatigue, maux de tête, fourmillement des extrémités.

Exceptionnellement : *pancréatite*, troubles visuels, *réaction allergique*.

Laboratoires Bristol-Myers Squibb

MOEX

Informations détaillées sur www.monvidal50.com

MOLSIDOMINE GÉNÉRIQUES

Antiangoreux — sur ordonnance

→ Ces médicaments sont des génériques de CORVASAL (voir ce médicament).

Laboratoires Arrow Génériques, Biogaran, EG Labo, G Gam, GNR-pharma, Irex, Ivax SAS, Merck génériques, Qualimed, Ratiopharm, RPG Aventis, Téva Classics, Zydus France

Les mots en italique sont expliqués dans le lexique, page 451.

MONICOR

Dérivé nitré — sur ordonnance

Présentation

- **MONICOR LP 20 mg :** gélule à *libération prolongée* (bleu et incolore) ; boîte de 30.
  Liste II - Remb 65 % - **Prix : 3,56 €.**
- **MONICOR LP 20 mg :** gélule à *libération prolongée* (bleu et incolore) ; boîte de 60.
  Liste II - Remb 65 % - **Prix : 6,57 €.**
- **MONICOR LP 40 mg :** gélule à *libération prolongée* (vert et incolore) ; boîte de 30.
  Liste II - Remb 65 % - **Prix : 6,11 €.**
- **MONICOR LP 60 mg :** gélule à *libération prolongée* (rouge et incolore) ; boîte de 30.
  Liste II - Remb 65 % - **Prix : 8,10 €.**

Composition

	p gél LP	p gél LP	p gél LP
Isosorbide 5-mononitrate	20 mg	40 mg	60 mg
Lactose	+	+	+

Dans quel cas ce médicament est-il prescrit ?

Ce médicament *vasodilatateur* appartient à la famille des dérivés nitrés. Il possède de nombreuses propriétés qui facilitent le travail du cœur : dilatation des veines, dilatation des artères à forte dose, prévention des spasmes des *artères coronaires*.

Il est utilisé dans :

- le *traitement préventif* des crises d'*angine de poitrine*,
- le traitement de l'*insuffisance cardiaque*.

Contre-indications

Ce médicament ne doit pas être utilisé dans les cas suivants :

- hypotension grave,
- en association au sildénafil (VIAGRA).

Attention : Des précautions particulières s'imposent en cas de *cardiomyopathie* obstructive et d'*hypertension intracrânienne*.
Ce médicament peut être responsable de maux de tête, parfois violents, surtout lors des premières prises.
Des baisses de la tension artérielle ont également été constatées. La mise en route progressive du traitement prescrit par le médecin doit être respectée, notamment pour les *posologies* élevées ; de même le traitement ne doit pas être arrêté brutalement.
Les boissons alcoolisées peuvent augmenter les effets hypotenseurs de ce médicament : les excès sont déconseillés.
Compte-tenu de ses effets indésirables potentiels, ce médicament peut, chez certaines personnes, ne pas être compatible avec la conduite automobile ou le maniement de machines dangereuses. Assurez-vous à l'occasion des premières prises que vous supportez bien ce médicament avant de conduire ou d'utiliser une machine.

Interactions avec d'autres substances

Les *vasodilatateurs* de la famille des dérivés de la trinitrine ne doivent pas être associés au VIAGRA : risque de baisse de tension grave.

Informez votre médecin ou votre pharmacien si vous prenez d'autres médicaments susceptibles d'abaisser la tension artérielle.

Grossesse et allaitement

L'effet de ce médicament pendant la grossesse ou l'allaitement est mal connu : seul votre médecin peut évaluer le risque éventuel de son utilisation dans votre cas.

Mode d'emploi et posologie

Les gélules doivent être avalées avec un peu d'eau sans être ouvertes.

Posologie usuelle :

Elle est variable en fonction des indications, et adaptée par votre médecin en fonction de l'effet thérapeutique.

Effets indésirables possibles

Maux de tête, fréquents en début de traitement, bouffées de chaleur, rougeur cutanée.

Baisse de la tension artérielle, surtout chez la personne âgée.

Rarement : *troubles digestifs.*

Laboratoires Pierre Fabre

MONO-TILDIEM

Inhibiteur calcique — **sur ordonnance**

Présentation

- **MONO-TILDIEM LP 200 mg :** gélule à *libération prolongée* (rose et gris) ; boîte de 28.
  Liste I - Remb 65 % - **Prix : 20,64 €.**
- **MONO-TILDIEM LP 300 mg :** gélule à *libération prolongée* (rose et blanc) ; boîte de 28.
  Liste I - Remb 65 % - **Prix : 20,80 €.**

Composition

	p gél LP	p gél LP
Diltiazem chlorhydrate	200 mg	300 mg

Dans quel cas ce médicament est-il prescrit ?

Ce médicament est un *vasodilatateur* qui appartient à la famille des *inhibiteurs calciques.*

Il est utilisé dans :
- le *traitement préventif* des crises d'*angine de poitrine*,
- le traitement de l'*hypertension artérielle.*

Contre-indications

Ce médicament ne doit pas être utilisé dans les cas suivants :
- *insuffisance cardiaque* grave,
- rythme cardiaque inférieur à 40 battements par minute,
- *bloc auriculoventriculaire* grave et certaines maladies de l'automatisme cardiaque.

Attention : Des précautions sont nécessaires en cas d'*insuffisance rénale* ou *hépatique* et chez la personne âgée.
Signalez la prise de ce médicament à l'anesthésiste en cas d'intervention chirurgicale.

Interactions avec d'autres substances

Ce médicament peut interagir avec les *antiarythmiques.*

Informez par ailleurs votre médecin si vous prenez un *alphabloquant*, un *bêtabloquant* ou un médicament contenant de la carbamazépine, de la ciclosporine, de la rifampicine ou de l'amiodarone.

En outre, l'effet *antihypertenseur* de ce médicament peut être augmenté par certains médicaments tels que les *neuroleptiques*, les *antidépresseurs imipraminiques*, les médicaments contenant du baclofène ; il peut être diminué par les *corticoïdes.* Votre médecin doit être informé si vous êtes traité par l'un ou l'autre de ces médicaments.

Grossesse et allaitement

Ce médicament est déconseillé chez la femme enceinte ou susceptible de l'être. Si une grossesse survient au cours du traitement, prévenez votre médecin.

Ce médicament passe faiblement dans le lait maternel : l'allaitement est déconseillé sans avis médical.

Mode d'emploi et posologie

Prendre la gélule chaque jour au même moment au cours ou en dehors des repas.

Les gélules doivent être avalées avec un verre d'eau, sans être ouvertes ni croquées.

Posologie usuelle :

1 gélule par jour.

Conseils : Le traitement médicamenteux ne dispense pas des mesures simples pouvant faire baisser la tension artérielle : activité physique régulière, modération de la consommation de boissons alcoolisées, lutte contre l'excès de poids.

Effets indésirables possibles

Ralentissement important du cœur, *bloc auriculoventriculaire, réaction allergique* cutanée, gonflement des gencives. Ces effets nécessitent parfois l'arrêt du traitement.

Rarement :
- bouffées de chaleur, maux de tête, jambes lourdes ou enflées, *palpitations* ;
- fatigue, *troubles digestifs*, bouche sèche.

Exceptionnellement : *gynécomastie, syndrome extrapyramidal*, augmentation des *transaminases, hépatite.*

Laboratoires Sanofi-Synthélabo

MUSE

Médicament de l'impuissance — sur ordonnance

Présentation

- **MUSE 250 µg :** bâton pour usage urétral ; boîte unitaire. Liste I - Non remb.
- **MUSE 500 µg :** bâton pour usage urétral ; boîte unitaire. Liste I - Non remb.
- **MUSE 1000 µg :** bâton pour usage urétral ; boîte unitaire. Liste I - Non remb.

Composition

	p dose	p dose	p dose
Alprostadil	250 µg	500 µg	1000 µg

Dans quel cas ce médicament est-il prescrit ?

Ce médicament contient une substance de la famille des *prostaglandines*. Déposé dans l'urètre à l'aide d'un applicateur, il provoque une érection après un délai de 5 à 10 minutes. L'érection se prolonge entre 30 et 60 minutes.

Il est utilisé chez l'homme dans certains cas d'impuissance pour permettre une érection avant un rapport sexuel.

Contre-indications

Ce médicament ne doit pas être utilisé dans les cas suivants :
- *allergie* aux *prostaglandines* ;
- chez les hommes souffrant d'une maladie qui les prédispose au *priapisme* (drépanocytose, myélome multiple, leucémie) ;
- inflammation de l'urètre ou de pénis ;
- partenaire enceinte ou susceptible de l'être.

Attention : Ce médicament peut provoquer une érection anormalement prolongée et douloureuse (*priapisme*). La durée de l'érection induite par l'injection ne doit normalement pas dépasser une heure. Dans le cas contraire, il est possible que la dose injectée soit trop forte. Si l'érection dépasse trois heures, le médecin doit être joint en urgence pour qu'un traitement adapté puisse être mis en œuvre. Conservez en permanence sur vous le numéro de téléphone qui vous a été donné par le médecin en charge du traitement.

Des précautions sont nécessaires en cas de maladie cardiovasculaire récente, de maladie ou de traitement prédisposant aux *hémorragies*, de séquelles de lésions de la verge.

La première application doit être pratiquée au cabinet du médecin ; elle permet de vérifier que le médicament est bien supporté, et d'apprendre la technique d'auto-administration. Ne conseillez pas, ne donnez pas ce médicament à un ami souffrant du même problème : la consultation préalable est indispensable.

N'augmentez pas de vous-même la dose prescrite. Si le traitement ne vous semble pas assez efficace, consultez votre médecin.

Compte-tenu de ses effets indésirables potentiels, ce médicament peut, chez certaines personnes, ne pas être compatible avec la conduite automobile ou le maniement de machines dangereuses. Assurez-vous à l'occasion des premières prises que vous supportez bien ce médicament avant de conduire ou d'utiliser une machine.

Interactions avec d'autres substances

Ce médicament peut interagir avec les *anticoagulants*, les *vasodilatateurs* et les *antihypertenseurs*.

Grossesse et allaitement

Ce médicament passe dans le sperme : ce traitement est contre-indiqué lorsque la partenaire est enceinte ou susceptible de l'être. L'utilisation d'un préservatif est nécessaire.

Mode d'emploi et posologie

Ce médicament doit être appliqué dans l'urètre, en suivant la méthode apprise au cabinet médical.

Posologie usuelle :

La dose varie entre 125 et 1000 µg. Elle est déterminée par le médecin. Une érection qui dure plus d'une heure peut être un signe de *surdosage* : consultez votre médecin.

Ne dépassez en aucun cas 2 applications par 24 heures et plus de 7 par semaine.

Effets indésirables possibles

Fréquemment : maux de tête, vertiges, hypotension, sensation de brûlure, douleur à l'érection, saignements en cas de mauvaise manipulation.

Rarement : malaise, éruption cutanée, douleurs des membres inférieurs, infection urinaire, tachycardie, érection anormalement prolongée, douloureuse ou non (voir Attention).

Ont également été observées des brûlures ou des démangeaisons vaginales chez les partenaires des personnes utilisant ce produit.

Laboratoires Abbott-France

NABUCOX

Informations détaillées sur www.monvidal50.com

NAEMIS

Informations détaillées sur www.monvidal50.com

NAPROSYNE

Anti-inflammatoire non stéroïdien — sur ordonnance

Présentation

- **NAPROSYNE 250 mg :** comprimé (blanc) ; boîte de 12. Liste II - Remb 65 % - **Prix : 2,23 €.**
- **NAPROSYNE 500 mg :** comprimé (oblong ; blanc) ; boîte de 15. Liste II - Remb 65 % - **Prix : 5,79 €.**
- **NAPROSYNE 500 mg Adulte :** suppositoire ; boîte de 12. Liste II - Remb 35 % - **Prix : 4,23 €.**
- **NAPROSYNE 750 mg :** comprimé (orangé) ; boîte de 15. Liste II - Remb 65 % - **Prix : 7,31 €.**
- **NAPROSYNE 1 000 mg :** comprimé (blanc) ; boîte de 8. Liste II - Remb 65 % - **Prix : 4,87 €.**

Composition

	p cp	p cp	p suppos
Naproxène	250 mg	500 mg	500 mg

	p cp	p cp
Naproxène	750 mg	1 000 mg

Dans quel cas ce médicament est-il prescrit ?

Ce médicament est un *anti-inflammatoire* non stéroïdien (*AINS*). Il lutte contre l'*inflammation* et la douleur, fait baisser la fièvre et fluidifie le sang.

Il est utilisé dans :
- le *traitement symptomatique* des *rhumatismes inflammatoires*, de certaines *arthroses* douloureuses, des *tendinites*, des *lombalgies*, des douleurs faisant suite à un traumatisme de l'appareil locomoteur, des règles douloureuses ;
- le *traitement d'appoint* des manifestations inflammatoires de la bouche, du nez, de la gorge et des oreilles.

Il est utilisé chez l'enfant dans le traitement de la *polyarthrite rhumatoïde* (comprimé à 250 mg).

Contre-indications

Ce médicament ne doit pas être utilisé dans les cas suivants :
- *antécédent* d'*allergie* ou d'*asthme* provoqué par la prise d'*AINS*, y compris l'aspirine ;
- *ulcère* de l'estomac ou du *duodénum* ;
- *insuffisance hépatique* ou *rénale* grave ;
- *inflammation* ou saignement récent du rectum (suppositoire) ;
- enfant de moins de 15 ans (comprimés à 500 mg, 750 mg et 1 000 mg, suppositoire) ;
- enfant de moins de 25 kg (comprimé à 250 mg) ;
- **grossesse** (à partir du 6e mois).

Attention : Tout traitement prolongé ou surdosage d'*AINS* expose à des effets indésirables graves.

Certaines situations doivent conduire à ne poursuivre le traitement qu'après un avis médical :
- brûlures d'estomac importantes ou selles noires et nauséabondes pouvant traduire une irritation ou un saignement du tube digestif ;
- *réaction allergique* cutanée, crise d'*asthme* ;
- fatigue inhabituelle et intense, ou baisse brutale et importante du volume des urines chez une personne souffrant d'*insuffisance cardiaque*, déshydratée ou traitée par *diurétique*.

Des précautions sont nécessaires chez la personne âgée ou en cas d'*antécédent* d'*ulcère* de l'estomac ou du *duodénum* ou de risque hémorragique, notamment digestif (maladie de *Crohn*, *rectocolite hémorragique*).

Certains médecins considèrent que les anti-inflammatoires peuvent diminuer l'efficacité des stérilets et exposer à un risque de grossesse non désirée. Ce risque est actuellement très controversé.

Conducteur : ce médicament peut provoquer parfois des étourdissements et des troubles de la vue.

Interactions avec d'autres substances

Ce médicament peut interagir avec d'autres médicaments, notamment :
- l'aspirine et les autres *anti-inflammatoires* non stéroïdiens (*AINS*) : risque d'accroissement des effets indésirables ;
- les *anticoagulants* et les *antiagrégants plaquettaires* : augmentation du risque hémorragique ;
- le lithium (TÉRALITHE, NEUROLITHIUM...) : augmentation du taux de lithium dans le sang ;
- le méthotrexate.

Informez par ailleurs votre médecin ou votre pharmacien en cas de traitement par un *diurétique*, un *inhibiteur de l'enzyme de conversion*, un *inhibiteur de l'angiotensine II*, un *bêtabloquant* ou un médicament contenant de la ciclosporine.

Grossesse et allaitement

Des effets néfastes pour l'enfant à naître ont été mis en évidence lorsque les *AINS* sont utilisés au cours des 4 derniers mois de la grossesse ; le risque existe même avec une seule prise et même si la grossesse est à terme. L'usage de ce médicament est contre-indiqué pendant cette période, sauf dans certaines situations médicales très particulières.

Pendant les 5 premiers mois, l'effet de ce médicament est mal connu : seul votre médecin peut évaluer le risque éventuel de son utilisation dans votre cas.

Ce médicament passe dans le lait maternel ; un choix est donc nécessaire entre l'allaitement et la prise du médicament. Cette décision devra être prise en accord avec votre médecin.

Mode d'emploi et posologie

Les comprimés doivent être avalés, sans être croqués, de préférence au milieu des repas afin de limiter les effets digestifs indésirables.

Les suppositoires sont habituellement utilisés en remplacement des comprimés, notamment le soir.

Posologie usuelle :
- Adulte :
  - *traitement d'attaque* : 1 000 mg par jour (soit 1 comprimé à 500 mg, 2 fois par jour, ou 1 comprimé à 1 000 mg par jour, ou 1 comprimé à 500 mg le matin et 1 suppositoire à 500 mg le soir) ;
  - *traitement d'entretien* : 500 à 750 mg par jour (soit 2 comprimés à 250 mg ou 1 comprimé à 500 mg par jour, ou 1 comprimé à 750 mg par jour).
- Enfant de plus de 5 ans et de plus de 25 kg : en moyenne, 10 mg par kg et par jour ; soit, pour un enfant de 30 kg : 1 comprimé à 250 mg par jour.

Conseils : Ce médicament vous a été prescrit dans une situation précise : ne le conseillez pas à un proche et ne le réutilisez pas sans avis médical.

Ne dépassez pas la *posologie* ni la durée de traitement prescrites par votre médecin.

Les effets indésirables de ce médicament sur l'estomac peuvent survenir aussi bien avec les suppositoires qu'avec les comprimés.

Effets indésirables possibles

Troubles digestifs, *gastrite*, voire *ulcère* de l'estomac ou du *duodénum*, le plus souvent lors d'un traitement de longue durée ou à forte dose. Exceptionnellement : *hémorragie* du tube digestif (vomissements de sang ou selles noires).

Réaction allergique cutanée, *asthme*.

Maux de tête, *vertiges*, somnolence, difficulté de concentration, troubles de l'audition ou de la vision.

Pour les suppositoires : brûlure et démangeaisons rectales.

Laboratoires Grunenthal

NAPROXÈNE SODIQUE TÉVA

Anti-inflammatoire non stéroïdien — **sur ordonnance**

→ Ce médicament est un générique de APRANAX 275 mg et 550 mg (voir ce médicament).

Laboratoires Téva Classics

NAPROXÈNE TÉVA

Anti-inflammatoire non stéroïdien — **sur ordonnance**

→ Ce médicament est un générique de NAPROSYNE 250 mg et 500 mg (voir ce médicament).

Laboratoires Téva Classics

NATISPRAY

Dérivé de la trinitrine — **sur ordonnance**

Présentation

- **NATISPRAY 0,15 mg :** solution pour pulvérisation buccale ; flacon avec pompe doseuse (13,5 ml = 200 doses).
  Liste II - Remb 65 % - **Prix : 4,37 €**.
- **NATISPRAY 0,30 mg :** solution pour pulvérisation buccale ; flacon avec pompe doseuse (18 ml = 300 doses).
  Liste II - Remb 65 % - **Prix : 6,25 €**.

Composition

	p dose	p dose
Trinitrine	0,15 mg	0,30 mg
Alcool à 95°	0,02 ml	0,01 ml
Menthe, huile essentielle	+	+

Dans quel cas ce médicament est-il prescrit ?

Ce médicament *vasodilatateur* appartient à la famille des dérivés de la trinitrine. Il possède de nombreuses propriétés qui facilitent le travail du cœur : dilatation des veines, dilatation des artères à forte dose, prévention des spasmes des *artères coronaires*.

Il est utilisé dans :
- le *traitement préventif* et le *traitement curatif* des crises d'*angine de poitrine*,
- le *traitement d'appoint* de l'*œdème aigu du poumon* (solution à 0,30 mg).

Contre-indications

Ce médicament ne doit pas être utilisé dans les cas suivants :
- hypotension grave,
- en association au sildénafil (VIAGRA).

Attention : Des précautions particulières s'imposent en cas de *cardiomyopathie* obstructive ou d'*hypertension intracrânienne*.

Une crise d'*angine de poitrine* qui dure plus d'un quart d'heure malgré la prise de trinitrine peut être un *infarctus du myocarde* débutant qui requiert un traitement urgent. Consultez un service médical d'urgence ou appelez le 15.

L'usage du VIAGRA est contre-indiqué chez les personnes qui prennent ce médicament. Si une crise d'*angine de poitrine* survient pendant un acte sexuel consécutif à la prise de VIAGRA, ce médicament ne doit en aucun cas être utilisé ; si la crise persiste après quelques minutes de repos, il convient d'appeler le 15 pour prendre un avis médical.

Les boissons alcoolisées peuvent augmenter les effets hypotenseurs de ce médicament ; les excès sont déconseillés.

Compte-tenu de ses effets indésirables potentiels, ce médicament peut, chez certaines personnes, ne pas être compatible avec la conduite automobile ou le maniement de machines dangereuses. Assurez-vous à l'occasion des premières prises que vous supportez bien ce médicament avant de conduire ou d'utiliser une machine.

Interactions avec d'autres substances

Les *vasodilatateurs* de la famille des dérivés de la trinitrine ne doivent pas être associés au VIAGRA : risque de baisse de tension grave.

Informez votre médecin ou votre pharmacien si vous prenez d'autres médicaments susceptibles d'abaisser la tension artérielle.

Grossesse et allaitement

L'effet de ce médicament pendant la grossesse ou l'allaitement est mal connu : seul votre médecin peut évaluer le risque éventuel de son utilisation dans votre cas.

Mode d'emploi et posologie

Pulvériser une bouffée, sous la langue. Il est conseillé de ne pas respirer pendant la pulvérisation et de fermer la bouche immédiatement après. Le flacon doit être tenu verticalement, le plus près possible de la bouche.

La pompe doit être amorcée avant l'utilisation : vérifier que le médicament sort du flacon avant de placer l'embout devant la bouche.

Posologie usuelle :
- *Traitement curatif* de la crise d'*angine de poitrine* : 1 pulvérisation à renouveler si nécessaire 1 ou 2 fois (solution à 0,15 mg) ou 1 fois (solution à 0,30 mg).
- *Traitement préventif* : 1 pulvérisation 2 ou 3 minutes avant une circonstance susceptible de déclencher une crise.

Les doses sont plus fortes en cas d'*insuffisance cardiaque* aiguë avec *œdème* du poumon.

Conseils : Compte tenu du risque d'*hypotension orthostatique*, il est conseillé d'utiliser ce médicament en position assise pour éviter tout risque de chute.

N'abusez pas de ce médicament ; il peut provoquer des maux de tête importants.

Effets indésirables possibles

Maux de tête, surtout en début de traitement, bouffées de chaleur, rougeur cutanée.

Baisse de la tension artérielle pouvant se traduire par des malaises, surtout chez la personne âgée, vertiges, *hypotension orthostatique*.

Nausées, vomissements.

Laboratoires Procter & Gamble

NEBILOX

Informations détaillées sur www.monvidal50.com

NEXEN

Anti-inflammatoire non stéroïdien — **sur ordonnance**

Présentation

- **NEXEN 100 mg :** comprimé ; boîte de 30.
  Liste I - Remb 35 % - **Prix : 7,42 €.**
- **NEXEN 100 mg :** granulés pour solution buvable (arôme orange) ; boîte de 30 sachets.
  Liste I - Remb 35 % - **Prix : 7,42 €.**

Composition

	p cp	p sachet
Nimésulide	100 mg	100 mg
Saccharose		1,8 g
Lactose	+	

Dans quel cas ce médicament est-il prescrit ?

Ce médicament est un *anti-inflammatoire* non stéroïdien (*AINS*). Il lutte contre l'*inflammation* et la douleur, fait baisser la fièvre et fluidifie le sang.

Il est utilisé dans le traitement de l'*arthrose* douloureuse.

Contre-indications

Ce médicament ne doit pas être utilisé dans les cas suivants :

- *antécédent* d'*allergie* ou d'*asthme* provoqué par la prise d'*AINS*, y compris l'aspirine ;
- *ulcère* de l'estomac ou du *duodénum* ;
- *insuffisance hépatique* ou *rénale* graves ;
- enfant de moins de 15 ans ;
- **grossesse** (à partir du 6e mois).

Attention : Tout traitement prolongé ou *surdosage* d'*AINS* expose à des effets indésirables graves.

Des précautions sont nécessaires chez la personne souffrant d'*antécédent* d'*ulcère* de l'estomac ou du *duodénum*, ou présentant un risque hémorragique, notamment digestif (maladie de Crohn, rectocolite hémorragique).

Certaines situations doivent conduire à ne poursuivre le traitement qu'après un avis médical :

- brûlures d'estomac importantes ou selles noires et nauséabondes pouvant traduire une irritation ou un saignement du tube digestif ;
- *réaction allergique* cutanée, crise d'*asthme* ;
- fatigue inhabituelle et intense, ou baisse brutale et importante du volume des urines chez une personne souffrant d'*insuffisance cardiaque*, déshydratée ou traitée par *diurétique*.

Certains médecins considèrent que les anti-inflammatoires peuvent diminuer l'efficacité des stérilets et exposer à un risque de grossesse non désirée. Ce risque est actuellement très controversé.

Conducteur : ce médicament peut provoquer parfois des étourdissements et des troubles de la vue.

Interactions avec d'autres substances

Ce médicament peut interagir avec d'autres médicaments, notamment :

- l'aspirine et les autres *anti-inflammatoires* non stéroïdiens (*AINS*) : risque d'accroissement des effets indésirables ;
- les *anticoagulants* et les *antiagrégants plaquettaires* : augmentation du risque hémorragique ;
- le lithium (TÉRALITHE, NEUROLITHIUM...) : augmentation du taux de lithium dans le sang ;
- le méthotrexate.

Informez par ailleurs votre médecin ou votre pharmacien en cas de traitement par un *diurétique*, un *inhibiteur de l'enzyme de conversion*, un *inhibiteur de l'angiotensine II*, un *bêtabloquant* ou un médicament contenant de la ciclosporine.

Grossesse et allaitement

Des effets néfastes pour l'enfant à naître ont été mis en évidence lorsque les *AINS* sont utilisés au cours des 4 derniers mois de la grossesse ; le risque existe même avec une seule prise et même si la grossesse est à terme. L'usage de ce médicament est contre-indiqué pendant cette période, sauf dans certaines situations médicales très particulières.

Pendant les 5 premiers mois, l'effet de ce médicament est mal connu : seul votre médecin peut évaluer le risque éventuel de son utilisation dans votre cas.

Ce médicament passe dans le lait maternel ; un choix est donc nécessaire entre l'allaitement et la prise du médicament. Cette décision devra être prise en accord avec votre médecin.

Mode d'emploi et posologie

Ce médicament est pris de préférence après les repas.

Les comprimés doivent être avalés avec un verre d'eau sans être croqués ni écrasés.

Le contenu des sachets doit être dissous dans un grand verre d'eau.

Posologie usuelle :

- Adulte : 1 comprimé ou 1 sachet, matin et soir.

Conseils : Ne dépassez pas la *posologie* ni la durée de traitement prescrites par votre médecin.
Ce médicament vous a été prescrit dans une situation précise : ne le conseillez pas à un proche, ne le réutilisez pas sans avis médical.

Effets indésirables possibles

Troubles digestifs, *gastrite*, voire *ulcère* de l'estomac ou du *duodénum*, le plus souvent lors d'un traitement de longue durée ou à forte dose.

Rarement :

- *réaction allergique* : *éruption cutanée*, démangeaisons, *asthme*... ;
- *hémorragie* du tube digestif (vomissements sanglants, selles noires, ou plus souvent pertes de sang imperceptibles, responsables de l'apparition progressive d'une *anémie*) ;
- sensation de *vertiges*, somnolence, maux de tête ;
- augmentation des *transaminases*.

Laboratoires Thérabel Lucien Pharma

NICOGUM

Informations détaillées sur www.monvidal50.com

NICOPASS

Informations détaillées sur www.monvidal50.com

NICOPATCH

Médicament du sevrage tabagique

Présentation

- **NICOPATCH 7 mg/24 h :** *dispositif transdermique* de 10 cm^2 ; boîte de 7.
  Non remb.
- **NICOPATCH 7 mg/24 h :** *dispositif transdermique* de 10 cm^2 ; boîte de 28.
  Non remb.
- **NICOPATCH 14 mg/24 h :** *dispositif transdermique* de 20 cm^2 ; boîte de 7.
  Non remb.
- **NICOPATCH 14 mg/24 h :** *dispositif transdermique* de 20 cm^2 ; boîte de 28.
  Non remb.
- **NICOPATCH 21 mg/24 h :** *dispositif transdermique* de 30 cm^2 ; boîte de 7.
  Non remb.
- **NICOPATCH 21 mg/24 h :** *dispositif transdermique* de 30 cm^2 ; boîte de 28.
  Non remb.

Composition	p 10 cm^2	p 20 cm^2	p 30 cm^2
Nicotine libérée/24 h	7 mg	14 mg	21 mg

Dans quel cas ce médicament est-il prescrit ?

Ce médicament aide les fumeurs à se désintoxiquer du tabac. Le *dispositif transdermique* (timbre) contient de la nicotine, principale substance active du tabac ; celle-ci traverse la peau, gagne le sang et agit sur le système nerveux, permettant ainsi au fumeur de ne pas ressentir les *symptômes* dus à l'arrêt du tabac.

Il est utilisé exclusivement chez les fumeurs nicotino-dépendants, c'est-à-dire qui avalent la fumée et ne peuvent se passer de fumer plus de quelques heures.

Contre-indications

Ce médicament ne doit pas être utilisé dans les cas suivants :

- non fumeur ou fumeur occasionnel,
- maladie de peau étendue ne permettant pas de coller le timbre.

Attention : La mise en place du timbre (patch) doit conduire à un arrêt total du tabac.
N'utilisez pas d'autres médicaments contenant de la nicotine, notamment les gommes à mâcher (chewing-gums).
Ne laissez pas le timbre neuf ou usagé à la portée des enfants : une application intempestive peut être à l'origine d'accidents graves. Pliez le timbre avant de le jeter.
Des précautions sont nécessaires en cas d'*ulcère* de l'estomac ou du *duodénum*, d'*insuffisance rénale* ou *hépatique*. Dans ces situations, une consultation médicale préalable est indispensable avant d'utiliser ce médicament et un arrêt du tabac sans traitement de substitution peut être nécessaire.

Interactions avec d'autres substances

Ce médicament ne doit pas être associé à d'autres apports de nicotine : cigarette, autre médicament en contenant.

Par ailleurs, les produits contenus dans la fumée du tabac peuvent accélérer la vitesse d'élimination de certains médicaments, la théophylline notamment. Lors de l'arrêt du tabagisme, ces médicaments peuvent voir leur effet renforcé et des signes de *surdosage* peuvent apparaître. Contactez votre médecin au moindre doute.

Grossesse et allaitement

Le tabagisme chez la femme enceinte peut être à l'origine d'un retard de croissance du fœtus. L'arrêt du tabac est donc toujours souhaitable. Chez les femmes fortement dépendantes à la nicotine, l'usage de ce médicament peut être une aide, mais les effets de la nicotine seule sur le fœtus sont mal connus. Ce médicament a l'avantage de ne pas exposer le fœtus aux autres toxiques présents dans la fumée du tabac. En résumé : si l'idéal est de ne pas fumer et de ne pas exposer le fœtus à des apports de nicotine, l'usage de ce médicament est un moindre mal par rapport au tabac.

La nicotine passe dans le lait maternel, l'allaitement est déconseillé pendant le traitement.

Mode d'emploi et posologie

Il existe 3 dosages correspondant à 3 surfaces de timbre différentes : la quantité de nicotine qui passe dans le sang est proportionnelle à la surface du *dispositif transdermique*.

Le dosage le plus fort est destiné aux grands fumeurs ou aux fumeurs de cigarettes riches en nicotine ; une forte *dépendance* à la nicotine peut également conduire des fumeurs modérés à préférer le dosage fort.

En pratique, il est utile de connaître les signes de sous ou *surdosage* pour adapter le choix du dosage après 1 ou 2 jours de traitement :

- le surdosage aboutit à l'état du fumeur qui a trop fumé et se traduit principalement par un état nauséeux et des maux de tête. Des troubles de la vue ou de l'audition, un tremblement, des vertiges sont également possibles ;
- un sous-dosage provoque des symptômes de manque : irritabilité, nervosité, crampes d'estomac (sorte de faim douloureuse), difficulté de concentration.

Une fois le sevrage obtenu, il convient de passer à un timbre moins dosé après une période de 3 à 4 semaines, puis à l'arrêt après l'utilisation du dosage le plus faible.

Appliquer le timbre sur une région sèche, pauvre en poils, et dépourvue de lésions cutanées. Libérer la surface adhésive et appliquer soigneusement le timbre en effectuant une pression sur toute sa surface. Changer d'emplacement tous les jours.

Posologie usuelle :

- Adulte : le timbre est posé le matin, après la toilette. Il doit normalement être gardé jusqu'au lendemain.

Il est recommandé de ne pas dépasser 6 mois de traitement continu.

Conseils : Ce médicament peut-être utilisé par des fumeurs sans consultation médicale, il est en vente libre. Les conseils de votre pharmacien sont précieux, il pourra vous aider à déterminer le meilleur moment pour arrêter de fumer et vous expliquera les causes d'échec.

La nicotine prise par *voie* cutanée en remplacement de la cigarette présente la même nocivité cardiovasculaire que celle qui est contenue dans le tabac. Seul le risque de cancer du poumon disparaît. Lorsque l'arrêt du tabac est motivé par des raisons médicales urgentes : *infarctus* récent, *artérite*, *gastrite* ou *ulcère*, il est préférable d'arrêter l'absorption de nicotine sous toutes ses formes.

Comme toutes les méthodes antitabac utilisées pour aider les fumeurs, ce médicament ne peut être efficace que lorsque la volonté d'arrêter de fumer est personnelle et s'accompagne d'une forte motivation. C'est cette motivation qui permettra de lutter contre l'envie de fumer, sans être forcé de faire en permanence appel à la volonté qui s'émousse avec le temps. Un arrêt du tabac durable chez le fumeur suppose que celui-ci considère le tabac comme un poison, une dépendance inacceptable. Il doit se faire à l'idée qu'il ne fumera plus jamais, dès le début du sevrage. Chaque jour sans tabac doit être vécu comme une libération, et non comme un calvaire. Le fumeur qui est dans cet état d'esprit est un bon candidat au sevrage définitif.

L'arrêt du tabac, qui est une véritable drogue, induit de nombreux problèmes : une prise de poids est fréquente, des troubles de la concentration peuvent durer plusieurs semaines. Un *état dépressif* léger est possible. La prise de poids doit être combattue par un régime, et si possible par un programme sportif qui a l'avantage de réconcilier le fumeur avec son corps. N'hésitez pas à consulter votre médecin en cas de difficulté ; ses conseils et son expérience seront précieux pour lutter contre les rechutes.

Garder le timbre la nuit permet de combattre les *symptômes* de manque au lever. Néanmoins, le port nocturne peut provoquer des troubles du sommeil. Dans ce cas, il peut être préférable d'ôter le timbre au coucher.

Pensez à vous laver les mains après l'application et évitez tout contact avec les yeux ou le nez.

Effets indésirables possibles

Réactions locales : rougeur et démangeaisons au niveau de l'application pouvant nécessiter l'arrêt du traitement en cas de réaction importante.

Également : *palpitations*, maux de tête, insomnie, *vertiges*, troubles des rêves, nausées, vomissements.

Laboratoires Pierre Fabre Santé

NICORETTE DISPOSITIF TRANSDERMIQUE

Informations détaillées sur www.monvidal50.com

NICORETTE GOMME

Médicament du sevrage tabagique

Présentation

- **NICORETTE 2 mg SANS SUCRE :** gomme à mâcher ; boîte de 36. Non remb.
- **NICORETTE 2 mg SANS SUCRE :** gomme à mâcher ; boîte de 96. Non remb.
- **NICORETTE MENTHE 2 mg SANS SUCRE :** gomme à mâcher ; boîte de 36. Non remb.
- **NICORETTE MENTHE 2 mg SANS SUCRE :** gomme à mâcher ; boîte de 96. Non remb.
- **NICORETTE ORANGE 2 mg SANS SUCRE :** gomme à mâcher ; boîte de 36. Non remb.
- **NICORETTE ORANGE 2 mg SANS SUCRE :** gomme à mâcher ; boîte de 96. Non remb.
- **NICORETTE 4 mg SANS SUCRE :** gomme à mâcher ; boîte de 36. Non remb.
- **NICORETTE 4 mg SANS SUCRE :** gomme à mâcher ; boîte de 96. Non remb.
- **NICORETTE MENTHE 4 mg SANS SUCRE :** gomme à mâcher ; boîte de 36. Non remb.

Composition

	p gomme	p gomme
Nicotine	2 mg	4 mg

Dans quel cas ce médicament est-il prescrit ?

Ce médicament aide les fumeurs à se désintoxiquer du tabac. La gomme à mâcher apporte dans le sang, par l'intermédiaire de la salive, la nicotine, principale substance active du tabac, responsable de l'accoutumance.

Il est utilisé soit pour arrêter définitivement de fumer, soit pour arrêter temporairement.

Contre-indications

Ce médicament ne doit pas être utilisé chez le non fumeur ou le fumeur occasionnel.

Attention : L'arrêt du tabac est impératif avant de commencer le traitement.

Des précautions sont nécessaires en cas d'*ulcère* de l'estomac ou du *duodénum*, d'*insuffisance rénale* ou *hépatique*. Dans ces situations, une consultation médicale préalable est indispensable avant d'utiliser ce médicament ; un arrêt du tabac sans traitement de substitution peut être nécessaire.

N'utilisez pas d'autres médicaments contenant de la nicotine, notamment les *dispositifs transdermiques* (voir Interactions avec d'autres substances).

Ce chewing-gum est un médicament. Ne le laissez pas à la portée des enfants.

Le port d'une prothèse dentaire peut entraîner des problèmes lors de la mastication des gommes : consultez votre dentiste.

Si, après 10 jours de traitement, vous recommencez à fumer : consultez votre médecin afin d'adopter avec lui une nouvelle stratégie antitabac.

Interactions avec d'autres substances

Ce médicament ne doit pas être associé à d'autres apports de nicotine : cigarette, autre médicament en contenant.

Par ailleurs, les produits contenus dans la fumée du tabac peuvent accélérer la vitesse d'élimination de certains médicaments, la théophylline notamment. Lors de l'arrêt du tabagisme, ces médicaments peuvent voir leur effet renforcé et des signes de *surdosage* peuvent apparaître. Contactez votre médecin au moindre doute.

Grossesse et allaitement

Le tabagisme chez la femme enceinte peut être à l'origine d'un retard de croissance du fœtus. L'arrêt du tabac est donc toujours souhaitable. Chez les femmes fortement dépendantes à la nicotine, l'usage de ce médicament peut être une aide, mais les effets de la nicotine seule sur le fœtus sont mal connus. Ce médicament a l'avantage de ne pas exposer le fœtus aux autres toxiques présents dans la fumée du tabac. En résumé : si l'idéal est de ne pas fumer et de ne pas exposer le fœtus à des apports de nicotine, l'usage de ce médicament est un moindre mal par rapport au tabac.

La nicotine passe dans le lait maternel, l'allaitement est déconseillé pendant le traitement.

Si l'allaitement maternel est néanmoins choisi, prendre de préférence le médicament après la tétée.

Mode d'emploi et posologie

Le choix du dosage est fonction de la *dépendance* initiale à la nicotine : les gommes à 4 mg sont adaptées aux fumeurs fortement ou très fortement dépendants. Elles peuvent également être utilisées par les fumeurs peu dépendants qui préfèrent limiter le nombre de gommes mâchées quotidiennement.

En pratique, il est utile de connaître les signes de sous ou *surdosage* pour adapter la *posologie* après quelques jours de traitement :

- le surdosage aboutit à l'état du fumeur qui a trop fumé et se traduit principalement par un état nauséeux et des maux de tête. Des troubles de la vue ou de l'audition, un tremblement, des vertiges sont également possibles ;
- un sous-dosage provoque des *symptômes* de manque : irritabilité, nervosité, crampes d'estomac (sorte de faim douloureuse), difficulté de concentration.

Dès que le désir de fumer est surmonté, réduire progressivement le nombre de gommes ou passer au dosage inférieur, jusqu'à désaccoutumance complète.

Mâcher très lentement chaque gomme afin de permettre l'absorption lente et régulière de la nicotine par les vaisseaux sanguins de la langue : après une première mastication, garder la gomme contre la joue pendant 10 minutes pour la ramollir. Mâcher ensuite le chewing-gum chaque minute (environ 20 fois en 20 minutes). Au bout de 30 minutes de mastication, la gomme n'est plus efficace.

Posologie usuelle :

- Adulte : mâcher une gomme à chaque fois que le besoin de fumer se fait sentir. Ne pas dépasser 30 gommes à 2 mg ou 15 gommes à 4 mg par jour.

Ne pas dépasser 6 mois de traitement continu.

Conseils : Ce médicament peut être utilisé par des fumeurs sans consultation médicale, il est en vente libre. Les conseils de votre pharmacien sont précieux, il pourra vous aider à déterminer le meilleur moment pour arrêter de fumer et vous expliquera les causes d'échec.

La nicotine prise par *voie* orale en remplacement de la cigarette présente la même nocivité cardiovasculaire que celle qui est contenue dans le tabac. Seul le risque de cancer du poumon disparaît. Lorsque l'arrêt du tabac est motivé par des raisons médicales urgentes : *infarctus* récent, *artérite*, *gastrite* ou *ulcère*, il est préférable d'arrêter l'absorption de nicotine sous toutes ses formes.

Comme toutes les méthodes antitabac utilisées pour aider les fumeurs, ce médicament ne peut être efficace que lorsque la volonté d'arrêter de fumer est personnelle et s'accompagne d'une forte motivation. C'est cette motivation qui permettra de lutter contre l'envie de fumer, sans être forcé de faire en permanence appel à la volonté qui s'émousse avec le temps. Un arrêt du tabac durable chez le fumeur suppose que celui-ci considère le tabac comme un poison, une dépendance inacceptable. Il doit se faire à l'idée qu'il ne fumera plus jamais, dès le début du sevrage. Chaque jour sans tabac doit être vécu comme une libération, et non comme un calvaire. Le fumeur qui est dans cet état d'esprit est un bon candidat au sevrage définitif.

L'arrêt du tabac, qui est une véritable drogue, induit de nombreux problèmes : une prise de poids est fréquente, des troubles de la concentration peuvent durer plusieurs semaines. Un *état dépressif* léger est possible. La prise de poids doit être combattue par un régime, et si possible par un programme sportif qui a l'avantage de réconcilier le fumeur avec son corps.

N'hésitez pas à consulter votre médecin en cas de difficulté ; ses conseils et son expérience seront précieux pour lutter contre les rechutes.

Effets indésirables possibles

Irritation de la bouche ou de la gorge, douleur des mâchoires.

Nausées, troubles de la digestion, hoquet, maux de tête, *éruption cutanée*, *palpitations*.

Rarement : *troubles du rythme cardiaque*, *réaction allergique*.

Comme tous les médicaments et confiseries contenant des sucres non absorbables (sorbitol, maltitol...), possibilité de *diarrhée* en cas d'apport important.

Laboratoires Pharmacia SAS

NICORETTE INHALEUR

Médicament du sevrage tabagique

Présentation

- **NICORETTE inhaleur 10 mg :** cartouche pour inhalation buccale ; boîte de 6 tampons + 1 dispositif + 1 étui protecteur. Non remb.
- **NICORETTE inhaleur 10 mg :** cartouche pour inhalation buccale ; boîte de 18 tampons + 1 dispositif. Non remb.

Composition

	p cartouche
Nicotine	10 mg

Dans quel cas ce médicament est-il prescrit ?

Ce médicament aide les fumeurs à se désintoxiquer du tabac ou à mieux supporter une période temporaire pendant laquelle ils ne peuvent ou ne doivent pas fumer. Si la méthode d'inhalation se rapproche de l'usage d'une cigarette, le mécanisme d'absorption de la nicotine est différent : le tampon contenu dans la cartouche libère une petite dose de nicotine à chaque inhalation qui ne parvient pas dans les poumons, mais se dépose dans la bouche. La nicotine est alors lentement absorbée par la muqueuse buccale. Ce mécanisme d'absorption est donc plus proche de celui des fumeurs de pipe ou de cigare qui n'avalent pas la fumée. Il est également similaire dans son effet à l'usage des gommes à mâcher contenant de la nicotine.

L'inhalation de la fumée d'une cigarette permet une absorption immédiate de la nicotine et une élévation rapide de son taux sanguin. Cette succession de pics sanguins et les fortes variations du taux de nicotine font partie des mécanismes qui entretiennent la dépendance tabagique. Au contraire, ce dispositif, comme les gommes à mâcher ou les timbres, procure des taux sanguins beaucoup plus stables et facilite la désaccoutumance à la nicotine.

Il ne faut donc pas s'attendre à retrouver avec l'inhaleur des sensations identiques à celles procurées par le tabac : les taux sanguins de nicotine obtenus avec ce substitut sont de l'ordre du 1/3 de ceux obtenus avec une cigarette.

Ce médicament peut être utilisé soit pour arrêter définitivement de fumer, soit pour arrêter temporairement.

Contre-indications

Ce médicament ne doit pas être utilisé chez le non fumeur ou chez le fumeur occasionnel.

Attention : Dans l'optique d'une désintoxication définitive, l'arrêt du tabac est une condition nécessaire au succès du traitement.

Un avis médical est nécessaire en cas d'*ulcère* actif de l'estomac ou du *duodénum*, d'*insuffisance hépatique* ou *rénale* grave, d'*asthme*, de maladie chronique de la gorge.

N'utilisez pas d'autres médicaments contenant de la nicotine, notamment les *dispositifs transdermiques* sans avis médical

Certains médicaments étant plus rapidement dégradés par le foie chez les fumeurs, leur effet pourrait être augmenté au début du sevrage tabagique (voir Interactions avec d'autres substances).

La nicotine est une substance toxique. Ne laissez pas les cartouches neuves ou usagées à la portée des enfants. L'usage de ce médicament est réservé aux adultes et aux adolescents de plus de 15 ans.

Interactions avec d'autres substances

Ce médicament ne doit pas être associé à d'autres apports de nicotine : cigarette, autre médicament en contenant.

Par ailleurs, les produits contenus dans la fumée du tabac peuvent accélérer la vitesse d'élimination de certains médicaments, la théophylline notamment. Lors de l'arrêt du tabagisme, ces médicaments peuvent voir leur effet renforcé et des signes de *surdosage* peuvent apparaître. Contactez votre médecin au moindre doute.

Grossesse et allaitement

Le tabagisme chez la femme enceinte peut être à l'origine d'un retard de croissance du fœtus. L'arrêt du tabac est donc toujours souhaitable. Chez les femmes fortement dépendantes à la nicotine, l'usage de ce médicament peut être une aide, mais les effets de la nicotine seule sur le fœtus sont mal connus. Ce médicament a l'avantage de ne pas exposer le fœtus aux autres toxiques présents dans la fumée du tabac. En résumé : si l'idéal est de ne pas fumer et de ne pas exposer le fœtus à des apports de nicotine, l'usage de ce médicament est un moindre mal par rapport au tabac.

La nicotine passe dans le lait maternel, l'allaitement est déconseillé pendant le traitement.

Si l'allaitement maternel est néanmoins choisi, utiliser de préférence le dispositif après la têtée.

Mode d'emploi et posologie

Ouvrir le dispositif en alignant les repères situés sur chacune de ses deux parties.

Prélever une cartouche scellée dans la plaquette et l'enfoncer fermement dans la partie inférieure du dispositif jusqu'à ce que le film protecteur cède.

Mettre en place la partie supérieure du dispositif en alignant à nouveau les repères et rapprocher les deux parties (ce qui ouvre l'autre extrémité de la cartouche). Faire tourner une partie par rapport à l'autre pour désaligner les repères et verrouiller le dispositif.

La durée normale d'utilisation d'une cartouche neuve est d'environ 20 minutes. Avant de placer une cartouche neuve, jeter la cartouche usagée hors de portée des enfants.

Posologie usuelle :

Arrêt complet du tabac :

Dans cet objectif, le traitement de la dépendance à la nicotine suit habituellement 2 phases : pendant 3 mois, utiliser une cartouche chaque fois que l'envie de fumer se fait sentir, sans dépasser 12 cartouches par jour. Cette période de 3 mois peut varier d'une personne à l'autre et sa fin correspond à une forte diminution ou une disparition de l'envie de fumer. La deuxième phase, qui dure 6 à 8 semaines, correspond à une diminution progressive du nombre de cartouches journalières, jusqu'à l'arrêt. Le traitement ne doit pas dépasser 6 mois au total.

Arrêt temporaire du tabac :

Le principe est le même, mais la durée du traitement est fonction du contexte ayant nécessité un arrêt temporaire du tabagisme.

Conseils : Ce médicament peut être utilisé par des fumeurs sans consultation médicale, il est en vente libre. Les conseils de votre pharmacien sont précieux, il pourra vous aider à déterminer le meilleur moment pour arrêter de fumer et vous expliquera les causes d'échec.

La nicotine prise par *voie* orale en remplacement de la cigarette présente la même nocivité cardiovasculaire que celle qui est contenue dans le tabac. Seul le risque de cancer du poumon disparaît. Lorsque l'arrêt du tabac est motivé par des raisons médicales urgentes : *infarctus* récent, *artérite*, *gastrite* ou *ulcère*, il est préférable d'arrêter l'absorption de nicotine sous toutes ses formes.

Comme toutes les méthodes antitabac utilisées pour aider les fumeurs, ce médicament ne peut être efficace que lorsque la volonté d'arrêter de fumer est personnelle et s'accompagne d'une forte motivation. C'est cette motivation qui permettra de lutter contre l'envie de fumer, sans être forcé de faire en permanence appel à la volonté qui s'émousse avec le temps. Un arrêt du tabac durable chez le fumeur suppose que celui-ci considère le tabac comme un poison, une dépendance inacceptable. Il doit se faire à l'idée qu'il ne fumera plus jamais, dès le début du sevrage. Chaque jour sans tabac doit être vécu comme une libération, et non comme un calvaire. Le fumeur qui est dans cet état d'esprit est un bon candidat au sevrage définitif.

L'arrêt du tabac, qui est une véritable drogue, induit de nombreux problèmes : une prise de poids est fréquente, des troubles de la concentration peuvent durer plusieurs semaines. Un *état dépressif* léger est possible. La prise de poids doit être combattue par un régime, et si possible par un programme sportif qui a l'avantage de réconcilier le fumeur avec son corps.

N'hésitez pas à consulter votre médecin en cas de difficulté ; ses conseils et son expérience seront précieux pour lutter contre les rechutes.

Effets indésirables possibles

Maux de tête, irritation de la gorge, nausée, vomissements, hoquet, douleurs d'estomac, toux, congestion nasale, sinusite ; ces troubles sont provoqués par la nicotine.

Rarement (moins de 1 % des sujets) : *palpitations*, troubles du sommeil, *vertiges*, aphtes.

Laboratoires Pharmacia SAS

NICORETTE MICROTAB

Informations détaillées sur www.monvidal50.com

NICOTINELL COMPRIMÉ

Médicament du sevrage tabagique

Présentation

- **NICOTINELL MENTHE 1mg SANS SUCRE :** comprimé à sucer (blanc ; arôme menthe) ; boîte de 36.
  Non remb.

Composition

	p cp
Nicotine	1 mg
Maltitol	+
Aspartam	+

Dans quel cas ce médicament est-il prescrit ?

Ce médicament aide les fumeurs à se désintoxiquer du tabac. Le comprimé apporte dans le sang, par l'intermédiaire de la salive, la nicotine, principale substance active du tabac, responsable de l'accoutumance.

Contre-indications

Ce médicament ne doit pas être utilisé dans les cas suivants :

- non fumeur,
- *infarctus du myocarde* récent,

- *angine de poitrine* d'aggravation récente,
- angor de *Printzmetal*,
- *troubles du rythme cardiaque* grave,
- *accident vasculaire cérébral* récent,
- *phénylcétonurie* (présence d'aspartam).

Attention : L'arrêt du tabac est impératif avant de commencer le traitement.

Des précautions sont nécessaires en cas de maladie cardiaque grave, d'*hypertension*, d'*ulcère* de l'estomac ou du *duodénum*, d'*hyperthyroïdie*, de *phéochromocytome*, de *diabète*, d'*insuffisance rénale* ou *hépatique* ou d'*artérite* des membres inférieurs. Dans ces situations, une consultation médicale préalable est indispensable avant d'utiliser ce médicament ; un arrêt du tabac sans traitement de substitution peut être nécessaire.

N'utilisez pas d'autres médicaments contenant de la nicotine, notamment les *dispositifs transdermiques* (voir Interactions avec d'autres substances).

Ne le laissez pas ce médicament à la portée des enfants.

Si, après 10 jours de traitement, vous recommencez à fumer : consultez votre médecin afin d'adopter avec lui une nouvelle stratégie antitabac.

Interactions avec d'autres substances

Ce médicament ne doit pas être associé à d'autres apports de nicotine : cigarette, autre médicament en contenant.

Par ailleurs, les produits contenus dans la fumée du tabac peuvent accélérer la vitesse d'élimination de certains médicaments, la théophylline notamment. Lors de l'arrêt du tabagisme, ces médicaments peuvent voir leur effet renforcé et des signes de *surdosage* peuvent apparaître. Contactez votre médecin au moindre doute.

L'absorption de café ou de boisson gazeuse dans les 15 minutes précédant la prise du comprimé à sucer peut diminuer l'absorption de la nicotine et donc l'effet de ce médicament.

Grossesse et allaitement

Le tabagisme chez la femme enceinte peut être à l'origine d'un retard de croissance du fœtus. L'arrêt du tabac est donc toujours souhaitable. Chez les femmes fortement dépendantes à la nicotine, l'usage de ce médicament peut être une aide, mais les effets de la nicotine seule sur le fœtus sont mal connus. Ce médicament a l'avantage de ne pas exposer le fœtus aux autres toxiques présents dans la fumée du tabac. En résumé : si l'idéal est de ne pas fumer et de ne pas exposer le fœtus à des apports de nicotine, l'usage de ce médicament est un moindre mal par rapport au tabac.

La nicotine passe dans le lait maternel, l'allaitement est déconseillé pendant le traitement.

Si l'allaitement maternel est néanmoins choisi, prendre les comprimés de préférence après la tétée.

Mode d'emploi et posologie

Les comprimés à 1 mg sont adaptées aux fumeurs moyennement dépendants.

En pratique, il est utile de connaître les signes de sous ou *surdosage* pour adapter la *posologie* après quelques jours de traitement :

- le surdosage aboutit à l'état du fumeur qui a trop fumé et se traduit principalement par un état nauséeux et des maux de tête. Des troubles de la vue ou de l'audition, un tremblement, des vertiges sont également possibles ;
- un sous-dosage provoque des *symptômes* de manque : irritabilité, nervosité, crampes d'estomac (sorte de faim douloureuse), difficulté de concentration.

Dès que le désir de fumer est surmonté, réduire progressivement le nombre de comprimés, jusqu'à désaccoutumance complète.

Afin de permettre l'absorption lente et régulière de la nicotine par les vaisseaux sanguins de la langue, sucer le comprimé jusqu'à ce que le goût devienne fort, puis le placer contre la joue le temps que le goût s'estompe dans la bouche. Recommencer alors l'opération. Au bout de 30 minutes, la dissolution du comprimé doit être complète.

Posologie usuelle :

- Adulte de plus de 18 ans : sucer un comprimé à chaque fois que le besoin de fumer se fait sentir. Ne pas dépasser 30 comprimés par jour.

Ne pas dépasser 6 mois de traitement continu.

Conseils : Ce médicament peut être utilisé par des fumeurs sans consultation médicale, il est en vente libre. Les conseils de votre pharmacien sont précieux, il pourra vous aider à déterminer le meilleur moment pour arrêter de fumer et vous expliquera les causes d'échec.

La nicotine prise par *voie* orale en remplacement de la cigarette présente la même nocivité cardiovasculaire que celle qui est contenue dans le tabac. Seul le risque de cancer du poumon disparaît. Lorsque l'arrêt du tabac est motivé par des raisons médicales urgentes : *infarctus* récent, *artérite*, *gastrite* ou *ulcère*, il est préférable d'arrêter l'absorption de nicotine sous toutes ses formes.

Comme toutes les méthodes antitabac utilisées pour aider les fumeurs, ce médicament ne peut être efficace que lorsque la volonté d'arrêter de fumer est personnelle et s'accompagne d'une forte motivation. C'est cette motivation qui permettra de lutter contre l'envie de fumer, sans être forcé de faire en permanence appel à la volonté qui s'émousse avec le temps. Un arrêt du tabac durable chez le fumeur suppose que celui-ci considère le tabac comme un poison, une dépendance inacceptable. Il doit se faire à l'idée qu'il ne fumera plus jamais, dès le début du sevrage. Chaque jour sans tabac doit être vécu comme une libération, et non comme un calvaire. Le fumeur qui est dans cet état d'esprit est un bon candidat au sevrage définitif.

L'arrêt du tabac, qui est une véritable drogue, induit de nombreux problèmes : une prise de poids est fréquente, des troubles de la concentration peuvent durer plusieurs semaines. Un *état dépressif* léger est possible. La prise de poids doit être combattue par un régime, et si possible par un programme sportif qui a l'avantage de réconcilier le fumeur avec son corps.

N'hésitez pas à consulter votre médecin en cas de difficulté ; ses conseils et son expérience seront précieux pour lutter contre les rechutes.

Effets indésirables possibles

Irritation de la bouche ou de la gorge.

Nausées, brûlures d'estomac, troubles de la digestion, hoquet, maux de tête, vertiges, *éruption cutanée*, *palpitations*.

Rarement : *troubles du rythme cardiaque*, *réaction allergique*.

Laboratoires Novartis Santé Familiale

NICOTINELL DISPOSITIF TRANSDERMIQUE

Informations détaillées sur www.monvidal50.com

NICOTINELL GOMME

Médicament du sevrage tabagique

Présentation

- **NICOTINELL FRUIT 2 mg SANS SUCRE** : gomme à mâcher (arôme Tutti) ; boîte de 24.
  Non remb.
- **NICOTINELL FRUIT 2 mg SANS SUCRE** : gomme à mâcher (arôme Tutti) ; boîte de 96.
  Non remb.
- **NICOTINELL MENTHE 2 mg SANS SUCRE** : gomme à mâcher ; boîte de 24.
  Non remb.
- **NICOTINELL MENTHE 2 mg SANS SUCRE** : gomme à mâcher ; boîte de 96.
  Non remb.
- **NICOTINELL MENTHE 4 mg SANS SUCRE** : gomme à mâcher ; boîte de 24.
  Non remb.
- **NICOTINELL MENTHE 4 mg SANS SUCRE** : gomme à mâcher ; boîte de 96.
  Non remb.

Composition

	p gomme	p gomme
Nicotine	2 mg	4 mg
Sorbitol	+	+

Dans quel cas ce médicament est-il prescrit ?

Ce médicament aide les fumeurs à se désintoxiquer du tabac. La gomme à mâcher apporte dans le sang, par l'intermédiaire de la salive, la nicotine, principale substance active du tabac, responsable de l'accoutumance.

Contre-indications

Ce médicament ne doit pas être utilisé dans les cas suivants :

- non fumeur,
- *infarctus du myocarde* récent,
- *angine de poitrine* d'aggravation récente,
- angor de *Printzmetal*,
- *troubles du rythme cardiaque* grave,
- *accident vasculaire cérébral* récent.

Attention : L'arrêt du tabac est impératif avant de commencer le traitement.

Des précautions sont nécessaires en cas de maladie cardiaque grave, d'*hypertension*, d'*ulcère* de l'estomac ou du *duodénum*, d'*hyperthyroïdie*, de *phéochromocytome*, de *diabète*, d'*insuffisance rénale* ou *hépatique* ou d'*artérite* des membres inférieurs. Dans ces situations, une consultation médicale préalable est indispensable avant d'utiliser ce médicament ; un arrêt du tabac sans traitement de substitution peut être nécessaire.

N'utilisez pas d'autres médicaments contenant de la nicotine, notamment les *dispositifs transdermiques* (voir Interactions avec d'autres substances).

Ce chewing-gum est un médicament. Ne le laissez pas à la portée des enfants.

Le port d'une prothèse dentaire peut entraîner des problèmes lors de la mastication des gommes : consultez votre dentiste.

Si, après 10 jours de traitement, vous recommencez à fumer : consultez votre médecin afin d'adopter avec lui une nouvelle stratégie antitabac.

Interactions avec d'autres substances

Ce médicament ne doit pas être associé à d'autres apports de nicotine : cigarette, autre médicament en contenant.

Par ailleurs, les produits contenus dans la fumée du tabac peuvent accélérer la vitesse d'élimination de certains médicaments, la théophylline notamment. Lors de l'arrêt du tabagisme, ces médicaments peuvent voir leur effet renforcé et des signes de *surdosage* peuvent apparaître. Contactez votre médecin au moindre doute.

L'absorption de café ou de boisson gazeuse dans les 15 minutes précédant la prise de la gomme à mâcher peut diminuer l'absorption de la nicotine et donc l'effet de ce médicament.

Grossesse et allaitement

Le tabagisme chez la femme enceinte peut être à l'origine d'un retard de croissance du fœtus. L'arrêt du tabac est donc toujours souhaitable. Chez les femmes fortement dépendantes à la nicotine, l'usage de ce médicament peut être une aide, mais les effets de la nicotine seule sur le fœtus sont mal connus. Ce médicament a l'avantage de ne pas exposer le fœtus aux autres toxiques présents dans la fumée du tabac. En résumé : si l'idéal est de ne pas fumer et de ne pas exposer le fœtus à des apports de nicotine, l'usage de ce médicament est un moindre mal par rapport au tabac.

La nicotine passe dans le lait maternel, l'allaitement est déconseillé pendant le traitement.

Si l'allaitement maternel est néanmoins choisi, prendre les gommes de préférence après la tétée.

Mode d'emploi et posologie

Le choix du dosage est fonction de la dépendance initiale à la nicotine. Les gommes à 4 mg sont adaptées aux fumeurs fortement ou très fortement dépendants ; elles peuvent être également utilisées par les fumeurs peu dépendants qui préfèrent limiter le nombre de gommes mâchées quotidiennement.

En pratique, il est utile de connaître les signes de sous ou *surdosage* pour adapter la *posologie* après quelques jours de traitement :

- le surdosage aboutit à l'état du fumeur qui a trop fumé et se traduit principalement par un état nauséeux et des maux de tête. Des troubles de la vue ou de l'audition, un tremblement, des vertiges sont également possibles ;
- un sous-dosage provoque des *symptômes* de manque : irritabilité, nervosité, crampes d'estomac (sorte de faim douloureuse), difficulté de concentration.

Dès que le désir de fumer est surmonté, réduire progressivement le nombre de gommes, jusqu'à désaccoutumance complète.

Mâcher très lentement chaque gomme afin de permettre l'absorption lente et régulière de la nicotine par les vaisseaux sanguins de la langue : mastiquer 10 fois de suite le chewing-gum toutes les 2 minutes environ. Au bout de 30 minutes de mastication, la gomme n'est plus efficace.

Posologie usuelle :

- Adulte : mâcher une gomme à chaque fois que le besoin de fumer se fait sentir. Ne pas dépasser 25 gommes à 2 mg ou 15 gommes à 4 mg par jour.

Ne pas dépasser 6 mois de traitement continu.

Conseils : Ce médicament peut être utilisé par des fumeurs sans consultation médicale, il est en vente libre. Les conseils de votre pharmacien sont précieux, il pourra vous aider à déterminer le meilleur moment pour arrêter de fumer et vous expliquera les causes d'échec.

La nicotine prise par *voie* orale en remplacement de la cigarette présente la même nocivité cardiovasculaire que celle qui est contenue dans le tabac. Seul le risque de cancer du poumon disparaît. Lorsque l'arrêt du tabac est motivé par des raisons médicales urgentes : *infarctus* récent, *artérite*, *gastrite* ou *ulcère*, il est préférable d'arrêter l'absorption de nicotine sous toutes ses formes.

Comme toutes les méthodes antitabac utilisées pour aider les fumeurs, ce médicament ne peut être efficace que lorsque la volonté d'arrêter de fumer est personnelle et s'accompagne d'une forte motivation. C'est cette motivation qui permettra de lutter contre l'envie de fumer, sans être forcé de faire en permanence appel à la volonté qui s'émousse avec le temps. Un arrêt du tabac durable chez le fumeur suppose que celui-ci considère le tabac comme un poison, une dépendance inacceptable. Il doit se faire à l'idée qu'il ne fumera plus jamais, dès le début du sevrage. Chaque jour sans tabac doit être vécu comme une libération, et non comme un calvaire. Le fumeur qui est dans cet état d'esprit est un bon candidat au sevrage définitif.

L'arrêt du tabac, qui est une véritable drogue, induit de nombreux problèmes : une prise de poids est fréquente, des troubles de la concentration peuvent durer plusieurs semaines. Un *état dépressif* léger est possible. La prise de poids doit être combattue par un régime, et si possible par un programme sportif qui a l'avantage de réconcilier le fumeur avec son corps.

N'hésitez pas à consulter votre médecin en cas de difficulté ; ses conseils et son expérience seront précieux pour lutter contre les rechutes.

Effets indésirables possibles

Irritation de la bouche ou de la gorge, douleur des mâchoires.

Nausées, troubles de la digestion, hoquet, maux de tête, vertiges, *éruption cutanée*, *palpitations*.

Rarement : *troubles du rythme cardiaque*, *réaction allergique*.

Laboratoires Novartis Santé Familiale

NIDREL

Inhibiteur calcique

sur ordonnance

Présentation

- **NIDREL 10 mg :** comprimé (orangé) ; boîte de 28.
  Liste I - Remb 65 % - **Prix : 12,49 €**.
- **NIDREL 20 mg :** comprimé (jaune) ; boîte de 28.
  Liste I - Remb 65 % - **Prix : 21,47 €**.

Composition

	p cp	p cp
Nitrendipine	10 mg	20 mg
Lactose	+	

Dans quel cas ce médicament est-il prescrit ?

Ce médicament est un *vasodilatateur* qui appartient à la famille des *inhibiteurs calciques*.

Il est utilisé dans le traitement de l'*hypertension artérielle*.

Attention : En cas de douleur thoracique survenant systématiquement dans la demi-heure qui suit la prise du médicament, consultez votre médecin avant de poursuivre le traitement.

Des précautions sont nécessaires en cas d'*insuffisance hépatique* et chez la personne âgée.

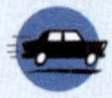
Compte-tenu de ses effets indésirables potentiels, ce médicament peut, chez certaines personnes, ne pas être compatible avec la conduite automobile ou le maniement de machines dangereuses. Assurez-vous à l'occasion des premières prises que vous supportez bien ce médicament avant de conduire ou d'utiliser une machine.

Interactions avec d'autres substances

Informez votre médecin si vous prenez un *alphabloquant*, un *bêtabloquant* ou un médicament contenant de la rifampicine ou de l'itraconazole.

En outre, l'effet *antihypertenseur* de ce médicament peut être augmenté par certains médicaments tels que les *neuroleptiques*, les *antidépresseurs imipraminiques*, les médicaments contenant du baclofène ; il peut être diminué par les *corticoïdes*. Votre médecin doit être informé si vous êtes traité par l'un ou l'autre de ces médicaments.

Grossesse et allaitement

Ce médicament est déconseillé chez la femme enceinte ou susceptible de l'être. Si une grossesse survient pendant le traitement, prévenez votre médecin.

Les données disponibles ne permettent pas de savoir si ce médicament passe dans le lait maternel ; un choix est donc nécessaire entre l'allaitement et la prise du médicament. Cette décision devra être prise en accord avec votre médecin.

Mode d'emploi et posologie

Les comprimés doivent être avalés avec un verre d'eau indifféremment pendant ou en dehors des repas.

Posologie usuelle :

10 à 20 mg par jour, en 1 ou 2 prises.

Conseils : Les comprimés doivent être conservés à l'abri de la lumière.

Le traitement médicamenteux ne dispense pas des mesures simples pouvant faire baisser la tension artérielle : activité physique régulière, modération de la consommation de boissons alcoolisées, lutte contre l'excès de poids.

Effets indésirables possibles

Les plus fréquents sont la conséquence de la dilatation des vaisseaux sanguins :
- rougeur du visage, bouffées de chaleur, maux de tête ;
- jambes lourdes ou enflées.

Plus rarement : nausées, étourdissements, fatigue, *éruption cutanée*, *palpitations*, accélération du cœur.

Laboratoires Schwarz Pharma

NIFÉDIPINE G GAM 10 MG

Inhibiteur calcique — sur ordonnance

→ Ce médicament est un générique de ADALATE 10 mg (voir ce médicament).

Laboratoires G Gam

Les mots en italique sont expliqués dans le lexique, page 451.

NIFÉDIPINE GÉNÉRIQUES LP 20 MG

Inhibiteur calcique — sur ordonnance

→ Ce médicament est un générique de ADALATE LP 20 mg (voir ce médicament).

Laboratoires G Gam, Merck génériques, Ratiopharm, RPG Aventis, Téva Classics

NIFLURIL GÉLULE, SUPPOSITOIRE

Anti-inflammatoire non stéroïdien — sur ordonnance

Présentation

- **NIFLURIL :** gélule (rouge et blanc) ; boîte de 30.
  Liste II - Remb 65 % - **Prix : 2,89 €.**
- **NIFLURIL 700 mg :** suppositoire ; boîte de 8.
  Liste II - Remb 35 % - **Prix : 2,63 €.**
- **NIFLURIL 400 mg :** suppositoire sécable ; boîte de 8.
  Liste II - Remb 65 % - **Prix : 2,32 €.**

Composition

	p gél	p suppos	p suppos
Acide niflumique	250 mg		
Morniflumate		700 mg	400 mg

Dans quel cas ce médicament est-il prescrit ?

Ce médicament est un *anti-inflammatoire* non stéroïdien (*AINS*). Il lutte contre l'*inflammation* et la douleur, fait baisser la fièvre et fluidifie le sang.

Il est utilisé dans le *traitement symptomatique* des rhumatismes inflammatoires (*polyarthrite rhumatoïde*) et des crises d'*arthrose*.

Il est également utilisé dans le *traitement d'appoint* des *inflammations* douloureuses de l'oreille, du nez et de la gorge, des affections buccales et dentaires.

Contre-indications

Ce médicament ne doit pas être utilisé dans les cas suivants :
- *antécédent* d'*allergie* ou d'*asthme* provoqué par la prise d'*AINS*, y compris l'aspirine ;
- *ulcère* de l'estomac ou du *duodénum* ;
- *insuffisance hépatique* ou *rénale* grave ;
- *insuffisance cardiaque* grave ;
- *inflammation* ou saignement du rectum (suppositoires) ;
- enfant de moins de 12 ans (gélule et suppositoire à 700 mg) ;
- enfant de moins de 6 mois (suppositoire à 400 mg) ;
- **grossesse** (à partir du 6e mois).

Attention : Tout traitement prolongé ou surdosage d'*AINS* expose à des effets indésirables graves.

Certaines situations doivent conduire à ne poursuivre le traitement qu'après un avis médical :
- brûlures d'estomac importantes ou selles noires et nauséabondes pouvant traduire une irritation ou un saignement du tube digestif ;
- *réaction allergique* cutanée, crise d'*asthme* ;

- fatigue inhabituelle et intense, ou baisse brutale et importante du volume des urines chez une personne souffrant d'*insuffisance cardiaque*, déshydratée ou traitée par *diurétique*.

L'utilisation des AINS est déconseillée dans le traitement de la fièvre chez l'enfant en cas de varicelle : ils augmenteraient le risque, rare mais grave, de complications infectieuses cutanées.

Des précautions sont nécessaires chez la personne âgée ou en cas d'*antécédent* d'*ulcère* de l'estomac ou du *duodénum* ou de risque hémorragique, notamment digestif (maladie de *Crohn*, *rectocolite hémorragique*).

Conducteur : ce médicament peut être responsable de *vertiges* ou d'une baisse de la vigilance.

Interactions avec d'autres substances

Ce médicament peut interagir avec d'autres médicaments, notamment :
- l'aspirine et les autres *anti-inflammatoires* non stéroïdiens (*AINS*) : risque d'accroissement des effets indésirables ;
- les *anticoagulants* et les *antiagrégants plaquettaires* : augmentation du risque hémorragique ;
- le lithium (TÉRALITHE, NEUROLITHIUM...) : augmentation du taux de lithium dans le sang ;
- le méthotrexate.

Informez par ailleurs votre médecin ou votre pharmacien en cas de traitement par un *diurétique*, un *inhibiteur de l'enzyme de conversion*, un *inhibiteur de l'angiotensine II*, un *bêtabloquant* ou un médicament contenant de la ciclosporine.

Grossesse et allaitement

Des effets néfastes pour l'enfant à naître ont été mis en évidence lorsque les *AINS* sont utilisés au cours des 4 derniers mois de la grossesse ; le risque existe même avec une seule prise et même si la grossesse est à terme. L'usage de ce médicament est contre-indiqué pendant cette période, sauf dans certaines situations médicales très particulières.

Pendant les 5 premiers mois, l'effet de ce médicament est mal connu : seul votre médecin peut évaluer le risque éventuel de son utilisation dans votre cas.

Ce médicament passe dans le lait maternel ; un choix est donc nécessaire entre l'allaitement et la prise du médicament. Cette décision devra être prise en accord avec votre médecin.

Mode d'emploi et posologie

Les gélules doivent être avalées au cours des repas avec un verre d'eau. Les suppositoires à 400 mg peuvent être coupés en deux. Quelle que soit la forme utilisée, les prises doivent être régulièrement réparties au cours de la journée.

Posologie usuelle :
- Adulte : 1 gélule, 3 ou 4 fois par jour ou 1 suppositoire à 700 mg, matin et soir.
- Enfant de plus de 12 ans : 1 gélule, 2 ou 3 fois par jour ou 1 suppositoire à 700 mg, matin et soir.
- Enfant de 30 mois à 12 ans : 1 suppositoire à 400 mg par 10 kg et par jour, sans dépasser 3 suppositoires par jour. Soit, pour un enfant de 20 kg, 1 suppositoire matin et soir.
- Nourrisson de 6 à 30 mois : ½ suppositoire à 400 mg, 2 fois par jour.

Conseils : Ne pas dépasser la posologie ni la durée prescrites par votre médecin, afin de limiter les effets indésirables.

Effets indésirables possibles

Troubles digestifs, *gastrite*, voire *ulcère* de l'estomac ou du *duodénum*, le plus souvent lors d'un traitement de longue durée ou à forte dose. Exceptionnellement : *hémorragie* du tube digestif (vomissements sanglants, selles noires ou plus souvent pertes de sang imperceptibles, responsables de l'apparition d'une *anémie*).

Rarement : *vertiges*.

Réaction allergique nécessitant l'arrêt immédiat du traitement :
- démangeaisons, urticaire, éruption cutanée grave... ;
- crise d'*asthme* ;
- malaise avec baisse brutale de la tension artérielle.

Laboratoires Bristol-Myers Squibb

NIQUITIN COMPRIMÉ

Informations détaillées sur www.monvidal50.com

NIQUITIN DISPOSITIF TRANSDERMIQUE

Informations détaillées sur www.monvidal50.com

NIQUITINCLEAR

Médicament du sevrage tabagique

Présentation

- **NIQUITINCLEAR 7 mg/24 h :** *dispositif transdermique* de 7 cm² (transparent) ; boîte de 7.
Non remb.
- **NIQUITINCLEAR 7 mg/24 h :** *dispositif transdermique* de 7 cm² (transparent) ; boîte de 14.
Non remb.
- **NIQUITINCLEAR 14 mg/24 h :** *dispositif transdermique* de 14 cm² (transparent) ; boîte de 7.
Non remb.
- **NIQUITINCLEAR 14 mg/24 h :** *dispositif transdermique* de 14 cm² (transparent) ; boîte de 14.
Non remb.
- **NIQUITINCLEAR 14 mg/24 h :** *dispositif transdermique* de 14 cm² (transparent) ; boîte de 28.
Non remb.
- **NIQUITINCLEAR 21 mg/24 h :** *dispositif transdermique* de 21 cm² (transparent) ; boîte de 7.
Non remb.
- **NIQUITINCLEAR 21 mg/24 h :** *dispositif transdermique* de 21 cm² (transparent) ; boîte de 14.
Non remb.
- **NIQUITINCLEAR 21 mg/24 h :** *dispositif transdermique* de 21 cm² (transparent) ; boîte de 28.
Non remb.

Composition	p 7 cm²	p 14 cm²	p 21 cm²
Nicotine libérée/24 h	7 mg	14 mg	21 mg

Dans quel cas ce médicament est-il prescrit ?

Ce médicament aide les fumeurs à se désintoxiquer du tabac. Le *dispositif transdermique* (timbre) contient de la nicotine, principale substance active du tabac ; celle-ci traverse la peau, gagne le sang et agit sur le système nerveux, permettant ainsi au fumeur de ne pas ressentir les *symptômes* dus à l'arrêt du tabac.

Il est utilisé exclusivement chez les fumeurs nicotino-dépendants, c'est-à-dire qui avalent la fumée et ne peuvent se passer de fumer plus de quelques heures.

Contre-indications

Ce médicament ne doit pas être utilisé dans les cas suivants :
- non fumeur ou fumeur occasionnel,
- maladie de peau étendue ne permettant pas de coller le timbre.

Attention : La mise en place du timbre doit conduire à un arrêt total du tabac.

N'utilisez pas d'autres médicaments contenant de la nicotine, notamment les gommes à mâcher (chewing-gums).

Ne laissez pas le timbre neuf ou usagé à la portée des enfants : une application intempestive peut être à l'origine d'accidents graves. Pliez le timbre avant de le jeter.

Des précautions sont nécessaires en cas d'*ulcère* de l'estomac ou du *duodénum*, d'*insuffisance rénale* ou *hépatique*. Dans ces situations, une consultation médicale préalable est indispensable avant d'utiliser ce médicament et un arrêt du tabac sans traitement de substitution peut-être nécessaire.

En cas de brûlure, de démangeaison, d'éruption cutanée, à la suite d'une exposition solaire, arrêtez le traitement.

Interactions avec d'autres substances

Ce médicament ne doit pas être associé à d'autres apports de nicotine : cigarette, autre médicament en contenant.

Par ailleurs, les produits contenus dans la fumée du tabac peuvent accélérer la vitesse d'élimination de certains médicaments, la théophylline notamment. Lors de l'arrêt du tabagisme, ces médicaments peuvent voir leur effet renforcé et des signes de *surdosage* peuvent apparaître. Contactez votre médecin au moindre doute.

Grossesse et allaitement

Le tabagisme chez la femme enceinte peut être à l'origine d'un retard de croissance du fœtus. L'arrêt du tabac est donc toujours souhaitable. Chez les femmes fortement dépendantes à la nicotine, l'usage de ce médicament peut être une aide, mais les effets de la nicotine seule sur le fœtus sont mal connus. Ce médicament a l'avantage de ne pas exposer le fœtus aux autres toxiques présents dans la fumée du tabac. En résumé : si l'idéal est de ne pas fumer et de ne pas exposer le fœtus à des apports de nicotine, l'usage de ce médicament est un moindre mal par rapport au tabac.

La nicotine passe dans le lait maternel, l'allaitement est déconseillé pendant le traitement.

Mode d'emploi et posologie

Il existe 3 dosages correspondant à 3 surfaces de timbre différentes : la quantité de nicotine qui passe dans le sang est proportionnelle à la surface du *dispositif transdermique*.

Le dosage le plus fort est destiné aux grands fumeurs ou aux fumeurs de cigarettes riches en nicotine ; une forte *dépendance* à la nicotine peut également conduire des fumeurs modérés à préférer le dosage fort.

En pratique, il est utile de connaître les signes de sous ou *surdosage* pour adapter le choix du dosage après 1 ou 2 jours de traitement :
- le surdosage aboutit à l'état du fumeur qui a trop fumé et se traduit principalement par un état nauséeux et des maux de tête. Des troubles de la vue ou de l'audition, un tremblement, des vertiges sont également possibles ;
- un sous-dosage provoque des symptômes de manque : irritabilité, nervosité, crampes d'estomac (sorte de faim douloureuse), difficulté de concentration.

Une fois le sevrage obtenu, il convient de passer à un timbre moins dosé après une période de 3 à 4 semaines, puis à l'arrêt après l'utilisation du dosage le plus faible.

Appliquer le timbre sur une région sèche, pauvre en poils, et dépourvue de lésions cutanées. Libérer la surface adhésive et appliquer soigneusement le timbre en effectuant une pression sur toute sa surface. Changer d'emplacement tous les jours.

Posologie usuelle :
- Adulte : le timbre est posé le matin, après la toilette. Il doit normalement être gardé jusqu'au lendemain.

Ne pas dépasser 6 mois de traitement continu.

Conseils : Ce médicament peut-être utilisé par des fumeurs sans consultation médicale, il est en vente libre. Les conseils de votre pharmacien sont précieux, il pourra vous aider à déterminer le meilleur moment pour arrêter de fumer et vous expliquera les causes d'échec.

La nicotine prise par *voie* cutanée en remplacement de la cigarette présente la même nocivité cardio-vasculaire que celle qui est contenue dans le tabac. Seul le risque de cancer du poumon disparaît. Lorsque l'arrêt du tabac est motivé par des raisons médicales urgentes : *infarctus* récent, *artérite*, *gastrite* ou *ulcère*, il est préférable d'arrêter l'absorption de nicotine sous toutes ses formes.

Comme toutes les méthodes antitabac utilisées pour aider les fumeurs, ce médicament ne peut être efficace que lorsque la volonté d'arrêter de fumer est personnelle et s'accompagne d'une forte motivation. C'est cette motivation qui permettra de lutter contre l'envie de fumer, sans être forcé de faire en permanence appel à la volonté qui s'émousse avec le temps. Un arrêt du tabac durable chez le fumeur suppose que celui-ci considère le tabac comme un poison, une dépendance inacceptable. Il doit se faire à l'idée qu'il ne fumera plus jamais, dès le début du sevrage. Chaque jour sans tabac doit être vécu comme une libération, et non comme un calvaire. Le fumeur qui est dans cet état d'esprit est un bon candidat au sevrage définitif.

L'arrêt du tabac, qui est une véritable drogue, induit de nombreux problèmes : une prise de poids est fréquente, des troubles de la concentration peuvent durer plusieurs semaines. Un *état dépressif* léger est possible. La prise de poids doit être combattue par un régime, et si possible par un programme sportif qui a l'avantage de réconcilier le fumeur avec son corps. N'hésitez pas à consulter votre médecin en cas de difficulté ; ses conseils et son expérience seront précieux pour lutter contre les rechutes.

Garder le timbre la nuit permet de combattre les *symptômes* de manque au lever. Néanmoins, le port nocturne peut provoquer des troubles du sommeil. Dans ce cas, il peut être préférable d'ôter le timbre au coucher.

Pensez à vous laver les mains après l'application et évitez tout contact avec les yeux ou le nez.

Le dispositif transdermique doit être conservé dans son sachet protecteur jusqu'à utilisation.

Effets indésirables possibles

Réactions locales : rougeur et démangeaisons au niveau de l'application pouvant nécessiter l'arrêt du traitement en cas de réaction importante.

Également : *palpitations*, maux de tête, insomnie, *vertiges*, troubles des rêves, nausées, vomissements.

Laboratoires GlaxoSmithKline Santé Grand Public

NISIS

Informations détaillées sur www.monvidal50.com

NISISCO

Informations détaillées sur www.monvidal50.com

NITRENDIPINE GÉNÉRIQUES

Inhibiteur calcique — **sur ordonnance**

➜ Ces médicaments sont des génériques de BAYPRESS et de NIDREL (voir ces médicaments).

Laboratoires Merck génériques, Téva Classics

Les mots en italique sont expliqués dans le lexique, page 451.

NITRIDERM TTS

Dérivé nitré — **sur ordonnance**

Présentation

- **NITRIDERM TTS 5 mg/24 h :** *dispositif transdermique* de 10 cm^2 ; boîte de 30.
  Liste II - Remb 65 % - **Prix : 14,72 €.**
- **NITRIDERM TTS 10 mg/24 h :** *dispositif transdermique* de 20 cm^2 ; boîte de 30.
  Liste II - Remb 65 % - **Prix : 15,97 €.**
- **NITRIDERM TTS 15 mg/24 h :** *dispositif transdermique* de 30 cm^2 ; boîte de 30.
  Liste II - Remb 65 % - **Prix : 17,24 €.**

Composition

	p 10 cm^2	p 20 cm^2	p 30 cm^2
Trinitrine	25 mg	50 mg	75 mg
soit Trinitrine libérée/24 h	5 mg	10 mg	15 mg
Lactose	+	+	+

Dans quel cas ce médicament est-il prescrit ?

Ce médicament *vasodilatateur* appartient à la famille des dérivés nitrés. Il possède de nombreuses propriétés qui facilitent le travail du cœur : dilatation des veines, dilatation des artères à forte dose, prévention des spasmes des *artères coronaires*. Le *dispositif transdermique* (timbre) contient la substance active qui traverse la peau, passe dans le sang, et peut ainsi agir sur le cœur et les vaisseaux.

Il est utilisé dans le *traitement préventif* des crises d'*angine de poitrine*.

Contre-indications

Ce médicament ne doit pas être utilisé dans les cas suivants :

- hypotension grave,
- en association avec le sildénafil (VIAGRA).

Attention : Des précautions particulières s'imposent en cas de *cardiomyopathie* obstructive, d'*hypertension intracrânienne*.

Ce médicament n'est pas adapté au *traitement de la crise* aiguë d'*angine de poitrine* : son action est trop lente à apparaître. C'est un *traitement préventif* qui lutte contre l'apparition des crises et qui ne doit pas être arrêté sans avis médical.

En cas de malaise apparemment sérieux, retirez le timbre.

Ne laissez pas le timbre neuf ou usagé à la portée des enfants.

Les boissons alcoolisées peuvent augmenter les effets hypotenseurs de ce médicament ; les excès sont déconseillés.

Compte-tenu de ses effets indésirables potentiels, ce médicament peut, chez certaines personnes, ne pas être compatible avec la conduite automobile ou le maniement de machines dangereuses. Assurez-vous à l'occasion des premières prises que vous supportez bien ce médicament avant de conduire ou d'utiliser une machine.

Interactions avec d'autres substances

Les *vasodilatateurs* de la famille des dérivés de la trinitrine ne doivent pas être associés au VIAGRA : risque de baisse de tension grave.

Informez votre médecin ou votre pharmacien si vous prenez d'autres médicaments susceptibles d'abaisser la tension artérielle.

Grossesse et allaitement

L'effet de ce médicament pendant la grossesse ou l'allaitement est mal connu : seul votre médecin peut évaluer le risque éventuel de son utilisation dans votre cas.

Mode d'emploi et posologie

Il existe 3 dosages correspondant à 3 surfaces différentes : la quantité de trinitrine qui passe dans le sang est proportionnelle à la surface du *dispositif transdermique*. Utiliser exclusivement le modèle qui vous a été prescrit. Choisir une région sèche, pauvre en poils, et dépourvue de grains de beauté ou autres lésions cutanées. Libérer la surface adhésive et appliquer soigneusement le timbre en effectuant une pression sur toute sa surface. Changer d'emplacement tous les jours.

Posologie usuelle :

- Adulte : 1 dispositif transdermique par jour, à garder pendant le nombre d'heures prescrit par votre médecin.

Conseils : Le port de ce dispositif ne contre-indique pas le bain, la douche, les activités sportives.
Si le timbre se décolle accidentellement, remplacez-le par un timbre neuf placé à un autre endroit.

Effets indésirables possibles

Réactions locales : rougeur et démangeaisons au point d'application.

Maux de tête, parfois violents, disparaissant habituellement après quelques jours de traitement.

Vertiges, *hypotension orthostatique*, nausées, vomissements.

Bouffées de chaleur, rougeur cutanée.

Laboratoires Novartis Pharma

NITRODEX

Informations détaillées sur www.monvidal50.com

NOVOFEMME

Informations détaillées sur www.monvidal50.com

Les mots en italique sont expliqués dans le lexique, page 451.

NOVONORM

Antidiabétique oral — sur ordonnance

Présentation

- **NOVONORM 0,5 mg :** comprimé (rond ; blanc) ; boîte de 90. Liste I - Remb 65 % - **Prix : 18,17 €.**
- **NOVONORM 1 mg :** comprimé (rond ; jaune) ; boîte de 90. Liste I - Remb 65 % - **Prix : 18,17 €.**
- **NOVONORM 2 mg :** comprimé sécable (rond ; pêche) ; boîte de 90. Liste I - Remb 65 % - **Prix : 18,17 €.**

Composition

	p cp	p cp	p cp
Répaglinide	0,5 mg	1 mg	2 mg

Dans quel cas ce médicament est-il prescrit ?

Cet *antidiabétique* oral appartient à une nouvelle famille chimique, différente de celle des *sulfamides hypoglycémiants* ou de la metformine. Il permet de diminuer l'excès de *sucre* dans le sang en favorisant la sécrétion de l'*insuline*. Son action est rapide et brève.

Il est utilisé dans le traitement du *diabète* non insulinodépendant lorsque le régime alimentaire seul a été insuffisant.

Contre-indications

Ce médicament ne doit pas être utilisé dans les cas suivants :
- *insuffisance hépatique* grave,
- en association avec un médicament contenant du gemfibrozil,
- enfant de moins de 12 ans,
- **grossesse**,
- **allaitement**.

Attention : Ce médicament n'est pas adapté au traitement du *diabète* insulinodépendant : celui-ci requiert un traitement par injections d'*insuline*.
Un sentiment de malaise associé à des sueurs froides, une fringale, une accélération du cœur sont les signes habituels d'une *hypoglycémie* due à un effet excessif du médicament. Cette hypoglycémie peut également se traduire par des troubles du comportement, qui doivent alerter votre entourage, voire des *convulsions* ou un *coma*. En présence de ces signes ou en cas de simple doute, buvez une boisson sucrée ou mangez du *sucre*. Si le diabétique est inconscient, surtout ne lui donnez rien à boire et appelez votre médecin ou à défaut le 15 ou un service d'urgence.
Évitez la prise de boissons alcoolisées pendant le traitement : risque accru d'*hypoglycémie*.
Consultez rapidement votre médecin en cas de malaises hypoglycémiques répétés.
Certaines situations peuvent contribuer à augmenter la *glycémie* : infections, prise de médicaments, stress. En cas de soif intense, de grande fatigue, de sensation de malaise général, consultez rapidement votre médecin.
Des analyses de sang régulières permettent à votre médecin d'adapter la *posologie*. Dans certains cas,

il peut être nécessaire que vous pratiquiez vous même des contrôles, à l'aide de bandelettes et d'un appareil lecteur de glycémie.

Conducteur : une *hypoglycémie* peut entraîner un malaise pendant la conduite ou l'utilisation de machines.

Interactions avec d'autres substances

Certains médicaments peuvent augmenter ou diminuer l'effet du médicament sur la *glycémie*. Lors de l'introduction ou de l'arrêt d'un nouveau médicament appartenant aux familles suivantes, un renforcement transitoire des contrôles glycémiques peut être nécessaire :

- peuvent augmenter la *glycémie* : *contraceptifs* oraux, certains *diurétiques*, dérivés de la *cortisone*, *hormones thyroïdiennes*, décongestionnants et autres dérivés de l'*adrénaline*, danazol ;
- peuvent diminuer la glycémie : *IMAO*, certains *bêtabloquants*, *inhibiteurs de l'enzyme de conversion*, aspirine et autres *salicylés*, *AINS*, médicaments contenant du gemfibrozil (LIPUR), de la clarithromycine, de l'itraconazole, du kétoconazole.

Grossesse et allaitement

Quelques cas de malformations chez l'animal ont été rapportés lors de traitements à forte dose. En l'absence de données suffisantes dans l'espèce humaine, ce médicament est contre-indiqué par précaution pendant la grossesse. Le *diabète* de la femme enceinte nécessite un traitement par *insuline*.

Les données disponibles ne permettent pas de savoir si ce médicament passe dans le lait maternel : il est contre-indiqué en cas d'allaitement.

Mode d'emploi et posologie

Les comprimés doivent être avalés avec un verre d'eau, dans la demi-heure qui précède les repas.

Posologie usuelle :

La *posologie* initiale est d'un comprimé à 0,5 mg avant les repas. elle est adaptée ensuite en fonction de la glycémie. Lorsque ce médicament se substitue à un autre antidiabétique oral, la dose initiale est de 1 mg.

Suivre attentivement la prescription de votre médecin. Le régime alimentaire reste nécessaire pendant le traitement.

Conseils : Le respect de certaines règles simples permet de diminuer le risque d'*hypoglycémie* :

- toute prise de ce médicament doit être suivie d'un repas (ne prenez pas de comprimé si vous devez sauter le repas suivant) ;
- si vous envisagez un effort physique intense et prolongé, il peut être nécessaire de diminuer la dose du médicament (demandez conseil à votre médecin) ;
- informez votre médecin si vous devez travailler la nuit ou si votre religion vous impose un jeûne prolongé ;
- évitez la prise de boissons alcoolisées à jeun ou à distance des repas.

Le *diabète* peut diminuer la sensibilité des pieds à la douleur et favoriser les infections. Des plaies profondes peuvent se développer : une hygiène rigoureuse et des chaussures confortables limitent ce risque.

Le régime du diabétique ne consiste pas en une simple interdiction des *glucides* (*sucres*, pain, pâtes...) : demandez conseil à votre médecin.

Pesez-vous régulièrement et signalez toute variation rapide de poids à votre médecin.

Effets indésirables possibles

Hypoglycémie (voir Attention).

Troubles digestifs, légers troubles de la vision en début de traitement, démangeaisons, *éruptions cutanées*.

Exceptionnellement : augmentation des *transaminases*.

Laboratoires Novo Nordisk

NUREFLEX 300 MG

Informations détaillées sur www.monvidal50.com

NUREFLEX 400 MG

Anti-inflammatoire non stéroïdien — **sur ordonnance**

Présentation

- **NUREFLEX 400 mg :** comprimé ; boîte de 20.
  Liste II - Remb 65 % - **Prix : 3,19 €.**
- **NUREFLEX 400 mg :** granulé effervescent ; boîte de 20 sachets-dose.
  Liste II - Remb 65 % - **Prix : 3,47 €.**

Composition

	p cp	p sach
Ibuprofène	400 mg	400 mg
Saccharose	+	2,22 g
Sodium		131 mg

Dans quel cas ce médicament est-il prescrit ?

Ce médicament est un *anti-inflammatoire* non stéroïdien (*AINS*). Il lutte contre l'*inflammation* et la douleur, fait baisser la fièvre et fluidifie le sang.

Il est utilisé chez l'adulte dans le *traitement symptomatique* de la douleur et de la fièvre.

Contre-indications

Ce médicament ne doit pas être utilisé dans les cas suivants :

- *antécédent* d'*allergie* ou d'*asthme* provoqué par la prise d'*AINS*, y compris l'aspirine ;
- *ulcère* de l'estomac ou du *duodénum* ;
- *insuffisance hépatique* ou *rénale* graves ;
- *insuffisance cardiaque* grave ;
- *lupus érythémateux* disséminé ;
- **grossesse** (à partir du 6e mois).

Attention : Tout traitement prolongé ou *surdosage* d'*AINS* expose à des effets indésirables graves.

Des précautions sont nécessaires en cas d'*antécédent* d'*ulcère* de l'estomac ou du *duodénum*, de risque hémorragique.

Certaines situations doivent conduire à ne poursuivre le traitement qu'après un avis médical :
- brûlures d'estomac importantes ou selles noires et nauséabondes pouvant traduire une irritation ou un saignement du tube digestif ;
- *réaction allergique* cutanée, crise d'*asthme* ;
- fatigue inhabituelle et intense, ou baisse brutale et importante du volume des urines chez une personne souffrant d'*insuffisance cardiaque*, déshydratée ou traitée par *diurétique*.

Certains médecins considèrent que les anti-inflammatoires peuvent diminuer l'efficacité des stérilets et exposer à un risque de grossesse non désirée. Ce risque est actuellement très controversé.

Les granulés effervescents contiennent du *sucre* (saccharose) en quantité notable.

Conducteur : ce médicament peut provoquer parfois des étourdissements et des troubles de la vue.

Interactions avec d'autres substances

Ce médicament peut interagir avec d'autres médicaments, notamment :
- l'aspirine et les autres *anti-inflammatoires* non stéroïdiens (*AINS*) : risque d'accroissement des effets indésirables ;
- les *anticoagulants* et les *antiagrégants plaquettaires* : augmentation du risque hémorragique ;
- le lithium (TÉRALITHE, NEUROLITHIUM...) : augmentation du taux de lithium dans le sang ;
- le méthotrexate.

Informez par ailleurs votre médecin ou votre pharmacien en cas de traitement par un *diurétique*, un *inhibiteur de l'enzyme de conversion*, un *inhibiteur de l'angiotensine II*, un *bêtabloquant* ou un médicament contenant de la ciclosporine.

Grossesse et allaitement

Des effets néfastes pour l'enfant à naître ont été mis en évidence lorsque les *AINS* sont utilisés au cours des 4 derniers mois de la grossesse ; le risque existe même avec une seule prise et même si la grossesse est à terme. L'usage de ce médicament est contre-indiqué pendant cette période, sauf dans certaines situations médicales très particulières.

Pendant les 5 premiers mois, l'effet de ce médicament est mal connu : seul votre médecin peut évaluer le risque éventuel de son utilisation dans votre cas.

Ce médicament passe dans le lait maternel : par mesure de prudence, il est déconseillé pendant l'allaitement.

Mode d'emploi et posologie

Ce médicament est pris de préférence au milieu des repas afin de limiter les effets digestifs indésirables.

Les prises doivent être espacées d'au moins 6 heures.

Les comprimés doivent être avalés, sans être croqués, avec un grand verre d'eau.

Le contenu des sachets doit être dilué dans un verre d'eau.

Posologie usuelle :
- Adulte : 1 comprimé ou 1 sachet, 1 à 3 fois par jour.

Conseils : Ne dépassez pas la *posologie* ni la durée de traitement prescrites par votre médecin.
Ce médicament vous a été prescrit dans une situation précise : ne le conseillez pas à un proche, ne le réutilisez pas sans avis médical.

Effets indésirables possibles

Nausées, vomissements, *gastrite*.

Rarement :
- *ulcère* de l'estomac ou du *duodénum*, *hémorragie* du tube digestif (vomissements sanglants, selles noires, ou le plus souvent pertes de sang imperceptibles, responsables de l'apparition progressive d'une *anémie*) le plus souvent lors d'un traitement de longue durée ou à forte dose ;
- *réaction allergique* : *éruption cutanée*, démangeaisons, *œdème*, crise d'*asthme*, malaise avec chute brutale de la tension artérielle ;
- *vertiges*, maux de tête ;
- troubles de la vision nécessitant un examen ophtalmologique ;
- anomalie de la *numération formule sanguine*, augmentation des *transaminases*.

Laboratoires Boots Healthcare

ODRIK

Informations détaillées sur www.monvidal50.com

OESCLIM

Estrogène

sur ordonnance

Présentation

- **OESCLIM 25 µg/24 h :** *dispositif transdermique* de 11 cm² ; boîte de 8.
  Liste II - Remb 65 % - **Prix : 7,50 €.**
- **OESCLIM 37,5 µg/24 h :** *dispositif transdermique* de 16,5 cm² ; boîte de 8.
  Liste II - Remb 65 % - **Prix : 7,50 €.**
- **OESCLIM 50 µg/24 h :** *dispositif transdermique* de 22 cm² ; boîte de 8.
  Liste II - Remb 65 % - **Prix : 7,50 €.**
- **OESCLIM 75 µg/24 h :** *dispositif transdermique* de 33 cm² ; boîte de 8.
  Liste II - Remb 65 % - **Prix : 7,50 €.**

Composition

	p disp 11 cm²	p disp 16,5 cm²
Estradiol	5 mg	7,5 mg
soit estradiol libéré/24 h	25 µg	37,5 µg

	p disp 22 cm²	p disp 33 cm²
Estradiol	10 mg	15 mg
soit estradiol libéré/24 h	50 µg	75 µg

Dans quel cas ce médicament est-il prescrit ?

Ce dispositif transdermique contient une *hormone* naturelle de la famille des *estrogènes*. Elle traverse la peau et passe progressivement dans le sang.

Il est utilisé pour soulager les *symptômes* dus au déficit en estrogènes lors de la *ménopause* (bouffées de chaleur, sécheresse vaginale...).

Contre-indications

Ce médicament ne doit pas être utilisé dans les cas suivants :
- *accident thromboembolique* (*phlébite*, *embolie* pulmonaire...) récent ou survenant pendant le traitement ;
- *cancer hormonodépendant* (y compris un *antécédent* de cancer du sein) ;
- saignement génital intermittent (l'origine de ce saignement doit être déterminée par des examens appropriés avant la mise en route du traitement) ;
- *hyperplasie* de l'utérus non traitée ;
- maladie grave du foie ;
- *porphyrie*.

Attention : De récentes études ont montré une augmentation du risque de survenue d'un cancer du sein chez les femmes ayant reçu un traitement prolongé des *symptômes* de la *ménopause*. Le traitement doit par conséquent être prescrit à la dose minimale efficace et pour une durée la plus courte possible. En l'absence de troubles, sa prescription ne doit pas être systématique.

Un bilan initial suivi d'une surveillance médicale régulière sont nécessaires, surtout dans les cas suivants : anomalie de la circulation sanguine cérébrale et rétinienne, obésité, *diabète*, *hypertriglycéridémie*, *hypertension artérielle*, affection bénigne du sein et de l'utérus, *tumeur de l'hypophyse*, *lupus érythémateux* disséminé, *otospongiose*, ictère (jaunisse) chronique ou survenu lors d'une grossesse, *insuffisance rénale*, *épilepsie*, *asthme*, *antécédent* familial de cancer du sein, calcul de la vésicule biliaire.

Des maux de tête importants ou inhabituels, des troubles de la vision, une élévation franche de la tension artérielle imposent l'arrêt immédiat du traitement et la consultation d'un médecin.

Si vous devez subir une intervention chirurgicale, il est préférable d'interrompre le traitement un mois à l'avance. De même, un alitement prolongé doit vous conduire à arrêter le traitement.

Interactions avec d'autres substances

L'efficacité du traitement peut être diminuée par la prise conjointe d'un médicament *inducteur enzymatique*.

Grossesse et allaitement

Ce médicament n'a pas d'indication chez la femme enceinte. Si une grossesse survient sous traitement, éventualité rare mais possible en début de préménopause, consultez votre médecin et arrêtez le traitement. Aucune malformation imputable à ce médicament n'a été observée à ce jour.

Lorsque la *ménopause* est confirmée, aucune grossesse n'est possible, y compris en cas de réapparition des règles.

Mode d'emploi et posologie

Détacher le feuillet de protection qui recouvre la face adhésive et appliquer le dispositif sur la peau (zone non exposée au soleil) : thorax, abdomen, fesse, haut de la cuisse ou du bras.

Ne pas coller le dispositif :
- sur les seins ;
- sur une peau mouillée ou graissée par l'application préalable d'une crème ou d'une huile ;
- sur une lésion cutanée : plaie, grain de beauté... ;
- sur une région soumise à des frottements vestimentaires : ceinture, bretelle de soutien-gorge... ;
- sur l'emplacement du précédent dispositif : utiliser alternativement 2 ou 3 régions cutanées différentes.

En cas de décollement intempestif du dispositif, tenter de le recoller à un autre emplacement, ou utiliser un dispositif neuf qui sera enlevé à la date prévue pour le retrait de celui qui s'est décollé.

Posologie usuelle :

Elle est strictement individuelle. Votre médecin l'adapte en fonction des signes de sous ou de *surdosage* :
- sous-dosage : persistance des bouffées de chaleur, de la sécheresse vaginale...
- surdosage : tension douloureuse des seins, sensation de gonflement, irritabilité...

Le dispositif est généralement renouvelé tous les 3 ou 4 jours. Il peut être utilisé en continu sans période d'arrêt, ou en discontinu pendant 24 à 28 jours par mois suivi d'un arrêt de traitement de 2 à 7 jours

Conseils : Un *progestatif* est généralement associé aux *estrogènes* au moins 12 jours par mois pour éviter une stimulation excessive de l'utérus. N'arrêtez pas la prise du progestatif sans l'avis de votre médecin.

La réapparition de règles est fréquente (mais pas obligatoire) après chaque interruption de cycle ou à l'arrêt du progestatif. En revanche, tout saignement en cours de traitement doit être signalé à votre médecin.

Effets indésirables possibles

Irritation et rougeur transitoires au lieu d'application du dispositif.

Nausées, maux de tête, prise de poids, tension des seins, irritabilité.

Saignement génital intermittent (à signaler à votre médecin).

Des essais cliniques portant sur la prise d'*estrogènes* pendant plusieurs années ont mis en évidence des risques accrus :
- de *tumeur* bénigne ou maligne du sein ou de l'utérus,
- d'*accident thromboembolique* ou autre accident cardiovasculaire.

D'autres effets ont été observé lors de traitements combinant un estrogène et un progestatif : calculs de la vésicule biliaire, taches sombres sur le visage, *éruption cutanée*.

Laboratoires Fournier

ŒSTRODOSE
Estrogène
sur ordonnance

Présentation
- ŒSTRODOSE : gel pour application cutanée ; flacon de 80 g avec pompe doseuse (64 pressions).
  Liste II - Remb 65 % - **Prix : 5,86 €**.

Composition

	p pression
Estradiol	0,75 mg
Alcool	+

Dans quel cas ce médicament est-il prescrit ?
Ce gel contient une *hormone* de la famille des *estrogènes*, qui traverse la peau et passe progressivement dans le sang.

Il est utilisé pour soulager les *symptômes* dus au déficit en estrogènes lors de la *ménopause* (bouffées de chaleur, sécheresse vaginale...).

Il est également utilisé pour prévenir l'*ostéoporose* chez la femme ménopausée.

Contre-indications
Ce médicament ne doit pas être utilisé dans les cas suivants :
- *accident thromboembolique* (*phlébite*, *embolie* pulmonaire...) en cours ;
- *cancer hormonodépendant* ;
- saignement génital intermittent (l'origine de ce saignement doit être déterminée par des examens appropriés avant la mise en route du traitement) ;
- maladie grave du foie.

Votre médecin est seul juge pour prescrire ce médicament cas d'accident thromboembolique récent ou de troubles cardiaques susceptibles de favoriser les embolies.

Attention : De récentes études ont montré une augmentation du risque de survenue d'un cancer du sein chez les femmes ayant reçu un traitement prolongé des *symptômes* de la *ménopause*. Le traitement doit par conséquent être prescrit à la dose minimale efficace et pour une durée la plus courte possible. En l'absence de troubles, sa prescription ne doit pas être systématique.

Un bilan initial suivi d'une surveillance médicale régulière sont nécessaires, surtout dans les cas suivants : anomalie de la circulation sanguine cérébrale et rétinienne, obésité, *diabète*, *hypertension artérielle*, affection bénigne du sein et de l'utérus, *tumeur de l'hypophyse*, *lupus érythémateux* disséminé, certaines maladies rares (*porphyrie*, *otospongiose*), ictère (jaunisse) chronique ou survenu lors d'une grossesse, *insuffisance rénale*, *épilepsie*, *asthme*, *antécédents* familiaux de cancer du sein.

Si vous devez subir une intervention chirurgicale, il est préférable d'interrompre le traitement un mois à l'avance. De même, un alitement prolongé doit vous conduire à arrêter le traitement.

Interactions avec d'autres substances
L'efficacité du traitement peut être diminuée par la prise conjointe d'un médicament *inducteur enzymatique*.

Grossesse et allaitement
Ce médicament n'a pas d'indication chez la femme enceinte. Si une grossesse survient sous traitement, éventualité rare mais possible en début de préménopause, consultez votre médecin et arrêtez le traitement. Aucune malformation imputable à ce médicament n'a été observée à ce jour.

Lorsque la *ménopause* est confirmée, aucune grossesse n'est possible, y compris en cas de réapparition des règles.

Mode d'emploi et posologie
Étaler le gel, de préférence après la toilette, sur une grande surface de peau, sauf sur les seins. Il n'est pas nécessaire de masser ou de frotter. Laisser sécher 1 ou 2 minutes avant de remettre un vêtement. Ce gel ne tache pas.

Ce gel ne doit pas être appliqué sur les *muqueuses* en raison de la présence d'*alcool*.

Posologie usuelle :

Elle est strictement individuelle ; votre médecin l'adapte en fonction des signes de sous ou de *surdosage* :
- sous-dosage : persistance des bouffées de chaleur, de la sécheresse vaginale...
- surdosage : tension douloureuse des seins, sensation de gonflement, irritabilité...

Conseils : Un *progestatif* est généralement associé aux *estrogènes* au moins 12 jours par mois pour éviter une stimulation excessive de l'utérus. N'arrêtez pas la prise du progestatif sans l'avis de votre médecin.

La réapparition de règles est fréquente (mais pas obligatoire) après chaque interruption de cycle ou à l'arrêt du progestatif. En revanche, tout saignement en cours de traitement doit être signalé à votre médecin.

Effets indésirables possibles
Nausées, tension des seins, irritabilité, jambes lourdes (qui traduisent généralement un *surdosage*).

Saignement génital intermittent (à signaler à votre médecin).

Ce médicament contient un *estrogène* naturel, identique à celui secrété par les ovaires. Il ne semble pas exposer aux effets indésirables qui peuvent être (rarement) rencontrés avec les estrogènes de synthèse contenus dans les pilules *contraceptives* ; il serait néanmoins souhaitable d'interrompre le traitement en cas :
- d'*accident thromboembolique* en évolution ou autre accident cardiovasculaire ;
- de jaunisse ;

- de *tumeur* bénigne ou maligne du foie, du sein ou de l'utérus ;
- de crise d'*épilepsie* ;
- d'écoulement de lait par le mamelon.

Laboratoires Besins International

ŒSTROGEL

Informations détaillées sur www.monvidal50.com

OLMETEC

Informations détaillées sur www.monvidal50.com

OMACOR

Informations détaillées sur www.monvidal50.com

OMIX

Alphabloquant — **sur ordonnance**

Présentation

- **OMIX LP 0,4 mg :** gélule contenant des microgranules à *libération prolongée* ; boîte de 30.
  Liste I - Remb 35 % - **Prix : 30,79 €**.

Composition

	p gél LP
Tamsulosine chlorhydrate	0,4 mg

Dans quel cas ce médicament est-il prescrit ?

Ce médicament appartient à la famille des *alphabloquants*. Il lutte contre la contraction des *voies* urinaires.

Il est utilisé dans le traitement des troubles urinaires dus à un *adénome de la prostate*.

Contre-indications

Ce médicament ne doit pas être utilisé dans les cas suivants :

- *antécédent* d'*hypotension orthostatique*,
- *insuffisance hépatique* grave.

Attention : Des précautions sont nécessaires en cas d'*insuffisance rénale* ou *coronarienne* et chez les personnes âgées.

Une *hypotension orthostatique*, due à la dilatation des vaisseaux sanguins, peut survenir dans les heures qui suivent la prise du médicament. Ce malaise, souvent précédé de *vertiges* et de sueurs, est favorisé par un passage trop brutal en position verticale (en se levant d'une chaise ou d'un lit). Les risques sont surtout importants les premiers jours du traitement pendant lesquels il convient d'éviter les activités dangereuses. Ensuite l'organisme s'adapte au médicament. En cas de sensation d'étourdissement, allongez-vous quelques minutes et relevez-vous progressivement.

Conducteur : ce médicament peut être responsable de *vertiges*.

Interactions avec d'autres substances

Ce médicament peut interagir avec les *antihypertenseurs*, surtout les autres *alphabloquants*. Votre médecin adaptera la *posologie* pour limiter le risque d'*hypotension orthostatique*, mais il doit être parfaitement informé des médicaments que vous prenez conjointement.

En cas d'intervention chirurgicale, informez l'anesthésiste de la prise de ce médicament.

Grossesse et allaitement

Ce médicament n'a pas d'indication chez la femme.

Mode d'emploi et posologie

Ce médicament est pris de préférence à la fin du petit déjeuner. Une prise à jeun risque d'en augmenter l'effet hypotenseur.

Posologie usuelle :

1 gélule par jour.

Conseils : Ce médicament ne permet pas de faire régresser la taille de l'adénome. C'est un *traitement symptomatique* qui facilite l'ouverture du *sphincter* urinaire. Il est utilisé lorsque l'ablation de l'adénome n'est pas justifiée (troubles modérés) ou doit être retardée pour une raison quelconque.

Effets indésirables possibles

Par ordre de fréquence décroissante : étourdissement, troubles de l'éjaculation, maux de tête, fatigue, *hypotension orthostatique*, *palpitations*, troubles digestifs, éruption cutanée, démangeaisons.

Laboratoires Yamanouchi Pharma

OPTRUMA

Estrogène de synthèse — **sur ordonnance**

Présentation

- **OPTRUMA 60 mg :** comprimé (ovale ; blanc) ; boîte de 28.
  Liste I - Remb 65 % - **Prix : 35,64 €**.

Composition

	p cp
Raloxifène	60 mg
Lactose	+

Dans quel cas ce médicament est-il prescrit ?

Ce médicament est une *hormone* de synthèse qui reproduit les effets protecteurs des *estrogènes* sur l'os. Des études ont montré qu'il diminue le risque de fractures des vertèbres dues à l'*ostéoporose*. Contrairement aux estrogènes, il n'a pas d'effet stimulant sur la glande mammaire et sur l'utérus.

Il est utilisé pour traiter et prévenir l'ostéoporose chez la femme ménopausée. Le remboursement de la Sécurité sociale est subordonné à la présence d'au moins une fracture visible à la radiographie.

Contre-indications

Ce médicament ne doit pas être utilisé dans les cas suivants :

- *antécédent* d'*accident thromboembolique* (*phlébite*, *embolie* pulmonaire...) ;
- *insuffisance hépatique*, ictère (jaunisse) chronique ;
- *insuffisance rénale* grave ;

- saignement génital intermittent (l'origine de ce saignement doit être déterminée par des examens appropriés avant la mise en route du traitement) ;
- cancer du corps de l'utérus (l'effet de ce médicament n'est pas connu dans cette situation) ;
- femme non ménopausée.

Attention : Ce médicament n'agit que sur l'os et n'a pas d'effet sur les *symptômes* de la *ménopause* (bouffées de chaleur...).
Comme les *estrogènes*, ce médicament augmente légèrement le risque de *thrombose*. Les situations qui exposent à un risque de *phlébite*, comme une intervention chirurgicale ou un alitement prolongé, peuvent nécessiter l'arrêt du traitement.
En l'absence de données, ce médicament ne peut être utilisé en cas de cancer du sein en cours de traitement.
Tout saignement génital inexpliqué doit être signalé à votre médecin.

Interactions avec d'autres substances

Ce médicament ne doit pas être associé avec ceux qui contiennent de la colestyramine, qui modifie son absorption et son élimination.

Il peut interagir avec les *anticoagulants* oraux : le *taux de prothrombine* doit être surveillé régulièrement dans le mois qui suit la mise en route ou l'arrêt du traitement.

Grossesse et allaitement

Ce médicament n'a pas d'indication chez la femme non ménopausée.

Mode d'emploi et posologie

Le comprimé est pris indifféremment pendant ou entre les repas.

Posologie usuelle :
1 comprimé par jour.

Conseils : Pendant toute la durée du traitement, des apports de calcium sont nécessaires, soit par l'alimentation (produits laitiers), soit par un traitement conjoint spécifique.
Des exercices physiques réguliers contribuent à limiter l'évolution de l'*ostéoporose*.

Effets indésirables possibles

Bouffées de chaleur.

Œdèmes des jambes, crampes.

Rarement : *Accidents thromboemboliques*.

Très rarement : *éruption cutanée*, nausées, vomissements, douleurs abdominales, digestion difficile.

Laboratoires Pierre Fabre

ORGAMÉTRIL

Informations détaillées sur www.monvidal50.com

OROMONE

Informations détaillées sur www.monvidal50.com

OXYBUTYNINE GÉNÉRIQUES

Antispasmodique urinaire — sur ordonnance

➜ Ces médicaments sont des génériques de DITROPAN (voir ce médicament).

Laboratoires EG Labo, G Gam, Merck génériques, Ratiopharm

OZIDIA

Informations détaillées sur www.monvidal50.com

PERMIXON

Hypertrophie bénigne de la prostate

Présentation

- **PERMIXON :** gélule (vert) ; boîte de 60.
  Remb 35 % - **Prix : 34,92 €**.
- **PERMIXON :** gélule (vert) ; boîte de 60 en flacon.
  Remb 35 % - **Prix : 34,92 €**.

Composition

	p gél
Serenoa repens, extrait lipidostérolique	160 mg

Dans quel cas ce médicament est-il prescrit ?

Ce médicament contient un extrait végétal qui a des propriétés décongestionnantes sur l'appareil urinaire. Il freine l'action de l'*hormone* mâle sur la prostate, permettant de retarder le développement des adénomes prostatiques.

Il est utilisé dans le traitement des troubles urinaires liés à un *adénome de la prostate*.

Attention : Si les troubles persistent, parlez-en à votre médecin.
Ce médicament ne peut guérir un *adénome de la prostate* ; en cas de blocage progressif ou brutal des urines, consultez d'urgence votre médecin.

Mode d'emploi et posologie

Ce médicament doit être pris au cours des repas pour éviter d'éventuelles nausées.

Posologie usuelle :
1 gélule matin et soir.

Effets indésirables possibles

Nausées, douleurs abdominales.

Rarement : *éruption cutanée*.

Exceptionnellement : augmentation du volume des seins.

Laboratoires Pierre Fabre Médicament

PERSANTINE

Antiagrégant plaquettaire — sur ordonnance

Présentation

- **PERSANTINE 75 mg :** comprimé (rouge) ; boîte de 30.
  Liste II - Remb 35 % - **Prix : 2,16 €**.
- **PERSANTINE 75 mg :** comprimé (rouge) ; boîte de 100.
  Liste II - Remb 35 % - **Prix : 5,32 €**.

Composition

	p cp
Dipyridamole	75 mg
Lactose	+

Dans quel cas ce médicament est-il prescrit ?

Ce médicament dilate les *artères coronaires* et tend à fluidifier le sang.

Il est utilisé dans le *traitement préventif* des *accidents thromboemboliques*, en association avec les *anticoagulants* chez les malades porteurs de valves cardiaques artificielles.

Attention : Chez les personnes souffrant d'*angine de poitrine*, la survenue de crises sous traitement doit être signalée au médecin.
Des précautions sont nécessaires en cas de *myasthénie*, de calculs de la vésicule biliaire.

Grossesse et allaitement

L'effet de ce médicament pendant la grossesse ou l'allaitement est mal connu : seul votre médecin peut évaluer le risque éventuel de son utilisation dans votre cas.

Mode d'emploi et posologie

La posologie quotidienne est répartie en 2 ou 3 prises.

Posologie usuelle :
3 à 5 comprimés par jour.

Effets indésirables possibles

Maux de tête, *vertiges*, bouffées de chaleur, baisse de la tension artérielle, *éruption cutanée*, *troubles digestifs*.
Rarement : douleurs musculaires, *bronchospasme*.

Laboratoires Boehringer Ingelheim

PHOSPHONEUROS

Elément minéral : phosphore — sur ordonnance

Présentation

- PHOSPHONEUROS : solution buvable ; flacon de 120 ml (2 800 gouttes) et seringue doseuse.
  Liste II - Remb 65 % - **Prix : 5,14 €.**

Composition

	p 100 ml
Acide phosphorique concentré	36,804 g
Bisdihydrogénophosphate de calcium	10,260 g
Phosphate disodique	25,865 g
Glycérophosphate de magnésium	5,8 g
Sodium	+

Dans quel cas ce médicament est-il prescrit ?

Ce médicament apporte du phosphore, élément minéral constituant de l'os, et dont le *métabolisme* est étroitement lié à celui du calcium. En cas de perte excessive de calcium dans les urines, un apport important de phosphore permet de réduire cette perte et de lutter contre la formation de calculs.

Il est utilisé dans le traitement des pertes excessives de calcium dans les urines, avec ou sans calculs et de certains *rachitismes*.

Contre-indications

Ce médicament ne doit pas être utilisé dans les cas suivants :
– *hypocalcémie*,
– *insuffisance rénale*.

Attention : En cas de traitement prolongé, des analyses de sang et d'urine régulières peuvent être nécessaires.
Ce médicament contient du sodium (*sel*) en quantité notable (10 gouttes : 35,7 mg).

Interactions avec d'autres substances

Un délai de 2 heures doit être respecté entre la prise de ce médicament et celle d'un *antiacide* (MAALOX...).

Grossesse et allaitement

L'effet de ce médicament pendant la grossesse ou l'allaitement est mal connu : seul votre médecin peut évaluer le risque éventuel de son utilisation dans votre cas.

Mode d'emploi et posologie

Les gouttes doivent être prises dans un verre d'eau, à la fin des repas. Les prises doivent être réparties en 2 ou 3 prises au cours de la journée.

Posologie usuelle :
- Adulte : 150 à 200 gouttes par jour.
- Enfant de 10 à 15 ans : 75 à 150 gouttes par jour.
- Enfant de moins de 10 ans : 50 à 75 gouttes par jour.

Effets indésirables possibles

Troubles digestifs : nausées, vomissements, brûlures gastriques, diarrhée.

Laboratoires Bouchara-Recordati

PHOSPHORE MÉDIFA

Informations détaillées sur www.monvidal50.com

PHYSIOGINE COMPRIMÉ

Informations détaillées sur www.monvidal50.com

PHYSIOGINE OVULE ET CRÈME

Informations détaillées sur www.monvidal50.com

PHYSIOTENS

Informations détaillées sur www.monvidal50.com

PHYTAT DB

Informations détaillées sur www.monvidal50.com

PIROXICAM GÉNÉRIQUES

Anti-inflammatoire non stéroïdien — sur ordonnance

→ Ces médicaments sont des génériques de FELDÈNE oral, rectal (voir ce médicament).

Laboratoires Biogaran, EG Labo, G Gam, GNR-pharma, Irex, Ivax SAS, Merck génériques, Ratiopharm, RPG Aventis, Téva Classics, Zydus France

PLAVIX
Antiagrégant plaquettaire — sur ordonnance

Présentation
- **PLAVIX 75 mg :** comprimé (rose) ; boîte de 28.
Liste I - Remb 65 % - **Prix : 59,74 €**.

Composition
	p cp
Clopidogrel	75 mg

Dans quel cas ce médicament est-il prescrit ?
Ce médicament est un fluidifiant du sang qui appartient à la famille des *antiagrégants plaquettaires*.

Il est utilisé dans la prévention des complications cardiovasculaires de l'*athérosclérose*.

Contre-indications
Ce médicament ne doit pas être utilisé dans les cas suivants :
- *insuffisance hépatique* grave,
- *hémorragie* ou risque hémorragique,
- **allaitement**.

Attention : Certaines interventions chirurgicales ou dentaires nécessitent l'arrêt du médicament 7 jours avant le geste chirurgical : la prise de ce médicament doit être signalée à l'anesthésiste ou au dentiste.
Des précautions sont nécessaires en cas d'*insuffisance rénale*.

Interactions avec d'autres substances
L'addition de l'effet de ce médicament à celui des autres *antiagrégants plaquettaires* (aspirine notamment) ou des *anticoagulants* peut augmenter le risque de saignement.

Ne prenez pas d'*AINS* sans informer votre médecin ; ils sont susceptibles de provoquer des saignements du tube digestif qui peuvent être aggravés par ce médicament.

Grossesse et allaitement
L'effet de ce médicament pendant la grossesse est mal connu : seul votre médecin peut évaluer le risque éventuel de son utilisation dans votre cas.

Les données disponibles ne permettent pas de savoir si ce médicament passe dans le lait maternel ; un choix est donc nécessaire entre l'allaitement et la prise du médicament. Cette décision devra être prise en accord avec votre médecin.

Mode d'emploi et posologie
Le comprimé peut être pris à n'importe quel moment de la journée, pendant ou entre les repas.

Posologie usuelle :
- Adulte : 1 comprimé par jour.

Conseils : Ce médicament ne dispense pas des mesures non médicamenteuses ayant montré leur efficacité pour lutter contre l'*athérosclérose* : arrêt d'un tabagisme éventuel, régime alimentaire de type méditerranéen, exercice physique régulier.

Effets indésirables possibles
Saignements divers (nez, gencive...), sang dans les urines ou dans les selles ; la réalisation d'une *numération formule sanguine* est alors nécessaire.

Troubles digestifs, *éruption cutanée*, démangeaisons, maux de tête, étourdissements, fourmillements.

Exceptionnellement : baisse du nombre des *globules blanc* ou des *plaquettes*, *réaction allergique*.

Laboratoires Sanofi-Synthélabo

PONSTYL
Informations détaillées sur www.monvidal50.com

PRACTAZIN
Diurétiques associés — sur ordonnance

➜ Ce médicament est un générique de ALDACTAZINE (voir ce médicament).

Laboratoires Cardel

PRACTON
Diurétique — sur ordonnance

➜ Ce médicament est un générique de ALDACTONE (voir ce médicament).

Laboratoires Cardel

PRESTOLE
Informations détaillées sur www.monvidal50.com

PRETERAX
Informations détaillées sur www.monvidal50.com

PRÉVISCAN
Anticoagulant oral — sur ordonnance

Présentation
- **PRÉVISCAN :** comprimé quadrisécable (blanc crème) ; boîte de 30.
Liste I - Remb 65 % - **Prix : 3,79 €**.

Composition
	p cp
Fluindione	20 mg
Amidon de blé (gluten)	+
Lactose	+

Dans quel cas ce médicament est-il prescrit ?
Ce médicament est un *anticoagulant* oral qui appartient à la famille des *antivitamines K*. Il empêche la formation des caillots en se substituant à la *vitamine* K. Celle-ci est indispensable à la synthèse par le foie des facteurs de la coagulation. L'effet anticoagulant se manifeste après plusieurs jours de traitement et, de même, persiste plusieurs jours après l'arrêt.

Il est utilisé dans le *traitement préventif* et *curatif* des *accidents thromboemboliques*.

Contre-indications
Ce médicament ne doit pas être utilisé dans les cas suivants :
- *allergie* aux *anticoagulants* oraux ;

- *insuffisance hépatique* grave ;
- association aux médicaments contenant de l'aspirine à forte dose, de la phénylbutazone, du miconazole (sauf formes à usage cutané) ou du millepertuis ;
- **allaitement**.

Attention : Des précautions sont nécessaires chez la personne âgée et en cas d'*insuffisance rénale* grave, de maladie ou situation exposant à un risque hémorragique.

La *posologie* de ce médicament est adaptée avec précision par votre médecin en fonction du résultat d'analyses de sang régulières : un *INR* trop bas traduit une action insuffisante et un risque de caillot sanguin ; un INR trop élevé traduit un surdosage et un risque d'*hémorragie*. Dans la majorité des cas, l'INR recherché doit être compris entre 2 et 3. Il est préférable (mais non indispensable) de pratiquer ces analyses successives dans le même laboratoire pour pouvoir comparer les résultats.

Tout signe pouvant faire penser à une hémorragie (urines rouges, selles rouges ou noires, taches anormales de la peau ou bleus multiples, saignements du nez ou des gencives...) doit vous conduire à prévenir immédiatement votre médecin ou un service médical d'urgence. Il en est de même si votre INR dépasse 5.

Pendant la durée du traitement, les injections intramusculaires ne peuvent être pratiquées qu'après avis médical, du fait d'un risque de saignement local. Les injections par *voie* sous-cutanée ou intraveineuse ne posent pas de problème, de même que les prises de sang.

L'automédication est particulièrement dangereuse chez les personnes sous anticoagulants oraux : n'utilisez aucun médicament sans l'avis de votre médecin ou de votre pharmacien, signalez toujours que vous prenez un anticoagulant oral.

En cas d'intervention chirurgicale ou d'extraction dentaire, signalez à l'anesthésiste ou à votre dentiste la prise de ce médicament : une modification de votre traitement pourra éventuellement être décidée.

Les interactions de ce médicament, susceptibles de modifier son effet, ne concernent pas que les médicaments : l'alcool et certains aliments peuvent faire varier votre INR (voir Interactions avec d'autres substances).

Interactions avec d'autres substances

Ce médicament ne doit pas être associé :
- aux médicaments contenant de l'aspirine à forte dose, de la phénylbutazone ou du miconazole (l'utilisation de formes à usage cutané est possible) : risque d'*hémorragie* ;
- aux produits de phytothérapie contenant du millepertuis : diminution de l'effet anticoagulant (risque de *thrombose*).

Les anticoagulants oraux peuvent interagir avec de très nombreux autres médicaments qu'il n'est pas possible de citer. Ces interactions sont d'une intensité très variable. En dehors du paracétamol pour traiter la fièvre et la douleur, ne prenez aucun autre médicament sans prendre l'avis de votre médecin ou de votre pharmacien. Vous pouvez également consulter la fiche du médicament que vous souhaitez prendre pour vérifier qu'il n'interagit pas avec les anticoagulants.

Par ailleurs, il existe aussi des interactions alimentaires : évitez des apports importants d'aliments réputés riches en *vitamine* K comme les abats, avocat, brocolis, carotte, choucroute, choux, choux-fleurs, choux de Bruxelles, épinards, fenouil, foie, laitue, tomate... ou au contraire un jeûne prolongé qui diminuerait vos apports. Une prise excessive de boissons alcoolisées peut modifier l'effet du traitement, mais une consommation raisonnable est possible.

Grossesse et allaitement

Ce médicament ne doit pas être utilisé pendant la grossesse, sauf sur prescription médicale. Une contraception efficace est recommandée pendant le traitement. Le port d'un stérilet expose à des saignements et doit être évité.

Ce médicament passe dans le lait maternel : l'allaitement est contre-indiqué.

Mode d'emploi et posologie

Les comprimés sont avalés avec un verre d'eau, en une prise par jour. Pour un effet constant de ce médicament, la prise doit être régulière, toujours à la même heure, le soir de préférence.

Posologie usuelle :

Elle est adaptée par le médecin en fonction des résultats des analyses de sang (*INR*). Néanmoins, compte tenu de l'action retardée du produit, les variations de l'INR n'apparaissent que plusieurs jours après les modifications de traitement.

Lorsque ce médicament remplace un *anticoagulant* injectable, ce dernier est poursuivi jusqu'à ce que l'INR soit situé dans la fourchette souhaitée.

En cas d'oubli d'une prise, le médicament peut être pris si le retard ne dépasse pas 8 heures. Au delà de ce délai, ne pas prendre la dose oubliée et prendre le lendemain la dose habituelle et non une double dose.

Conseils : Veillez à ne pas manquer de ce médicament ; lors de vos déplacements, munissez-vous d'une réserve ou de votre ordonnance en cours de validité. Pensez également à porter sur vous une carte indiquant que vous suivez un traitement anticoagulant.

Certaines activités ou sports violents pouvant entraîner des blessures ou des coupures (risque d'*hémorragie*), leur pratique est déconseillée pendant la durée du traitement.

En cas de saignement bénin, il est nécessaire de comprimer la plaie pendant plusieurs minutes.

Pour faciliter le suivi du traitement, il est utile de tenir à jour un carnet indiquant les doses prises et le résultat des *INR* successifs.

Effets indésirables possibles

Hémorragies de gravité variable.

Plus rarement : diarrhée, douleurs des articulations, chute de cheveux, *réaction allergique*.

Laboratoires Procter & Gamble

PRIMOLUT-NOR

Informations détaillées sur www.monvidal50.com

PRINIVIL

Inhibiteur de l'enzyme de conversion

sur ordonnance

Présentation

- **PRINIVIL 5 mg :** comprimé sécable (blanc) ; boîte de 28. Liste I - Remb 65 % - **Prix : 8,17 €**.
- **PRINIVIL 20 mg :** comprimé sécable (orangé) ; boîte de 28. Liste I - Remb 65 % - **Prix : 22,45 €**.

Composition

	p cp	p cp
Lisinopril	5 mg	20 mg

Dans quel cas ce médicament est-il prescrit ?

Ce médicament appartient à la famille des *inhibiteurs de l'enzyme de conversion* (IEC). L'enzyme de conversion est une substance naturellement présente dans l'organisme ; elle est responsable d'une contraction des artères qui augmente la tension artérielle et fatigue le cœur.

Il est utilisé dans le traitement de l'*hypertension artérielle* et de l'*insuffisance cardiaque* ou après un *infarctus du myocarde*.

Contre-indications

Ce médicament ne doit pas être utilisé dans les cas suivants :

- *allergie* aux médicaments de la famille des *inhibiteurs de l'enzyme de conversion*,
- prédisposition à l'œdème de *Quincke*,
- **grossesse** (à partir du 4e mois).

Dans d'autres situations, le médecin est seul juge pour prescrire ce médicament, notamment en cas d'*hyperkaliémie* ou de rétrécissement des artères rénales.

Attention : En cas de gonflement du visage (lèvres, paupières...) ou d'une autre région du corps, consultez votre médecin avant toute nouvelle prise de ce médicament ; il peut s'agir d'une *réaction allergique* : œdème de *Quincke*.

L'usage des *inhibiteurs de l'enzyme de conversion* est déconseillé en période de désensibilisation aux venins d'*hyménoptères* : augmentation du risque de réaction allergique grave.

En cas d'*insuffisance rénale*, un contrôle de la *créatinine* et du taux de *potassium* dans le sang est nécessaire.

Si vous suivez un traitement par *diurétique* ou un régime sans *sel*, la baisse de la tension artérielle peut être importante lors des premières prises du médicament : risque de malaise ou d'étourdissement pouvant entraîner une chute. Il est préférable de commencer le traitement un jour de repos.

Les sels de régime contiennent souvent du *potassium* ; ne les utilisez pas sans avis médical pendant le traitement.

Si vous êtes traité par le rein artificiel, prévenez votre centre de *dialyse* de la prise de ce médicament.

Conducteur : les *inhibiteurs de l'enzyme de conversion* peuvent être responsables de malaise ou de *vertiges*, lors des premières prises.

Interactions avec d'autres substances

Ce médicament peut interagir avec les *diurétiques* et les médicaments qui contiennent du potassium ou du lithium.

Informez par ailleurs votre médecin ou votre pharmacien si vous prenez un *antidiabétique*, un *AINS* ou de l'aspirine à forte dose (plus de 3 g par jour).

En outre, l'effet *antihypertenseur* de ce médicament peut être augmenté par certains médicaments tels que les *neuroleptiques*, les *antidépresseurs imipraminiques*, les *alphabloquants* utilisés dans certains troubles urinaires, les médicaments contenant du baclofène ; il peut être diminué par les *corticoïdes*. Votre médecin doit être informé si vous êtes traité par l'un ou l'autre de ces médicaments.

Grossesse et allaitement

L'usage de ce médicament est déconseillé pendant les 3 premiers mois de la grossesse et contre-indiqué à partir du 4e mois.

Les données disponibles ne permettent pas de savoir si ce médicament passe dans le lait maternel ; un choix est donc nécessaire entre l'allaitement et la prise du médicament. Cette décision devra être prise en accord avec votre médecin.

Mode d'emploi et posologie

Ce médicament peut être pris indifféremment au cours ou en dehors des repas, en 1 prise quotidienne à heure régulière.

Posologie usuelle :

- Adulte : la *posologie* est variable en fonction des cas :
  - *hypertension artérielle* : 20 mg par jour ;
  - *insuffisance cardiaque* : 5 à 20 mg par jour.

En cas d'*insuffisance rénale*, d'*athérosclérose*, de traitement préalable par des *diurétiques* ou de régime sans *sel*, en particulier chez la personne âgée, la posologie initiale est faible ; elle est augmentée progressivement par le médecin en fonction des effets du médicament.

Conseils : Le traitement médicamenteux ne dispense pas de mesures simples pouvant faire baisser la tension artérielle : activité physique régulière, modération de la consommation de boissons alcoolisées et de *sel*, lutte contre l'excès de poids.

Effets indésirables possibles

Comme pour tous les *inhibiteurs de l'enzyme de conversion* :
- Toux sèche.
- Baisse excessive de la tension artérielle (voir Attention) ; *hypotension orthostatique*.
- Maux de tête, fatigue, étourdissement.
- *Troubles digestifs*.
- *Réactions allergiques* : *éruption cutanée*, œdème de *Quincke* (exceptionnel).

Laboratoires Bristol-Myers Squibb

PRINZIDE

Informations détaillées sur www.monvidal50.com

PRITOR

Informations détaillées sur www.monvidal50.com

PRITORPLUS

Informations détaillées sur www.monvidal50.com

PROFÉNID INJECTABLE

Anti-inflammatoire non stéroïdien — sur ordonnance

Présentation

- **PROFÉNID 100 mg/2 ml :** solution injectable *IM* ; boîte de 2 ampoules de 2 ml.
  Liste II - Remb 35 % - **Prix : 2,63 €.**
- **PROFÉNID 100 mg/2 ml :** solution injectable *IM* ; boîte de 6 ampoules de 2 ml.
  Liste II - Remb 35 % - **Prix : 6,79 €.**

Composition

	p amp
Kétoprofène	100 mg
Alcool benzylique	50 mg

Dans quel cas ce médicament est-il prescrit ?

Ce médicament est un *anti-inflammatoire* non stéroïdien (*AINS*). Il lutte contre l'*inflammation* et la douleur, fait baisser la fièvre et fluidifie le sang.

Il est utilisé dans le traitement :
- des douleurs inflammatoires aiguës lorsqu'un effet rapide est souhaité : *sciatique*, *lombalgie*, crise de *rhumatismes inflammatoires*, coliques néphrétiques ;
- de douleurs, notamment osseuses, chez les cancéreux.

Contre-indications

Ce médicament ne doit pas être utilisé dans les cas suivants :
- *antécédent* d'*allergie* ou d'*asthme* provoqué par la prise d'*AINS*, y compris l'aspirine ;
- *ulcère* de l'estomac ou du *duodénum* ;
- *insuffisance hépatique* ou *rénale* graves ;
- *insuffisance cardiaque* grave ;
- en association à un traitement *anticoagulant* (risque d'hématome au point d'injection) ;
- **grossesse** (à partir du 6e mois).

Attention : Tout traitement prolongé ou *surdosage* d'*AINS* expose à des effets indésirables graves.

Certaines situations doivent conduire à ne poursuivre le traitement qu'après un avis médical :
- brûlures d'estomac importantes ou selles noires et nauséabondes pouvant traduire une irritation ou un saignement du tube digestif ;
- *réaction allergique* cutanée, crise d'*asthme* ;
- fatigue inhabituelle et intense, ou baisse brutale et importante du volume des urines chez une personne souffrant d'*insuffisance cardiaque*, déshydratée ou traitée par *diurétique*.

Des précautions sont nécessaires chez la personne âgée ou en cas d'*antécédent* d'*ulcère* de l'estomac ou du *duodénum* ou de risque hémorragique, notamment digestif (maladie de *Crohn*, *rectocolite hémorragique*).

Certains médecins considèrent que les anti-inflammatoires peuvent diminuer l'efficacité des stérilets et exposer à un risque de grossesse non désirée. Ce risque est actuellement très controversé.

Compte-tenu de ses effets indésirables potentiels, ce médicament peut, chez certaines personnes, ne pas être compatible avec la conduite automobile ou le maniement de machines dangereuses. Assurez-vous à l'occasion des premières prises que vous supportez bien ce médicament avant de conduire ou d'utiliser une machine.

Interactions avec d'autres substances

Ce médicament peut interagir avec d'autres médicaments, notamment :
- l'aspirine et les autres *anti-inflammatoires* non stéroïdiens (*AINS*) : risque d'accroissement des effets indésirables ;
- les *anticoagulants* et les *antiagrégants plaquettaires* : augmentation du risque hémorragique ;
- le lithium (TÉRALITHE, NEUROLITHIUM...) : augmentation du taux de lithium dans le sang ;
- le méthotrexate.

Informez par ailleurs votre médecin ou votre pharmacien en cas de traitement par un *diurétique*, un *inhibiteur de l'enzyme de conversion*, un *inhibiteur de l'angiotensine II*, un *bêtabloquant* ou un médicament contenant de la ciclosporine.

Grossesse et allaitement

Des effets néfastes pour l'enfant à naître ont été mis en évidence lorsque les *AINS* sont utilisés au cours des 4 derniers mois de la grossesse ; le risque existe même avec une seule prise et même si la grossesse est à terme. L'usage de ce médicament est contre-indiqué pendant cette période, sauf dans certaines situations médicales très particulières.

Pendant les 5 premiers mois, l'effet de ce médicament est mal connu : seul votre médecin peut évaluer le risque éventuel de son utilisation dans votre cas.

Ce médicament passe dans le lait maternel ; un choix

est donc nécessaire entre l'allaitement et la prise du médicament. Cette décision devra être prise en accord avec votre médecin.

Mode d'emploi et posologie

Les injections doivent être faites exclusivement par *voie* intramusculaire.

Posologie usuelle :

- Adulte : 1 ou 2 ampoules par jour, pendant 2 ou 3 jours. Au-delà, le traitement peut se poursuivre avec les comprimés, les gélules ou les suppositoires.

Conseils : Les effets indésirables de ce médicament sur l'estomac peuvent survenir aussi bien avec la solution injectable qu'avec les comprimés et les gélules.

Effets indésirables possibles

Douleur au point d'injection.

Troubles digestifs : nausées, vomissements, diarrhées, douleurs abdominales, *gastrite*, *stomatite*, *colite*. Rarement : *ulcère* de l'estomac ou du *duodénum* (le plus souvent lors d'un traitement de longue durée ou à forte dose), *hémorragie* digestive (vomissements de sang, selles noires ou, plus souvent, pertes de sang imperceptibles responsables de l'apparition progressive d'une *anémie*).

Réaction allergique : *éruption cutanée*, *asthme*...

Maux de tête, *vertiges*, somnolence.

Photosensibilisation.

Vision floue, bourdonnements d'oreille.

Anomalie de la *numération formule sanguine*.

Augmentation des *transaminases*.

Augmentation de la tension artérielle, notamment chez les patients sous traitement antihypertenseur.

Œdème.

Laboratoires Aventis

PROFÉNID ORAL, RECTAL

Anti-inflammatoire non stéroïdien — sur ordonnance

Présentation

- **PROFÉNID 50 mg :** gélule (beige) ; boîte de 24.
  Liste II - Remb 65 % - **Prix : 3,30 €.**
- **PROFÉNID 100 mg :** comprimé (blanc) ; boîte de 30.
  Liste II - Remb 65 % - **Prix : 7,10 €.**
- **PROFÉNID 100 mg :** suppositoire ; boîte de 12.
  Liste II - Remb 35 % - **Prix : 3,54 €.**
- **PROFÉNID LP 200 mg :** comprimé à *libération prolongée* (blanc) ; boîte de 14.
  Liste II - Remb 65 % - **Prix : 8,26 €.**
- **PROFÉNID LP 200 mg :** gélule à *libération prolongée* (transparent et orange) ; boîte de 14.
  Liste II - Remb 65 % - **Prix : 8,67 €.**

Composition

	p gél	p cp	p suppos
Kétoprofène	50 mg	100 mg	100 mg

	p cp LP	p gél LP
Kétoprofène	200 mg	200 mg

Dans quel cas ce médicament est-il prescrit ?

Ce médicament est un *anti-inflammatoire* non stéroïdien (*AINS*). Il lutte contre l'*inflammation* et la douleur, fait baisser la fièvre et fluidifie le sang.

Il est utilisé chez l'adulte dans le *traitement symptomatique* de longue durée des *rhumatismes inflammatoires* et de certaines *arthroses*.

Les gélules à 50 mg, les suppositoires et les comprimés à 100 mg sont également utilisés dans le traitement symptomatique de courte durée des :

- poussées d'arthrose ;
- *tendinites*, *arthrites*, *lombalgies* ;
- *sciatiques* et *cruralgies* ;
- douleurs faisant suite à un traumatisme de l'appareil locomoteur.

Contre-indications

Ce médicament ne doit pas être utilisé dans les cas suivants :

- *antécédent* d'*allergie* ou d'*asthme* provoqué par la prise d'*AINS*, y compris l'aspirine ;
- *ulcère* de l'estomac ou du *duodénum* ;
- *insuffisance hépatique* ou *rénale* graves ;
- *insuffisance cardiaque* grave ;
- *inflammation* ou saignement récent du rectum (suppositoire) ;
- **grossesse** (à partir du 6e mois).

Attention : Tout traitement prolongé ou *surdosage* d'*AINS* expose à des effets indésirables graves.

Certaines situations doivent conduire à ne poursuivre le traitement qu'après un avis médical :

- brûlures d'estomac importantes ou selles noires et nauséabondes pouvant traduire une irritation ou un saignement du tube digestif ;
- *réaction allergique* cutanée, crise d'*asthme* ;
- fatigue inhabituelle et intense, ou baisse brutale et importante du volume des urines chez une personne souffrant d'*insuffisance cardiaque*, déshydratée ou traitée par *diurétique*.

Des précautions sont nécessaires chez la personne âgée ou en cas d'*antécédent* d'*ulcère* de l'estomac ou du *duodénum* ou de risque hémorragique, notamment digestif (maladie de *Crohn*, *rectocolite hémorragique*).

Certains médecins considèrent que les anti-inflammatoires peuvent diminuer l'efficacité des stérilets et exposer à un risque de grossesse non désirée. Ce risque est actuellement très controversé.

Compte-tenu de ses effets indésirables potentiels, ce médicament peut, chez certaines personnes, ne pas être compatible avec la conduite automobile ou le maniement de machines dangereuses. Assurez-vous à l'occasion des premières prises que vous supportez bien ce médicament avant de conduire ou d'utiliser une machine.

Interactions avec d'autres substances

Ce médicament peut interagir avec d'autres médicaments, notamment :
- l'aspirine et les autres *anti-inflammatoires* non stéroïdiens (*AINS*) : risque d'accroissement des effets indésirables ;
- les *anticoagulants* et les *antiagrégants plaquettaires* : augmentation du risque hémorragique ;
- le lithium (TÉRALITHE, NEUROLITHIUM...) : augmentation du taux de lithium dans le sang ;
- le méthotrexate.

Informez par ailleurs votre médecin ou votre pharmacien en cas de traitement par un *diurétique*, un *inhibiteur de l'enzyme de conversion*, un *inhibiteur de l'angiotensine II*, un *bêtabloquant* ou un médicament contenant de la ciclosporine.

Grossesse et allaitement

Des effets néfastes pour l'enfant à naître ont été mis en évidence lorsque les *AINS* sont utilisés au cours des 4 derniers mois de la grossesse ; le risque existe même avec une seule prise et même si la grossesse est à terme. L'usage de ce médicament est contre-indiqué pendant cette période, sauf dans certaines situations médicales très particulières.

Pendant les 5 premiers mois, l'effet de ce médicament est mal connu : seul votre médecin peut évaluer le risque éventuel de son utilisation dans votre cas.

Ce médicament passe dans le lait maternel ; un choix est donc nécessaire entre l'allaitement et la prise du médicament. Cette décision devra être prise en accord avec votre médecin.

Mode d'emploi et posologie

Les gélules et les comprimés doivent être avalés avec un verre d'eau, de préférence au milieu des repas afin de limiter la survenue de troubles digestifs.

Les suppositoires peuvent être utilisés en remplacement des comprimés à 100 mg, notamment le soir.

Posologie usuelle :
- Adulte :
- *traitement d'attaque* : 300 mg par jour (soit 6 gélules à 50 mg ou 3 comprimés à 100 mg par jour), en 2 ou 3 prises ;
- *traitement d'entretien* : 100 à 200 mg par jour (soit 3 gélules à 50 mg ou 1 à 2 comprimés à 100 mg ou 1 comprimé à 200 mg ou 1 gélule à 200 mg par jour), répartis en 1 à 3 prises.

Conseils : Ce médicament vous a été prescrit dans une situation précise : ne le conseillez pas à un proche et ne le réutilisez pas sans avis médical.

Ne dépassez pas la *posologie* ni la durée de traitement prescrites par votre médecin.

Les effets indésirables de ce médicament sur l'estomac peuvent survenir aussi bien avec les suppositoires qu'avec les comprimés et les gélules.

Effets indésirables possibles

Troubles digestifs : nausées, vomissements, diarrhées, douleurs abdominales, *gastrite*, *stomatite*, *colite*. Rarement : *ulcère* de l'estomac ou du *duodénum* (le plus souvent lors d'un traitement de longue durée ou à forte dose), *hémorragie* digestive (vomissements de sang, selles noires ou, plus souvent, pertes de sang imperceptibles responsables de l'apparition progressive d'une *anémie*).

Réaction allergique : *éruption cutanée*, crise *asthme*...

Maux de tête, *vertiges*, somnolence.

Photosensibilisation.

Vision floue, bourdonnements d'oreille.

Anomalie de la *numération formule sanguine*, augmentation des *transaminases*.

Augmentation de la tension artérielle, notamment chez les patients sous traitement antihypertenseur, *œdème*.

Laboratoires Aventis

PROGESTÉRONE GÉNÉRIQUES

Progestatif — **sur ordonnance**

➜ Ces médicaments sont des génériques de UTROGESTAN (voir ce médicament).

Laboratoires Biogaran, GNR-pharma, Merck génériques, Ratiopharm, Téva Classics

PROGYNOVA

Informations détaillées sur www.monvidal50.com

PROPRANOLOL EG

Bêtabloquant — **sur ordonnance**

➜ Ce médicament est un générique de AVLOCARDYL 40 mg (voir ce médicament).

Laboratoires EG Labo

PROPRANOLOL RATIOPHARM

Informations détaillées sur www.monvidal50.com

PROTELOS

Informations détaillées sur www.monvidal50.com

PROVAMES

Estrogène — **sur ordonnance**

Présentation

- PROVAMES 1 mg : comprimé (blanc) ; boîte de 30. Liste II - Remb 65 % - **Prix : 2,32 €**.
- PROVAMES 2 mg : comprimé (blanc) ; boîte de 28. Liste II - Remb 65 % - **Prix : 2,32 €**.

Composition

	p cp	p cp
Estradiol	1 mg	2 mg
Lactose	+	+

Dans quel cas ce médicament est-il prescrit ?

Ce médicament contient une *hormone* naturelle de la famille des *estrogènes*.

Il est utilisé pour soulager les *symptômes* dus au déficit en estrogènes lors de la *ménopause* (bouffées de chaleur, sécheresse vaginale...) et dans le cadre d'un cycle artificiel hormonal en association avec un traitement *progestatif*.

Les comprimés à 2 mg sont également utilisés pour prévenir l'*ostéoporose* chez la femme ménopausée ayant un risque accru de fracture.

Contre-indications

Ce médicament ne doit pas être utilisé dans les cas suivants :

- *accident thromboembolique* (*phlébite*, *embolie* pulmonaire...) ancien ou survenant pendant le traitement ;
- *cancer hormonodépendant* ;
- saignement génital intermittent (l'origine de ce saignement doit être déterminée par des examens appropriés avant la mise en route du traitement) ;
- maladie grave du foie.

Votre médecin est seul juge pour prescrire ce médicament en cas de maladies cardiovasculaires prédisposant aux embolies.

Attention : De récentes études ont montré une augmentation du risque de survenue d'un cancer du sein chez les femmes ayant reçu un traitement prolongé des *symptômes* de la *ménopause*. Le traitement doit par conséquent être prescrit à la dose minimale efficace et pour une durée la plus courte possible. En l'absence de troubles, sa prescription ne doit pas être systématique.

Un bilan initial suivi d'une surveillance médicale régulière sont nécessaires, surtout dans les cas suivants : anomalie de la circulation sanguine cérébrale et rétinienne, obésité, *diabète*, *hypertriglycéridémie*, *hypertension artérielle*, affection bénigne du sein et de l'utérus, *tumeur de l'hypophyse*, *lupus érythémateux* disséminé, certaines maladies rares (*porphyrie*, *otospongiose*), ictère (jaunisse) chronique ou survenu lors d'une grossesse, *insuffisance rénale*, *épilepsie*, *asthme*, *antécédents* familiaux de cancer du sein

Si vous devez subir une intervention chirurgicale, il est préférable d'interrompre le traitement un mois à l'avance. De même, un alitement prolongé doit vous conduire à arrêter le traitement.

Interactions avec d'autres substances

L'efficacité du traitement peut être diminuée par la prise conjointe d'un médicament *inducteur enzymatique*.

Grossesse et allaitement

Ce médicament n'a pas d'indication chez la femme enceinte. Si une grossesse survient sous traitement, éventualité rare mais possible en début de préménopause, consultez votre médecin et arrêtez le traitement. Aucune malformation imputable à ce médicament n'a été observée à ce jour.

Lorsque la *ménopause* est confirmée, aucune grossesse n'est possible, y compris en cas de réapparition des règles.

Mode d'emploi et posologie

Les comprimés peuvent être pris pendant ou entre les repas.

Posologie usuelle :

Elle est strictement individuelle. Votre médecin l'adapte en fonction des signes de sous ou *surdosage* :

- sous-dosage : persistance des bouffées de chaleur, de sécheresse vaginale, irritation oculaire par les lentilles de contact... ;
- surdosage : tension douloureuse des seins, sensation de gonflement, irritabilité...

En général, 1 comprimé à 1 mg ou 2 mg par jour, en traitement continu sans période d'arrêt, ou en traitement discontinu, pendant 21 à 28 jours par mois suivi d'un arrêt de traitement de 2 à 7 jours.

Conseils : Un *progestatif* est généralement associé aux *estrogènes* au moins 12 jours par mois pour éviter une stimulation excessive de l'utérus. N'arrêtez pas la prise du progestatif sans l'avis de votre médecin.

La réapparition de règles est fréquente (mais pas obligatoire) après chaque interruption de cycle ou à l'arrêt du progestatif. En revanche, tout saignement en cours de traitement doit être signalé à votre médecin.

Effets indésirables possibles

Nausées, tension des seins, irritabilité, jambes lourdes (qui traduisent généralement un *surdosage*).

Saignement génital intermittent (à signaler à votre médecin).

Ce médicament contient un *estrogène* naturel, identique à celui secrété par les ovaires. Il ne semble pas exposer aux effets indésirables qui peuvent être (rarement) rencontrés avec les estrogènes de synthèse contenus dans les pilules *contraceptives* ; il serait néanmoins souhaitable d'interrompre le traitement en cas :

- d'*accident thromboembolique* en évolution ou autre accident cardiovasculaire ;
- de jaunisse ;
- de *tumeur* bénigne ou maligne du foie, du sein ou de l'utérus ;
- de crise d'*épilepsie* ;
- d'écoulement de lait par le mamelon.

La prise d'estrogènes augmente également le risque de calculs de la vésicule biliaire.

Laboratoires Aventis

PROXALYOC

Informations détaillées sur www.monvidal50.com

QUESTRAN

Hypolipémiant

sur ordonnance

Présentation

- QUESTRAN : poudre orale ; boîte de 50 sachets (arôme orange). Liste I - Remb 65 % - **Prix : 18,71 €**.

Composition

	p sachet
Colestyramine	4 g
Aspartam	+

Dans quel cas ce médicament est-il prescrit ?

C'est un *hypolipidémiant* qui appartient à la famille des résines. Il permet d'abaisser le taux de *cholestérol* circulant dans le sang en augmentant son élimination par l'intestin.

Il est principalement utilisé dans le traitement des excès de cholestérol persistant malgré un régime adapté et assidu, mais également dans le traitement des démangeaisons associées à certaines jaunisses.

Contre-indications

Ce médicament ne doit pas être utilisé dans les cas suivants :

- *insuffisance hépatique* grave ou obstruction des *voies biliaires* ;
- *phénylcétonurie* (présence d'aspartam).

Dans tous les autres cas, le médecin est seul juge pour prescrire ce médicament, notamment en cas de constipation chronique.

Attention : Chez la personne âgée, le traitement doit être commencé de préférence à faible dose pour limiter la survenue des effets indésirables.

Interactions avec d'autres substances

Ce médicament peut diminuer l'absorption d'autres médicaments, en particulier ceux qui contiennent des acides biliaires (acide chénodésoxycholique, acide ursodésoxycholique), des *anticoagulants* oraux, des *digitaliques* ou des *hormones thyroïdiennes*. Un délai de 2 heures doit être respecté entre la prise de ce médicament et celle des autres traitements. Demandez conseil à votre médecin ou à votre pharmacien.

Grossesse et allaitement

En dehors de circonstances exceptionnelles, ce médicament n'a pas lieu d'être utilisé pendant la grossesse.

Ce médicament peut, à forte dose, diminuer l'absorption de certaines vitamines. Il ne doit donc être utilisé pendant l'allaitement qu'en cas d'absolue nécessité.

Mode d'emploi et posologie

Ce médicament est pris de préférence avant les repas. La poudre doit être versée dans un verre d'eau. Après avoir laissé reposer 1 à 2 minutes, remuer pour obtenir une suspension uniforme. Ce médicament ne doit en aucun cas être pris à l'état pur (sous forme sèche). Il peut également être mélangé à du jus de fruits ou du lait. Il peut être préparé chaque soir pour le lendemain et conservé au réfrigérateur.

Posologie usuelle :

- Adulte : la *posologie* est adaptée par le médecin en fonction des résultats de la prise de sang. Elle est habituellement fixée à 3 sachets par jour.

Le régime reste indispensable pendant toute la durée du traitement.

Conseils : Un régime pauvre en *cholestérol* et en graisses animales n'est pas simple à suivre : les erreurs sont fréquentes. Demandez conseil à votre médecin, à votre pharmacien ou à un professionnel de la diététique.

Effets indésirables possibles

Constipation très fréquente, parfois grave, en particulier chez la personne âgée.

Autres *troubles digestifs* assez fréquents : douleurs abdominales, éructations, ballonnements, diarrhée, nausées, vomissements, selles grasses.

Laboratoires Bristol-Myers Squibb

RENITEC

Inhibiteur de l'enzyme de conversion

sur ordonnance

Présentation

- **RENITEC 5 mg :** comprimé sécable (blanc) ; boîte de 28. Liste I - Remb 65 % - **Prix : 5,78 €**.
- **RENITEC 20 mg :** comprimé sécable (pêche) ; boîte de 28. Liste I - Remb 65 % - **Prix : 15,55 €**.

Composition

	p cp	p cp
Énalapril maléate	5 mg	20 mg
Lactose	+	+

Dans quel cas ce médicament est-il prescrit ?

Ce médicament appartient à la famille des *inhibiteurs de l'enzyme de conversion* (IEC). L'enzyme de conversion est une substance naturellement présente dans l'organisme ; elle est responsable d'une contraction des artères qui augmente la tension artérielle et fatigue le cœur.

Il est utilisé dans le traitement de l'*hypertension artérielle* et de l'*insuffisance cardiaque*.

Contre-indications

Ce médicament ne doit pas être utilisé dans les cas suivants :

- *allergie* aux médicaments de la famille des *inhibiteurs de l'enzyme de conversion*,
- prédisposition à l'œdème de *Quincke*,
- **grossesse** (à partir 4e mois).

Dans d'autres situations, le médecin est seul juge pour prescrire ce médicament, notamment en cas d'*hyperkaliémie* ou de rétrécissement des artères rénales.

Attention : En cas de gonflement du visage (lèvres, paupières...) ou d'une autre région du corps, consultez votre médecin avant toute nouvelle prise de ce médicament ; il peut s'agir d'une *réaction allergique* : œdème de *Quincke*.

L'usage des *inhibiteurs de l'enzyme de conversion* est déconseillé en période de désensibilisation aux venins d'*hyménoptères* : augmentation du risque de réaction allergique grave.

En cas d'*insuffisance rénale*, un contrôle de la *créatinine* et du taux de *potassium* dans le sang est nécessaire.

Si vous suivez un traitement par *diurétique* ou un régime sans *sel*, la baisse de la tension artérielle peut être importante lors des premières prises du médicament : risque de malaise ou d'étourdissement pouvant entraîner une chute. Il est préférable de commencer le traitement un jour de repos.

Les sels de régime contiennent souvent du *potassium* ; ne les utilisez pas sans avis médical pendant le traitement.

Si vous êtes traité par le rein artificiel, prévenez votre centre de *dialyse* de la prise de ce médicament.

Conducteur : les *inhibiteurs de l'enzyme de conversion* peuvent être responsables de malaise ou de *vertiges*, lors des premières prises.

Interactions avec d'autres substances

Ce médicament peut interagir avec les *diurétiques* et les médicaments qui contiennent du potassium ou du lithium.

Informez par ailleurs votre médecin ou votre pharmacien si vous prenez un *antidiabétique*, un *AINS* ou de l'aspirine à forte dose (plus de 3 g par jour).

En outre, l'effet *antihypertenseur* de ce médicament peut être augmenté par certains médicaments tels que les *neuroleptiques*, les *antidépresseurs imipraminiques*, les *alphabloquants* utilisés dans certains troubles urinaires, les médicaments contenant du baclofène ; il peut être diminué par les *corticoïdes*. Votre médecin doit être informé si vous êtes traité par l'un ou l'autre de ces médicaments.

Grossesse et allaitement

L'usage de ce médicament est déconseillé pendant les 3 premiers mois de la grossesse et contre-indiqué à partir du 4e mois.

Ce médicament passe dans le lait maternel ; un choix est donc nécessaire entre l'allaitement et la prise du médicament. Cette décision devra être prise en accord avec votre médecin.

Mode d'emploi et posologie

Les comprimés peuvent être pris indifféremment au cours ou en dehors des repas.

Posologie usuelle :

- Adulte : la *posologie* est variable en fonction des cas :
  - *hypertension artérielle* : 20 mg par jour, en 1 seule prise ;
  - *insuffisance cardiaque* : 2,5 à 20 mg par jour, atteints progressivement et répartis en 1 ou 2 prises.

En cas d'*insuffisance rénale*, d'*athérosclérose*, de traitement préalable par des *diurétiques* ou de régime sans *sel*, en particulier chez la personne âgée, la posologie initiale est faible ; elle est augmentée progressivement par le médecin en fonction des effets du médicament.

Conseils : Le traitement médicamenteux ne dispense pas de mesures simples pouvant faire baisser la tension artérielle : activité physique régulière, modération de la consommation de boissons alcoolisées et de *sel*, lutte contre l'excès de poids.

Effets indésirables possibles

Comme pour tous les *inhibiteurs de l'enzyme de conversion* :

- Toux sèche.
- Baisse excessive de la tension artérielle (voir Attention) ; *hypotension orthostatique*.
- Maux de tête, fatigue, étourdissement.
- *Troubles digestifs*.
- *Réactions allergiques* : *éruption cutanée*, œdème de *Quincke* (exceptionnel).

D'autres effets ont plus rarement été observés : crampes, modification du goût, état dépressif, nervosité, essouflement, bouffées de chaleur, bourdonnement d'oreilles, vision trouble, inflammation de la langue.

Laboratoires MSD-Chibret

RILMENIDINE GÉNÉRIQUES

Antihypertenseur — **sur ordonnance**

➜ Ces médicaments sont des génériques de HYPÉRIUM (voir ce médicament).

Laboratoires Biogaran, Merck génériques, Qualimed, Ratiopharm

RISORDAN

Informations détaillées sur www.monvidal50.com

RYTHMODAN

Antiarythmique — **sur ordonnance**

Présentation

- **RYTHMODAN :** gélule (jaune et vert) ; boîte de 40.
  Liste I - Remb 65 % - **Prix : 6,22 €**.
- **RYTHMODAN à libération prolongée :** comprimé sécable (blanc) ; boîte de 20.
  Liste I - Remb 65 % - **Prix : 8,35 €**.

Composition

	p gél	p cp LP
Disopyramide	100 mg	250 mg

Dans quel cas ce médicament est-il prescrit ?

Ce médicament appartient à la classe I de la famille des *antiarythmiques*. Il modifie la vitesse de transmission de l'influx nerveux au sein du muscle cardiaque et lutte contre ses contractions anarchiques.

Il est utilisé dans certains *troubles du rythme cardiaque*.

Contre-indications

Ce médicament ne doit pas être utilisé dans les cas suivants :

- *bloc auriculoventriculaire* grave,
- *insuffisance cardiaque*,
- *maladie de l'oreillette*,
- *glaucome* à angle fermé,
- *myasthénie*,
- risque de blocage des urines (*adénome de la prostate*),
- enfant de moins de 15 ans (comprimé à *libération prolongée*),
- en association avec les médicaments susceptibles de provoquer des *torsades de pointes*.

Attention : Des précautions sont nécessaires en cas d'*insuffisance rénale* ou *hépatique*, de *diabète*.

Interactions avec d'autres substances

Ce médicament ne doit pas être associé aux médicaments susceptibles de donner des *torsades de pointes* : risque de *troubles du rythme cardiaque*, parfois mortels.

Il peut interagir avec les *laxatifs stimulants*, certains *diurétiques* et tout autre médicament susceptible de provoquer une *hypokaliémie*.

Informez par ailleurs votre médecin si vous prenez un *bêtabloquant*, un *atropinique* ou un médicament contenant l'une des substances suivantes : phénobarbital, phénytoïne, primidone, rifampicine.

Grossesse et allaitement

L'effet de ce médicament pendant la grossesse est mal connu : seul votre médecin peut évaluer le risque éventuel de son utilisation dans votre cas.

Les données disponibles ne permettent pas de savoir si ce médicament passe dans le lait maternel : l'allaitement est déconseillé pendant le traitement.

Mode d'emploi et posologie

Les gélules et les comprimés doivent être avalés avec un verre d'eau.

Posologie usuelle :

Elle est strictement individuelle et habituellement répartie en 3 prises quotidiennes pour les gélules et en 2 prises pour les comprimés.

Conseils : Ce médicament peut provoquer une constipation. L'usage des *laxatifs stimulants* est alors déconseillé. Ceux-ci peuvent être contenus dans des tisanes d'apparence anodine. Demandez conseil à votre pharmacien ou à votre médecin, qui vous proposeront un régime ou des médicaments efficaces et sans danger.

Effets indésirables possibles

Sécheresse de la bouche, troubles de l'*accommodation*, vision double, *troubles digestifs*, constipation notamment, blocage des urines, principalement en cas d'*adénome de la prostate*.

Troubles de l'érection.

Aggravation d'une *insuffisance cardiaque* préexistante.

Exceptionnellement : jaunisse, maux de tête, *éruption cutanée*.

Laboratoires Aventis

RYTHMOL

Antiarythmique — sur ordonnance

Présentation

- **RYTHMOL 300 mg :** comprimé sécable (blanc) ; boîte de 30. Liste I - Remb 65 % - **Prix : 11,95 €**.

Composition

	p cp
Propafénone	300 mg

Dans quel cas ce médicament est-il prescrit ?

Ce médicament appartient à la classe I de la famille des *antiarythmiques*. Il modifie la vitesse de transmission de l'influx nerveux au sein du muscle cardiaque et lutte contre ses contractions anarchiques.

Il est utilisé dans le traitement de certains *troubles du rythme cardiaque*.

Contre-indications

Ce médicament ne doit pas être utilisé dans les cas suivants :

- *antécédent* d'*infarctus du myocarde*,
- *insuffisance cardiaque*,
- *bloc auriculoventriculaire* grave,
- *maladie de l'oreillette*.

Attention : Des précautions sont nécessaires en cas d'*insuffisance hépatique*, d'*asthme* ou de *bronchite chronique*.

Interactions avec d'autres substances

Ce médicament peut interagir avec les *antiarythmiques* de la même classe (classe I).

Informez par ailleurs votre médecin si vous prenez un autre antiarythmique, un *anticoagulant* oral, un médicament susceptible de donner des *torsades de pointes*, un *digitalique*, un *antidépresseur* tricyclique, un *bêtabloquant*, un médicament contenant de l'amiodarone, du vérapamil ou du diltiazem.

Grossesse et allaitement

Les effets de ce médicament sur l'enfant à naître sont mal connus : il est déconseillé pendant la grossesse.

Les données disponibles ne permettent pas de savoir si ce médicament passe dans le lait maternel.

Mode d'emploi et posologie

Les comprimés doivent être avalés avec un peu d'eau.

Posologie usuelle :
1 comprimé, 2 à 3 fois par jour.

Effets indésirables possibles

Troubles digestifs.

Malaise, *vertiges*, tremblements, troubles visuels, troubles du goût, maux de tête.

Allergie cutanée.

Aggravation paradoxale de l'*arythmie*, ou apparition de nouveaux *troubles du rythme cardiaque*.

Tous ces *symptômes* régressent après interruption du traitement ou réduction de la *posologie*.

Laboratoires Abbott-France

SÉCALIP

Hypolipémiant — sur ordonnance

→ Ces médicaments sont des génériques de FENOX (voir ce médicament).

Laboratoires Fournier

SECTRAL

Bêtabloquant — sur ordonnance

Présentation

- **SECTRAL 200 mg :** comprimé sécable (blanc) ; boîte de 30.
  Liste I - Remb 65 % - **Prix : 8,01 €**.
- **SECTRAL 400 mg :** comprimé sécable (oblong ; blanc) ; boîte de 30.
  Liste I - Remb 65 % - **Prix : 15,15 €**.
- **SECTRAL LP 500 mg :** comprimé à *libération prolongée* (oblong ; blanc) ; boîte de 28.
  Liste I - Remb 65 % - **Prix : 19,45 €**.

Composition

	p cp	p cp	p cp LP
Acébutolol	200 mg	400 mg	500 mg
Gluten	+	+	
Lactose	+	+	

Dans quel cas ce médicament est-il prescrit ?

Ce médicament appartient à la famille des *bêtabloquants*. Ceux-ci agissent en bloquant l'action de l'*adrénaline* (et d'autres *hormones* apparentées) sur de nombreux organes, notamment le cœur, les vaisseaux et plus faiblement sur les bronches.

Il est utilisé dans :
- le traitement de l'*hypertension artérielle*,
- la prévention des crises d'*angine de poitrine*,
- les suites d'*infarctus du myocarde*,
- certains *troubles du rythme cardiaque*.

Contre-indications

Ce médicament ne doit pas être utilisé dans les cas suivants :
- formes graves de certaines affections : *asthme*, *bronchite chronique*, *artérite*, phénomène de *Raynaud* ;
- *insuffisance cardiaque* non contrôlée par un traitement spécifique ;
- *bloc auriculoventriculaire* grave ;
- rythme cardiaque inférieur à 50 battements par minute ;
- *phéochromocytome* non traité ;
- hypotension ;
- *antécédent* de *choc anaphylactique* ;
- en association avec les médicaments contenant de la floctafénine ou du sultopride ;
- **allaitement.**

Attention : Ce médicament n'est pas un *traitement de la crise* d'*angine de poitrine*.

Ce médicament n'est pas adapté au traitement d'une forme particulière d'*angine de poitrine* appelée angor de *Printzmétal* qui relève d'un traitement *vasodilatateur*. Il peut néanmoins être associé à celui-ci lorsqu'une angine de poitrine « classique » coexiste avec un angor de Printzmétal.

Des précautions sont nécessaires en cas d'*insuffisance rénale* et chez la personne âgée.

N'interrompez jamais brutalement le traitement prescrit. Espacez progressivement les prises. Un avis médical est toujours préférable.

Chez les diabétiques, les *bêtabloquants* peuvent masquer certains *symptômes* de l'*hypoglycémie* (*palpitations* et accélération du cœur essentiellement).

Les bêtabloquants peuvent aggraver les *réactions allergiques* et empêcher l'action de l'*adrénaline* utilisée dans le traitement d'urgence du *choc anaphylactique*. Lors d'examens radiologiques nécessitant l'injection de produits de contraste iodés (susceptibles de provoquer des *chocs* allergiques), le traitement doit, si possible, être suspendu avec l'accord de votre médecin.

En cas d'intervention chirurgicale, l'anesthésiste doit être prévenu de la prise de ce médicament. C'est lui qui décidera si le traitement doit être poursuivi ou arrêté avant l'intervention.

Sportif : ce médicament contient une substance susceptible de rendre positifs certains *tests antidopage*.

Interactions avec d'autres substances

Ce médicament ne doit pas être associé :
- à la floctafénine (IDARAC...) : risque d'augmentation de la gravité d'un éventuel *choc* allergique,
- au sultopride (BARNETIL) : risque de *torsades de pointes*.

Il peut interagir avec les médicaments contenant de l'amiodarone.

Informez par ailleurs votre médecin si vous prenez des *antidiabétiques*, des *AINS*, des *inhibiteurs calciques*, des *antidépresseurs imipraminiques*, des *neuroleptiques*, des *corticoïdes*, ou des médicaments contenant l'une des substances suivantes : quinidine, hydroquinidine, disopyramide, propafénone, baclofène, lidocaïne injectable, méfloquine.

Grossesse et allaitement

Les études scientifiques disponibles n'ont pas mis en évidence de problème particulier lors de l'utilisation de *bêtabloquant* chez la femme enceinte. L'effet bêtabloquant persiste quelques jours chez le nouveau-né et justifie une surveillance médicale renforcée pendant les premiers jours de la vie.

Ce médicament passe dans le lait maternel ; un choix est donc nécessaire entre l'allaitement et la prise du médicament. Cette décision devra être prise en accord avec votre médecin.

Mode d'emploi et posologie

Ce médicament peut être pris indifféremment au cours ou en dehors des repas. Avaler les comprimés sans les croquer.

Posologie usuelle :

Hypertension artérielle : 200 mg matin et soir, ou 400 mg le matin.

Suites d'*infarctus du myocarde* : 1 comprimé à 200 mg, matin et soir.

Angine de poitrine, troubles du rythme cardiaque : 400 à 800 mg par jour.

La forme 500 mg *LP* est plus particulièrement destinée à la prévention des crises d'angine de poitrine : 1 comprimé par jour, de préférence le matin.

Conseils : Veillez à toujours disposer d'une réserve de médicament : une plaquette dans la trousse de toilette, par exemple.

Le traitement médicamenteux ne dispense pas de mesures simples pouvant faire baisser la tension artérielle : activité physique régulière, modération de la consommation de boissons alcoolisées et de *sel*, lutte contre l'excès de poids.

Il est normal que le rythme cardiaque ralentisse sous l'effet du traitement ; néanmoins, en cas de fatigue anormale et de pouls inférieur à 50 battements par minute, consultez votre médecin.

Effets indésirables possibles

Le plus fréquemment : douleur d'estomac, nausées, vomissements, fatigue en début de traitement, sensation de mains et de pieds froids, troubles de l'érection, ralentissement important du cœur.

Plus rarement : *bloc auriculoventriculaire*, baisse excessive de la tension artérielle, phénomène de *Raynaud*, *insuffisance cardiaque*, *bronchospasme*, *hypoglycémie*, *éruption cutanée*, aggravation d'un *psoriasis*.

Laboratoires Aventis

Les mots en italique sont expliqués dans le lexique, page 451.

SELOKEN

Bêtabloquant — sur ordonnance

Présentation

- **SELOKEN 100 mg :** comprimé sécable (blanc) ; boîte de 28.
  Liste I - Remb 65 % - **Prix : 4,12 €.**
- **SELOKEN LP 200 mg :** comprimé à *libération prolongée* (blanc) ; boîte de 28.
  Liste I - Remb 65 % - **Prix : 7,94 €.**

Composition

	p cp	p cp LP
Métoprolol tartrate	100 mg	200 mg
Lactose	+	

Dans quel cas ce médicament est-il prescrit ?

Ce médicament appartient à la famille des *bêtabloquants*. Ceux-ci agissent en bloquant l'action de l'*adrénaline* (et d'autres *hormones* apparentées) sur de nombreux organes, notamment sur le cœur, les vaisseaux et plus faiblement sur les bronches.

Il est utilisé dans :
- le traitement de l'*hypertension artérielle* ;
- la prévention des crises d'*angine de poitrine* ;
- les suites d'*infarctus du myocarde* ;
- certains *troubles du rythme cardiaque* ;
- les manifestations cardiaques : *palpitations*.

La forme à 200 mg est également utilisée dans le *traitement de fond* de la *migraine*.

Contre-indications

Ce médicament ne doit pas être utilisé dans les cas suivants :
- formes graves de certaines affections : *asthme*, *bronchite chronique*, *artérite*, phénomène de *Raynaud* ;
- *insuffisance cardiaque* non contrôlée par un traitement spécifique ;
- *bloc auriculoventriculaire* grave ;
- rythme cardiaque inférieur à 50 battements par minute ;
- *phéochromocytome* non traité ;
- hypotension ;
- *antécédent* de *choc anaphylactique* ;
- en association avec les médicaments contenant de la floctafénine ou du sultopride.

Attention : Ce médicament n'est pas un *traitement de la crise* d'*angine de poitrine*.

Ce médicament n'est pas adapté au traitement d'une forme particulière d'*angine de poitrine* appelée angor de *Printzmétal* qui relève d'un traitement *vasodilatateur*. Il peut néanmoins être associé à celui-ci lorsqu'une angine de poitrine « classique » coexiste avec un angor de Printzmétal.

Des précautions sont nécessaires en cas d'*insuffisance hépatique* et chez la personne âgée.

N'interrompez jamais brutalement le traitement prescrit. Espacez progressivement les prises. Un avis médical est toujours préférable.

Chez les diabétiques, les *bêtabloquants* peuvent masquer certains *symptômes* de l'*hypoglycémie* (*palpitations* et accélération du cœur essentiellement).
Les bêtabloquants peuvent aggraver les *réactions allergiques* et empêcher l'action de l'*adrénaline* utilisée dans le traitement d'urgence du *choc anaphylactique*. Lors d'examens radiologiques nécessitant l'injection de produits de contraste iodés (susceptibles de provoquer des *chocs* allergiques), le traitement doit, si possible, être suspendu avec l'accord de votre médecin.
En cas d'intervention chirurgicale, l'anesthésiste doit être prévenu de la prise de ce médicament. C'est lui qui décidera si le traitement doit être poursuivi ou arrêté avant l'intervention.
Sportif : ce médicament contient une substance susceptible de rendre positifs certains *tests antidopage*.

Interactions avec d'autres substances
Ce médicament ne doit pas être associé :
- à la floctafénine (IDARAC...) : risque d'augmentation de la gravité d'un éventuel *choc* allergique,
- au sultopride (BARNETIL) : risque de *torsades de pointes*.

Il peut interagir avec les médicaments contenant de l'amiodarone.
Informez votre médecin si vous prenez des *antidiabétiques*, des *AINS*, des *inhibiteurs calciques*, des *antidépresseurs imipraminiques*, des *neuroleptiques*, des *corticoïdes*, un *anticholinestérasique*, ou des médicaments contenant l'une des substances suivantes : quinidine, hydroquinidine, disopyramide, propafénone, baclofène, cimétidine, lidocaïne injectable, méfloquine, phénobarbital, rifampicine.

Grossesse et allaitement
Les études scientifiques disponibles n'ont pas mis en évidence de problème particulier lors de l'utilisation de *bêtabloquant* chez la femme enceinte. L'effet bêtabloquant persiste quelques jours chez le nouveau-né et justifie une surveillance médicale renforcée pendant les premiers jours de la vie.
Ce médicament passe dans le lait maternel ; un choix est donc nécessaire entre l'allaitement et la prise du médicament. Cette décision devra être prise en accord avec votre médecin.

Mode d'emploi et posologie
Ce médicament doit être pris pendant ou immédiatement après les repas. Avaler les comprimés sans les croquer avec un verre d'eau.

Posologie usuelle :
50 mg à 200 mg par jour, selon les indications.

Conseils : Veillez à toujours disposer d'une réserve de médicament : une plaquette dans la trousse de toilette, par exemple.
Le traitement médicamenteux ne dispense pas de mesures simples pouvant faire baisser la tension artérielle : activité physique régulière, modération de la consommation de boissons alcoolisées et de *sel*, lutte contre l'excès de poids.
Il est normal que le rythme cardiaque ralentisse sous l'effet du traitement ; néanmoins, en cas de fatigue anormale et de pouls inférieur à 50 battements par minute, consultez votre médecin.

Effets indésirables possibles
Le plus fréquemment : douleur d'estomac, nausées, vomissements, fatigue en début de traitement, sensation de mains et de pieds froids, troubles de l'érection, ralentissement important du cœur, insomnie.
Plus rarement : *bloc auriculoventriculaire*, baisse excessive de la tension artérielle, phénomène de *Raynaud*, *insuffisance cardiaque*, *bronchospasme*, *hypoglycémie*, *éruption cutanée*, aggravation d'un *psoriasis*.

Laboratoires AstraZeneca

SÉRÉCOR
Informations détaillées sur www.monvidal50.com

SIMVASTATINE GÉNÉRIQUES
Hypolipémiant — sur ordonnance

→ Ces médicaments sont des génériques de LODALES et ZOCOR (voir ces médicaments).

Laboratoires Arrow Génériques, Biogaran, Irex, Merck génériques, Téva Classics, Zydus France

SINTROM
Anticoagulant oral — sur ordonnance

Présentation
- **SINTROM :** comprimé quadrisécable (blanc) ; boîte de 30. Liste I - Remb 65 % - **Prix : 2,85 €**.

Composition

	p cp
Acénocoumarol	4 mg
Lactose	+

Dans quel cas ce médicament est-il prescrit ?
Ce médicament est un *anticoagulant* oral qui appartient à la famille des *antivitamines K*. Il empêche la formation des caillots en se substituant à la *vitamine* K. Celle-ci est indispensable à la synthèse par le foie des facteurs de la coagulation. L'effet anticoagulant se manifeste après plusieurs jours de traitement et, de même, persiste plusieurs jours après l'arrêt.
Il est utilisé dans le *traitement préventif* et *curatif* des *accidents thromboemboliques*.

Contre-indications
Ce médicament ne doit pas être utilisé dans les cas suivants :
- *allergie* aux *anticoagulants* oraux,

- *insuffisance hépatique* grave,
- association aux médicaments contenant de l'aspirine à forte dose, de la phénylbutazone, du miconazole (sauf formes à usage cutané) ou du millepertuis.

Attention : Des précautions sont nécessaires chez la personne âgée et en cas d'*insuffisance rénale* grave, de maladie ou situation exposant à un risque hémorragique.

La *posologie* de ce médicament est adaptée avec précision par votre médecin en fonction du résultat d'analyses de sang régulières : un *INR* trop bas traduit une action insuffisante et un risque de caillot sanguin ; un INR trop élevé traduit un surdosage et un risque d'*hémorragie*. Dans la majorité des cas, l'INR recherché doit être compris entre 2 et 3. Il est préférable (mais non indispensable) de pratiquer ces analyses successives dans le même laboratoire pour pouvoir comparer les résultats.

Tout signe pouvant faire penser à une hémorragie (urines rouges, selles rouges ou noires, taches anormales de la peau ou bleus multiples, saignements du nez ou des gencives...) doit vous conduire à prévenir immédiatement votre médecin ou un service médical d'urgence. Il en est de même si votre INR dépasse 5.

Pendant la durée du traitement, les injections intramusculaires ne peuvent être pratiquées qu'après avis médical, du fait d'un risque de saignement local. Les injections par *voie* sous-cutanée ou intraveineuse ne posent pas de problème, de même que les prises de sang.

L'automédication est particulièrement dangereuse chez les personnes sous anticoagulants oraux : n'utilisez aucun médicament sans l'avis de votre médecin ou de votre pharmacien, signalez toujours que vous prenez un anticoagulant oral.

En cas d'intervention chirurgicale ou d'extraction dentaire, signalez à l'anesthésiste ou à votre dentiste la prise de ce médicament : une modification de votre traitement pourra éventuellement être décidée.

Les interactions de ce médicament, susceptibles de modifier son effet, ne concernent pas que les médicaments : l'alcool et certains aliments peuvent faire varier votre INR (voir Interactions avec d'autres substances).

Interactions avec d'autres substances

Ce médicament ne doit pas être associé :
- aux médicaments contenant de l'aspirine à forte dose, de la phénylbutazone ou du miconazole (l'utilisation de formes à usage cutané est possible) : risque d'*hémorragie* ;
- aux produits de phytothérapie contenant du millepertuis : diminution de l'effet anticoagulant (risque de *thrombose*).

Les anticoagulants oraux peuvent interagir avec de très nombreux autres médicaments qu'il n'est pas possible de citer. Ces interactions sont d'une intensité très variable. En dehors du paracétamol pour traiter la fièvre et la douleur, ne prenez aucun autre médicament sans prendre l'avis de votre médecin ou de votre pharmacien. Vous pouvez également consulter la fiche du médicament que vous souhaitez prendre pour vérifier qu'il n'interagit pas avec les anticoagulants.

Par ailleurs, il existe aussi des interactions alimentaires : évitez des apports importants d'aliments réputés riches en *vitamine* K comme les abats, avocat, brocolis, carotte, choucroute, choux, choux-fleurs, choux de Bruxelles, épinards, fenouil, foie, laitue, tomate... ou au contraire un jeûne prolongé qui diminuerait vos apports. Une prise excessive de boissons alcoolisées peut modifier l'effet du traitement, mais une consommation raisonnable est possible.

Grossesse et allaitement

Ce médicament ne doit pas être utilisé pendant la grossesse, sauf sur prescription médicale. Une contraception efficace est recommandée pendant le traitement. Le port d'un stérilet expose à des saignements et doit être évité.

Ce médicament passe dans le lait maternel : l'allaitement est déconseillé.

Mode d'emploi et posologie

Les comprimés sont avalés avec un verre d'eau, en 1 ou 2 prises par jour. Pour un effet constant de ce médicament, la prise doit être régulière, toujours à la même heure, le soir de préférence en cas de prise unique.

Posologie usuelle :

Elle est adaptée par le médecin en fonction des résultats des analyses de sang (*INR*). Néanmoins, compte tenu de l'action retardée du produit, les variations de l'INR n'apparaissent que plusieurs jours après les modifications de traitement.

Lorsque ce médicament remplace un *anticoagulant* injectable, ce dernier est poursuivi jusqu'à ce que l'INR soit situé dans la fourchette souhaitée.

En cas d'oubli d'une prise, le médicament peut être pris si le retard ne dépasse pas 8 heures. Au delà de ce délai, ne pas prendre la dose oubliée et prendre le lendemain la dose habituelle et non une double dose.

Conseils : Veillez à ne pas manquer de ce médicament ; lors de vos déplacements, munissez-vous d'une réserve ou de votre ordonnance en cours de validité. Pensez également à porter sur vous une carte indiquant que vous suivez un traitement anticoagulant.

Certaines activités ou sports violents pouvant entraîner des blessures ou des coupures (risque d'*hémorragie*), leur pratique est déconseillée pendant la durée du traitement.

En cas de saignement bénin, il est nécessaire de comprimer la plaie pendant plusieurs minutes.

Pour faciliter le suivi du traitement, il est utile de tenir à jour un carnet indiquant les doses prises et le résultat des *INR* successifs.

Effets indésirables possibles

Hémorragies de gravité variable.

Plus rarement : diarrhée, douleurs des articulations, chute de cheveux, *réaction allergique*.

Laboratoires Novartis Pharma

SOLUDACTONE

Informations détaillées sur www.monvidal50.com

SOPROL

Bêtabloquant

sur ordonnance

Présentation

- SOPROL 10 mg : comprimé sécable (gris orangé) ; boîte de 28. Liste I - Remb 65 % - **Prix : 10,67 €**.

Composition

	p cp
Bisoprolol hémifumarate	10 mg

Dans quel cas ce médicament est-il prescrit ?

Ce médicament appartient à la famille des *bêtabloquants*. Ceux-ci agissent en bloquant l'action de l'*adrénaline* (et d'autres *hormones* apparentées) sur de nombreux organes, notamment sur le cœur, les vaisseaux et plus faiblement sur les bronches.

Il est utilisé dans :
- le traitement de l'*hypertension artérielle*,
- la prévention des crises d'*angine de poitrine*.

Contre-indications

Ce médicament ne doit pas être utilisé dans les cas suivants :
- formes graves de certaines affections : *asthme*, *bronchite chronique*, *artérite*, phénomène de *Raynaud* ;
- *insuffisance cardiaque* non contrôlée par un traitement spécifique ;
- *bloc auriculoventriculaire* grave ;
- rythme cardiaque inférieur à 50 battements par minute ;
- *phéochromocytome* non traité ;
- hypotension ;
- *antécédent* de *choc anaphylactique* ;
- en association avec les médicaments contenant de la floctafénine ou du sultopride.

Attention : Ce médicament n'est pas un *traitement de la crise* d'*angine de poitrine*.

Ce médicament n'est pas adapté au traitement d'une forme particulière d'*angine de poitrine* appelée angor de *Printzmétal* qui relève d'un traitement *vasodilatateur*. Il peut néanmoins être associé à celui-ci lorsqu'une angine de poitrine « classique » coexiste avec un angor de Printzmétal.

Des précautions sont nécessaires en cas d'*insuffisance rénale* grave et chez la personne âgée.

N'interrompez jamais brutalement le traitement prescrit. Espacez progressivement les prises. Un avis médical est toujours préférable.

Chez les diabétiques, les *bêtabloquants* peuvent masquer certains *symptômes* de l'*hypoglycémie* (*palpitations* et accélération du cœur essentiellement).

Les bêtabloquants peuvent aggraver les *réactions allergiques* et empêcher l'action de l'*adrénaline* utilisée dans le traitement d'urgence du *choc anaphylactique*. Lors d'examens radiologiques nécessitant l'injection de produits de contraste iodés (susceptibles de provoquer des *chocs* allergiques), le traitement doit, si possible, être suspendu avec l'accord de votre médecin.

En cas d'intervention chirurgicale, l'anesthésiste doit être prévenu de la prise de ce médicament. C'est lui qui décidera si le traitement doit être poursuivi ou arrêté avant l'intervention.

Sportif : ce médicament contient une substance susceptible de rendre positifs certains *tests antidopage*.

Interactions avec d'autres substances

Ce médicament ne doit pas être associé :
- à la floctafénine (IDARAC...) : risque d'augmentation de la gravité d'un éventuel *choc* allergique,
- au sultopride (BARNETIL) : risque de *torsades de pointes*.

Il peut interagir avec les *inhibiteurs calciques* et les médicaments contenant de l'amiodarone.

Informez votre médecin si vous prenez des *antidiabétiques*, des *AINS*, des *antidépresseurs imipraminiques*, des *alphabloquants*, des médicaments donnant des *torsades de pointes*, des *anticholinestérasiques*, des *neuroleptiques*, ou des médicaments contenant l'une des substances suivantes : propafénone, baclofène, méfloquine, clonidine.

Grossesse et allaitement

Les études scientifiques disponibles n'ont pas mis en évidence de problème particulier lors de l'utilisation de *bêtabloquant* chez la femme enceinte. L'effet bêtabloquant persiste quelques jours chez le nouveau-né et justifie une surveillance médicale renforcée pendant les premiers jours de la vie.

Ce médicament passe dans le lait maternel ; un choix est donc nécessaire entre l'allaitement et la prise du médicament. Cette décision devra être prise en accord avec votre médecin.

Mode d'emploi et posologie

Ce médicament est pris de préférence le matin, indifféremment au cours ou en dehors du repas.

Posologie usuelle :
1 comprimé par jour.

Conseils : Veillez à toujours disposer d'une réserve de médicament : une plaquette dans la trousse de toilette, par exemple.
Le traitement médicamenteux ne dispense pas de mesures simples pouvant faire baisser la tension artérielle : activité physique régulière, modération de la consommation de boissons alcoolisées et de *sel*, lutte contre l'excès de poids.
Il est normal que le rythme cardiaque ralentisse sous l'effet du traitement ; néanmoins, en cas de fatigue anormale et de pouls inférieur à 50 battements par minute, consultez votre médecin.

Effets indésirables possibles

Le plus fréquemment : douleur d'estomac, nausées, vomissements, fatigue en début de traitement, sensation de mains et de pieds froids, troubles de l'érection, ralentissement important du cœur, insomnie, cauchemar.
Plus rarement : *bloc auriculoventriculaire*, baisse excessive de la tension artérielle, phénomène de *Raynaud*, *insuffisance cardiaque*, *bronchospasme*, *hypoglycémie*, *éruption cutanée*, aggravation d'un *psoriasis*.

Laboratoires Wyeth Lederlé

SPIROCTAN

Informations détaillées sur www.monvidal50.com

SPIROCTAZINE

Informations détaillées sur www.monvidal50.com

SPIRONOLACTONE ALTIZIDE GÉNÉRIQUES

Diurétiques associés — **sur ordonnance**

➜ Ces médicaments sont des génériques de ALDACTAZINE (voir ce médicament).

Laboratoires Arrow Génériques, Biogaran, EG Labo, GNR-pharma, Irex, Ivax SAS, Merck génériques, Téva Classics

---

SPIRONOLACTONE GÉNÉRIQUES

Diurétique — **sur ordonnance**

➜ Ces médicaments sont des génériques de ALDACTONE (voir ce médicament).

Laboratoires Arrow Génériques, Biogaran, EG Labo, G Gam, GNR-pharma, Irex, Ivax SAS, Merck génériques, Ratiopharm, RPG Aventis, Téva Classics

---

SPIRONONE

Diurétique — **sur ordonnance**

➜ Ce médicament est un générique de ALDACTONE (voir ce médicament).

Laboratoires Dexo

STAGID

Antidiabétique oral — **sur ordonnance**

Présentation

- **STAGID :** comprimé sécable (jaune) ; boîte de 30.
  Liste I - Remb 65 % - **Prix : 4,26 €**.
- **STAGID :** comprimé sécable (jaune) ; boîte de 100.
  Liste I - Remb 65 % - **Prix : 11,47 €**.

Composition

	p cp
Metformine embonate	700 mg
soit Metformine	280 mg

Dans quel cas ce médicament est-il prescrit ?

Cet *antidiabétique* oral appartient à la famille des biguanides. Il permet de diminuer l'excès de *sucre* dans le sang sans pour autant favoriser la sécrétion d'*insuline*, contrairement aux *sulfamides hypoglycémiants*.
Il est utilisé dans le traitement du *diabète* non insulinodépendant lorsque le régime alimentaire seul est insuffisant et en l'absence d'*acidocétose*.
Il peut également être utilisé en complément des traitements par l'insuline.

Contre-indications

Ce médicament ne doit pas être utilisé dans les cas suivants :
- *insuffisance rénale*, maladie aiguë pouvant provoquer une insuffisance rénale (voir Attention) ;
- *insuffisance hépatique* grave, état d'ivresse ;
- *insuffisance cardiaque* ou *respiratoire* ;
- *infarctus du myocarde* récent ;
- **allaitement**.

Attention : Ce médicament expose à un risque de complication exceptionnelle et grave : l'*acidose lactique*. Celle-ci est favorisée par la présence d'une *insuffisance rénale*, même modérée, ou d'une *insuffisance hépatique* grave. Toute insuffisance rénale préexistante ou apparaissant sous traitement (notamment chez la personne âgée qui se déshydrate) contre-indique l'utilisation ou la poursuite de la prise de ce médicament.
Certaines situations peuvent contribuer à augmenter la *glycémie* : infection, prise de médicaments, stress. En cas d'apparition d'une sensation de malaise général, consultez rapidement votre médecin.
Des analyses de sang régulières sont nécessaires pendant le traitement.

En cas d'examen radiologique nécessitant l'administration de produits de contraste par *voie* intraveineuse ou en cas d'intervention chirurgicale, le traitement doit être interrompu puis repris au minimum 48 heures après.

Interactions avec d'autres substances

Certains médicaments sont susceptibles de faire varier le taux de sucre dans le sang et de déséquilibrer la *glycémie*. Ainsi, l'association de ce médicament avec les *corticoïdes*, les antiasmathiques bronchodilatateurs, les *diurétiques* ou les *inhibiteurs de l'enzyme de conversion* peut nécessiter un contrôle plus fréquent de la glycémie, voire une modification de la *posologie* de la metformine.

Grossesse et allaitement

Un *diabète* mal équilibré peut être néfaste pour l'enfant à naître.

Un désir de grossesse nécessite le remplacement de ce médicament par de l'*insuline* et une surveillance médicale renforcée.

Si une grossesse survient alors que vous êtes encore sous traitement *antidiabétique* oral, consultez rapidement votre médecin pour un passage à l'insuline injectable. Ce médicament n'a aucun effet malformatif connu dans l'espèce humaine.

Les données disponibles ne permettent pas de savoir si ce médicament passe dans le lait maternel ; un choix est donc nécessaire entre l'allaitement et la prise du médicament. Cette décision devra être prise en accord avec votre médecin.

Mode d'emploi et posologie

Les prises sont réparties dans la journée, au cours ou à la fin des repas.

Posologie usuelle :

- Adulte : 3 comprimés par jour ; la *posologie* est adaptée par votre médecin en fonction des résultats des analyses de sang.

Conseils : Ce médicament, utilisé seul, n'expose pas au risque d'*hypoglycémie*.

Le *diabète* peut diminuer la sensibilité des pieds à la douleur et favoriser les infections. Des plaies profondes peuvent se développer : une hygiène rigoureuse et des chaussures confortables limitent ce risque.

Le régime du diabétique ne consiste pas en une simple interdiction des *glucides* (*sucres*, pain, pâtes...) : demandez conseil à votre médecin.

Pesez-vous régulièrement et signalez toute variation rapide de poids à votre médecin.

Effets indésirables possibles

Fréquemment en début de traitement : nausées, vomissements, diarrhées, douleurs abdominales, perte de l'appétit. Ces troubles disparaissent généralement avec la poursuite du traitement.

Sensation de goût métallique dans la bouche, rougeur cutanée.

Exceptionnellement : *acidose lactique* (voir Attention).

Laboratoires Merck Lipha Santé

SUCCINIMIDE PHARBIOL

Traitement de la lithiase urinaire — sur ordonnance

Présentation

- **SUCCINIMIDE PHARBIOL :** poudre pour suspension buvable ; boîte de 30 sachets (arôme citron).
  Liste II - Remb 65 % - **Prix : 6,92 €**.

Composition

	p sachet
Succinimide	3 g

Dans quel cas ce médicament est-il prescrit ?

Ce médicament réduit le taux urinaire d'acide oxalique, constituant de certains calculs des *voies* urinaires.

Il est utilisé dans le *traitement d'appoint* des *lithiases* rénales riches en acide oxalique.

Grossesse et allaitement

Ce médicament n'est pas adapté au traitement des *lithiases* rénales chez la femme enceinte.

Les données disponibles ne permettent pas de savoir si ce médicament passe dans le lait maternel ; il est déconseillé pendant l'allaitement.

Mode d'emploi et posologie

Ce médicament doit être absorbé avant les repas, après avoir été dissous dans un grand verre d'eau, sucrée ou non.

Posologie usuelle :

- Adulte : 1 sachet, 3 fois par jour.

Conseils : Ne prenez pas de médicaments contenant de fortes quantités de *vitamine* C : ils peuvent favoriser la formation de *lithiase* oxalique.

Effets indésirables possibles

Rarement : douleurs d'estomac, éruption cutanée.

Laboratoires SERP UK Limited

SURGAM

Anti-inflammatoire non stéroïdien — sur ordonnance

Présentation

- **SURGAM 100 mg :** comprimé sécable (blanc) ; boîte de 30.
  Liste II - Remb 65 % - **Prix : 3,91 €**.
- **SURGAM 200 mg :** comprimé sécable (blanc) ; boîte de 15.
  Liste II - Remb 65 % - **Prix : 4,05 €**.

Composition

	p cp	p cp
Acide tiaprofénique	100 mg	200 mg

Dans quel cas ce médicament est-il prescrit ?

Ce médicament est un *anti-inflammatoire* non stéroïdien (*AINS*). Il lutte contre l'*inflammation* et la douleur, fait baisser la fièvre et fluidifie le sang.

Il est utilisé dans :
- le *traitement symptomatique* de longue durée des *rhumatismes inflammatoires*, de certaines *arthroses* douloureuses ;
- le traitement symptomatique de courte durée des poussées d'arthrose, des *lombalgies*, des douleurs faisant suite à un traumatisme de l'appareil locomoteur, des règles douloureuses ;
- le *traitement d'appoint* des manifestations inflammatoires de la bouche, du nez, de la gorge et des oreilles.

Contre-indications

Ce médicament ne doit pas être utilisé dans les cas suivants :
- *antécédent* d'*allergie* ou d'*asthme* provoqué par la prise d'*AINS*, y compris l'aspirine ;
- *ulcère* de l'estomac ou du *duodénum* ;
- *insuffisance hépatique* ou *rénale* grave ;
- *insuffisance cardiaque* grave ;
- enfant de moins de 15 kg (comprimé à 100 mg) ;
- enfant de moins de 20 kg (comprimé à 200 mg) ;
- **grossesse** (à partir du 6e mois).

Attention : Tout traitement prolongé ou *surdosage* d'*AINS* expose à des effets indésirables graves.

Certaines situations doivent conduire à ne poursuivre le traitement qu'après un avis médical :
- brûlures d'estomac importantes ou selles noires et nauséabondes pouvant traduire une irritation ou un saignement du tube digestif ;
- *réaction allergique* cutanée, crise d'*asthme* ;
- fatigue inhabituelle et intense, ou baisse brutale et importante du volume des urines chez une personne souffrant d'*insuffisance cardiaque*, déshydratée ou traitée par *diurétique*.

L'utilisation des AINS est déconseillée dans le traitement de la fièvre chez l'enfant en cas de varicelle : ils augmenteraient le risque, rare mais grave, de complications infectieuses cutanées.

Des précautions sont nécessaires chez la personne âgée ou en cas d'*antécédent* d'*ulcère* de l'estomac ou du *duodénum* ou de risque hémorragique, notamment digestif (maladie de *Crohn*, *rectocolite hémorragique*).

Certains médecins considèrent que les anti-inflammatoires peuvent diminuer l'efficacité des stérilets et exposer à un risque de grossesse non désirée. Ce risque est actuellement très controversé.

Conducteur : ce médicament peut être responsable de *vertiges*.

Interactions avec d'autres substances

Ce médicament peut interagir avec d'autres médicaments, notamment :
- l'aspirine et les autres *anti-inflammatoires* non stéroïdiens (*AINS*) : risque d'accroissement des effets indésirables ;
- les *anticoagulants* et les *antiagrégants plaquettaires* : augmentation du risque hémorragique ;
- le lithium (TÉRALITHE, NEUROLITHIUM...) : augmentation du taux de lithium dans le sang ;
- le méthotrexate.

Informez par ailleurs votre médecin ou votre pharmacien en cas de traitement par un *diurétique*, un *inhibiteur de l'enzyme de conversion*, un *inhibiteur de l'angiotensine II*, un *bêtabloquant* ou un médicament contenant de la ciclosporine.

Grossesse et allaitement

Des effets néfastes pour l'enfant à naître ont été mis en évidence lorsque les *AINS* sont utilisés au cours des 4 derniers mois de la grossesse ; le risque existe même avec une seule prise et même si la grossesse est à terme. L'usage de ce médicament est contre-indiqué pendant cette période, sauf dans certaines situations médicales très particulières.

Pendant les 5 premiers mois, l'effet de ce médicament est mal connu : seul votre médecin peut évaluer le risque éventuel de son utilisation dans votre cas.

Ce médicament passe dans le lait maternel ; un choix est donc nécessaire entre l'allaitement et la prise du médicament. Cette décision devra être prise en accord avec votre médecin.

Mode d'emploi et posologie

Les comprimés sont avalés de préférence au milieu des repas afin de limiter les effets digestifs indésirables. Ils peuvent également être dissous dans un verre d'eau sucrée.

Posologie usuelle :
- Adulte :
  - *traitement d'attaque* : 2 comprimés à 100 mg ou 1 comprimé à 200 mg, 3 fois par jour ;
  - *traitement d'entretien* : 3 à 4 comprimés à 100 mg ou 1 comprimé ½ à 2 comprimés à 200 mg par jour, répartis en plusieurs prises.
- Enfant de plus de 30 kg (10 à 15 ans) : 1 comprimé à 100 mg ou ½ comprimé à 200 mg, 3 fois par jour.
- Enfant de 20 à 30 kg (soit environ 6 à 10 ans) : 1 comprimé à 100 mg ou ½ comprimé à 200 mg, 2 à 3 fois par jour.
- Enfant de 15 à 20 kg (soit environ 4 à 6 ans) : ½ comprimé à 100 mg, 3 fois par jour à 1 comprimé à 100 mg, 2 fois par jour.

Conseils : Ce médicament vous a été prescrit dans une situation précise : ne le conseillez pas à un proche et ne le réutilisez pas sans avis médical.

Ne dépassez pas la *posologie* ni la durée de traitement prescrites par votre médecin.

Effets indésirables possibles

Troubles digestifs, *gastrite*, voire *ulcère* de l'estomac ou du *duodénum*, le plus souvent lors d'un traitement de longue durée ou à forte dose. Exceptionnellement : *hémorragie* du tube digestif (vomissements sanglants, selles noires ou plus souvent pertes de sang imperceptibles, responsables de l'apparition d'une *anémie*).

Réaction allergique nécessitant l'arrêt immédiat du traitement :
- *éruption cutanée*, urticaire... ;
- *asthme* ;
- malaise avec baisse de la tension artérielle.

Troubles urinaires : brûlures, envie fréquente d'uriner.
Vertiges, augmentation des *transaminases*.

Laboratoires Grunenthal

SURGESTONE

Progestatif — sur ordonnance

Présentation

- **SURGESTONE 0,125 mg** : comprimé (blanc) ; boîte de 10. Liste I - Remb 65 % - **Prix : 3,28 €**.
- **SURGESTONE 0,250 mg** : comprimé (blanc) ; boîte de 10. Liste I - Remb 65 % - **Prix : 5,43 €**.
- **SURGESTONE 0,500 mg** : comprimé (blanc) ; boîte de 10. Liste I - Remb 65 % - **Prix : 8,46 €**.
- **SURGESTONE 0,500 mg** : comprimé (blanc) ; boîte de 12. Liste I - Remb 65 % - **Prix : 10,05 €**.

Composition

	p cp	p cp	p cp
Promégestone	0,125 mg	0,250 mg	0,500 mg

Dans quel cas ce médicament est-il prescrit ?

Ce médicament contient une *hormone* proche de la *progestérone*.

Il est utilisé pour compenser une insuffisance de progestérone dans le traitement :
- des troubles et des douleurs des règles, du *syndrome prémenstruel*, de la tension des seins ;
- de la *ménopause* (en complément des *estrogènes*) ;
- des saignements dus à un *fibrome*.

Contre-indications

Ce médicament ne doit pas être utilisé en cas d'*insuffisance hépatique* grave.

Attention : De récentes études ont montré une augmentation du risque de survenue d'un cancer du sein chez les femmes ayant reçu un traitement prolongé des *symptômes* de la *ménopause*. Le traitement doit par conséquent être prescrit à la dose minimale efficace et pour une durée la plus courte possible. En l'absence de troubles, sa prescription ne doit pas être systématique.

Des précautions sont nécessaires en cas d'*antécédent* d'*infarctus du myocarde* ou d'*accident thromboembolique*, d'*hypertension artérielle* ou de *diabète*.

Lorsque ce médicament a été prescrit pour des saignements génitaux intermittents, l'origine de ces saignements doit être déterminée par des examens appropriés avant la mise en route du traitement. Si ces saignements surviennent pendant le traitement, signalez-les à votre médecin.

Arrêtez la prise de ce médicament et consultez votre médecin en cas d'apparition de l'un des troubles suivants : maux de tête violents et inhabituels, troubles de la vision, phlébite.

Interactions avec d'autres substances

Ce médicament peut interagir avec les *barbituriques*, les *anticonvulsivants* ou les médicaments contenant l'une des substances suivantes : carbamazépine, griséofulvine, rifampicine, rifabutine.

Grossesse et allaitement

Ce médicament n'a pas d'indication pendant la grossesse, mais une prise intempestive ne doit pas susciter d'inquiétude particulière.

Ce médicament passe dans le lait maternel : il est déconseillé pendant l'allaitement (sauf avis médical).

Mode d'emploi et posologie

Ce médicament est pris indifféremment au cours ou en dehors des repas.

Posologie usuelle :
- Adulte : 1 comprimé à 0,125 mg à 1 comprimé à 0,500 mg, pendant les 10 à 12 derniers jours du cycle.

Effets indésirables possibles

Arrêt des règles, saignement génital intermittent (à signaler à votre médecin).

Aggravation d'une insuffisance veineuse, jaunisse, démangeaisons.

Exceptionnellement : prise de poids, *séborrhée*, *troubles digestifs*.

Laboratoires Aventis

SYSTEN

Informations détaillées sur www.monvidal50.com

TADENAN

Hypertrophie bénigne de la prostate

Présentation

- **TADENAN** : capsule (blanc et vert) ; boîte de 30. Remb 35 % - **Prix : 16,79 €**.
- **TADENAN** : capsule (blanc et vert) ; boîte de 60. Remb 35 % - **Prix : 32,94 €**.

Composition

	p caps
Pygeum africanum (prunier d'Afrique), extrait	50 mg

Dans quel cas ce médicament est-il prescrit ?

Ce médicament contient un extrait végétal qui a des propriétés décongestionnantes sur la prostate.

Il est utilisé dans le traitement des troubles urinaires liés à un *adénome de la prostate*.

Attention : Si les troubles persistent, consultez votre médecin.

Ce médicament ne peut guérir un *adénome de la prostate* ; en cas de blocage progressif ou brutal des urines, consultez d'urgence votre médecin.

Mode d'emploi et posologie

Ce médicament est pris de préférence avant les repas.

Posologie usuelle :
1 capsule, matin et soir.

Effets indésirables possibles

Rarement : *troubles digestifs, réaction allergique.*

Laboratoires Fournier

TAHOR

Hypolipémiant — sur ordonnance

Présentation

- TAHOR 10 mg : comprimé ; boîte de 28. Liste I - Remb 65 % - **Prix : 25,36 €**.
- TAHOR 20 mg : comprimé ; boîte de 28. Liste I - Remb 65 % - **Prix : 44,11 €**.
- TAHOR 40 mg : comprimé ; boîte de 28. Liste I - Remb 65 % - **Prix : 47,37 €**.
- TAHOR 80 mg : comprimé ; boîte de 28. Liste I - Remb 65 % - **Prix : 47,37 €**.

Composition

	p cp	p cp
Atorvastatine	10 mg	20 mg
Lactose	+	+

	p cp	p cp
Atorvastatine	40 mg	80 mg
Lactose	+	+

Dans quel cas ce médicament est-il prescrit ?

Ce médicament est un *hypocholestérolémiant* de la famille des statines. Il permet d'abaisser fortement le taux de *cholestérol* circulant dans le sang. Il a également montré son aptitude à prévenir les accidents cardiovasculaires chez certaines personnes à risque.

Il est utilisé dans le traitement des excès de cholestérol en complément d'un régime adapté et assidu et dans la prévention de l'*infarctus du myocarde* chez certains patients hypertendus.

Contre-indications

Ce médicament ne doit pas être utilisé dans les cas suivants :
- *insuffisance hépatique* ou *transaminases* élevées ;
- en association avec les *antiprotéases* et les médicaments contenant du kétoconazole, de l'itraconazole ou de la télithromycine ;
- **allaitement**.

Attention : Ce médicament peut être toxique pour le foie ou les muscles. Signalez à votre médecin toute fatigue anormale, perte d'appétit, douleur ou faiblesse musculaire. Des analyses de sang régulières peuvent être pratiquées afin de vérifier que le médicament est bien supporté.

Interactions avec d'autres substances

Ce médicament ne doit pas être associé avec les *antiprotéases* (amprénavir, indinavir, nelfinavir, ritonavir, saquinavir...) et les médicaments contenant du kétoconazole, de l'itraconazole ou de la télithromycine : risque fortement accru de douleurs musculaires.

Le risque d'atteinte musculaire peut aussi être augmenté avec les *hypolipidémiants* de la famille des fibrates.

Les effets toxiques de l'atorvastatine peuvent également être augmentés par le jus de pamplemousse : évitez d'en boire pendant le traitement.

Informez par ailleurs votre médecin si vous prenez des *anticoagulants* oraux ou ou un médicament contenant de la clarithromycine, de l'érythromycine, du vérapamil ou de la ciclosporine.

Grossesse et allaitement

Ce médicament n'a pas d'indication chez la femme enceinte et il doit être interrompu en cas de désir de grossesse.

Si une grossesse survient sous traitement, consultez votre médecin et arrêtez la prise de ce médicament.

Aucune malformation imputable à ce médicament n'a été observée à ce jour.

Ce médicament passe dans le lait maternel. Il est contre-indiqué pendant l'allaitement.

Mode d'emploi et posologie

Les comprimés doivent être avalés avec un verre d'eau, indifféremment avant, pendant ou après le repas.

Posologie usuelle :
- Adulte : 10 à 20 mg par jour, en 1 prise. La dose maximale est de 80 mg par jour. Elle est réservée aux formes sévères de la maladie.

Le régime reste indispensable pendant toute la durée du traitement.

Conseils : Un régime pauvre en *cholestérol* et en graisses animales n'est pas simple à suivre : les erreurs sont fréquentes. Demandez conseil à votre médecin, à votre pharmacien ou à un professionnel de la nutrition.

Effets indésirables possibles

Le plus fréquemment (plus de 1 % des utilisateurs) : *troubles digestifs*, fatigue, maux de tête, insomnie.

Rarement : *réaction allergique*, fourmillement des extrémités, sensation de vertiges, *pancréatite*, jaunisse, *éruption cutanée*, chute de cheveux, *impuissance*, atteintes musculaires (voir Attention) et douleurs articulaires.

Élévation des *transaminases*.

Laboratoires Pfizer

TANATRIL

Informations détaillées sur www.monvidal50.com

Les mots en italique sont expliqués dans le lexique, page 451.

TAREG

Antihypertenseur — **sur ordonnance**

Présentation

- **TAREG 40 mg :** comprimé ; boîte de 28.
  Liste I - Remb 65 % - **Prix : 20,05 €.**
- **TAREG 80 mg :** comprimé ; boîte de 28.
  Liste I - Remb 65 % - **Prix : 24,08 €.**
- **TAREG 160 mg :** comprimé ; boîte de 28.
  Liste I - Remb 65 % - **Prix : 30,19 €.**

Composition

	p cp	p cp	p cp
Valsartan	40 mg	80 mg	160 mg

Dans quel cas ce médicament est-il prescrit ?

Ce médicament est un *antihypertenseur* qui appartient à la famille des *inhibiteurs de l'angiotensine II*. Il bloque l'action de l'angiotensine II. Cette substance, naturellement présente dans l'organisme, provoque une contraction des artères qui augmente la pression artérielle et fatigue le cœur.

Il est utilisé dans le traitement de l'*hypertension artérielle*.

Contre-indications

Ce médicament ne doit pas être utilisé dans les cas suivants :

- *insuffisance hépatique* grave, obstruction des *voies biliaires* ;
- **grossesse** (à partir du 4e mois).

Attention : Des précautions sont nécessaires en cas d'*insuffisance cardiaque* grave ou chez les personnes souffrant d'*hypertension artérielle* due à un rétrécissement des artères rénales.

En cas d'*insuffisance rénale*, un contrôle régulier de la *créatinine* et du taux de *potassium* dans le sang est nécessaire.

Si vous suiviez auparavant un traitement par *diurétique* ou un régime sans *sel*, la baisse de la tension artérielle peut être importante lors des premières prises du médicament : risque de malaise ou d'étourdissement pouvant entraîner une chute. Il est donc préférable de commencer le traitement un jour de repos.

Les sels de régime contiennent souvent du *potassium* ; ne les utilisez pas sans avis médical pendant le traitement.

Conducteur : ce médicament peut être responsable de *vertiges*.

Interactions avec d'autres substances

Ce médicament peut interagir avec les *diurétiques* et les médicaments qui contiennent du potassium ou du lithium.

En outre, l'effet *antihypertenseur* de ce médicament peut être augmenté par certains médicaments tels que les *neuroleptiques*, les *antidépresseurs imipraminiques*, les *alphabloquants* utilisés dans les troubles prostatiques et les médicaments contenant du baclofène ; il peut être diminué par les *corticoïdes* et les *AINS*. Votre médecin doit être informé si vous êtes traité par l'un ou l'autre de ces médicaments.

Grossesse et allaitement

L'usage de ce médicament est déconseillé pendant les 3 premiers mois de la grossesse et contre-indiqué à partir du 4e mois.

Les données actuellement disponibles ne permettent pas de savoir si ce médicament passe dans le lait maternel : l'allaitement est déconseillé pendant le traitement.

Mode d'emploi et posologie

Ce médicament doit être avalé avec un verre d'eau, le matin.

Pour un effet constant, la prise doit être régulière, toujours au même moment par rapport au petit-déjeuner (soit à jeun, soit au cours du repas).

Posologie usuelle :

- Adulte : 40 mg à 160 mg par jour, en 1 prise.

Conseils : Le traitement médicamenteux ne dispense pas de mesures simples pouvant faire baisser la tension artérielle : activité physique régulière, modération de la consommation de boissons alcoolisées et de *sel*, lutte contre l'excès de poids.

Effets indésirables possibles

Maux de tête, *vertiges*.

Augmentation du taux de *créatinine* et de *potassium* dans le sang.

Rarement : étourdissements dus à une *hypotension orthostatique* et *réaction allergique* (œdème de *Quincke*).

Laboratoires Novartis Pharma

TARKA LP

Association d'antihypertenseurs — **sur ordonnance**

Présentation

- **TARKA LP :** gélule à *libération prolongée* contenant un comprimé LP et des granulés ; boîte de 28.
  Liste I - Remb 65 % - **Prix : 21,12 €.**

Composition

	p gél
Vérapamil (sous forme de comprimé)	180 mg
Trandolapril (sous forme de granulé)	2 mg
Lactose	+

Dans quel cas ce médicament est-il prescrit ?

Cet *antihypertenseur* contient deux substances :

- le vérapamil, un *vasodilatateur* de la famille des *inhibiteurs calciques* ;
- le trandolapril, un *inhibiteur de l'enzyme de conversion* (IEC). Cette *enzyme* est une substance naturellement présente dans l'organisme ; elle est responsable d'une contraction des artères qui augmente la tension artérielle et fatigue le cœur.

Il est utilisé dans le traitement de l'*hypertension artérielle*.

Contre-indications

Ce médicament ne doit pas être utilisé dans les cas suivants :
- *allergie* aux médicaments de la famille des *inhibiteurs de l'enzyme de conversion*,
- prédisposition à l'œdème de *Quincke*,
- *insuffisance rénale* grave,
- *bloc auriculoventriculaire* grave et certaines maladies de l'automatisme cardiaque,
- *insuffisance cardiaque* mal équilibrée malgré un traitement spécifique,
- enfant de moins de 15 ans (en l'absence d'étude),
- **grossesse** (à partir du 4e mois).

Dans d'autres situations, le médecin est seul juge pour prescrire ce médicament, notamment en cas d'*hyperkaliémie* ou de rétrécissement des artères rénales.

Attention : En cas de gonflement du visage (lèvres, paupières...) ou d'une autre région du corps, consultez votre médecin avant toute nouvelle prise de ce médicament ; il peut s'agir d'une *réaction allergique* : œdème de *Quincke*.

L'usage des *inhibiteurs de l'enzyme de conversion* est déconseillé en période de désensibilisation aux venins d'*hyménoptères* : augmentation du risque de réaction allergique grave.

Si vous suivez un traitement par *diurétique* ou un régime sans *sel*, la baisse de la tension artérielle peut être importante lors des premières prises du médicament : risque de malaise ou d'étourdissement pouvant entraîner une chute. Il est préférable de commencer le traitement un jour de repos.

Les sels de régime contiennent souvent du *potassium* ; ne les utilisez pas sans avis médical pendant le traitement.

Des précautions sont nécessaires en cas d'*insuffisance hépatique* et chez la personne âgée.

Si vous êtes traité par le rein artificiel, prévenez votre centre de *dialyse* de la prise de ce médicament.

Conducteur : les *inhibiteurs de l'enzyme de conversion* peuvent être responsables de malaise ou de *vertiges*, lors des premières prises.

Interactions avec d'autres substances

Ce médicament peut interagir avec les *antiarythmiques*, les *diurétiques* et les médicaments qui contiennent du *lithium*.

Informez par ailleurs votre médecin si vous prenez un *antidiabétique*, *alphabloquant* (alfuzosine, prazosine), un *bêtabloquant* ou un médicament contenant de la ciclosporine, de la carbamazépine, de la rifampicine ou de la digoxine.

En outre, l'effet *antihypertenseur* de ce médicament peut être augmenté par certains médicaments tels que les *neuroleptiques*, les *antidépresseurs imipraminiques*, les médicaments contenant du baclofène ; il peut être diminué par les *corticoïdes*. Votre médecin doit être informé si vous êtes traité par l'un ou l'autre de ces médicaments.

Grossesse et allaitement

L'usage de ce médicament est déconseillé pendant les 3 premiers mois de la grossesse et contre-indiqué à partir du 4e mois.

Les données actuellement disponibles ne permettent pas de savoir si ce médicament passe dans le lait maternel : l'allaitement est déconseillé.

Mode d'emploi et posologie

Ce médicament est pris le matin.

Posologie usuelle :
- Adulte : 1 gélule par jour.

Conseils : Le traitement médicamenteux ne dispense pas de mesures simples pouvant faire baisser la tension artérielle : activité physique régulière, modération de la consommation de boissons alcoolisées et de *sel*, lutte contre l'excès de poids.

Effets indésirables possibles

Constipation.

Ralentissement important du cœur, *bloc auriculoventriculaire*, *insuffisance cardiaque*.

Comme pour tous les *inhibiteurs de l'enzyme de conversion* :
- Toux sèche.
- Baisse excessive de la tension artérielle (voir Attention) ; *hypotension orthostatique*.
- Maux de tête, fatigue, étourdissement.
- *Troubles digestifs*.
- *Réactions allergiques* : *éruption cutanée*, œdème de *Quincke* (exceptionnel).

Laboratoires Abbott-France

TEMERIT

Informations détaillées sur www.monvidal50.com

TENORDATE

Association d'antihypertenseurs — **sur ordonnance**

Présentation

- **TENORDATE :** gélule (rose et violet) ; boîte de 28.
  Liste I - Remb 65 % - **Prix : 15,09 €**.

Composition

	p gél
Aténolol	50 mg
Nifédipine LP	20 mg
Lactose	+

Dans quel cas ce médicament est-il prescrit ?

Cet *antihypertenseur* contient deux substances :
- l'aténolol, un *bêtabloquant* qui bloque l'action de l'*adrénaline* (et d'autres *hormones* apparentées) sur de nombreux organes, notamment sur le cœur, les vaisseaux et plus faiblement sur les bronches ;
- la nifédipine, un *vasodilatateur* de la famille des *inhibiteurs calciques*, dont l'action renforce celle de l'aténolol.

Il est utilisé dans le traitement de l'*hypertension artérielle*.

Contre-indications

Ce médicament ne doit pas être utilisé dans les cas suivants :
- formes graves de certaines affections : *insuffisance cardiaque* non contrôlée par un traitement spécifique, *bloc auriculoventriculaire*, *asthme*, bronchite chronique obstructive, *artérite*, phénomène de *Raynaud* ;
- rythme cardiaque inférieur à 50 battements par minute ;
- *phéochromocytome* non traité ;
- hypotension ;
- *antécédent* de *choc anaphylactique* ;
- *infarctus du myocarde* récent (1 mois) et *angine de poitrine* grave ;
- en association avec les médicaments contenant de la floctafénine ou du sultopride.

Attention : N'interrompez jamais brutalement le traitement. Espacez progressivement les prises. Un avis médical est toujours préférable.

Chez les diabétiques, les *bêtabloquants* peuvent masquer certains *symptômes* de l'*hypoglycémie* (*palpitations* et accélération du cœur essentiellement).

Les bêtabloquants peuvent aggraver les *réactions allergiques* et empêcher l'action de l'*adrénaline* utilisée dans le traitement d'urgence du *choc anaphylactique*. Lors d'examens radiologiques nécessitant l'injection de produits de contraste iodés (susceptibles de provoquer des *chocs* allergiques), le traitement doit, si possible, être suspendu avec l'accord de votre médecin.

En cas d'intervention chirurgicale, l'anesthésiste doit être prévenu de la prise de ce médicament. C'est lui qui décidera si le traitement doit être poursuivi ou arrêté avant l'intervention.

Sportif : ce médicament contient une substance susceptible de rendre positifs certains *tests antidopage*.

Interactions avec d'autres substances

Ce médicament ne doit pas être associé :
- à la floctafénine (IDARAC...) : risque d'augmentation de la gravité d'un éventuel *choc anaphylatique* ;
- au sultopride (BARNETIL...) : risque de ralentissement cardiaque important.

Ce médicament peut interagir avec les médicaments contenant de l'amiodarone ou de la ciclosporine.

Informez par ailleurs votre médecin si vous prenez l'un des médicaments suivants : *antidiabétique*, *alphabloquant*, médicament contenant de la quinidine, de l'hydroquinidine, du disopyramide, de la propafénone, de la méfloquine, de la cimétidine, de la rifampicine, de la phénytoïne, de la lidocaïne injectable.

En outre, l'effet *antihypertenseur* de ce médicament peut être augmenté par certains médicaments tels que les *neuroleptiques*, les *antidépresseurs imipraminiques*, les médicaments contenant du baclofène ; il peut être diminué par les *AINS* et *corticoïdes*. Votre médecin doit être informé si vous êtes traité par l'un ou par l'autre.

Grossesse et allaitement

Ce médicament est déconseillé chez la femme enceinte ou susceptible de l'être. Si une grossesse survient au cours du traitement, prévenez votre médecin.

Ce médicament passe dans le lait maternel : il est déconseillé pendant l'allaitement.

Mode d'emploi et posologie

1 gélule par jour.

Conseils : Veillez à toujours disposer d'une réserve de médicament : une plaquette dans la trousse de toilette, par exemple.

Il est normal que le rythme cardiaque ralentisse sous l'effet du traitement ; néanmoins, en cas de fatigue anormale et de pouls inférieur à 50 battements par minute, consultez votre médecin.

Le traitement médicamenteux ne dispense pas de mesures simples pouvant faire baisser la tension artérielle : activité physique régulière, modération de la consommation de boissons alcoolisées, lutte contre l'excès de poids.

En cas de constipation sévère préexistante, susceptible d'être aggravée par ce médicament, le médecin pourra éventuellement prescrire un *laxatif lubrifiant*.

Conservez les gélules à l'abri de la lumière.

Effets indésirables possibles

Troubles digestifs, fatigue, sensation de mains et de pieds froids, ralentissement important du cœur, insomnie, sécheresse des yeux.

Maux de tête, rougeur du visage, *œdème* des membres inférieurs.

Plus rarement : *bloc auriculoventriculaire*, baisse excessive de la tension artérielle, phénomène de *Raynaud*, *insuffisance cardiaque*, *bronchospasme*, *éruption cutanée*, aggravation d'un *psoriasis*, gonflement des gencives.

Exceptionnellement : jaunisse.

Laboratoires AstraZeneca

TENORETIC

Informations détaillées sur www.monvidal50.com

TÉNORMINE

Bêtabloquant

sur ordonnance

Présentation

- **TÉNORMINE 50 mg :** comprimé sécable (blanc) ; boîte de 28. Liste I - Remb 65 % - **Prix : 5,39 €**.
- **TÉNORMINE 100 mg :** comprimé sécable (blanc) ; boîte de 28. Liste I - Remb 65 % - **Prix : 10,80 €**.

Composition

	p cp	p cp
Aténolol	50 mg	100 mg

Dans quel cas ce médicament est-il prescrit ?

Ce médicament appartient à la famille des *bêtabloquants*. Ceux-ci agissent en bloquant l'action de l'*adrénaline* (et d'autres *hormones* apparentées) sur de nombreux organes, notamment sur le cœur, les vaisseaux et plus faiblement sur les bronches.

Il est utilisé dans :
- le traitement de l'*hypertension artérielle* ;
- la prévention des crises d'*angine de poitrine* ;
- certains *troubles du rythme cardiaque*.

Contre-indications

Ce médicament ne doit pas être utilisé dans les cas suivants :
- formes graves de certaines affections : *asthme*, *bronchite chronique*, *artérite*, phénomène de *Raynaud* ;
- *insuffisance cardiaque* non contrôlée par un traitement spécifique ;
- *bloc auriculoventriculaire* grave ;
- rythme cardiaque inférieur à 50 battements par minute ;
- *phéochromocytome* non traité ;
- hypotension ;
- *antécédent* de *choc anaphylactique* ;
- en association avec les médicaments contenant de la floctafénine ou du sultopride.

Attention : Ce médicament n'est pas un *traitement de la crise* d'*angine de poitrine*.

Ce médicament n'est pas adapté au traitement d'une forme particulière d'*angine de poitrine* appelée angor de *Printzmétal* qui relève d'un traitement *vasodilatateur*. Il peut néanmoins être associé à celui-ci lorsqu'une angine de poitrine « classique » coexiste avec un angor de Printzmétal.

Des précautions sont nécessaires en cas d'*insuffisance rénale* et chez la personne âgée.

N'interrompez jamais brutalement le traitement prescrit. Espacez progressivement les prises. Un avis médical est toujours préférable.

Chez les diabétiques, les *bêtabloquants* peuvent masquer certains *symptômes* de l'*hypoglycémie* (*palpitations* et accélération du cœur essentiellement).

Les bêtabloquants peuvent aggraver les *réactions allergiques* et empêcher l'action de l'*adrénaline* utilisée dans le traitement d'urgence du *choc anaphylactique*. Lors d'examens radiologiques nécessitant l'injection de produits de contraste iodés (susceptibles de provoquer des *chocs* allergiques), le traitement doit, si possible, être suspendu avec l'accord de votre médecin.

En cas d'intervention chirurgicale, l'anesthésiste doit être prévenu de la prise de ce médicament. C'est lui qui décidera si le traitement doit être poursuivi ou arrêté avant l'intervention.

Sportif : ce médicament contient une substance susceptible de rendre positifs certains *tests antidopage*.

Interactions avec d'autres substances

Ce médicament ne doit pas être associé :
- à la floctafénine (IDARAC...) : risque d'augmentation de la gravité d'un éventuel *choc* allergique,
- au sultopride (BARNETIL) : risque de *torsades de pointes*.

Il peut interagir avec les médicaments contenant de l'amiodarone.

Informez par ailleurs votre médecin si vous prenez des *antidiabétiques*, des *AINS*, des *inhibiteurs calciques*, des *antidépresseurs imipraminiques*, des *neuroleptiques*, des *corticoïdes*, ou des médicaments contenant l'une des substances suivantes : quinidine, hydroquinidine, disopyramide, propafénone, baclofène, lidocaïne injectable, méfloquine.

Grossesse et allaitement

Les études scientifiques disponibles n'ont pas mis en évidence de problème particulier lors de l'utilisation de *bêtabloquant* chez la femme enceinte. L'effet bêtabloquant persiste quelques jours chez le nouveau-né et justifie une surveillance médicale renforcée pendant les premiers jours de la vie.

Ce médicament passe dans le lait maternel ; un choix est donc nécessaire entre l'allaitement et la prise du médicament. Cette décision devra être prise en accord avec votre médecin.

Mode d'emploi et posologie

Ce médicament est pris indifféremment au cours ou en dehors des repas.

Posologie usuelle :

50 mg à 100 mg par jour, selon les cas.

Dans l'hypertension artérielle, la dose quotidienne est prise de préférence le matin.

Conseils : Veillez à toujours disposer d'une réserve de médicament : une plaquette dans la trousse de toilette, par exemple.

Le traitement médicamenteux ne dispense pas de mesures simples pouvant faire baisser la tension artérielle : activité physique régulière, modération de la consommation de boissons alcoolisées et de *sel*, lutte contre l'excès de poids.

Il est normal que le rythme cardiaque ralentisse sous l'effet du traitement ; néanmoins, en cas de fatigue anormale et de pouls inférieur à 50 battements par minute, consultez votre médecin.

Effets indésirables possibles

Le plus fréquemment : douleur d'estomac, nausées, vomissements, fatigue en début de traitement, sensation de mains et de pieds froids, troubles de l'érection, ralentissement important du cœur.

Plus rarement : *bloc auriculoventriculaire*, baisse excessive de la tension artérielle, phénomène de *Raynaud*, *insuffisance cardiaque*, *bronchospasme*, *hypoglycémie*, *éruption cutanée*, aggravation d'un *psoriasis*.

Exceptionnellement : élévation des *transaminases*, jaunisse.

Laboratoires AstraZeneca

TENSIONORME

Association d'antihypertenseurs — sur ordonnance

Présentation

- **TENSIONORME :** comprimé sécable (blanc) ; boîte de 24. Liste II - Remb 65 % - **Prix : 2,21 €**.

Composition

	p cp
Bendrofluméthiazide	2,5 mg
Réserpine	0,1 mg

Dans quel cas ce médicament est-il prescrit ?

Cet *antihypertenseur* contient un *diurétique* (apparenté à la famille des *sulfamides*) et de la réserpine.

Il est utilisé dans le traitement de l'*hypertension artérielle*.

Contre-indications

Ce médicament ne doit pas être utilisé dans les cas suivants :

- *état dépressif*,
- *ulcère* de l'estomac ou du *duodénum*,
- *allergie* aux *sulfamides*,
- *insuffisance rénale* grave,
- association avec les médicaments appartenant à la famille des *IMAO* et ceux contenant de la lévodopa,
- **grossesse**,
- **allaitement**.

Attention : Comme la majorité des *diurétiques*, ce médicament peut être responsable d'une baisse de la *kaliémie* qui doit donc être contrôlée régulièrement. Il peut exceptionnellement provoquer des crises de *goutte* chez les personnes prédisposées ou aggraver un *diabète*.

Des précautions sont nécessaires en cas d'*insuffisance hépatique*.

Une baisse de moral, un *état dépressif* peuvent être dus au médicament. Signalez toute anomalie à votre médecin.

Évitez les boissons alcoolisées : augmentation du risque de somnolence.

Sportif : ce médicament contient une substance susceptible de rendre positifs certains *tests antidopage*.

Interactions avec d'autres substances

Ce médicament ne doit pas être associé aux *IMAO* ni aux médicaments contenant de la lévodopa.

Il peut interagir avec d'autres médicaments, notamment certains *diurétiques*, les *sels* de régime et les *laxatifs stimulants* qui pourraient être responsables d'une *hypokaliémie*. Signalez tout autre traitement en cours à votre médecin ou à votre pharmacien.

Grossesse et allaitement

Les *diurétiques* ne sont pas indiqués dans les rétentions d'eau ou les cas d'*hypertension artérielle* liés à la grossesse. Ce médicament est contre-indiqué chez la femme enceinte ou susceptible de l'être.

Ce médicament passe dans le lait maternel : l'allaitement est contre-indiqué.

Mode d'emploi et posologie

1 à 3 comprimés par jour en 1 prise (le matin) ou 2 prises (matin et soir).

Conseils : Une perte excessive de sodium ou de *potassium* peut être responsable de troubles gênants, voire graves. Ne suivez aucun régime, sans *sel* par exemple, sans l'avis de votre médecin.

Effets indésirables possibles

Troubles digestifs.

Cauchemars, anxiété, *états dépressifs*.

Congestion nasale (nez bouché), somnolence, lassitude, vision floue.

Hypotension orthostatique.

Rares réactions cutanées.

Élévation des taux de *sucre* ou d'*acide urique* dans le sang.

Baisse du taux de potassium dans le sang, associée ou non à des crampes, qui peut être responsable de *troubles du rythme cardiaque*.

Laboratoires Lisa-Pharm

TENSTATEN

Antihypertenseur — sur ordonnance

Présentation

- **TENSTATEN :** gélule (ivoire et corail) ; boîte de 30. Liste I - Remb 65 % - **Prix : 14,91 €**.

Composition

	p gél
Ciclétanine chlorhydrate	50 mg

Dans quel cas ce médicament est-il prescrit ?

C'est un *antihypertenseur* qui appartient à la famille des *diurétiques*. Il agit directement sur les vaisseaux sanguins.

Il est utilisé exclusivement dans le traitement de l'*hypertension artérielle*.

Contre-indications

Ce médicament ne doit pas être utilisé dans les cas suivants :

- *insuffisance rénale* grave,
- *encéphalopathie hépatique*.

Attention : Ce médicament peut être responsable d'une baisse de la *kaliémie* (taux de *potassium* dans le sang) susceptible d'être aggravée par l'usage immodéré de *laxatifs stimulants*. Un contrôle par des analyses de sang est souvent prescrit par le médecin.

Les *diurétiques* peuvent augmenter le taux d'*acide urique* (uricémie) ou de *sucre* dans le sang (*glycémie*) : des précautions sont nécessaires en cas de *diabète* ou d'*antécédent* de crise de *goutte*.

Sportif : ce médicament contient une substance susceptible de rendre positifs certains *tests antidopage*.

Interactions avec d'autres substances

Ce médicament peut interagir avec les médicaments susceptibles de provoquer des *torsades de pointes* ou ceux qui contiennent du *lithium*.

Informez par ailleurs votre médecin si vous prenez l'un des médicaments suivants : *AINS*, *digitalique*, médicament susceptible de provoquer des *torsades de pointes* ou de faire baisser la *kaliémie* (amphotéricine B, *corticoïde*, *laxatif stimulant*), médicament contenant du baclofène, du calcium, de la ciclosporine ou de la metformine.

Grossesse et allaitement

Les *diurétiques* ne sont pas indiqués dans l'*hypertension artérielle* de la femme enceinte. Un autre médicament sera choisi par le médecin si une grossesse survient pendant le traitement.

Les données actuellement disponibles ne permettent pas de savoir si ce médicament passe dans le lait maternel : l'allaitement est déconseillé pendant la durée du traitement.

Mode d'emploi et posologie

Les gélules doivent être prises avec un verre d'eau.

Posologie usuelle :

1 ou 2 gélules le matin.

Conseils : Des boissons abondantes sont recommandées en début de traitement.

Effets indésirables possibles

Fatigue, envie d'uriner fréquente.

Baisse du taux de *potassium* dans le sang.

Laboratoires Beaufour Ipsen Pharma

TÉRAZOSINE GÉNÉRIQUES

Alphabloquant — **sur ordonnance**

→ Ces médicaments sont des génériques de HYTRINE (voir ce médicament).

Laboratoires Biogaran, Merck génériques, Téva Classics

TEVETEN

Informations détaillées sur www.monvidal50.com

THAÏS

Informations détaillées sur www.monvidal50.com

THAÏS SEPT

Informations détaillées sur www.monvidal50.com

TICLID

Antiagrégant plaquettaire — **sur ordonnance**

Présentation

- **TICLID 250 mg :** comprimé (blanc) ; boîte de 30.
  Liste I - Remb 65 % - **Prix : 26,81 €**.

Composition

	p cp
Ticlopidine chlorhydrate	250 mg

Dans quel cas ce médicament est-il prescrit ?

C'est un fluidifiant du sang qui appartient à la famille des *antiagrégants plaquettaires*.

Il est utilisé dans la prévention des accidents *vasculaires* :

- après un *accident vasculaire cérébral* dû à l'*athérosclérose*,
- chez les malades atteints d'*artérite* des membres inférieurs.

Il est également utilisé dans la prévention de l'obstruction des endoprothèses coronaires (*stent*).

Contre-indications

Ce médicament ne doit pas être utilisé dans les cas suivants :

- *hémorragie* ou prédisposition aux hémorragies,
- *ulcère* de l'estomac ou du *duodénum*,
- *antécédents* de déficit important en *plaquettes* ou en *globules blancs*.

Attention : Ce médicament peut être responsable d'une baisse du nombre des *globules blancs* ou des *plaquettes* dans le sang. Des analyses régulières sont nécessaires, notamment pendant les trois premiers mois de traitement ; elles doivent être faites en urgence en cas d'angine, d'*ulcérations* de la bouche ou de fièvre anormale, qui peuvent traduire cette anomalie sanguine.

Des précautions sont nécessaires en cas d'*insuffisance hépatique*.

L'effet du médicament persiste une semaine après son arrêt.

Avant une intervention chirurgicale, il convient de prévenir l'anesthésiste de la prise du médicament au moins une semaine avant l'opération.

Interactions avec d'autres substances

Informez votre médecin si vous prenez de l'aspirine, un *AINS*, un *anticoagulant*, ou un médicament contenant de la théophylline ou de la phénytoïne.

Grossesse et allaitement

L'effet de ce médicament pendant la grossesse est mal connu : seul votre médecin peut évaluer le risque éventuel de son utilisation dans votre cas.

Ce médicament passe dans le lait maternel : l'allaitement est déconseillé.

Mode d'emploi et posologie

Ce médicament est pris de préférence au cours des repas.

Posologie usuelle :

- Adulte : 1 comprimé, matin et soir.

Effets indésirables possibles

Hémorragie.

Diarrhée, nausées et autres *troubles digestifs.*

Éruptions cutanées, réaction allergique.

Hépatites réversibles (rares).

Rares mais graves : anomalies de la *numération formule sanguine* (voir Attention).

Laboratoires Sanofi-Synthélabo

TICLOPIDINE GÉNÉRIQUES

Antiagrégant plaquettaire — sur ordonnance

➜ Ces médicaments sont des génériques de TICLID (voir ce médicament).

Laboratoires Arrow Génériques, G Gam, Merck génériques, Qualimed

TILCOTIL ORAL, RECTAL

Informations détaillées sur www.monvidal50.com

TILDIEM

Inhibiteur calcique — sur ordonnance

Présentation

- **TILDIEM 60 mg :** comprimé (blanc) ; boîte de 30.
  Liste I - Remb 65 % - **Prix : 7,24 €.**

Composition

	p cp
Diltiazem chlorhydrate	60 mg
Lactose	+

Dans quel cas ce médicament est-il prescrit ?

Ce médicament est un *vasodilatateur* qui appartient à la famille des *inhibiteurs calciques.*

Il est utilisé dans le *traitement préventif* des crises d'*angine de poitrine.*

Contre-indications

Ce médicament ne doit pas être utilisé dans les cas suivants :

- *insuffisance cardiaque* grave,
- rythme cardiaque inférieur à 40 battements par minute,
- *bloc auriculoventriculaire* grave et certaines maladies de l'automatisme cardiaque.

Attention : Des précautions sont nécessaires en cas d'*insuffisance rénale* ou *hépatique* et chez la personne âgée.
Signalez la prise de ce médicament à l'anesthésiste en cas d'intervention chirurgicale.

Interactions avec d'autres substances

Ce médicament peut interagir avec les *antiarythmiques.*

Informez par ailleurs votre médecin si vous prenez un *bêtabloquant* ou un médicament contenant de la ciclosporine, de la carbamazépine, de la rifampicine ou de l'amiodarone, un *alphabloquant* ou un autre médicament susceptible de faire baisser la tension artérielle.

Grossesse et allaitement

Ce médicament est déconseillé chez la femme enceinte ou susceptible de l'être. Si une grossesse survient au cours du traitement, prévenez votre médecin.

Ce médicament passe faiblement dans le lait maternel : l'allaitement est déconseillé sans avis médical.

Mode d'emploi et posologie

Les comprimés doivent être avalés avec un peu d'eau, sans être croqués, au début des repas.

Posologie usuelle :

- Adulte : 1 comprimé, 3 fois par jour.

Effets indésirables possibles

Ralentissement important du cœur, *bloc auriculoventriculaire, réaction allergique* cutanée, gonflement des gencives. Ces effets nécessitent parfois l'arrêt du traitement.

Rarement :
- bouffées de chaleur, maux de tête, jambes lourdes ou enflées, *palpitations* ;
- fatigue, *troubles digestifs,* bouche sèche.

Exceptionnellement : *gynécomastie, syndrome extrapyramidal,* augmentation des *transaminases, hépatite.*

Laboratoires Sanofi-Synthélabo

TIMACOR

Informations détaillées sur www.monvidal50.com

TOPFENA ORAL

Anti-inflammatoire non stéroïdien — sur ordonnance

➜ Ce médicament est un générique de PROFÉNID comprimé, gélule (voir ce médicament).

Laboratoires Zydus France

TRANDATE

Informations détaillées sur www.monvidal50.com

TRASICOR

Informations détaillées sur www.monvidal50.com

TRASITENSINE

Informations détaillées sur www.monvidal50.com

TRIATEC

Inhibiteur de l'enzyme de conversion

sur ordonnance

Présentation

- **TRIATEC 1,25 mg :** gélule (jaune et blanc) ; boîte de 30. Liste I - Remb 65 % - **Prix : 16,35 €.**
- **TRIATEC 2,5 mg :** gélule (orange et blanc) ; boîte de 30. Liste I - Remb 65 % - **Prix : 19,12 €.**
- **TRIATEC 5 mg :** gélule (rouge et blanc) ; boîte de 30. Liste I - Remb 65 % - **Prix : 23,94 €.**
- **TRIATEC 10 mg :** comprimé sécable (blanc) ; boîte de 30. Liste I - Remb 65 % - **Prix : 34,80 €.**

Composition

	p gél	p gél
Ramipril	1,25 mg	2,5 mg
	p gél	p cp
Ramipril	5 mg	10 mg

Dans quel cas ce médicament est-il prescrit ?

Ce médicament appartient à la famille des *inhibiteurs de l'enzyme de conversion* (IEC). L'enzyme de conversion est une substance naturellement présente dans l'organisme ; elle est responsable d'une contraction des artères qui augmente la tension artérielle et fatigue le cœur.

Il est utilisé dans le traitement de l'*hypertension artérielle* ou après un *infarctus du myocarde* (prévention des récidives ou complications).

Les formes dosées à 2,5 mg, 5 mg et 10 mg sont également utilisées dans le *traitement préventif* des maladies du cœur et des artères chez les patients à risque (*insuffisance coronarienne, diabète*).

Contre-indications

Ce médicament ne doit pas être utilisé dans les cas suivants :
- *allergie* aux médicaments de la famille des *inhibiteurs de l'enzyme de conversion*,
- prédisposition à l'œdème de *Quincke*,
- **grossesse** (à partir du 4e mois).

Dans d'autres situations, le médecin est seul juge pour prescrire ce médicament, notamment en cas d'*hyperkaliémie* ou de rétrécissement des artères rénales.

Attention : En cas de gonflement du visage (lèvres, paupières...) ou d'une autre région du corps, consultez votre médecin avant toute nouvelle prise de ce médicament ; il peut s'agir d'une *réaction allergique* : œdème de *Quincke*.

L'usage des *inhibiteurs de l'enzyme de conversion* est déconseillé en période de désensibilisation aux venins d'*hyménoptères* : augmentation du risque de réaction allergique grave.

Des précautions sont nécessaires en cas d'*insuffisance hépatique*.

En cas d'*insuffisance rénale*, un contrôle de la *créatinine* et du taux de *potassium* dans le sang est nécessaire.

Si vous suivez un traitement par *diurétique* ou un régime sans *sel*, la baisse de la tension artérielle peut être importante lors des premières prises du médicament : risque de malaise ou d'étourdissement pouvant entraîner une chute. Il est préférable de commencer le traitement un jour de repos.

Les sels de régime contiennent souvent du *potassium* ; ne les utilisez pas sans avis médical pendant le traitement.

Si vous êtes traité par le rein artificiel, prévenez votre centre de *dialyse* de la prise de ce médicament.

Conducteur : les *inhibiteurs de l'enzyme de conversion* peuvent être responsables de malaise ou de *vertiges*, lors des premières prises.

Interactions avec d'autres substances

Ce médicament peut interagir avec les *diurétiques* et les médicaments qui contiennent du potassium ou du lithium.

Informez par ailleurs votre médecin ou votre pharmacien si vous prenez un *antidiabétique*, un *AINS* ou de l'aspirine à forte dose (plus de 3 g par jour).

En outre, l'effet *antihypertenseur* de ce médicament peut être augmenté par certains médicaments tels que les *neuroleptiques*, les *antidépresseurs imipraminiques*, les *alphabloquants* utilisés dans certains troubles urinaires, les médicaments contenant du baclofène ; il peut être diminué par les *corticoïdes*. Votre médecin doit être informé si vous êtes traité par l'un ou l'autre de ces médicaments.

Grossesse et allaitement

L'usage de ce médicament est déconseillé pendant les 3 premiers mois de la grossesse et contre-indiqué à partir du 4e mois.

Les données disponibles ne permettent pas de savoir si ce médicament passe dans le lait maternel ; un choix est donc nécessaire entre l'allaitement et la prise du médicament. Cette décision devra être prise en accord avec votre médecin.

Mode d'emploi et posologie

Ce médicament est pris indifféremment au cours ou en dehors des repas.

Posologie usuelle :

- Adulte : la *posologie* est variable en fonction des cas :
  - *hypertension artérielle* : 2,5 mg à 5 mg par jour, en 1 prise le matin ;
  - protection du cœur après un infarctus : 2,5 mg à 5 mg, matin et soir.
  - prévention des maladies du cœur et des artères : 2,5 mg à 10 mg par jour, en 1 prise.

En cas d'*insuffisance rénale*, d'*athérosclérose*, de traitement préalable par des *diurétiques* ou de régime sans *sel*, en particulier chez la personne âgée, la *posologie* initiale est faible ; elle est augmentée progressivement par le médecin en fonction des effets du médicament.

Conseils : Le traitement médicamenteux ne dispense pas de mesures simples pouvant faire baisser la tension artérielle : activité physique régulière, modération de la consommation de boissons alcoolisées et de *sel*, lutte contre l'excès de poids.

Effets indésirables possibles

Comme pour tous les *inhibiteurs de l'enzyme de conversion* :

- Toux sèche.
- Baisse excessive de la tension artérielle (voir Attention) ; *hypotension orthostatique.*
- Maux de tête, fatigue, étourdissement.
- *Troubles digestifs.*
- *Réactions allergiques* : *éruption cutanée*, œdème de *Quincke* (exceptionnel).

Laboratoires Aventis

TRIATECKIT

Informations détaillées sur www.monvidal50.com

TRIGLISTAB

Informations détaillées sur www.monvidal50.com

TRIMÉTAZIDINE GÉNÉRIQUES

Antivertigineux, antiangoreux

→ Ces médicaments sont des génériques de VASTAREL (voir ce médicament).

Laboratoires Arrow Génériques, Biogaran, EG Labo, G Gam, GNR-pharma, Irex, Ivax SAS, Merck génériques, Qualimed, Ratiopharm, RPG Aventis, Téva Classics

TRINIPATCH

Informations détaillées sur www.monvidal50.com

TRINITRINE MERCK

Informations détaillées sur www.monvidal50.com

TRINITRINE SIMPLE LALEUF

Dérivé nitré — **sur ordonnance**

Présentation

- **TRINITRINE SIMPLE LALEUF 0,15 mg :** pilule (blanc) ; boîte de 60. Liste II - Remb 65 % - **Prix : 2,70 €**.

Composition

	p pilule
Trinitrine	0,15 mg
Lactose	+
Saccharose	+
Amidon de blé (gluten)	+

Dans quel cas ce médicament est-il prescrit ?

Ce médicament *vasodilatateur* appartient à la famille des dérivés nitrés. Il possède de nombreuses propriétés qui facilitent le travail du cœur : dilatation des veines, dilatation des artères à forte dose, prévention des spasmes des *artères coronaires.*

Il est utilisé dans le *traitement préventif* et le *traitement curatif* des crises d'*angine de poitrine.*

Contre-indications

Ce médicament ne doit pas être utilisé dans les cas suivants :

- *intolérance* au gluten,
- en association avec le sildénafil (VIAGRA).

Attention : Des précautions particulières s'imposent en cas de *cardiomyopathie* obstructive ou d'*hypertension intracrânienne.*

Une crise d'*angine de poitrine* qui dure plus d'un quart d'heure malgré la prise de trinitrine peut être un *infarctus du myocarde* débutant qui requiert un traitement urgent. Consultez un service médical d'urgence ou appelez le 15.

L'usage du VIAGRA est contre-indiqué chez les personnes qui prennent ce médicament. Si une crise d'*angine de poitrine* survient pendant un acte sexuel consécutif à la prise de VIAGRA, ce médicament ne doit en aucun cas être utilisé ; si la crise persiste après quelques minutes de repos, il convient d'appeler le 15 pour prendre un avis médical.

Les boissons alcoolisées peuvent augmenter les effets hypotenseurs de ce médicament ; les excès sont déconseillés.

Compte-tenu de ses effets indésirables potentiels, ce médicament peut, chez certaines personnes, ne pas être compatible avec la conduite automobile ou le maniement de machines dangereuses. Assurez-vous à l'occasion des premières prises que vous supportez bien ce médicament avant de conduire ou d'utiliser une machine.

Interactions avec d'autres substances

Les *vasodilatateurs* de la famille des dérivés de la trinitrine ne doivent pas être associés au VIAGRA : risque de baisse de tension grave.

Informez votre médecin ou votre pharmacien si vous prenez d'autres médicaments susceptibles d'abaisser la tension artérielle.

Grossesse et allaitement

L'effet de ce médicament pendant la grossesse ou l'allaitement est mal connu : seul votre médecin peut évaluer le risque éventuel de son utilisation dans votre cas.

Mode d'emploi et posologie

Les pilules doivent être croquées lentement et gardées dans la bouche au moins une minute avant d'être avalées.

Posologie usuelle :

- *Traitement curatif* : 1 pilule, à renouveler si nécessaire, sans dépasser 3 pilules par crise d'*angine de poitrine.*

- *Traitement préventif* : 1 pilule 2 ou 3 minutes avant une circonstance susceptible de déclencher une crise.

Effets indésirables possibles

Maux de tête passagers, bouffées de chaleur, nausées, vomissements.

Baisse de la tension artérielle pouvant se traduire par des malaises, surtout chez la personne âgée.

Laboratoires Médix

TRISEQUENS

Informations détaillées sur www.monvidal50.com

TROPHICRÈME

Informations détaillées sur www.monvidal50.com

TROPHIGIL

Estrogène et progestérone — **sur ordonnance**

Présentation

- **TROPHIGIL :** gélule vaginale (blanc) ; boîte de 14.
  Liste I - Remb 35 % - **Prix : 4,55 €.**

Composition

	p gél
Lactobacillus casei, variété rhamnosus	
Döderleini (culture lyophilisée)	341 mg
Estriol	0,2 mg
Progestérone	2 mg

Dans quel cas ce médicament est-il prescrit ?

Ce médicament permet un apport d'*hormones* (*estrogène* et *progestérone*). La présence de bacilles de Döderlein est destinée à restaurer la *flore vaginale* qui protège le vagin des infections.

Il est utilisé pour corriger les *symptômes* vaginaux dus à une *carence* hormonale (*atrophie* vaginale). Il est également utilisé en chirurgie gynécologique.

Contre-indications

Ce médicament ne doit pas être utilisé chez les personnes ayant des *antécédents* d'*accident thromboembolique.*

Votre médecin est seul juge pour prescrire ce médicament en cas d'*antécédents* de *cancer hormonodépendant.*

Interactions avec d'autres substances

L'association à un *contraceptif* local (spermicide) est déconseillée car leurs effets risquent de s'annuler.

Grossesse et allaitement

Ce médicament ne contient que des substances présumées sans danger pendant la grossesse ou l'allaitement.

Mode d'emploi et posologie

Humecter la gélule avec un peu d'eau, puis l'introduire profondément dans le vagin.

Posologie usuelle :

- Adulte : 1 gélule, matin et soir, pendant 3 semaines, puis 1 gélule par jour.

La durée du traitement est fixée par le médecin.

Effets indésirables possibles

Rarement : irritation, démangeaisons locales, pertes vaginales, *allergie.*

Exceptionnellement : tension des seins.

Laboratoires Grunenthal

UNICORDIUM

Informations détaillées sur www.monvidal50.com

UPRIMA

Médicament de l'impuissance — **sur ordonnance**

Présentation

- **UPRIMA 2 mg :** comprimé *sublingual* (pentagonal, rouge ; arôme menthe-orange) ; boîte de 1.
  Liste I - Non remb.
- **UPRIMA 3 mg :** comprimé *sublingual* (triangulaire, rouge ; arôme menthe-orange) ; boîte de 4.
  Liste I - Non remb.
- **UPRIMA 3 mg :** comprimé *sublingual* (triangulaire, rouge ; arôme menthe-orange) ; boîte de 8.
  Liste I - Non remb.

Composition

	p cp	p cp
Apomorphine chlorhydrate	2 mg	3 mg

Dans quel cas ce médicament est-il prescrit ?

Ce médicament est un stimulant de l'érection d'action centrale : il agit sur le cerveau où il reproduit l'action de la *dopamine* sur des *récepteurs* spécifiques. Il ne peut fonctionner qu'en cas de situation de désir sexuel et ne déclenche généralement pas l'érection à lui seul. Son effet se manifeste 15 à 20 minutes après la prise et dure 3 à 4 heures. L'érection est améliorée ou restaurée chez 50 % des utilisateurs. L'efficacité du traitement n'a pas été établie en cas de lésion neurologique, de *diabète*, ou de suite de chirurgie pelvienne.

Il est utilisé dans le traitement des troubles de l'érection.

Contre-indications

Ce médicament ne doit pas être utilisé chez les personnes souffrant d'une fragilité cardiovasculaire qui contre-indique l'effort que représente l'acte sexuel (*angine de poitrine* grave, *insuffisance cardiaque* grave...).

Attention : Le traitement médicamenteux des troubles de l'érection ne se conçoit que lorsque les causes curables de l'impuissance ont été recherchées. Les impuissances d'origine psychologique peuvent être améliorées ou guéries par des thérapies spécifiques.

La reprise d'une activité sexuelle chez un homme fragilisé par l'âge ou une maladie chronique peut être à l'origine d'un accident cardiovasculaire. Un bilan médical préalable est nécessaire.

L'apomorphine peut dans de rares cas être à l'origine d'une baisse importante de la tension artérielle, voire d'un malaise vagal : malaise ou perte de connaissance transitoire sans gravité réelle mais paraissant inquiétant avec une pâleur souvent intense et des sueurs. Dans ce cas, l'homme doit être allongé sur le dos pendant quelques minutes et ses jambes doivent être surélevées. L'apparition d'une nausée, de vomissements, d'étourdissements ou de bouffées de chaleur doit faire craindre l'apparition d'un tel malaise qui peut être prévenu en évitant de se mettre debout et en restant allongé les jambes un peu en hauteur.

Des précautions sont nécessaires chez les hommes présentant une malformation du pénis, une *hypertension artérielle* ou au contraire une prédisposition à l'*hypotension orthostatique*.

La prise d'alcool n'est généralement pas favorable à la qualité de l'érection et peut favoriser l'hypotension orthostatique.

Compte-tenu de ses effets indésirables potentiels, ce médicament peut, chez certaines personnes, ne pas être compatible avec la conduite automobile ou le maniement de machines dangereuses. Assurez-vous à l'occasion des premières prises que vous supportez bien ce médicament avant de conduire ou d'utiliser une machine.

Interactions avec d'autres substances

En raison de son mode d'action, ce médicament ne doit pas être associé avec les *antiparkinsoniens dopaminergiques* et les *neuroleptiques*.

L'association de l'apomorphine avec des *vasodilatateurs* nitrés (trinitrine, isosorbide dinitrate, « poppers »...) peut provoquer des baisses de tension artérielle.

Grossesse et allaitement

Ce médicament n'a pas d'indication chez la femme.

Mode d'emploi et posologie

Le comprimé ne doit surtout pas être avalé car il serait alors sans action (car *effet de premier passage hépatique* important). La voie *sublinguale* permet une absorption rapide du produit : le comprimé est placé sous la langue où il fondra progressivement au contact de la salive en une dizaine de minutes. Après 20 minutes, délai d'action habituel du médicament, les résidus du comprimé peuvent être avalés. En cas de salive peu abondante, une petite quantité d'eau peut être placée dans la bouche pour favoriser la dissolution du comprimé. L'effet du médicament est maximal après 1 heure et persiste 3 à 4 heures.

Posologie usuelle :

- Adulte : 1 comprimé à 2 mg. Cette dose ne doit pas être dépassée en cas d'*insuffisances rénale* ou *hépatique* graves. Chez les hommes dont les fonctions hépatique et rénale sont normales, les comprimés à 3 mg peuvent être utilisés en cas d'échec avec 2 mg.

Il est recommandé d'attendre 8 heures minimum avant la prise d'un nouveau comprimé.

Conseils : Ce médicament n'est pas un aphrodisiaque, il ne crée pas le désir sexuel, mais permet de le concrétiser.

Malgré la ressemblance de leurs noms, la morphine et l'apomorphine ont un mode d'action très différent. Notamment, il n'existe pas de risque de *dépendance* avec l'apomorphine.

Effets indésirables possibles

Maux de tête, nausées chez environ 7 % des utilisateurs. *Vertiges* dans 4 % des cas.

Les autres effets survenant chez plus de 1 % des utilisateurs sont : bâillement, *rhinite*, *pharyngite*, somnolence, infection, douleurs diverses, majoration de la toux chronique, bouffées de chaleur, altération du goût, sueurs.

Chez moins de 1 % des utilisateurs : malaise vagal plus spectaculaire que réellement grave (voir Attention).

Laboratoires Abbott-France

URION

Informations détaillées sur www.monvidal50.com

URISPAS

Informations détaillées sur www.monvidal50.com

UTROGESTAN

Progestatif

sur ordonnance

Présentation

- UTROGESTAN 100 mg : capsule orale et vaginale (blanc) ; boîte de 30.
  Liste I - Remb 65 % - **Prix : 7,02 €.**
- UTROGESTAN 200 mg : capsule orale et vaginale (blanc) ; boîte de 15.
  Liste I - Remb 65 % - **Prix : 7,02 €.**

Composition

	p caps	p caps
Progestérone naturelle micronisée	100 mg	200 mg

Dans quel cas ce médicament est-il prescrit ?

Ce médicament contient une *hormone*, la *progestérone*.

Il est utilisé par *voie* orale ou vaginale :

- pour corriger une insuffisance de sécrétion de progestérone dans le traitement du *syndrome prémenstruel*, de certains troubles des règles, de la tension des seins, de certaines stérilités et des menaces de fausse couche ;
- en complément des *estrogènes* dans le traitement de la *ménopause*.

Contre-indications

Ce médicament ne doit pas être utilisé par *voie* orale en cas de maladie grave du foie.

Attention : De récentes études ont montré une augmentation du risque de survenue d'un cancer du sein chez les femmes ayant reçu un traitement prolongé des *symptômes* de la *ménopause*. Le traitement doit par conséquent être prescrit à la dose minimale efficace et pour une durée la plus courte possible. En l'absence de troubles, sa prescription ne doit pas être systématique.

N'utilisez en aucun cas ce médicament sans avis médical.

Conductrice : par *voie* orale, ce médicament peut être responsable de *vertiges* ou d'une baisse de la vigilance.

Grossesse et allaitement

Ce médicament peut être prescrit, par voie vaginale, pendant le premier trimestre de la grossesse.

Mode d'emploi et posologie

Voie orale : prendre les capsules à distance des repas, de préférence le soir au coucher.

Voie vaginale : la capsule doit être introduite profondément dans le vagin.

Posologie usuelle :

La *posologie* est individuelle et variable selon les cas.

Effets indésirables possibles

Par *voie* orale seulement, certains signes peuvent faire penser à un *surdosage* : somnolence, *vertiges* 1 à 3 heures après la prise du médicament, léger saignement, règles plus fréquentes. Une adaptation de la *posologie* est nécessaire : consultez votre médecin.

Par voie vaginale, aucun effet indésirable n'est généralement constaté aux doses usuelles.

Laboratoires Besins International

VASTAREL

Antivertigineux, antiangoreux

Présentation

- **VASTAREL 20 mg :** comprimé (rouge) ; boîte de 60.
  Remb 35 % - **Prix : 11,42 €**.
- **VASTAREL 20 mg/ml :** solution buvable ; flacon de 60 ml (20 gouttes = 1 ml) avec mesurette graduée.
  Remb 35 % - **Prix : 11,42 €**.
- **VASTAREL 35 mg :** comprimé à libération modifié (rose) ; boîte de 60.
  Remb 35 % - **Prix : 11,07 €**.

Composition

	p cp	p 20 gtes	p cp
Trimétazidine dichlorhydrate	20 mg	20 mg	35 mg

Dans quel cas ce médicament est-il prescrit ?

Ce médicament protège les cellules de l'organisme des conséquences d'un défaut d'apport sanguin.

Il est utilisé dans :

- le *traitement préventif* des crises d'*angine de poitrine*,
- le *traitement d'appoint* de certains *vertiges* et bourdonnements d'oreille,
- le *traitement d'appoint* des troubles de la vision d'origine vasculaire.

Grossesse et allaitement

En l'absence de données disponibles et par mesure de prudence, ce médicament est déconseillé pendant la grossesse et l'allaitement.

Mode d'emploi et posologie

Ce médicament est pris de préférence pendant les repas.

Posologie usuelle :

1 comprimé à 20 mg ou 20 gouttes, 3 fois par jour ; ou 1 comprimé à 35 mg matin et soir.

Effets indésirables possibles

Rarement : nausées, vomissements.

Laboratoires Biopharma

VASTEN

Hypolipémiant

sur ordonnance

Présentation

- **VASTEN 20 mg :** comprimé sécable (blanc) ; boîte de 28.
  Liste I - Remb 65 % - **Prix : 25,27 €**.
- **VASTEN 40 mg :** comprimé ; boîte de 28.
  Liste I - Remb 65 % - **Prix : 46,55 €**.

Composition

	p cp	p cp
Pravastatine sodique	20 mg	40 mg
Lactose	+	+

Dans quel cas ce médicament est-il prescrit ?

Ce médicament est un *hypocholestérolémiant* de la famille des statines. Il permet d'abaisser fortement le taux de *cholestérol* circulant dans le sang. Des études cliniques ont également montré son aptitude à prévenir l'*infarctus du myocarde* ou sa récidive ainsi qu'à réduire le risque d'*accident vasculaire cérébral*.

Il est utilisé dans le traitement des excès de cholestérol en complément d'un régime adapté et dans la prévention des complications des accidents cardiovasculaires (infarctus du myocarde, accident vasculaire cérébral).

Contre-indications

Ce médicament ne doit pas être utilisé dans les cas suivants :

- *insuffisance hépatique* ou *transaminases* élevées,
- **grossesse**,
- **allaitement**.

Attention : Ce médicament peut être toxique pour le foie ou les muscles. Signalez à votre médecin toute fatigue anormale, perte d'appétit, douleur ou faiblesse musculaire. Des analyses de sang peuvent être pratiquées afin de vérifier que le médicament est bien supporté.

Une attention particulière s'impose dans certaines situations : personnes de plus de 70 ans, *insuffisance rénale*, *hypothyroïdie* non contrôlée par un traitement, *antécédent* personnel ou familial de maladie musculaire, abus d'alcool.

Conducteur : ce médicament peut parfois provoquer des étourdissements.

Interactions avec d'autres substances

Ce médicament peut interagir avec les *hypolipidémiants* de la famille des fibrates.

Informez par ailleurs votre médecin si vous prenez un médicament par voie orale contenant de la clarithromycine, de l'érythromycine ou de la ciclosporine.

Grossesse et allaitement

Ce médicament n'a pas d'indication chez la femme enceinte et il doit être interrompu en cas de désir de grossesse.

Si une grossesse survient sous traitement, consultez votre médecin et arrêtez la prise de ce médicament. Aucune malformation imputable à ce médicament n'a été observée à ce jour.

Les données disponibles ne permettent pas de savoir si ce médicament passe dans le lait maternel ; un choix est donc nécessaire entre l'allaitement et la prise du médicament. Cette décision devra être prise en accord avec votre médecin.

Mode d'emploi et posologie

Les comprimés peuvent être pris au cours ou en dehors du repas.

Posologie usuelle :

- Adulte de plus de 18 ans : 10 mg à 40 mg par jour, en une prise unique, de préférence le soir.

Le régime reste indispensable pendant toute la durée du traitement.

Conseils : Un régime pauvre en *cholestérol* et en graisses animales n'est pas simple à suivre : les erreurs sont fréquentes. Demandez conseil à votre médecin, à votre pharmacien, ou à un professionnel de la nutrition.

Effets indésirables possibles

Peu fréquents (moins de 1 % des utilisateurs) : étourdissements, maux de tête, troubles du sommeil, troubles de la vision (vision double ou trouble), anémie, *troubles digestifs*, *éruption cutanée*, chute de cheveux, troubles sexuels ou urinaires, fatigue, crampes, douleurs musculaires, élévation des *transaminases* (voir Attention).

Très rarement (moins de 0,01 % des utilisateurs) : fourmillements des extrémités, *pancréatite*, jaunisse, *réaction allergique*, atteinte musculaire (voir Attention), tendinite.

Laboratoires Aventis

VÉRAPAMIL LP 240 MG GÉNÉRIQUES

Inhibiteur calcique — sur ordonnance

→ Ces médicaments sont des génériques de ISOPTINE LP (voir ce médicament).

Laboratoires EG Labo, GNR-pharma, Merck génériques

VÉRAPAMIL BIOGARAN

Informations détaillées sur www.monvidal50.com

VÉRAPAMIL G GAM

Informations détaillées sur www.monvidal50.com

VÉRAPAMIL IVAX

Informations détaillées sur www.monvidal50.com

VÉRAPAMIL RATIOPHARM

Inhibiteur calcique — sur ordonnance

→ Ce médicament dosé à 120 mg est un générique de ISOPTINE gélule (voir ce médicament).

Laboratoires Ratiopharm

VÉRAPAMIL TÉVA

Informations détaillées sur www.monvidal50.com

VESICARE

Informations détaillées sur www.monvidal50.com

VIAGRA

Médicament de l'impuissance — sur ordonnance

Présentation

- **VIAGRA 25 mg :** comprimé (bleu) ; boîte de 4. Liste I - Non remb.
- **VIAGRA 25 mg :** comprimé (bleu) ; boîte de 8. Liste I - Non remb.
- **VIAGRA 50 mg :** comprimé (bleu) ; boîte de 4. Liste I - Non remb.
- **VIAGRA 50 mg :** comprimé (bleu) ; boîte de 8. Liste I - Non remb.
- **VIAGRA 100 mg :** comprimé (bleu) ; boîte de 4. Liste I - Non remb.
- **VIAGRA 100 mg :** comprimé (bleu) ; boîte de 8. Liste I - Non remb.

Composition

	p cp	p cp	p cp
Sildénafil citrate	25 mg	50 mg	100 mg

Dans quel cas ce médicament est-il prescrit ?

Ce médicament est un *vasodilatateur* qui agit spécifiquement sur la verge. Son action sur le reste du système cardiovasculaire est minime et ne prête à conséquence qu'en cas de prise conjointe de médicaments vasodilatateurs nitrés (voir Interactions avec d'autres substances). Il ne peut fonctionner qu'en cas de situation de désir sexuel et ne déclenche généralement pas l'érection à lui seul. Son effet se manifeste au plus tard une heure après la prise et dure 4 à 5 heures. L'érection est améliorée ou restaurée chez 75 % des utilisateurs, toutes causes d'impuissance confondues (sauf radiothérapie locale et certains actes chirurgicaux).

Il est utilisé dans le traitement des troubles de l'érection.

Contre-indications

Ce médicament ne doit pas être utilisé dans les cas suivants :

- fragilité cardiovasculaire contre-indiquant l'effort que représente l'acte sexuel (*angine de poitrine* grave, insuffisance cardiaque grave...) ;
- situations dans lesquelles l'effet du médicament n'a pas été étudié : *insuffisance hépatique* grave, hypotension grave, *antécédent* récent d'*accident vasculaire cérébral* ou d'*infarctus du myocarde*, maladie grave de la *rétine* (rétinite pigmentaire) ;
- en association avec des *vasodilatateurs* nitrés (voir Interactions avec d'autres substances).

Attention : La reprise d'une activité sexuelle chez un homme fragilisé par l'âge ou une maladie chronique peut être à l'origine d'un accident cardiovasculaire. Un bilan médical préalable est nécessaire.

Des précautions sont nécessaires chez les hommes présentant une malformation du pénis ou souffrant d'une maladie les prédisposant au *priapisme* (drépanocytose, myélome multiple, leucémie).

Le traitement médicamenteux des troubles de l'érection ne se conçoit que lorsque les causes curables de l'impuissance ont été recherchées. Les impuissances d'origines psychologiques peuvent être améliorées ou guéries par des thérapies spécifiques.

Compte-tenu de ses effets indésirables potentiels, ce médicament peut, chez certaines personnes, ne pas être compatible avec la conduite automobile ou le maniement de machines dangereuses. Assurez-vous à l'occasion des premières prises que vous supportez bien ce médicament avant de conduire ou d'utiliser une machine.

Interactions avec d'autres substances

L'association du sildénafil avec des *vasodilatateurs* nitrés peut provoquer des hypotensions graves. Ces vasodilatateurs peuvent être des médicaments pour le cœur : nitroprussiate, nitrite, nitrates, trinitrine, linsidomine, molsidomine, nicorandil. Il peut également s'agir de produits vendus en sex-shops : « poppers », « boosts », « snappers », qui contiennent des nitrites et sont utilisés comme amplificateurs d'orgasme ou pour dilater l'anus.

L'effet du sildénafil peut être augmenté par les médicaments qui contiennent du ritonavir, du saquinavir, de l'itraconazole, du kétoconazole, de la cimétidine ou de l'érythromycine : une diminution de la *posologie* du sildénafil peut être nécessaire.

Le sildénafil peut également interagir avec les *alpha-bloquants*, notamment ceux utilisés dans le traitement des troubles urinaires dus à un *adénome de la prostate*.

Grossesse et allaitement

Ce médicament n'a pas d'indication chez la femme.

Mode d'emploi et posologie

Pris à jeun, le médicament agit plus vite, mais moins longtemps. Avec un repas, son effet est retardé, moins intense et plus durable.

Posologie usuelle :

- Homme de plus de 18 ans : 1 comprimé à 50 mg, environ 1 heure avant le rapport sexuel. Cette dose peut être adaptée par le médecin. Il est recommandé de ne pas dépasser une prise par jour.

Conseils : Ce médicament n'est pas un aphrodisiaque, il ne crée pas le désir sexuel, mais permet de le concrétiser.

Effets indésirables possibles

Très fréquemment (plus de 10 % des utilisateurs) : maux de tête, rougeur du visage.

Fréquemment : *vertiges*, troubles de la vision (des couleurs essentiellement), *palpitations*, digestion difficile, nez bouché.

Ont également été observés : *réaction allergique*, douleur musculaire, douleur oculaire et yeux rouges, accidents cardiovasculaires.

Le risque de *priapisme* est faible. Si l'érection est anormalement prolongée et douloureuse, le médecin doit être joint en urgence pour qu'un traitement adapté puisse être mis en œuvre.

Laboratoires Pfizer

VISKALDIX

Informations détaillées sur www.monvidal50.com

VISKEN

Informations détaillées sur www.monvidal50.com

VIVELLEDOT

Informations détaillées sur www.monvidal50.com

VOLDAL INJECTABLE

Anti-inflammatoire non stéroïdien — sur ordonnance

→ Ce médicament est un générique de VOLTARÈNE injectable (voir ce médicament).

Laboratoires Novartis Pharma

VOLDAL ORAL, RECTAL

Anti-inflammatoire non stéroïdien — sur ordonnance

→ Ce médicament est un générique de VOLTARÈNE oral, rectal (voir ce médicament).

Laboratoires Novartis Pharma

VOLTARÈNE INJECTABLE

Anti-inflammatoire non stéroïdien — sur ordonnance

Présentation

- **VOLTARÈNE 75 mg/3 ml :** solution injectable *IM* ; boîte de 2 ampoules de 3 ml.
  Liste II - Remb 35 % - **Prix : 1,98 €.**

Composition

	p amp inj
Diclofénac, sel de sodium	75 mg
Sulfites	+

Dans quel cas ce médicament est-il prescrit ?

Ce médicament est un *anti-inflammatoire* non stéroïdien (*AINS*). Il lutte contre l'*inflammation* et la douleur, fait baisser la fièvre et fluidifie le sang.

Il est utilisé dans le traitement des douleurs inflammatoires aiguës lorsqu'un effet rapide est souhaité : *sciatique*, *lombalgie*, *colique néphrétique*, crise de rhumatisme.

Contre-indications

Ce médicament ne doit pas être utilisé dans les cas suivants :
- *antécédent* d'*allergie* ou d'*asthme* provoqué par la prise d'*AINS*, y compris l'aspirine ;
- *ulcère* de l'estomac ou du *duodénum* ;
- *insuffisance hépatique* ou *rénale* grave ;
- en association à un traitement *anticoagulant* : risque d'hématome au point d'injection ;
- enfant de moins de 15 ans ;
- **grossesse** (à partir du 6ᵉ mois).

Attention : Tout traitement prolongé ou *surdosage* d'*AINS* expose à des effets indésirables graves.

Certaines situations doivent conduire à ne poursuivre le traitement qu'après un avis médical :
- brûlures d'estomac importantes ou selles noires et nauséabondes pouvant traduire une irritation ou un saignement du tube digestif ;
- *réaction allergique* cutanée, crise d'*asthme* ;
- fatigue inhabituelle et intense, ou baisse brutale et importante du volume des urines chez une personne souffrant d'*insuffisance cardiaque*, déshydratée ou traitée par *diurétique*.

Des précautions sont nécessaires chez la personne âgée ou en cas d'*antécédent* d'*ulcère* de l'estomac ou du *duodénum* ou de risque hémorragique, notamment digestif (maladie de *Crohn*, *rectocolite hémorragique*).

Certains médecins considèrent que les anti-inflammatoires peuvent diminuer l'efficacité des stérilets et exposer à un risque de grossesse non désirée. Ce risque est actuellement très controversé.

Conducteur : ce médicament peut provoquer parfois des étourdissements et des troubles de la vue.

Interactions avec d'autres substances

Ce médicament peut interagir avec d'autres médicaments, notamment :
- l'aspirine et les autres *anti-inflammatoires* non stéroïdiens (*AINS*) : risque d'accroissement des effets indésirables ;
- les *anticoagulants* et les *antiagrégants plaquettaires* : augmentation du risque hémorragique ;
- le lithium (TÉRALITHE, NEUROLITHIUM...) : augmentation du taux de lithium dans le sang ;
- le méthotrexate.

Informez par ailleurs votre médecin ou votre pharmacien en cas de traitement par un *diurétique*, un *inhibiteur de l'enzyme de conversion*, un *inhibiteur de l'angiotensine II*, un *bêtabloquant* ou un médicament contenant de la ciclosporine.

Grossesse et allaitement

Des effets néfastes pour l'enfant à naître ont été mis en évidence lorsque les *AINS* sont utilisés au cours des 4 derniers mois de la grossesse ; le risque existe même avec une seule prise et même si la grossesse est à terme. L'usage de ce médicament est contre-indiqué pendant cette période, sauf dans certaines situations médicales très particulières.

Pendant les 5 premiers mois, l'effet de ce médicament est mal connu : seul votre médecin peut évaluer le risque éventuel de son utilisation dans votre cas.

Ce médicament passe dans le lait maternel ; un choix est donc nécessaire entre l'allaitement et la prise du médicament. Cette décision devra être prise en accord avec votre médecin.

Mode d'emploi et posologie

Les injections doivent être faites exclusivement par *voie* intramusculaire.

Posologie usuelle :
- Adulte : 1 ampoule par jour pendant 2 ou 3 jours. Au-delà, le traitement peut se poursuivre avec les comprimés ou les suppositoires.

Conseils : Il est généralement conseillé aux personnes souffrant de *coliques néphrétiques* de boire abondamment entre les crises pour lutter contre la formation de calculs. Cependant, lors d'une crise, l'absorption de liquide doit être limitée afin de ne pas accroître la douleur.

Les effets indésirables de ce médicament sur l'estomac peuvent survenir aussi bien avec la solution injectable et les suppositoires qu'avec les comprimés.

Effets indésirables possibles

Troubles digestifs, *gastrite*, voire *ulcère* de l'estomac ou du *duodénum*, le plus souvent lors d'un traitement de longue durée ou à forte dose. Exceptionnellement : *hémorragie* du tube digestif (vomissements sanglants, selles noires, ou plus souvent pertes de sang imperceptibles responsables de l'apparition progressive d'une *anémie*).

Réaction allergique cutanée, *asthme*.
Fatigue, insomnie, irritabilité, sensation de *vertiges*, bourdonnements d'oreille, troubles de la vision, maux de tête.

Laboratoires Novartis Pharma

VOLTARÈNE ORAL, RECTAL

Anti-inflammatoire non stéroïdien — sur ordonnance

Présentation

- **VOLTARÈNE 25 mg :** comprimé *gastrorésistant* (jaune) ; boîte de 30.
  Liste II - Remb 65 % - **Prix : 3,31 €.**
- **VOLTARÈNE 25 mg Enfant :** suppositoire ; boîte de 10.
  Liste II - Remb 65 % - **Prix : 2,00 €.**
- **VOLTARÈNE 50 mg :** comprimé *gastrorésistant* (marron clair) ; boîte de 30.
  Liste II - Remb 65 % - **Prix : 6,06 €.**
- **VOLTARÈNE LP 75 mg :** comprimé à *libération prolongée* ; boîte de 30.
  Liste II - Remb 65 % - **Prix : 10,23 €.**
- **VOLTARÈNE LP 100 mg :** comprimé à *libération prolongée* (rose) ; boîte de 15.
  Liste II - Remb 65 % - **Prix : 6,72 €.**
- **VOLTARÈNE 100 mg Adulte :** suppositoire ; boîte de 10.
  Liste II - Remb 35 % - **Prix : 3,94 €.**

Composition

	p cp	p suppos Enf
Diclofénac, sel de sodium	25 mg	25 mg
	p cp	p cp LP
Diclofénac, sel de sodium	50 mg	75 mg
	p cp LP	p suppos Ad
Diclofénac, sel de sodium	100 mg	100 mg

Dans quel cas ce médicament est-il prescrit ?

Ce médicament est un *anti-inflammatoire* non stéroïdien (*AINS*). Il lutte contre l'*inflammation* et la douleur, fait baisser la fièvre et fluidifie le sang.

Il est utilisé chez l'adulte dans le *traitement symptomatique* :
- des *rhumatismes inflammatoires* ;
- de l'*arthrose* ;
- des *arthrites* et *tendinites* ;
- des *lombalgies*, *sciatiques* et *cruralgies* ;
- des règles douloureuses (comprimés à 25 et à 50 mg).

Il est utilisé chez l'enfant dans le traitement des rhumatismes inflammatoires (dosages à 25 et 50 mg).

Contre-indications

Ce médicament ne doit pas être utilisé dans les cas suivants :
- *antécédent* d'*allergie* ou d'*asthme* provoqué par la prise d'*AINS*, y compris l'aspirine ;
- *ulcère* de l'estomac ou du *duodénum* ;
- *insuffisance hépatique* ou *rénale* grave ;
- *inflammation* ou saignement récent du rectum (suppositoire) ;
- enfant de moins de 16 kg (suppositoire à 25 mg) ;
- enfant de moins de 6 ans (comprimé à 25 mg) ;
- enfant de moins de 35 kg (comprimé à 50 mg) ;
- enfant de moins de 15 ans (comprimés LP à 75 et 100 mg, suppositoire Adulte) ;
- **grossesse** (à partir du 6e mois).

Attention : Tout traitement prolongé ou *surdosage* d'*AINS* expose à des effets indésirables graves.
Certaines situations doivent conduire à ne poursuivre le traitement qu'après un avis médical :
- brûlures d'estomac importantes ou selles noires et nauséabondes pouvant traduire une irritation ou un saignement du tube digestif ;
- *réaction allergique* cutanée, crise d'*asthme* ;
- fatigue inhabituelle et intense, ou baisse brutale et importante du volume des urines chez une personne souffrant d'*insuffisance cardiaque*, déshydratée ou traitée par *diurétique*.

Des précautions sont nécessaires chez la personne âgée ou en cas d'*antécédent* d'*ulcère* de l'estomac ou du *duodénum* ou de risque hémorragique, notamment digestif (maladie de *Crohn*, *rectocolite hémorragique*).
Certains médecins considèrent que les anti-inflammatoires peuvent diminuer l'efficacité des stérilets et exposer à un risque de grossesse non désirée. Ce risque est actuellement très controversé.
Conducteur : ce médicament peut provoquer parfois des étourdissements et des troubles de la vue.

Interactions avec d'autres substances

Ce médicament peut interagir avec d'autres médicaments, notamment :
- l'aspirine et les autres *anti-inflammatoires* non stéroïdiens (*AINS*) : risque d'accroissement des effets indésirables ;
- les *anticoagulants* et les *antiagrégants plaquettaires* : augmentation du risque hémorragique ;
- le lithium (TÉRALITHE, NEUROLITHIUM...) : augmentation du taux de lithium dans le sang ;
- le méthotrexate.

Informez par ailleurs votre médecin ou votre pharmacien en cas de traitement par un *diurétique*, un *inhibiteur de l'enzyme de conversion*, un *inhibiteur de l'angiotensine II*, un *bêtabloquant* ou un médicament contenant de la ciclosporine.

Grossesse et allaitement

Des effets néfastes pour l'enfant à naître ont été mis en évidence lorsque les *AINS* sont utilisés au cours des 4 derniers mois de la grossesse ; le risque existe même avec une seule prise et même si la grossesse est à terme. L'usage de ce médicament est contre-indiqué pendant cette période, sauf dans certaines situations médicales très particulières.

Pendant les 5 premiers mois, l'effet de ce médicament est mal connu : seul votre médecin peut évaluer le risque éventuel de son utilisation dans votre cas.

Ce médicament passe dans le lait maternel ; un choix

est donc nécessaire entre l'allaitement et la prise du médicament. Cette décision devra être prise en accord avec votre médecin.

Mode d'emploi et posologie

Les comprimés ne sont pas adaptés à l'enfant de moins de 6 ans. En effet, ils risquent d'obstruer les voies respiratoires si l'enfant déglutit mal et que le comprimé passe dans la trachée (fausse route).

Les comprimés sont pris de préférence au milieu des repas afin de limiter les effets digestifs indésirables. Ils doivent être avalés avec un verre d'eau sans être croqués ni écrasés.

Les comprimés à *libération prolongée* sont réservés au traitement de longue durée des affections de l'adulte.

Posologie usuelle :

- Adulte :
  - *traitement d'attaque* en rhumatologie : 150 mg par jour (soit 2 comprimés à 25 mg ou 1 comprimé à 50 mg, 3 fois par jour) ;
  - *traitement d'entretien* en rhumatologie : 75 à 100 mg par jour (soit 1 comprimé à 25 mg et 1 comprimé à 50 mg par jour, ou 1 comprimé à *libération prolongée*, ou 1 suppositoire à 100 mg par jour) ;
  - douleurs des règles : 100 mg par jour, répartis en 2 prises.
- Enfant de plus de 16 kg : 2 à 3 mg par kg et par jour, répartis en 2 ou 3 prises ; soit, par exemple, pour un enfant de 25 kg : 1 comprimé à 25 mg, 2 ou 3 fois par jour.

Conseils : Ce médicament vous a été prescrit dans une situation précise : ne le conseillez pas à un proche et ne le réutilisez pas sans avis médical.

Ne dépassez pas la *posologie* ni la durée de traitement prescrites par votre médecin.

Les effets indésirables de ce médicament sur l'estomac peuvent survenir aussi bien avec les suppositoires qu'avec les comprimés.

Effets indésirables possibles

Troubles digestifs, *gastrite*, voire *ulcère* de l'estomac ou du *duodénum*, le plus souvent lors d'un traitement à forte dose. Exceptionnellement, *hémorragie* du tube digestif (vomissements sanglants, selles noires, ou plus souvent pertes de sang imperceptibles, responsables de l'apparition progressive d'une *anémie*).

Réaction allergique :

- *éruption cutanée*, urticaire... ;
- *asthme* ;
- malaise avec baisse de la tension artérielle (exceptionnel).

Maux de tête, étourdissements, somnolence ou au contraire insomnie, irritabilité, tremblements.

Exceptionnellement : troubles de la vue, bourdonnement d'oreille, *photosensibilisation*, *œdème*, augmentation des *transaminases*, *hépatite*.

Pour les suppositoires : douleur rectale.

Laboratoires Novartis Pharma

WYTENS

Association d'antihypertenseurs — sur ordonnance

Présentation

- **WYTENS 2,5 mg/6,25 mg :** comprimé (jaune) ; boîte de 30. Liste I - Remb 65 % - **Prix : 13,28 €.**
- **WYTENS 5 mg/6,25 mg :** comprimé (rose) ; boîte de 30. Liste I - Remb 65 % - **Prix : 13,28 €.**
- **WYTENS 10 mg/6,25 mg :** comprimé (blanc) ; boîte de 30. Liste I - Remb 65 % - **Prix : 13,28 €.**

Composition

	p cp	p cp	p cp
Bisoprolol hémifumarate	2,5 mg	5 mg	10 mg
Hydrochlorothiazide	6,25 mg	6,25 mg	6,25 mg

Dans quel cas ce médicament est-il prescrit ?

Cet *antihypertenseur* contient deux substances :

- le bisoprolol, un *bêtabloquant* qui bloque l'action de l'*adrénaline* (et d'autres *hormones* apparentées) sur de nombreux organes, notamment sur le cœur, les vaisseaux et les bronches ;
- l'hydrochlorothiazide, un *diurétique* dont la structure chimique est proche de celle des *sulfamides*. Son action renforce celle du bisoprolol.

Ce médicament est utilisé dans le traitement de l'*hypertension artérielle*.

Contre-indications

Ce médicament ne doit pas être utilisé dans les cas suivants :

- *allergie* connue à l'un des constituants ou à la famille des *sulfamides*,
- formes graves de certaines affections : *bloc auriculoventriculaire*, *asthme*, *bronchite chronique*, *artérite*, phénomène de *Raynaud* ;
- *insuffisance cardiaque* grave non contrôlée par un traitement spécifique,
- *insuffisance rénale* grave,
- rythme cardiaque inférieur à 50 battements par minute,
- angor de *Printzmétal* ;
- *phéochromocytome* non traité,
- hypotension,
- *antécédent* de *choc anaphylactique*,
- en association avec les médicaments contenant de la floctafénine ou du sultopride.

Attention : N'interrompez jamais brutalement le traitement. Espacez progressivement les prises. Un avis médical est toujours préférable.

Chez les diabétiques, les *bêtabloquants* peuvent masquer certains *symptômes* de l'*hypoglycémie* (*palpitations* et accélération du cœur essentiellement).

Les bêtabloquants peuvent aggraver les *réactions allergiques* et empêcher l'action de l'*adrénaline* utilisée dans le traitement d'urgence du *choc anaphylactique*. Lors d'examens radiologiques nécessitant l'injection de produits de contraste iodés (susceptibles de provoquer des *chocs* allergiques), le traitement doit, si possible, être suspendu avec l'accord de votre médecin.

En cas d'intervention chirurgicale, l'anesthésiste doit être prévenu de la prise de ce médicament. C'est lui qui décidera si le traitement doit être poursuivi ou arrêté avant l'intervention.

Faites pratiquer régulièrement les analyses de sang prescrites par votre médecin ; elles sont notamment destinées à vérifier le bon fonctionnement de vos reins (dosage de la *créatinine*) et les taux de *potassium* et de *sodium* sanguins.

Le diurétique contenu dans ce médicament peut faire baisser la *kaliémie* : évitez d'utiliser des *laxatifs stimulants* dont l'usage régulier contribue à la baisse du taux de potassium dans le sang. Il peut par ailleurs augmenter le taux sanguin d'*acide urique* (possibilité de crise de *goutte*).

Chez les personnes atteintes d'une *insuffisance hépatique* grave, l'apparition de troubles de la conscience peut annoncer une complication. Ne poursuivez pas le traitement sans l'avis de votre médecin.

Sportif : ce médicament contient une substance susceptible de rendre positifs certains *tests antidopage*.

Interactions avec d'autres substances

Ce médicament ne doit pas être associé :
- à la floctafénine (IDARAC...) : risque d'augmentation de la gravité d'un éventuel *choc anaphylactique* ;
- au sultopride (BARNETIL...) : risque de ralentissement cardiaque important.

Ce médicament peut interagir avec les médicaments donnant des *torsades de pointes* et avec les médicaments contenant de l'amiodarone ou du lithium.

Informez par ailleurs votre médecin si vous prenez l'un des médicaments suivants : *AINS*, *inhibiteur calcique*, *antidiabétique*, *inhibiteur de l'enzyme de conversion*, médicament qui abaisse la *kaliémie* (*laxatif stimulant*, amphotéricine B...), médicament contenant de la propafénone, de la méfloquine, de la lidocaïne injectable, de la ciclosporine ou un sel de calcium.

En outre, l'effet *antihypertenseur* de ce médicament peut être augmenté par certains médicaments tels que les *neuroleptiques*, les *antidépresseurs imipraminiques*, les médicaments contenant du baclofène ; il peut être diminué par les *corticoïdes*. Votre médecin doit être informé si vous êtes traité par l'un ou par l'autre.

Grossesse et allaitement

Les études scientifiques actuellement disponibles n'ont pas mis en évidence de problème particulier lors de l'utilisation chez la femme enceinte. Néanmoins, ce médicament contient des *diurétiques* et n'est pas adapté au traitement de l'*hypertension artérielle* pendant la grossesse.

Ce médicament passe dans le lait maternel : l'allaitement est déconseillé.

Mode d'emploi et posologie

Ce médicament peut être pris indifféremment au cours ou en dehors des repas.

Posologie usuelle :
1 comprimé par jour.

Conseils : Veillez à toujours disposer d'une réserve de médicament : une plaquette dans la trousse de toilette, par exemple.

Il est normal que le rythme cardiaque se ralentisse sous l'effet du traitement ; néanmoins, en cas de fatigue anormale et de pouls inférieur à 50 battements par minute, consultez votre médecin.

Les *diurétiques* exposent au risque de déshydratation : veillez à proposer des boissons en quantité suffisante aux personnes âgées, notamment pendant les fortes chaleurs.

Le traitement médicamenteux ne dispense pas de mesures simples pouvant faire baisser la tension artérielle : activité physique régulière, modération de la consommation de boissons alcoolisées, lutte contre le surpoids.

Effets indésirables possibles

Troubles digestifs, fatigue en début de traitement, insomnie, troubles du sommeil, fourmillement des extrémités.

Crise d'*asthme*.

Bloc auriculoventriculaire, ralentissement important du cœur, chute de tension, *insuffisance cardiaque*.

Élévation du taux de *sucre* ou d'*acide urique* dans le sang, baisse du taux de potassium dans le sang, crampes.

Allergie cutanée.

Laboratoires Wyeth Lederlé

XATRAL
Alphabloquant — **sur ordonnance**

Présentation

- **XATRAL 2,5 mg :** comprimé (blanc) ; boîte de 30.
  Liste I - Remb 35 % - **Prix : 12,32 €.**
- **XATRAL LP 5 mg :** comprimé à *libération prolongée* (jaune) ; boîte de 56.
  Liste I - Remb 35 % - **Prix : 34,73 €.**
- **XATRAL LP 10 mg :** comprimé à *libération prolongée* (jaune et blanc) ; boîte de 30.
  Liste I - Remb 35 % - **Prix : 35,26 €.**

Composition

	p cp	p cp LP	p cp LP
Alfuzosine chlorhydrate	2,5 mg	5 mg	10 mg
Lactose	+		

Dans quel cas ce médicament est-il prescrit ?

Ce médicament appartient à la famille des *alphabloquants*. Il lutte contre la contraction des *voies urinaires*.

Il est utilisé dans le traitement des troubles urinaires dus à un *adénome de la prostate*.

Contre-indications
Ce médicament ne doit pas être utilisé dans les cas suivants :
- *hypotension orthostatique*,
- *insuffisance hépatique* grave,
- *insuffisance rénale* grave (comprimé à 10 mg).

Attention : Une *hypotension orthostatique*, due à la dilatation des vaisseaux sanguins, peut survenir dans les heures qui suivent la prise du médicament. Ce malaise, souvent précédé de *vertiges* et de sueurs, est favorisé par un passage trop brutal en position verticale (en se levant d'une chaise ou d'un lit). Les risques sont surtout importants les premiers jours du traitement, pendant lesquels il convient d'éviter les activités dangereuses. Ensuite l'organisme s'adapte au médicament. En cas de sensation d'étourdissement, allongez-vous quelques minutes et relevez-vous progressivement.

Conducteur : ce médicament peut être responsable de *vertiges*.

Interactions avec d'autres substances
Ce médicament peut interagir avec les *antihypertenseurs*, surtout les autres *alphabloquants*. Votre médecin adaptera la *posologie* pour limiter le risque d'*hypotension orthostatique*, mais il doit être parfaitement informé des médicaments que vous prenez conjointement.

Grossesse et allaitement
Ce médicament n'a pas d'indication chez la femme.

Mode d'emploi et posologie
Ce médicament est pris de préférence après un repas ; les comprimés à *libération prolongée* doivent être avalés sans être croqués.

Posologie usuelle :
1 comprimé à 2,5 mg, 3 fois par jour, ou 1 comprimé à 5 mg, matin et soir (en commençant le soir), ou 1 comprimé à 10 mg le soir.

Conseils : Ce médicament ne permet pas de faire régresser la taille de l'adénome. C'est un *traitement symptomatique* qui facilite l'ouverture du *sphincter* urinaire. Il est utilisé lorsque l'ablation de l'adénome n'est pas justifiée (troubles modérés) ou doit être retardée pour une raison quelconque.

Effets indésirables possibles
Troubles digestifs, *hypotension orthostatique*, sensations vertigineuses, malaises, maux de tête.

Plus rarement : douleur thoracique, accélération du cœur, *palpitations*, bouche sèche, fatigue, somnolence, *œdèmes*, bouffées de chaleur, *éruption cutanée*, démangeaisons.

Laboratoires Sanofi-Synthélabo

XENID ORAL, RECTAL
Anti-inflammatoire non stéroïdien — sur ordonnance

→ Ce médicament est un générique de VOLTARÈNE oral, rectal (voir ce médicament).

Laboratoires RPG Aventis

YOCORAL
Informations détaillées sur www.monvidal50.com

YOHIMBINE HOUDÉ
Stimulant du système cardiovasculaire

Présentation
- YOHIMBINE HOUDÉ : comprimé (bleu) ; boîte de 50. Non remb.

Composition

	p cp
Yohimbine chlorhydrate	2 mg
Lactose	+
Saccharose	+

Dans quel cas ce médicament est-il prescrit ?
Ce médicament est un *vasodilatateur*. Il favorise la dilatation des vaisseaux sanguins et notamment ceux de la verge.

Il est utilisé dans le *traitement d'appoint* de l'*impuissance* masculine et de l'*hypotension orthostatique*.

Contre-indications
Ce médicament ne doit pas être utilisé en cas d'*insuffisance hépatique* ou *rénale* grave.

Attention : Le traitement médicamenteux des troubles de l'érection ne se conçoit que lorsque les causes curables de l'impuissance ont été recherchées. Les impuissances d'origines psychologiques peuvent être améliorées ou guéries par des thérapies spécifiques.

Interactions avec d'autres substances
Ce médicament peut interagir avec les médicaments contenant de la clonidine.

Grossesse et allaitement
L'effet de ce médicament pendant la grossesse ou l'allaitement est mal connu : seul votre médecin peut évaluer le risque éventuel de son utilisation dans votre cas.

Mode d'emploi et posologie
Les comprimés peuvent être pris avec un peu d'eau, à distance des repas.

Posologie usuelle :
Impuissance masculine : 8 à 10 comprimés par jour, à répartir en 3 prises.

Hypotension orthostatique : 2 comprimés, 3 fois par jour.

Effets indésirables possibles

Très rarement et surtout en cas de *posologies* élevées :
- nervosité, irritabilité, insomnie, tremblements, *vertiges*, maux de tête ;
- nausées, vomissements, diarrhée ;
- *tachycardie*, érection prolongée et douloureuse.

Laboratoires Aventis

ZANIDIP

Informations détaillées sur www.monvidal50.com

ZATUR

Antispasmodique urinaire — **sur ordonnance**

→ Ce médicament est un générique de DITROPAN (voir ce médicament).

Laboratoires CCD

ZESTORETIC

Association d'antihypertenseurs — **sur ordonnance**

Présentation

- **ZESTORETIC** : comprimé sécable (blanc) ; boîte de 28. Liste I - Remb 65 % - **Prix : 19,79 €**.

Composition

	p cp
Lisinopril anhydre	20 mg
Hydrochlorothiazide	12,5 mg

Dans quel cas ce médicament est-il prescrit ?

Cet *antihypertenseur* contient deux substances :
- le lisinopril, un *inhibiteur de l'enzyme de conversion*. Cette *enzyme* est une substance naturellement présente dans l'organisme, responsable d'une contraction des artères qui augmente la tension artérielle et fatigue le cœur ;
- l'hydrochlorothiazide, un *diurétique* dont la structure chimique est proche de celle des *sulfamides*. Son action renforce celle du lisinopril.

Ce médicament est utilisé dans le traitement de l'*hypertension artérielle*.

Contre-indications

Ce médicament ne doit pas être utilisé dans les cas suivants :
- *allergie* aux médicaments de la famille des *inhibiteurs de l'enzyme de conversion* ou à celle des *sulfamides*,
- prédisposition à l'œdème de *Quincke*,
- *insuffisance rénale* grave,
- *encéphalopathie hépatique*,
- **grossesse** (à partir du 4e mois).

Attention : Des précautions s'imposent chez les personnes souffrant d'*hypertension artérielle* due à un rétrécissement des artères rénales.

En cas de gonflement du visage (lèvres, paupières...) ou d'une autre région du corps, consultez votre médecin avant toute nouvelle prise de ce médicament ; il peut s'agir d'une *réaction allergique* : œdème de *Quincke*.

L'usage des *inhibiteurs de l'enzyme de conversion* est déconseillé en période de désensibilisation aux venins d'*hyménoptères* : augmentation du risque de réaction allergique grave.

Chez les personnes atteintes d'une *insuffisance hépatique* grave, l'apparition de troubles de la conscience peut annoncer une complication. Ne poursuivez pas le traitement sans l'avis de votre médecin.

Si vous suivez un traitement par *diurétique* ou un régime sans *sel*, la baisse de la tension artérielle peut être importante lors des premières prises du médicament : risque de malaise ou d'étourdissement pouvant entraîner une chute. Il est préférable de commencer le traitement un jour de repos.

Faites pratiquer régulièrement les analyses de sang prescrites par votre médecin ; elles sont notamment destinées à vérifier le bon fonctionnement de vos reins (dosage de la *créatinine*) et les taux de *potassium* et de *sodium* sanguins.

Le diurétique contenu dans ce médicament peut faire baisser la *kaliémie* : évitez d'utiliser des *laxatifs stimulants* dont l'usage régulier contribue à la baisse du taux de potassium dans le sang. Il peut par ailleurs augmenter le taux sanguin d'*acide urique* (possibilité de crise de *goutte*).

Conducteur : les *inhibiteurs de l'enzyme de conversion* peuvent être responsables de malaise ou de *vertiges*, lors des premières prises.

Sportif : ce médicament contient une substance susceptible de rendre positifs certains *tests antidopage*.

Interactions avec d'autres substances

Ce médicament peut interagir avec les médicaments susceptibles de provoquer une *hyperkaliémie* (*diurétique*, sel de *potassium*...), avec les médicaments donnant des *torsades de pointes* et avec les médicaments contenant du lithium.

Informez par ailleurs votre médecin si vous prenez un *digitalique*, un *laxatif stimulant*, un *AINS*, ou un médicament contenant de la metformine, de la carbamazépine, de la ciclosporine ou un sel de calcium.

En outre, l'effet *antihypertenseur* de ce médicament peut être augmenté par certains médicaments tels que les *neuroleptiques*, les *antidépresseurs imipraminiques*, les médicaments contenant du baclofène ; il peut être diminué par les *corticoïdes*. Votre médecin doit être informé si vous êtes traité par l'un ou par l'autre.

Chez le diabétique traité par l'*insuline*, une adaptation de la *posologie* de l'insuline peut être nécessaire.

Grossesse et allaitement

L'usage de ce médicament est déconseillé pendant les 3 premiers mois de la grossesse et contre-indiqué à partir du 4e mois.

Ce médicament passe dans le lait maternel ; un choix est donc nécessaire entre l'allaitement et la prise du médicament. Cette décision devra être prise en accord avec votre médecin.

Mode d'emploi et posologie

Ce médicament est pris en 1 prise quotidienne, à heure régulière.

Posologie usuelle :

- Adulte : 1 comprimé par jour.

En cas d'*insuffisance rénale*, d'*athérosclérose*, de traitement préalable par des *diurétiques* ou de régime sans *sel*, notamment chez la personne âgée, la *posologie* initiale est faible ; elle est augmentée progressivement par le médecin en fonction des effets du médicament.

Conseils : Le traitement médicamenteux ne dispense pas de mesures simples pouvant faire baisser la tension artérielle : activité physique régulière, modération de la consommation de boissons alcoolisées et de *sel*, lutte contre l'excès de poids.

Effets indésirables possibles

Toux sèche.

Baisse excessive de la tension artérielle (voir Attention) ; *hypotension orthostatique*.

Maux de tête, fatigue, étourdissement, fourmillement des extrémités.

Troubles digestifs.

Éruption cutanée.

Augmentation du taux de *créatinine*, d'*acide urique* ou de glucose dans le sang et exceptionnellement du calcium.

Baisse du taux de *potassium* dans le sang, associée ou non à des crampes.

Rarement : baisse de taux de sodium dans le sang (natrémie) et risque de troubles du comportement, anomalie de la *numération formule sanguine.*

Exceptionnellement : œdème de *Quincke*, *pancréatite*, troubles de la vue.

Laboratoires AstraZeneca

ZESTRIL

Inhibiteur de l'enzyme de conversion

sur ordonnance

Présentation

- **ZESTRIL 5 mg :** comprimé sécable (rose pâle) ; boîte de 28. Liste I - Remb 65 % - **Prix : 8,17 €**.
- **ZESTRIL 20 mg :** comprimé sécable (rose foncé) ; boîte de 28. Liste I - Remb 65 % - **Prix : 22,45 €**.

Composition

	p cp	p cp
Lisinopril	5 mg	20 mg

Dans quel cas ce médicament est-il prescrit ?

Ce médicament appartient à la famille des *inhibiteurs de l'enzyme de conversion* (IEC). L'enzyme de conversion est une substance naturellement présente dans l'organisme ; elle est responsable d'une contraction des artères qui augmente la tension artérielle et fatigue le cœur.

Il est utilisé dans le traitement de l'*hypertension artérielle* et de l'*insuffisance cardiaque* ou après un *infarctus du myocarde.*

Contre-indications

Ce médicament ne doit pas être utilisé dans les cas suivants :

- *allergie* aux médicaments de la famille des *inhibiteurs de l'enzyme de conversion*,
- prédisposition à l'œdème de *Quincke*,
- **grossesse** (à partir du 4e mois).

Dans d'autres situations, le médecin est seul juge pour prescrire ce médicament, notamment en cas d'*hyperkaliémie* ou de rétrécissement des artères rénales.

Attention : En cas de gonflement du visage (lèvres, paupières...) ou d'une autre région du corps, consultez votre médecin avant toute nouvelle prise de ce médicament ; il peut s'agir d'une *réaction allergique* : œdème de *Quincke*.

L'usage des *inhibiteurs de l'enzyme de conversion* est déconseillé en période de désensibilisation aux venins d'*hyménoptères* : augmentation du risque de réaction allergique grave.

En cas d'*insuffisance rénale*, un contrôle de la *créatinine* et du taux de *potassium* dans le sang est nécessaire.

Si vous suivez un traitement par *diurétique* ou un régime sans *sel*, la baisse de la tension artérielle peut être importante lors des premières prises du médicament : risque de malaise ou d'étourdissement pouvant entraîner une chute. Il est préférable de commencer le traitement un jour de repos.

Les sels de régime contiennent souvent du *potassium* ; ne les utilisez pas sans avis médical pendant le traitement.

Si vous êtes traité par le rein artificiel, prévenez votre centre de *dialyse* de la prise de ce médicament.

Conducteur : les *inhibiteurs de l'enzyme de conversion* peuvent être responsables de malaise ou de *vertiges*, lors des premières prises.

Interactions avec d'autres substances

Ce médicament peut interagir avec les *diurétiques* et les médicaments qui contiennent du potassium ou du lithium.

Informez par ailleurs votre médecin ou votre pharmacien si vous prenez un *antidiabétique*, un *AINS* ou de l'aspirine à forte dose (plus de 3 g par jour).

En outre, l'effet *antihypertenseur* de ce médicament peut être augmenté par certains médicaments tels que les *neuroleptiques*, les *antidépresseurs imipra-*

miniques, les *alphabloquants* utilisés dans certains troubles urinaires, les médicaments contenant du baclofène ; il peut être diminué par les *corticoïdes*. Votre médecin doit être informé si vous êtes traité par l'un ou l'autre de ces médicaments.

Grossesse et allaitement

L'usage de ce médicament est déconseillé pendant les 3 premiers mois de la grossesse et contre-indiqué à partir du 4e mois.

Les données disponibles ne permettent pas de savoir si ce médicament passe dans le lait maternel ; un choix est donc nécessaire entre l'allaitement et la prise du médicament. Cette décision devra être prise en accord avec votre médecin.

Mode d'emploi et posologie

Ce médicament peut être pris indifféremment au cours ou en dehors des repas, en 1 prise quotidienne, à heure régulière.

Posologie usuelle :

- Adulte : la *posologie* est variable en fonction des cas :
- *hypertension artérielle* : 20 mg par jour ;
- *insuffisance cardiaque* : 5 à 20 mg par jour.

En cas d'*insuffisance rénale*, d'*athérosclérose*, de traitement préalable par des *diurétiques* ou de régime sans *sel*, en particulier chez la personne âgée, la posologie initiale est faible ; elle est augmentée progressivement par le médecin en fonction des effets du médicament.

Conseils : Le traitement médicamenteux ne dispense pas de mesures simples pouvant faire baisser la tension artérielle : activité physique régulière, modération de la consommation de boissons alcoolisées et de *sel*, lutte contre l'excès de poids.

Effets indésirables possibles

Comme pour tous les *inhibiteurs de l'enzyme de conversion* :

- Toux sèche.
- Baisse excessive de la tension artérielle (voir Attention) ; *hypotension orthostatique*.
- Maux de tête, fatigue, étourdissement.
- *Troubles digestifs*.
- *Réactions allergiques* : *éruption cutanée*, œdème de *Quincke* (exceptionnel).

Laboratoires AstraZeneca

Les mots en italique sont expliqués dans le lexique, page 451.

ZOCOR

Hypolipémiant

sur ordonnance

Présentation

- **ZOCOR 5 mg :** comprimé (beige) ; boîte de 28. Liste I - Non remb.
- **ZOCOR 20 mg :** comprimé sécable (rose) ; boîte de 28. Liste I - Remb 65 % - **Prix : 27,47 €**.
- **ZOCOR 40 mg :** comprimé ; boîte de 28. Liste I - Remb 65 % - **Prix : 46,41 €**.

Composition

	p cp	p cp	p cp
Simvastatine	5 mg	20 mg	40 mg
Lactose	+	+	+

Dans quel cas ce médicament est-il prescrit ?

Ce médicament est un *hypocholestérolémiant* de la famille des statines. Il permet d'abaisser fortement le taux de *cholestérol* circulant dans le sang. Des études cliniques ont également montré son aptitude à diminuer le risque d'accident cardiovasculaire (*infarctus du myocarde*, *accident vasculaire cérébral*...).

Il est utilisé dans le traitement des excès de cholestérol en complément d'un régime adapté et dans la prévention des complications cardiovasculaires de l'*athérosclérose* ou du *diabète*.

Contre-indications

Ce médicament ne doit pas être utilisé dans les cas suivants :

- *insuffisance hépatique* ou *transaminases* élevées ;
- en association avec les *antiprotéases* et les médicaments contenant du kétoconazole, de l'itraconazole, de la clarithromycine, de l'érythromycine ou de la télithromycine ;
- **grossesse** ;
- **allaitement**.

Attention : Ce médicament peut être toxique pour le foie ou les muscles. Signalez à votre médecin toute fatigue anormale, perte d'appétit, douleur ou faiblesse musculaire. Des analyses de sang peuvent être pratiquées afin de vérifier que le médicament est bien supporté.

Une prudence particulière s'impose dans certaines situations : personnes de plus de 70 ans, *insuffisance rénale*, *hypothyroïdie* non contrôlée par un traitement, *antécédent* personnel ou familial de maladie musculaire, abus d'alcool.

Conducteur : ce médicament peut parfois provoquer des étourdissements.

Interactions avec d'autres substances

Ce médicament ne doit pas être associé avec les *antiprotéases* (amprénavir, indinavir, nelfinavir, ritonavir, saquinavir...) et les médicaments pris par voie orale contenant du kétoconazole, de l'itraconazole, de la clarithromycine, de l'érythromycine ou de la télithromycine : risque fortement accru de douleurs musculaires.

Le risque d'atteinte musculaire peut aussi être augmenté avec les *hypolipidémiants* de la famille des fibrates ou un médicament contenant de l'amiodarone, du vérapamil, du diltiazem ou de la ciclosporine : une diminution de la *posologie* de la simvastatine peut être nécessaire.

Les effets toxiques de la simvastatine peuvent également être augmentés par le jus de pamplemousse : évitez d'en boire pendant le traitement.

Informez par ailleurs votre médecin si vous prenez des *anticoagulants* oraux.

Grossesse et allaitement

Ce médicament n'a pas d'indication chez la femme enceinte et il doit être interrompu en cas de désir de grossesse.

Si une grossesse survient sous traitement, consultez votre médecin et arrêtez la prise de ce médicament.

Aucune malformation imputable à ce médicament n'a été observée à ce jour.

Les données disponibles ne permettent pas de savoir si ce médicament passe dans le lait maternel ; un choix est donc nécessaire entre l'allaitement et la prise du médicament. Cette décision devra être prise en accord avec votre médecin.

Mode d'emploi et posologie

Les comprimés doivent être avalés avec un verre d'eau, au cours ou en dehors des repas.

Posologie usuelle :

- Adulte : 20 à 40 mg par jour, en une prise le soir. La dose maximale est de 80 mg par jour. Elle est réservée aux formes sévères de la maladie.

Le régime reste indispensable pendant toute la durée du traitement.

Conseils : Un régime pauvre en *cholestérol* et en graisses animales n'est pas simple à suivre : les erreurs sont fréquentes. Demandez conseil à votre médecin, à votre pharmacien ou à un professionnel de la nutrition.

Effets indésirables possibles

Rarement (moins de 0,1 % des utilisateurs) : anémie, maux de tête, étourdissements, fourmillements des extrémités, *troubles digestifs*, *pancréatite*, jaunisse, *éruption cutanée*, chute de cheveux, fatigue, *réaction allergique*, douleurs musculaires, élévation des *transaminases* (voir Attention).

Laboratoires MSD-Chibret

ZOFENIL

Informations détaillées sur www.monvidal50.com

ZOFORA INJECTABLE

Anti-inflammatoire non stéroïdien — **sur ordonnance**

➜ Ce médicament est un générique de FELDÈNE injectable (voir ce médicament).

Laboratoires Pharmy II

ZOXAN

Informations détaillées sur www.monvidal50.com

ZYLORIC

Antigoutteux — **sur ordonnance**

Présentation

- **ZYLORIC 100 :** comprimé (blanc) ; boîte de 28.
  Liste I - Remb 65 % - **Prix : 2,14 €.**
- **ZYLORIC 200 :** comprimé (blanc) ; boîte de 28.
  Liste I - Remb 65 % - **Prix : 3,08 €.**
- **ZYLORIC 300 :** comprimé (blanc) ; boîte de 28.
  Liste I - Remb 65 % - **Prix : 3,79 €.**

Composition

	p cp	p cp	p cp
Allopurinol	100 mg	200 mg	300 mg
Lactose	+	+	+

Dans quel cas ce médicament est-il prescrit ?

C'est un hypo-uricémiant : il diminue la production d'*acide urique*, abaisse son taux dans le sang et donc dans les urines.

Il est utilisé dans le traitement de l'excès d'*acide urique* et de ses conséquences : *goutte* et *lithiases* urinaires.

Contre-indications

Ce médicament ne doit pas être utilisé dans les cas suivants :
- *allergie* à l'allopurinol,
- enfant de moins de 6 ans,
- **allaitement**.

Attention : Ce médicament peut exceptionnellement provoquer des *réactions allergiques* cutanées graves. La survenue d'une réaction allergique sérieuse impose l'arrêt du traitement et contre-indique sa réutilisation.

Ce médicament n'est pas un *traitement de la crise* de *goutte*. Paradoxalement, il peut provoquer des crises de goutte en début de traitement. Le médecin lui associe généralement de la colchicine pendant les premiers mois de traitement.

Certains *antécédents* doivent être portés à la connaissance de votre médecin : maladie de *Lesch-Nyhan*, certaines maladies du sang, *insuffisance rénale*.

Des analyses de sang et d'urine sont nécessaires pour juger de l'efficacité du traitement.

Conducteur : ce médicament peut être responsable de *vertiges*.

Interactions avec d'autres substances

Ce médicament peut interagir avec les médicaments contenant de la mercaptopurine ou de l'azathioprine.

Informez par ailleurs votre médecin si vous prenez un *anticoagulant* oral, une *pénicilline* à spectre élargi ou un médicament contenant de la théophylline ou de l'aminophylline.

Grossesse et allaitement

L'effet de ce médicament pendant la grossesse est mal connu. Par mesure de prudence, son usage est déconseillé.

Ce médicament passe dans le lait maternel. Il est contre-indiqué pendant l'allaitement.

Mode d'emploi et posologie

Les comprimés sont avalés de préférence après les repas pour améliorer la tolérance digestive.

Posologie usuelle :

Elle est fonction du taux d'*acide urique*.

Conseils : Une crise de *goutte* peut être provoquée par un excès alimentaire mais aussi par un jeûne prolongé, une fatigue excessive, un stress, un traumatisme.

Le traitement reste justifié même si le taux d'*acide urique* est normal pendant la crise de goutte.

Effets indésirables possibles

En début de traitement : crise de *goutte* prévenue généralement par l'association de colchicine.

Rarement : *troubles digestifs*, maux de tête, *vertiges*, *neuropathie périphérique*, *gynécomastie*, *hépatite*, *réaction allergique* (voir Attention).

Exceptionnellement : fièvre, inflammation de la bouche, chute des cheveux.

Laboratoires GlaxoSmithKline

Adresses utiles

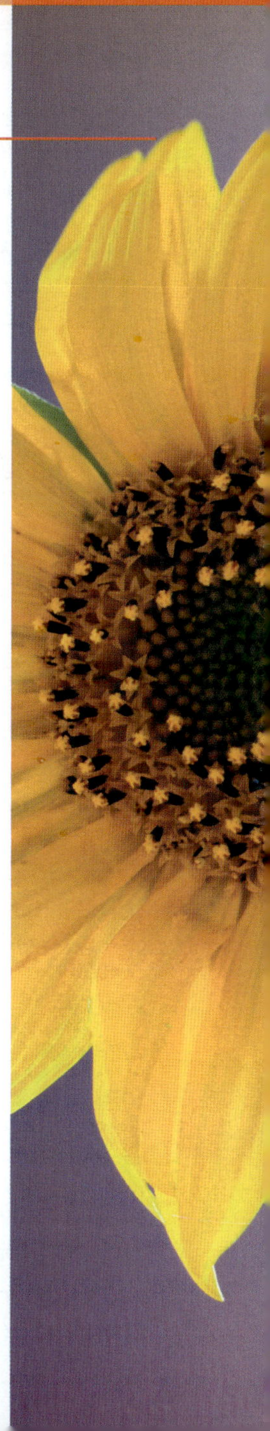

Santé (Associations)

Accident Vasculaire Cérébral

- **France AVC**
7, avenue Pierre-Sémard
01000 Bourg-en-Bresse
Tél. : 04 74 21 94 58
http://www.france-avc.asso.fr

Cancer

- **Ligue nationale contre le cancer**
12, rue Corvisart - 75013 Paris
Tél. : 01 53 55 24 00
http://www.ligue-cancer.asso.fr

Cœur

- **Fédération française de cardiologie**
50, rue du Rocher - 75008 Paris
Tél. : 01 44 90 83 83
htpp://www.fedecardio.com

Diabète

- **Association française des diabétiques**
58, rue A.-Dumas - 75011 Paris
Tél. : 01 40 09 24 25
http://www.afd.asso.fr

- **Ligue des diabétiques de France**
47, rue Montpensier et 1, rue Ségure
64000 Pau
Tél. : 05 59 22 36 01

Incontinence

- **Association d'aide aux personnes incontinentes**
5, avenue du Maréchal-Juin
92100 Boulogne
Tél. : 01 46 99 18 99
http://www.aapi.asso.fr

- **SOS Incontinence**
Tél. : 01 43 71 49 51

Ménopause

- **Femmes pour toujours**
Association française
pour l'information sur la ménopause
et les traitements
15-17, rue des Nanettes - 75011 Paris
Tél. : 01 43 74 36 92
http://www.femsante.com

Rhumatismes

- **Association française de lutte anti-rhumatismale**
83, boulevard de l'Hôpital
75013 Paris
Tél. : 01 45 83 56 26
http://aflar.unice.fr

Yeux

- **Association Retina France**
2, chemin du Cabirol
31770 Colomiers
Tél. : 05 61 30 20 50
Tél. : 0810 30 20 50
http://www.retina-france.asso.fr

Prévention tabagique

- **Comité national contre le tabagisme**
31, avenue du Général-Michel-Bizot
75012 Paris
Tél. : 01 55 78 85 10
http://www.cnct.org

- **Tabac Info Service**
Tél. : 0 803 309 310

- **Consultations de tabacologie**
Liste disponible en consultant :
http://oft.spim.jussieu.fr/index.php

- **Centres de ressource anti-tabac**
http://www.tabac-info.net

- **Information et aide au sevrage tabagique**
  http://www.stoptabac.com

Traitement et prévention de l'alcoolisme

- **Association nationale de prévention de l'alcoolisme**
  20, rue Saint-Fiacre - 75002 Paris
  Tél. : 01 42 33 51 04
  http://www.anpa.asso.fr
- **Drogues Alcool Tabac Info Service**
  Tél. : 113 (appel gratuit, 24 h/24)
- **Alcooliques anonymes**
  21, rue Trousseau - 75011 Paris
  Tél. : 01 48 06 43 68
  http://www.alcooliques-anonymes.fr
- **Société française de la Croix bleue**
  189, rue Belliard - 75018 Paris
  Tél. : 01 42 28 37 37
  http://www.croixbleue.fr
- **Alcool Assistance-La Croix d'or**
  10, rue des Messageries - 75010 Paris
  Tél. : 01 47 70 34 18
  http://www.alcoolassistance.net

Mémoire : consultations et ateliers

Ain

- **Centre hospitalier**
  Rue Georges Girerd - 01300 Belley
  Tél. : 04 79 42 58 84

Aisne

- **Centre hospitalier**
  Avenue Michel-de-l'Hospital
  02100 Saint-Quentin
  Tél. : 03 23 06 72 16

Aveyron

- **Centre hospitalier Combarel**
  Service neurologique
  1, rue Combarel - 12027 Rodez Cedex
  Tél. : 05 65 75 16 40

Bouches-du-Rhône

- **CHU Timone**
  Service du professeur Poncet
  264, rue Saint-Pierre - 13005 Marseille
  Tél. : 04 91 38 59 27

Calvados

- **CHU**
  Avenue de la Côte-de-Nacre
  14000 Caen
  Tél. : 02 31 06 46 17

Côte-d'Or

- **CHU**
  1, boulevard Jeanne-d'Arc
  BP 77908 - 21079 Dijon
  Tél. : 03 80 29 53 00

Deux-Sèvres

- **Hôpital de Niort**
  Service de psycho-gériatrie
  40, avenue Charles-de-Gaulle
  79021 Niort Cedex
  Tél. : 05 49 78 37 96

Doubs

- **CHU Jean Minjoz**
  3, boulevard Alexandre-Fleming
  25030 Besançon
  Tél. : 03 81 66 81 66

Essonne

- **Hôpital Dupuytren**
  1, rue Eugène-Delacroix
  91210 Draveil
  Tél. : 01 69 83 64 57

- **Hôpital Georges Clémenceau**
  Service du docteur Maugourd
  Bâtiment Michel de Montaigne
  91750 Champcueil
  Tél. : 01 69 23 20 76

Gard

- **CHU Carémeau**
  Service Ruffi
  Place du Professeur-Robert-Debré
  30029 Nîmes
  Tél. : 04 66 68 34 85

Gironde

- **CHU Pellegrin**
  Place Amélie-Raba-Léon
  33000 Bordeaux
  Tél. : 05 56 79 56 79

Haute-Garonne

- **Hôpital Purpan (CHU)**
  Place du Docteur-Baylac
  31059 Toulouse Cedex 9
  Tél. : 05 61 77 20 63

Haute-Savoie

- **Centre hospitalier région annecienne**
  Laboratoire d'exploration fonctionnelle
  1, rue des Trésuns - 74011 Annecy
  Tél. : 04 50 88 33 37

Haute-Vienne

- **CHU de Limoges**
  2, avenue Martin-Luther-King
  87082 Limoges
  Tél. : 05 55 05 61 23

Haut-Rhin

- **Centre pour personnes âgées des hôpitaux de Colmar**
  122, rue du Logelbash
  68024 Colmar Cedex
  Tél. : 03 89 12 40 00

Hauts-de-Seine

- **Hôpital américain**
  Service de neurologie
  63, boulevard Victor-Hugo
  92100 Neuilly-sur-Seine
  Tél. : 01 46 41 28 21

- **Hôpital de Courbevoie**
  Docteur Pancrazi
  30, rue Kilford - 92400 Courbevoie
  Tél. : 01 49 04 31 54

Hérault

- **CHU de Montpellier Balmès**
  39, avenue Charles-Flahault
  34295 Montpellier
  Tél. : 04 67 33 67 44

Indre-et-Loire

- **IRSC - Centre de consultation**
  2, boulevard Tonnellé - 37000 Tours
  Tél. : 02 47 66 12 70

Isère

- **CHU nord Albert Michalon**
  BP 217 - 38043 Grenoble Cedex 9
  Tél. : 04 76 76 75 75

- **Centre de prévention des Alpes**
  3, place de Metz - 38000 Grenoble
  Tél. : 04 76 03 24 95

Loire

- **CHU Saint-Étienne**
  42055 Saint-Étienne Cedex 02
  Tél. : 04 77 82 80 00

Loire-Atlantique

- **Hôpital de jour de gériatrie**
  Docteur Leroux
  Rue Michel-Ange - 44600 Saint-Nazaire
  Tél. : 02 40 90 64 25

Maine-et-Loire

- **Centre Mémoire de ressources et de recherches des pays de Loire**
  Neurologie Charcot CHU
  4, rue de Larrey - 49000 Angers
  Tél. : 02 41 35 46 14

Meurthe-et-Moselle

- **Centre mémoire - Hôpital central**
  Service de neurologie
  Avenue de Lattre-de-Tassigny
  54035 Nancy
  Tél. : 03 83 85 16 14

Moselle

- **Centre Félix Maréchal**
  1, rue Xavier-Roussel - 57050 Metz
  Tél. : 03 87 55 79 51

Nord

- **CHRU de Lille - Hôpital Roger Salengro**
  Service du professeur Pasquier
  59000 Lille
  Tél. : 03 20 44 60 21

- **Centre hospitalier d'Arras**
  Service de neurologie
  Avenue Winston-Churchill
  62022 Arras Cedex
  Tél. : 03 21 24 46 47

- **Centre hospitalier de Dunkerque**
  Service de neurologie
  59385 Dunkerque Cedex
  Tél. : 03 28 28 56 82

- **Centre hospitalier de Seclin**
  Service de gériatrie / La Source
  BP 109 - 59471 Seclin Cedex
  Tél. : 03 20 62 70 76

- **Centre hospitalier de Lens**
  99, route de la Bassée
  62307 Lens Cedex
  Tél. : 03 21 69 10 91

Oise

- **Centre hospitalier de Beauvais**
  Service de gériatrie du professeur Cnockaert
  41, avenue Léon-Blum
  60000 Beauvais
  Tél. : 03 44 11 24 62

Paris

- **Hôpital Fernand Widal**
  200, rue du Faubourg-Saint-Denis
  75010 Paris
  Tél. : 01 40 05 43 91

- **Hôpital Rothschild**
  33, boulevard de Picpus - 75012 Paris
  Tél. : 01 40 19 30 31

- **Hôpital Broca**
  54-56, rue Pascal - 75013 Paris
  Tél. : 01 44 08 36 36

- **Hôpital Saint-Joseph**
  185, rue Raymond Losserand
  75014 Paris
  Tél. : 01 44 12 37 69

- **Hôpital Henri Dunant**
  95, rue Michel-Ange - 75016 Paris
  Tél. : 01 40 71 24 24

- **Hôpital Sainte-Perrine**
  Service de gérontologie
  49, rue Mirabeau - 75016 Paris
  Tél. : 01 44 96 32 17

- **Hôpital Bretonneau**
  23, rue Joseph-de-Maistre - 75018 Paris
  Tél. : 01 53 11 17 00

- **Mémoire et vie**
  29, rue Diderot - 92170 Vanves
  Tél. : 01 46 44 46 03
  http://www.memoireetvie.com

Puy-de-Dôme

- **Hôpital Nord**
  Département de gérontologie
  61, route de Châteauguay
  BP 30056 - 63118 Cébazat
  Tél. : 04 73 75 07 50

Pyrénées-Atlantiques

- **Centre Jean Vignalou**
  145, avenue de Buros
  BP 1256 - 64011 Pau Cedex
  Tél. : 05 59 92 47 52

Rhône

- **Hôpital neurologique**
  Laboratoire de neuropsychologie
  59, boulevard Pinel
  69677 Bron Cedex
  Tél. : 04 72 11 80 66

- **Hôpital gériatrique des Charpennes**
  27, rue Gabriel-Péri
  69100 Villeurbanne
  Tél. : 04 72 43 20 79

Seine-et-Marne

- **Centre hospitalier de Montereau**
  1 bis, rue Victor-Hugo
  77875 Montereau
  Tél. : 01 64 31 64 62

Seine-Saint-Denis

- **Hôpital de gérontologie**
  Service neurologie
  Avenue Schaffner, 93270 Sevran
  Tél. : 01 41 52 59 99

- **Hôpital Avicenne**
  125, route de Stalingrad
  93009 Bobigny
  Tél. : 01 48 95 54 01

Somme

- **CHU Amiens nord**
  Service de neurologie
  Place Victor-Pochet
  80054 Amiens Cedex 01
  Tél. : 03 22 66 82 40

Val-de-Marne

- **Hôpital Charles Foix**
  CEGAT
  7, avenue de la République
  94205 Ivry-sur-Seine
  Tél. : 01 49 59 46 55

- **Hôpital Émile Roux**
  1, avenue de Verdun
  94450 Limeil-Brévannes
  Tél. : 01 45 95 83 16

Val-d'Oise

- **Hôpital de Gonesse**
  25, rue Pierre-Theilley
  BP 71 - 95503 Gonesse Cedex
  Tél. : 01 34 53 20 94

- **Hôpital Simone Veil**
  28, rue du Docteur-Roux
  95602 Eaubonne
  Tél. : 01 34 06 63 20

- **Hôpital d'Argenteuil**
  Bâtiment Roger Viguier
  79, rue du Lieutenant-Colonel-Prudent
  95100 Argenteuil
  Tél. : 01 34 23 25 29

Vaucluse

- **Centre hospitalier de Montfavet**
  Secteur 4 - Service du Dr Bourgeois
  2, avenue de la Pinède
  84143 Montfavet Cedex
  Tél. : 04 90 03 91 49

Vienne

- **Hôpital Jean Bernard**
  Unité de neuropsychologie
  du professeur Gil
  2, rue de la Milétrie - 86021 Poitiers
  Tél. : 05 49 44 43 05

Yvelines

- **Hôpital d'Houdan**
  Docteur Tuzet
  42, rue de Paris - 78550 Houdan
  Tél. : 01 30 46 18 71

Culture, éducation, formation

- **ADAC – Association pour le développement de l'animation culturelle**
  9, rue Charlot - 75003 Paris
  Tél. : 01 44 61 87 87
  http://www.adacparis.com

- **L'outil en main**
  Initiation aux métiers du patrimoine
  23, rue Pierre-Gauthier - 10000 Troyes
  Tél. : 03 25 73 35 88

- **Association internationale des universités du troisième âge**
  23, rue de Cronstadt - 75015 Paris
  Tél. : 01 56 56 10 19
  Fax. : 01 56 56 10 21
  http://www.aiuta.asso.fr

- **EGPE - École des Grands-Parents Européens**
  12, rue Chomel - 75007 Paris
  Tél. : 01 45 44 34 93
  http://www.egpe.org

Sport et bien-être

Yoga

- **Fédération française de yoga**
  11, passage Saint-Pierre-Amelot
  75011 Paris
  Tél. : 01 47 00 26 12
  http://www.yoga-paris.com

- **Fédération française de hatha yoga**
  50, rue Vaneau - 75007 Paris
  Tél. : 01 45 44 02 59
  http://www.ff-hatha-yoga.com

Tai Chi Chuan

- **Fédération française de tai-chi-chuan et qi-gong**
  17, rue du Louvre - 75001 Paris
  Tél. : 01 40 26 95 50
  http://www.fed-taichichuan.asso.fr

Relaxation

- **Fédération européenne de relaxologie**
  1, rue Marceau
  49130 Les-Ponts-de-Cé
  Tél. : 02 41 44 42 11
  http://www.psyrelax.org

- **Société française de sophrologie**
  39, boulevard Garibaldi - 75015 Paris
  Tél. : 01 40 56 94 95
  http://www.sophrologie.com

- **Société française de relaxation psychothérapique**
  Centre de psychothérapie adultes
  Hôpital Necker
  149, rue de Sèvres
  75730 Paris Cedex 15
  http://www.relaxpsy.com

Sport

- **Fédération française de la retraite sportive**
  12, rue des Pies
  BP 20 - 38360 Sassenage
  Tél. : 04 76 53 09 80
  http://www.ffrs-retraite-sportive.org

- **Fédération française d'éducation physique et de gymnastique volontaire**
  41-43, rue de Reuilly - 75012 Paris
  Tél. : 01 44 68 85 40
  http://www.ffepgv.org

Thalassothérapie et thermalisme

- **Fédération internationale de thalassothérapie Mer et santé**
  8, rue de l'Isly - 75008 Paris
  Tél. : 01 44 70 07 57
  http://www.thalassofederation.com

- **Syndicat national des établissements thermaux**
  10, rue de la Trémoille - 75008 Paris
  Tél. : 01 47 20 45 25

- **Syndicat autonome du thermalisme français**
32, avenue de l'Opéra - 75002 Paris
Tél. : 01 44 71 37 00
- **Union nationale des établissements thermaux**
1, rue Cels - 75014 Paris
Tél. : 01 53 91 05 75

Solidarité, bénévolat

- **Centre national du volontariat**
127-133, rue Falguière - 75015 Paris
Tél. : 01 40 61 01 61
http://www.benevolat.com
- **Espace bénévolat**
130, rue des Poissonniers - 75018 Paris
Tél. : 0821 21 08 08
http://www.espacebenevolat.org

Écoute et information

- **Association Française des Centres de Consultation Conjugale**
23, rue Céline Robert
94300 Vincennes
Île de France - Tél. : 01 45 66 50 00
Province - Tél. : 01 46 70 88 44
http://www.afccc.fr
- **Alma-Maltraitance personnes âgées**
Tél. : 01 42 50 11 25
- **Écoute amitié**
Tél. : 01 43 38 71 28
- **Fédération SOS Suicide Phénix**
40-44, rue de la Sablière - 75014 Paris
Tél : 01 45 40 39 94
http://www.sos-suicide-phenix.org
- **ISP - Inter Service Parents**
Tél. : 01 44 93 44 93
- **Grands-Parents Écoute**
Tél. : 01 45 41 10 26
- **SOS Amitié**
Tél. : 01 46 08 52 77
Tél. : 0820 06 60 66
- **Suicide Écoute**
16, rue du Moulin-Vert - 75014 Paris
Tél. : 01 45 39 40 00
http://suicide.ecoute.free.fr

Sites internet

- **Assurance Maladie**
http://www.ameli.fr
- **Ministère de la santé et de la protection sociale**
http://www.sante.gouv.fr
- **Ministère des Affaires étrangères**
http://www.france.diplomatie.fr

Informations sur les retraites

- **Institut National pour la Retraite Active**
http://www.inrac.net
- **Information sur les retraites**
http://www.retraites.gouv.fr

Informations générales

- **E-santé**
http://www.e-sante.fr/services/45-65.asp
- **Notre temps**
http://www.notretemps.com
- **Senior planet**
http://www.seniorplanet.fr
- **Age Village**
http://www.agevillage.com
- **Vivre 100 ans**
http://www.vivre100ans.fr
- **Vidal du Voyageur**
http://www.vidalduvoyageur.com

Culture, éducation, formation

- **Cyber Papy**
http://www.cyberpapy.com

Lexique

A

abcès
Amas de pus formant une poche.

accident thromboembolique
Accident qui résulte de l'obstruction (embolie) d'un vaisseau sanguin par un caillot (thrombus). Le vaisseau peut être une artère : il s'agit alors d'une embolie artérielle, qui provoque une ischémie (privation de sang oxygéné) dans la région que cette artère irriguait. Une ischémie grave aboutit à la mort des tissus privés d'oxygène : l'infarctus. Heureusement, dans de nombreux cas, une artère voisine permet d'éviter l'infarctus en apportant du sang oxygéné dans la région victime de l'ischémie.
Le cœur est irrigué par les artères coronaires qui ont la propriété d'être peu reliées entre elles, ce qui explique la gravité d'un accident thromboembolique coronarien : une partie du muscle cardiaque, le myocarde, est détruite (infarctus du myocarde).

accident vasculaire cérébral
Lésion du cerveau due à une hémorragie ou à l'obstruction brutale d'une artère. En fonction de l'importance de la lésion, les conséquences sont plus ou moins graves : malaise passager, paralysie, coma.
Abréviation : AVC.

accommodation
« Mise au point » de l'œil, permettant la vision nette de près. La presbytie est le trouble de l'accommodation le plus courant ; certains médicaments tels que l'atropine peuvent provoquer des troubles de l'accommodation passagers.

accoutumance
Diminution progressive de l'effet d'un médicament malgré l'augmentation des doses prises. Ce phénomène peut conduire à augmenter les doses pour maintenir une efficacité constante du traitement. L'accoutumance ne doit pas être confondue avec la dépendance, définie comme un besoin physique et/ou psychique de prendre un médicament.

acide aminé
Les acides aminés sont les constituants élémentaires des protéines. Certains acides aminés, dits essentiels, ne peuvent pas être fabriqués par l'organisme et doivent donc être apportés par l'alimentation.

acide folique
Nom chimique de la vitamine B9, normalement présente dans l'alimentation et dans l'organisme sous forme de folate. L'acide folique joue un rôle important dans le renouvellement des cellules et dans la fabrication des globules rouges. Un apport insuffisant d'acide folique peut avoir des conséquences graves, notamment dans l'enfance et l'adolescence (anémie) ou au cours de la grossesse (malformations du fœtus).

acide urique
Déchet du métabolisme, normalement éliminé par les reins. Son accumulation peut provoquer une crise de goutte. L'acide urique peut également former des calculs dans les voies urinaires.

acides gras
Unités de base des lipides (graisses). Dans le corps, les acides gras forment une réserve d'énergie utilisable lorsque celles de sucre (glycogène) sont épuisées. Ils entrent dans la composition de la membrane des cellules et

sont indispensables à la synthèse de certaines hormones. Les acides gras sont classés en plusieurs familles : acides gras saturés, acides gras mono-insaturés, acides gras polyinsaturés, acides gras essentiels, etc.

acides gras essentiels

Certains acides gras polyinsaturés sont qualifiés d'acides gras essentiels car notre corps est incapable de les fabriquer et ils sont obligatoirement apportés par l'alimentation. Ils entrent dans la constitution des cellules et dans la fabrication de certaines hormones. On les trouve dans les poissons gras et les huiles végétales (tournesol, maïs, colza, noix, pépins de raisin et soja).

acides gras mono-insaturés

Famille d'acides gras. La grande majorité des acides gras mono-insaturés contribue à nous protéger des maladies cardiovasculaires (contrairement aux acides gras saturés). On les trouve en grande quantité dans certaines matières grasses d'origine végétale (huiles de colza, d'olive, de noix, de soja et d'arachide).

acides gras oméga-3 et oméga-6

L'acide linoléique (oméga-6) et l'acide linolénique (oméga-3) sont les principaux acides gras essentiels. Ils se trouvent dans les poissons gras et les huiles végétales (tournesol et maïs pour le premier ; colza, noix, pépins de raisin et soja pour le second). Ces acides gras essentiels sont indispensables au bon fonctionnement du corps. Néanmoins, pris en excès, ils peuvent provoquer une baisse de l'immunité, une fragilisation des membranes des cellules et des troubles de la coagulation sanguine.

acides gras polyinsaturés

Famille d'acides gras. Ils contribuent à nous protéger des maladies cardiovasculaires. Ils sont essentiellement présents dans les produits végétaux et les poissons gras (sardines, harengs, thon, saumon, etc.). Ce sont les acides gras qui devraient constituer l'essentiel de l'apport quotidien en lipides.

acides gras saturés

Famille d'acides gras qui ont tendance à favoriser les dépôts de cholestérol dans les artères et donc à augmenter les risques de maladies cardiovasculaires. Ils se trouvent surtout dans les graisses d'origine animale (beurre, crème fraîche, fromages) exceptées celles issues des poissons, dans certaines huiles tropicales (huile de palme par exemple) et dans les produits fabriqués à partir de ces sources de gras (pâtisseries industrielles, charcuteries, produits laitiers gras, etc.). Leur apport dans l'alimentation doit être limité.

acidocétose

Accumulation dans le sang de substances acides, qui peut s'observer après un jeûne chez l'enfant (haleine sentant l'acétone) ou en cas de complication du diabète sucré. La présence de ces substances toxiques (corps cétoniques) est détectée dans les urines.

acidose lactique

Complication exceptionnelle, mais grave, souvent liée à l'emploi des antidiabétiques appartenant à la famille des biguanides ou de médicaments contre l'infection par le VIH (virus du sida). Elle consiste en l'accumulation d'acide lactique, responsable de crampes musculaires, de troubles digestifs, de fatigue, de respiration difficile, etc. Ces symptômes ne doivent pas être confondus avec les crampes banales observées après un effort ou après la prise de certains diurétiques. L'acidose lactique est favorisée par une insuffisance rénale, par une insuffisance hépatique grave, par un surdosage de médicaments, par les boissons alcoolisées ou par un jeûne prolongé.

acné

Affection de la peau liée à une rétention de sébum formant des comédons (points noirs et microkystes). Ceux-ci sont le siège d'une prolifération de bactéries et se transforment en pustules.

addiction

Dépendance d'une personne à un médicament ou à une drogue. Par extension, la dépendance peut concerner une activité dont on ne peut plus se passer : jeux d'argent, jeux vidéo, Internet, etc.

adénome

Tumeur bénigne se développant à partir d'une glande. Il peut s'agir d'une glande à sécrétion externe (comme le sein, la prostate ou le tube digestif, dont les sécrétions sont véhiculées vers l'extérieur), ou interne (comme la thyroïde ou l'hypophyse, dont les hormones sont transportées par la circulation sanguine). Certains adénomes peuvent se transformer en cancers.

adénome de la prostate

Augmentation du volume de la prostate, glande située sous la vessie de l'homme. Cette augmentation de volume est bénigne, n'a aucun rapport avec un cancer, mais peut gêner le passage des urines dans le canal (urètre) qui traverse la glande.

Les symptômes qui font évoquer la présence d'un adénome de la prostate sont :

- une difficulté à uriner (lenteur, faiblesse du jet) ;
- le besoin de se lever plusieurs fois la nuit pour uriner ;
- des envies d'uriner impérieuses et difficiles à contrôler.

Certains médicaments, les atropiniques notamment, peuvent avoir pour effet indésirable d'aggraver la gêne et peuvent conduire à un blocage total de l'évacuation de la vessie. Ils sont donc contre-indiqués ou doivent être utilisés prudemment chez les hommes présentant les symptômes décrits ci-dessus.

ADN

Abréviation d'acide désoxyribo-nucléique. Longue molécule présente dans tous les organismes vivants, capable de se répliquer et participant à la production des protéines. L'ADN est l'un des supports de l'hérédité.

adrénaline

Hormone sécrétée par les glandes surrénales ; elle a des propriétés multiples : accélération du cœur, augmentation de la force des battements, contraction des vaisseaux (à l'exception des artères coronaires qu'elle dilate), relâchement des fibres musculaires des bronches et de l'intestin, dilatation de la pupille, etc.

Synonyme : épinéphrine.

agranulocytose

Disparition des globules blancs du sang. Cette affection grave empêche l'organisme de réagir contre les infections. Elle est due le plus souvent à la toxicité d'un médicament sur la moelle osseuse, où sont fabriqués les globules du sang.

AINS

Abréviation d'anti-inflammatoire non stéroïdien. Famille de médicaments anti-inflammatoires qui ne sont pas dérivés de la cortisone (stéroïdes), et dont le plus connu est l'aspirine.

albumine

Protéine servant au transport de nombreuses substances dans le sang. Son dosage permet notamment d'estimer l'importance d'une déshydratation ou d'une dénutrition.

albuminurie

Présence anormale d'albumine dans les urines. Elle est le signe d'un mauvais fonctionnement des reins. La recherche d'albumine dans les urines s'effectue habituellement à l'aide de bandelettes réactives. Néanmoins, ces bandelettes ne sont pas suffisamment sensibles pour détecter de très faibles quantités d'albumine dans les urines (une microalbuminurie). Dans le suivi de certaines maladies, par exemple le diabète, des techniques plus précises sont utilisées pour dépister une microalbuminurie.

alcalin

Se dit d'une substance dont le pH est supérieur à 7. Synonyme : basique.

Voir aussi : pH.

alcool

Nom général désignant une famille de substances qui ont la propriété de pouvoir être mélangées à l'eau et aux corps gras. L'alcool le plus courant est l'alcool éthylique (éthanol), mais il existe de nombreux autres alcools : méthanol, butanol, etc. Le degré d'une solution alcoolique correspond au volume d'alcool pur présent dans 100 ml de solution, en sachant que 1 verre ballon de vin ou 1 demi de bière (25 cl) contiennent environ 8 g d'alcool.

Lorsque l'alcool est utilisé comme antiseptique, un dénaturant d'odeur désagréable lui est souvent ajouté pour éviter qu'il soit bu. Contrairement à une croyance répandue, l'alcool à 70° (ou même à 60°) est un meilleur antiseptique que l'alcool à 90°.

algie vasculaire de la face

Douleur apparentée à la migraine, mais beaucoup plus vive et brève. Elle est souvent associée à un larmoiement et à une congestion nasale.

algodystrophie

Maladie caractérisée par une douleur et un œdème persistants, qui suivent généralement un traumatisme.

allergie

Réaction cutanée (démangeaisons, boutons, gonflement) ou malaise général apparaissant après un contact avec une substance particulière, l'utilisation d'un médicament ou l'ingestion d'un aliment. Les principales formes d'allergie sont l'eczéma, l'urticaire, l'asthme, l'œdème de Quincke et le choc allergique (choc anaphylactique). L'allergie alimentaire peut également se traduire par des troubles digestifs.

alopécie

Chute générale ou partielle des poils ou des cheveux.

alphabloquant

Les récepteurs alpha, présents notamment sur les vaisseaux sanguins et l'appareil urinaire, sont responsables de leur contraction. Un alphabloquant est une substance qui bloque ces récepteurs et provoque ainsi une vasodilatation (par relâchement des fibres musculaires présentes dans la paroi des vaisseaux) ou l'ouverture du sphincter de l'urètre.

Alzheimer (maladie d')

Maladie dégénérative du cerveau caractérisée par des troubles de la mémoire, des troubles du jugement, une désorientation dans le temps et dans l'espace. D'autres maladies peuvent présenter des symptômes proches (dépression, hypothyroïdie...) et le diagnostic de maladie d'Alzheimer ne doit pas être porté à tort devant de banals troubles de la mémoire.

analgésique

Qui agit contre la douleur.
Synonyme : antalgique. Voir ce terme.

androgénique

Qui reproduit l'effet des hormones androgènes (hormones mâles).

anémie

Baisse du taux d'hémoglobine dans le sang, qui se traduit le plus souvent par une baisse du nombre des globules rouges. Le fer est indispensable à la synthèse de l'hémoglobine. Une carence en fer lors d'une grossesse, d'un régime végétarien, d'hémorragies abondantes ou répétées (règles) est une cause fréquente d'anémie. D'autres causes, plus rares, sont liées à des carences en vitamines du groupe B.

anémie hémolytique

Anémie particulière due à une destruction des globules rouges.

anesthésie

Suppression de la sensibilité.
L'anesthésie peut être :

- générale, le malade est endormi ;
- régionale, une région du corps est insensibilisée mais le malade est conscient (péridurale...) ;
- locale, seule une petite partie du corps est insensibilisée.

anesthésique

Médicament qui entraîne une anesthésie. Outre les anesthésiques généraux qui permettent d'endormir les malades avant une opération, il existe des anesthésiques locaux, qui peuvent être injectés au contact d'un nerf pour insensibiliser une région du corps. Les anesthésiques locaux sont également appelés anesthésiques de contact.

anévrisme

Poche formée par la paroi dilatée d'une artère.

angine

Infection douloureuse du pharynx (gorge) et des amygdales provoquant de la fièvre. La majorité des angines est due à des virus. Dans 20 % des cas chez les enfants (10 % des cas chez les adultes), l'angine est due à une bactérie, un streptocoque du groupe A. Les angines à streptocoques du groupe A justifient un traitement antibiotique pour prévenir de possibles complications : infection généralisée (septicémie), rhumatisme articulaire aigu, problèmes cardiaques, etc.

angine de poitrine

Douleur oppressante due à une obstruction partielle des artères coronaires qui irriguent le muscle cardiaque. Elle peut se manifester dans la poitrine, les bras ou la mâchoire.
Synonyme : angor.

angiographie

Radiographie des vaisseaux sanguins réalisée après injection intraveineuse d'un produit opaque aux rayons X. Cet examen sert à détecter un rétrécissement (sténose) ou une dilatation (anévrisme) des vaisseaux. L'angiographie des vaisseaux de la rétine (angiographie rétinienne) n'utilise pas les rayons X mais une lumière particulière. Dans ce cas, une substance fluorescente, la fluorescéine, remplace le produit opaque. Elle colore les urines et les muqueuses pendant 24 heures. La vue du patient est brouillée dans les heures qui suivent l'examen.

angor

Angine de poitrine. Voir ce terme.

antagoniste

Se dit d'une substance qui bloque un récepteur et empêche sa stimulation par d'autres substances. Beaucoup de substances médicamenteuses ou naturelles ont un effet sur l'organisme par l'intermédiaire d'un récepteur, qui reconnaît la substance et déclenche une action biologique à son contact. Ainsi, l'adrénaline stimule les récepteurs bêta du cœur et provoque son accélération, l'opium stimule les récepteurs du plaisir dans le cerveau.

antalgique

Médicament qui agit contre la douleur. Les antalgiques agissent soit directement sur les centres de la douleur situés dans le cerveau, soit en bloquant la transmission de la douleur au cerveau.
Synonyme : analgésique.

antécédent

Affection guérie ou toujours en évolution. L'antécédent peut être personnel ou familial. Les antécédents constituent l'histoire de la santé d'une personne.

antiacide

Médicament qui neutralise l'acidité des sécrétions gastriques ou qui bloque les glandes responsables de la sécrétion d'acide.

antiagrégant plaquettaire

Médicament qui empêche les plaquettes de s'agglutiner et donc les caillots de se former. L'antiagrégant plaquettaire le plus ancien est l'aspirine prise à petite dose.
Les antiagrégants ne doivent pas être confondus avec les anticoagulants dont le mécanisme d'action est différent.

antiangoreux

Médicament destiné à combattre l'angine de poitrine (également appelée angor).

antiarythmique

Médicament indiqué dans les troubles du rythme cardiaque. La famille des antiarythmiques est divisée en classes I, II, III, IV en fonction du mode d'action de ces médicaments.

anticholinestérasique

Substance qui s'oppose à la destruction de l'acétylcholine par une enzyme, la cholinestérase. En augmentant le taux d'acétylcholine, un anticholinestérasique (à faibles doses) a des effets comparables à ceux de l'acétylcholine, mais plus durables.
Des médicaments anticholinestérasiques sont utilisés dans le traitement de la myasthénie ou en cas d'atonie intestinale grave. L'emploi d'anticholinestérasiques dans la maladie d'Alzheimer est récent et repose sur l'hypothèse d'un déficit en acétylcholine dans le cerveau.

anticoagulant

Médicament qui empêche le sang de coaguler et donc la formation de caillots dans les vaisseaux sanguins.
Les anticoagulants sont utilisés pour traiter ou prévenir les phlébites, les embolies pulmonaires, certains infarctus. Ils permettent aussi d'empê-

cher la formation de caillots dans le cœur lors de troubles du rythme comme la fibrillation auriculaire ou en cas de valve cardiaque artificielle.

Il existe deux grand types d'anticoagulants :
- les anticoagulants oraux, qui bloquent l'action de la vitamine K (antivitamine K, ou AVK) et dont l'efficacité est contrôlée par un dosage sanguin : l'INR (anciennement TP) ;
- les anticoagulants injectables, dérivés de l'héparine, dont l'efficacité peut être contrôlée par le dosage sanguin de l'activité anti-Xa, le Temps de Howell (TH) ou le Temps de Cephalin Kaolin (TCK) suivant les produits utilisés. Un dosage régulier des plaquettes sanguines est nécessaire pendant toute la durée d'utilisation d'un dérivé de l'héparine.

Voir aussi : antivitamine K, INR.

anticonvulsivant

Médicament utilisé pour traiter les convulsions et les différentes formes d'épilepsie. Les anticonvulsivants sont classés en barbituriques (phénobarbital) et non barbituriques, qui sont les plus utilisés actuellement.

anticorps

Protéine sécrétée par certains globules blancs, destinée à neutraliser spécifiquement une substance étrangère ou un agent infectieux. Certains anticorps d'origine animale (sérum) ou humaine (gammaglobuline) sont utilisés en injection pour lutter contre des agents toxiques ou infectieux.

antidépresseur

Médicament qui agit contre la dépression. Certains antidépresseurs sont également utilisés pour combattre les troubles obsessionnels compulsifs, l'anxiété généralisée, certaines douleurs rebelles, l'énurésie, etc.

En fonction de leur mode d'action et de leurs effets indésirables, les antidépresseurs sont divisés en différentes familles : les imipraminiques, les inhibiteurs de la recapture de la sérotonine, les IMAO (sélectifs ou non sélectifs). Enfin, d'autres antidépresseurs n'appartiennent à aucune de ces familles, car ils possèdent des propriétés originales.

antidépresseur imipraminique

Famille d'antidépresseurs parmi les premiers découverts, apparentés à l'imipramine (Tofranil), et qui restent souvent les plus efficaces dans le traitement de la dépression. Leurs effets indésirables (sécheresse de la bouche, baisse de tension, constipation, sueurs, etc.) limitent malheureusement leur emploi.

antidiabétique

Médicament destiné à lutter contre le diabète. Il en existe deux catégories : les antidiabétiques oraux (sulfamides hypoglycémiants et biguanides, essentiellement) et l'insuline, qui ne s'utilise qu'en injection.

antifongique

Médicament qui détruit les champignons et levures microscopiques. Ceux-ci peuvent être présents sur la peau ou les muqueuses (tube digestif ou organes génitaux). La levure la plus courante est le Candida albicans.

antigène

Substance étrangère à l'organisme, identifiée comme telle par le système immunitaire qui produit des anticorps dirigés spécifiquement contre elle. Les antigènes sont généralement des protéines contenues dans des cellules ou des corps étrangers (globules rouges transfusés, organes greffés, bactéries, virus, etc.), ou présentes dans l'environnement (pollen, déjections d'acariens, poils de chat, etc.).

La réaction antigène-anticorps est la base de l'immunité ; elle assure notre protection contre les infections et l'efficacité des vaccins. Mais cette réaction peut également être nocive lorsqu'elle est disproportionnée ou inappropriée : c'est la réaction allergique.

antihistaminique

Médicament qui s'oppose aux différents effets de l'histamine. Deux types principaux existent : les antihistaminiques de type H1 (antiallergiques) et les antihistaminiques de type H2 (antiulcéreux gastriques). Certains antihistaminiques de type H1 sont sédatifs, d'autres n'altèrent pas la vigilance.

antihypertenseur

Médicament qui lutte contre l'excès de tension artérielle. Les principaux sont les bêtabloquants, les diurétiques, les inhibiteurs calciques, les inhibiteurs de l'enzyme de conversion, les inhibiteurs de l'angiotensine II et les vasodilatateurs.

antihypertenseur d'action centrale

Médicament qui fait baisser la tension artérielle en agissant sur les centres de régulation situés dans le cerveau.

anti-inflammatoire

Médicament qui lutte contre l'inflammation. Il peut être soit dérivé de la cortisone (anti-inflammatoire stéroïdien), soit non dérivé de la cortisone (anti-inflammatoire non stéroïdien ou AINS).

antioxydants

Au cours des réactions chimiques qui se produisent dans notre corps, se forment des substances appelées « radicaux libres » qui peuvent endommager les cellules. Certains sels minéraux (le sélénium ou le zinc, par exemple) et certaines vitamines (C, E et bêta-carotènes) sont connus pour contribuer à neutraliser les radicaux libres : ce sont des antioxydants. Ils participeraient également au renforcement des défenses immunitaires. Ils sont apportés en quantité suffisante par une alimentation équilibrée et riche en fruits, légumes, poissons, huiles de colza ou d'olive, etc.

antiparkinsonien

Médicament destiné à lutter contre les symptômes de la maladie de Parkinson. Les plus utilisés des antiparkinsoniens stimulent ou remplacent l'action de la dopamine sur des centres spécifiques du cerveau (dopaminergiques) ; d'autres bloquent l'action de l'acétylcholine (anticholinergiques) et sont surtout efficaces sur le tremblement et la rigidité musculaire. Ces derniers sont également utilisés pour corriger le syndrome parkinsonien induit par les neuroleptiques.

antiprotéase

Médicament antirétroviral qui agit en bloquant une enzyme (la protéase) nécessaire à la maturation du virus du sida (VIH) dans les cellules infectées. Ce type de médicament bloque l'une des étapes de la reproduction du virus, sans toutefois permettre son éradication. Il est le plus souvent utilisé en association avec d'autres antirétroviraux.

antipyrétique

Médicament utilisé pour abaisser la température du corps lors des accès de fièvre.

antiseptique

Substance qui détruit localement les bactéries, réduisant leur nombre et empêchant leur prolifération. Certains antiseptiques sont également actifs sur les champignons microscopiques et les virus.

antispasmodique

Médicament qui lutte contre les spasmes. Les antispasmodiques agissent généralement en empêchant la contraction de fibres musculaires présentes dans la paroi de l'intestin ou des voies urinaires.

antivitamine K ou AVK

Famille d'anticoagulants oraux qui agissent en bloquant l'action de la vitamine K, nécessaire à la formation des caillots. Ces médicaments fluidifient le sang en abaissant le taux de prothrombine.
Voir aussi : anticoagulant, INR.

anxiété généralisée

L'anxiété est un trouble émotionnel se manifestant par un sentiment d'inquiétude, de malaise, voire d'agitation face à un péril mal identifié. L'anxiété est différente de la peur, qui répond à une menace réelle. On parle d'anxiété généralisée lorsque celle-ci devient persistante, irrationnelle, et qu'elle envahit toutes les activités de la vie quotidienne. Lorsque l'anxiété se fixe sur une ou plusieurs situations très précises, on parle de troubles phobiques.

anxiolytique

Substance luttant contre le stress, l'angoisse, l'anxiété.
Synonyme : tranquillisant.

aorte

Artère principale sortant du cœur.

aphte
Lésion très douloureuse de la bouche, ayant l'aspect d'une tache jaunâtre ou grise, légèrement creusée. La guérison est généralement spontanée après quelques jours.
Le stress, la fatigue et certains aliments (noix, noisettes, gruyère, agrumes...) peuvent provoquer une poussée d'aphtes. Dans de très rares cas, les aphtes peuvent être dus à une maladie ou à un traitement médicamenteux.

apoplexie
Attaque cérébrale, le plus souvent causée par une hémorragie, une embolie ou une thrombose dans le cerveau.
Synonyme : accident vasculaire cérébral.

artère
Vaisseau sanguin partant du cœur.

artère coronaire
Artère irriguant le muscle du cœur (myocarde). Les artères coronaires forment une couronne autour du cœur, d'où leur nom. Le rétrécissement d'une artère coronaire ou de l'une de ses branches peut provoquer des crises d'angine de poitrine pendant l'effort. Une obstruction complète est responsable d'un infarctus du myocarde.

artérite
Maladie des artères, due le plus souvent à l'athérosclérose, qui provoque un épaississement de leurs parois, gênant ainsi la circulation du sang.

arthrite
Inflammation aiguë d'une articulation pouvant aboutir à sa destruction. Les principales causes d'arthrite, en dehors des infections, sont les dépôts de cristaux d'acide urique (goutte) ou de sels de calcium (chondrocalcinose).

arthrose
Usure du cartilage, responsable de douleurs articulaires et d'une limitation des mouvements.

arythmie
Irrégularité du fonctionnement du cœur.
Voir aussi : trouble du rythme cardiaque.

ascite
Liquide, parfois abondant, présent dans la cavité abdominale au cours de certaines maladies.

asthme
Maladie caractérisée par une difficulté à respirer, se traduisant souvent par des sifflements. L'asthme, permanent ou survenant par crise, est dû à un rétrécissement et à une inflammation des bronches.

astigmatisme
Trouble de la vision dû à des irrégularités de la courbure de la cornée. Les objets vus sont déformés selon un axe, comme dans un miroir déformant. Il peut être nécessaire de porter des lunettes ou des lentilles de contact pour corriger ce défaut.

athérome
Plaque jaunâtre, essentiellement constituée de cholestérol, déposée sur les parois d'une artère. Des plaques d'athérome peuvent se calcifier (athérosclérose) ou se détacher et venir obstruer une petite artère (embolie).

athérosclérose
Vieillissement et rétrécissement des artères, dus à des dépôts de cholestérol et de calcium.

atrophie
Diminution du volume d'un organe ou d'un membre, due au vieillissement, à une maladie ou à un défaut d'irrigation sanguine.

atropinique
Médicament dont les effets sont proches de ceux de l'atropine. Les atropiniques luttent contre les spasmes et la diarrhée. Les effets indésirables des atropiniques sont les suivants : épaississement des sécrétions bronchiques, sécheresse de la bouche et des muqueuses, constipation, risque de blocage des urines et de crise de glaucome aigu chez les personnes prédisposées, troubles de l'accomodation, sensibilité anormale à la lumière par dilatation de la pupille.

attaque de panique
Crise d'anxiété intense, associée à un sentiment de panique lié à l'impression de gravité que

provoque cet accès, parfois vécu comme un sentiment de mort imminente. Les symptômes consistent en un sentiment de malaise, de faiblesse intense, d'évanouissement inéluctable. Les troubles associés peuvent être des palpitations, des difficultés respiratoires, des sensations de fourmillements des extrémités. L'angoisse provoquée par cette crise est responsable d'une auto-aggravation, qui peut conduire à un malaise avec perte de connaissance.

autocontrôle

Sous le terme d'autocontrôle, on regroupe différentes techniques de gestion du stress et de réduction de l'anxiété (avant un examen ou une épreuve sportive, par exemple) : respiration diaphragmatique (profonde), relaxation progressive, training autogène de Schlutz, thérapies cognitivo-comportementales, etc.

automédication

Consommation d'un médicament dont la prescription par un médecin n'est pas obligatoire.

AVK

Abréviation de antivitamine K. Voir ce terme.

B

bactérie

Organisme microscopique qui peut provoquer des infections. Contrairement aux virus, les bactéries sont généralement sensibles aux antibiotiques.

bain de bouche

Mode de traitement local qui consiste à laisser au contact de lésions de la bouche ou des gencives un médicament pur ou dilué dans de l'eau froide ou tiède.

ballonnement

Accumulation d'air ou de gaz dans l'intestin.

barbiturique

Famille de puissants sédatifs apparentés au phénobarbital. Actuellement, les barbituriques sont surtout utilisés comme anticonvulsivants, ou, à faible dose, comme tranquillisants.

benzodiazépine

Famille de médicaments aux effets tranquillisants, sédatifs et anticonvulsivants. Ils favorisent la relaxation musculaire et l'endormissement. Pris à forte dose ou pendant une durée trop longue, ils entraînent une dépendance. Leur arrêt brutal expose à un syndrome de sevrage.

bêta-2 agoniste

Substance qui stimule certains récepteurs (dits bêta-2) sur la membrane de cellules situées dans la paroi des bronches et provoque une augmentation de leur diamètre.
Voir aussi : bronchodilatateur.

bêtabloquant

Famille de médicaments utilisés essentiellement en cardiologie. Ils bloquent l'action de l'adrénaline (et d'autres hormones apparentées) sur le cœur, les vaisseaux et les bronches.

biguanides

Famille de médicaments antidiabétiques augmentant la sensibilité des cellules de l'organisme à l'insuline et favorisant son stockage, notamment au niveau des muscles.

biopsie

Prélèvement d'un fragment d'organe en vue d'un examen au microscope.

blennorragie

Maladie sexuellement transmissible due au gonocoque.
Synonyme : gonococcie.

bloc auriculoventriculaire

Ralentissement ou blocage de la transmission de l'influx nerveux entre les oreillettes et les ventricules du cœur. Un bloc complet peut provoquer un ralentissement excessif du cœur et une perte de connaissance.
Les blocs auriculoventriculaires graves nécessitent la mise en place d'un pacemaker.

BPCO

Abréviation de bronchopneumopathie chronique obstructive. Maladie respiratoire se traduisant par une obstruction chronique et en général irréversible des bronches. Sa cause la plus fréquente est le tabac.

bradycardie

Ralentissement de la fréquence des battements du cœur à moins de 60 par minute.

bronchite chronique

Maladie des bronches se traduisant par une toux, des difficultés respiratoires et des mucosités de plus en plus difficiles à évacuer. Ces troubles, le plus souvent dus au tabac, deviennent définitifs après une certaine période d'évolution.

bronchodilatateur

Médicament destiné à dilater les bronches pour faciliter le passage de l'air dans et hors des poumons, par exemple chez les personnes souffrant d'asthme. De nombreux bronchodilatateurs font partie de la famille des bêta-2 agonistes (ou bêta-2 mimétiques).

bronchospasme

Contraction anormale des bronches entraînant une respiration difficile et souvent sifflante. Le bronchospasme est l'un des facteurs responsables de l'asthme.

C

caféine

Substance stimulante présente dans certaines boissons et certains médicaments.
Une tasse de café en contient environ 100 mg ; une tasse de thé, environ 50 mg ; une boisson à base de cola, 20 à 30 mg. La durée d'action de la caféine est variable selon les personnes ; elle est plus courte chez les fumeurs et plus longue chez les femmes prenant la pilule ou chez les femmes enceintes.

calcul

Concrétion (pierre) qui se forme dans les voies excrétrices de certains organes : voies urinaires, biliaires, salivaires.
Synonyme : lithiase.

calcul biliaire

Corps solide que forme le cholestérol dans la vésicule ou les voies biliaires.

calcul rénal

Particule solide formée dans le rein par précipitation de substances normalement dissoutes dans l'urine.

cancer

Maladie due au développement anarchique et incontrôlable de certaines cellules de l'organisme. Ces cellules anormales, capables de se multiplier indéfiniment, peuvent envahir des organes ou des vaisseaux sanguins et lymphatiques, formant à distance de nouvelles tumeurs, appelées métastases. On classe les cancers en tumeurs solides (qui se développent à partir d'un organe visible) et en tumeurs liquidiennes, qui proviennent des cellules de la moelle osseuse (leucémies notamment).

cancer hormonodépendant

Cancer dont le développement est susceptible d'être stimulé par certaines hormones : cancer de la prostate, cancer du sein, cancer du corps de l'utérus. En revanche, le cancer du col de l'utérus n'est pas hormonodépendant et n'interdit pas l'usage des médicaments contenant des hormones.

candidose

Multiplication anormale d'une levure microscopique, Candida albicans le plus souvent. Il s'agit d'une complication fréquente et bénigne des traitements antibiotiques. Les principaux symptômes sont des troubles digestifs, une coloration marron ou noire de la langue, des taches blanches sur le palais ou la langue (muguet), des démangeaisons ou des brûlures de la vulve ou du gland.

capacité respiratoire

La capacité respiratoire est le volume d'air inspiré et expiré lors d'une respiration profonde. Elle est mesurée au cours d'examens dits d'exploration fonctionnelle respiratoire (EFR) qui consistent à souffler le plus vite et le plus fort possible à travers un embout buccal pour vider les poumons après avoir inspiré au maximum. L'embout est relié à un appareil, le spiromètre.

capillaire

Vaisseau sanguin de très faible diamètre.

cardiomyopathie
Maladie du muscle cardiaque. Dans la cardiomyopathie obstructive, l'épaississement du muscle cardiaque gêne l'écoulement du sang. Synonyme : myocardiopathie.

carence
Déficit concernant habituellement des nutriments, des vitamines, des sels minéraux, etc. Une alimentation diversifiée est la meilleure prévention des carences.

carotides
Artères principales du cou qui irriguent le cou, le visage et le cerveau.

cataracte
Opacification progressive du cristallin. Elle peut être due au vieillissement, à une maladie ou à l'usage prolongé de certains médicaments comme les corticoïdes.

cécité
Perte complète de la vue. Elle peut être congénitale (survenant dans les premiers mois de la vie) ou acquise (secondaire à une maladie comme le glaucome, la dégénérescence maculaire humide, l'hémorragie rétinienne, etc.).

choc
Malaise brutal et grave avec chute de la pression artérielle. Les principales causes de choc sont les allergies (choc allergique ou anaphylactique), les troubles cardiovasculaires graves (choc cardiovasculaire) et les septicémies (choc septique).

choc anaphylactique
Choc d'origine allergique se manifestant par une baisse brutale de la tension artérielle, due à une dilatation extrême des vaisseaux sanguins. Il survient après un contact avec une substance allergisante (aliment, piqûre d'insecte, injection ou absorption de médicament).

cholestérol
Principale graisse circulant dans le sang. Elle est utilisée dans l'organisme comme matière première, notamment pour l'enveloppe des cellules et pour la synthèse des hormones stéroïdes. En excès, le cholestérol est éliminé dans la bile, mais il peut également s'accumuler dans les artères et former des plaques d'athérome.

cirrhose
Destruction progressive du foie consécutive à l'alcoolisme, mais également à certaines hépatites virales ou à des maladies rares.

colique néphrétique
Douleur aiguë du ventre ou du dos provoquée par un calcul qui obstrue les voies urinaires. Il s'agit généralement de calculs d'acide urique ou de sels de calcium.

colite
Inflammation d'une partie ou de la totalité du côlon. Elle peut être causée par une infection bactérienne ou parasitaire, une maladie inflammatoire (maladie de Crohn) ou un dérèglement de l'intestin (colite spasmodique).

collagène
Protéine fibreuse qui assure la cohésion des tissus vivants, notamment de la peau.

collyre
Médicament servant au traitement local d'affections des yeux.

coloscopie
Visualisation de l'intérieur du gros intestin (côlon) à l'aide d'un câble souple (endoscope) contenant des fibres optiques et relié à une caméra, qu'on introduit par l'anus. Réalisé sous anesthésie générale, cet examen permet également de retirer, à l'aide de petites pinces reliées à l'endoscope, d'éventuelles lésions de la paroi interne du colon.

colposcopie
Examen du col de l'utérus à l'aide d'un instrument optique grossissant. Le col est badigeonné d'acide acétique et d'iode pour mettre en évidence des lésions susceptibles d'évoluer en cancer. Si nécessaire, des fragments de tissus sont ensuite prélevés pour analyse. Cet examen est désagréable, mais indolore.

coma
Trouble de la conscience, allant de la simple torpeur à la perte de connaissance complète (coma profond).

condylome
Verrue de l'anus et des organes génitaux, due à un virus. La transmission du virus se fait par voie sexuelle et est favorisée par une irritation locale.

connectivite
Ensemble de maladies rares appelées également collagénoses : lupus érythémateux disséminé, périartérite noueuse, sclérodermie, dermatomyosite, etc.

constipation
Ralentissement du transit intestinal se traduisant par la raréfaction des selles.

contention élastique
Traitement de l'insuffisance veineuse ou lymphatique : un bas élastique ou une bande maintient la jambe ou le bras pour empêcher le relâchement exagéré des vaisseaux et la formation d'œdèmes. En fonction de la gravité de l'œdème, le médecin prescrit une contention faible, moyenne ou forte.

contraceptif
Qui s'oppose à la conception : contraceptif oral (pilule), local (stérilet, spermicide, diaphragme et préservatif).

convulsions
Contractions involontaires limitées à quelques muscles ou généralisées à tout le corps. Elles sont dues à une souffrance ou à une stimulation excessive du cerveau : fièvre, intoxication, manque d'oxygène, lésion du cerveau. Les convulsions peuvent être dues à une crise d'épilepsie ou à une fièvre élevée chez le jeune enfant.

cornée
Partie centrale transparente de l'œil, qui recouvre la pupille et l'iris.

corticoïde
Substance proche de la cortisone. Les corticoïdes naturels, nécessaires au fonctionnement de l'organisme, sont fabriqués par les glandes surrénales. Les corticoïdes de synthèse, dérivés chimiques de la cortisone, sont utilisés comme anti-inflammatoires puissants.

corticothérapie
Traitement par la cortisone ou par un de ses dérivés.

cortisone
Hormone sécrétée par les glandes surrénales. Elle participe à la régulation des sucres, des graisses et des protéines de l'organisme mais aussi à la réaction du corps lors d'un stress. Ses puissantes propriétés anti-inflammatoires sont utilisées en thérapeutique. La cortisone naturelle porte le nom de cortisol (dosable par des analyses de sang). L'hydrocortisone est la forme médicamenteuse la plus proche de la cortisone naturelle, elle est surtout utilisée dans le traitement substitutif des maladies dues à un déficit en cortisone. D'autres dérivés chimiques plus puissants sont employés lorsque l'on recherche un effet anti-inflammatoire : prednisone, prednisolone, bétaméthasone, dexaméthasone, etc.

créatinine
Substance dosable dans le sang, dont l'élévation anormale traduit une insuffisance rénale.

crevasse
Fissures de la peau et des muqueuses qui persistent sans guérir. Elles sont très douloureuses. Elles sont souvent provoquées par une exposition répétée au froid et à l'humidité. Synonyme : gerçures.

cristallin
Partie de l'œil agissant comme une loupe, située en arrière de l'iris et de la pupille, et qui fait converger la lumière vers la rétine.

Crohn (maladie de)
Inflammation de l'intestin, qui peut causer des ulcères et des rétrécissements. Elle devient souvent chronique et peut s'accompagner de diarrhées tenaces et de dénutrition.

cruralgie
Douleur de la cuisse, due à l'irritation des racines du nerf crural. Contrairement à la sciatique, la douleur crurale se situe sur le devant de la cuisse et ne descend pas en dessous du genou.

cystine
Acide aminé riche en soufre. Il occupe une place importante dans le métabolisme de la peau, des cheveux et des ongles. Dans de très rares cas, la cystine peut être à l'origine de calculs urinaires.

cystite
Infection de la vessie se traduisant par des brûlures, des urines troubles et parfois sanglantes, et une envie fréquente d'uriner.

D

déficit immunitaire
Incapacité des systèmes de défense de l'organisme à accomplir leurs fonctions ; elle est due à la baisse des globules blancs ou des anticorps (immunoglobulines). Les causes les plus fréquentes de déficit immunitaire sont les anomalies génétiques, les traitements des cancers (chimiothérapie ou radiothérapie) et le sida.

dengue
Maladie virale tropicale transmise par le moustique Aedes.

dépendance
Besoin psychique ou physique entraîné par la prise de certaines substances naturelles ou médicamenteuses. Cet état peut s'accompagner, à l'arrêt des prises, de symptômes variés, regroupés sous le terme de syndrome de sevrage.

dépression
Maladie associant le plus souvent un sentiment de fatigue, d'inutilité, de culpabilité, d'incapacité à accomplir les tâches quotidiennes. Une perte d'appétit et des troubles du sommeil sont fréquents. Les pulsions suicidaires sont l'un des signes de gravité de la dépression.

dermatophyte
Champignon microscopique responsable d'infections cutanées : teigne, pied d'athlète, onyxis (lésion des ongles), etc.

dermatophytie
Infection de la peau ou des ongles par un champignon microscopique (dermatophyte).

déshydratation
Déficit de l'organisme en eau, dû à des pertes anormales de liquides (diarrhée, vomissements, transpiration abondante).

diabète
Terme général désignant les maladies se traduisant par l'émission d'urines abondantes et par une soif intense. Employé seul, le mot diabète concerne généralement le diabète sucré, qui correspond à une perturbation de la régulation des sucres de l'organisme par l'insuline. Il se traduit par l'augmentation du sucre (glucose) dans le sang et par sa présence éventuelle dans les urines. Il existe deux sortes de diabète sucré : le diabète insulinodépendant, qui nécessite un traitement par l'insuline en injection, et le diabète non insulinodépendant, qui peut être traité par les hypoglycémiants oraux.

diaphragme
Muscle en forme de coupole qui sépare le thorax de l'abdomen. Sa contraction (à l'inspiration) appuie sur les organes de l'abdomen et crée un vide dans la cage thoracique, produisant ainsi un appel d'air dans les poumons. Le diaphragme est percé de trois orifices, permettant le passage de l'œsophage, de la veine cave et de l'aorte. Lorsque des organes de l'abdomen pénètrent dans le thorax par l'un de ces orifices, on parle d'hernie diaphragmatique.

diarrhée
Le sens médical strict de diarrhée est « émission de selles trop fréquentes et trop abondantes ». En fait, le sens commun assimile la diarrhée à la notion de selles liquides et fréquentes. Normalement, les selles sont pâteuses, mais l'émission de selles liquides ou à peine formées, sans douleur ou trouble particulier associé, n'est pas pathologique. On peut parler de diarrhée lorsque les émissions de selles liquides se répètent dans la journée, et que les besoins sont impérieux ou douloureux.

digitalique
Famille de médicaments apparentés à la digitaline, substance issue de la digitale pourpre

(plante commune). Les digitaliques, utilisés en cardiologie, ralentissent le cœur et renforcent ses contractions.

diphtérie

Maladie infectieuse due à une bactérie, le bacille diphtérique. Elle se manifeste par une angine d'aspect particulier. Sans traitement, elle peut se compliquer : paralysie du voile du palais, difficultés respiratoires, inflammation du muscle cardiaque, mauvais fonctionnement des reins, voire paralysies des membres. La vaccination a quasiment fait disparaître la diphtérie en Europe, mais quelques cas ont été récemment signalés en Russie. Elle persiste également dans les pays en voie de développement.

dispersible

Qualifie un comprimé qui se désagrège dans l'eau et permet d'obtenir une solution buvable. Contrairement au comprimé effervescent, il ne dégage aucun gaz.

dispositif transdermique

Système, parfois appelé timbre ou patch, permettant l'absorption d'un médicament au travers de la peau : il assure la diffusion de la substance active vers les vaisseaux sanguins du derme. La substance circule ensuite dans le sang et peut agir comme si elle avait été avalée ou injectée. Ce dispositif permet d'éviter l'effet de premier passage hépatique.

diurétique

Médicament permettant une élimination accrue d'eau par les reins. Le plus souvent, cette perte d'eau fait suite à la perte de sels provoquée par le médicament (salidiurétique).

Les diurétiques sont surtout utilisés dans le traitement de l'hypertension artérielle, alors que leur mécanisme d'action dans cette maladie est mal connu. Ils sont également prescrits dans l'insuffisance cardiaque aiguë ou chronique, les œdèmes et d'autres affections plus rares.

Ces médicaments provoquent une perte de sodium et de potassium (sauf pour certains d'entre eux appelés « épargneurs de potassium »). Leur prise prolongée nécessite donc un contrôle régulier du potassium sanguin, pour éviter les troubles cardiaques qui pourrait résulter d'une hypokaliémie (manque de potassium dans le sang). Le manque de sodium est une autre conséquence possible, mais plus rare aux posologies habituelles, de l'usage prolongé des diurétiques ; il se détecte également par une prise de sang.

diurétique de l'anse

Diurétique puissant qui agit sur un élément fonctionnel du rein, appelé anse de Henlé.

dopamine

Substance impliquée dans le métabolisme du cerveau. Un déficit en dopamine dans une région particulière du cerveau provoque la maladie de Parkinson. Certains médicaments apportent de la dopamine au cerveau (lévodopa) et sont utilisés pour traiter cette maladie ; d'autres stimulent les récepteurs à la dopamine : ils ont des effets sur la lactation et le fonctionnement du cerveau.

dopaminergique

Médicament qui reproduit les effets de la dopamine.

Les principaux médicaments dopaminergiques sont utilisés dans la maladie de Parkinson ou dans les troubles de l'érection. Ils ne doivent pas être associés aux neuroleptiques, qui risquent d'annuler leur effet.

dorsalgie

Douleur du dos.

duodénum

Partie de l'intestin dans laquelle pénètrent les aliments issus de l'estomac.

durillon

Épaississement de la peau qui se forme sur les mains et les pieds là où elle est soumise à une pression forte et prolongée (par des chaussures, par exemple). Les durillons sont habituellement indolores.

E

ECG

Électrocardiogramme, enregistrement de la fonction cardiaque.

échocardiographie

Méthode d'exploration des éléments du cœur (oreillettes, ventricules, artères et veines, valvules, etc.) à l'aide d'ultrasons. Une sonde placée sur la poitrine émet des ultrasons dont l'écho est analysé. L'échocardiographie permet de voir le cœur fonctionner en temps réel. C'est un examen indolore.

écho-doppler (ou doppler)

Examen proche de l'échographie permettant d'étudier les flux sanguins dans le cœur et les vaisseaux. À l'aide d'ultrasons, le doppler enregistre la vitesse et la direction du sang. On l'utilise pour rechercher des anomalies du flux sanguin : par exemple des plaques d'athérome dans les carotides ou dans les artères des jambes, un défaut des valvules du cœur, etc. Cet examen est indolore.

échographie

Technique d'examen indolore utilisant les ultrasons et permettant d'obtenir une image des organes internes en deux ou trois dimensions.

eczéma

Maladie de la peau se manifestant par des boutons et de vives démangeaisons. L'eczéma peut être dû au contact avec une substance allergisante (eczéma de contact) ou être lié à une prédisposition génétique (eczéma atopique).

effet de premier passage hépatique

Un médicament pris par voie orale passe dans l'estomac puis dans l'intestin où il va être absorbé pour passer dans les veines intestinales. Ces veines convergent vers le foie, usine chimique de l'organisme, où les aliments et les médicaments provenant de l'absorption intestinale subissent un traitement avant d'être diffusés dans le reste de la circulation sanguine. Beaucoup de médicaments subissent dans le foie des transformations importantes, appelées « effet de premier passage hépatique ». Il peut s'agir d'une transformation en d'autres produits actifs, mais aussi d'une inactivation quasi totale du médicament. Dans ce cas, pour garantir l'action du médicament, il ne doit pas être avalé (voie orale classique) mais administré par voie injectable ou transcutanée. Une alternative est la voie sublinguale : certains médicaments sont prévus pour être placés sous la langue où ils vont être absorbés par les veines de la bouche, veines qui ont l'avantage de ne pas converger vers le foie comme les veines intestinales, évitant ainsi le premier passage hépatique.

effets indésirables

La tendance actuelle dans les textes officiels est de rapporter la totalité des symptômes gênants observés, même exceptionnellement, chez les personnes ayant utilisé le médicament lors des études scientifiques.
Certains de ces troubles sont réellement dus au médicament et constituent ses effets indésirables ; lorsqu'il existe un risque grave ou important, un message spécifique figure généralement dans la rubrique Attention des fiches médicaments.
D'autres troubles peuvent avoir été constatés sans que le médicament ne possède de responsabilité réelle dans leur survenue.
Dans un souci d'exhaustivité, nous avons choisi de reproduire dans les fiches, l'intégralité des troubles énumérés dans les textes officiels, bien que nous ayons conscience du risque de créer une inquiétude injustifiée. L'information précise du public reste néanmoins notre principale priorité. Il faut donc avoir conscience, en lisant la rubrique Effets indésirables possibles des nouveaux médicaments, que les troubles cités ne sont pas forcément imputables à la molécule utilisée.

éjaculation rétrograde

Anomalie fréquemment observée après une intervention chirurgicale prostatique ; elle consiste en l'émission de sperme dans la vessie lors de l'orgasme masculin. Cette anomalie est sans gravité et la qualité de l'orgasme n'est pas affectée, mais le sperme n'est pas émis par la verge puisque les glandes séminales se vident directement dans la vessie.

électrostimulation

Technique utilisée pour rééduquer les muscles du périnée après un accouchement ou lors d'incontinence urinaire. De petits courants électriques inoffensifs sont utilisés pour stimuler le muscle en forme d'anneau qui ferme la vessie. Les séances d'électrostimulation augmentent le tonus de ce muscle et améliorent la capacité de la patiente à retenir ses urines.

embolie
Obstruction d'une artère par un caillot ou une plaque d'athérome apportés par le courant sanguin. L'embolie pulmonaire est généralement due à un caillot formé dans une veine qui remonte vers le cœur et vient obstruer une artère pulmonaire.

emphysème
Maladie des poumons se traduisant par une dilatation de la cage thoracique et par des difficultés respiratoires. Elle peut être due au tabagisme, à une maladie génétique ou à l'inhalation prolongée de substances toxiques.

encéphalopathie hépatique
Coma ou troubles de la conscience dus à une insuffisance hépatique grave.

endomètre
Revêtement interne de l'utérus dont la couche superficielle est renouvelée lors de chaque cycle menstruel. Les règles sont constituées du sang et des cellules éliminées lors de ce renouvellement.

endométriose
Prolifération anormale du revêtement interne de l'utérus (endomètre) en dehors de cet organe.

endoscopie
Exploration visuelle de l'intérieur d'un organe ou d'une cavité au moyen d'un tube optique (endoscope).

endurance (sport)
L'endurance est la possibilité de maintenir un certain niveau d'intensité lors d'un effort de très longue durée. Lors d'une activité d'endurance, les muscles utilisent l'oxygène pour tirer plus d'énergie du glucose (sucre) et des acides gras (graisses). Cette forme d'utilisation de l'énergie peut être maintenue sur de longues périodes (plusieurs heures). La course à pied (jogging), le vélo (en randonnée) et le ski de fond sont des sports d'endurance.

enzyme
Substance capable d'activer une réaction chimique spécifique.

épilepsie
Maladie chronique survenant par crise, liée à une anomalie de l'activité électrique d'un groupe de cellules cérébrales. Ses manifestations, d'intensité variable, vont de la chute brutale de l'attention (absences, ou petit mal) à la perte de conscience accompagnée de mouvements musculaires anormaux (convulsions, ou grand mal). L'épilepsie partielle, comme son nom l'indique, ne concerne pas la totalité du corps : les mouvements saccadés ne touchent qu'un ou plusieurs groupes musculaires.

éruption cutanée
Apparition de boutons ou de plaques sur la peau. Ces lésions peuvent être dues à un aliment, à un médicament, et traduire une allergie ou un effet toxique. De nombreux virus peuvent également provoquer des éruptions de boutons : celles de la rubéole, de la roséole et de la rougeole sont les plus connues.

érythrocyte
Globule rouge. Voir ce terme.

estrogène
Famille d'hormones stimulant les organes sexuels féminins (utérus et glandes mammaires essentiellement). On écrit aussi œstrogène.

état dépressif
État de souffrance morale associant une démotivation, une fatigue, un sentiment d'inutilité, d'autodépréciation. En l'absence de traitement, l'état dépressif risque d'évoluer vers une dépression grave avec sensation d'incurabilité, de culpabilité, et un risque suicidaire.

excipient
Substance sans activité thérapeutique entrant dans la composition du médicament ou utilisée pour sa fabrication. L'excipient a pour fonction d'améliorer l'aspect ou le goût, d'assurer la conservation, de faciliter la mise en forme et l'administration du médicament. Il sert aussi à acheminer la substance active vers son site d'action et à contrôler son absorption par l'organisme.
L'excipient devrait avoir une innocuité parfaite (être bien toléré) ; néanmoins certains peuvent

entraîner des réactions allergiques ou des intolérances individuelles : il s'agit des excipients à effet notoire.

extrasystole

Contraction du cœur survenant juste avant ou après une contraction normale, souvent perçue comme un choc dans la poitrine.

F

fécalome

Bouchon de selles dans le rectum ou dans le côlon. Il est à redouter chez les personnes âgées ou constipées, ou celles qui restent longtemps alitées. Il expose à un risque d'obstruction du tube digestif.

fibrome

Tumeur bénigne de l'utérus pouvant être responsable de saignements en dehors des règles.

flore vaginale

Ensemble des bactéries normalement présentes dans le vagin (flore de Döderlein). Elles ne provoquent aucun trouble et font obstacle aux champignons microscopiques ou aux autres germes qui pourraient être à l'origine d'une infection.

G

gamma GT

Abréviation de gammaglutamyl-transférase. Le taux de cette enzyme augmente dans le sang en cas de consommation excessive de boissons alcoolisées ou de maladie du foie liée ou non à l'alcool, mais aussi lors de la prise de certains médicaments.

gastrite

Inflammation de l'estomac favorisée par le stress, le tabac, l'alcool et certains médicaments tels que l'aspirine ou les anti-inflammatoires.

gastrorésistant

Qualifie certains comprimés ou gélules dans lesquels la substance active est protégée de l'acidité de l'estomac.

glaucome

Maladie caractérisée par l'augmentation de la pression des liquides contenus dans l'œil (hypertension intraoculaire). Ce terme général recouvre deux affections totalement différentes :

- Le glaucome à angle ouvert ou glaucome chronique est le plus fréquent ; il est généralement sans symptômes, dépisté par la mesure de la tension intraoculaire chez l'ophtalmologiste. Il ne provoque pas de crise aiguë, et le traitement repose essentiellement sur des collyres bêtabloquants. Les personnes atteintes d'un glaucome à angle ouvert ne doivent pas utiliser de dérivés de la cortisone sans avis ophtalmologique préalable.
- Le glaucome à angle fermé ou glaucome aigu est plus rare. Entre les crises, la tension intraoculaire est normale. Mais l'usage intempestif de médicaments atropiniques (notamment en collyre) provoque une crise aiguë d'hypertension intraoculaire qui peut abîmer définitivement la rétine en quelques heures. C'est une urgence ophtalmologique qui se reconnaît à un œil brutalement rouge, horriblement douloureux, dur comme une bille de verre, et dont la vision devient floue.

globule blanc

Cellule présente dans le sang. Il en existe différents types : les polynucléaires neutrophiles, qui augmentent lors des infections ; les polynucléaires éosinophiles, dont le nombre est élevé chez les personnes allergiques ou en cas de parasitose ; les polynucléaires basophiles ; les lymphocytes et monocytes, dont le nombre s'élève en cas d'infection virale ou d'atteinte de la moelle osseuse.

globule rouge

Cellule présente dans le sang (5 millions par mm^3), qui contient l'hémoglobine.
Synonyme : hématie.

glucides

Famille de substances énergétiques contenant notamment les sucres. On distingue les glucides simples, ou rapides, des glucides complexes, ou lents, en fonction de la durée de leur digestion. Ils sont parfois appelés hydrates de carbone.

glycémie
Quantité de sucre présente dans un litre de sang. Elle varie habituellement entre 0,6 et 1,1 g/l (3,3 mmol/l à 6 mmol/l) chez la personne à jeun. Le diagnostic de diabète doit être envisagé lorsque la glycémie dépasse 1,2 g/l (6,6 mmol/l).

glycogène
Substance composée de longues chaînes de glucose (sucre) disposées comme les branches d'un arbre. Le glycogène s'accumule dans le foie et dans les muscles, et constitue les réserves de glucose de l'organisme.

goutte
Maladie se manifestant par une rougeur et une douleur vive touchant une articulation (celle du gros orteil le plus souvent), due à une accumulation de cristaux d'acide urique.

gynécomastie
Augmentation du volume des seins chez l'homme, congénitale ou due à une maladie, à une tumeur ou à la prise de certains médicaments.

H

Helicobacter pylori
Bactérie impliquée dans la survenue des ulcères de l'estomac ou du duodénum. Elle empêche la guérison et favorise les récidives à l'arrêt du traitement. Son élimination permet des guérisons définitives. Le traitement associant un antiulcéreux à des antibiotiques constitue un progrès important pour les malades souffrant d'ulcère chronique de l'estomac ou du duodénum.

hémoglobine
Principal constituant des globules rouges, l'hémoglobine est une substance riche en fer qui assure la fixation de l'oxygène de l'air au niveau des poumons et sa redistribution dans les différents organes.
Voir aussi : anémie.

hémorragie
Perte de sang à partir d'une artère ou d'une veine. Une hémorragie peut être externe mais également interne, et passer inaperçue.

hémorragie méningée
Brusque saignement des enveloppes externes du cerveau (les méninges). L'hémorragie méningée peut être due à la rupture d'un vaisseau sanguin anormal (anévrisme) ou à un traumatisme. Elle se traduit par de violents maux de tête et un état de malaise généralisé, et nécessite une hospitalisation en extrême urgence.

hémorroïde
Dilatation anormale d'une veine de l'anus ou du rectum se développant soit à l'extérieur, soit à l'intérieur. Elle peut être à l'origine d'un saignement.

hépatite
Inflammation du foie. Elle peut être due à un médicament, à un virus, à l'alcool ou à une autre cause.
Les hépatites virales guérissent généralement sans traitement. Contrairement aux hépatites A et E presque toujours bénignes, les hépatites B et C peuvent devenir chroniques : le virus persiste dans l'organisme du malade qui reste contagieux mais ne souffre pas obligatoirement de troubles hépatiques. L'hépatite chronique est dite active lorsque le virus continue à détruire les cellules du foie, destruction traduite par l'augmentation des transaminases dans le sang.

hérédité
Transmission de caractères d'un être vivant à ses descendants.

hernie hiatale
Glissement anormal d'une partie de l'estomac au-dessus du diaphragme. Cette anomalie anatomique rend possible le reflux du contenu acide de l'estomac vers l'œsophage. Elle provoque une sensation de brûlure.
Voir aussi : reflux gastro-œsophagien.

herpès
- Maladie virale due essentiellement aux virus Herpes simplex 1 et 2. Elle se manifeste, lors des poussées, par une éruption douloureuse de fines vésicules. Entre les poussées, le virus reste présent dans les ganglions nerveux. Le virus de type 1 donne plutôt des lésions situées autour de la bouche, alors que le virus de type 2 atteint de préférence les organes génitaux.

- Famille de virus (Herpèsvirus) qui comprend notamment l'Herpes simplex virus (HSV 1 et 2), le virus varicelle-zona (VZV), le Cytomégalovirus (CMV) et le virus d'Epstein-Barr (EBV) de la mononucléose infectieuse.

histamine

Substance chimique naturellement fabriquée par l'organisme et douée de nombreuses propriétés : relâchement des petites artères, contraction des muscles de l'intestin et des bronches, sécrétion du suc gastrique, accélération du cœur et relâchement des contractions de l'utérus. L'histamine est au cœur de l'inflammation, notamment dans les allergies.
Voir aussi : antihistaminique.

hormone

Substance produite par le corps et transportée par le sang, destinée à réguler l'activité de certaines glandes ou de certains organes.

hormone androgène

Famille d'hormones produites essentiellement par les testicules. Elles permettent le développement des caractères sexuels masculins.

hormone stéroïde

Hormone synthétisée par l'organisme à partir du cholestérol. La cortisone, les hormones sexuelles telles que les estrogènes ou la testostérone sont des hormones stéroïdes.
Les hormones stéroïdes utilisées comme médicament sont obtenues par synthèse chimique.

hormone thyroïdienne

Famille d'hormones accélératrices du métabolisme, sécrétées par la glande thyroïde. Elles sont dosables dans le sang et sont appelées T3 et T4.

hypercalcémie

Excès de calcium dans le sang, consécutif à une maladie ou à l'usage de certains médicaments (excès de vitamine D).

hypercalciurie

Augmentation anormale du calcium dans les urines.

hypercholestérolémie

Élévation anormale du taux de cholestérol dans le sang. Le cholestérol sanguin se compose de HDL-cholestérol et de LDL-cholestérol. L'excès de LDL-cholestérol (« mauvais cholestérol ») dans le sang favorise la formation de plaques de graisse sur la paroi intérieure des artères, ce qui entraîne une augmentation du risque de maladies cardiovasculaires.

hyperglycémie

Élévation anormale de la glycémie (taux de sucre dans le sang).

hyperkaliémie

Élévation anormale de la kaliémie (taux de potassium dans le sang) pouvant provoquer des troubles cardiaques.

hypermétropie

Trouble de la vision qui projette l'image d'un objet en arrière de la rétine. L'image formée sur la rétine est floue comme si l'œil était trop court : la personne a du mal à voir les objets de près. Le port de lunettes ou de lentilles de contact est nécessaire lorsque l'accommodation du cristallin ne parvient plus à compenser ce défaut.

hyperplasie

Développement exagéré d'un tissu ou d'un organe.

hypertension artérielle

Excès de pression (tension) du sang dans les artères. Cette pression est assurée par le cœur et est exprimée par deux chiffres. Elle est maximale lors de la contraction du cœur, ou systole (premier chiffre), et minimale lors du repos cardiaque, ou diastole (deuxième chiffre). Une hypertension artérielle se caractérise par une pression maximale (systolique) supérieure ou égale à 16, ou une pression minimale (diastolique) supérieure ou égale à 9,5. Un traitement est instauré lorsque ces chiffres sont dépassés ou pour des tensions plus faibles chez certaines personnes présentant des facteurs de risque cardiovasculaire : hérédité, tabagisme, diabète, excès de cholestérol. Un traitement antihypertenseur permanent permet de limiter les dommages du cœur et des vaisseaux sanguins dus à l'hypertension artérielle.

hypertension artérielle pulmonaire

Excès de pression sanguine dans les artères des poumons. Cette hypertension très particulière touche les vaisseaux qui proviennent de la moitié droite du cœur et conduisent le sang dans les poumons, d'où il rejoindra la moitié gauche du cœur, puis la circulation générale. L'hypertension artérielle pulmonaire est due à un obstacle à l'écoulement du sang, comme par exemple un rétrécissement de la valve mitrale qui sépare l'oreillette et le ventricule gauches du cœur.

hypertension intracrânienne

Excès de pression à l'intérieur de la boîte crânienne, dû à un hématome, un œdème, ou une tumeur du cerveau. Cette affection rare est diagnostiquée par un examen ophtalmologique du fond de l'œil. La douleur de l'hypertension intracrânienne, intense, permanente et durable, ne doit pas être confondue avec un banal mal de tête ou une migraine, qui cèdent généralement en quelques heures ou jours.

hyperthyroïdie

Excès d'hormones thyroïdiennes se traduisant notamment par une accélération du cœur, une mauvaise tolérance à la chaleur, un amaigrissement et une fatigue chronique.

hypertrichose

Développement excessif des poils. À la différence de l'hirsutisme, l'hypertrichose correspond à une accentuation de la pilosité normale.

hypertriglycéridémie

Élévation du taux de triglycérides dans le sang du fait d'une anomalie héréditaire ou d'une consommation excessive d'alcool ou d'aliments sucrés.

hyperuricémie

Excès d'acide urique dans le sang.

hypnotique

Médicament provoquant le sommeil.
Synonyme : somnifère.

hypocalcémie

Baisse du taux de calcium dans le sang, consécutive à une maladie ou à l'usage de certains médicaments.

hypocholestérolémiant

Médicament qui fait baisser le taux de cholestérol dans le sang.

hypoglycémie

Baisse de la glycémie (taux de sucre dans le sang) pouvant provoquer des malaises.

hypokaliémie

Baisse de la kaliémie (taux de potassium dans le sang) pouvant provoquer des troubles du rythme cardiaque. La prise régulière de laxatifs stimulants ou de certains diurétiques est fréquemment responsable d'hypokaliémie.

hypolipidémiant

Médicament qui fait baisser le taux des graisses dans le sang : cholestérol et triglycérides, essentiellement.
Synonyme : hypolipémiant.

hyponatrémie

Diminution du taux de sodium (sel) dans le sang.

hypophyse

Petite glande située à la base du cerveau. Elle sécrète des hormones qui stimulent diverses glandes de l'organisme.

hypotension

Diminution de la pression artérielle (tension) qui peut provoquer fatigue, refroidissement des pieds et des mains, vertiges et malaises. L'hypotension peut être due à des médicaments, une hémorragie, une douleur très forte, mais aussi à un passage brutal de la position couchée à la position debout (hypotension orthostatique).

hypotension orthostatique

Baisse de la tension artérielle survenant lors du passage de la position allongée à la position debout. Due le plus souvent à des médicaments, l'hypotension orthostatique se traduit par des étourdissements avec risque de chute, notamment chez les personnes âgées. Ces troubles peuvent être prévenus en évitant les changements de position brutaux : rester assis quelques instants au bord du lit avant de se mettre debout, se lever lentement d'un siège en gardant un appui avant de se déplacer.

Le port de bas de contention, qui empêche le sang de refluer vers les jambes en position debout, est également utilisé pour traiter l'hypotension orthostatique.

hypothyroïdie

Insuffisance de sécrétion des hormones thyroïdiennes. Elle se traduit notamment par une diminution du pouls, un ralentissement des idées, une constipation, une fatigue chronique, une crainte du froid, etc.

hystérectomie

Intervention chirurgicale destinée à enlever l'utérus. Elle se réalise sous anesthésie à travers la paroi de l'abdomen ou celle du vagin. Elle est pratiquée en cas de saignements utérins non contrôlés par un traitement médicamenteux, si un fibrome volumineux a été identifié ou à la suite d'un cancer de l'utérus ou de son col. Elle peut s'accompagner d'une ablation des ovaires (ovariectomie).

IM

Abréviation d'intramusculaire. Voir ce terme.

IMAO

Abréviation d'inhibiteur de la mono-amine-oxydase. Famille de médicaments utilisés en psychiatrie et en neurologie (dépression, maladie de Parkinson). Ces médicaments sont divisés en deux types : les IMAO non sélectifs, qui sont incompatibles avec de nombreux médicaments et même certains aliments, et les IMAO sélectifs (A ou B), pour lesquels ces inconvénients sont absents ou limités.

immunité

Résistance du corps à certains agents infectieux.
Voir aussi : déficit immunitaire.

immunoglobuline

Anticorps sécrété par certains globules blancs, destiné à neutraliser spécifiquement une substance étrangère ou un agent infectieux. Les immunoglobulines d'origine humaine sont utilisées comme médicament ; elles sont alors purifiées et stérilisées.
Synonyme : gammaglobulines.

impatiences

Sensations pénibles localisées dans les jambes. Elles se manifestent, généralement lors du coucher, par un sentiment d'inconfort, un besoin irrépressible de bouger les jambes.

impédancemétrie

Méthode d'exploration du corps à l'aide de très faibles courants électriques. Selon la fréquence des courants utilisés, l'impédancemétrie permet de mesurer le pourcentage de graisses, de muscles ou d'eau dans le corps. Des techniques d'impédancemétrie sont également utilisées pour explorer les organes de l'audition.

impuissance

Érection impossible ou insuffisante pour la pénétration.

incontinence

Émission involontaire d'urine ou de selles.

indice de masse corporelle (IMC)

Formule permettant d'évaluer la proportion de graisse chez une personne : Poids ÷ (Taille x Taille). Par exemple, pour une personne pesant 82 kg et mesurant 1,60 m, l'indice de masse corporelle est égal à 82 ÷ (1,60 x 1,60) = 32. L'obésité est définie par un indice supérieur à 30.

inducteur enzymatique

Le foie, véritable usine chimique de l'organisme, assure l'élimination ou la destruction de nombreux médicaments.
Certaines substances stimulent les enzymes hépatiques qui assurent cette fonction d'élimination. Ces substances sont des inducteurs enzymatiques, et leur consommation peut diminuer la concentration sanguine des médicaments sensibles à leur action, diminuant, voire annulant, leur effet. Une augmentation de la posologie du médicament permet souvent de compenser l'effet de la prise conjointe d'un inducteur enzymatique, mais le risque d'inefficacité conduit parfois à déconseiller leur association (c'est le cas pour les contraceptifs oraux ou « pilules », qui peuvent perdre leur efficacité s'ils sont associés à la prise régulière d'un inducteur enzymatique).

Le risque est mentionné dans la rubrique Interactions médicamenteuses lorsqu'un médicament est susceptible de voir son action significativement modifiée par la prise d'un inducteur enzymatique.

infarctus du myocarde

Destruction d'une partie du muscle cardiaque (myocarde), privé de sang par obstruction de ses artères.

infiltration

Injection d'une substance médicamenteuse à proximité d'une région douloureuse ou inflammatoire. Les solutions injectables utilisées contiennent généralement des anesthésiques locaux ou des corticoïdes.

inflammation

Réaction naturelle de l'organisme contre un élément reconnu comme étranger. Elle se manifeste localement par une rougeur, une chaleur, une douleur ou un gonflement.

inhibiteur calcique

Médicament capable d'inhiber la contraction des vaisseaux sanguins en bloquant l'entrée du calcium dans leurs parois. Il est utilisé principalement dans le traitement de l'hypertension artérielle et de l'angine de poitrine. Ce médicament n'a aucune influence sur la fixation osseuse du calcium.

inhibiteur de l'angiotensine II

Ces médicaments sont parfois appelés sartans, car les noms des molécules appartenant à cette famille se terminent par sartan (losartan, candésartan, etc.).

Cette famille de médicaments bloque l'action de l'angiotensine II, substance qui augmente la tension artérielle et fatigue le cœur.

Les inhibiteurs de l'angiotensine II sont utilisés pour traiter l'hypertension artérielle.

inhibiteur de l'enzyme de conversion (IEC)

Cette famille de médicaments bloque l'action d'une enzyme, qui convertit l'angiotensine I (substance naturelle inactive) en angiotensine II. Cette dernière substance augmente la tension artérielle et fatigue le cœur.

Les IEC sont utilisés pour traiter l'hypertension artérielle, l'insuffisance cardiaque ou les suites d'infarctus du myocarde.

inhibiteur enzymatique

Substance ou médicament qui diminue l'efficacité d'une enzyme. En pharmacologie, un inhibiteur enzymatique est un médicament qui diminue la dégradation d'autres médicaments en diminuant l'efficacité des enzymes hépatiques responsables de leur dégradation.

Un inhibiteur enzymatique (contrairement à un inducteur enzymatique) a donc pour effet d'augmenter le taux sanguin des médicaments sensibles à son action.

INR

Abréviation d'International Normalised Ratio. Expression normalisée du taux de prothrombine, l'INR permet de limiter les variations de résultats d'un laboratoire d'analyses à l'autre. Il est utilisé pour contrôler l'efficacité d'un traitement anticoagulant oral par antivitamine K. Il varie de 1 (absence d'effet anticoagulant) à 5 et plus (effet anticoagulant maximal et apparition d'un risque d'hémorragie).

Dans la majorité des cas, l'objectif recherché est un INR compris entre 2 et 3.

Lorsque l'INR est inférieur à 2, le traitement est insuffisant et justifie une augmentation de la posologie.

Lorsque l'INR est supérieur à 3, le traitement est excessif et augmente le risque d'hémorragie ; la posologie doit être diminuée.

Dans certaines situations à haut risque d'accident thromboembolique comme le port de prothèses cardiaques, un INR supérieur à 3 peut être nécessaire pour apporter une protection suffisante.

Les modifications de posologies doivent être minimes et leur effet ne se fera sentir sur l'INR qu'après plusieurs jours (délai variable suivant les médicaments) ; elles sont généralement décidées par le médecin. En cas d'INR supérieur à 3,5 le médecin doit être joint avant la prise suivante pour dicter la conduite à tenir. En cas d'INR supérieur à 5, le risque hémorragique est important et peut nécessiter une correction urgente par un traitement spécifique : joindre

rapidement un médecin ou à défaut un service d'aide médicale urgente.
Du fait de fréquentes interactions médicamenteuses, un INR de contrôle devrait être pratiqué 3 à 4 jours après la prescription de tout nouveau médicament pris de façon régulière par une personne en traitement anticoagulant.
L'INR n'est pas adapté à la surveillance des traitements anticoagulants injectables.

insuffisance cardiaque

Incapacité du cœur à remplir sa fonction de pompe. Les principaux symptômes de l'insuffisance cardiaque sont une fatigue et un essoufflement lors d'un effort.

insuffisance coronarienne

Incapacité partielle des artères du cœur (artères coronaires) à irriguer le muscle cardiaque. Des crises d'angine de poitrine peuvent survenir, le plus souvent lors d'un effort.

insuffisance hépatique

Incapacité du foie à remplir sa fonction, qui est essentiellement l'élimination de certains déchets, mais également la synthèse de nombreuses substances biologiques indispensables à l'organisme : albumine, cholestérol et facteurs de la coagulation (vitamine K...).

insuffisance rénale

Incapacité des reins à éliminer les déchets ou les substances médicamenteuses. Une insuffisance rénale avancée ne se traduit pas forcément par une diminution de la quantité d'urine éliminée. Seuls une prise de sang et le dosage de la créatinine peuvent révéler cette maladie.

insuffisance respiratoire

Incapacité des poumons à oxygéner correctement le sang et à éliminer le gaz carbonique en excès.

insuffisance veineuse

Incapacité des veines des jambes à faire remonter le sang vers le cœur.

insuline

Hormone sécrétée par le pancréas après consommation de sucres. Elle diminue le taux de sucre dans le sang et permet son utilisation par les organes. L'insuline sert au traitement de certains types de diabète. La seule insuline actuellement utilisée est obtenue par biotechnologie ; les insulines d'origine animale ne sont plus commercialisées.
Les différentes insulines disponibles diffèrent par leur délai et leur durée d'action.

intolérance

Effet indésirable, le plus souvent digestif, lors de la prise d'un médicament. L'irritation de l'estomac due à l'aspirine est une intolérance et non une allergie.

intramusculaire (voie ou injection)

Injection d'un médicament dans un muscle, généralement au niveau de la fesse. L'effet du médicament, qui ne passe que progressivement dans le sang, est retardé mais prolongé. Une bonne désinfection préalable de la peau est nécessaire car cette injection profonde expose à un risque d'abcès. La douleur due à la piqûre dépend surtout de la nature du produit utilisé. Cette voie d'administration est contre-indiquée chez les hémophiles et chez les personnes qui suivent un traitement anticoagulant, car elle expose alors à un risque d'hématome de la fesse.
Abréviation : IM.

intraveineuse (voie ou injection)

Injection d'un médicament dans une veine, généralement au pli du coude, après désinfection de la peau. Lorsqu'il s'agit d'une injection intraveineuse directe à l'aide d'une seringue, l'effet du médicament est immédiat, mais bref. À l'inverse, la perfusion permet une administration continue et contrôlée de la substance active, diluée dans un flacon de sérum.
Abréviation : IV.

iris

Membrane colorée située en arrière de la cornée, l'iris est couvert de pigments qui déterminent la couleur des yeux. Il est percé d'une ouverture circulaire, la pupille, par laquelle la lumière pénètre dans l'œil.

IRM

Imagerie par résonance magnétique ; méthode de visualisation analogue au scanner, mais sans utilisation de rayons X.

IST

Infection sexuellement transmissible. Synonyme de MST. Voir ce terme.

IV

Abréviation d'intraveineuse. Voir ce terme.

K

kaliémie

Taux de potassium dans le sang. La baisse anormale de la kaliémie, surtout en dessous de 3 mEq/l, expose à des complications cardiaques. Voir aussi : hypokaliémie, hyperkaliémie.

L

lampe à fente

Également appelée biomicroscope, la lampe à fente permet d'explorer les éléments de l'œil en détail en les éclairant par une fente de lumière dont les dimensions et l'angle varient. Les structures éclairées sont examinées à travers un microscope.

laser

Faisceau de lumière concentrée utilisé en médecine pour coaguler, découper ou vaporiser. Il existe plusieurs types de laser selon la source lumineuse du faisceau. Ils sont utilisés dans le traitement de nombreuses maladies : troubles de la rétine, glaucome, verrues, hémorroïdes, polypes, etc.

laxatif de lest

Laxatif qui a la propriété de gonfler au contact de l'eau : il augmente le volume des selles et les rend moins dures. Il est dénué de toxicité.

laxatif lubrifiant

C'est un corps gras, non absorbé par l'intestin, qui facilite le transit et l'élimination des selles. Il est dénué de toxicité, mais son usage prolongé diminue l'absorption de certaines vitamines essentielles (A, D, E, K).

laxatif osmotique

Laxatif permettant de rendre les selles plus liquides en retenant l'eau dans le contenu de l'intestin. Il est dénué de toxicité.

laxatif stimulant

Laxatif puissant mais irritant pour le tube digestif, responsable d'une perte de sels minéraux (potassium...) par l'organisme. Son usage prolongé provoque une dépendance : il n'est plus possible d'aller à la selle sans médicament. À long terme, des lésions définitives de la paroi interne de l'intestin peuvent apparaître (maladie des laxatifs).

lentille de contact

Dispositif optique souple ou rigide placé sur la cornée, destiné à corriger un défaut de la vision. Les lentilles utilisées actuellement sont toutes en matière plastique. Il en existe deux types :
- Les lentilles rigides, plus ou moins perméables à l'oxygène. Leur faible diamètre (elles ne couvrent pas la totalité de la cornée) facilite l'oxygénation de la cornée : l'oxygène contenu dans les larmes peut diffuser sous et autour de la lentille.
- Les lentilles souples, plus ou moins hydrophiles. Elles sont plus faciles à supporter au début, mais leur grand diamètre et leur perméabilité à l'oxygène limitée ne facilitent pas l'oxygénation de la cornée. Elles peuvent poser des problèmes de tolérance à long terme.

Lesch-Nyhan (maladie de)

Maladie métabolique liée à un déficit enzymatique qui entraîne une accumulation d'acide urique dans l'organisme, notamment dans le cerveau. Elle se traduit par des troubles graves du comportement.

libération prolongée

Procédé de fabrication d'un médicament, qui permet une libération lente et progressive des substances actives dans l'organisme.
Abréviation : LP.

lithiase

Concrétion (pierre) qui se forme dans les voies excrétrices de certains organes : voies urinaires, biliaires, salivaires.
Synonyme : calcul.

lithium

Élément minéral proche du sodium, utilisé soit sous forme de traces (oligo-éléments) pour traiter les troubles légers du sommeil et la nervosité, soit à forte dose pour traiter les troubles graves de l'humeur. À dose élevée, il interfère avec de nombreux autres médicaments.

lombalgie
Douleur de la partie basse du dos.

LP
Abréviation de libération prolongée. Voir ce terme.

lumbago
Douleur de dos dans la région lombaire.

lupus érythémateux
Maladie de peau provoquant une rougeur de la partie centrale du visage. Il en existe deux formes principales : lupus discoïde (uniquement cutané) et lupus disséminé (associé à des lésions des organes profonds).

lyophilisat
Poudre résultant du dessèchement rapide (à basse température et sous vide) d'une substance dissoute dans de l'eau (par exemple café soluble). Comme médicaments, les lyophilisats peuvent être dissous dans un solvant pour préparer une solution (injectable, auriculaire, nasale...) ou être présentés sous forme d'un comprimé à dissoudre dans un verre d'eau, à sucer ou à laisser fondre sous la langue.

M

macération
Mode de préparation de certaines tisanes ; ce procédé permet d'extraire les substances contenues dans les plantes en les faisant tremper de façon prolongée dans de l'eau froide. Cette technique diffère de l'infusion ou de la décoction.

mal des montagnes ou mal de l'altitude
Ensemble de symptômes survenant lorsque l'altitude augmente brutalement (randonnée en haute montagne, arrivée en avion dans une ville de montagne).

maladie coronarienne
Voir insuffisance coronarienne.

maladie de l'oreillette
Atteinte d'une partie du cœur appelée oreillette où sont localisés les centres de l'automatisme cardiaque. L'altération de ces centres peut être responsable de troubles du rythme cardiaque.

mammographie
Radiographie des seins effectuée avec un appareil spécifique, le sénographe. Le sein est comprimé entre deux plaques pour obtenir une épaisseur régulière. Cet examen permet le dépistage précoce du cancer du sein. En cas de doute, il peut être complété par une échographie et un prélèvement sous anesthésie locale.

masse grasse
Pourcentage de graisse dans le poids total du corps. Cette graisse est essentiellement située sous la peau et autour des organes de l'abdomen (tissu adipeux).

masse musculaire
Pourcentage de muscle dans le poids total du corps.

mastopathie
Terme désignant les anomalies et maladies de la glande mammaire.

médicament à prescription restreinte
Terme regroupant certains médicaments susceptibles de poser des problèmes en matière de santé publique et dont la prescription obéit à des règles précises :
- Médicament réservé à l'usage hospitalier : il ne peut être ni prescrit ni délivré en dehors de l'hôpital.
- Médicament à prescription initiale hospitalière : il doit être obligatoirement prescrit initialement à l'hôpital, mais la délivrance du médicament et les ordonnances de renouvellement peuvent être réalisées en dehors de l'hôpital.
- Médicament à surveillance particulière : pendant toute la durée du traitement, les malades traités par un médicament appartenant à cette catégorie doivent faire l'objet de soins particuliers (prises de sang, examens complé-

mentaires, consultations plus fréquentes). Le renouvellement de l'ordonnance est subordonné au respect des règles de surveillance.
D'autres médicaments obéissent à des règles de délivrance particulière : les médicaments d'exception et les stupéfiants (voir ces termes).

médicament d'exception

Médicament particulièrement coûteux utilisé dans des cas très précis. Le médecin rédige sa prescription sur une ordonnance spéciale comportant 4 volets : 1 pour le patient, 2 pour la Sécurité sociale, 1 pour le pharmacien.
Le respect de cette procédure conditionne le remboursement par la Sécurité sociale.
D'autres médicaments obéissent à des règles de délivrance particulière : les stupéfiants et les médicaments à prescription restreinte (voir ces termes).

mégacôlon

Dilatation d'une partie du gros intestin où s'accumulent gaz et matières fécales. Il s'accompagne fréquemment de constipation.

mélanine

Substance foncée qui assure la pigmentation de la peau, abondante chez les personnes à peau noire et plus rare chez les roux et les blonds. Sa sécrétion, stimulée par les rayons ultraviolets (bronzage), forme un écran qui arrête ces rayons nocifs et les empêche de pénétrer dans les couches profondes de la peau.

mélanome malin

Cancer de la peau dû au rayonnement solaire.

ménopause

Arrêt progressif des cycles menstruels, qui survient chez la femme vers l'âge de 50 ans. La ménopause est due à une forte diminution de la sécrétion d'hormones par les ovaires. Elle peut également être la conséquence de l'ablation chirurgicale des ovaires ou d'un traitement médicamenteux.

métabolisme

Ensemble des actions de transformation qu'effectue l'organisme, aboutissant à la création d'énergie ou à l'élaboration de substances diverses. On distingue l'anabolisme (métabolisme de fabrication) du catabolisme (métabolisme de dégradation).

métastase

Présence dans une partie du corps ou dans un organe de cellules tumorales provenant d'un cancer ayant débuté dans un autre organe.
Synonyme : localisation secondaire.

microalbuminurie

Voir albuminurie.

miction

Action d'uriner.

migraine

Mal de tête particulier touchant généralement la moitié droite ou gauche de la tête, souvent associé à une crainte de la lumière et du bruit.

MST

Abréviation de maladie sexuellement transmissible.
Aujourd'hui également appelée IST (infection sexuellement transmissible) pour englober les infections sans symptômes, au moins au début (VIH, par exemple).

muqueuse

Tissu (membrane) qui tapisse les cavités et les conduits du corps communiquant avec l'extérieur (tube digestif, appareil respiratoire, voies urinaires, etc.).

myasthénie

Maladie des muscles se traduisant par une fatigabilité anormale pendant l'effort. Il existe des formes de myasthénie plus ou moins graves.

mycose

Affection due à des champignons microscopiques, favorisée par la prise d'antibiotiques.

myopathie

Maladie des muscles, souvent génétique, dont il existe différentes formes de gravité variable.

myopie

Trouble de la vision qui projette l'image d'un objet en avant de la rétine. L'image formée sur la rétine est floue comme si l'œil était trop profond : la personne a du mal à voir les objets situés au loin. Le port de lunettes ou de lentilles de contact est nécessaire lorsque l'accommodation du cristallin ne parvient pas à compenser ce défaut.

myorelaxants

Médicaments utilisés, en général sur de courtes périodes, dans le traitement d'appoint des contractures musculaires douloureuses, par exemple après une blessure. En détendant le muscle, ils contribuent à lutter contre la douleur.

N

neuroleptique

Famille de médicaments utilisés dans le traitement de certains troubles nerveux ou de symptômes divers : troubles digestifs, troubles de la ménopause, etc.

neurone

Cellule du système nerveux capable d'émettre et de recevoir des informations sous forme de signaux électriques, permettant ainsi aux différentes parties de l'organisme de communiquer entre elles.

nodule

Terme général désignant une petite boule anormalement présente dans l'organisme. Ce terme est purement descriptif et ne présume pas de l'origine de cette petite boule : kyste, ganglion, tumeur bénigne ou maligne.

nœud sinusal

Groupe de cellules nerveuses situé dans la paroi du cœur droit et dont l'activité électrique autonome provoque les battements du cœur (par la stimulation régulière du muscle cardiaque). Également appelé nœud de Keith et Flack, ce groupe de cellules fonctionne comme une horloge qui enverrait une impulsion électrique à intervalle régulier. Lors d'un exercice physique, le nœud sinusal reçoit des informations provenant du cerveau et du sang (adrénaline par exemple) : il accélère alors le rythme de ses impulsions.

nouveau-né

Enfant de moins d'un mois.

numération formule sanguine

La numération mesure le nombre de globules rouges (hématies), de globules blancs (leucocytes) et de plaquettes dans le sang. La formule sanguine précise le pourcentage des différents globules blancs : neutrophiles, éosinophiles, basophiles, lymphocytes, monocytes.
Abréviation : NFS.

O

obésité

Excès de poids par augmentation des graisses stockées dans le corps. Elle peut provenir de facteurs héréditaires, d'une alimentation mal équilibrée et trop importante, ou de problèmes hormonaux. L'obésité favorise les maladies cardiovasculaires, le diabète, les problèmes articulaires (dos, hanche, genou, cheville) et certains cancers.

œdème

Accumulation d'eau ou de lymphe provoquant un gonflement localisé.

œdème aigu du poumon

Infiltration de lymphe dans le poumon, due à un excès de pression sanguine dans les veines pulmonaires. Les poumons ne fonctionnent plus correctement et un essoufflement majeur apparaît. L'œdème aigu du poumon traduit une défaillance du cœur gauche qui reçoit le sang oxygéné en provenance des poumons et le pompe vers l'aorte.

œil-de-perdrix

Cors situés face à face sur les côtés de deux orteils voisins. L'œil-de-perdrix résulte de la compression excessive de ces orteils l'un contre l'autre. Il est très douloureux.

œsophage

Tube qui relie le pharynx (la gorge) à l'estomac.

œsophagite

Inflammation de l'œsophage, due à un reflux de l'acidité de l'estomac. Une œsophagite peut également être provoquée par l'absorption de certains médicaments pris avec une quantité d'eau insuffisante.

oligo-élément
Élément minéral (cuivre, cobalt, manganèse, or, argent, etc.), apporté par une alimentation diversifiée et présent dans l'organisme en très petite quantité. Les oligo-éléments sont utilisés comme modificateurs de terrain.
Synonyme : élément minéral trace.

OMS (Organisation mondiale de la santé)
En anglais WHO (World Health Organisation). Elle dirige et coordonne la promotion et la protection sanitaire de tous les pays. Ses principales actions sont la surveillance des maladies et l'aide aux différents gouvernements pour la lutte contre les maladies transmissibles, la formation des personnels de santé, l'organisation des services de santé publique. Elle peut également intervenir dans les cas d'urgence (épidémie de choléra, par exemple).

ophtalmoscope
Instrument permettant d'examiner certaines structures de l'œil : rétine, fond d'œil et vaisseaux rétiniens.

oreillettes
Cavités du cœur qui reçoivent le sang arrivant des veines. L'oreillette droite reçoit le sang des veines pulmonaires, et l'oreillette gauche celui des veines provenant des autres régions du corps. Elles se contractent pour expulser le sang vers les ventricules.

ORL
Abrévation d'oto-rhino-laryngologie. Cette spécialité médicale concerne les maladies de l'oreille, du nez et de la gorge.

orthèse
Appareillage utilisé pour corriger une déficience (tendinite, arthrose, entorse, etc.) d'un membre ou de la colonne vertébrale. Les orthèses sont le plus souvent en plastique rigide rembourré de mousse.

orthophonie
Rééducation du langage, sous sa forme orale et écrite. L'orthophonie prend notamment en charge les défauts de prononciation (bégaiement, zézaiement, etc), les difficultés d'écriture (dyslexie, dysorthographie) et certains troubles du langage (aphasie) ou de la mémoire consécutifs à des affections neurologiques telles que des accidents vasculaires cérébraux.

ostéoclaste
Cellule qui participe au renouvellement de l'os. Ce renouvellement est assuré par deux types de cellules : les ostéoclastes, qui détruisent en permanence l'os ancien, et les ostéoblastes, qui construisent de l'os neuf.

ostéodensitométrie
Mesure de la densité des os au niveau de la colonne vertébrale et des hanches. Cette méthode indolore (similaire à un scanner) permet de dépister des signes de décalcification et d'ostéoporose, et de suivre l'efficacité du traitement contre ces problèmes de santé.

ostéomalacie
Déminéralisation du squelette par insuffisance de fixation du calcium et du phosphore sur l'os.

ostéoporose
Fragilisation des os, qui deviennent poreux et cassants.

otite
Inflammation ou infection de l'oreille. L'otite externe ne concerne que le conduit auditif. L'otite moyenne aiguë et l'otite séreuse chronique touchent la partie de l'oreille située derrière le tympan (oreille moyenne).

otite barotraumatique
Lésion du tympan due à une pression trop importante (avion, plongée sous-marine).

otosclérose
Variété d'otite chronique grave.

otospongiose
Variété d'otite chronique héréditaire grave.

P

Paget (maladie de)
Maladie caractérisée par un développement anormal et une déformation de certains os du squelette.

palpitations
Perception anormale de battements cardiaques irréguliers.

paludisme
Maladie tropicale due à un parasite (Plasmodium) transmis par un moustique (anophèle femelle). Elle se traduit par une fièvre revenant à intervalles réguliers, des frissons et d'autres symptômes très divers. Toute fièvre élevée survenant dans le mois qui suit le retour d'un voyage en pays tropical doit faire suspecter un paludisme.
Synonyme : malaria.

pancréatite
Inflammation ou infection du pancréas. Cette glande située derrière l'estomac sécrète des enzymes digestives ainsi que l'insuline, indispensable au métabolisme des sucres.
Une pancréatite aiguë se traduit par des douleurs abdominales ou dorsales extrêmement violentes. Elle est confirmée par une prise de sang spécifique.

pansement digestif
Médicament qui protège le tube digestif en tapissant la muqueuse d'un film protecteur et en diminuant l'acidité de l'estomac. Ce type de médicament peut gêner l'absorption d'autres médicaments.

parathyroïdes
Petites glandes groupées par paire en arrière de la glande thyroïde. Elles participent à la régulation du calcium et du phosphore de l'organisme grâce à une hormone qu'elles sécrètent, la parathormone. Une diminution de parathormone entraîne une hypoparathyroïdie, et un excès, une hyperparathyroïdie.

Parkinson (maladie de)
Affection chronique du système nerveux liée à l'altération de certaines cellules du cerveau et se traduisant par des troubles de la mobilité et parfois des tremblements.

parkinsonien
- Qui se rapporte à la maladie de Parkinson.
- Syndrome parkinsonien : ensemble de symptômes identiques à ceux de la maladie de Parkinson, qui peuvent être notamment observés chez des personnes traitées par des neuroleptiques. Ce syndrome est réversible à l'arrêt du traitement et peut être corrigé par un traitement spécifique.

perfusion
Administration très lente d'une substance par voie intraveineuse. Le flacon est relié à la veine par un tuyau souple et transparent permettant de contrôler le débit.
Synonyme : goutte-à-goutte.

péridurale (voie ou injection)
Injection d'un médicament (anesthésique local, morphine, etc.) dans l'espace péridural de la colonne vertébrale.
L'espace péridural entoure la dure-mère, solide membrane qui protège la moelle épinière.
Cette injection est pratiquée en introduisant une aiguille entre deux vertèbres.

périnée
Ensemble de muscles situé entre le pubis et l'anus. Il soutient les organes placés dans la région du bassin et contribue à la continence, c'est-à-dire la capacité à retenir les urines et les selles.

pH
Mesure de l'acidité ou de l'alcalinité d'une substance. Elle varie de 1, pour un acide fort, à 14 pour une base (alcali) forte. L'eau pure est neutre ; son pH est de 7.

pharyngite
Inflammation ou infection du pharynx.

phénylcétonurie
Maladie héréditaire qui se caractérise par l'absence d'une enzyme et qui conduit à l'accumulation dans le sang d'un produit toxique. Son dépistage est systématique à la naissance. Le traitement repose sur un régime alimentaire spécifique pendant la petite enfance.

phéochromocytome
Tumeur très rare des glandes surrénales, se manifestant principalement par des crises d'hypertension artérielle.

phlébite
Inflammation d'une veine profonde avec formation d'un caillot sanguin, touchant généralement les jambes. La gravité des phlébites est liée à la possibilité d'un déplacement du caillot qui peut migrer jusqu'au cœur et venir ensuite obstruer une artère des poumons (embolie pulmonaire). Une paraphlébite, ou phlébite superficielle, est l'inflammation d'une veine superficielle ; elle est beaucoup moins préoccupante.

photosensibilisation
Sensibilité anormale de la peau à la lumière ou aux rayons ultraviolets, due à un médicament ou à une substance naturelle ou chimique.

pied d'athlète
Mycose du pied favorisée par la présence permanente d'humidité (sueur), dans les chaussures de sport, par exemple.

placebo
Placebo signifie en latin « je plairai ». Ce terme désigne un médicament factice ne contenant aucune substance active. Le placebo est utilisé pour l'étude scientifique des médicaments : un groupe de malades prend un médicament présumé actif, tandis qu'un autre groupe prend un placebo d'aspect identique. L'attribution du vrai médicament ou du placebo se fait par tirage au sort et en aveugle (ni le médecin ni le malade ne savent initialement quel médicament a été pris). La comparaison de l'amélioration observée dans les deux groupes permet de déterminer la part de l'amélioration qui revient à l'activité propre du médicament de celle qui est due à l'effet placebo. Cet effet placebo est très important : près de la moitié des douleurs, par exemple, quelle qu'en soit la cause, sont soulagées par la prise d'un placebo. Cet aspect complexe de la thérapeutique illustre l'importance du psychisme dans l'expression ou au contraire la guérison des symptômes et des maladies. Le placebo est également utilisé pour apprécier l'effet nocebo (« je nuirai », en latin) : la prise d'un médicament factice induit un pourcentage non négligeable d'effets indésirables (maux de tête, vertiges, troubles digestifs...). La comparaison entre les effets indésirables observés sous médicament et sous placebo permet de faire la part entre les effets indésirables spécifiques du médicament et ceux dus à l'effet nocebo. Il faut signaler que l'effet nocebo est considérablement renforcé par la lecture préalable des effets indésirables potentiels du médicament...

plaque dentaire
Dépôt adhérent dans la bouche, élaboré par des bactéries qui sécrètent des acides et des enzymes toxiques pour les dents et les gencives.

plaquettes
Petites cellules présentes dans le sang : elles participent à la formation des caillots.

poliomyélite
Maladie infectieuse due à un virus. Elle se traduit par des paralysies des muscles des membres (plus rarement de ceux de la respiration). Depuis la mise en place de la vaccination systématique des enfants, cette maladie a disparu des pays occidentaux. Un rappel vaccinal contre la poliomyélite doit être fait tous les dix ans.

polyarthrite rhumatoïde
Rhumatisme inflammatoire responsable de lésions articulaires, touchant notamment les mains.

polynévrite
Affection d'origine toxique ou infectieuse touchant plusieurs nerfs. L'alcoolisme est la principale cause de polynévrite.

polype
Excroissance sur une muqueuse.

polyurie
Émission d'urines abondantes.

porphyrie
Maladie héréditaire rare due à un trouble du métabolisme d'une substance appelée porphyrine.

posologie
Quantité et répartition de la dose d'un médicament en fonction de l'âge, du poids et de l'état général du malade.

potassium
Élément minéral présent en grande quantité dans l'organisme.
Voir aussi : kaliémie.

préménopause
Courte période qui précède la ménopause et se traduit par des cycles irréguliers et une baisse modérée de la sécrétion d'hormones par les ovaires.

presbyacousie
Diminution progressive de l'audition liée au vieillissement, en particulier pour les fréquences aiguës. Elle se traduit par une plus grande difficulté à suivre les conversations dans un environnement bruyant. La presbyacousie peut nécessiter le port de prothèses auditives.

pression artérielle
Pression du sang dans les artères, mesurée à l'aide d'un brassard. Elle est exprimée par deux chiffres : le plus élevé correspond à la pression artérielle systolique, mesurée lors la contraction du cœur, tandis que le second, moins élevé, est le témoin de la pression artérielle diastolique, mesurée lors du relâchement du muscle cardiaque. En France, le terme tension artérielle est couramment employé pour désigner la pression artérielle.
Voir aussi : hypertension artérielle et hypotension orthostatique.

pression diastolique
Voir pression artérielle.

pression systolique
Voir pression artérielle.

priapisme
Érection anormalement prolongée et douloureuse.

principe actif
Composant d'un médicament qui est à l'origine de ses propriétés thérapeutiques. Un médicament est habituellement constitué d'un ou plusieurs principes actifs et d'excipients qui les accompagnent.
Voir aussi : excipient.

Prinzmetal (angor de)
Forme particulière d'angine de poitrine due à un spasme des artères coronaires.

progestatif
Substance dont l'action est proche de celle de la progestérone.

progestérone
Hormone sécrétée par l'ovaire pendant la seconde phase du cycle et pendant la grossesse. Elle favorise la fixation et le développement dans l'utérus de l'œuf fécondé. Certains dérivés de la progestérone sont utilisés comme contraceptif ou pour soulager les troubles liés à la ménopause.

prostaglandines
Hormones produites par les cellules de nombreux organes (appareil génital, artères, bronches, reins, etc.). Elles agissent localement et ne passent pas dans le sang. Leur action est puissante et rapide. Elles sont impliquées dans de nombreux phénomènes inflammatoires.

prostate
Organe génital masculin dont la sécrétion contribue à la formation du sperme.
Voir aussi : adénome de la prostate.

prostatite
Infection de la prostate.

psoriasis
Maladie de la peau touchant surtout les coudes et les genoux, mais aussi les ongles et le cuir chevelu. Le psoriasis se manifeste par des plaques épaisses, rouges, et recouvertes d'une pellicule blanche adhérente. Le psoriasis peut être plus ou moins inflammatoire. Il se présente parfois sous forme de petits boutons disséminés (psoriasis en gouttes). Le psoriasis peut avoir l'aspect de pustules.

pupille
Ouverture circulaire située au centre de l'iris, par laquelle la lumière pénètre dans l'œil. Son diamètre s'adapte à la lumière ambiante pour permettre une vision claire sans être ébloui.

Q

Quincke (œdème de)
Réaction allergique touchant généralement le visage. L'œdème de Quincke se traduit par un gonflement parfois spectaculaire. Les paupières sont souvent les premières touchées. Dans les

rares cas où l'œdème touche la gorge, des troubles respiratoires peuvent survenir et un traitement d'urgence est nécessaire.

R

rachitisme

Maladie de la croissance due à un déficit en vitamine D. Elle se traduit par une déformation des os et des cartilages, et des troubles de l'état général. La vitamine D est fabriquée dans la peau à condition que celle-ci soit suffisamment exposée au soleil ; elle favorise l'absorption et la fixation du calcium et du phosphore, principaux constituants de l'os.

radiothérapie

Utilisation de la radioactivité pour soigner certaines maladies, notamment des cancers.

Raynaud (syndrome, phénomène ou maladie de)

Troubles de la circulation sanguine des extrémités se traduisant par des fourmillements, un engourdissement et un changement de couleur transitoire des doigts ou des orteils.

réaction allergique

Réaction due à l'hypersensibilité de l'organisme à un médicament. Les réactions allergiques peuvent prendre des aspects très variés : urticaire, œdème de Quincke, eczéma, éruption de boutons rappelant la rougeole... Le choc anaphylactique est une réaction allergique généralisée qui provoque un malaise par chute brutale de la tension artérielle.

récepteur

Structure située dans la paroi des cellules, sorte de « serrure » activée par une substance (clé) spécifique. L'adrénaline, par exemple, se fixe sur les récepteurs bêta du cœur et augmente le rythme cardiaque. Certains médicaments agissent en bloquant les récepteurs, par exemple : les bêtabloquants.

rectocolite hémorragique

Maladie inflammatoire du rectum et du côlon, qui évolue par poussées. Chaque poussée s'accompagne de fièvre, de selles glaireuses et sanglantes.

rectoscopie

Technique d'examen visuel de l'intérieur du rectum au moyen d'un tube optique (rectoscope).

reflux gastro-œsophagien

Remontée du suc gastrique dans l'œsophage et dans l'arrière-gorge, favorisée par la position allongée après les repas, par le fait de se pencher en avant, par le port de vêtements qui compriment l'abdomen. Ce reflux est parfois dû à une hernie hiatale.

résistance (sport)

Aptitude à fournir un effort d'intensité élevée le plus longtemps possible. Dans le cadre d'activités sportives, on parle de résistance musculaire, cardiovasculaire ou générale selon si cette aptitude concerne les muscles, le cœur et les vaisseaux sanguins ou l'individu dans sa totalité.

rétine

Tissu nerveux qui tapisse le fond de l'œil et joue le rôle de capteur d'images.

rétinoïdes

Famille de médicaments apparentés à la vitamine A, utilisés en dermatologie. Ces médicaments sont formellement interdits aux femmes enceintes ou cherchant à le devenir.

rhinite

Inflammation ou infection du nez et des fosses nasales.

rhumatisme articulaire aigu

Complication des infections dues à un germe (streptocoque). Elle se traduit par des lésions cardiaques et articulaires.

rhumatisme inflammatoire

Contrairement à l'arthrose, le rhumatisme inflammatoire provoque une destruction rapide des articulations. Les principaux rhumatismes inflammatoires sont la polyarthrite rhumatoïde, la pelvispondylite rhumatismale (spondylarthrite ankylosante) et le rhumatisme psoriasique.

S

salicylés
Famille de médicaments dont le plus connu est l'acide acétylsalicylique (aspirine).

satiété
État de satisfaction ressenti après avoir suffisamment mangé et qui entraîne l'arrêt de l'alimentation. Cette sensation résulterait de l'action combinée d'une hormone sécrétée par l'intestin, des concentrations de nutriments dans le sang et de signaux envoyés par l'estomac lorsqu'il atteint un certain volume.

scanner
Dispositif de radiographie couplé à un ordinateur qui permet d'obtenir une image nette d'un organe profond.

sciatique
Névralgie du nerf sciatique. Elle est souvent due à une hernie discale.

séborrhée
Augmentation de la sécrétion de sébum, graisse naturelle sécrétée par certaines glandes de la peau (glandes sébacées), qui a pour effet de donner un aspect gras à la peau ou au cuir chevelu.

sédatif
- Qui apaise, qui calme.
- Médicament appartenant à différentes familles : anxiolytiques, hypnotiques, antalgiques, antitussifs, antiépileptiques, neuroleptiques, etc. mais aussi antidépresseurs, antihistaminiques H1, antihypertenseurs. Un sédatif peut être responsable de somnolence et augmenter les effets de l'alcool.

sel
Substance chimique dont la plus connue est le chlorure de sodium ou sel de table. Le sel de régime ne contient pas de sodium ; celui-ci est remplacé généralement par du potassium.

sinusite
Inflammation ou infection des sinus.

sodium
Substance minérale qui peut former des sels, notamment avec le chlore (chlorure de sodium ou sel de table).

somnifère
Synonyme d'hypnotique. Voir ce terme.

sophrologie
Méthode thérapeutique qui utilise la détente physique et psychique dans un but préventif ou calmant. La sophrologie a été mise au point au milieu du XXe siècle par le docteur Alfonso Caycedo, un neuropsychiatre colombien. Le but initial de la sophrologie est une détente ciblée, aidant le patient à se concentrer sur ses processus intérieurs et sur ses souvenirs. Elle est obtenue par une relaxation musculaire et une respiration calme.

spasmophilie
Terme fréquemment employé pour qualifier un état associant diverses manifestations d'un dérèglement nerveux diffus.

sphincter
Muscle qui permet la fermeture des orifices naturels de l'organisme.

spondylarthrite ankylosante
Rhumatisme inflammatoire responsable de lésions articulaires atteignant surtout la colonne vertébrale et le bassin.

staphylocoque
Germe impliqué dans de nombreuses infections, notamment cutanées. Il n'est sensible qu'à certains antibiotiques.

stent
Mot anglais désignant une prothèse en forme de ressort, placée à l'intérieur d'une artère que l'on vient de dilater, pour éviter que l'artère ne revienne à son diamètre initial. La traduction en français est endoprothèse vasculaire.

sternum
Os plat qui forme la partie avant de la cage thoracique. Il est relié aux côtes et aux clavicules.

stéroïde androgène

Hormone mâle fabriquée par les testicules et les glandes surrénales. Elle permet le développement des organes sexuels et de la pilosité de type masculin.

stomatite

Inflammation de la bouche et des gencives qui peut être due à une infection, mais aussi à certains médicaments qui se concentrent dans la salive.

stupéfiant

Médicament particulièrement susceptible d'être détourné de son usage par un toxicomane. Il ne peut être prescrit que sur une ordonnance sécurisée.
Cette ordonnance a une validité de 7 jours (parfois 14 ou 28 jours).
D'autres médicaments obéissent à des règles de délivrance particulière : les médicaments d'exception et les médicaments à prescription restreinte (voir ces termes).

sublingual

Voie d'administration d'une substance médicamenteuse qui permet une absorption rapide par les veines situées sous la langue. Le médicament doit être maintenu sous la langue suffisamment longtemps pour passer dans le sang (quelques minutes en général).

sucre

Terme général désignant différentes substances dont la plus répandue est le saccharose ; d'autres sucres peuvent être contenus dans les médicaments : glucose, fructose, lactose, etc. Le glucose est le sucre utilisé par l'organisme ; il est le seul à circuler en quantité notable dans le sang. Les édulcorants (faux sucre) sont autorisés chez les diabétiques ou les personnes suivant un régime, et sont très peu caloriques.

sulfamide hypoglycémiant

Médicament de la famille des sulfamides, qui abaisse le taux de glucose dans le sang (glycémie) en augmentant la sécrétion d'insuline par le pancréas.

sulfamides

Famille chimique représentée dans plusieurs classes de médicaments : antibiotiques, antidiabétiques, diurétiques... Les sulfamides peuvent être à l'origine d'allergies.

surdosage

La prise en quantité excessive d'un médicament expose à une augmentation de l'intensité des effets indésirables, voire à l'apparition d'effets indésirables particuliers.
Ce surdosage peut résulter d'une intoxication accidentelle, ou volontaire dans un but de suicide : il convient alors de consulter le centre antipoison de votre région. Mais le plus souvent, le surdosage est la conséquence d'une erreur dans la compréhension de l'ordonnance, ou de la recherche d'une augmentation de l'efficacité par un dépassement de la posologie préconisée. Enfin, une automédication intempestive peut conduire à l'absorption en quantité excessive d'une même substance contenue dans des médicaments différents. Certains médicaments exposent plus particulièrement à ce risque, car ils sont considérés (à tort) comme anodins : vitamines A et D, aspirine, etc. L'arrêt ou la diminution des prises médicamenteuses permettent de faire disparaître les troubles liés à un surdosage.

symptôme

Trouble ressenti par une personne atteinte d'une maladie. Un même symptôme peut traduire des maladies différentes et une même maladie ne donne pas forcément les mêmes symptômes chez tous les malades.

syncope

Perte de connaissance brève et complète.

syndrome d'apnée du sommeil

Terme général qui désigne certains troubles de la respiration survenant pendant le sommeil. Ces troubles peuvent être dus à une lésion des centres nerveux qui commandent la respiration, mais le plus souvent, ils sont d'origine obstructive : la base de la langue chute en arrière pendant le sommeil et vient obstruer le pharynx provoquant une apnée et une asphyxie qui réveillent le malade, lui permettant de reprendre sa respiration. La multiplication des apnées au cours de la nuit perturbe le sommeil et est à l'origine d'une somnolence pendant la journée. Ces apnées obstructives sont souvent associées au ronflement.

syndrome de malabsorption chronique

Maladie caractérisée par un défaut de l'absorption digestive de certains nutriments, due généralement à une maladie ou à l'ablation chirurgicale d'une partie de l'intestin grêle ou de l'estomac.

syndrome de sevrage

Réaction due à la privation brutale d'une substance (médicament, toxique, alcool...) à laquelle l'organisme a été habitué. Certains médicaments pris pendant la grossesse peuvent provoquer cette réaction chez le nouveau-né. Une forme particulière de syndrome de sevrage est le manque ressenti par les toxicomanes lorsqu'ils sont privés de drogue.

syndrome néphrotique

Ensemble de signes liés à une altération des reins, qui se traduit par des œdèmes et par la présence d'albumine dans les urines.

syndrome prémenstruel

Syndrome survenant avant les règles pendant une période variant de 1 à 15 jours et comportant un ou plusieurs des troubles suivants : ballonnement abdominal, tension des seins, douleurs du bas-ventre, prise de poids, irritabilité, fatigue, tendance dépressive.

synovie

Liquide visqueux présent en petites quantités dans les articulations, dont il assure la lubrification.

syphilis

Maladie sexuellement transmissible due à un germe appelé tréponème.

système nerveux central

Ensemble formé par le cerveau et la moelle épinière.

T

tachycardie

Accélération du rythme des battements du cœur. Elle peut être due à une fièvre, à une hyperthyroïdie, à une maladie cardiaque, à l'action de certains médicaments, etc.

taux de prothrombine

Dosage sanguin permettant de mesurer l'efficacité du traitement anticoagulant. Le taux de prothrombine est normalement proche de 100 % ; lorsqu'il baisse, le risque de formation d'un caillot diminue mais le risque d'hémorragie augmente. Le TP tend à être supplanté par l'INR, technique de mesure internationale standardisée.
Abréviation : TP.

télangiectasies

Petits vaisseaux dilatés apparaissant en transparence sous la peau.

tendinite

Inflammation des tendons, qui provoque une douleur lors de certains mouvements. Les tendinites les plus courantes affectent les tendons du coude (tennis-elbow) et le tendon d'Achille.

tension artérielle

Voir pression artérielle.

tension intraoculaire

Tension (pression) des liquides contenus dans l'œil. Elle peut augmenter dans certaines maladies comme le glaucome.

testostérone

Hormone sexuelle mâle. Elle est indispensable au développement des organes sexuels chez l'enfant, et à leur fonctionnement chez l'adulte.

tétanie

Par analogie avec les symptômes du tétanos : crispation musculaire accompagnée de tremblements, survenant par crises. Ces crises peuvent être dues à un stress ou, plus rarement, à un manque de calcium.

tétanos

Maladie infectieuse due à un germe capable de survivre dans la terre pendant plusieurs années.

Dans une plaie, le bacille tétanique sécrète une substance toxique (toxine) capable de provoquer des contractions douloureuses et une paralysie des muscles qui s'étend à l'ensemble du corps. Le tétanos est une maladie extrêmement grave qui peut entraîner la mort par paralysie des muscles de la respiration. La vaccination est obligatoire et doit être renouvelée tous les dix ans.

thrombose

Formation d'un caillot dans une veine, une artère ou dans l'une des cavités du cœur.

thyroïde

Glande située à la base du cou, qui sécrète des hormones riches en iode.

tissu adipeux

Accumulation de graisse sous forme de cellules gorgées d'acides gras, essentiellement sous la peau et autour des organes de l'abdomen.

tissu conjonctif

Trame de protéines plus ou moins dense qui soutient et lie entre elles les cellules de nombreux organes (os, peau, dents, ongles, etc.). Il est surtout composé de collagène et de cellules appelées fibroblastes. Il constitue l'essentiel des tendons, des gaines des muscles et des cartilages.

tonus musculaire

Au repos, les muscles sont dans un état de tension légère involontaire dont nous n'avons pas conscience : c'est le tonus (ou tonicité) musculaire. L'exercice physique régulier augmente le tonus des muscles.

torsades de pointes

Trouble grave du rythme cardiaque, favorisé par :

- une hypokaliémie ou des situations la favorisant : diarrhées importantes et prolongées, usage répété de laxatif stimulant...,
- un cœur trop lent,
- une prédisposition visible sur l'électrocardiogramme,
- la prise de certains médicaments.

Les médicaments susceptibles de provoquer des torsades de pointes sont les suivants : quinidine, hydroquinidine, disopyramide, amiodarone, sotalol, ibutilide, certains neuroleptiques, bépridil, cisapride, diphémanil, halofantrine, mizolastine, pentamidine, moxifloxacine, érythromycine (voie IV).

traitement curatif

Traitement destiné à soigner une maladie déclarée, et qui vise la guérison. Dans la majorité des cas, le traitement curatif s'attaque à la cause de la maladie.

traitement d'appoint

Traitement qui complète l'action d'un traitement spécifique, mais ne permet généralement pas d'obtenir la guérison à lui seul.

traitement d'attaque

Traitement destiné à obtenir un effet rapide grâce à des doses élevées.

traitement de fond

Synonyme de traitement préventif, dans le cas des maladies évoluant par crises ou par poussées (asthme, migraine, rhumatismes, psoriasis, etc.). Des crises peuvent néanmoins survenir, qui ne doivent pas conduire à arrêter le traitement sans avis médical.

traitement de la crise

Par opposition au traitement de fond, traitement bref et épisodique dans le cadre des maladies évoluant par crises ou par poussées.

traitement d'entretien

Traitement destiné à conserver le bénéfice d'un traitement d'attaque. La dose la plus faible permettant de maintenir l'efficacité est recherchée pour limiter les effets indésirables.

traitement préventif

Traitement destiné à prévenir une maladie (synonyme : prophylaxie), ou à limiter la fréquence des crises ou des poussées dans une maladie chronique.
Synonyme : traitement de fond.

traitement symptomatique

Traitement qui supprime ou atténue les symptômes d'une maladie sans s'attaquer à sa cause.

transaminases
Enzymes dosées dans le sang, dont le taux s'élève lors de certaines hépatites. Elles figurent dans les analyses de sang sous le nom de SGOT et SGPT ou ASAT et ALAT.

triglycérides
Graisses circulant dans le sang. Elles proviennent essentiellement de l'assimilation des corps gras, des sucres et de l'alcool.

trouble du rythme cardiaque
Anomalie grave ou bénigne de la fréquence des contractions du cœur. L'extrasystole est une contraction survenant juste avant ou après une contraction normale, souvent perçue comme un léger choc dans la poitrine. La fibrillation est une contraction irrégulière et désordonnée. D'autres troubles existent : torsades de pointes, syndrome de Wolf-Parkinson-White, maladie de Bouveret, tachysystolie, flutter et bloc auriculo-ventriculaire, etc.

trouble lipidique
Anomalie, parfois héréditaire, de la synthèse ou de la répartition des graisses dans l'organisme et notamment dans le sang.

troubles digestifs
Ensemble de symptômes traduisant une irritation ou un mauvais fonctionnement du tube digestif. Un ou plusieurs troubles peuvent être présents : nausées, vomissements, aérophagie, douleurs abdominales, brûlures d'estomac, ballonnements, flatulences, diarrhée ou constipation, etc. Les antibiotiques peuvent favoriser les candidoses, souvent responsables de troubles digestifs.

tumeur
Développement anormal de cellules de l'organisme. Les tumeurs bénignes repoussent les tissus voisins sans les altérer : verrues, grains de beauté, adénomes... ; leur développement reste localisé. Les tumeurs malignes envahissent les tissus avoisinants et peuvent essaimer à distance (métastases).

tumeur de l'hypophyse
Tumeur le plus souvent bénigne qui se développe dans l'hypophyse, glande située sous le cerveau. Cette tumeur peut perturber la sécrétion d'hormones par cette glande.

U

ulcération
Petit ulcère.

ulcère
Lésion en creux de la peau, des muqueuses ou de la cornée.

- Ulcère de jambe : plaie chronique due à une mauvaise circulation du sang.
- Ulcère gastroduodénal : plaie localisée de la muqueuse de l'estomac ou du duodénum, due à un excès d'acidité et très souvent à la présence d'une bactérie (Helicobacter pylori). L'ulcère est favorisé par le stress, l'alcool, le tabagisme et la prise de certains médicaments (aspirine, AINS, etc.).

ultrasons
Vibration sonore de haute fréquence, inaudible, pouvant pénétrer sans dommage dans le corps (et permettant l'échographie).

ultraviolet
Les rayons ultraviolets sont des radiations émises naturellement par le soleil ou artificiellement par certaines lampes. On distingue les UV A et les UV B. Les UV B, de courte longueur d'onde, sont arrêtés dans les couches les plus externes de la peau. Ils sont responsables de brûlures (coups de soleil). Les UV A, de longueur d'onde plus importante, pénètrent profondément et atteignent le derme. Ils induisent la pigmentation (bronzage). L'exposition intense et répétée aux UV cause un vieillissement prématuré de la peau et augmente le risque de cancer cutané.
Abréviation : UV.

urée
Substance produite par le corps lors de l'utilisation des acides aminés (issus des protéines). Elle doit être éliminée dans l'urine par les reins. Son accumulation (lors d'insuffisance rénale ou

de déshydratation) provoque des nausées, des vomissements, des maux de tête, des vertiges, des convulsions, voire un coma.

urétrite

Inflammation de l'urètre (conduit qui permet l'émission d'urines à partir de la vessie). Cette inflammation est généralement due à une infection.

uricémie

Taux d'acide urique dans le sang.

urticaire

Éruption de boutons sur la peau, dont l'origine est le plus souvent allergique. Les boutons ressemblent à des piqûres d'orties et leur couleur varie du rose pâle au rouge.

UV

Abréviation d'ultraviolet. Voir ce terme.

uvéite

Inflammation interne de l'œil qui concerne l'iris et les structures voisines.

V

vaccin

Solution injectable destinée à immuniser l'organisme contre un virus ou une bactérie.

Il existe plusieurs sortes de vaccins :

- Les vaccins vivants atténués : le germe contenu dans le vaccin est vivant mais incapable de provoquer la maladie (BCG, rougeole, rubéole, oreillons, etc.).
- Les vaccins préparés à partir de fragments de germes tués : les parties les plus immunisantes du virus ou de la bactérie sont utilisées pour préparer le vaccin (vaccins polio, contre les hépatites, etc.).
- Les vaccins contenant des toxines neutralisées (inactivées) : dans le cas du tétanos, c'est une toxine sécrétée par le germe qui est responsable de la gravité de la maladie ; le vaccin permet l'immunisation contre cette toxine.

vaccin recombinant

Vaccin obtenu par génie génétique. Au lieu de préparer des vaccins à partir de cultures de germes, les substances immunisantes (antigènes) sont obtenues en cultivant des cellules dont le patrimoine génétique a été modifié : elles sont « programmées » pour fabriquer des protéines identiques à celles qui sont présentes dans le virus ou la bactérie responsables de l'infection. Cette technique est de plus en plus employée. Elle permet d'obtenir des vaccins contenant une forte concentration de protéines immunisantes (antigènes) hautement purifiées. Un autre avantage réside dans la sécurité apportée par ce mode de préparation : aucun germe infectant n'étant utilisé pour la préparation du vaccin, le risque théorique d'une contamination par un vaccin mal stérilisé est nul.

valve mitrale

Une valve cardiaque est une sorte de clapet qui ne permet le passage du sang que dans un seul sens. La valve mitrale sépare l'oreillette du ventricule gauche. Lorsque le ventricule gauche se contracte pour chasser vers l'aorte le sang qui provient de l'oreillette, la valve mitrale se ferme et empêche tout reflux sanguin vers l'oreillette gauche.

varice

Dilatations anormales des veines visibles sous la peau. Elles sont dues à la perte d'élasticité de la paroi des veines ou à des lésions des valvules veineuses. Elles se situent essentiellement au niveau des jambes. Elles peuvent se compliquer avec la formation d'ulcères dits variqueux.

vasculaire

Qui concerne les vaisseaux sanguins : artères et veines.

vascularite systémique

Terme général désignant des maladies rares responsables d'une atteinte inflammatoire de la paroi des artères : périartérite noueuse, granulomatose allergique de Churg Strauss, angéites d'hypersensibilité rencontrées dans la maladie sérique et les connectivites, granulomatose de Wegener, granulomatose lymphomatoïde de Liebow, maladie de Horton, maladie de Takayashu, maladie de Buerger, syndrome de Behcet, syndrome de Mac Duffie, syndrome de Cogan, etc.

vasoconstricteur
Médicament qui provoque une contraction des vaisseaux sanguins, par opposition à vasodilatateur.

vasodilatateur
Médicament capable de dilater les vaisseaux sanguins (artère, veine), par opposition à vasoconstricteur.

veine
Vaisseau sanguin conduisant au cœur.

veinotonique
Désigne un médicament qui a la propriété d'augmenter le tonus de la paroi.

vergetures
Stries cutanées dues à une distension exagérée de la peau, notamment lors d'une grossesse.

vertige
Symptôme qui peut désigner une impression de perte d'équilibre (sens commun) ou, plus strictement, une sensation de rotation sur soi-même ou de l'environnement (sens médical).

vitamine
Substance indispensable à la croissance et au bon fonctionnement de l'organisme. Les besoins en vitamine sont normalement couverts par une alimentation variée. Dans les pays développés, seule la carence en vitamine D, chez le jeune enfant ou le vieillard peu exposés au soleil, justifie une supplémentation systématique. Un apport supérieur aux besoins, par des médicaments notamment, peut être à l'origine d'un surdosage et de troubles divers (vitamines A et D essentiellement).

voie
- Chemin (voie d'administration) utilisé pour administrer les médicaments : voie orale, sublinguale, sous-cutanée, intramusculaire, intraveineuse, intradermique, transdermique.
- Ensemble d'organes creux permettant le passage de l'air (voies respiratoires), des aliments (voies digestives), des urines (voies urinaires), de la bile (voies biliaires), etc.

voies biliaires
Voies excrétrices conduisant la bile du foie au duodénum. Elles comprennent le canal cholédoque et la vésicule biliaire, réservoir qui stocke la bile en excès entre les repas.

volume pulmonaire mobilisable
Également appelé capacité vitale, le volume pulmonaire mobilisable correspond au volume d'air expulsé lors d'une expiration forcée (après une inspiration maximale). L'air qui reste dans les poumons après cette expiration forcée est appelé volume résiduel. La somme du volume mobilisable et du volume résiduel constitue la capacité pulmonaire totale.

Table des matières

Le corps après 50 ans

Rester en forme

Bien dans sa peau

Les médicaments de A à Z

Adresses utiles

Lexique

Index

Index

Le numéro de page en *italique* renvoie à la page du lexique où le mot est défini.

A

D

E

F

G

H

I

J

K

L

M

V

Y

Z

LE DICTIONNAIRE DES MÉDICAMENTS

- **Pour tout savoir sur plus de 7 000 médicaments**
- **Un outil indispensable pour mieux communiquer avec votre médecin et votre pharmacien**
- **Une référence vendue à plus de 320 000 exemplaires**

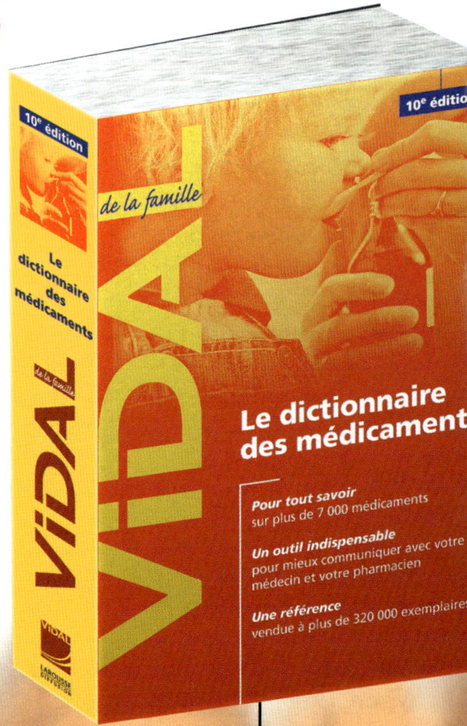

1 400 pages
29 €

Sommaire du livre

- **Mieux connaître les médicaments**
  Le bon usage des médicaments
  Les réactions allergiques
  La pharmacie familiale
  Les vaccinations et leur calendrier
- **Les médicaments de A à Z :**
  1 800 fiches médicaments
- **Les médicaments génériques**
- **Classement des médicaments par substance active**
- **Lexique**
- **Adresses utiles**

Pour en savoir plus :
www.vidaldelafamille.com

En vente dans toutes les librairies

VIDAL
www.vidal.fr

LAROUSSE
DIFFUSION

Le guide VIDAL de la Santé après 50 ans contient une sélection de 264 médicaments parmi ceux mentionnés dans cet ouvrage (voir p. 266). Pour avoir accès aux fiches des autres médicaments cités dans les tableaux de ce guide, ou pour être sûr de consulter la dernière mise à jour d'une fiche, connectez-vous à **http://www.monvidal50.com**.

MODE D'EMPLOI

Une fois connecté, vous avez le choix entre deux options :

C'est votre première connexion ?

Vous devez vous enregistrer.

Pour ce faire :

- cliquez sur l'option **Si vous venez d'acheter le guide VIDAL de la Santé après 50 ans, cliquez-ici**,
- saisissez votre adresse e-mail (celle-ci ne sera en aucun cas utilisée à des fins commerciales),
- saisissez votre numéro de licence (numéro à 15 caractères ci-contre),
- validez.

Vous recevrez par e-mail un mot de passe qui vous donnera accès aux fiches médicaments.

Vous êtes déjà enregistré ?

- cliquez sur l'option **Si vous êtes déjà inscrit, cliquez-ici**,
- saisissez votre adresse e-mail et votre mot de passe,
- validez.

Achevé d'imprimer Août 2005
sur les presses de OFFICINE GRAFICHE CALDERINI S.P.A.
40064 OZZANO EMILIA (BO) - ITALIE